U0618991

国家卫生健康委员会“十
全国高等学校教材
供临床医学儿科专业（方向）用

小儿外科学

第6版

主　编　蔡　威　张潍平　魏光辉

副主编　郑　珊　冯杰雄　莫绪明　舒　强

编　委（按姓氏汉语拼音排序）

白玉作（中国医科大学）
蔡　威（上海交通大学）
陈依君（上海交通大学）
冯杰雄（华中科技大学）
李索林（河北医科大学）
李仲荣（温州医科大学）
马　杰（上海交通大学）
莫绪明（南京医科大学）
沈卫民（南京医科大学）
舒　强（浙江大学）
唐盛平（汕头大学）
汪　健（苏州大学）
王　珊（重庆医科大学）
王焕民（首都医科大学）
魏光辉（重庆医科大学）
吴晔明（上海交通大学）
张潍平（首都医科大学）
郑　珊（复旦大学）

秘　书　王　俊（上海交通大学）

人民卫生出版社

图书在版编目（CIP）数据

小儿外科学 / 蔡威，张潍平，魏光辉主编．—6 版
．—北京：人民卫生出版社，2020
ISBN 978-7-117-30074-2

Ⅰ. ①小⋯ Ⅱ. ①蔡⋯②张⋯③魏⋯ Ⅲ. ①儿科学
—外科学 —医学院校 —教材 Ⅳ. ①R726

中国版本图书馆 CIP 数据核字（2020）第 090144 号

人卫智网	**www.ipmph.com**	**医学教育、学术、考试、健康，购书智慧智能综合服务平台**
人卫官网	**www.pmph.com**	**人卫官方资讯发布平台**

版权所有，侵权必究！

小儿外科学
第 6 版

主　　编：蔡　威　张潍平　魏光辉
出版发行：人民卫生出版社（中继线 010-59780011）
地　　址：北京市朝阳区潘家园南里 19 号
邮　　编：100021
E - mail：pmph @ pmph.com
购书热线：010-59787592　010-59787584　010-65264830
印　　刷：北京虎彩文化传播有限公司
经　　销：新华书店
开　　本：787 × 1092　1/16　　**印张：**38　　**插页：**2
字　　数：925 千字
版　　次：1980 年 7 月第 1 版　　2020 年 6 月第 6 版
2025 年 8 月第 6 版第 9 次印刷（总第32次印刷）
标准书号：ISBN 978-7-117-30074-2
定　　价：79.00 元
打击盗版举报电话：010-59787491　E-mail：WQ @ pmph.com
质量问题联系电话：010-59787234　E-mail：zhiliang @ pmph.com

新形态教材使用说明

新形态教材是充分利用多种形式的数字资源及现代信息技术，通过二维码将纸书内容与数字资源进行深度融合的教材。本套教材全部以新形态教材形式出版，每本教材均配有特色的数字资源。读者阅读纸书时可以扫描二维码，免费获取数字资源和线上平台服务。

本套教材配有以下特色资源

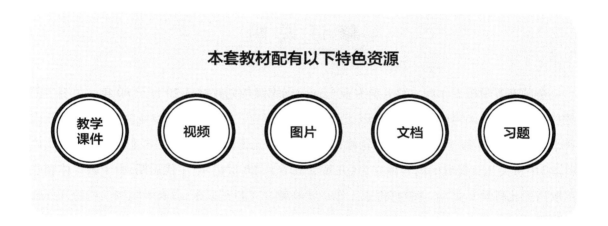

教学课件　视频　图片　文档　习题

获取数字资源的步骤

1. 扫描封底红标二维码，获取图书“使用说明”。
2. 揭开红标，扫描绿标激活码，注册/登录人卫账号获取数字资源。
3. 扫描书内二维码或封底绿标激活码随时查看数字资源。
4. 下载应用或登录 zengzhi.ipmph.com 体验更多功能和服务。

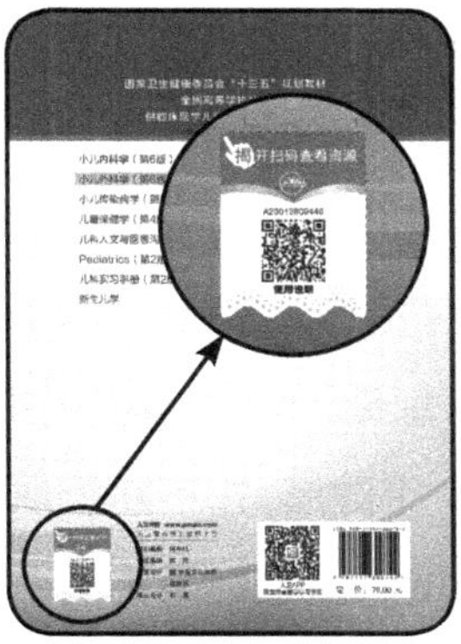

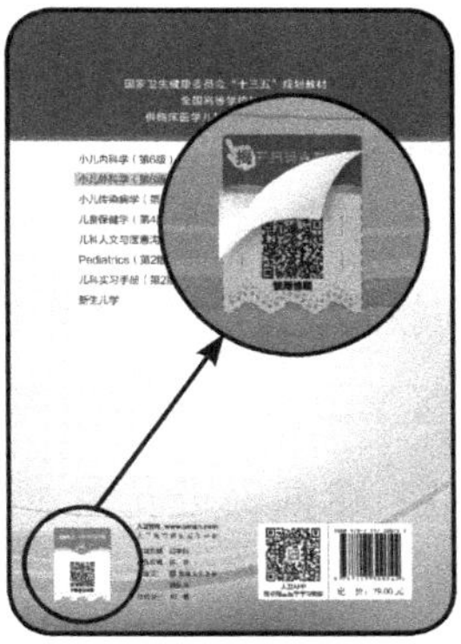

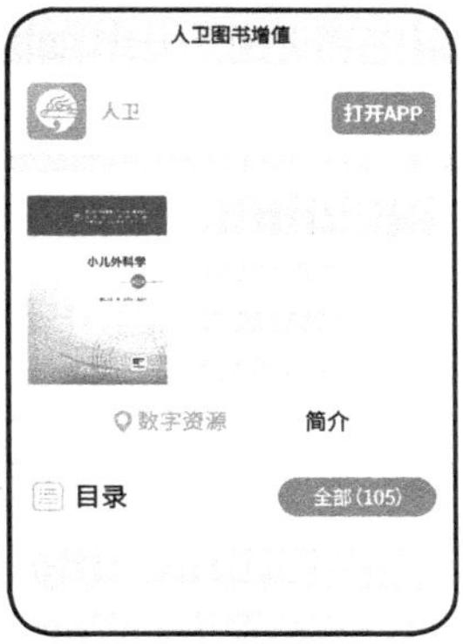

扫描下载应用

客户服务热线
400-111-8166

全国高等学校五年制本科
儿科专业（方向）第六轮规划教材

修 订 说 明

全国高等学校五年制本科儿科专业（方向）国家级规划教材自20世纪80年代由卫生部教材办公室组织编写出版第一轮至今已有40年的历史。第一轮儿科专业教材只有《小儿内科学》和《小儿外科学》两本，第二轮修订时增加《小儿传染病学》，第三轮修订时将《小儿内科学》中有关儿童保健的内容独立为《儿童保健学》。20世纪90年代后期，由于教育体制改革取消了儿科学专业，本套教材再版工作一度停滞。21世纪以来，各高等院校又纷纷开办临床医学儿科专业（方向）的本科教育，人民卫生出版社为满足这一教学实际需要和人民群众对儿科医生数量及质量的需求，于2008年、2013年分别进行了本套教材的第四轮、第五轮修订。第五轮修订时增加了《儿科人文与医患沟通》《Pediatrics》《儿科实习手册》三本。

教育部于2016年2月发布《科技教育司2016年工作要点》，明确指出"恢复儿科学专业本科招生，督促共建院校率先举办儿科学本科专业，支持其他有条件的高校加强儿科学人才培养，扩大本科招生规模。"国家卫生健康委员会发布《卫生部贯彻2011—2020年中国妇女儿童发展纲要实施方案》《2017年卫生计生工作要点》《"十三五"全国卫生计生人才发展规划》等文件鼓励儿科发展，加强儿科医生人才培养及队伍建设。根据政策指示，全国多所院校已重设或正在恢复儿科专业（方向）的招生。

为解决临床儿科人才匮乏和儿童医疗健康保障需要间不平衡、不充分的矛盾，培养更多具有岗位胜任力、有温度、有情怀的卓越儿科医疗卫生人才，推动我国儿科学教育事业和临床医疗事业的发展，进一步落实《国家中长期教育改革和发展规划纲要（2010—2020年）》《国务院办公厅关于深化医教协同进一步推进医学教育改革与发展的意见》和《"健康中国2030"规划纲要》等文件精神，实施健康中国战略，全面促进儿童、青少年健康，并不断汲取各院校教学在教学实践中的成功经验、体现教学改革成果，在教育部、国家卫生健康委员会的领导和指导下，在全国各高等院校的积极呼吁和广大儿科专家的鼎力支持下，人民卫生出版社经过全国范围内广泛调研和充分论证，启动了全国高等学校五年制本科儿科专业(方向)第六轮规划教材的编写工作。

第六轮教材的修订原则是积极贯彻落实国务院办公厅《关于深化医教协同、进一步推进医学教育改革与发展的意见》，努力优化人才培养结构，坚持以需求为导向，改革课程体系、教学内容、教学方法和评价考核办法；将医德教育贯穿于医学教育的全过程，强化临床实践教学，采取多种措施，切实落实好“早临床、多临床、反复临床”的要求，提高医学生的临床实践能力。

在全国医学教育综合改革精神的鼓舞下和老一辈医学家奉献精神的感召下，全国一大批优秀的中青年专家以严谨治学的科学态度和无私奉献的敬业精神，积极参与了第六轮教材的修订和建设工作，紧密结合儿科专业本科培养目标、高等医学教育教学改革的需要和医药卫生行业人才的需求，借鉴国内外医学教育教学的经验和成果，不断创新编写思路和编写模式，不断完善表达形式和内容，不断提升编写水平和质量，使第六轮教材更加成熟、完善和科学。

其修订和编写特点如下：

1. **紧扣培养目标，满足行业要求**　根据教育部的培养目标、国家卫生健康委员会行业要求、社会用人需求，在全国进行科学调研的基础上，借鉴国内外医学人才培养模式和教材建设经验，充分研究论证本专业人才素质要求、学科体系构成、课程体系设计和教材体系规划后，科学进行本轮教材的编写。

2. **重视立德树人，凸显温度情怀**　在本套教材的编写过程中，进一步贯彻党的十九大精神，将“落实立德树人根本任务，发展素质教育”的战略部署要求，贯穿教材编写全过程。全套教材通过文字渗透医学人文的温度与情怀，通过总结和汲取前五轮教材的编写经验与成果，尤其是对一些不足之处进行了大量的修改和完善，并在充分体现科学性、权威性的基础上，考虑其全国范围的代表性和适用性。

3. **遵循教学规律，适应教学改革**　本套教材在编写中着力对教材体系和教材内容进行创新，坚持学科整合课程、淡化学科意识、实现整体优化、注重系统科学、保证点面结合。坚持“三基、五性、三特定”的教材编写原则，以确保教材质量。

4. **凝聚专家共识，注重临床实际**　本套教材充分体现了主编权威性、副主编代表性、编委覆盖性，凝聚了全国儿科专家的经验和共识，一切以临床问题为导向，一切以儿童健康为目标，体现“早临床、多临床、反复临床”的指导思想，注重临床实际需求。

5. **纸数深度融合，打造立体化教材**　为满足教学资源的多样化，本套教材采用纸质图书与数字内容相结合的形式，实现教材系列化、立体化建设，进一步丰富了理论教材中的数字资源内容与类型，方便老师与学生自主学习。

6. **培养临床能力，促进学科发展** 本套教材以培养具有儿科临床胜任力的人才为目标，注重临床实习的规范和实践能力的培养。同时，由于新生儿学科的专科特点，其在我国也已经形成了专门的学科领域，因此本轮教材新增《新生儿学》，以适应儿科专业发展和儿科人才培养的需要。

全国高等学校五年制本科儿科专业（方向）第六轮教材共有8种，将于2020年6月由人民卫生出版社全部出版。本套教材出版后，希望全国各广大院校在使用过程中能够多提供宝贵意见，反馈使用信息，以逐步完善教材内容，提高教材质量，为下一轮教材的修订工作建言献策。

人民卫生出版社

2020年3月

全国高等学校五年制本科
儿科专业（方向）第六轮规划教材

第六轮规划教材目录

序号	教材名称	主编姓名
1	小儿内科学(第6版)	孙　锟　沈　颖　黄国英
2	小儿外科学(第6版)	蔡　威　张潍平　魏光辉
3	小儿传染病学(第5版)	方　峰　俞　蕙
4	儿童保健学(第4版)	毛　萌　江　帆
5	儿科人文与医患沟通(第2版)	周文浩　李　秋　王天有
6	Pediatrics(第2版)	申昆玲　罗小平
7	儿科实习手册(第2版)	赵晓东　翟晓文
8	新生儿学	陈　超　杜立中　封志纯

第二届全国高等学校五年制本科
儿科专业（方向）第六轮规划教材

教材评审委员会名单

顾　　问　沈晓明

主任委员　桂永浩

副主任委员　蔡　威　孙　锟　王天有　黄国英
　　　　　　封志纯　刘瀚旻　罗小平

委　　员　（以姓氏笔画为序）
　　　　　王晓东　毛　萌　方　峰　申昆玲　江　帆
　　　　　杜立中　李　秋　李廷玉　沈　颖　张潍平
　　　　　陈　超　周文浩　赵晓东　黄松明　舒　强
　　　　　褚茂平　薛辛东　魏光辉

前　　言

《小儿外科学》为全国高等学校本科临床医学儿科专业（方向）教材，至今已出版5版。第1版（1980年）、第2版（1991年）、第3版（1997年）均由上海交通大学医学院（原上海第二医科大学）附属新华医院佘亚雄教授主编，第4版由施诚仁教授、金先庆教授、李仲智教授共同主编（2009年），第5版由蔡威教授、孙宁教授、魏光辉教授共同主编（2014年），这5版教材的编撰凝聚了三代小儿外科专家渊博的知识和毕生的经验。作为第六轮全国高等学校五年制本科儿科专业（方向）系列教材之一，《小儿外科学》（第6版）距第5版的修订已过去整整5年，期间小儿外科学在国内外都有了新的进展，因此，有必要对教材内容进行及时修订。

新版教材主要是在第5版的基础上，突出反映本专业近年的发展，如增加了微创外科应用篇幅，以及比较成熟的新技术、新观点，减少或删除少见病和已不用的手术等内容，并增加了典型病例的图片，便于读者理解和记忆。本版编委在教材编撰中进行了认真详细的讨论、修改、撰写和定稿，希望为读者呈现一本完整的新版《小儿外科学》教科书。

第6版教材主要介绍了小儿外科学的一些基础问题；并对炎症、创伤、畸形和肿瘤分系统进行了较详细的描述。不但适用于对本科生的教学，同时对临床医务人员、医学院校教师和研究生也颇有参考价值。

本书的编写得到了各位专家的积极支持，感谢他们认真收集资料、辛苦撰写书稿，仔细校对内容，同时对在汇集、整理、编排、沟通等方面默默无闻的工作人员深表感谢。为了进一步提高本书的质量，本书出版之际，恳切希望广大读者在阅读过程中不吝赐教，欢迎发送邮件至邮箱 renweifuer@pmph.com，或扫描下方二维码，关注“人卫儿科学”，对我们的工作予以批评指正，以期再版修订时进一步完善，更好地为大家服务。

主编

2020年5月

目　　录

第一章　小儿外科概论

学习目标

1. **掌握**　小儿各系统的解剖和生理特点。
2. **熟悉**　小儿外科范围和任务。
3. **了解**　小儿外科发展简史。

第一节　小儿外科简史、范围和任务

一、简史

小儿外科是临床医学中一个较新的学科，在成人外科发展基础上逐渐独立出来，发展为一个专业。据资料记载，古代婴儿分娩后断脐带由咬断（俗称咬脐部）到割断（剪扎）都反映了小儿对外科的需要与实践。古代人在与疾病的斗争中积累了许多治疗小儿外科疾病的经验，但目前也只能看到一些零散个案的记载。

秦汉以来有两千余年历史的宦官“七岁净身”就是指切除睾丸，同样，睾丸切除手术在西方也自古流行，然而一直到19世纪末，小儿外科尚未形成科学体系。

19世纪末，西方医学进入现代化，小儿外科开始受人注意。1919年，Herbert Coe医师在西雅图建立美国第一个纯粹的小儿外科专业。1927年，美国小儿外科学的教父William E.Ladd放弃成人外科工作，成为波士顿儿童医院的外科主任。Robert E. Gross医师在美国小儿外科发展中的作用无人可及，1953年出版第一本《小儿外科学》参考书，1970年成立美国小儿外科学会，出任首位主席。英国于1887年在皇家爱丁堡儿童医院设立外科病房。英国小儿外科发展中值得敬仰的是Denis Browne，他将其整个职业生涯献给了小儿外科，培训过许多来自世界各国的外科医师并发起成立英国小儿外科医师协会。在法国巴黎首先设置了小儿外科病室；在俄罗斯帝国时代，莫斯科儿童医院也建立了小儿外科专科。

小儿外科发展为独立的专业是在20世纪初。自瑞士Fredet（1908年）和德国Rammsted（1922年）先后采用幽门环肌切开术治疗先天性幽门肥厚性狭窄获得良好的疗效以来，医学界对建立小儿外科专业的思想才逐渐形成。当时小儿外科手术都是由普通外科医师兼顾的。

幽门肥厚性狭窄手术的成功，促使了小儿外科的发展，手术范围逐渐扩大，使小儿外科逐渐发展成为一个专业。第一次世界大战以后，西欧开始出现小儿外科专业医师；俄国“十月革命”时期，小儿外科已有较大规模的发展；1941 年，Ladd 与 Gross 合著的《小儿腹部外科学》出版，为小儿外科成为独立的专业体系奠定了基础。

我国古代医学中也有不少小儿外科方面的资料记载。公元 610 年，隋代巢元方《诸病源候论》记载：“初生断脐，因浴水入脐或尿湿包裹，风邪侵入，故疮久不瘥。风入伤经脉，则变为痫。”说明了脐炎发生的原因和并发破伤风的可能性。又如对于膀胱结石的记载：“小儿石淋者，淋而出石也，其状，小便时茎中痛，尿不能速出。此时自痛，膀胱里急，砂石自小便道出，甚者水道塞痛，令人闷绝。”宋代（约公元 1000 年）著名的儿科学家钱乙曾著《小儿药证直诀》述及小儿外科疾病，如丹瘤（丹毒）、噤口（破伤风）等。《小儿卫生总微论》中（著者不详）对于先天性畸形疾患如并指、缺唇、侏儒、肢废等都有描述。

关于小儿外科手术，史书上曾有记载。《晋书》85 卷（公元 350 年）中《魏咏之传》记载魏咏之患兔唇的医治：“医曰：可割而补之，但须百日进粥，不得笑语。”魏咏之接受治疗后痊愈。公元 16 世纪，明代孙志宏有肛门闭锁手术治疗记载：“罕有儿初生无谷道大便不能者，旬日后必不救。须用细刀割穿，要对孔亲切。开道之后，用绢帛卷如小指，以香油浸润插入，使不再合，傍用生肌散敷之自愈。”清代官本《医宗金鉴》（公元 1742 年）已列有“小儿外科篇”，描述脓毒诸症。从上可见，我国古代医学已注意到小儿外科疾病。

新中国成立后，政府制定了加强妇幼卫生保健工作的政策与法规，我国小儿外科得到了快速的发展。成立了专门的儿童医院和综合性医院的小儿外科专业，逐步普及到全国各城市。1987 年成立中华医学会小儿外科学分会，小儿外科领域中各专业也逐渐细化，目前已有新生儿外科、肝胆外科、肛肠外科、肿瘤外科、泌尿外科、心胸外科、骨科、神经外科、腔镜外科等学组，还有《中华小儿外科杂志》和《临床小儿外科杂志》等专门期刊，学术交流日益频繁，一批批年轻专业医师在国外著名儿童医院进修学习，推进了我国小儿外科的快速发展，且在许多小儿外科疾病研究和防治工作中取得了很大进步。

我国小儿外科发展过程中，不能忘记为我国现代小儿外科事业的创建和发展作出突出贡献的北京张金哲，上海马安权、佘亚雄，武汉童尔昌、沈阳李正等老一辈专家们，正是由于他们的辛勤工作、刻苦钻研与无私奉献，才成就了今天我国小儿外科蓬勃发展的局面。

二、范围和任务

小儿外科的工作范围包括从围产期、新生儿出生到 18 岁所有的外科相关问题以及有关的医学教育和基础研究。

小儿外科疾病主要归纳为先天性畸形、实体肿瘤、炎症和创伤四大类。

因小儿处于迅速发展变化的年龄段，现代小儿外科学已把胎儿外科、新生儿期外科、一般小儿外科和近期提出的青春期各种外科疾病也列入其中。这是因为青春期在很多情况下不同于成年人，特别是从社会医学角度出发，有其显著的特点。

随着医学发展，小儿外科学中的细化专业除了普外科、新生儿外科、骨科、心胸外科、泌尿外科、神经外科，还有肿瘤外科和烧伤整形外科等。

近年来，国内外小儿外科有了巨大的进展，这主要表现在新生儿外科的产前诊断及外科早期干预上，如胎儿外科。1981 年，Harrison 首次报道 1 例后尿道瓣膜行宫内膀胱造口术后，现已在外科畸形疾病种类、数量上均得到了发展，费城儿童医院 Flake 报道至 2018 年已开展胎儿外科手术 800 例。

同样，儿童微创外科已在国内外普及，自新生儿期到其他各年龄段，不但有腹腔镜手术，还开展了关节镜、脑室镜、胸腔镜、肾盂镜等微创腔镜手术。诊治疾病范围也逐步拓宽，如新生儿食管闭锁、高位无肛、脊柱侧弯、脑积水、脑室 - 腹腔引流术及胸腔内肿瘤外科等。近期也有机器人做小儿外科手术的报道，如肾盂积水、先天性肠无神经节细胞症等。

儿童移植外科，如肾移植、小肠移植、肝移植等。1961 年，美国 Starzl 进行首次小儿肝移植获得成功，现已作为肝脏终末期病变的有效治疗手段，后者在国内多个医疗单位展开，且亲体肝移植已逐渐成为主要供肝来源，减少了排斥反应，成功率大大提高。上海、天津等肝移植中心均已完成 300 例以上儿童肝移植。

总之，小儿外科是儿科医学中多学科领域内的一个重要组成部分，也是较新发展的临床专业，一切正在不断发展之中。小儿约占总人口的 1/3，而且从各个方面来说小儿发病率比成人要高，但目前儿科医疗的投入力量还远远不及成人，无法满足需要。我们肩负着对此年龄阶段中全部先天性和获得性外科疾病的防治任务，为了保障我国儿童健康，缩小与国际发达国家小儿外科的差距，大家要共同努力，期望到 2030 年赶上、接近和 / 或达到国际先进水平。

（蔡　威）

第二节　小儿生理解剖和病理特点

小儿从出生到成年要经过一个不断生长发育的过程，器官的组织结构和功能随着年龄增长而发生变化。小儿外科工作者必须对各年龄阶段的特殊性有所认识，其中，新生儿和婴儿的生理解剖特点尤其突出。本节主要叙述与小儿外科关系比较密切的几个生理解剖和病理特点。

一、生理解剖特点

（一）体温

新生儿尤其是早产儿体温调节中枢发育未成熟，环境温度容易影响体温的升降，这主要是因中枢神经反应不够完善，一般认为有正常体重的新生儿可能在 7 天后开始适应环境温度。新生儿和婴儿有相对大的体表面积和较少的皮下脂肪，促使热量较易散发。新生儿的基础代谢较低，也是使体温偏低的原因。新生儿皮下脂肪酸含软脂酸较多，软脂酸在寒冷时容易凝固变硬，因而易于产生硬肿症。由于体温调节中枢不稳定，外界高温、感染性疾病、麻醉和婴儿固有的发汗功能不全等因素，使小儿容易发生高热，因此在夏季应重视环境降温和及时处理高热，以防发生惊厥。新生儿室和手术室室温维持在 25℃左右，暖箱温度在 30~33℃。

（二）神经系统

新生儿头颅相对较大，占体重的 10%~12%（成人仅占 2%），但脑沟、脑回仍未完全形成，大脑皮质和纹状体发育尚未完善，神经鞘没有完全形成。小儿大脑皮质功能发育较慢，兴奋性低，对刺激的耐受力也较低，易于疲劳，需多休息和睡眠。小儿皮质下中枢的兴奋性较高，但因皮质发育未完善，对皮质下中枢不能控制，所以它的兴奋和抑制过程容易扩散，这就可以解释为什么婴幼儿遇到强烈的刺激时，容易发生惊厥。

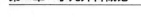

此外，小儿大脑皮质对兴奋和抑制过程具有泛化倾向，有很多不同的疾病在临床上可以表现相同的症状，例如呕吐和发热是很多疾病的早期症状。

（三）呼吸系统

随着年龄的增长，呼吸频率逐渐降低，腹式呼吸转为胸式呼吸。新生儿鼻腔、咽喉狭小，气管、支气管亦狭窄，黏膜薄弱，但血管丰富。新生儿肺泡少而壁厚，故其腔隙小。新生儿气管黏膜如黏附 1mm 厚的分泌物，即能减少气管腔直径的 50%。因此发生呼吸道充血水肿或分泌物较多时，极易引起肺不张或肺气肿。新生儿潮气量小，仅 15~20ml。当呼吸功能受影响时肺泡有效换气量即显著减少，形成缺氧和二氧化碳潴留。新生儿肺的顺应性远较成人为低，同样的压力对新生儿肺不易膨胀。如有肺不张、肺淤血时，肺的顺应性更为低下，亦更难膨胀。在正压辅助呼吸时，新生儿可用 15~17cmH_2O 的压力。

2 岁以后，随着年龄的增长，胸腔横径增加较快，肋骨的前端向下移动而成斜形，呼吸肌不断发育，到 7 岁左右呼吸频率约为 20 次 /min，胸腹式呼吸逐渐转变为胸式呼吸，耐受缺氧能力增高。

小儿肺张力，根据年龄只有成人的 1/3~1/2，因此手术后胸腔负压引流应用 5~8cmH_2O，即可帮助肺叶的膨胀。

（四）循环系统

一个足月产的新生儿全身血容量约 300ml，为体重的 10%，如果失血 60ml，就占血容量的 20%。随着体重的增加，血容量与体重的比值下降，到 2~3 岁时全身血容量为体重的 8%，而成人为 6%。小儿由于总血量少，所以少量出血、脱水即可引起休克。新生儿血压 60~75/40~50mmHg，>1 岁可达 90~100/65~70mmHg。

新生儿心脏容积为 20~22ml，到 2~3 岁时增大 3 倍。新生儿心脏的直径在 X 线片上为胸部宽度的 50%，心排血量为 500~600ml/min。安静状态下新生儿的心率为 110~140 次 /min，哭吵时可达 180~190 次 /min。新生儿外科手术结束时，心率有时可达 180~190 次 /min，并不一定有问题，但需严密观察，如数小时后心率可降到 150~160 次 /min，可认为是正常的反应。

（五）消化系统

新生儿食管长度为 8~10cm，由上颌齿槽到胃贲门长度约 15cm。食管下端括约肌不发达，因而易发生胃食管反流。新生儿胃呈横形，胃的韧带松弛，因此胃容易发生变位、扭转，从而引起呕吐。其胃容量为 30~35ml，以后增大较快，3 个月增加到 150ml；1 岁时到 250ml。

小儿肠管的长度随年龄而不同，一般认为成人肠管总长度为身长的 4~5 倍，新生儿为身长的 7~8 倍，婴儿为 6 倍。新生儿大肠与小肠的比例约为 1∶6。小儿盲肠与阑尾比较游离，活动度大，因而小儿的阑尾位置容易变动。新生儿胎粪总量 100~200g，呈墨绿色，是由肠道分泌物、胆汁和咽下羊水中所含的胎儿皮脂、毳毛等组成。在正常情况下，50% 新生儿于出生后 12 小时内排出胎粪，24 小时内几乎全部新生儿均排出胎粪，以后有一过渡期，大便呈绿色，2 天后转黄色。正常婴儿每天大便 1~6 次，新生儿、婴儿口服钡剂到排出时间平均为 8 小时，成人平均时间约为 24 小时。新生儿及婴幼儿对糖类和蛋白质的消化功能良好，但对脂肪处理能力较差，故不宜给予过多的脂肪。新生儿出生时肝脏约重 120g，占体重的 4%（成人肝脏占其体重的 2%）；出生后第 1 年肝脏重量增加大于 2 倍。新生儿肝脏体积较大，几乎占据整个上腹部，肝脏下缘可至肋缘下 1~2cm。

（六）泌尿系统

新生儿肾脏重约 12g，至 6 个月时增加 1 倍，1 岁时增加 3 倍，到性成熟时增加 10 倍。

婴儿期输尿管长度6~7cm，左侧较长。至发育期增长到约25cm。新生儿膀胱容量为50ml，1岁时200ml，10岁时750ml，15岁时1 000ml。男孩尿道在1岁时为5~6cm，至性成熟期约长12cm，女孩出生后数月尿道仅长约1cm，以后增至3~4cm。

新生儿肾脏的浓缩和稀释功能较弱，但能维持生理需要，缺乏对水负荷的迅速利尿反应。大儿童及成人能浓缩尿液到1 200~1 500mOsm/L，而足月产新生儿最多只浓缩到100mOsm/L。小儿正常每小时尿量随年龄不同（表1-1）。

表1-1　小儿正常每小时尿量

年龄	出生至1岁	1~4岁	4~7岁	7~12岁	成人
尿量（ml）	8~20	20~24	24~28	28~33	50

6个月后肾浓缩功能即可达到成人水平，但滤过功能仍较弱。小婴儿肾脏的葡萄糖回吸收功能也较低，所以输入过多葡萄糖液可出现尿糖。到1岁时肾功能已基本完善，随后达到滤过和回收之间的平衡，即所谓肾小球-肾小管平衡。

（七）骨骼系统

小儿骨骼的主要基质是由交错的原始结缔纤维束所构成，尤其是新生儿，它是属于纤维性的，骨骼的固体成分和无机盐成分少，因此弹性大，不易折断。随着年龄的增长，板层组织逐渐增多，至发育年龄后骨组织则几乎完全呈板状排列，因而质地坚硬，无韧性。小儿骨骼的新生力和吸收过程均活跃，成骨细胞与骨小管的血管网比较丰富，所以骨组织的再生能力较强，骨折的愈合速度也较快。

小儿骨骼除具有支柱、造血、代谢和免疫等生理功能外，还有增加儿童身长的作用，这是由于在骨两端的软骨区内有一个或两个骨组织核心，称为骨化中心。表1-2列出小儿各个骨化中心出现的年龄，不但可以作为骨骼年龄测定的标准，也是诊断骨折时应予以注意的问题。

表1-2　小儿各个骨化中心出现的年龄

骨化中心	出现年龄	骨化中心	出现年龄
肱骨头	3个月	髂嵴	青春期
大结节	女6个月~2岁，男3个月~1.5岁	坐骨结节	13~15岁
小结节	女3~5岁，男5~7岁	髋臼	10~13岁
内上髁	女3~6岁	股骨头	4个月
滑车	女7~9个月，男8~10岁	大粗隆	11~12岁
肱骨小头	女1~6岁，男6周~8个月	股骨远端骨骺	新生儿
外上髁	女11岁，男12岁	髌骨	3~5岁
尺骨鹰嘴	女8岁，男10岁	胫骨上骨骺	新生儿
桡骨结节	10~12岁	胫骨结节	7~15岁
桡骨头	3~6岁	腓骨下端骨骺	9个月~1岁
尺骨远端骨骺	4~9岁	腓骨头	3~4岁
桡骨远端骨骺	3个月~1.5岁	胫骨下端骨骺	6个月

二、病理特点

小儿外科疾病的病理特点甚多，是熟悉小儿外科的关键内容，本节仅概要一些基本情况。

(一) 先天性畸形

先天性发育畸形患儿占小儿外科病例 50% 以上，是指由各种原因造成配子(精子和卵子)、胚胎和胎儿的结构或发育异常，导致机体在形态和功能上的异常。先天性畸形占新生儿出生总数的 3%，不经手术干预，1/3 的婴儿将会死亡。据 Swenson 统计，在存活的新生儿中 7% 具有某种发育异常，40 个新生儿中有 1 例畸形需要外科治疗。

(二) 感染

小儿由病原体和机体防御机制形成感染的特异性，从以下几个例子中可以得到阐明。例如链球菌引起脓疱症、淋巴管炎和丹毒；佝偻病患儿因多汗易患痱、疖；新生儿皮肤娇嫩，白细胞趋化性差，免疫球蛋白不足，易患皮下坏疽；脊柱裂下肢瘫痪患儿因神经营养障碍易致慢性溃疡；肾上腺皮质激素因抑制血细胞功能和抗体形成能加重炎症扩散。

小儿机体对细菌感染的炎性病理反应，可以分为两大类型，即正应性反应和变应性反应。

(三) 损伤

因为小儿活动力强，防卫反应能力差，故损伤的发生率高。总的说来，小儿损伤的病理变化较成人为轻。脑震荡是常见的儿童损伤，但由于儿童体重较轻，颅骨与脑质较软，弹性较大，能够吸收震力，故严重度不及成人大，易于恢复。灼伤也是小儿常见的损伤，多属家庭事故，如开水、汤粥所引起，其病理深度大多属于二度，三度灼伤较少见。由于城市交通事故和体育活动、游戏等引起的儿童骨折多见，但后遗畸形则较为少见，并能在短期内愈合和塑型。

(四) 急腹症

小儿发生急腹症的原发器官和病因，除阑尾炎以外，小儿发生急腹症的器官是以小肠为主，如肠套叠、嵌闭性腹股沟疝、梅克尔憩室并发症等。小儿由于肠壁薄，尤其是在充气后，肠壁炎症和穿孔较成人为多。由于大网膜发育不完善，不能包裹发炎的阑尾，感染扩散发展为弥漫性腹膜炎者也较多。在小儿外科急腹症中肠套叠是一个典型病种。

(五) 肿瘤

小儿肿瘤逐年增加，肿瘤的病理性质与成人大不相同，儿童恶性肿瘤以胚胎性肿瘤及肉瘤为主，如肾母细胞瘤、神经母细胞瘤、畸胎瘤、横纹肌肉瘤等。小儿肿瘤发生的部位和器官与成人也有所不同，成人以脏器为主，而儿童则以软组织、骶尾部、腹膜后间隙等处较为多见，但小儿肿瘤也常发生在眼球、大脑、肾脏等器官。

小儿恶性肿瘤生长速度快，这是因为小儿本身是一个正在生长发育的机体，同时也可能与肿瘤的胚胎组织生长特别快有关系。许多小儿肿瘤具有肿瘤与畸形的双重特性，如畸胎瘤、血管瘤和淋巴管瘤等。

恶性的神经母细胞瘤和良性血管瘤可谓有相当高频率自限性肿瘤退变现象，这在成人肿瘤患者中极为罕见。

（蔡　威）

第三节　早产儿、低体重儿外科

新生儿有一组特殊类型，即胎龄在 37 周以前出生的婴儿称为早产儿(preterm infant)，或称未成熟儿(premature infant)。多数早产儿出生体重低于 2 500g，身长在 46cm 以下。早产儿发生率在 5%~10%。

早产儿形成的主要原因有：妊娠期母亲的疾病如妊娠中毒症，心脏、肾脏疾病，糖尿病，严重营养不良，胎儿宫内发育不良，胎盘血供较差，感染，宫颈炎等，吸烟与被动吸烟也是常见原因之一。早产儿、低体重儿又分为：①低体重儿(low birth weight infant)：出生体重在 1 501~2 500g。这一组 82% 是早产儿，死亡率比足月儿高出 40 倍；②极低体重(very low birth weight，VLBW)儿：体重为 1 001~1 500g，这组占早产儿 12%，死亡率是足月儿的 200 倍；③超低体重(extremely low birth weight，ELBW)儿：低于 1 000g，占早产儿 6% 左右，死亡率是正常足月儿的 600 倍。

(一) 早产儿、低体重儿的脆弱性

1. 肺表面活性物质缺乏　肺透明膜病是早产儿死亡最常见的原因之一。正常足月儿肺表面活性物质是新生儿成活、气体交换所必需的，主要是脂蛋白复合物，其中含 80% 磷脂、10% 蛋白和 10% 中性脂肪。主要产生作用部位是在呼吸道内皮细胞与气体之间一个高表面张力生理化学交界区。在早产儿合伴有肺表面活性物质缺陷，影响了气体交换。据统计，妊娠 <28 周其发生率为 60%，32~36 周为 15%~20%，临近足月儿发生率 <5%。肺透明膜病患儿在呼吸机辅助治疗时因高氧水平和正压呼吸造成肺损伤，这时肺由大量液体充填而致实变，肺泡内交换气体减少。

2. 脑血管未成熟和脑室内出血　有 46%~58% 的极低体重儿发生脑出血(intraventricular hemorrhage，IVH)，其严重度分为四级，最轻Ⅰ级可以无症状，出血部位仅局限于胚基质，预后好。Ⅱ级出血扩至脑室但无扩张，一般预后也好，有一小部分可发展成脑积水。Ⅲ级出血扩展伴脑室扩大，死亡率约 15%，脑发育障碍。Ⅳ级最重，不但脑室内出血，同时脑实质也有出血，预后与出血程度有关。

3. 皮肤成熟与经皮水丢失(transepithelial water loss，TEWL)　脆弱的极低体重儿估计热量散发约 4kcal/h (16.74kJ/h)，TEWL 与妊娠月份和出生体重有关。出生后 28 天内每日 TEWL 范围为 6~7g，约为婴儿每日水需量的 7%。TEWL 与周围环境的湿度呈负相关，湿度 100% 时 TEWL 接近 0，湿度减少，TEWL 增加。妊娠 29 周出生早产儿第 2 天如置暖箱内湿度 50%，TEWL 是 43g/(kg·24h)。一般光疗也可增加 TEWL(38%~42%)。湿度过高的潜在危险是增加细菌感染机会。

4. 其他　在未成熟、低体重儿特别高发合伴出血性坏死性小肠结肠炎、感染、动脉导管未闭、颅内出血、支气管肺发育不良及其他畸形。

(二) 早产儿、低体重儿外科中几个问题

1. 重视早产儿的其他特殊病理情况　这部分特殊患儿不但自身条件脆弱，更重要的是往往合伴重要脏器畸形，或多发畸形，或来求医时已合伴肺炎。新生儿外科导致死亡三大关键问题是体温调节、营养支持和重症呼吸衰竭的处理，前两种问题用先进的可调控恒定湿度的远红外暖箱和营养支持等措施短期内可得到明显改善，但重症呼吸衰竭在治疗上带来困难，特别是辅助机械呼吸往往造成肺损伤。除外科疾病外，早产儿一出生即面临比足月儿更多的病理问题，如：吸吮反射弱、胃肠道吸收功能差、肺透明膜病、颅内出血、低体温、高胆红素血症和呼吸暂停等，故为临床诊断治疗增加了困难。

2. 早产儿外科处理要考虑生理解剖的特殊性　正因为早产儿有生理解剖上的特点，故在外科处理上，如手术器械、导管、用药剂量、闭合式恒温暖箱、液体电解质补充等均有很大不同。

最常见的围手术期输血、考虑血容量的评估时，早产儿血容量为每千克 85~100ml，因妊娠 12 周胎儿，水总量占体重 94%，32 周占 80%，足月分娩则占 78%。另外，早产儿经皮水丢失也比足月儿多。故在液体、电解质管理上也有其独特方案（表 1-3）。

表 1-3　正常体重儿和低体重儿不同时间的液体生理需要量[ml/(kg·d)]

时间	<1 000g	1 001~1 500g	1 501~2 500g	>2 500g
第 1 天	70~100	70~100	60~80	60~80
第 2 天	60~100	80~120	80~110	80~110
第 3~7 天	80~120	100~120	100~120	100~120
第 2~4 周	100~150	120~150	110~150	110~120

3. 早产儿、低体重儿的外科处理术后的康复　出生体重 <700g 的超低体重儿如果成活，22% 患儿有主要的神经感受障碍。在残疾儿童中 65% 有多种缺陷，包括生长发育迟缓、脑瘫、运动障碍、视听觉影响等。需长期随访，一年以后 17% 这类患儿有神经系统异常，包括脑积水、脑瘫等。故救治了这批特殊患儿后，给予重建功能、康复训练，使他们尽量与正常儿童的生长发育与学习生活相一致，提高他们的生活质量将是值得我们关注的问题。

4. 早产儿和足月儿外科主要死亡原因不同　新生儿外科中出生体重和妊娠月份与死亡率密切有关，有报道体重 <500g，妊娠 22 周，外科处理几乎无成活者。除外成活率，也与新生儿生理分级、临床其他参数，如：FiO_2、酸中毒、婴儿临床危险指数（clinical risk index for babies，CRIB）等有关。对足月新生儿主要死亡原因进行排序前 3 位是先天性畸形、感染和顽固性肺动脉高压，而早产儿的主要死因则是坏死性小肠结肠炎、先天性畸形和严重发育未成熟。

（蔡　威）

第二章　先天性畸形产前诊断和胎儿外科

学习目标

1. **掌握**　先天性畸形产前诊断方法；胎儿外科治疗原则。
2. **熟悉**　子宫外产时处理的概念；产前多科会诊诊断流程。
3. **了解**　可进行产前诊断的疾病；目前胎儿外科主要针对的疾病。

第一节　产前诊断方法

产前诊断（prenatal diagnosis）是一个综合多学科的、复杂的系统工程，该工程始于妊娠前，贯穿整个妊娠期，直到新生儿期，其涉及的学科包括产科、胎儿超声、遗传、小儿内科、小儿外科以及病理等专业。为提高人口素质、减少严重畸形儿的出生率、降低危重新生儿的死亡率，产前筛查和产前诊断工作正在逐步地全面开展与完善之中。

（一）产前诊断的方法

1. 超声检查　超声检查作为一种无创伤性产前常规检查技术容易被孕妇接受，它及时、直观、准确，并可以反复进行。现代超声技术从常规关注胎儿发育及大体结构变化进入关注胎儿各个组织结构之间的比例关系及结构异常，是产前诊断宫内畸形的首选方法，在很多国家，超声检查已成为所有孕妇在孕 18~20 周需要常规做的产前检查之一，尤其是近年来随着超声诊断技术的提高，越来越多的先天畸形会在较早的时间内得到诊断，但清晰显现胎儿各主要脏器及体表的畸形需在孕 16 周后。约有 50%~70% 产前胎儿先天畸形是在孕 28 周以前得出诊断，所以孕中期是发现先天畸形的重要时期，加强这一时期的监测十分重要，对先天畸形的早期诊断、早期处理、宫内治疗都具有重要的意义。

围产期超声检查的适应证：①妊娠诊断（早、中、晚期）；②推测孕龄，估计胎儿体重；③了解胚胎，胎儿是否存活；④多胎妊娠诊断，确定胎儿数目；⑤ 胎儿生长发育（胎儿生长受限或巨大胎儿）；⑥先天性胎儿畸形及异常；⑦羊水量过多或过少；⑧胎盘定位，分级，胎盘异常，前置胎盘及胎盘早剥等；⑨脐带异常；⑩产褥期子宫复旧及产褥期盆腔感染；⑪盆腔肿物合并妊娠;⑫异常妊娠(葡萄胎、宫外孕、各种类型流产、胎死宫内等)。通常安排第1次在孕12周时检查胎儿发育情况,第2次在16~20周时诊断畸形,第3次在32~36周时对胎儿评价,确定性别,提供信息,终止妊娠或早期治疗。一些畸形,例如食管闭锁合并气管-食管瘘、肠闭锁、膈疝或脑积水常出现在孕晚期,因此孕中期常规检查难以发现。

2. 磁共振成像 目前超速胎儿MRI检查已成为胎儿产前评估的一项重要组成部分,可重建胎儿解剖结构,明显地提高了产前诊断的准确性,特别是对于胎儿的脑、脊髓、颈、胸、腹和泌尿系统畸形,可提供详细而重要的解剖信息,帮助制订生产时的计划和外科治疗方法,至目前为止,其对发育中胎儿的安全性是公认的,所以,在国内外发达国家已开始广泛应用。

3. 侵入性检查 羊膜腔穿刺和绒毛膜绒毛活检是两个最常用的侵入性检查。

(1)羊膜腔穿刺(amniocentesis):羊膜腔穿刺主要用于诊断染色体异常疾病,偶尔也用于分子生物学研究和代谢性疾病研究,一般在孕15周进行。

(2)绒毛膜绒毛活检(chorionic villus sampling,CVS):CVS是孕早期诊断最为可靠的一项检查,一般在孕10~14周时进行。通常在超声引导下,可以选择经子宫颈穿刺或经腹部穿刺,获得的细胞可以进行一系列检查,如完全性染色体核型分析、快速染色体核型分析(FISH-PCR)、酶学检查以及分子生物学研究。

(3)胎儿血取样(fetal blood sample,FBS):在许多情况中,胎儿血取样已经被CVS快速核型分析以及羊水样本FISH/PCR取代了。但在诊治一些血液系统疾病或病毒感染时仍然需要用到胎儿血取样。

4. 生化标志物 母亲血液和羊水均可用来筛查与胎儿疾病相关的生化标志物。筛查主要在孕中期进行,唐氏综合征的检出率可高达69%,其中假阳性率为5%。阳性血清结果往往代表该孕妇需要羊膜腔穿刺进行胎儿染色体核型分析。

5. 母体循环中的胎儿细胞学检查 通过母体血液循环中的胎儿细胞或无细胞核酸来诊断胎儿疾病。由于母亲血液中的胎儿完整细胞数量很少,因此利用胎儿无细胞核酸通过RT-PCR(实时-PCR)扩增技术进行早期胎儿疾病的诊断正被逐渐推广运用。这是一个很有前景的研究领域。国内目前将其作为一项非侵入性检查项目,对胎儿疾病进行筛查;而之前介绍的几种母亲或胎儿侵入性检查取样、胎儿染色体核型分析依然是对胎儿非整倍体和其他遗传病作出产前诊断的金标准。

6. 基因诊断 现在产前可以发现越来越多的基因遗传病,特别是对于高危孕妇。以前一些不能在产前诊断的疾病,如囊性纤维化、贝-维综合征(Beckwith-Wiedemann syndrome)、先天性巨结肠、地中海贫血等,现在可以在孕早期通过侵入性检查、遗传咨询评估的方法做到产前诊断。

(二)可进行产前诊断的先天性畸形

孕中期的超声影像检查可发现各种胎儿结构的异常,包括正常结构缺如、赘生物、梗阻所致的脏器扩张、疝的形成、胎儿结构大小的异常或胎儿脏器运动的异常。如果产前超声检查有以下异常:羊水量异常(过多、过少)、胎儿生长受限、胎儿水肿、头面部畸形、神经管畸形、消化道畸形或泌尿系畸形,这些患儿都应通过孕早期绒毛细胞和孕中期羊水细胞进行染色体核型检查分析;反之,染色体异常的胎儿常合并多个系统的发育畸形,有核型异常者应注意检查消化道发育情况,其结果对妊娠的处理有重要的指导意义。

1. 中枢神经系统畸形 可以被超声和MRI诊断的中枢神经系统畸形包括无脑儿、多小脑回症、脑裂畸形、脑积水、脊髓分叉、腰骶部脊髓神经板开放、扩大和囊性损伤等，这可以是单纯的脑脊膜膨出，亦可以是骶部神经损伤。

2. 头面颈部异常　头面部的唇裂、腭裂是最常见的诊断，同时应注意是否伴发先天性心脏病的可能。胎儿颈部肿块如淋巴管瘤、畸胎瘤和甲状腺肿瘤，由于肿瘤可影响出生时的气道通畅，往往成为重要的临床问题。

3. 胸部畸形　先天性膈疝、先天性肺囊性腺瘤样畸形、肺隔离症、胎儿胸腔积液，先天性喉、气管闭锁 / 狭窄症和先天性食管闭锁均为产前可以诊断的出生缺陷。各种先天性心脏畸形特别是大血管转位和各心腔的发育障碍等严重心脏畸形多可早期发现。

4. 腹部疾病　新生儿期常见的畸形如食管闭锁、幽门闭锁、十二指肠及小肠闭锁、胎粪性腹膜炎、肛门闭锁、腹裂或脐膨出、先天性胆总管囊肿等均有产前 B 超诊断的文献报道。泌尿系统畸形如肾积水等产前超声诊断率可达 90% 以上。

5. 四肢畸形　多指、并指畸形，肢体缺如或环状索带压迫等，均可通过产前B超得以诊断。

6. 肿瘤　除颈部巨大淋巴管瘤，最常见的为骶尾部畸胎瘤，其次为卵巢肿瘤和腹部、胸部的肿瘤。随访肿瘤的生长有助于决定分娩的方式。

（三）产前多科会诊诊断的流程

先天性结构畸形早期诊断和治疗牵涉到产前诊断中心的多科会诊协作，特别是产科 - 儿科的无缝衔接。适合进行产前多科会诊的人群：①在孕前或孕期发现患者有出生缺陷高危因素（如不良分娩史、遗传病家族史、慢性疾病合并妊娠等）；②孕期内胎儿超声发现结构异常或染色体疾病的标记，血清学和遗传学检查异常的患者。

进行产前多科会诊的程序：①专科医师在会诊前收集病史，进行必要的检查；②专科医师在会诊时汇报病史和检查的结果；③专家完善病史过程，必要时由超声医师复查异常的结果；④专家讨论；⑤最后形成书面意见，并向患者及家属解释会诊结果和诊治计划。前三个步骤可以有患者和家属参加，第四步则要求家属回避，以便专家充分讨论。

会诊需要解决的问题：①进一步检查的方案；②胎儿可能的诊断；③如果为致死性疾病，何时终止妊娠；④如果继续妊娠需要随访的指标；⑤分娩后的新生儿预后必须向家长说明，如是否需要在新生儿期及时手术及可能的手术方式。

一般多科会诊讨论的决定是根据胎儿畸形的程度、是否可治以及其近期和远期的预后所作出的：①对于致死性胎儿疾病，须通过三位以上的专家（产科、儿科、病理科等）确认并签字后，建议终止妊娠；同时遵循知情同意的原则。②出生后有存活可能，经及时手术等处理预后较好者，建议产后儿科随访，并告知其预后，以及新生儿期的就诊流程。③如在妊娠期需要一定的干预改善预后者，制订妊娠期和新生儿期的治疗方案，与相应专科联系，共同完成围产期的处理。

知识拓展

对常规超声检查怀疑胎儿心脏畸形或胎儿有心脏畸形高危因素的，需做胎儿心脏超声检查。胎儿心动超声可以比常规超声检查提供更好的胎儿心脏图像及功能评估。

（郑　珊）

第二节　胎儿外科

近年来，随着产前筛查的普及和产前诊断技术的改善，严重结构异常疾病的产前诊断率明显提高，胎儿医学已从某些遗传病的产前诊断发展到胎儿外科(fetal surgery)，取得举世瞩目的突破。这对于许多新生儿外科性疾病的早期治疗提供了良好的机遇，但与此同时，也为如何正确掌握治疗时机、提高治愈率和改善生存质量带来了挑战，因为胎儿医学是涉及基础医学和临床医学多个领域的新兴学科，胎儿外科手术是个复杂过程，不仅涉及未出生胎儿的性命，也涉及母亲所承担的风险。

目前对于产前已获得先天性畸形诊断胎儿的治疗原则归为三类：①在宫内或生后不久对胎儿有生命威胁的，理论上应在胎儿期即进行治疗。例如，先天性膈疝、先天性肺囊性腺瘤样畸形、肺隔离症、胎儿胸腔积液，梗阻性尿路疾病，双胎输血综合征，复杂性心脏畸形，胎儿心律不齐，脊髓脊膜膨出或脑积水。因为这些疾病在胎儿生长发育期或影响胎儿生命，或影响胎儿某些重要脏器的功能，应该在宫内采取积极的干预。②判断在子宫内没有死亡的危险性，则采取围产期管理，可在出生后进行适当的外科治疗。例如：先天性腹壁异常(脐膨出，腹裂)，先天性消化道畸形，胎粪性腹膜炎。③不直接影响生命预后的，但出生后有长期生活质量问题，则采取在今后进行纠治。例如：唇裂、腭裂、肢体畸形或生殖系统畸形等。

许多胎儿治疗中心已积累了胎儿外科手术的丰富经验，对于胎儿手术时机，一般认为不应超过孕中期，此时纠正畸形，病理改变为可逆性的，大多报道是在20~24周，但亦有28~30周的报道；随着技术的进展、对病理生理的了解和临床经验的总结，多数治疗已从开放式手术转为胎儿镜下操作，既减少了因开放性手术子宫切开对母体的影响，又降低了胎儿早产率，目前所进行的绝大多数胎儿手术均可通过胎儿镜完成，如梗阻性尿路疾病的引流、双胎间输血综合征的血管结扎，甚至脊髓脊膜膨出的修补手术等。

理论与实践

胎儿外科手术是个复杂过程，不仅涉及未出生胎儿的性命，也涉及母亲所承担的风险。胎儿在母亲体内接受外科治疗，能获得明显益处，而母亲在胎儿外科中是一名无辜受害者，承担明显风险甚至可能致残。她需要在平衡自身利与弊的情况下，尽量救治自己的胎儿。因此，从事胎儿外科的医师必须对母亲及其家庭承担重大责任。

目前的胎儿外科手术主要针对以下几种疾病：

1. 先天性膈疝(后外侧疝)　对于胎儿外科手术应用最多、研究最多的是先天性膈疝。在第一阶段进行的胎儿的剖宫膈疝修补术中，由于术中死亡、术后早产、羊膜腔阴道瘘胎盘子宫剥离、感染、肺水肿等发生率较高，并未取得预想的良好效果而被终止；第二阶段主要是胚胎气管结扎实验，结果证实可增加肺干重、DNA及蛋白含量，改善肺泡支气管结构，减小中、小肺动脉的外膜、中膜厚度，但被应用于临床后，母婴的并发症并未明显降低，因此，此种方法也未得到应用；第三阶段在胎儿镜下采取气管夹闭或气管球囊封堵两种方式，由于对临床病例随机对照研究发现该技术未能使患儿长期生存率得到明显改善，故目前开展的 CDH 胎儿干预研究主要是针对肝脏疝入胸腔、LHR（肺 / 头比例）<1.0 的膈疝胎儿，进行短期、可逆性胎儿气道堵塞治疗。通常可在 24~26 周放置气道球囊堵塞气道，在 32~34 周取出球囊解除气道梗阻，等待接近足月分娩。但直至目前，现行的临床糖皮质激素小剂量孕晚期使用是唯一被公认的产前干预有效手段。

2. **胎儿肿瘤**　如果孕期瘤体发展迅速且增大明显，造成静脉压迫或因动静脉分流导致高输出量的心脏功能衰竭，就有可能造成胎儿非免疫性水肿。胎儿水肿主要包括羊水过多、胎盘水肿、胎儿皮肤水肿、头皮水肿、胸腔积液、腹水及心包积液。一旦发生胎儿水肿，不积极处理则死亡率极高。目前产前诊断常见肿瘤并有一定比例发生胎儿非免疫性水肿的疾病主要有两类：先天性肺纤维囊性病变和骶尾部畸胎瘤。

（1）先天性肺纤维囊性病变（congenital cystic adenomatoid malformation，CCAM）：CCAM 主要是呼吸末细支气管过度生长，表现为不同大小的囊泡样肺组织。小部分 CCAM 在胎儿期可发展为胎儿水肿。大囊泡型 CCAM 在孕中期引起胎儿水肿，通过囊泡 - 羊膜腔分流可改善胎儿水肿；巨大占位由小囊泡型或大囊泡型（非单一囊泡）而引起的胎儿水肿，孕中期可考虑胎儿开放性手术经胸切除病灶。

（2）骶尾部畸胎瘤（sacrococcygeal teratoma，SCT）：多数 SCT 胎儿产前诊断后可以随访，只需在围产期给予适当处理，但巨大肿瘤有可能造成血液分流，严重者可发生高输出量的心功能衰竭和非免疫性水肿。SCT 胎儿期治疗包括开放性胎儿手术切除肿块，或肿瘤减体积切除术。

3. **胎儿胸腔积液**　胎儿水肿造成的胸腔积液存活率非常低。通过胸腔羊膜囊穿刺引流，存活率可达 75%。

4. **后尿道瓣膜、尿道闭锁和梅干腹综合征**　这类疾病造成的双侧巨大肾盂积水可在胎儿镜下进行膀胱羊膜腔引流术。

5. **双胎输血综合征**　于胎儿镜下应用激光直接烧灼离断异常血管，临床上已取得了公认的疗效。

6. **脊髓脊膜膨出**　于胎儿背部直视下运用显微外科技术进行修补手术，在多中心随机双盲临床研究中已有明确疗效，胎儿镜下脊髓脊膜膨出修补术亦有成功报道的案例。

知识拓展

胎儿外科的路径通常有三种：超声引导下经皮穿刺、微创胎儿镜和开放性手术。

（郑　珊）

第三节　子宫外产时处理

分娩时子宫外产时处理（ex-utero intrapartum treatment，EXIT）是一种在保持胎儿胎盘循环的同时进行胎儿手术的方法：剖宫产时，超声波下确认胎盘位置和胎儿体位，然后打开子宫,暴露胎儿上半身;解除气道阻塞的原因,使气道通畅后结扎脐带,将胎儿从母体中分离出来。子宫外产时处理已有10多年的经验报道,对于它的评判主要有两方面:①母体方面:胎儿手术的确能够改善胎儿在宫内的生长发育,但对于母体安全却产生了较大的威胁,而子宫外产时处理对母体的影响相对较小;②胎儿方面:先天性气道梗阻以往认为一出生就将死亡的患儿预后显著改善,因此,EXIT对颈部气道梗阻是非常适用的。

目前子宫外产时处理主要应用于:①颈部巨大肿块:常见有畸胎瘤和淋巴管瘤,患儿由于出生后肿块压迫气道,而无法通气,此时如能在胎儿胎盘循环下,先进行气管插管或气管切开,建立气道通气,再断脐,接着处理肿块,就能挽救患儿的生命。②先天性高气道阻塞综合征:包括喉部瓣膜、喉闭锁、喉部囊肿、气管闭锁和狭窄,这种疾病综合征非常罕见但能致死。而目前施行了EXIT后,报道称病例均存活。③其他胸腔内的异常也是EXIT的适应证。如双侧胸腔积液引流、单侧支气管发育不全在EXIT下气管内插管、先天性囊状腺瘤应用EXIT摘除腺瘤后分娩等。

子宫外产时处理成功的关键是有一支通力协作的团队,具有专业的知识和有效的组合,包括小儿外科、产科、放射科、新生儿科、麻醉科和护理人员,其中最重要的是麻醉。麻醉时,要保持较深的吸入麻醉,同时要充分注意母体低血压的风险,原因是为了防止胎儿胎盘循环低下和术中早期胎盘剥离,就需要保持子宫充分松弛,然而这样可能会增加出血量,并且只有在脐带结扎后才能给予收缩子宫的药物。

总之,从目前胎儿外科治疗的有关报道来看,给胎儿施行手术,再将胎儿返回子宫内继续生长发育的真正胎儿外科,由于并发症很多、早产率极高,应用于临床的道路还很长,适应证需要严格掌握,但作为胎儿手术的另一种技术——EXIT是非常有效的方法,临床上的效果也比较肯定。今后胎儿外科的研究,重点在于微创治疗、减少早产和宫内感染,进一步提高长期生存质量。

(郑 珊)

第三章　围手术期处理

学习目标

1. **掌握**　手术时机的分类和选择原则。
2. **熟悉**　手术后常见并发症的识别和处理。
3. **了解**　择期和急重症手术前准备，ERAS 的概念。

第一节　手术时机的选择

一、急诊手术

病情危重，延缓手术将导致机体或器官功能丧失甚至危及生命的属急诊手术（emergency operation）。常见的急诊手术有：先天性消化道畸形，如肠闭锁、肛门闭锁；各种急腹症，如急性阑尾炎、绞窄性肠梗阻、消化道穿孔和大出血等；严重外伤，如开放性骨折、肝脾破裂合并失血性休克、颅脑损伤伴颅内出血等。急诊手术应在数小时内进行，休克或生命体征不稳定者，需要在抗休克或生命复苏的同时进行手术，以尽快去除原发疾病，挽救患儿生命。

二、限期手术

限期手术又称亚急诊手术，某些疾病虽不会立刻危及患儿的生命，但术前准备的时间不能任意延长，否则会削弱患儿的营养状态、加重病情和失去手术时机，如肥厚性幽门狭窄、胆道闭锁等。

三、择期手术

某些疾病病情发展缓慢，短时期内不会发生很大变化，延迟手术不会影响患儿的健康，但过晚可能影响器官的发育和功能，手术的时间可选择在患儿的最佳状态下进行。择期手术以患儿安全为前提，以治疗效果理想为原则。在选择手术时机前，要考虑以下情况：

1. 疾病有无自愈的可能　有些先天性畸形，如睾丸下降不全、脐疝等，可能随小儿的发育继续下降或自愈，故应等到一定年龄，如仍不自愈时再行手术治疗。

2. 非手术疗法的治疗效果　有些先天性畸形，早期采用非手术疗法可获得治愈，但超过一定年龄后，则须施行手术矫正。如先天性髋关节脱位，如早期发现行手法复位固定，能获得良好的疗效；而3岁以后，手法复位多不能成功，且并发症较多，故宜采用手术疗法。

3. **是否影响发育**　如唇裂、腭裂，应在影响患儿发育和发音以前进行矫正手术。

4. **病变发展的速度**　有些疾病，可与患儿发育不成比例地迅速增长，如某些海绵状血管瘤增长迅速，其他疗法无满意疗效时，也应及时将其手术切除。

5. **有无恶变的可能**　如骶尾部畸胎瘤，年龄愈大，其恶变的可能性也越大，故应及早手术切除。

6. **疾病对患儿心理有无影响**　某些畸形如漏斗胸、尿道下裂、并指等，对患儿的心理将造成不良的影响，均应在造成心理影响之前施行矫正手术。

7. 手术侵袭范围大小和患儿对手术的耐受能力。

四、探查手术

有些疾病虽经各项检查，诊断仍不明确，如患儿有消化道梗阻、胆道梗阻或消化道出血特别是怀疑有肠扭转时，应行探查手术。

五、特殊情况下的手术

体格发育一般和营养不良，或术前有其他严重的急慢性疾病，或手术局部有感染灶者，只要原发疾病条件允许，均应待全身情况好转，其他疾病或局部病灶治愈后再择期手术。患急性传染病后，在3个月内不宜施行非急症手术。有传染病接触史者，应在隔离期过后进行手术。对凝血功能障碍如患血友病的外科患儿，在进行手术前，应补充足够的第Ⅷ因子及新鲜血，待第Ⅷ因子水平达到正常标准时，再行手术治疗。

医师决定手术后，重症患儿和复杂手术应有上级医师向患儿家长详细交代手术的必要性、手术方式、手术风险和并发症、失败率及预后效果等，并记录在案，待家长完全了解病情并同意手术后，按规定签名。特殊手术如截肢等，必须报告医院业务部门批准。

（汪　健）

第二节　手术前准备

一、择期手术的术前准备

（一）心理安慰

初次入院，患儿对病房有陌生感，对接触的医务人员会产生恐惧心理。医务护理人员需要热情地关心和主动地接近他们，获得他们的信任，使其能配合接受治疗。对年长儿，尤其注意心理保护和疏导，避免刺激语言。手术前夜，应尽量创造温馨、安静的环境，使患儿能够得到充分休息。

（二）全面检查

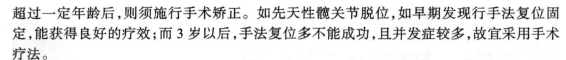

除为诊断而应做的检查外，手术前必须对患儿做全面的评估，了解患儿的生长发育、营养

状况以及体温、脉搏、呼吸、血压等生命指标有无异常。检查心、肺、肝、肾等重要脏器功能和四肢、神经系统功能状态。常规化验应包括血常规、血型、出凝血项目以及尿便常规和肝肾功能等。常规检查还应包括心电图、胸部放射学检查，如有必要做B超和CT或MRI等检查。

存在营养不良、贫血(血红蛋白低于9g/dl者)，应待情况得到改善后再行手术。心、肺、肝、肾的功能有改变时，术前应采取适当的措施。体温在37.5℃以上的非急症手术应暂缓进行。对病情较重或须施行较复杂手术时，应当进行术前会诊。

（三）术前用药

维生素的缺乏常能降低患儿对手术的抵抗力，且可以引起各种并发症。如维生素A、D缺乏，可产生术后喉痉挛及惊厥；维生素B_1缺乏可促成心力衰竭，并延长肠麻痹时间；维生素C不足则影响切口愈合，易发生切口裂开。因此，术前在一定时间内给予足量的维生素是完全必要的。维生素K不足则易出血，新生儿因暂时性凝血酶原过低而有出血倾向，故术前均应给予维生素K。此外，有黄疸者，也应给予维生素K。术前抗生素的应用，宜谨慎对症用药，不可滥用。对施行结肠或回肠手术的患儿，应于术前3天给予肠道抗生素，以抑制肠道内细菌生长。

（四）术前消化道准备

1. 术前饮食、禁食及麻醉前用药　手术前晚改为半流质或流质饮食。新生儿及幼婴儿因胃排空时间较快，禁食时间不必过长，除了确有必要禁食者外，婴儿仍应维持每4小时喂奶一次的习惯，术前6小时开始禁食水。较大儿童与成人一样，应在术前夜12点后禁食水，以防在麻醉时出现呕吐和误吸。近年来，随着快速康复外科的发展，儿童择期手术前2小时鼓励饮用清亮的液体。

2. 胃肠减压　胃肠道手术的患儿，一般于术前应常规放置胃肠减压管。

3. 洗肠　结肠、直肠、肛门手术患儿，术前应用等渗温盐水洗肠，以清除肠腔粪便。先天性巨结肠和肛门狭窄患儿，由于长期排便困难，肠道准备时间要充分，手术前洗肠净止。

4. 备血　手术较复杂，估计术中出血较多时，应于术前做好相应的输血准备。特殊患儿如血友病、血小板减少等，术前需要备好相应的凝血因子、血小板等。

5. 保温和吸氧　新生儿，特别是早产儿在手术转运过程中必须注意保温，要置于保温箱内，在严格保暖下送手术室。重症新生儿要给予吸氧。

6. 皮肤准备　除大龄儿童外，一般不必剃毛。颅脑手术须将部分或全部头发剃净。骨科手术前3天即开始每天做皮肤消毒，特别是足跟皱褶处有痂皮者要用无菌巾包扎。

7. 特殊准备　巨大恶性肿瘤手术前用化疗或放疗；一年内曾用过大剂量肾上腺皮质激素的患儿，手术前后应作肾上腺皮质激素的补充治疗。青紫型心脏病患儿术前吸氧和滴注低分子右旋糖酐。出血性疾病术前补充有关的凝血因子或输新鲜血液。

二、急重症手术的术前准备

除参照择期手术的术前准备外，应注意以下几点：

（一）纠正脱水及电解质平衡紊乱

急重症患儿，如肠梗阻、腹膜炎等，多有不同程度的脱水及电解质平衡紊乱，应根据临床检查作出正确评估，及时纠正，待患儿全身情况好转后再进行手术。需要立即手术的患儿，在手术同时纠正脱水和电解质平衡紊乱。

(二) 休克的处理原则

根据患儿表现和检测结果判定休克的类型，并针对休克类型，采取有效的综合措施进行救治，如迅速建立输液通道，末梢静脉循环不好者，可进行中心静脉插管。补充循环血量的同时，下留置尿管，动态观测尿量和尿比重，争取于最短时间内使病情好转能做急诊手术。有些休克患儿需要通过手术才能解除病因，则需边抢救边手术，切不可因等待休克恢复而失去最佳手术时机。急腹症患儿(如绞窄性肠梗阻)，因频繁呕吐，丢失大量水分及电解质，以及大量内毒素被吸收，易发生中毒性休克，其治疗原则为及时补充血容量，改善微循环。

补充血容量是治疗休克最重要的措施，补液的质和量，取决于休克种类和体液丧失量。有尿后补充含钾溶液。大量长期补液，血液被稀释，可适当给全血、血浆或血浆代用品，以维持胶体渗透压。补充液体过程中应当随时测定中心静脉压，作为决定输液量和速度的根据。如血压虽已正常，但中心静脉压仍低于正常，仍需补液；中心静脉压已上升超过 15cmH_2O，血压仍不升高，应给予调整血管功能的药物。一般四肢冷而有皮肤花纹时，应选用血管扩张剂；皮肤色淡红而血压不上升者，应选用血管收缩药。

如估计血容量已补充足，可用人工冬眠，同时降温，降低氧消耗量，同时应用皮质激素及抗生素。少数患儿，由于腹腔病变严重，经采用上述措施休克仍得不到矫正时，则应争取时间进行剖腹探查去除病灶。

(三) 高热的处理

由于小儿调节体温的能力较差，病后常伴有高热，尤其在夏季多见。如进行急症手术，可因麻醉时的兴奋、躁动或手术的刺激，使体温继续上升，以致引起惊厥。因此，患儿体温在 38.5℃以上者，术前必须采取降温措施。应针对引起高热的原因加以治疗，如因感染引起高热时，应给予足量有效抗生素经静脉滴入；脱水的患儿应予以输液。同时并用物理降温。常用的物理降温方法有酒精擦浴、用冷水或冰水在头颈部、四肢及腹股沟等处冷敷。冬眠药物与物理降温并用，不但降温效果明显，还可防止惊厥的发生。但有些情况下，如腹膜炎，在未除去病灶前，体温很难下降，此时不宜过久等待体温降至正常，要积极手术治疗。

(四) 其他

因需紧急手术，但患儿不久前又进食者，应经鼻下胃管，持续胃肠减压，必要时为保证手术安全，可进行洗胃，以免麻醉中发生呕吐。

(汪 健)

第三节 术后常见并发症及其处理

一、术后常规处理

(一) 术后医嘱及术后病程记录

手术后应及时完成术后医嘱和术后病程记录这两项医疗文件，特别是术后病程记录尤其重要。因为病情的变化存在不可预见性，一旦术后发生突然的病情变化，在场的急救医师可以从术后的病程记录中了解手术名称、术中发现和手术过程等情况，作为临床急救的重要参考资料来指导抢救。术后医嘱应包括生命体征、吸氧、输液、抗生素及其他药物，还应包括伤口护理,各种管道、插管和引流物的处理。

(二) 体位

术后的卧式应根据麻醉方式、患儿状态、原发病的性质和术式等因素来确定。全麻尚未清醒的患儿应平卧,头转向一侧,使口腔内的分泌物或呕吐物易于流出,避免误吸入气管。颅脑手术后,如无休克或昏迷,可取 15°~30° 头高脚低斜坡卧位。胸腔手术和弥漫性腹膜炎手术后第二天起取半坐位(斜坡位)有利于呼吸且能使腹腔渗出物汇流于盆腔,以利于引流,避免膈下脓肿或肠间隙脓肿形成。腰骶部手术,如脊膜膨出和骶尾部畸胎瘤等,术后宜取俯卧位或侧卧位,使创面暴露,并避免大小便污染。经会阴手术后可采取截石位,有利于护理。在不需要限制体位和患儿情况良好时(如一般阑尾炎术后),鼓励早期离床活动,促进胃肠功能的恢复。

(三) 各种导管的管理

手术后留置的各种导管,如导尿管、氧气吸入管、静脉输液管、胃肠减压管和腹腔或胸腔以及手术腔隙内的引流管等,均应妥善固定,保持通畅,防止脱落和扭曲受压。要随时观察,并记录出量及其性质。为防止婴幼儿不合作及抓、拽导管,必要时使用约束带。有胃肠减压者应保持胃肠减压管通畅,在减压过程中应准确记录出入水量,以便及时补充,胃肠减压应在消化道功能恢复(如肠鸣音恢复、自肛门排气排便)后才能停止。留置的各种引流管,应在换药时稍微松动一下,以保持引流通畅,一般在术后 3~5 天拔出,特殊情况下,要根据具体病情和引流量多少决定是否拔出。

(四) 补液与肠道外营养支持

手术后禁食的患儿,根据病情需要给予静脉输液以维持水与电解质平衡及热量的供给。长期不能进食者(如高位肠瘘),新生儿估计禁食 2~3 天,婴儿和儿童禁食超过 3~5 天以上者,可考虑给予胃肠外营养。一旦能够经口进食,可给予肠内营养支持,替代部分胃肠外营养。长期应用胃肠外营养患儿,需要定期监测肝脏功能变化。

(五) 饮食

非胃肠道手术患儿,一般术后 4~6 小时可以进食。婴儿可给糖水,儿童先饮水,后服少量流质食物,逐渐恢复正常饮食。单纯阑尾切除术、疝囊高位结扎术等也可早期进食。胃肠道较大手术,如肠切除吻合术,应在消化道功能恢复(一般要 2~3 天),拔出胃肠减压管后,才开始试饮少量水,如无呕吐、腹胀,逐渐给予流质、半流质饮食。

(六) 术后用药

1. 镇静止痛　术后创口疼痛引起患儿哭闹,影响睡眠,也不利于切口的愈合,可以应用适当的镇静剂。复杂手术和较大的矫形手术后,估计术后可引起较大疼痛时,可与麻醉师商量应用止痛泵等。

2. 抗生素应用　应严格按照抗生素使用原则执行。清洁手术后一般不用抗生素。对化脓性感染,则应使用足量广谱抗生素,以后再根据细菌培养及抗生素敏感试验结果来选用合适的抗生素。预防性给药一般在手术前 0.5~2 小时给予,若手术时间过长,术中需要追加 1 次抗生素药量。需要注意,任何抗生素皆可使细菌产生耐药性,长期使用广谱抗生素,也可引起假膜性肠炎或霉菌感染等并发症。因此,一般一种抗生素不宜连续使用太久,病情严重,需要连续应用抗生素的患儿,要采用几种抗生素联合使用,或交替使用。

(七) 创口处理

1. 切口敷料　手术切口需用无菌纱布覆盖,腹部较大切口应该用腹带加强包扎,位于下腹部、骶尾部等处容易被大小便污染的创面，可外加塑料薄膜，一旦敷料被污染，需及时更换，必要时可创口暴露。胸带及腹带均不宜包扎过紧，以免影响呼吸。环绕肢体的包扎和石膏，需注意避免过紧，影响患肢的血运。

2. 拆线　目前多数切口采用可吸收缝线缝合，较小切口采用组织黏合剂拉合，但部分切口还采用传统缝线缝合。小儿手术切口愈合开始较早，但完成愈合的过程则较成人晚，营养不良患儿切口愈合更晚，同时还要兼顾切口的张力、大小和部位，不宜过早拆线。一般切口可于术后 7 天拆线。如腹部切口较长，有明显腹胀或营养不良的患儿，应于 8~9 天拆线，或做间隔拆线，2~3 天后再拆除其余的缝线。减张缝线于术后 12~14 天拆除。对不合作的婴幼儿，在拆线时为了防止患儿哭闹，招致腹内压力突然增高造成切口裂开、内脏脱出，可先给予镇静剂，并由助手用双手在切口两侧向内轻轻挤压腹壁加以保护。缝线拆除后，仍须用绷带包扎 2~3 天。如切口愈合良好，术后 2 周允许洗澡。

（八）术后石膏护理原则

应将患肢抬高，注意肢端温度，有无肿胀、发紫和有无麻木感。如患儿主诉石膏内有持久疼痛，应及时开窗探查，以免发生压迫性溃疡。

二、术后并发症及其处理

（一）术后休克

由于小儿血容量相对较少，如果失血量补充不足或创口渗血过多，术后易发生失血性休克。患儿表现面色苍白、不安、无力或躁动、口渴，脉搏加快和血压下降。首先应检查切口，如自切口渗血较多，则应拆除缝线，进行止血；如无出血，经输血后症状稍改善，但不久又恶化，或经腔隙引流管持续引出大量新鲜血液，则说明有内出血，应进行手术探查、止血。但术后休克不一定是出血所致，往往是术中失血量补充不足，或因呼吸困难长期乏氧，或由于毒素被吸收而引起。应根据休克的原因进行处理，给予输血、补液、吸氧及其他抗休克措施。详细处理请参见休克章节。

（二）术后高热、惊厥

术后高热多见于术前、术中高热、脱水及酸中毒的患儿，在夏季手术时间长也易出现。对高热应进行积极处理，否则在数小时内有死亡的危险。引起惊厥的原因很多，如：①高热；②麻醉造成的脑乏氧；③术中输入葡萄糖过多引起脑水肿；④饥饿引起低血糖性惊厥；⑤术后无尿，发生尿毒性惊厥；⑥吸入纯氧过多引起碱中毒；⑦大量输血后引起缺钙性搐搦；⑧血钾、钠、钙过高引起全身或局部搐搦等。必须找出造成惊厥的原因，及时纠正，同时给予镇静剂。

（三）术后腹胀

多发生在腹部手术或其他较复杂手术之后。腹胀对术后的影响有：使膈肌上升，影响呼吸造成乏氧；影响心血管系统，增加心脏负荷；增加腹壁张力，影响腹部切口愈合，增加切口裂开风险。引起腹胀的主要原因有：①疾病本身，如腹膜炎时引起肠麻痹、机械性肠梗阻导致肠袢扩张积存大量气体及液体；②水、电解质平衡紊乱，如血钾低可导致肠壁肌肉松弛，出现腹胀；③其他，如术中肠道神经不同程度的损伤、肠管暴露时间过久、操作中过度刺激肠管等，均可引起肠麻痹而致腹胀；此外，患儿哭闹，吞咽大量空气，也是造成腹胀的原因。处理原则是针对引起腹胀的原因进行预防和治疗：①术前小儿适当镇静、麻醉诱导过程平稳，勿使哭闹而吞入大量气体；②手术操作轻柔，减少肠管暴露和损伤，肠系膜根部可用 0.25% 利多卡因封闭；③持续有效的胃肠减压；④及时纠正水电解质紊乱，低钾者及时补钾；⑤有腹膜炎时，须经静脉给予足量广谱抗生素控制感染；⑥为排出结肠内积气，可留置肛管。肠麻痹时可给予促进肠功能恢复的物理疗法。

在治疗腹胀过程中，应严密观察病情的发展，若选用以上方法处理无效时，要随时摄腹部直立侧卧位X线片，必要时6~12小时重复摄片，以资比较。如无好转而怀疑有肠扭转、粘连索带形成等机械性肠梗阻时，应及时剖腹探查。

（四）肺部并发症

1. 肺炎　小儿呼吸道感染率较成人高，其后果也较严重，是术后死亡主要原因之一。新生儿和早产儿术后发生吸入性肺炎的机会较多，有时诊断困难，甚至在X线片上也难肯定。因此，只要临床上有轻度呼吸困难、鼻翼扇动、口唇发绀、口吐白沫，即应按肺炎进行积极治疗，给予抗生素、中枢兴奋剂和吸氧等。术后加强对患儿护理，如注意保温、防止呕吐时误吸、经常变换体位、及时吸出口腔和咽部的分泌物，以及适当的保护性隔离等。

2. 肺不张　小儿支气管细小，咳痰功能差，加上湿化不够，黏痰很容易阻塞支气管而造成肺不张。体检时可见一侧胸部呼吸活动减少，气管向患侧移位；叩诊实音，听诊呈管样呼吸音。发现后，可用压舌板刺激咽后壁引起恶心和咳嗽，使阻塞的支气管的黏痰自动咳出。必要时作气管镜下直视吸痰。年长儿可鼓励做张肺运动，如深吸气、吹气球、吹喇叭等，促进肺不张早日恢复。

3. 肺水肿　小儿心脏容量小，肾功能不完善，如输液过多或速度过快，均可引起肺水肿。如输血过多、过快，可引起充血性心力衰竭，在输入液体后很快出现发绀、呼吸困难、咳血沫、两肺有水泡音、颈静脉怒张及肝大等肺水肿症状，晚期可导致休克、昏迷而死亡。因此，对小儿输血、输液时应特别注意输液总量和输液速度。

（五）切口感染和裂开

1. 切口感染是手术后最常见的并发症　小儿手术后切口感染率明显较成人高。尤以腹部手术切口感染率最高。据国内对1 424例小儿腹部手术统计，术后切口感染者占7.1%。小儿年龄越小，切口感染越多，1岁以内婴儿急腹症手术后切口感染率为13.7%，1~5岁为10.8%，而5岁以上者仅为6.4%。这与小儿机体处于生长发育过程，不但有其生理解剖特点，而且与免疫特点有密切关系。引起切口感染的因素是多方面的，除疾病本身的情况外，如病房、手术室消毒隔离制度是否健全，术中是否严格遵循外科无菌原则，以及手术前后的处理是否恰当等有关。

引起切口感染的相关因素有：①手术前患儿的全身情况：慢性消耗性疾病、营养不良、低蛋白血症、重度贫血及肝功能障碍的患儿，脱水、离子紊乱或伴有休克者，抗感染能力均明显低下，若术前未积极纠正，则易发生感染。另一方面，术前住院时间越长，交叉感染及术后感染机会也越多。②与切口种类有关：根据统计，Ⅰ、Ⅱ、Ⅲ类切口的感染率则分别为0、2.1%和18.4%。Ⅰ类切口感染多属外源性，若在手术的各个环节加强无菌观念，严格执行消毒隔离制度即可防止。Ⅱ、Ⅲ类切口感染主要为内源性，腹部手术后感染几乎都来自消化道和感染的腹腔渗液。术中用大量温盐水彻底冲洗腹腔和切口，尽量减轻腹腔污染和毒素吸收程度，正确放置腹腔引流管，可明显减少切口感染机会。③外科操作技术：注意术中操作轻柔细致，仔细止血，彻底清除及处理原发病灶，尽量减少组织损伤和腹腔污染。缝合切口时防止产生无效腔，缝合距离和松紧适度等，对预防切口感染均有重要作用。④年龄和手术部位：新生儿及婴幼儿下腹部和会阴部手术切口易被尿便污染，也是该年龄组切口感染的常见原因。对下腹部或会阴部切口，应用黏膏将敷料完全封闭，或外敷塑料膜，并用绷带或腹带包扎。不要将尿布包在敷料上，必要时留置导尿管。腰骶部手术后应保持侧卧位，以免压迫创口，影响愈合。一旦发现敷料被污染或滑脱，应及时更换，或采取暴露法，清洁护理。

外科医师必须加强对预防切口感染的重视程度，任何一个环节上的疏忽大意都可导致切口感染。如术后3~4天体温突然增高，应检查切口，如有发红、肿胀或波动，须将缝线拆除1~2针，排出脓汁，并放置引流。切勿将缝线全部拆除，以免切口裂开。每天及时换药，保持引流通畅，促进早日愈合。

2. 切口裂开　切口裂开是小儿外科手术后严重并发症，年龄越小，切口裂开率越高，尤其在腹部手术后。

切口裂开主要原因：①手术切口张力过大或合并污染。②消耗过大：手术前存在贫血和低蛋白血症，没有获得有效纠正；术后长期不能进食，营养不良等。③术后严重腹胀、患儿哭闹、躁动致腹压突然升高。④切口感染，尤其切口深部组织感染未及时处理。临床上切口裂开往往是几种因素共同作用的结果。

腹壁切口裂开多见于术后第4~8天。裂开前有血性腹水溢出，敷料上如出现淡红潮湿，应及时检查创口，如发现愈合不良，自切口内有液体渗出，触诊时切口线上有变软或空虚感等，均为裂开的先兆。如裂开的范围较小，可用蝶形橡皮膏固定。但如有多处渗液外溢，触摸切口皮肤变软，则裂开已不能避免，应即刻送手术室拆开创口，将内脏纳入腹腔后，重新缝合切口，并做全层贯穿减张缝合。检查时可因婴儿哭吵，腹压增高，创口可突然全部裂开，内脏脱出，故应备有多块无菌敷料，万一发生，立即妥善包裹送手术室，将脱出的脏器用温生理盐水冲洗后送回腹腔，进行缝合。

预防措施：①及时纠正营养不良、贫血、低蛋白血症等。对术前贫血、低蛋白血症的选择性手术患儿，应输入全血或血浆，使血红蛋白达9g/dl以上，血浆总蛋白在6g/dl以上再进行手术，对紧急手术也应采取一定的措施，如纠正水电解质平衡失调，给予足量多种维生素，改善其营养情况等。新生儿因暂时性凝血酶原过低，故应常规给予维生素K。②防止腹胀，特别是防止突然腹压增高。由于手术的侵袭和炎症的刺激，腹部手术后都有不同程度的暂时性肠麻痹。腹部膨胀后切口承受较大的压力，致使腹膜、筋膜等组织被缝线割断撕裂。当患儿突然哭闹，腹腔内压力突然增高，拆线时为防止患儿哭闹，腹压突然增加，应由助手用双手掌压在切口两侧，或先给镇静剂，使患儿入睡。拆线后继续用腹带或绷带包裹腹部，以防裂开。③预防切口感染，感染是切口裂开的一个重要因素。术后肠瘘腹腔感染所致的切口裂开更为严重，往往导致患儿死亡。因此，术中应严格遵守无菌原则及操作规程；尽量避免做肠减压术；彻底清洁腹腔；并给足量有效的抗感染药物。④正确选择手术切口，一般腹部横切口或斜切口不易发生切口裂开。采用横切口或麦氏切口的病例，极少发生切口裂开。⑤术中操作细致、轻柔，彻底止血，以及确实的缝合肠管，防止吻合口瘘。如果估计术后有切口裂开可能，如二次手术切口或严重污染切口，应进行切口减张缝合。关腹时保持一定深度的麻醉使腹壁松弛，缝完腹壁后再停止给药，对预防切口裂开有一定作用。否则开始关腹就停止麻醉、吸痰和拔出气管插管等，容易引起患儿咳嗽、扭动、腹内压增高、鼓肠、腹肌紧张，不但缝合困难，结扎缝线时往往将菲薄的腹膜和后鞘割破，或完全撕裂。

（汪 健）

第四节 加速康复外科围手术期管理

加速康复外科(enhanced recovery after surgery, EARS/fast track surgery, FT)是指在多学科协作,通过具有循证证据的围手术期处理,达到减少应激反应、促进康复的目的,它能显著缩短住院时间、降低医疗费用以及减少围手术期的并发症。

一、ERAS 的历史

20 世纪 90 年代,丹麦哥本哈根大学的 Kehlet 教授和他的同事研究了在外科手术中预先运用预防性的镇痛药来降低炎症和应激反应,这一多模式的镇痛方式导致并发症减少和住院时间降低,同时也没有增加意外回到医院的发生率。由于恢复完全功能的时间更短,患者的满意度增高。Kehlet 和 Mogensen 在 1998 年发表的文章中描述了用加速康复外科方法处理开腹乙状结肠切除手术患者,只需要 2 天的住院时间,引起外科界的注意。欧洲多中心的研究随后开始,在 20 世纪初,加速康复外科协会形成了主流方案并促进早期采用。尽管最初的报道称作"加速康复外科",加速康复外科协会一直强调主要的成果是降低并发症和改善康复,而不是将降低住院时间作为主要的目标。

二、ERAS 的基本原则(架构)

表 3-1 是与儿童胃肠道手术有关的 ERAS 要素的总结,这些要素的每一个的目标是通过减少应激、维持体内平衡和改善应激反应来避免分解代谢和细胞功能障碍。

表 3-1 快速康复方案

术前	术中	术后
术前宣教	目标导向的液体复苏	早期移除导尿管 / 引流
访谈和评估	局部 / 区域阻滞	避免水盐过载
营养支持	静脉血栓的预防	早期口服营养
选择性肠道准备	微创外科技术	早期和经常的离床活动
避免长时间禁食和给予清亮的碳水化合物	避免引流和管道	运用非鸦片的镇痛剂
开始非麻醉镇痛药	防止低体温	审视依从性和预后
防止术后恶心和呕吐		

1. 术前准备　患儿的参与是极其重要的第一步,ERAS 开始于术前的咨询,帮助患儿和家属理解为什么要实施 ERAS、患儿每天的目标和成功出院回家的标准。通过优化患儿的病情、对方案的顺应性参与承诺和建立手术准备,使得达到良好预后的潜在障碍如营养不良、疼痛管理问题和患儿的顺应性问题在一开始就得到处理。

2. 禁食时间最小化以及术前给予清亮的碳水化合液体　不再需要午夜后禁食的观点现在已经普遍接受,但是在许多医院还普遍存在有意和无意的延长禁食时间的情况。延长禁食时间可能是有害的，增加了代谢和免疫反应，诱导分解代谢的状态，增加了胰岛素抵抗和潜在降低了血管内容量。在成人的研究中发现，手术前 2~3 小时给予口服复合的碳水化合物液体可以减轻这些反应，它通过降低胰岛素抵抗、保持糖原的储存、降低蛋白的分解和改善总的肌肉的力量而不增加并发症。这些有益的方面也延伸至术后的预后，有些研究发现可以降低住院的时间和早期恢复肠道功能。在儿童的研究中，主要关注的是这些摄入的液体的副作用或胃排空情况。

3. 避免术前高渗的肠道准备 当讨论到赞成还是反对肠道准备的证据时，我们关注的关键是类型（等渗还是高渗）和抗生素的应用（静脉，口服，结合或不含）。至少在成人的结直肠切除中，越来越多的证据表明，等渗的肠道准备结合口服和静脉的抗生素可以减少手术后感染的危险而没有使得总的康复情况变坏。然而，在儿童中尚缺乏相关的证据。

应避免高渗性的机械性的肠道准备，因为它可以增加手术部位的感染危险、增加肠壁的水肿和在某些情况下增加吻合口瘘的危险。在非随机的研究中发现，就手术部位感染而言，小儿外科手术不行肠道准备是安全的。尽管已有这些数据，但还缺乏高质量的儿科特异性的证据来赞成或反对各种方法的肠道准备。

4. 多模式非鸦片类的镇痛 为了使围手术期的镇痛最优化，通过常规使用非鸦片类的药物（对乙酰氨基酚、非甾体抗炎药和加巴喷丁）和阻滞麻醉是 ERAS 方案中的标准程序。这些策略显示能强烈减少鸦片镇痛药的需要，因此也降低了妨碍全面恢复的相关全身副作用，有利于早期活动和经口营养。在 ERAS 架构中强烈鼓励阻滞麻醉技术。除了提供最佳的止痛，传入神经阻滞可以减弱促炎和内分泌应激反应、降低胰岛素抵抗和增加肠道的动力，因此加速患儿的康复。

5. 避免鼻胃管 在腹部手术的患儿放置鼻胃管主要是通过胃肠道的减压来帮助康复，许多外科医师还是作为常规应用。患儿对鼻胃管的回忆是不舒服，增加而不是减少术后的发热和气道并发症。

2007 年的一个 Cochran 综述调查了腹部手术后常规鼻胃管减压的效果，发现没有鼻胃管的患儿恢复肠功能早以及肺部并发症减少，肠吻合口瘘两组没有区别。作者得出结论，鼻胃管减压不能达到它希望达到的目标（加快恢复肠功能、降低肺部并发症和减少吻合口漏的发生率），应该抛弃这一常规而只是选择性使用。ERAS 方案包含了这一推荐。

6. 早期喂养 延迟经口喂养的时间是有吻合口的胃肠手术后常规。它的意图是让吻合口愈合和当肠动力恢复时减少恶心和呕吐。尽管这一做法普遍存在，数据显示择期胃肠道手术后保持禁食没有明显的优势。一个比较择期胃肠手术后 24 小时开始肠内营养的荟萃分析发现，虽然增加了呕吐的危险，但是降低了任何感染的危险和平均住院时间。虽然没有达到统计学意义，吻合口瘘、伤口感染、肺炎、腹腔内脓肿和死亡率均有下降。

7. 保持正常的血容量 在腹部手术的患儿，避免机械化的肠道准备、减少禁食时间和术前给予碳水化合物的饮料可以显著降低血管内容量的不足。正如大家所知道的，手术中液体的需要在患儿中是不同的，处理也应该个体化。

每一个患儿的目标是通过减少应激、维持体内平衡和改善应激反应来避免分解代谢和细胞功能障碍。

8. 微创技术　小儿外科手术的微创化，包括内镜、介入等技术已在临床广泛应用，取得良好的效果，这也是 ERAS 的重要措施。

ERAS 是一个综合工程，在儿童中推广势在必行但面临困难，需要在理念一致的基础上，多学科团队特别是麻醉师、外科医师、ICU 医师和护士密切合作，还有家长及儿童的参与才能获得成功，进一步提高小儿外科的水平。

（汪　健）

第四章 麻 醉

学习目标

1. **掌握** 麻醉前访视,禁食、禁饮时间。
2. **熟悉** 全身麻醉诱导方法,麻醉中监测内容。
3. **了解** 麻醉维持中的通气管理和容量管理。

麻醉(anesthesia)包括全身麻醉(general anesthesia)和局部麻醉(local anesthesia),它们均可以应用于任何年龄的小儿,其目的都是为了减轻小儿的焦虑、疼痛和应激反应。小儿麻醉(pediatric anesthesia)几乎都是全身麻醉或者包含全麻的联合麻醉。

全身麻醉需要保证小儿处于无意识和失忆的状态,防止术中知晓(intraoperative awareness)。知晓是在全身麻醉中意外出现的、不易被旁人觉察的清醒或部分清醒状态。在肌松状态下出现知晓,可能会使小儿异常痛苦,是严重的麻醉失误。小儿4岁以前,外显记忆还不完善,那时的经历无法在成年后回忆,但内隐记忆自婴儿期就开始出现,痛苦或者不愉快的经历可能被保存,给心理和行为发育带来负面的影响。此外,新生儿期的常驻记忆尚未发育,而全身麻醉药可能对未成熟的神经元有不良作用,因此可适当减少全麻药的用量。但新生儿有疼痛感知,并对手术创伤有强烈的应激反应,所以新生儿麻醉也应使用阿片类药物或者局部麻醉以控制不良的应激反应。

第一节 麻醉前准备

麻醉前必须对患儿进行访视,落实禁饮、禁食方案,并决定是否在术前使用镇静药物。

(一) 术前访视

术前访视的目的是了解患儿的心理和病理状态,识别伴有困难气道、心肺功能不全或者内环境紊乱等特殊情况的高风险患儿。对于婴儿,需要了解孕产史,特别是孕后龄(postconceptional age,PCA,即孕龄和生后龄的总和)。孕后龄与患儿术后发生呼吸暂停的关系密切,一般认为孕后龄<55周,术后发生呼吸暂停的风险较高,需要密切监护。其中孕龄<37周的早产儿,麻醉恢复期的呼吸暂停则更为常见。

术前访视中还应了解患儿的病史和治疗情况,明确手术的原因、目的和计划。还要了解患儿是否合并其他内科疾病，是否正在接受特殊的药物治疗。哮喘、上呼吸道感染、脑瘫、唐氏综合征或者阻塞性睡眠呼吸暂停综合征等小儿常见疾病，均可能增加围麻醉期间呼吸道不良事件的发生率；而合并先天性心脏病的患儿则更容易在围麻醉期间出现循环功能紊乱。

（二）术前禁食（preoperative fasting）

除了紧急手术，患儿在任何麻醉前均应禁饮、禁食。麻醉前禁食的目的是减少胃内容物的量和酸度。减少胃内容物可以降低麻醉时出现反流和误吸的风险，降低酸度可以减轻误吸发生后的肺损伤。一旦发生反流和误吸，部分患儿可能出现严重的支气管痉挛和/或吸入性肺炎，导致窒息、通气困难和缺氧，严重缺氧可致生命危险。然而，患儿在长时间禁食之后，可发生低血糖、代谢性酸中毒和低血压等不良反应，所以近年来对患儿的禁食时间做了调整，放宽了对清饮料（清水或透明饮料，如不含果肉的果汁）的限制，鼓励患儿在禁食期间摄入含糖清饮料，直至术前 2 小时。具体方案如表 4-1 所示：

表 4-1　患儿术前建议禁食时间

摄入种类	清饮料	母乳	牛奶或配方奶	淀粉类固体食物	脂肪及肉类固体食物
禁食时间（h）	≥ 2	≥ 4	≥ 6	≥ 6	≥ 8

（三）术前用药

术前用药的目的是使患儿镇静和安定，减少呼吸道黏膜的分泌，阻断迷走神经反射以及减少全麻药的用量。但是，麻醉前 30 分钟肌内注射镇静剂和抗胆碱能药物的传统术前用药方法已不再提倡，如有必要，提倡口服给药。事实上，小儿的术前给药和麻醉诱导常常不能完全区分清楚，术前用药也常常就是麻醉诱导（induction of anesthesia）的开始。

（陈依君）

第二节　小儿麻醉常用方法

小儿由于其独特的解剖和生理特点，在麻醉时容易出现气道梗阻（airway obstruction）或呼吸抑制（respiratory depression），其麻醉的首要原则就是选用可以保持气道通畅、方便控制呼吸的麻醉方式，所以幼儿主要采用插入气管导管（endotracheal tube）或者喉罩（laryngeal mask）的全身麻醉。但是建议每例患儿尽量联合局部麻醉，以减少全麻药用量，改善术后镇痛的效果。某些短小手术，或者年长儿，可以酌情选择局部麻醉。

（一）全身麻醉的诱导

麻醉诱导按全身麻醉药进入人体的途径不同，分为吸入麻醉（inhalation anesthesia）、静脉麻醉（intravenous anesthesia）两大类，经口服、直肠灌注、滴鼻或者肌内注射等途径给全身麻醉药或镇静药，可对麻醉诱导起辅助作用。因为出生 6 个月后的患儿，与父母分离时会有不安和焦虑，稍大的患儿则对手术和麻醉有恐惧心理，所以许多患儿在进入手术室时因恐惧、焦虑而哭闹、挣扎，这些情绪反应或者失控的行为不仅影响患儿的心理健康，还给麻醉操作带来困难。目前提倡采用家长陪伴麻醉诱导，并适当予以药物辅助（咪哒唑仑糖浆口服或者右美托咪定滴鼻等），尽量减少不良记忆和精神损害，以降低患儿术后行为异常的发生率。

小儿麻醉已经从过去的仅仅让患儿“无躯体疼痛”转变为同时注重“无心理创伤”。

吸入麻醉诱导无需静脉穿刺，避免了穿刺给患儿带来的恐惧和痛苦，是 10 岁以下患儿的常用诱导方式，除非患儿处于饱胃状态，或者已经留置有静脉针。但是吸入诱导相对较慢，需要循序渐进、因人而异的技巧，不可简单粗暴。术前使用咪哒唑仑以后，大多数患儿都比较易于接受面罩诱导。目前常用的吸入全麻药是七氟烷，它起效较快，对呼吸道的刺激较小，一般不会在诱导时引起喉痉挛。患儿经七氟烷诱导意识消失后，会出现片刻的躁动，不过持续的时间很短，此时应避免疼痛刺激，否则会诱发喉痉挛（laryngospasm），需等待至患儿平静后方可进行静脉穿刺。大多数患儿吸入七氟烷后会出现呼吸抑制、心动过缓和剂量依赖性的低血压，只要及时发现并正确处理则无大碍。

静脉麻醉诱导则快速简便，常用的静脉全麻药是丙泊酚 3~6mg/kg 静脉注射后可迅速使患儿的意识消失。丙泊酚的诱导剂量一次给入可引起中枢性的呼吸抑制，分次给药可减少其发生率。对于低血容量和有心肌病的患儿，丙泊酚可引起明显的心血管功能抑制。丙泊酚注射液可能导致注射部位的剧烈疼痛，应选择大静脉注射、混合或者注射前使用利多卡因，以减少疼痛的发生率。此外，患儿丙泊酚诱导时可发生不自主运动，故须加强防护，以免发生意外。

无论采用何种麻醉诱导，实施前均应按患儿的年龄、体重准备好合适的器械，如面罩、喉镜、气管导管、喉罩和吸引器等；诱导必须在基本的生命体征监护下进行。另外，常用药品如阿托品、琥珀胆碱（或罗库溴铵）也应处于备用状态，以及时处理突然出现的心动过缓、低血压、喉痉挛或者插管困难等意外情形。

诱导成功并建立静脉输液通路后，可酌情经静脉给予其他麻醉药物，如 0.6~0.9mg/kg 罗库溴铵以松弛骨骼肌，2~4μg/kg 芬太尼以加深麻醉，直至插入气管导管或喉罩，并确认可以通畅、有效地控制呼吸。

（二）全身麻醉的维持

麻醉维持（maintenance of anesthesia）可采用单纯吸入麻醉、单纯静脉麻醉或两者联合应用，并可根据手术部位和麻醉医师的技能联合局部麻醉。麻醉维持阶段需根据手术进程合理使用各种麻醉药物，如吸入、静脉麻醉药、阿片类药、肌松药等，以达到良好的镇静、镇痛、肌松（必要时）和适度的生理反射，同时需做好通气管理、容量管理、保温以及生命体征监护等多方面的工作，注意对心、肺、脑、肾和消化道等重要脏器的保护。对于 6 个月以上的患儿，可以借助脑电双频指数监测（bispectral index，BIS）来监测意识状态，维持适当的麻醉深度。

1. 通气管理　各种麻醉药、肌松药等对呼吸均有不同程度的抑制，所以全身麻醉时大多需要通过麻醉机进行机械控制通气。小儿常用压力控制模式通气，因其可以减少容量控制模式造成的肺部气压伤，并有利于气体在肺内的均匀分布和补偿因呼吸回路产生的无效腔带来的潮气量损失。对于肺部病变严重、通气困难的小婴儿，最好能使用性能更好的治疗用呼吸机。通气时应避免无意义的过度通气，否则不仅容易导致肺损伤，而且过低的二氧化碳分压会引起组织血管收缩，减少组织（特别是大脑）的氧供，不利于术后恢复。

短小体表手术（一般在 30 分钟以内）或不需较深麻醉的手术，可以不使用肌松药，麻醉期间可以保留自主呼吸，但应密切观察氧合和二氧化碳蓄积情况，一旦有异常即应控制呼吸，最好使用没有活瓣的小儿呼吸回路，减少小儿呼吸肌的做功，防止其出现疲劳，尤其在新生儿和小婴儿。无论控制呼吸还是自主呼吸，如无特殊不应使用纯氧，吸入氧浓度一般控制在 20%~50% 的水平，以防氧化应激和氧自由基对神经系统造成损伤。对于长时间的手术，特别是新生儿和早产儿，其中枢神经系统和视网膜对氧化应激非常敏感，因此，保持较低的吸入氧浓度显得尤为重要。

2. **容量管理** 维持血容量是保证循环功能稳定和组织氧供的重要基础，与手术安全和手术预后密切相关。术中输液应包括术前禁食失液量、生理需要量、第三间隙损失量和术中失血失液量。生理需要量常用平衡盐液补充，用量按 4-2-1 法则估算，详见表 4-2。

表 4-2 小儿维持生理需要量

体重（kg）	每小时液体需要量	每日液体需要量	体重（kg）
0~10	4ml/kg	100ml/kg	0~10
10~20	40ml+2ml/kg*	1 000ml+50ml/kg*	10~20

注：*（体重 -10）部分，每千克增加量。

例如：15kg 小儿，每小时液体需要量 =（4 × 10）+（2 × 5）=50ml/h；每日液体需要量 =（100 × 10）+（50 × 5）=1 250ml/24h

术前禁食失液量，是指按禁食时间计算需补充的缺失量，即生理需要量 × 禁食时间。计算得出的缺失量，在麻醉开始的第 1 个小时内给予补充半量，余量在随后 2 小时内输完。

第三间隙损失量应根据手术大小而定，一般按体表小手术 2ml/（kg·h）、中等手术 4ml/（kg·h）、大手术 6ml/（kg·h）计，腹腔大手术和大面积创伤时失液量可高达 15ml/（kg·h）。也用平衡盐液补充。另外，婴幼儿术中补液需使用输液泵或选用带有计量的输液器，以控制速度，防止短时间内输入过量液体。

手术中由于出血、血管张力改变或者回心血量减少等原因，常常需要额外的容量扩充，该需要量应视实际情况而定，容量需求较大时应输入胶体。最大允许失血量（MABL）= EBV ×（患儿 Hct-30）/ 患儿 Hct，如失血量 >MABL 的 1/3，应输注胶体液（如羟乙基淀粉、5% 白蛋白）；当失血量 >MABL 时，应输注浓缩红细胞液。大量输血时应监测血气电解质，及时补充钙、镁，以保持正常的凝血功能。如果患儿病情复杂，仅靠维持血容量不能保持循环功能稳定时，则需要使用正性肌力和血管活性药物以保证组织的氧供。

3. **保温** 麻醉过程中如不注意保温，容易出现低体温，因小儿的体表面积相对较大，皮下脂肪较少，其散热相对较快，每单位体积的散热量可以达到成人的 3~4 倍，所以手术中热量丢失相对迅速而严重。此外，室温低、手术范围广、麻醉状态以及大量输液等均可使小儿体温下降。低体温直接抑制中枢神经系统，影响术后呼吸功能的恢复，使麻醉苏醒延迟（delayed emergence from anesthesia）。低体温还严重损害凝血功能，加剧应激反应，强烈收缩外周血管，致使组织缺氧并可发生酸中毒。小儿保温需要联合采取多种方法，如控制环境温度、减少身体裸露、加热输入的液体以及使用加热毯等，单一的措施往往效果并不理想。

4. **监护** 最重要的监护手段是麻醉人员连续、密切的观察以及反复的评估，最基本的监测工具是听诊器。小儿胸壁较薄，心音和呼吸音往往非常清晰，所以听诊器在小儿麻醉中的作用很大。

任何麻醉必须具备心电图、无创血压和脉搏氧饱和度三项基本监测。理想的麻醉监护应包括呼气末二氧化碳分压（partial pressure of end-tidal carbon dioxide，$PetCO_2$）、吸入氧浓度、麻醉气体浓度、体温和尿量等。对于不同年龄、体重和身高的小儿患者而言，监护工具的型号尺寸至关重要，特别是血压袖带、脉搏氧饱和度仪的探头必须使用小儿专用产品，否

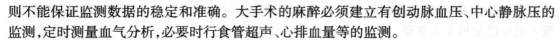

则不能保证监测数据的稳定和准确。大手术的麻醉必须建立有创动脉血压、中心静脉压的监测，定时测量血气分析，必要时行食管超声、心排血量等的监测。

（三）局部麻醉

局部麻醉具有局部镇痛完善、肌肉松弛良好的作用，其抑制应激反应的效果也优于大剂量的阿片类药物，有利于术后脏器功能的恢复。全麻联合局部麻醉可以显著减少阿片类药物的使用量，使苏醒时间缩短，婴儿术后呼吸暂停的发生率降低。值得注意的是，实施这种联合麻醉时，也必须确保呼吸道通畅，必要的气管插管或喉罩通气不可省略。

局部麻醉包括各种椎管内麻醉（intravertebral anesthesia）和神经丛阻滞麻醉（plexus block anesthesia），均可用于小儿，其中以骶管阻滞（caudal block）最为常用。小儿骶管阻滞操作简单，阻滞范围广泛，而且不良反应相对少见。近年来超声定位或者神经刺激仪引导下神经丛阻滞，大大提高了阻滞的成功率，降低了并发症的发生率。

会阴部手术或15kg以下患儿的下腹部、下肢手术均可使用骶管阻滞，常用的药物为含肾上腺素的0.125%~0.25%布比卡因或者罗哌卡因，用量一般为1ml/kg。通常需在深度镇静或者麻醉诱导后方可进行骶管穿刺，以免患儿因疼痛挣扎而将局麻药误注入血管或损伤脊髓，引起严重后果。

（陈依君）

第三节 小儿麻醉恢复期的处理

手术结束停用麻醉药，必要时可拮抗肌松药的残余作用，待患儿逐渐清醒，恢复良好的自主呼吸后，仔细清理呼吸道及口咽分泌物后方可拔除气管导管或者喉罩。此时患儿通常仍然嗜睡，容易发生气道阻塞和呼吸暂停，需要在严密观察下转运至麻醉恢复室，继续监测生命体征直至完全清醒方可送回到病房。在恢复室观察期间，患儿常有苏醒期谵妄、术后恶心、呕吐、喉鸣以及疼痛等问题需要处理。

（一）苏醒期谵妄（emergence delirium）

这是指患儿麻醉苏醒后无法自控的兴奋及激惹状态，常表现为哭闹、烦躁或者躁动。疼痛往往是苏醒期谵妄的主要原因，其他原因可能还有术前焦虑、诱导不平稳、使用吸入麻醉剂或者术中未用阿片类药物等，另外，膀胱充盈或者留置导尿、过度的约束甚至患儿的性格也可能是苏醒期谵妄的原因之一。处理方法可使用小剂量阿片类药物如吗啡（50μg/kg）、芬太尼（0.5μg/kg）或者丙泊酚（1~2mg/kg）静脉注射，给药后应严密观察患儿的生命体征，尤其是呼吸情况。通常患儿再次醒来时谵妄可消失。

（二）术后恶心、呕吐

>4岁的患儿全身麻醉后常见恶心与呕吐，令患儿十分痛苦，严重时可引起脱水和电解质紊乱。小儿眼科、五官科和矫形外科手术后恶心、呕吐的发生率较高。吸入麻醉药和阿片类药物也是引起术后恶心、呕吐的重要因素。麻醉维持用静脉全麻药丙泊酚代替吸入麻醉药可以减少术后恶心、呕吐的发生概率；亦可预防性使用5-羟色胺亚型3受体（5-HT3）的拮抗剂昂丹司琼（麻醉诱导后静脉注射0.05~0.1mg/kg，总量控制在4mg以内）。地塞米松可发挥肾上腺皮质激素的作用，对防治术后恶心与呕吐也有较好的效果，并且可以加强昂丹司琼

的作用，静脉注射的推荐剂量为 0.25mg/kg，因其起效时间较长，可在麻醉诱导时给予，单次给药未见相关不良反应报道。

（三）喉鸣

一般在气管导管拔除后 1 小时以内开始出现，常伴有呼吸困难的三凹征表现。主要原因是由于气管导管刺激引起的声门下水肿，因此使用喉罩代替可以减少喉鸣的发生。此外，头颈部手术和上呼吸道感染也是拔管后出现喉鸣的危险因素。如果症状不严重，吸氧后可以维持氧饱和度在 96% 以上，症状严重者，应考虑重新气管插管。

（四）疼痛

术后镇痛药物分全身性镇痛药和局部麻醉药两类。

轻～中度的疼痛常用非阿片类镇痛药对乙酰氨基酚，可以用其栓剂按 30mg/kg 的剂量自肛门塞入，以后每 6 小时用 15mg/kg。由于其起效时间长，所以应该尽早使用。非甾体抗炎药（nonsteroidal anti-inflammatory drug，NSAID），如布洛芬也是适合小儿使用的非阿片类镇痛药，可按 6~10mg/kg 的剂量每 6 小时口服一次，但是不应用于有出血倾向的患儿。比较严重的疼痛可以使用阿片类镇痛药吗啡或芬太尼，较大的手术后在恢复室即可按吗啡 10μg/kg、芬太尼 1μg/kg 剂量静脉注射，如疼痛不能缓解可在 5~10 分钟后重复一次。曲马多是另一个安全有效的小儿术后镇痛药，属非阿片类中枢性镇痛药，呼吸抑制作用小于吗啡和芬太尼，静脉注射的常用剂量是 1~2mg/kg，每 6 小时可以重复一次。对于中重度术后疼痛，目前最常用的是自控镇痛的持续给药方式，可以是患儿自控镇痛（patient controlled analgesia，PCA），也可以是家长或护士控制镇痛（nurse controlled analgesia，NCA）。使用阿片类镇痛的患儿必须监测生命体征。

除了全身性应用镇痛药以外，近来手术切口的局部浸润、神经丛、神经干单次或持续的阻滞、椎管内单次或持续阻滞也被逐渐推广使用，其优点是少见恶心、呕吐和呼吸抑制等不良反应。常用方法为低浓度的长效局麻药布比卡因或罗哌卡因复合小剂量吗啡行神经丛阻滞和骶管阻滞，也可留置导管连续给药，辅以 PCA、NCA 方式。

小儿术后镇痛除了药物治疗外，情感支持、精神抚慰、心理干预等非药物疗法也有很好的辅助作用。

总之，小儿术后镇痛应根据年龄、手术类型和手术情况合理用药，提供安全、有效、个体化的多模式镇痛方案，达到最大的镇痛效果、最小的不良反应和最佳的生理功能恢复。

知识拓展

超声引导下的神经丛阻滞、骶管麻醉等，具有操作直观、准确，局麻药用量少，对组织损伤小和能明显降低局麻药毒副作用的优点，是加速康复外科麻醉和精准麻醉的重要组成部分。超声在麻醉领域的另一优势是辅助监护重要脏器功能，例如 TEE（经食管超声心动图）。

“无哭声手术室”为患儿及家长提供舒适的麻醉诱导环境，最大程度降低患儿的焦虑和恐惧，提升家长的满意度和信任度；并能减少麻醉后的谵妄或躁动。

（陈依君）

第五章 小儿外科水、电解质平衡

学习目标

1. **掌握** 常见小儿水、电解质失衡的判断和临床处理。
2. **熟悉** 儿童期体液组成的特点。
3. **了解** 电解质体内平衡与病理生理特征。

小儿外科围手术期处理比成人外科困难，不仅需要了解新生儿、婴儿和儿童不同阶段的生理参数及体液组成等，还特别要熟悉其生理机制与平衡控制。无论是哪一种平衡失调都会造成机体代谢的紊乱，进一步恶化则可导致器官功能衰竭，甚至死亡。

第一节 儿童期体液组成特点

人体中含量最丰富的成分是水，身体总水量（total body water，TBW）主要分为细胞外液（extracellular fluid，ECF）与细胞内液（intracellular fluid，ICF）两部分。ECF 再进一步分成血管内液体（血浆）、组织间液（interstitial fluid）和跨细胞液体（transcellular fluid），跨细胞液体包括脑脊液、胸腔积液、腹水、滑液及各种体内腺体分泌的体液，这一部分液体量在某些疾病病理期出现明显的改变，外科临床上通常称之为第三间隙液病理改变。ECF 主要阳离子是钠离子，主要阴离子是氯离子和碳酸氢根离子。在 ICF 中，钾离子是主要阳离子，而磷酸根与不可弥散的蛋白是主要阴离子。ICF 主要位于细胞内，由细胞膜与 ECF 分隔。膜的任何一侧浓度出现急剧改变则可导致膜两侧液体分流直至再平衡。

胎儿期 TBW 占体重 80%~90%，正常新生儿占 70%~80%，生后第一年 TBW 逐渐下降，1 岁时约为 60%，并保持这一水平至青春期，到青春后期，男孩的 TBW 仍维持 60% 不变，而女孩则下降至 50%。ECF 在 20 孕周时占体重的 60%，正常新生儿下降至 40%，ICF 从 20 孕周时的 25% 增加至正常新生儿的 35% 和出生后 2 个月时的 43%，新生儿血浆成分占体重的 8%，在 12~18 个月时为 6%，接近成年人比例。由于细胞外液体比细胞内液体容易从体内丢失且婴幼儿有较大的体表面积 / 体重比率，与儿童和成人相比，婴幼儿出现脱水的风险更大。ECF 容量改变和尿钠分泌的调节能力主要取决于发育成熟度。

（汪 健）

第二节　电解质体内平衡与病理生理改变

（一）钠

钠离子是 ECF 中主要的阳离子，其平衡对维持 ECF 平衡起到一个主要的作用。钠在体内总量约 60mmol/（L·kg）；6.5mmol/（L·kg）存在于血浆中，钠的吸收主要在空肠，由黏膜上皮细胞膜上的 Na^+-K^+-ATP 酶起催化作用，排泄、分泌在尿液、粪、汗液中，汗液中 Na^+ 浓度为 5~40mmol/L，肾脏对调节钠离子起到重要的作用。

1. 低钠血症（hyponatremia）　低钠血症是血清钠浓度低于 135mmol/L，一般当低于 120mEq/L 时临床才表现出症状。血清渗透压主要取决于血清钠浓度，当血钠减少时引起细胞外渗透压下降，后者导致水从细胞外进入细胞内，引起细胞肿胀，当脑细胞肿胀时可引起不同程度的颅内压升高，临床表现为淡漠、恶心、呕吐、头痛、惊厥发作、昏迷和反射减弱。

低容量性低钠血症（hypovolemic hyponatremia）伴钠减少及水分相对过剩，造成总体钠减少及 ECF 容量缩小。最常见原因是继发于呕吐、腹泻、瘘管引流的胃肠道丢失增加，出汗过多也可导致丢失增加，特别在囊性纤维化性病变和肾上腺功能不全的新生患儿。摄入低张溶液亦可导致低容量性低钠血症。

等容量性低钠血症（isovolemic hyponatremia）十分罕见，常有 ECF 容量增加，通常总体钠量正常。异常 ADH 分泌造成水潴留，而钠离子并不减少。这在儿童中最常见于某些恶性肿瘤晚期、肺病与中枢神经系统疾病。

高容量性低钠血症（hypervolemic hyponatremia）患儿尽管血清钠浓度偏低，但其总体钠和水增多，这种情况发生于心衰、肝硬化、肾病综合征和肾衰患儿。高血容量性低钠血症的发病机制和低血容量性低钠血症相似。在大多数高血容量性低钠血症的情况下，由于第三间隙或心功能不全而引起有效血容量的下降，机体感受到这种现象，试图通过保水保钠来加以纠正。在小儿外科高容量性低钠血症亦能见于大量补充晶体的情况与合并有抗利尿激素（antidiuretic hormone，ADH）或醛固酮（aldosterone）分泌增多的患儿，这些情况导致水潴留。

任何有明显低钠血症症状和血清钠 <120mmol/L 的患儿均应接受高渗盐水补入，使钠浓度达到 125mmol/L 以上。以下公式作为纠治低钠血症参考：

$$Na^+\text{需要量} = (\text{希望达到}[Na^+] - \text{实际}[Na^+]) \times 0.6 \times \text{体重(kg)}$$

而纠治低钠血症应有一段过程，一般为 24~48 小时，随后再根据测定血钠浓度值制订相继治疗方案。低血容量接受等张盐或等张胶体溶液。等容量伴异常 ADH 分泌患儿要注意限制液体量；如症状持续且伴少许血清钠改变，可补高张盐水随之使用呋塞米，通常有效。高容量患儿则需要严格限制盐与水分。肾衰竭患儿采用利尿与透析有助于纠正低钠血症。

2. 高钠血症（hypernatremia）　高钠血症是血清钠浓度 >145mmol/L，当 >160mmol/L 时通常会表现出严重的症状。小儿外科中最常见的高钠血症原因是低张液体丢失而又无适当液体补充，这也导致 TBW 容量减少程度大于总体钠含量的减少。

出汗过多（如暖箱温度过高）或不显性失水增加，特别对于未成熟新生儿水分丢失更加明显。高钠血症伴脱水患儿通常表现有明显的干性皮肤黏膜，甚至呈现出橘皮样皮肤，由于细胞外高渗透压对神经细胞造成的内脱水作用可能导致细胞永久性损伤，而脑组织的收缩和 ICF 丢失进一步可引起脑小血管撕裂导致脑内出血。

高钠血症脱水首先用等张晶体液扩容，当患儿出现排尿后用低张溶液缓慢纠正高钠血症，纠治时间 >48 小时。快速补液易导致细胞肿胀，尤其是脑细胞肿胀，从而增加神经系统的损伤。

（二）钾

钾是细胞内最主要的阳离子，仅有 2% 的 K^+ 在细胞外。钾离子对于维持机体细胞内液的渗透压及容量、酸碱平衡，细胞代谢包括蛋白、核酸及糖原合成，神经肌肉的兴奋性和心脏的自律性、兴奋性和传导性都有重要作用。

细胞外钾受到肾内和肾外两套机制的调控，从肾小球滤过的钾，几乎全部在近曲小管（65%）和髓袢（30%）处被重吸收，尿中排出的钾主要来自远曲小管与集合管。细胞外钾也受醛固酮、血钠浓度和肾脏中氢离子交换等影响。钾的吸收大多数在上消化道，部分在远端结肠与钠交换。胰岛素与 β- 儿茶酚胺能促进肝脏与肌肉摄取钾离子，增加钾离子浓度能刺激胰腺释放胰岛素。α- 肾上腺素药物能导致血清钾增高。酸碱平衡紊乱能影响细胞内外钾的转移。

1. 低钾血症（hypopotassaemia，hypokalemia） 血钾 <3.5mmol/L 称低钾血症。可由于钾摄入不足、钾丢失过多或钾向细胞内转移等病因造成，而在临床上最常发生于应用利尿剂而又没有及时适当补钾的时刻。肾性失钾可见于远端与近端肾小管运转受到影响造成。

除肾性失钾外，肾外性失钾也可发生。尿钾浓度 <15mmol/L 提示肾保存钾离子，失钾主要是肾外性的。因呕吐、腹泻使胃肠道丢失增加，脱水限制了平衡也能造成明显失钾。胰岛素和儿茶酚胺等激素水平增加可引起钾离子向细胞内的转移，尽管总体钾水平可能仍维持恒定，但细胞外却出现了钾丢失现象。

低钾血症的程度与钾丢失的速度相关，急性丢失者症状、体征更明显，主要是骨骼肌与平滑肌受到影响而出现肌无力与肠麻痹，也可发生心律失常，当患者服用洋地黄的情况下心律失常更易发生，主要的心电图改变为：T 波下降，u 波出现。

轻度无症状的低钾血症患儿可以暂不治疗，除非患儿同时接受洋地黄治疗。严重低钾血症患儿应经肠外补给钾，症状明显补给可达 1mmol/L K^+/（kg·h）。钾浓度 <40mmol/L 在周围静脉注入时可耐受，而在较高浓度补入时，需要中心途径注入且有持续心脏监测。由于钾位于细胞内，很难测到正确缺失的范围，故连续血清钾频繁监测作为补充量的判断指标。一般来说，血清钾减少 1mmol/L 提示体内钾丢失约 5%~10%。

2. 高钾血症（hyperpotassaemia，hyperkalemia） 血钾 >5.5mmol/L 称高钾血症。高钾血症最常见于肾排泄功能受损，先天性尿路畸形如返流性肾病、Prune-Belly 综合征伴双肾积水并有肾小管内皮细胞功能异常。其次是肾上腺功能不全、胰岛素依赖型糖尿病、严重挤压伤、大面积烧伤、肿瘤细胞化疗后溶解等均可导致致命性的急性高钾血症。

临床上高钾血症心电图早期表现为 T 波高尖、P-R 间期延长和 QRS 增宽。如果血钾水平持续在较高水平，将会发生致命性心律失常，包括心跳停搏。当出现 QRS 波增宽及心跳停搏时应即刻缓慢静注钙剂增加阈电位，使细胞复极化，产生动作电位，以拮抗高钾对心肌的毒性作用。高血钾时也可采用胰岛素加葡萄糖治疗，其作用机制是将钾转移到细胞内，如有代谢性酸中毒同时存在也可应用碳酸氢钠使钾转移到细胞内，这些处理仅暂时性降低了细胞外钾浓度。对有一定肾功能障碍的患儿可经肠道利尿排钾，有一定效果。如肾功能不全严重者可试用聚磺苯乙烯（kayexalate），其为一种阳离子交换树脂，在胃肠内可结合钾从消化道排出。需迅速降低血清钾而应用上述措施无效时可以采用腹膜或血液透析纠治高钾血症。应注意的是：纠治高血钾的同时需纠正代谢性酸中毒。

（三）钙

约 99% 的钙在骨骼中，细胞外钙分为三个部分：第一部分游离钙占总量 45%~50%，是钙的生理活性形式，参与细胞膜活动，对肌肉收缩、神经传递具有重要作用。第二部分是与硫酸盐和磷酸盐结合的钙占总量 10%~15%，可以检测出但并不参加电解质交换。第三部分是与蛋白结合的钙（占总量的 40%）。

胃肠道、肾、骨均参与身体总钙量的调节，在甲状旁腺素（parathyroid hormone，PTH）和维生素 D 的活性形式 1，25-$(OH)_2D_3$ 影响下，在小肠部位吸收钙。降钙素（calcitonin）则促进钙沉积作用。近端肾小管和亨利袢重吸收钙的 85%，而远曲小管与集合管重吸收钙的 15%。

患白血病、肉瘤样病和多发性骨髓瘤的患儿，因 1，25-$(OH)_2D_3$ 水平增加，故钙的重吸收也增加。而胃蠕动增加、小肠长度减少和蛋白质丢失等情况下则可以导致钙重吸收减少。

1. 低钙血症（hypocalcemia）　一般指血总钙量 <1.8mmol/L，游离钙 <1.17mmol/L，新生儿发生低钙血症相当常见。出生后 24~36 小时期间，因为母亲的钙供应突然停止，无论健康足月儿还是未成熟儿钙均减少。出生后第 5~10 天钙水平可回升到出生时水平。

低镁血症（hypomagnesemia）也是造成持续性低钙的原因之一，故补充一定量镁剂可预防低钙血症的发生。患糖尿病、甲状旁腺亢进的母亲可影响到胎儿，导致新生儿低钙血症。

低钙血症导致心脏功能改变，如心率、心律、收缩力、后负荷等生理指标均依赖于游离钙的维持。经静脉补钙需要在密切监视下进行，静脉内钙外渗可造成明显的组织坏死或硬化，高浓度的钙可能抑制窦房结，造成心动过缓，甚至心搏骤停，并且经静脉补钙可增加洋地黄中毒的危险。钙剂治疗仅对于低钾血症伴心跳停搏或低血糖性心律失常者有效。当需要补钙时临床通常采用葡萄糖酸钙或氯化钙。对于中毒性休克伴低血钙者补充钙剂可显著增加心排血量。

2. 高钙血症（hypercalcemia）　血总钙 >2.8mmol/L，游离钙 >1.29mmol/L 称高钙血症。主要发生于甲状旁腺功能亢进症（hyperparathyroidism），如甲状旁腺增生或腺瘤。其次是骨转移性癌，特别是在接受雌激素治疗的骨转移性乳癌。转移至骨的肿瘤细胞可致骨质破坏，骨钙释放，使血清钙升高。

早期症状有疲乏、软弱、厌食、恶心、呕吐和体重下降，血清钙浓度进一步增高时，可出现严重头痛、背和四肢疼痛、口渴和多尿等症状。高钙血症增加了胰腺导管的通透性而造成胰腺炎的发作。甲状旁腺功能亢进者在病程后期可致全身性骨质脱钙，发生多发性病理性骨折。血清钙浓度高达 4~5mmol/L 时可能有生命危险。对于甲状旁腺功能亢进者，应手术治疗，切除腺瘤或增生的腺组织之后，可彻底治愈。对骨转移性癌患者，可预防性地给予低钙饮食，并注意补充足够水分，以利于钙的排泄。

（四）氯、镁、磷

氯是细胞外液中最主要的阴离子，其摄入与排出是与钠相平行的。纠正低钾血症补充钾的同时也要补充氯。补充氯也是纠正代谢性碱中毒所必需的。

镁离子在细胞内参与某些酶的辅助作用，是体内第四大丰富的阳离子，是糖分解的关键因素之一，也是刺激 ATP 酶的关键因子。

一般状况下血镁的浓度可以维持在 1.5~1.8mEq/L，低于 0.7mg/dl 时称为低镁血症，可出现神经肌肉兴奋性增加和心律失常。由于肾脏能滤过大量镁，故高镁血症也常与肾功能减退有关。在肾功能不全患儿，应避免或慎重使用含镁的泻药、抗酸药物和静脉内补充镁剂。血清镁浓度超过 4.5mg/dl 时才出现临床症状，肌张力下降、反射活力降低以及出现呼吸窘迫甚至昏迷，静脉内补充钙剂可使症状迅速改善。母乳喂养的婴儿每 24 小时摄入磷 25~30mg，食钠中磷的 2/3 于肠管内吸收，主要在空肠。

高磷血症（hyperphosphatemia）常发生于低甲状旁腺素血症，当肾小球滤过率减少到低于正常值 25% 时可导致血清无机磷的增高及血清钙水平相应的改变，并进一步导致继发性高甲状旁腺素血症。在婴幼儿肾小球滤过率降低或相关甲状旁腺功能低下时，一旦摄入磷增加，婴儿血清磷值会迅速增高，且伴相应钙离子浓度下降甚至出现抽搐。类似情况也可发生于应用细胞毒性药物治疗恶性肿瘤特别是淋巴瘤或白血病时导致的细胞溶解，释放磷到血液循环中引起高磷血症，临床上则为低钙血症的表现。

低磷血症（hypophosphatemia）往往发生于蛋白热卡营养不良或吸收异常综合征导致的细胞内磷的移位，也可发生于尿中磷丢失增加，如高甲状旁腺素血症初期的肾小管损害、细胞外液扩容或口服利尿剂后。大多数情况，低磷血症为轻或中度且无症状，当血磷≤ 1.0mg/dl 时，需静脉内补给磷制剂。严重低磷血症可以导致红细胞膜上 2,3- 二磷酸甘油酸和 ATP 酶减少，造成红细胞氧释放减少，随后出现缺氧、溶血及白细胞、血小板功能受损，某些患儿出现代谢性改变直至昏迷。

（汪　健）

第三节　水、电解质失衡的临床处理

基本原则：

1. 充分掌握病史，详细检查患儿体征。

（1）了解是否存在可导致水、电解质及酸碱平衡失调的原发病，得出初步诊断。

（2）有无水、电解质及酸碱失衡的症状及体征。

2. 即刻的实验室检查。

（1）血、尿常规，血细胞比容，肝肾功能，血糖。

（2）血清 K^+、Na^+、Cl^-、Ca^{2+}、Mg^{2+}、Pi（无机磷）。

（3）动脉血血气分析。

（4）血、尿渗透压测定（必要时）。

3. 综合病史及上述实验室资料，判断水、电解质及酸碱失衡的类型及程度。

4. 在积极治疗原发病的同时，制订纠正水、电解质及酸碱失衡的治疗方法。

（1）积极恢复患儿的血容量，保证循环状态良好。

（2）缺氧状态应予以积极纠正。

（3）严重的酸中毒或碱中毒的纠正。

（4）重度高钾血症的治疗。

纠正任何一种失衡不可能一步到位，用药量也缺少理想的计算公式作为依据。应密切观察病情变化，边治疗边调整方案。

小儿外科补液一般由三部分组成，即：除生理需要量（physiological requirement）外还要纠正累积损失量和补充继续损失量。累积损失量是指原来水和电解质丢失的程度，继续损失量是指目前继续存在丢失情况，如胃管引流量等。生理需要量一般按千克体重与体表面积、代谢率及热卡所需量等确定，液体维持量的补充一般用标准公式计算，最常用量按表 5-1。

表 5-1　生理需要量计算

体重	生理需要量[ml/(kg·d)]
第一个 10kg	100
第二个 10kg	50
>20kg 以上的 kg 数	20

如新生儿体重为 3kg，则 3kg × 100ml/(kg·d)。如儿童体重 24kg，则计算为（第 1 个）10kg × 100ml/(kg·d) +（第 2 个）10kg × 50ml/(kg·d) +（>20kg 以上的 kg 数）4kg × 20ml/(kg·d) = 1 580ml/d，即所需维持量。

新生婴儿，特别是未成熟儿肝脏糖原贮备低，一般推荐 D_{10} 1/4 生理盐水提供其碳水化合物、热卡。在较大的婴儿 D_5 1/2 生理盐水是作为维持液的一种适当选择，小儿每日补钾（维持量）为每千克体重 2mEq。小儿外科疾病往往有水、电解质紊乱的病理改变，如呕吐、腹泻、外科引流、瘘管等，临床上鉴于胃肠液体的电解质组成（表 5-2），需要及时补充相应含量电解质的制剂（表 5-3）。

表 5-2　各种胃肠液体的电解质组成（mmol/L）

体液	Na^+	K^+	Cl^+	HCO_3^-
唾液	10	26	10	30
胃液	60	10	130	—
十二指肠液	140	5	80	—
胆汁	145	5	100	35
胰液	140	5	75	115
回肠液	140	5	104	30
结肠液	60	30	40	—

表 5-3　肠外电解质制剂的组成成分

制剂液	Na^+ (mmol/L)	K^+ (mmol/L)	Ca^{2+} (mmol/L)	Cl^- (mmol/L)	HCO_3^- (mmol/L)	葡萄糖 (g/ml)
乳酸林格液	130	4	3	109	28	0
0.9% 生理盐水	154	0	0	154	0	0
D_{10} 1/2 生理盐水	77	0	0	77	0	10
D_{10} 1/4 生理盐水	38.5	0	0	38.5	0	10
3% 盐水	513	0	0	513	0	0

（汪　健）

第四节 酸碱平衡紊乱的纠治

ECF 的 pH 一般维持在 7.35~7.45，机体通过体内缓冲系统以及肺、肾的调节作用维持体液的酸碱度，以保证正常代谢和生理功能。维持正常 pH 首先是细胞外缓冲系统，最重要的缓冲对是 $NaHCO_3/H_2CO_3$，正常时两者比例为 20/1，还有蛋白质钠盐 / 蛋白质、Na_2HPO_4/NaH_2PO_4 等。其次是细胞内缓冲系统，包括血红蛋白钾盐 / 血红蛋白、氧合血红蛋白钾盐 / 氧合血红蛋白、K_2HPO_4/KH_2PO_4 等，但需数小时后才有效。细胞外缓冲系统可在临床上通过测定血气 pH、PCO_2 和血清 HCO_3^- 来评估。

PCO_2 增加或 HCO_3^- 下降导致酸中毒，而 PCO_2 降低或 HCO_3^- 增加则导致碱中毒。当这两个值呈比例改变时，pH 仍可保持恒定。

（一）代谢性酸中毒

当 HCO_3^- 浓度降低导致 pH<7.35，发生代谢性酸中毒（metabolic acidosis）。HCO_3^- 浓度下降原因可以是：① ECF 中 HCO_3^- 溶液的稀释；②体液 HCO_3^- 丢失；③增补了游离酸，而使细胞外 HCO_3^- 被缓冲。

酸中毒的主要症状和体征常同原有疾病的症状和体征难以区别。轻度可能无症状或仅有不明显的倦怠、呕吐、恶心。严重的酸中毒（如 pH<7.2）、CO_2 含量 <10mEq/L 的最典型表现是呼吸深快、心率增快，口唇苍白或发绀，恶心、呕吐，烦躁不安进而昏睡、昏迷。可能同时存在细胞外液量减少的体征，特别是糖尿病酮症酸中毒或经胃肠碱丢失的患儿。严重酸中毒可因心肌收缩力和外周血管对儿茶酚胺的反应性下降而产生循环性休克，以及进行性感觉迟钝。

儿童代谢性酸中毒治疗可有如下几个措施：

1. 原发疾病的治疗，如糖尿病酸中毒时使用胰岛素。
2. 严重酸中毒（pH<7.2）可在静脉内补充碳酸氢钠，所需量可按下列公式估计：

所需碳酸氢钠的 mol 数 =（要求纠正的 CO_2 含量 − 测得的 CO_2 含量）× 25% 总体重

（二）呼吸性酸中毒

呼吸性酸中毒（respiratory acidosis）的原因是肺泡通气减少，导致肺内 CO_2 潴留。它的发生与下列情况有关：①药物、麻醉、神经疾病，对 CO_2 敏感性异常引起的呼吸中枢抑制；②胸肺通气异常（如脊髓灰质炎、胸廓挤压伤、急性感染性多神经炎等）；③肺泡的换气表面积严重减少，换气失调性疾病、重症肺炎、肺水肿、气胸等；④喉或气管堵塞。

呼吸性酸中毒时实验室检查 pH 下降是因动脉血 CO_2 分压急剧升高所致。患儿可出现鼻翼扇动、轻度震颤及多发性肌阵挛等症状；高碳酸血症可引起血管扩张、颅内血流增加，致颅内压增高、视乳头水肿，严重高碳酸血症可出现中枢抑制。治疗必须改善原有的肺功能障碍，有明显低氧血症的严重呼吸衰竭常需使用机械呼吸来改善通气，应避免使用镇静药、麻醉药和催眠药，但在机械通气时可予适当的镇静镇痛。

（三）代谢性碱中毒

代谢性碱中毒（metabolic alkalosis）常因细胞外液中酸丢失引起，如含酸胃液的丢失，酸经尿或大便丢失，氢离子转入细胞，HCO_3^- 过多（如对肾衰患儿使用碱性药物）或细胞外液迅速减少(如使用强力利尿剂)。新生儿先天性幽门肥厚性狭窄因频繁呕吐或吸引胃液导致胃内盐酸丧失引起典型的低氯性碱中毒。

代谢性碱中毒本身缺乏特异性临床症状和体征,最常见的临床表现为神经肌肉兴奋性增高,这大概是因氧合血红蛋白解离曲线暂时左移引起组织缺氧所致。碱中毒可促进钙与蛋白结合,使离子钙降低,严重时可引起手足搐搦。

治疗的方法是纠正原有的紊乱。口服或静脉注入氯化钠能使纠正细胞外液量的缺失,代谢性碱中毒通常即能消除。但是,单治疗某些原发病不能纠正代谢性碱中毒,需另予纠正,如醛固酮增多症,单补充生理盐水无法纠正碱中毒,此时除适当补钾外,可采用螺内酯治疗以抵消盐皮质激素对肾小管的作用。在高碳酸血症期,以氯化钾、氯化钠(如血容量减少)或氯化铵的形式向患者提供氯化物可使长期代谢性低氯性碱中毒好转。

(四) 呼吸性碱中毒

造成二氧化碳损失过多的过度换气可引起呼吸性碱中毒(respiratory alkalosis)。动脉血及脑组织 CO_2 分压降低,血浆和脑组织 pH 均增高,脑血管收缩,引起脑缺氧和特有的综合症状如头痛、头晕、兴奋、幻觉、晕厥及脑电图缺氧改变。常见原因有辅助通气患儿的过度通气、原发性中枢神经系统疾病、水杨酸中毒、肝硬化、肝性脑病及革兰氏阴性菌引起的败血症等。

通常患儿有明显的通气过度,并可出现口周、四肢发麻,手足抽搐及晕厥。血液中乳酸盐及丙酮酸盐水平升高而离子钙降低。在各种情况下,查出动脉血二氧化碳分压下降即可确诊为通气过度。

治疗方法可参考如下:①机械通气患儿可采用减少每分通气量或增加无效腔的方法加以纠正;②如通气过度是由低氧血症引起,则应增加吸入氧含量,以及纠正肺内气体交换异常的治疗如减轻肺水肿、体外膜肺等。

(汪　健)

第六章　围手术期输血

06章

学习目标

1. **掌握**　围手术期血容量和失血量的估计。
2. **熟悉**　输注血制品的指征，输血量的确定及输血并发症的防范与处理。
3. **了解**　自体输血的原理、方法和应用。

患儿手术中需维持细胞外液及循环血液中各种成分的相对稳定和毛细血管床的有效灌注，维持组织细胞正常代谢，增加患儿对手术的耐受力，促进术后康复。输血（blood transfusion）可补充血容量，改善循环，增加血液携氧能力，提高血浆蛋白质，增进免疫和凝血功能，但输血的同时也可能带来一系列的并发症，需加以防范。

知识拓展

个体化输血策略

个体化输血策略是输血治疗中一个新的里程碑，该策略提倡避免所有患者都处于同一血红蛋白阈值，使输血治疗合理性大大提高，避免少输或者多输血。并且应高度重视单病种输血，进一步改进和完善单病种输血策略。

一、血容量和失血量的估计

小儿的血容量（blood volume）有限，术中出血需及时补充，术前应估计患儿血容量和预计术中可能的失血量，对可能出现的急性大失血要作好充足的准备，以保证小儿围手术期的循环稳定和生命安全。

（一）估计血容量

术前了解血容量范围以及血容量的丢失情况在小儿尤为重要。估计血容量（estimated blood volume，EBV）和血红蛋白随年龄增长而相对减少或改变（表 6-1），在估计小儿血容量时还需考虑患儿的个体差异。

小儿围手术期对血容量的估计可参考与年龄相关的心率及血压的变化、肢体是否温暖、末梢毛细血管再充盈情况以及尿量是否正常，持续中心静脉压的监测有助于了解循环血容量的状态。

表 6-1　与年龄相关的血容量及血红蛋白含量

年龄	血容量(ml/kg)	血红蛋白(g/L)
早产儿	90~100	130~200
足月新生儿	80~90	150~230
<1 岁	75~80	110~180
1~6 岁	70~75	120~140
>6 岁和成人	65~70	120~160

近年来关于输血的观点认为：①失血量 <20% 血容量，血红蛋白 >10g/L 时可不输血，但应输注晶体或胶体液补充血容量；②失血量达 20%~30% 血容量时，可在输注晶体或胶体液的基础上，再适量输注浓缩红细胞，以提高血液的携氧能力；③失血量 >30% 血容量，总蛋白不低于 52g/L 的情况下，除输入以上各种成分外，还应输全血或部分全血；④失血量达 50% 血容量，需加用浓缩白蛋白；⑤失血量 >80% 血容量，除补充以上成分外，还需增输凝血因子，如新鲜冰冻血浆（fresh frozen plasma，FFP）和浓缩血小板等，以改善凝血机制；⑥急性大出血时液体∶红细胞∶血浆以 1∶1∶1 量输注。

（二）估计失血量

小儿术中应尽量精确估计失血量。可采用纱布称量法、手术野失血估计法（易低估失血量）、小型吸引瓶计量法（相对准确）。术中可测定血细胞比容（hematocrit，Hct）和血红蛋白，确定丢失红细胞的情况。心动过速、组织灌注（毛细血管再充盈时间）和中心与外周皮肤温差是较可靠的参考体征。在对失血量的估计时，相对量比绝对量更为重要，相同容量的失血对小儿的影响将明显高于成人，如 1 000g 的早产儿，失血 45ml 已相当于其循环血容量的 50%，不同年龄失血量与血容量的关系见表 6-2。

表 6-2　不同年龄失血量与血容量的关系

	新生儿	6 周	6 个月	5 岁	10 岁	成人
平均体重(kg)	3	4	7	20	32	60
10% 血容量(ml)	26	30	53	144	230	420
14% 血容量(ml)	36	42	74	202	323	568
20% 血容量(ml)	52	60	105	288	460	840
100% 血容量(ml)	260	300	525	1 440	2 300	4 200

（三）术前准备

择期手术要求血红蛋白 >100g/L（新生儿 140g/L），如有贫血应予纠正后再手术，但急诊手术例外，必要时术前可输浓缩红细胞。预计手术出血达血容量 10% 或以上时，术前备血。对低血容量及（或）术中可能需大量输血者，可预先放置中心静脉导管。通常输注 4ml/kg 的浓缩红细胞可增高血红蛋白 10g/L；输注 1ml/kg 浓缩红细胞可使 Hct 增加 1.0%~1.5%。

对术前贫血患儿，如果择期手术，血红蛋白低于以下建议水平，手术应延期 1 个月或更长：

1. 患儿 >3 个月，血红蛋白达≥ 80g/L。

2. 患儿 <2 个月（或早产儿，孕龄≥ 42 周的过期产儿），血红蛋白水平在 95~100g/L。

3. 出生 1 周，体重低于 1 500g，伴有心肺疾病，术前血红蛋白水平≥ 120g/L。

在决定输血之前还需了解有关情况，如临床判断、全身情况、心肺功能、血容量、术前血红蛋白、血细胞比容、既往输血史、贫血持续时间、手术的大小、大量失血的可能性及输血风险与益处比等。

二、术中输血

术中应根据患儿年龄、疾病、术前血红蛋白、血容量、手术失血量、可接受的 Hct 及患儿的心肺功能等决定是否输血。

（一）浓缩红细胞

1. 可接受下限的血红蛋白和 Hct 新生儿的血红蛋白中 60%~90% 属胎儿型血红蛋白，其与氧的亲和力大于成人型血红蛋白，向组织释放氧的能力较弱。因此，新生儿可接受的血红蛋白下限为 120g/L，Hct 为 35%；婴儿期的血红蛋白为成人型血红蛋白，血红蛋白与氧的亲和力减弱，向组织释放氧的能力大为改善，因而该年龄段可以接受的下限血红蛋白为 80g/L、Hct 为 25%，如果患有心肺系统的疾患，则需较高的血红蛋白（110~120g/L）和 Hct（32%~35%），以提高血液氧含量，减轻心肺系统负担。

2. 最大容许出血量 最大容许出血量（maximal available blood loss，MABL）可根据以下公式计算：

MABL= 估计血容量（EBV）×（患儿 Hct– 可接受 Hct）/ 患儿 Hct

MABL 受患儿年龄、体重、初始 Hct 影响。例如，10kg 小儿的估计血容量（EBV）= 70 × 10 =700ml，如患儿 Hct 为 42%，临床估计可接受的目标 Hct 为 25%，则 MABL=700 ×（42–25）/42=280ml。

当失血量 <MABL 的 1/3 时，可输注乳酸林格液，可按每丢失 1ml 血补充 3ml 乳酸林格液；

当失血量 >MABL 的 1/3 时，可输注胶体液。

当失血量 >MABL 时，应输注浓缩红细胞，同时应用晶体液作为维持液。

临床输血时需注意：心功能正常的患儿可通过增加心排血量来代偿急性贫血，已有贫血或大手术，如发绀型先天性心脏病等，需设定较高目标 Hct。10kg 或 1 岁以下的患儿推荐输注新鲜或洗涤红细胞，避免发生高钾血症引起的心搏骤停。

3. 输血量的确定 可以通过以下公式计算红细胞的输注量：

PRBCs 的需要量（ml）=（理想 Hct– 目前 Hct）× EBV/PRBCs 的 Hct（60%）

以 15kg 儿童为例，目前 Hct 为 20%，术后维持理想的 Hct 为 35%，需输注的 PRBCs 的量为：

输注的 PRBCs 的量 = [理想 Hct（35%）– 目前 Hct（20%）] ×
EBV（70ml/kg × 15kg）/PRBCs 的 Hct（60%）=（35–20）×（70 × 15）/60=260ml

（二）新鲜冰冻血浆

新鲜冰冻血浆（fresh frozen plasma，FFP）是 1U 全血在采集后 6 小时内分离的血浆并快速冰冻到 –25℃以下温度制备而成，含有正常血浆中稳定凝血因子、白蛋白和免疫球蛋白的含量，并至少含有新鲜血浆中 70% 的凝血因子Ⅷ。新鲜冰冻血浆几乎有效地保留了新鲜血浆中各种成分，保存时间长。使用新鲜冰冻血浆的适应范围包括：

1. 凝血酶原时间（prothrombin time，PT）超过 15 秒[或国际标准化比值（INR）>1.4]或 APTT 超过 60 秒（> 正常 1.5 倍），创面弥漫性渗血。

2. 患者急性大出血输入大量库存全血或浓缩红细胞后（出血量或输血量相当于 1 倍自身血容量）。

3. 有先天性或获得性凝血功能障碍。

4. 紧急对抗华法林的抗凝血作用（FFP：5~8ml/kg）。

（三）浓缩血小板

浓缩血小板用于血小板数量减少或功能异常伴创面弥漫性渗血的患者。

1. 血小板计数 $>100\times10^9/L$，不需要输血小板。

2. 术前血小板计数 $<50\times10^9/L$，应考虑输注血小板。

3. 血小板计数在 $(50\sim100)\times10^9/L$，应根据是否有自发性出血或伤口渗血决定是否输血小板。

4. 如术中出现不可控性渗血，且有血小板功能低下，输血小板不受上述指征的限制。

5. 血小板功能低下者（如继发于术前阿司匹林治疗），对出血的影响比血小板计数更重要。手术类型和范围、出血速率、控制出血的能力、出血所致的后果以及影响血小板功能的相关情况（如体温、体外循环、肾衰、严重肝病等），都是决定是否输血小板的参考因素。

三、自体输血

自体输血（autotransfusion）是指在一定条件下采集患者自身的血液或血液成分，经保存和处理后，当患者手术或紧急情况需要输血时，再将其回输给患者的一种输血法。该法具有输血及时、避免输血性传播疾病、减少输血反应、节约血液资源等优点，同时还适用于特殊情况，如稀有血型患者、因宗教信仰而拒绝接受他人血液、血液供应困难地区等。最近的研究表明异体输血是体外循环等大手术术后肺部并发症的高危因素，自体输血可减少围手术期异体输血，并能降低术后肾功能不全、肺炎的发生率。根据血液来源和保存方法的不同，自体输血可分为三类：回收式、贮存式、稀释式。

（一）回收式自体输血

回收式自体输血指在术中 / 术后或创伤中 / 后回收患者丢失的血液并回输给患者自身的技术。直接血液回收技术是指无需额外处理直接将所回收血液输给患者；间接血液回收技术是指先处理回收的血液，通常包括过滤、洗涤、浓缩等过程，之后再回输给患者。血液回收可以得到新鲜的自体血红细胞，平均 Hct 为 50% 以上。未洗涤与洗涤的回收血液在质量成分上存在极大差异。洗涤后的血液能明显减少甚至完成去除血液中的污染物，包括洗涤液、组织碎屑、活化的凝血因子、游离血红蛋白和医源性物质（抗生素、动物胶和冲洗液）、残余肝素等。降低栓塞风险，同时也洗去了所有血浆成分。目前，回收式自体输血常用于小儿体外循环下心内直视术、神经外科、骨科手术。当回收的血液已明显被细菌、肿瘤细胞污染时，不能回输给患儿。

（二）贮存式自体输血

贮存式自体输血是指术前 2 周内采集患者自身血液予以保存，在手术期间输用。小儿可每4天采一次血，直到术前72小时。最大优点是可避免输血传播疾病及同种免疫反应。适用于4岁以上的小儿。儿童可耐受的每次储血量相当于估计血容量的10%。进行自体血储备的患儿应满足以下条件：①能耐受择期手术；②术中或术后输血的可能性极大；③至少需2周的准备期；④血红蛋白在110g/L以上，Hct>33%。缺点包括操作不方便、手术延期、价格昂贵、易被污染和不良反应。此法不适用伴有菌血症、低心排血量综合征、严重贫血、低氧血症及婴幼儿。

（三）稀释式自体输血

稀释式自体输血是指术前麻醉诱导时采集一定量的血液，同时输注晶体或胶体液以维持正常血容量。等容量稀释法应用较广，抽出部分血液，同时补充基本相同量的非细胞液体，维持血管内容量不变，以达到降低血红蛋白的浓度。抽出的血液体外保存，必要时再回输体内。通常稀释Hct至25%~35%为宜，应避免Hct低于20%的深度血液稀释。血液稀释，可影响动脉血容量和血流动力学，改变血液黏滞度及氧输送能力。

此法应用于估计术中失血量超过总血容量1/3的患儿，如体外循环心脏手术、脊柱侧弯矫形手术和恶性肿瘤切除手术（如神经母细胞瘤、畸胎瘤、腹膜后神经节瘤、肝脏肿瘤、胰腺肿瘤等）。术前必须对患儿的心、肺及其他系统作准确评估，术前1~2周停用水杨酸盐类药物（如吲哚美辛）和环氧合酶抑制剂。术前存在凝血功能紊乱，必须予以纠正。此法不适用于严重心、肺、脑、肾疾者，Hb<110g/L的贫血者。

四、输血并发症

常见的输血并发症包括：①即时输血反应，包括过敏、溶血反应；②经输血感染疾病，包括肝炎、艾滋病等；③凝血功能障碍；④枸橼酸中毒；⑤高钾血症；⑥酸碱平衡失调；⑦体温下降等。

1. 过敏反应　表现为输血过程中皮肤潮红、出汗、脉搏增快、血压降低等，全身麻醉时，输血患儿出现局限性或全身性荨麻疹可能是过敏反应的唯一体征，严重者可出现支气管痉挛，甚至过敏性休克。治疗措施首先停止输血，并静脉注射地塞米松、异丙嗪等抗过敏，严重低血压者可静脉泵注肾上腺素0.1~0.5μg/（kg·min）。

2. 急性溶血反应　是严重的输血并发症。表现与所输的不合血型种类、输入速度和量以及溶血程度有关。典型症状为输入十几毫升血后，立即出现沿输血静脉的红肿及疼痛，呼吸困难、腰背酸痛、心前区压迫感。在麻醉状态时很难早期发现急性溶血反应，患儿输血后出现原因不明的手术野渗血和低血压，并出现血红蛋白尿，尿液呈酱油色时，应高度怀疑是溶血引起的弥散性血管内凝血。

处理原则为：①立即停止输血。②抗休克治疗，输入血浆、胶体液和白蛋白等，纠正低血容量性休克。③保护肾功能，静脉滴注5%碳酸氢钠碱化尿液，促使血红蛋白结晶溶解，以防肾小管堵塞。当血容量基本维持，尿量恢复正常时，应使用甘露醇等药物利尿以加速游离血红蛋白的排出。④若出现无尿、氮质血症、高钾血症等，应行血液透析。⑤糖皮质激素。⑥血浆交换治疗等。

3. 循环超负荷　输血速度过快、过量可导致急性心衰和肺水肿，表现为心率加快、发绀、颈静脉怒张等，肺内可闻及大量湿啰音。应立即停止输血并利尿等。

4. 大量输血的不良反应

（1）大量输血的概念：一次输血量达到或超过患儿总血容量的1~1.5倍（24小时内用库

血置换患儿全部血容量）或在 1 小时内输血量相当于患儿总血容量的 1/2 或在 20 分钟内输血速度超过 1.5ml/(kg·min)，均属于大量输血。常见于严重创伤后大出血、心胸外科手术、恶性肿瘤根治术以及心、肺、肝移植的患儿。

(2) 大量输血的不良反应及预防：①出血倾向：大量输血时发生稀释性血小板减少和凝血功能障碍，易发生手术创面渗血。对这类患儿应该搭配输注血小板和血浆，及时查血小板计数、凝血谱、血栓弹力图等。②低体温：大量快速输血，特别是体腔暴露的新生儿和未成熟儿，可使体温明显下降。体温降至 30℃以下时，可诱发心律失常和心搏骤停，血红蛋白氧离曲线左移，氧释放减少，导致组织缺氧。因此，输血前予以血制品适当加温，尤其对早产儿、新生儿，要防止低体温的发生。③枸橼酸盐中毒和低钙血症：大量输入库血时，枸橼酸盐在体内积聚，并与血中游离钙结合，降低血清钙浓度，特征性表现是肌肉震颤和心电图 QT 间期延长，严重时导致心肌收缩力降低，心排血量、血压下降。大量输血时应测量血钙以指导补钙，静脉注射葡萄糖酸钙(10mg/kg)或氯化钙(3mg/kg)可有效防治枸橼酸盐中毒。④电解质、酸碱平衡紊乱：库血中存在红细胞破损，血钾含量高于正常，大量输血后血钾可能高于 5.5mmol/L，严重者可导致心搏骤停。ACD 保养液 pH 为 5.0，血液和保养液混合后，pH 从 7.4 下降至 7.0~7.1，同时还存在其他酸性物质，如酮体、乳酸等，所以输血后机体可能出现严重的代谢性酸中毒。大量输血时，应密切观察，持续监测患儿的生命体征，定期测定血气分析和电解质浓度，用以指导治疗。

五、无输血医学和血液管理

输血存在一定的风险，甚至可能对患者造成严重的危害，由于窗口期的存在，要完全杜绝经血传播疾病的风险是不可能的。所以，输血应是不得已而采用的治疗手段。无输血医学(transfusion-free medicine)是通过科学或技术的手段对患者进行不输注异体血的学科。血液管理(blood management)是通过整合多方面技术来保护患者的血液，减少输注或不输注异体血，以达到改善患者预后的一种医疗管理理念和规范。目前，要求进行无输血治疗的患者日益增多，许多新药和新技术已崭露头角，可以减少或者避免异体输血。血液管理已逐渐进入到临床医学领域，它改善了患者的预后，降低了医疗成本，已成为现代医疗行业管理的目标。无输血手术已成功应用于成人心胸外科、整形外科、骨科、肿瘤外科，甚至儿童和新生儿外科领域。

(舒 强)

第七章　外科休克

学习目标

1. **掌握**　外科休克的临床表现、分期及诊断；各型休克的临床特点与诊断。
2. **熟悉**　外科休克的病理生理过程；各型休克的治疗原则。
3. **了解**　休克时细胞和重要器官的病理改变；各型休克的病因及病理生理特点。

第一节　概　　论

休克（shock）是指各种因素引起的机体有效循环血容量减少，导致组织与器官灌注不足，发生细胞代谢紊乱和功能受损而产生的临床综合征，主要表现为血压下降、谵妄、昏迷、少尿或无尿、皮肤苍白。休克本质为组织细胞氧供给不足和需求增加，因此重新建立氧的供需平衡和维护正常的细胞功能是治疗的关键环节。根据发生原因，可将休克分为低血容量性、感染性、心源性、神经性和过敏性休克五类。小儿外科临床上较常见的为感染性休克、失血性休克和创伤性休克，后两者属于低血容量性休克。

（一）病理和病理生理

失血性休克和创伤性休克的病理生理基础是低血容量导致重要脏器的微循环血流灌注不足；而感染性休克主要是由于细菌及其毒素所致机体炎症反应失控所导致的微循环障碍。

1. 微循环的结构　微循环是介于微动脉和微静脉之间的血管系统，包括微动脉、后微动脉、毛细血管前括约肌、真毛细血管、直捷毛细血管、动静脉短路和微静脉，是血液与组织进行氧及其他物质交换的部位（图 7-1）。微动脉是小动脉的末梢分支，具有完整的平滑肌，收缩力较强，与小动脉一起决定外周循环的阻力，称为阻力血管。真毛细血管没有主动收缩的功能，与微静脉一起是血流的主要容量所在，故称为容量血管。微循环的血流通路有三条途径：①直捷通路：是血液从微动脉经直捷毛细血管到微静脉的途径。在安静状态下，大部分血液经该通路通过，很少进行物质交换。②营养通路：是血液从后微动脉经真毛细血管到微静脉的途径，组织和血液主要在此进行物质交换。③动静脉短路：是血液由微动脉经动静脉短路到微静脉，此短路平时关闭，休克时开放，此时微循环中血流量减少、氧及营养物质不能输送到细胞。

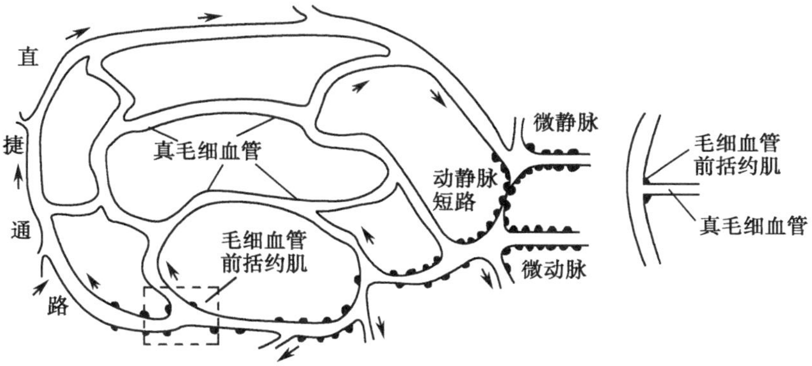

图 7-1 正常微循环

2. 休克的病理生理过程 有效循环血容量锐减及组织灌注不足，以及产生炎症介质是休克共同的病理生理基础。按休克的病理发展过程大致可分为三期：

(1) 微循环收缩期：休克早期，有效循环血量显著减少，机体产生应激反应，肾上腺髓质交感神经系统兴奋，大量释放儿茶酚胺，血液中促血管收缩的活性物质显著增加，引起末梢小动脉、微动脉、毛细血管前括约肌等发生持续痉挛性收缩，真毛细血管网关闭、微循环灌注量减少，发生缺氧性高乳酸血症。为了保护生命中枢，出现血液重新分配：除心、脑等重要脏器外，体表及大部分内脏的血管收缩，同时动静脉短路开放，使回心血量不至于减少，血压可维持正常或稍高，以保持心脏及脑的血液供给。此阶段又称缺血性缺氧期，临床上也称代偿性休克或休克前期。

(2) 微循环扩张期：若休克继续进展，微血管持续痉挛，微循环将进一步因动静脉短路和直捷通路大量开放，内脏、肌肉及皮肤等组织器官长时间缺血缺氧，无氧代谢增加，酸性产物进一步增多，以及大量组胺、缓激肽、白介素、肿瘤坏死因子等炎症介质释放，使小动脉、微动脉、毛细血管前括约肌松弛扩张，真毛细血管大量开放。由于小静脉、微静脉对缺氧与酸中毒等耐受性较大，故静脉端仍处于收缩状态，使血液回流受阻，因此，大量血液淤滞在微循环内，致毛细血管通透性增加，血浆中水分及电解质渗入组织间隙，血液变得黏稠浓缩，单位时间内回心血量减少，进一步减少有效循环血量。此时血压显著下降或测不出，脑和心脏的血液供给也开始减少。此阶段又称淤血性缺氧期，临床上为休克期。

(3) 微循环衰竭期：若病情继续发展，休克时间延长，微循环障碍得不到及时纠正，由于血流缓慢、血液黏稠、血管内酸性代谢产物堆积及血管内皮细胞受损，可引起微血管内凝血及血栓形成，产生弥散性血管内凝血（disseminated intravascular coagulation，DIC）。因为凝血消耗了大量凝血因子，随之可出现出血倾向，重要脏器可有广泛的血栓形成，引起组织细胞的严重缺血缺氧，甚至坏死，最终导致脏器损伤和功能衰竭。临床上表现为多器官功能障碍综合征（multiple organ dysfunction syndrome，MODS）。

3. 休克时细胞病理改变 严重创伤、感染、休克可刺激机体释放大量炎症介质形成“瀑布样”连锁放大反应，活性氧代谢产物可引起脂质过氧化和细胞膜破裂，代谢性酸中毒和能量不足也损害细胞各种膜的屏障功能，使细胞膜、蛋白质、核酸、线粒体发生了结构、性质、功能的变化，导致细胞结构和功能的异常，进一步引起各个靶器官如心、肺、肝、肾、脑、胃肠道等的功能障碍。

4. 休克时重要器官病理改变

(1)心脏:在正常情况下,心脏耗氧量较其他脏器多,当供血不足时,最易受损害。休克发生后即可影响心功能,若休克未及时纠正,血压持续下降,可使冠状动脉供血不足,心肌常在缺血缺氧、高乳酸血症及细菌毒素等作用下导致损害;同时当心肌微循环内血栓形成,可引起心肌局灶性坏死;心肌含有丰富的黄嘌呤氧化酶,心肌收缩功能易遭受缺血再灌注损伤及电解质异常的影响。故休克后随时可发生急性心力衰竭。

(2)肾脏:休克持续过久,有效循环血量减少,或过量使用血管收缩剂,可使肾血流量减少,肾小球滤过率降低。肾缺血可使肾素分泌增加,更使肾血管痉挛,肾内血流重分布,有限的肾血流转向髓质,因而不但滤过尿量减少,还可导致皮质区的肾小管缺血坏死,而发生急性肾衰竭,表现为少尿或无尿。

(3)肺:肺微循环障碍引起肺功能衰竭称为休克肺。休克时缺氧可使肺毛细血管内皮细胞和肺泡上皮受损,表面活性物质生成减少。复苏过程中,如大量使用库存血,则所含较多的微聚物可造成肺微循环栓塞,使部分肺泡萎陷、不张和水肿,肺透明膜形成,部分肺血管闭塞或灌注不足,引起肺血分流和无效腔通气增加,肺泡萎陷,可导致急性呼吸窘迫综合征(acute respiratory distress syndrome,ARDS)。早期表现为呼吸困难,重者迅速导致呼吸衰竭死亡。

(4)脑:休克时脑灌注压和血流量下降导致脑缺氧。缺血缺氧、CO_2潴留和酸中毒引起脑细胞肿胀、血管通透性增高,导致脑水肿及颅内压增高。临床表现为烦躁、淡漠、意识障碍,严重者可发生脑疝、昏迷和死亡。

(5)胃肠道:休克时肠系膜血管流量可减少70%,肠黏膜因灌注不足而遭受缺氧性损伤;另外,肠黏膜细胞也富含黄嘌呤氧化酶系统,易产生缺血再灌注损伤,正常黏膜上皮细胞屏障功能受损,导致肠道内的细菌及其毒素经淋巴或门静脉途径侵害机体,导致细菌和内毒素移位。细菌和内毒素的移位进一步激活单核-巨噬细胞系统,导致大量细胞因子释放,加重胃肠道组织和器官的实质性损害,而使肠源性感染和细菌移位产生恶性循环,这是导致休克继续发展和形成多器官功能障碍综合征的重要原因。

(6)肝:休克时肝缺血缺氧,可破坏肝合成与代谢功能。同时,来自胃肠道的有害物质可激活肝库普弗细胞,从而释放炎症介质。组织学可见肝小叶中央出血、肝细胞坏死,表现血谷丙转氨酶和血氨升高。肝受损后,解毒和代谢能力下降,可引起内毒素血症,并加重已有的代谢紊乱和酸中毒。

(二)临床表现

根据休克各期的发展,临床上可出现不同的表现,各器官缺血缺氧后亦各有相应的反应。临床上,除血压变化外,以脑的神志改变、肾脏的尿量多少和皮肤的颜色变化表现最为明显,并且可以分别代表生命中枢、内脏器官和外周循环的缺氧情况。因此临床上常据此来确定休克的程度和临床分期。

1. 休克前期 小儿代偿能力较强,早期血压正常或偏低,也可稍升高,脉压多缩小;心率增快,脉搏尚有力,不明原因的心率增快是早期休克的表现之一。患儿神志尚清楚,可表现为烦躁不安或精神异常,对外界反应迟钝;新生儿只表现为安睡和苍白;婴幼儿也可表现为异常安静和多语;大孩子则可出现谵妄躁动。呼吸加快,尿量减少。一般体温稍升高,面色发白,口唇及指或趾端可见轻度发绀,手足发凉、出冷汗,毛细血管充盈时间延长。如病情进展，进入临床休克期。

2. 临床休克期 血压明显下降是此期的特征，有时甚至测不到。毛细血管充盈时间延长至数秒钟，脉搏细而快，心音低钝。患儿神志由躁动谵妄转入昏迷。呼吸浅而快，尿量显著减少甚至无尿。腋下测体温不升，但肛温常至40℃以上，面色苍白、发绀，四肢厥冷，皮肤出现短暂的青紫色斑。

3. 休克晚期 此时脉搏扪不到，血压测不出，心音钝弱，心律不齐，危重患儿心动过缓通常预示心跳呼吸即将停止。患儿昏迷，合并有脑水肿以致脑疝者可出现双侧瞳孔不等大，呼吸节律不齐，双吸气，以致突然呼吸停止。无尿，皮肤湿冷，皮肤、黏膜出现瘀斑或消化道出血，穿刺部位易有出血倾向。

(三) 诊断

凡遇严重损伤、大量出血、重度感染、过敏患者和有心脏病史者，应想到并发休克的可能。小儿休克常起病急骤、变化迅速，常在创伤初期或原发感染症状还不典型时，休克症状已经出现，故必须熟悉和注意休克的早期变化。

临床休克诊断主要指标包括：①血压：血压下降，尤其收缩压下降，正常收缩压标准为70+(年龄×2)mmHg(<1岁为70mmHg，>10岁为90mmHg)，脉压<20mmHg；②脉率：脉率变化多出现在血压变化之前，休克时常脉搏细速或摸不到；③精神状态：精神状态是脑组织血液灌流和全身循环状况的反映，表现为精神萎靡、嗜睡或兴奋、躁动；④尿量：尿量是反映肾脏血流灌注水平的最直接、最敏感的生理指标，尿量稳定在1ml/(kg·h)以上时，表示无明显休克或休克纠正，休克时尿量显著减少甚至无尿；⑤皮肤温度和色泽：肢体温度、色泽反映体表灌流情况；休克时皮肤温度低，四肢湿冷，面色苍白。

其他重要的血流动力学监测项目包括：中心静脉压(central venous pressure，CVP)、肺毛细血管楔压(pulmonary capillary wedge pressure，PCWP)、心排血量(cardiac output，CO)和心脏指数(cardiac index，CI)、动脉血乳酸盐测定、动脉血气分析、DIC的检测等。

(四) 治疗

休克是由不同原因引起但有共同临床表现的综合征，休克治疗原则应针对每一休克的原因和休克不同发展阶段而采取相应的措施，关键是发现早期代偿性休克并及时处理。休克治疗的中心环节在于及时改善微循环，恢复灌注和向组织提供足够的氧。休克的处理应分秒必争，每分钟都应视为黄金时间，快速、恰当的复苏有利于生存率的提高。

1. 紧急治疗 包括积极处理引起休克的原发伤病，如创伤制动、大出血止血、保证呼吸道通畅等。采取头和躯干抬高20°~30°、下肢抬高15°~20°体位，以增加回心血量；及早建立静脉通路，并用药维持血压；早期予以鼻管或面罩吸氧；高热者宜物理降温，给予人工冬眠疗法以保护脑中枢等对症治疗。

2. 补充血容量 积极的液体复苏是纠正休克引起的组织低灌注和缺氧的关键。应在监测动脉血压、尿量和中心静脉压的基础上，结合患者皮肤温度、末梢循环、脉搏幅度及毛细血管充盈时间，判断补充血容量的效果。一般首先采用人工晶体液和胶体液复苏，必要时进行成分输血。

3. 积极治疗原发疾病 小儿外科疾病引起的休克，多存在需手术处理的原发病变，如腹部外伤导致实质性脏器破裂大出血的控制、肠套叠和嵌顿性疝的手术复位、肠扭转肠坏死的切除、消化道穿孔修补和坏死性筋膜炎及各种脓肿的减压引流等。此类患者应在尽快恢复有效循环血量后，及时施行手术，才能有效地治疗休克。部分危重的情况下，应在积极抗休克的同时进行手术，以免延误抢救时机。

4. **血管活性药物的使用** 在充分补充血容量的前提下可应用血管活性药物，以维持脏器灌注。使用血管收缩剂或血管扩张剂，要根据临床表现分别选用，理想的血管活性药物应用是既能迅速提高血压，改善心脏和脑血流灌注，又能改善肾和肠道等内脏器官血流灌注。

5. **纠正酸碱平衡失调** 休克发生发展过程中，不可避免会产生酸碱平衡失调，而酸性内环境对心肌、血管平滑肌和肾功能均有抑制作用。但目前对酸碱平衡失调的处理多主张宁酸毋碱，酸性环境能增加氧与血红蛋白的解离从而增加向组织释放氧，对复苏有利。纠正酸碱平衡失调的根本措施是改善组织灌注，并适时和适量地给予碱性药物。使用碱性药物首先必须保证机体呼吸功能的完整性，否则会导致 CO_2 潴留和继发呼吸性酸中毒。

6. **肾上腺皮质激素的应用** 目前主张小剂量替代疗法，肾上腺皮质激素多用于肾上腺功能不全的儿茶酚胺抵抗性休克。

7. **弥散性血管内凝血（DIC）的治疗** 诊断明确的 DIC，为改善微循环，可使用肝素抗凝。若用肝素后病情加重并出血，则停用肝素，立刻静脉滴注鱼精蛋白中和，剂量与最后一次肝素用量相等。

（李仲荣）

第二节 感染性休克

脓毒症是指细菌、病毒及其毒素侵入机体后，造成机体明确的感染，并出现感染的全身系统表现。感染性休克（septic shock）是指脓毒症患儿出现组织灌注不足、低血压及心血管功能障碍等一系列临床综合征，又称脓毒性休克或中毒性休克（toxic shock）。在小儿外科临床上较多见，常因革兰氏阴性杆菌及其内毒素引起的各种感染所致。感染性休克主要为分布异常性休克，在儿童常同时伴低血容量性休克，起病急，恶化迅速，常导致死亡，如能早期及时抢救，多可痊愈。

（一）病因

导致小儿外科感染性休克的原因以革兰氏阴性杆菌感染多见，仅少部分为革兰氏阳性球菌感染所致。临床上以大肠埃希氏菌、产气肠杆菌、肺炎克雷伯杆菌及变形杆菌等多见。引起感染性休克的常见小儿外科感染性疾病包括：①各种原因引起的急性化脓性腹膜炎：阑尾穿孔、胆道穿孔胆汁性腹膜炎、新生儿胃穿孔等；②各种原因所致的肠坏死：肠扭转肠坏死、索带压迫或内疝所致的肠绞窄、肠套叠肠坏死、嵌顿性斜疝肠绞窄等；③与各种外科疾病有关的肠炎：先天性巨结肠小肠结肠炎、新生儿坏死性小肠结肠炎（neonatal necrotizing enterocolitis，NEC）、蛔虫性肠炎、肠套叠和嵌顿性斜疝所致的中毒性肠炎等；④各种软组织感染：急性蜂窝织炎、急性坏死性筋膜炎、急性化脓性骨髓炎和关节炎及各种脓肿等；⑤其他原因：急性坏死性胰腺炎、严重烧伤的创面感染、静脉留置针所致的菌血症和脓毒症、细菌性心内膜炎及泌尿系感染等。

（二）病理生理

感染性休克的主要病理生理基础是细菌及其毒素进入血液产生脓毒症后，作为休克的启动因素，刺激和释放了大量的炎症介质如组胺、激肽、前列腺素、溶酶体酶等及其他对机体有害的体液因子如白细胞介素、干扰素、心肌抑制因子、前列腺素、肿瘤坏死因子等，导致炎症失控，引起全身炎症反应综合征；同时直接损伤细胞的细胞膜、线粒体等结构，导致细胞结构和功能的异常，进一步引起各个靶器官的功能损伤，加重脓毒症病情的发展，最后产生多器官功能障碍综合征（multiple organ dysfunction syndrome，MODS），甚至死亡。这一过程的发病机制包括微循环衰竭、凝血 - 纤溶系统功能障碍、神经 - 体液失调、细胞代谢功能障碍、自由基损害、纤维连接蛋白减少等。

小儿感染性休克的血流动力学反应不同于成人，多表现为低心排血量和高全身血管阻力，低血容量是儿童感染性休克的主要特征之一；脓毒症所致心肌功能衰竭是脓毒症休克患儿死亡的主要因素之一，脓毒症时心功能障碍是循环中的心肌抑制因素［包括肿瘤坏死因子（TNF-α）、白细胞介素（IL）-1β、IL-6 及溶菌酶 C］、NO 诱导心肌损伤、钙离子稳态失衡、线粒体功能失调及细胞凋亡等多因素、多途径作用的结果。脓毒症及感染性休克所致的血管通透性增高即毛细血管渗漏综合征，是一种重要的病理现象。

小儿感染性休克的血流动力学表现为高动力型和低动力型两种。前者外周血管扩张、阻力降低，心排血量正常或增高（又称高排低阻型），血流异常分布和动静脉短路开放增加，细胞代谢障碍和能量生成不足。患者皮肤比较温暖干燥，又称暖休克，临床上较少见，常由革兰氏阳性菌感染所致。低动力型（又称低排高阻型）外周血管收缩，微循环淤滞，大量毛细血管渗出致血容量和心排血量减少。患者皮肤湿冷，又称冷休克，临床上较多见，常由革兰氏阴性菌感染所致。

（三）临床表现与诊断

1. 临床表现 小儿感染性休克起病急骤、变化迅速，有时在原发感染的症状还不典型时，休克症状就已经出现。一般在感染性休克发生前，常会有原发性感染或肠坏死的前期表现，寒战、发热，有时体温很高且肢体较凉，感染病灶局部疼痛或不适，腹胀、恶心呕吐等消化道症状等，如原发病变未得到及时治疗，将随时可能发展为感染性休克。临床上可分为暖休克和冷休克两型：

（1）暖休克表现：神志改变出现较迟，尿量减少，皮肤淡红或潮红、温暖、干燥，脉搏清楚。但随着病情进展，暖休克亦将转变为冷休克。

（2）冷休克表现：早期神志尚清楚，可表现为烦躁不安或精神异常，对外界反应迟钝。一般体温升高，但手足发凉，出冷汗，口唇及指/趾可见轻度发绀，皮肤有花纹。血压正常或偏低，也可稍升高，脉压多缩小，心率增快，脉搏尚有力，尿量减少。休克进展后，患儿由躁动转入昏睡甚至昏迷。四肢冰冷，皮肤青紫色斑。脉细速，心音低钝，呼吸浅快，血压明显下降甚至测不到，毛细血管充盈时间超过 3 秒钟。尿量显著减少甚至无尿。晚期脉搏触不到，血压测不出，心律不齐，无尿。可出现脑疝，皮肤瘀斑、出血倾向，严重可发生心搏、呼吸骤停。

2. 辅助检查 可检测到血白细胞、中性粒细胞比例、C 反应性蛋白（CRP）及降钙素原（PCT）等升高，有时中性粒细胞内可见中毒性颗粒，但感染性休克晚期白细胞可不升高或反而下降。超声检查、X 线直立位摄片、CT 扫描可发现相应的原发病灶。

3. 诊断 有血压、脉搏异常，神志、尿量和皮肤等组织低灌注表现及伴或不伴有低血压，同时存在原发感染病变及感染相关的实验室检查，如血白细胞、C 反应性蛋白（CRP）、降钙素（PCT）等检测及细菌培养，小儿感染性休克的诊断不难。

(四)治疗

小儿感染性休克治疗的中心环节在于控制炎症、改善微循环。难治性休克的主要原因为全身感染不能控制、病原体耐药、多重感染、肠道细菌移位、免疫功能障碍、抗感染及液体复苏治疗不足、病灶未及时引流、手术及已发生多器官功能衰竭等。具体治疗措施包括：

1. **液体复苏** 感染性休克时充分液体复苏的重要性已被肯定。以胶体液或等张晶体液 20ml/kg 作为一个剂量，于 5~10 分钟内静脉推注。如休克未纠正，第二个剂量快速补液后给予正性肌力药物。胶体液常用低分子右旋糖酐，等张晶体液可用生理盐水或 2∶1 等张含钠液（2 份生理盐水与 1 份 1.4% 碳酸氢钠液）。一般不宜用含糖液体，因为休克时经常存在应激性高血糖，在大量液体复苏中进入过多含糖溶液会加重高血糖。休克时的代谢性酸中毒主要是乳酸堆积造成，并非真正碱缺乏，随着休克纠正和循环改善，酸中毒可自然纠正，故在感染性休克纠酸时，使动脉血 pH 达到 7.25 即可。

2. **氧疗** 小儿感染性休克患者中约有 50% 的患儿会伴随有肺组织损伤、肺通气功能障碍，临床上在对小儿感染性休克患者实施早期液体复苏治疗时，为更加有效地达到静脉血氧饱和度 >70% 的目标，多主张对小儿感染性休克患者实施辅助吸氧治疗。如患儿存在严重的低氧血症，应给予其机械通气吸氧治疗。

3. **调整血管舒缩功能** 主要为血管收缩剂与血管扩张剂，一般原则为补足血容量的同时使用。由于小儿感染性休克的临床特点以血流动力学紊乱为主，根据其血管收缩或舒张情况可分为冷休克、暖休克，其中，冷休克在小儿感染性休克患者中约占有 68% 的比重，主要特征为心排血量下降、高血管阻力，临床表现以肢体末端发冷、肝大、脉搏细弱等为主，临床上多采用肾上腺素、多巴酚丁胺治疗；而暖休克在小儿感染性休克患者中占比约为 20%，主要特征为心排血量增高、血管扩张，临床表现以肢体末端发热、心率增快、脉搏有力为主，临床上多采用肾上腺素、去甲肾上腺素、多巴胺治疗。

4. **控制感染** 感染性休克多因细菌感染所致，所以控制感染、及时消除造成感染的病灶是感染性休克救治成功的关键。要求在使用抗生素前，取得血培养及其他感染源培养，诊断为脓毒症或脓毒性休克 1 小时内应选用静脉使用抗感染药物治疗，选择合适的抗生素，在血培养及药敏结果未出之前，应根据对感染的部位等情况及当地应用抗生素的敏感性情况来选择首选广谱抗生素。一般选用 2~3 种有效抗生素，在开始抢救前联合使用。待一般情况稍有好转后，规范清创、引流、冲洗、修补、去除感染装置等辅助措施，尽快确定和去除感染灶，及时治疗导致感染性休克的外科疾病。

5. **糖皮质激素的使用** 对液体复苏无效、儿茶酚胺（肾上腺素或去甲肾上腺素）抵抗型休克，或有暴发性紫癜、因慢性病接受肾上腺皮质激素治疗、垂体或肾上腺功能异常的感染性休克患儿应及时应用肾上腺皮质激素替代治疗，可用氢化可的松，维持剂量通常为 3~5mg/(kg·d)，对经足够液体复苏和升压药治疗后血流动力学稳定的感染性休克患儿，无需肾上腺皮质激素治疗。

6. **脏器功能的维护** 有呼吸衰竭者可进行机械通气，并给予适当镇痛镇静治疗；有心功能不全时可应用强心药物；必要时人工冬眠疗法保护中枢神经系统，以增强大脑对缺氧的耐受性；高热及惊厥者可进行物理、药物降温及止痉治疗。能耐受肠道喂养的严重脓毒症患儿及早予以肠内营养支持，如不耐受可予以肠外营养；对于难治性休克或伴有 ARDS 的脓毒症患儿，如医疗机构有条件并患儿状况允许可行体外膜氧合治疗。

7. 血制品的使用 若血细胞比容(HCT)<30% 伴血流动力学不稳定,应酌情输红细胞悬液,使血红蛋白维持 100g/L 以上;当病情稳定后或休克和低氧血症纠正后,则血红蛋白目标值 >70g/L 即可。血小板 $<10 \times 10^9/L$(没有明显出血)或血小板 $<20 \times 10^9/L$(伴明显出血),应预防性输血小板,当活动性出血、侵入性操作或手术时,需要维持较高血小板($50 \times 10^9/L$);对严重脓毒症患儿可静脉输注丙种球蛋白。

8. 血糖控制 感染性休克可诱发应激性高血糖,根据 2014 年更新的《中国严重脓毒症及脓毒性休克治疗指南》的规定,建议对患儿的血糖进行控制,保持血糖 <8.3mmol/L,摄取糖速保持在 4~6mg/(kg·min)范围。治疗过程中,医护人员应对患儿的血糖情况进行密切监测。

(李仲荣)

第三节 失血性休克

失血性休克(hemorrhagic shock)是指大量失血造成循环血量减少而致全身微循环功能障碍,表现出休克的临床综合征。在小儿外科临床上很常见,通常迅速失血超过全身总血量的 20% 即有可能发生休克,属于低血容量性休克。

(一) 病因

导致小儿失血性休克的原因主要为外伤所致的大血管破裂、腹部损伤所致的肝脾破裂、胃肠道畸形如血管瘤、梅克尔憩室等所致的消化道大出血,以及门脉高压症所致的食管下端胃底静脉曲张破裂出血等。外科手术本身也可造成失血性休克,如肝肿瘤切除、腹部巨大肿瘤切除、心脏及大血管手术等所致术中大出血。

(二) 病理生理

失血性休克与其他类型休克相同,也以微循环障碍为主要病理生理基础。微循环障碍导致微循环中动脉灌流不足,重要的生命器官因缺氧而发生功能和代谢障碍,是各型休克的共同规律。失血性休克时微循环的变化,也可分为微循环收缩期、微循环扩张期和微循环衰竭期三期。

失血性休克与感染性休克相比,病因不同,发病机制也有所不同,但最终发展的结果是相同的。两者在早期阶段稍有差别,如无感染性休克的高热、无早期青紫性血管痉挛,而以血压迅速下降及血红蛋白迅速降低为主要变化。失血后是否发生休克不仅取决于失血量,还取决于失血速度。一般而言,血容量丧失 25% 以上血压就会下降,丧失达 50% 左右血压会迅速下降。休克往往是在快速、大量失血而又得不到及时补充的情况下发生。

(三) 临床表现与诊断

失血性休克突出的临床表现是皮肤和口唇苍白,四肢湿冷,全身虚脱状,神志恍惚或烦躁,血压下降,脉搏细弱,呼吸急促或呼吸困难。休克或循环功能障碍进展,随后可出现 DIC,以及脑、肺、肾、肝、胃肠等单个器官或多个器官的功能衰竭表现。

凡有各种原因的大量失血,出现前述的休克症状,诊断为失血性休克,并不困难。对伤情不重或无明显出血征象者,可采用一看(神志和面色)、二摸(脉搏和肢体是否湿冷)、三测(血压)、四量(尿量)等方法进行综合分析。

根据失血量不同,可有程度不同的临床表现:①轻度休克:失血量为全身血量的 15%~20%,

休克症状不明显，意识变化不大，可能清醒，也可能躁动或轻度模糊；脉搏较快，强度正常或稍低；血压正常或稍低，脉压稍低；无明显尿量减少，皮肤黏膜微循环变化不明显。②中度休克：失血量为全身血量的 20%~40%，表现烦躁不安、口渴、呼吸急促、定向力尚存，有时意识模糊，说话含糊，回答问题反应慢；脉搏增快，强度较弱，收缩压 60~80mmHg，脉压 <20mmHg；肢端厥冷，尿量减少。③重度休克：失血量达全身血量的 40%~50%，意识模糊，定向力丧失，甚至昏迷，脉搏快而弱，收缩压 <60mmHg 或测不到，脉压进一步缩小，肢端厥冷范围向近端扩大，冷汗，尿量明显减少甚至无尿；重要生命器官如心、脑的血液供应严重不足，患者可发生昏迷甚至出现心脏停搏。

（四）治疗

失血性休克的主要治疗措施包括补充血容量和积极处理原发病制止出血两个方面。早期治疗原则是快速输血，根本性的治疗措施是有效而彻底止血。

1. 紧急处理 外伤所致的失血性休克常有其他合并伤，应采取边救治边检查或先救治后诊断的方式进行抗休克治疗。对心跳、呼吸停止者立即进行心肺复苏术。同时采取：①尽快建立两条或两条以上静脉通道给予补液；②吸氧，必要时人工呼吸和气管内插管；③监测脉搏、血压、呼吸、中心静脉压、心电图等生命体征。

2. 补充血容量 迅速输血是补充血容量的直接途径。治疗方法一般是输血，15~20ml/kg 快速推入静脉。10~20 分钟后不见好转，再重复一次，直到血压回升，尤其是中心静脉压升至 5~10cmH_2O。如果临时输血不便或没有合适的血源，也可使用其他胶体溶液如羟乙基淀粉或低分子右旋糖酐代替，或使用葡萄糖盐水或 2∶1 等张含钠液。临床上大量失血后，输血及其他胶体液各半效果比全部输血更好，而轻度失血性休克早期输血与输人工胶体液无差别。故大量失血后，目前主张：首先经静脉快速滴注人工胶体液和平衡盐溶液，快速输注胶体液更容易恢复血管内容量和维持血流动力学稳定。一般认为，血红蛋白在 100g/L 以上，可不必输血；低于 70g/L 可输浓缩红细胞；70~100g/L，可根据患者代偿能力和是否有继续出血情况，决定是否输血。

3. 止血 一般是外科止血，如手术结扎断裂的血管、切除或修补破裂的肝脾、创面填塞等手术止血，可使出血得到有效控制，血压也得以很快稳定。如果不能手术止血者则需给予镇静剂和止血剂，大多数消化道出血患儿经抢救休克使血压恢复，得到安睡后，原出血灶可以自行止血。常用镇静剂为冬眠合剂、苯巴比妥或地西泮等药物。此外，创面初步包扎、压迫也是常用的临时止血方法，待血压稳定后，再进行彻底地止血。

4. 其他治疗 如果输血量与估计失血量已经接近，而血压仍然不升，则考虑其他治疗，如根据皮肤血管有无痉挛决定是否使用血管收缩剂或扩张剂。随着血容量补充及静脉回流增加，组织内蓄积的乳酸进入微循环，应进行纠正酸中毒治疗，可根据血气分析补充碳酸氢钠。止血及血压稳定后，使用合适的抗生素预防感染，并进行复合伤的进一步检查和治疗。

（李仲荣）

第四节 创伤性休克

创伤性休克（traumatic shock）是由于严重的外伤，引起血液或血浆丧失、损伤处炎症肿胀和体液渗出，导致低血容量，从而引起的微循环灌注障碍及相应的一系列临床表现。1930

年,Blalock 提出了创伤性休克的原发机制是低血容量。20 世纪 50 年代,认为休克后肾功能不全是阻碍创伤性休克恢复的重要原因;20 世纪 60 年代,治疗的重点是休克肺;20 世纪 70 年代,Tilney 和 Baue 提出进行性序贯性多系统衰竭的概念,又称多器官功能衰竭(multiple organ failure,MOF);20 世纪 90 年代,查明 MOF 与休克时全身炎症介质产生过多有关,提出全身炎症反应综合征(systemic inflammatory response syndrome,SIRS)的诊断标准,并建议将 MOF 更名为多器官功能障碍综合征(multiple organ dysfunction syndrome,MODS),以便早期诊断和及时防治。

(一) 病因

引起创伤性休克的病因一般十分明确,均有严重的外伤病史,交通事故、大地震和塌方、高处坠落等都是小儿致伤的原因。外伤所致的大血管破裂、复杂性骨折、严重挤压伤及长时间或大创面手术等均可引起创伤性休克。故创伤性休克在交通发达、经济飞速发展的现代社会相当多见。

(二) 病理生理

小儿受到创伤后血液或血浆丧失,损伤处炎症肿胀和体液渗出,一方面可导致有效血容量下降,组织灌注不足;同时,小儿创伤后细胞受损,机体可产生组胺、各种蛋白酶、体液因子等炎症介质,引起微血管扩张和通透性增高,导致体液重分布而使有效循环血量进一步减少。另一方面,创伤可刺激神经系统,引起疼痛和神经内分泌反应,影响心血管功能;而有的创伤如胸外伤可直接影响心肺功能,颅脑外伤也可直接影响血压稳定;部分创伤患儿出血量并不多,但休克症状很重,常常是由于过度应激反应所致。故创伤性休克往往有多种休克因素同时存在,如失血性休克、失液性休克、心源性休克和神经源性休克等,创伤导致休克的机制及引起的病情变化均较复杂,但休克的病理生理过程在各型休克中基本是一致的。

(三) 临床表现与诊断

有严重创伤史者,存在:①意识改变如烦躁不安;②心率加快,脉搏细速;③皮肤湿冷,可见花斑;④尿量减少;⑤血压暂时正常或稍低,收缩压 <80mmHg,脉压 <20mmHg,可诊断为创伤性休克早期。进入休克期后,可表现为心率进一步加快,血压开始下降,脉搏细速或触不到,小儿表现为意识转为淡漠,反应迟钝,皮肤花斑,面色苍白或发绀,无尿等;辅助检查血红蛋白降低,中心静脉压下降。休克晚期可因缺血缺氧、酸中毒、再灌注损伤加重和 DIC,导致多器官功能障碍综合征,并最终危及生命。

在临床工作中,应注意多发伤或复合伤的救治,两次检查法能大大降低严重多发伤的误诊和漏诊。即在积极抗休克同时,首先判断并处理致命损伤,然后再进行全身系统检查,以求发现所有损伤。另外,由于外伤和休克混杂,创伤可掩盖早期休克的临床症状;同时,由于小儿液体代谢的特点,早期创伤性休克诊断较困难。故对每位严重创伤患儿,均应警惕创伤性休克的可能,随时监测小儿血压、脉搏、呼吸、意识、尿量和周围末梢循环等情况。

(四) 治疗

创伤性休克一般均有大量的出血或失液,故血容量不足是其突出特点,在积极处理原发创伤、迅速有效地控制活动性出血的同时,应及时补充血容量和合理应用血管活性药物以维持有效循环,保证良好的组织血流灌注和细胞代谢,防止休克的发生。当有交通转运条件时,应尽早将患儿转运到具备抢救和手术条件的医院，改变传统的在事发现场“就地复苏，再转运”的救治办法。

1. 紧急处理　帮助患儿保持平卧或稍微抬高头躯干姿势，有利于呼吸畅通，抬高患儿下肢呈15°~20°夹角，以促进静脉回流。第一时间建立2条静脉通路，必要时可行静脉切开，早期给予平衡盐液经静脉输入，利用包扎、固定、紧急手术、穿刺引流以及止血术等方法做好出血控制，酌情给予输血；常规留置导尿管并观察患者尿量。病情允许下进行血气分析、CT、X线片及B超等针对性检查。

2. 补充血容量　早期、快速、足量扩容的液体复苏是抢救创伤性休克的关键。

在创伤性休克的液体复苏中，有人提出治疗新概念，值得注意。①控制性液体复苏：对于某些尚未完全控制出血的创伤性休克患者，早期大量液体复苏会降低机体的凝血功能，从而加重出血，增加病死率。控制性液体复苏是指在实施有效控制出血前，审慎而有限制地补充血容量，可改善创伤性休克的预后。②高渗溶液复苏：高渗溶液指高渗氯化钠溶液和高渗氯化钠与中分子右旋糖酐配伍的溶液。高渗溶液能吸引组织间隙和细胞内的水分进入循环，增加回心血量，使血液黏度下降，扩充血容量，改善休克时的血流动力学，可减轻组织水肿，降低颅内压，改善心、脑、肾等器官功能。目前倡导小剂量高渗溶液疗法，但当休克合并高渗性脱水、肺水肿或出血倾向时不宜使用。

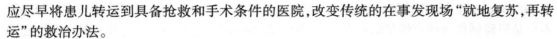

知识拓展

创伤性休克的液体复苏

基本方法是输注等渗晶体液或胶体液，一般先使用晶体液后使用胶体液，按晶胶2∶1比例。晶体液常用平衡盐溶液、生理盐水，一般为15~20ml/kg；胶体液常用羟乙基淀粉(706代血浆)、右旋糖酐、浓缩红细胞、血浆等。浓缩红细胞一次输注量一般为10~20ml/kg。补液速度原则是先快后慢，第一个半小时输完上述剂量，如休克缓解可减慢输液速度，如血压不升可快速再次输注上述剂量。低血容量是低血压的主要原因，故在补足液体后，一般不需给予升压药，尿量每小时超过1ml/kg提示血容量已补足。如补液量已足且无出血征象而血压仍低，应给予心肌的正性肌力药如多巴胺、多巴酚丁胺，必要时可给予洋地黄类药物。

3. 病因处理　创伤性休克救治首先是止血。无论胸腔、腹腔大出血、颅内或四肢出血，伤后迅速而有效地控制出血是抢救成功的关键。尤其应注意：对于小儿，小的头皮裂伤失血也可能使已减低的血容量进一步急剧下降。

分级救治复合损伤可以明显提高手术成功率：①威胁生命的严重创伤应立即手术；②尚未威胁生命的严重伤，休克不严重，可边抢救边作术前准备；③可以观察和延迟手术的创伤，进行充分术前准备，再行手术。

4. 其他治疗　低体温、酸中毒和凝血功能障碍是严重创伤和创伤休克的常见并发症及死亡原因，休克救治过程中要特别注意致死三联症的处理。要注意保温复温，包括去除湿冷衣服、增加环境温度、覆盖身体防止体温散发、输注温热液体等；应用5%碳酸氢钠防治酸中毒；根据实验室检查结果可选用新鲜全血、浓缩红细胞、新鲜冰冻血浆和血小板等防治凝血功能障碍。

使用镇静止痛药对减轻创伤性休克的神经内分泌系统应激反应和精神紧张及压力有重要作用,有利于创伤性休克的成功治疗;创伤早期使用糖皮质激素可提高机体的应激反应,有助于解除血管痉挛、改善微循环;使用抗生素预防组织损伤后的继发感染,有助于减少创伤性休克治疗后的后遗症发生。

(李仲荣)

第八章　静脉营养

08章

学习目标

1. **掌握**　静脉营养的并发症。
2. **熟悉**　静脉营养组成成分和应用途径。
3. **了解**　静脉营养应用指征。

儿科患者因其病理生理的特殊性，对营养支持的需要明显不同于成人，对营养素成分的要求更高，对营养素缺乏的耐受性更差。尤其在新生儿期，除了疾病本身或创伤代谢需要外，还需考虑迅速生长发育，同时伴随着营养储备的不足和某些脏器功能的不全。当胃肠道功能尚未健全时，往往经胃肠道供给的营养素不能满足患儿需要，可迅速发展为蛋白质-热卡营养不良。当小儿不能耐受肠道内营养时，由静脉输入各种患儿所需的营养素来满足机体代谢及生长发育需要的营养支持方式称为静脉营养，又名肠外营养（parenteral nutrition，PN）。自 1968 年美国 Dudrick 首次报道采用肠外营养救治一例因先天性肠闭锁行大部分小肠切除术后的短肠综合征小儿获正氮平衡以来，肠外营养支持的临床应用逐渐普及。我国较正规开展小儿肠外营养支持的临床应用研究开始于 20 世纪 80 年代中期。国内外众多相关研究和临床实践均证明，肠外营养支持对提高危重患儿的救治成功率、减少手术后并发症、提高小儿生存质量均有显著作用。

一、小儿静脉营养应用指征

当肠内途径无法满足患儿营养需求时，应选用静脉营养，其适应证可概括为：新生儿估计禁食 2~3 天以上；婴儿和儿童估计禁食 3~5 天以上；或原有营养不良，经口摄入不能达到总热能 70% 的患儿均可应用。

二、小儿静脉营养中的成分及需要量

1. **能量**　生物体内物质代谢过程中所伴随的能量释放、转移和利用等称为能量代谢（energy metabolism）。处于生长期的各阶段小儿，机体每日总能量消耗（total daily energy expenditure，TDEE）可分为：①基础能量消耗（basal energy expenditure，BEE）：是指维持清醒而安静状态下机体的能量需要，包括维持体温、肌肉张力，维持呼吸和心跳、肠蠕动、腺体活动等代谢所需，占总热量的 50%~60%。②体力活动能量消耗：在早产儿初期和危重情况下患儿的这部分消耗是有限的，因为大多数时间是静息状态，运动是有限的。目前估计体力活动所需能耗在这些人群中约占总能量的10%~15%。③食物特殊动力作用：由饮食时食物刺激机体能量代谢所致，蛋白质引起机体产热增加约相当于摄入蛋白质热量的30%，而糖类和脂肪只相当于4%~6%，正常情况下食物的特殊动力约占总热量的6%~10%，但当患儿肠道喂养受限时，这部分消耗也就会相应减少。④排泄的消耗：每天摄入的食物不能完全吸收，有一部分食物未经消化吸收就被排泄于体外，摄入有限的患儿通常这部分不超过总热量的10%。⑤生长发育所需能量：这部分能耗为生长期的小儿所特有，所需热能与生长的速度成正比，1岁以内婴儿生长发育增加最快，所需能量约占总热量的25%~30%。

国际上建议对新生儿的静脉能量供给为90~120kcal/(kg·d)(1cal=4 186J)，这个推荐量适用于出生一周后的新生儿，一周内新生儿从40kcal/(kg·d)开始，逐步增加到90kcal/(kg·d)以上。有利于减少由于过度喂养所致的并发症。根据上述同样理论，建议通常情况下小儿静脉营养时能量的需要大约如下：0~12个月为70~90kcal/(kg·d)，2~3岁为60~80kcal/(kg·d)，4~5岁为50~70kcal/(kg·d)，6~8岁为45~60kcal/(kg·d)，9~10岁为40~50kcal/(kg·d)，11~12岁为35~40kcal/(kg·d)。但早产儿可以90~120kcal/(kg·d)。

2. 氨基酸　2岁以下婴儿建议选用小儿专用氨基酸注射液，因为其主要根据小儿氨基酸代谢特点而设计。小儿氨基酸代谢特点包括：①除了维持体内蛋白质代谢平衡外，还需满足生长和器官发育需要；②需要更多的氨基酸品种，因为婴儿，尤其是早产儿肝脏一系列代谢酶系统尚未发育成熟，某些非必需氨基酸不能从必需氨基酸转变而来，如蛋氨酸转化为胱氨酸，苯丙氨酸转化为酪氨酸等；③支链氨基酸(branched chain amino acid，BCAA)需要量多，因BCAA可在骨骼肌内代谢，不会增加肝脏负担，对小儿未成熟的肝脏有一定好处；④精氨酸需要量大，精氨酸有刺激生长激素分泌，防止高氨血症和提高免疫的作用；⑤需要牛磺酸，众所周知，牛磺酸不仅参与胆汁酸代谢，而且与小儿神经系统和视网膜的发育成熟关系密切。

氨基酸临床应用及其剂量：新生儿在出生后12~24小时即可应用(肾功能不全者例外)，从2g/(kg·d)开始，早产儿从1~2g/(kg·d)开始，按1g/(kg·d)的速度逐渐增加，足月儿可增至3g/(kg·d)，早产儿可增至3~4g/(kg·d)，婴儿PN时用2~3g/(kg·d)；儿童用1.5~2.5g/(kg·d)。氮：非蛋白热卡=1g：(100~200)kcal。

3. 脂肪乳剂　脂肪乳剂(lipid emulsion)能量密度高，可以增加机体的能量摄入，提高氮储存，而且可提供必需脂肪酸。应用脂肪乳剂所带来的营养方面的益处远超过理论提及的不良反应，除非患儿存在严重的败血症。最新《2016年版小儿肠外营养指南》指出：出生24小时后即可应用脂肪乳剂；早产儿建议采用20%脂肪乳剂，建议用非纯长链脂肪乳剂；剂量从1g/(kg·d)开始，足月儿无黄疸者从1~2g/(kg·d)开始，按0.5~1.0g/(kg·d)的速度逐渐增加，总量不超过3g/(kg·d)。婴儿用量为1~3g/(kg·d)，儿童1~2g/(kg·d)。应用注意几点：①输注应>20小时，最好采用全营养混合液输注方式；②定期监测血脂，避免高脂血症的发生；③有高胆红素血症、出血倾向或凝血功能障碍及严重感染等情况时，脂肪乳剂减量使用或停用。含橄榄油的脂肪乳剂和含鱼油的脂肪乳剂也在欧洲应用于临床多年，我国近年也有用于儿科的报道，已有报道对防治或减轻肝功能损害有效。

4. 碳水化合物　机体可利用多种碳水化合物，包括葡萄糖、蔗糖、果糖、甘油、山梨醇等。其中葡萄糖是既经济又易被人体利用和监测的一种常用的碳水化合物。具有较高的可利用热量，国内目前提供的葡萄糖注射液内每克葡萄糖可提供4kcal热量。葡萄糖注射液是静脉营养液中最主要的非蛋白能量来源，与其他营养素及绝大多数药物无配伍禁忌。通常经周围静脉输注时只能耐受 <12.5% 浓度的葡萄糖液，而经中心静脉输注承受的浓度则可达 25%。除了考虑血管本身对葡萄糖注射液的浓度耐受性外，还应考虑小儿对葡萄糖量的代谢耐受能力，尤其早产儿。通常在不用外源性胰岛素时，葡萄糖输注速率可由 4~8mg/(kg·min) 开始，根据机体的耐受情况可逐渐增至 10~14mg/(kg·min)，每日葡萄糖输注量不大于 15g/kg。

5. 其他营养素　包括电解质（钠、钾、氯、钙、磷、镁）、水溶性维生素、脂溶性维生素和微量元素等。

(1) 电解质：小儿 PN 时，电解质需每天补给，推荐用量见表 8-1。钙元素可用 10% 葡萄糖酸钙或氯化钙补充，磷元素可选用有机磷制剂，镁可用 25% 硫酸镁补充。

表 8-1　小儿肠外营养时推荐电解质量

电解质	<10kg 婴儿[mmol/(kg·d)]	10~13kg 儿童(mmol/d)
钠	2~4	20~150
钾	2~4	20~240
氯	4~12	20~150
钙	0.25~1.5	2.5~10
镁	0.25~0.5	2~12
磷	1~3	6~50

(2) 水溶性维生素：根据我国营养学会及美国医学会营养指导小组推荐，静脉营养时需补充 13 种维生素，包括 4 种脂溶性维生素（A、D、E、K）和 9 种水溶性维生素（B_1、B_2、B_6、B_{12}、C、烟酸、叶酸、泛酸和生物素）。目前均有专用制剂。

(3) 脂溶性维生素：有适合成人及儿童用两种产品，它是白色乳剂，应加入脂肪乳剂中使用。

目前各阶段小儿肠外推荐的各种维生素供给量见表 8-2。

表 8-2　肠外营养期间每日所需维生素

维生素	早产儿	婴儿	儿童
维生素 A(μg)	75~300	300~750	450~1 000
维生素 D(IU)	200~500	100~1 000	200~2 500
维生素 E(mg)	3~15	3~10	10~15
维生素 K(μg)	5~80	50~75	50~70
维生素 B_1(mg)	0.1~0.5	0.4~0.5	1.5~3
维生素 B_2(mg)	0.15~0.30	0.4~0.6	1.1~3.6
维生素 B_5(mg)	0.4~1.5	2~5	0.5~5
维生素 B_6(mg)	0.08~0.35	0.1~1.0	1.5~2
维生素 B_{12}(mg)	0.3~0.6	0.3~3	3~100

续表

维生素	早产儿	婴儿	儿童
维生素 C(mg)	20~40	25~35	20~100
叶酸(μg)	50~200	20~80	100~500
生物素(μg)	5~30	35~50	150~300
烟酸(mg)	0.5~2	6~8	5~40

(4)微量元素:有适合成人用的和适合小儿用的两种,目前各阶段小儿静脉推荐的各种微量元素供给量见表 8-3。

表 8-3 肠外营养期间每日所需微量元素

微量元素	早产儿[μg/(kg·d)]	婴儿[μg/(kg·d)]	儿童(μg/d)
铁	100~200	50	100~2 500
锌	300~500	100~250	1 000~5 000
铜	20~50	20~30	200~300
硒	1~2	2~3	30~60
锰	1~10	1~10	50~250
钼	0.25~2	0.25~10	50~70
铬	0.25~3	0.25~2	10~20
碘	1~1.5	1~5	50~100
氟	—	20	20

三、小儿静脉营养的输注途径和输液方式

1. 静脉营养支持途径选择　静脉营养输入途径分为经周围静脉 PN、经中心静脉 PN 和经周围置中心静脉 PN 三种。

(1)经周围静脉 PN(peripheral venous catheter,PVC):由四肢浅静脉或头皮静脉输入的方式。一般适用于短期应用(<2 周)或开始应用 PN 的患儿。一般采用 22G 或 24G 套管穿刺针,通常能保留 2~3 天,如采用普通钢针只能保留 1~2 天。其优点是操作简单、便于护理、并发症少。静脉炎是周围静脉 PN 常见的并发症,其原因主要与静脉大小、置管时间、导管大小及营养液渗透压有关。

(2)经中心静脉 PN(central venous catheter,CVC):由颈静脉、锁骨下静脉和股静脉等置管进入上腔或下腔静脉的输入方法,其优点是置管时间长。成人锁骨下静脉置管一般可保留 3~6 个月,甚至一根导管可保留一年以上;由于穿刺部位靠近大血管和肺尖,易引起严重的机械性损伤,因此对穿刺技术有较高的要求。新生儿由于局部解剖位置固定困难,日常护理难度极高,通常不建议行 CVC。儿科患者也可采用经股静脉置管,一般可保留 2 周以上,但相对容易污染;新生儿也可选用脐静脉,上述都不建议作为首选部位。

(3)经周围置中心静脉 PN(peripheral inserted central catheter,PICC):近年来建议采用 PICC 途径 PN。应用细硅胶导管 10~15cm 长置于肘前窝血管(如贵要静脉、肘正中静脉或

头静脉)中,其优点是置管操作简单,损伤和感染并发症均明显少于中心静脉置管输注,并具有中心静脉耐受输注高渗液体和长期应用的优点。目前临床应用逐渐趋于普及。

2. 全营养混合液(total nutrient admixture,TNA)输液方式的临床应用 传统的静脉营养输液以多个玻璃瓶为容器,经一条或数条输液管同时或相继输入,为简化静脉营养的实施,1972 年法国 Solassal 等研究将脂肪乳剂、氨基酸、葡萄糖的混合液用于 PN,名为“三合一”(three in one)营养液,以后又将电解质、维生素、微量元素等混合于营养液中,称为“全合一”(all in one)营养液。至 20 世纪 80 年代中后期,美国食品药品监督管理局(Food and Drug Administration,FDA)批准脂肪乳剂可与葡萄糖、氨基酸溶液配伍。1988 年美国肠外与肠内营养协会称之为全营养混合液,此 PN 输注方式有以下优点:①减少各营养液污染机会,其一次性在无菌条件下完成配制;②提高营养支持的效果,因为氨基酸与非蛋白热源同时输入,可提高氮的利用,有利于蛋白质合成;③减少并发症的发生,如高血糖及肝损害等;④简化护士操作,便于护理。

四、小儿静脉营养相关并发症及其监测

1. 小儿静脉营养相关并发症的防治 肠外营养的并发症也主要是由中心静脉插管技术及其维护、营养制剂的选择不当或应用不合理所造成的,可分为机械性、感染性和代谢性三大类。

(1)机械性:主要发生在放置中心静脉导管时,包括气胸、血管损伤、导管移位和断裂。预防这些情况的发生主要是在进行中心静脉置管时应由技术较熟练的专业人员操作,另外导管的材料选择也非常重要。

(2)感染性:主要发生在应用中心静脉 PN 期间。国外报道其发生率为 3%~5%,而 PICC 的导管相关感染发生率 <2%。导管有关的感染一旦发生,应及时拔管和加用广谱抗生素,抗生素用至体温正常后一周。导管感染中应注意真菌感染,因而拔管时常规做血培养和导管末端培养,以便合理选择抗生素。为了更有效地应用静脉置管 PN,减少导管感染,建议应遵循以下几点:①导管需专人护理;②不经导管抽血或推注抗生素等药物,仅输注营养液;③每 24~48 小时更换导管插管处敷料一次;④插管期间如出现不能解释的发热,应考虑导管感染的可能。

(3)代谢性:主要有高血糖症和低血糖症、高脂血症、低磷血症、静脉营养有关的胆汁淤积和肝脏损害等。

1)高血糖症:主要发生在应用葡萄糖浓度过高(>20%)或短期内输注葡萄糖过快,尤其在新生儿、早产儿和极低体重儿中。临床表现:开始时有多尿(其糖尿与相对于成人较低的肾阈值有关),继而脱水,严重时出现抽搐、昏迷等。预防的方法是输入的葡萄糖要适量,注意从小剂量开始,尤其在危重早产儿有报道,认为葡萄糖的输注速度应控制在 5mg/(kg·min)左右,以后逐渐增加。

2)低血糖症:一般发生在静脉营养结束时营养液输入突然中断或营养液中加用胰岛素过量。预防方法是停用 PN 应有 2~3 天的逐步减量的过程,可用 5%~10% 葡萄糖补充。小儿全营养液中的葡萄糖浓度不要太高,一般不必加用胰岛素。

3)高脂血症:主要在应用脂肪乳剂时剂量偏大或输注速度过快时发生,特别当患者存在严重感染、肝肾功能不全及有脂代谢失调时更易发生。临床特征为应用脂肪乳剂期间,患儿出现头痛、呕吐、贫血、血小板下降、凝血酶原时间延长、自发性出血、DIC 及肝功能损害等,

为防止高脂血症的发生，主张小儿应用脂肪乳剂剂量应在1~3g/(kg·d)，于16~24小时内均匀输注，同时严密监测血脂浓度。

4）肝功能损害及胆汁淤积：临床特征是应用PN期间出现不能解释的黄疸或（和）肝功能损害，其确切病因目前尚不清楚，大多数学者认为由多因素引起。主要包括：①早产儿、低体重儿；②禁食作用：PNAC的发生率随禁食时间的延长而增加，多数病例在PN进行2~10周后发生；③感染：Margaret等认为感染在小儿发生肠外营养相关性胆汁淤积（parenteralnutrition associated cholestasis，PNAC）中是很容易接受的原因，最常见的感染源是中心静脉导管和坏死性小肠结肠炎；④高热能摄入：长期高热能PN［70~140kcal/(kg·d)］可引起PNAC和肝脏病变；⑤其他：与低蛋白血症、微量元素不平衡、动脉导管未闭、颅内出血、必需脂肪酸缺乏、高脂血症、多次腹部手术等因素有关。

2. 小儿静脉营养支持期间的监测　静脉营养监测的目的是合理的营养评价及尽早发现并发症，要求监测的项目和时间见表8-4。

表8-4　小儿PN时的监测项目和时间

项目		第一周	稳定后
摄入量	能量［kcal/(kg·d)］	q.d.	q.d.
	蛋白质［g/(kg·d)］	q.d.	q.d.
临床体征观察	皮肤弹性，囟门	q.d.	q.d.
	黄疸，水肿	q.d.	q.d.
生长参数	体重	q.w.~t.i.w.	q.w.~b.i.w.
	头围	q.w.	q.w.
体液平衡	出入量	q.d.	q.d.
实验室指标	血常规	b.i.w.~t.i.w.	q.w.~b.i.w.
	血Na、K、Cl	b.i.w.（或调整用电解质用量后第1天）	q.w.（或调整电解质用量后第1天）
	血Ca	b.i.w.	q.w.
	血P、Mg	q.w.	p.r.n.
	肝功能	q.w.	q.w.~q.2w.
	肾功能	q.w.	q.w.~q.2w.
	血脂系列	q.w.	p.r.n.
	血糖	q.d.~b.i.d.直至稳定于正常值范围（至少连续3天）	p.r.n.（调整配方后，或临床出现低/高血糖症状）
	尿糖(无法监测血糖时)	同上	同上

注：q.d.，每天1次；b.i.d.，每天2次；q.w.，每周1次；t.i.w.，每周3次；q.2w.，每2周1次；p.r.n.，必要时，长期备用医嘱.

（蔡　威）

第九章　腔镜外科

学习目标

1. **掌握**　腔镜外科的基本概念与小儿腔镜外科手术特点；腔镜操作技术基本原则。
2. **熟悉**　小儿腔镜外科基本设备和常用器械特点。
3. **了解**　小儿腔镜外科手术相关并发症的防治。

一、概述

腔镜外科（endosurgery）是将传统的外科手术操作与现代高科技摄像技术完美融合所形成的一种新的诊断和治疗手段，以套管作为进入体腔的通道，用 CO_2 充气形成观察和操作空间，借助腔镜及摄像系统显示手术视野，采用专用手术器械来完成手术的操作。腔镜外科作为微创外科技术的杰出代表，是20世纪外科界的革命性技术进步之一，因其具有“切口小、损伤轻、痛苦少、恢复快”的优点，同样也对小儿外科产生巨大影响。20世纪70年代，美国Gans和Berci诊断胆道闭锁和性腺发育异常标志着小儿腔镜外科的起步。经过短暂探索，随着光学技术改进和电视腹腔镜的广泛应用，镜下分离、结扎、缝合等基本技术的逐渐成熟以及高频电刀和超声刀的研发，使腔镜外科技术得到快速开展，几乎覆盖所有胸腹部手术。相应适用于婴幼儿尤其是新生儿外科的专用镜下器械也不断被开发，使小儿胸腹腔镜手术真正进入微创时代。大部分胸腹先天结构畸形手术已逐渐取代传统开放手术成为首选手术途径，如食管闭锁矫治、膈疝修补、贲门胃底折叠、胆总管囊肿切除胆道重建、长段型巨结肠症根治、高位肛门直肠畸形矫治等比较复杂手术均已广泛开展。

我国小儿腔镜外科手术起步稍晚，虽然在20世纪80年代曾有过一些探索性腹腔镜探查，90年代前主要在成人腹腔镜外科医师帮助下完成少量胆囊切除和阑尾切除术，至21世纪初才出现成批具有代表性的病种（如先天性巨结肠症、先天性胆总管囊肿、食管闭锁等）于腔镜下完成手术的报告，并迅速普及到小儿普外科、泌尿外科、胸外科及新生儿外科等各个专业。经过10余年的发展，镜下手术技术已经接近西方发达国家，胆总管囊肿和食管闭锁的腔镜手术已走在世界前列。

知识拓展

机器人手术

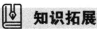

近十多年来，紧随腔镜手术之后，机器人手术(robotic surgery)也逐步进入小儿腔镜外科领域，使外科医师真正能够坐在远离手术台的操作控制台前，完成更复杂手术的操作部分。手术机器人包括三个系统，即腔镜手术控制系统(主控台)、机器臂系统和三维成像系统。双镜头摄像的数据可以还原成三维视野，为手术者提供高清图像。术者手腕部的动作通过数据传输，指挥与患儿直接接触的机械臂，完成手术操作。仿真机械手可实现沿垂直轴360°、水平轴270°进行旋转，灵活完成多种复杂动作，实现钳夹、抓持、切割、缝合及专用超声刀止血等操作。机器人成像清晰、放大至少10倍的三维视野以及通过智能技术实现手部动作精确化，使解剖结构更清晰，分离更精细，出血更少，具有明显的优势。

二、小儿腔镜外科手术的特点

小儿解剖生理特点与成人有许多不同之处，由于许多器官发育尚未成熟，组织器官耐受性差，小儿腔镜外科手术操作具有以下特点：

1. 小儿体腔小，操作空间小，特别是胃多呈水平方向横跨于上腹部，且哭闹或梗阻原因易致胃腔积气，膀胱常从盆腔延伸至下腹部。因此，为最大限度地利用有限空间，置入套管时避免意外损伤，术前须置胃管和尿管，缩小胃和膀胱的体积，甚至需要开塞露排出结直肠内容物。

2. 小儿体壁肌肉比较松弛，较低压力即可使体壁隆起满足手术要求；呼吸以腹式为主，腹膜吸收及弥散 CO_2 较快易致高碳酸血症，术中 CO_2 压力不要超过12mmHg，婴幼儿要控制在9mmHg以下；必要时可使用肌肉松弛剂充分松弛肌肉，以增大体腔操作空间。

3. 小儿体壁薄，切口处极易漏气，切口时不宜过大，以稍小于套管外径为好；对漏气切口需要及时缝闭，以免过快的气体交换会带走患儿的热量，导致低体温并发症。使用金属套管时，由于重力作用，套管极易自动移位或脱落，最好缝合固定，有条件者宜选一次性使用轻便的塑料或高分子材料套管。

4. 小儿体内脏器稚嫩且体腔前后之间的距离较小，插入气腹针或穿置套管易造成损伤，第1个套管放置宜在直视下进行，其余套管在腔镜监视下穿置，避免意外损伤。此外，新生儿和小婴儿的脐静脉尚未完全闭锁易受损伤，不宜选择脐窝上缘切口放置套管。

5. 与开放手术不同，腔镜镜头和操作器械至病变部位之间需要有一定的距离，距离越大，视野范围越大，操作空间也越大。比如新生儿腹腔小，为增大视野范围和操作空间、便于操作，下腹部手术可采取上腹部置入套管，或者上腹部手术选择下腹部置入套管的方法。

6. 小儿体腔不大，使用3~5mm的镜头和器械比较合适，术中最好使用同一大小的套管，便于镜头从各个套管交替置入显示术野各个角度，使术者对病变处器官组织的解剖关系有一个立体的、全面的了解。

7. 小儿器官体积小、质量轻、质地柔软，可适当采用经体壁缝合牵引、提拉等办法帮助显露视野，以减少一些辅助器械的插入。如悬吊肝圆韧带显露肝门、悬吊脾下极暴露脾门、悬吊膀胱或子宫显露盆底等。

因此，腔镜外科技术在小儿外科疾病的诊断和治疗中具有特殊的优越性：①切口小，一般仅在体壁穿置 2~3 个 3mm 或 5mm 的戳孔即可完成手术，术后瘢痕不明显，切口美观；不像常规开放手术切口较大，脏器暴露时间长，早期活动受到影响，容易脏器粘连，恢复较慢，遗留像"蜈蚣"样的大切口瘢痕，影响患儿成长过程中心身发育。②手术创伤小，体内操作使用精密器械完成，使手术更精准，减少对周边组织的损伤，术后恢复快，住院时间短。③腔镜对手术区视野有放大作用，摄像清晰，传输到监视器上好像在放大镜下做手术，同组手术人员可共同观察监视器，方便了医师的准确操作，可以精准地进行分离、止血、结扎和缝合，同时摄像记录利于教学和留取资料。④腔镜可转换多角度全面观察体腔，便于同时完成多部位的联合手术操作，如腹腔镜技术可同时处理上腹部和下腹部并存的病变，并可显露常规开腹手术难以暴露的部位如膀胱后区、膈下区等。

三、小儿腔镜外科手术常用设备与器械

随着科学技术的进步，腔镜外科成像系统和器械不断更新，朝着更加清晰、精准、便利、数字化和专业化的方向发展，为外科医师提供了更强有力的设备，使复杂的腔镜手术成为可能，并大大缩短手术时间。迈入数字化时代，一系列高端数字信息设备已应用于腔镜系统中，促成了整体化手术室的诞生。

（一）腔镜外科基本设备

小儿腔镜外科所需基本设备与成人相同，主要包括摄像系统、腔镜视管（内镜）、冷光源和监视器组成的成像设备，以及气腹机、冲洗吸引泵和电凝器等设备。

1. 成像设备

（1）内镜（endoscope）：起源于 1952 年 Hopkins 发明的杆状透镜系统的膀胱镜，由光纤把光线经内镜传递到体腔，再把来自体腔内的图像聚焦、传递给摄像机。内镜因其前端斜面不同而使视野的中心与镜身的长轴形成不同的夹角，即视角。内镜可有不同口径和视角。婴幼儿多用 3~5mm 直径的腔镜，较大儿童可用 10mm 直径的腔镜，长度 170~310mm 不等。30° 腔镜有较宽广的视角，比较常用。传统腔镜成像设备为 2D 图像，为更好实时产生立体图像，研发了 3D 腔镜系统，使手术者操作时有立体方位感觉，其镜头内包含两个小镜头，两者拍下的图像再通过各自的显示设备同步放映，使有细微差别的两幅图像同时组合在屏幕上呈现立体影像，清晰而层次分明，可克服传统腔镜二维视野所造成的视觉差别与不便，使手术操作更加精准，并可缩短学习曲线及手术时间。

（2）摄像系统：包括摄像头和摄像主机，采集影像转变成分散的像素，传输到监视器。数字化摄像机不仅体积小，而且清晰度更高。新式的摄像主机还带有录像、拍照功能，可外接 U 盘、移动硬盘等，方便存储资料。

（3）监视器：供手术人员监视操作，对其质量要求应与摄像机相同，高分辨率的图像要有良好的对比度和色彩还原且不能频闪，业已从早期的显像管监视器发展到现在的大屏幕液晶显示器，以免造成手术人员视觉疲劳。

（4）冷光源：通过光纤传导为腔镜手术提供照明。目前最常用氙灯灯泡，寿命长，色温接近自然光。使用前可在摄像机上进行"白平衡"操作，以使光线更接近自然。

2. 气腹机 将气体注入体腔为腔镜手术提供操作空间。普遍应用 CO_2 充气。在气腹机的控制面板上设有预设压力、流量及瞬时压力。儿童可维持在 9~12mmHg，新生儿可降至 5~8mmHg。新型气腹机还有气体加温、自动排烟等功能，可减少镜头气雾形成，保持视野清晰。

3. 冲洗和吸引设备 腔镜手术需要良好的冲洗和吸引设备，以清除积血、积液或烟雾等，从而保持手术野的清晰。吸引器连接吸引管和冲洗管，并有一个双向阀门可用单手控制。冲洗管可仅简单地连接输液袋，也可使用加压泵来提高冲洗系统的压力。

4. 能量设备 随着科学技术的进步和设备的不断完善，应用于腔镜手术的能量设备也从早期的电刀发展到超声刀、能量平台等系统，极大地促进了腔镜技术的开展。

(1) 高频电刀：早期的能量设备仅有高频电刀。其原理是高频电刀产生的高频高压电流通过高阻抗的组织时，会在组织中产生热，导致组织气化或凝固，进行电凝和电切。单极电凝是腔镜手术中应用最早、最广泛的止血分离手段，双极电凝钳具有组织损伤轻、止血可靠等特点，可用于较粗管腔的凝固。

(2) 超声刀：超声刀设备由主机、连接线和操作器械等组成。超声刀的工作原理是通过超声频率发生器使金属刀头以 55.5kHz 的超声频率进行机械振荡，使与刀头接触的组织内水分子汽化、蛋白质氢键断裂、细胞崩解，组织被切开或者凝固、血管闭合，达到切割组织和止血的目的。小儿常用 3mm 或 5mm 超声多用剪，其工作端类似于分离钳。在使用超声刀时注意凝固与切割的平衡，切割越快凝固效果越差，凝固越彻底则切割越慢。根据拟切割组织类型及其内血管的大小来正确选择能量输出、组织张力、头端夹持力度等，要在保证确切凝血效果的基础上追求速度。

(3) 能量平台：血管闭合系统是能量设备的又一个飞跃。它能够有效闭合直径达 7mm 的血管，其能量输出结合血管钳口的压力，将胶原蛋白与纤维蛋白闭合为一道血管墙，闭合带可承受正常人体 3 倍心脏收缩压的压力。

（二）腔镜外科常用器械

小儿体腔小，操作空间小，体壁薄弱，器官体积也小、柔软，容易意外损伤。因此，小儿要选用精细特殊的针式或微型腔镜手术操作器械，直径一般为 3~5mm，甚至更细的针式微抓钳。腔镜手术器械中一类是常规开放手术器械的延长，如分离钳、剪、抓钳、持针器等，其头端工作部与普通手术器械相似；另一类是专门为腔镜手术而设计的特殊器械，如气腹针、穿刺套管、电凝钩、扇形拉钩、施夹器、取物袋等。近年来，随着单孔或单部位腔镜手术的发展，一系列专门用于单孔腔镜手术的器械亦陆续开发出来，包括不同弯曲角度或可转腕的抓钳、分离钳、剪刀等。

1. 气腹针 1938 年 Veress 发明这种穿刺针以来一直沿用至今。气腹针是穿刺法建立气腹使用的安全器械。常用长度有 12cm 和 15cm，直径 1.8mm，由钝头、带有弹簧的内芯和锐利的外套针组成。当外套针穿过腹壁较硬组织时，钝性内芯向后退回，使得尖锐的外套针易于穿透腹壁。穿刺针一旦刺入腹腔，组织阻力消失，内芯中的弹簧使其向外退出，原来尖锐的针头成为钝性，可避免腹腔内肠管或血管组织损伤。其钝头内芯中有一个侧孔用于灌注气体。

2. 穿刺锥和套管 套管（trocar）是器械出入的通道，根据腔镜手术中置入不同器械的需要，设计不同形状和大小的穿刺套管，其外径可以从 3mm 到 25mm。小儿外科手术常用套管有3mm和5mm。穿刺套管上安装有与气腹机进气管连接的接头，置入套管后通过这个接头继续灌注气体，以维持腹压。为了防止套管在腹壁上移动，可在套管安装固定装置，以达到固定的目的。套管制作材料有金属或塑料材料，金属套管可反复消毒使用，而塑料套管比较轻便、可作为一次性使用器械。

另外，还有专门用于单孔腔镜手术的三通道套管(triport)。包括10cm长可折返伸缩的切口保护套和带有中间12mm、两侧5mm三个操作通道和两个进出气体通道的封盖，中间12mm通道可放置切割闭合器(Endo-GIA)和10mm腔镜，也可加盖缩变转换帽放置5mm腔镜或操作器械，两侧5mm通道可放置3mm和5mm常规或半刚性弯曲操作器械。

3. 抓持器械　通常由把手、可旋转的器械轴和各种工作头部组成，当手术者操作把手张开和闭合时通过中心传动轴带动器械头部作相应运动，用示指拨动把手上的旋转盘，可以使器械杆沿其长轴自由旋转。根据器械头端的形状和对组织是否造成损伤，抓持器械可分为有创和无创两类，有创抓钳用于抓持胆囊或粘连带，而无创性抓钳则用于抓持肠管。一般小儿用抓钳的长度为25~31cm，直径3~5mm，其外层被覆一层绝缘材料，以免使用电凝时损伤接触组织。

4. 手术剪　可用于锐性分离组织和剪线等。分离剪接触面是锐性的，顶端是钝性的，既可用于锐性分离，又可用其顶端进行钝性分离。分离剪的规格同分离钳一样，钳身绝缘良好，可以方便同时进行电凝操作。有时可用分离剪背侧进行电凝止血，但是过多使用分离剪进行电凝会使其剪刃变钝。

5. 持针器　其头端一侧是固定的，利用另一侧张开和闭合来夹持缝合针，根据头端不同用途设计有直型、弯型和自动归位持针器。常用3mm和5mm两种规格，特别是小儿消化道、输尿管膀胱等重建手术因多不适宜吻合器，需要利用持针器完成镜下缝合吻合操作。

6. 电凝器械　单极电凝是腔镜手术中应用最早、最广泛的止血器械。电凝钩可用于解剖、分离、电切和电凝止血。电凝铲用于创面止血。几乎所有的腔镜器械都有单极电凝接头，可以在分离或剪切的同时使用电凝。双极电凝钳具有组织损伤轻、止血可靠等特点，可用于较粗血管的止血。

7. 止血夹　使用止血夹比缝合和打结要快得多。止血夹有金属钛夹和生物合成夹。使用止血夹前，必须使血管两侧充分游离，待夹闭的血管应该被张开的止血夹钳口完全包含，保证止血夹钳闭合后能完全夹闭血管，否则有可能夹闭血管不完全造成术后出血。

8. 取物袋　早期用橡胶手套、一次性引流袋等自制。现有各种规格的一次性腔镜取物袋，有不同容积可供选择。

9. 钉合切割吻合器　腔镜用吻合器包括线形切割吻合器(Endo-GIA)和圆形吻合器(直轴型、弯轴型)。线形切割吻合器一般用来切割和关闭胃和肠管等空腔脏器，还可用来闭合粗大血管。圆形吻合器用于空腔脏器之间的吻合。

10. 其他　除上述器械外，还有满足不同需要的腔镜拉钩、活检钳、微型抓钳、筋膜闭合器等。

四、小儿腔镜外科技术的原则

(一) 腔镜手术操作的基本原则

1. 镜视轴枢原则　以腔镜、靶目标和监视器构成整台手术的中轴线。手术人员站位和穿刺孔均应围绕着该中轴线设计、实施。

2. **曲肘站位原则** 调节手术台使患儿套管放置的高度与术者90°屈肘持平，可最大限度地减轻术者操作时的疲劳程度，最符合人体工程学基本原理。

3. **上肢等长原则** 手术台上的各种缆线（冲吸管线、电外科缆线、光缆、摄像缆线等）固定点以上的长度与术者上肢等长。

4. **三角分布原则** 腔镜与术者左右手操作孔尽可能地分布成倒的等边三角形，其他辅助操作孔围绕着该核心三角根据手术需要灵活布孔。

5. **60°交角原则** 指术者左右手器械在靶目标内配合操作时的交角越接近60°越符合人体工程学原理。

6. **自下而上原则** 由于腔镜手术的视角中心轴与传统开放手术的视角中心轴发生了转移，因此，腔镜手术多从靶目标的正下方开始，向其前下和后下方解剖游离，而开放手术则多自靶目标的正前方开始向其前下和前上方分离解剖。

7. **梯度凝固原则** 使用电刀、超声刀等电外科设备凝切管状组织结构时采用三波段的凝切手法可使其断端形成较长且有梯度的蛋白凝固带，尽可能地减少术中和术后因管腔内压力变化导致的断端凝痂脱落而发生并发症的危险。

8. **血供守恒原则** 当某一靶目标的主供血管较经典解剖中通常所见的细小时应高度警惕其侧支、变异支或穿通支血管的存在。

9. **阶段递进原则** 即由易到难、由简到繁、循序渐进的原则逐步进行。

10. **全面优化原则** 本着个体化原则充分考虑患儿的实际病情、术者拥有的技能和各种客观的物质条件，为每一位患儿优化设计理念与手术目的、优化麻醉与手术方式、优化应用程序与围术期管理。

（二）腔镜手术的适应证和禁忌证

小儿腔镜手术的成功实施受许多因素的影响，如手术者的经验和技术水平、手术器械性能的优劣、手术的复杂程度、麻醉技术水平及患儿的耐受性等。随着镜下操作技术的进步和经验的积累，以及腔镜器械的不断改进和发展，使得腔镜技术在小儿胸腹部疾病的诊治适应证越来越广，目前，约80%的小儿胸腹部疾患可在腔镜下完成。

对于儿童肿瘤的腔镜手术尚有争议。争议点主要集中在：①儿童恶性肿瘤，尤其是后腹膜肿瘤能否像开腹一样彻底清除；②许多儿童胚胎性肿瘤容易包绕浸润大血管，镜下操作风险增大；③较大肿瘤切除后的完整取出问题。对于一些良性肿瘤的切除、晚期恶性肿瘤的镜下探查活检以及远处转移病灶的切除，镜下操作仍具有很大优势。

腔镜的手术禁忌证：①患儿有严重的心肺疾患；②无法纠正的凝血机制障碍；③存在手术区域胸腹壁感染；④腹腔内广泛粘连者。术者应在术前对手术及自身的能力进行充分的评估，若预计镜下手术的难度远超于开放手术，并可能对患儿造成更大的创伤，也应列入禁忌。

（三）腔镜外科的选择

腔镜外科深深地根植于传统外科，是传统外科的延伸和发扬光大。其手术原则和目的非但没有改变，而且应该要求更强更高。腔镜外科作为微创外科技术的主导力量，理当在观念上更新、技术上更强、坚持原则上更好。腔镜外科的微创理念不仅仅体现在看得见的切口微创化、看不见但可测得到的机体内环境（应激、免疫和代谢）受干扰的微创化，而且还体现

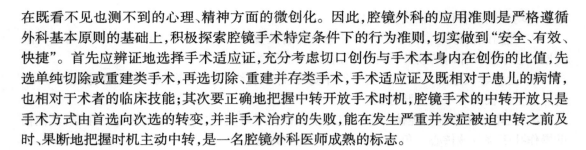

在既看不见也测不到的心理、精神方面的微创化。因此,腔镜外科的应用准则是严格遵循外科基本原则的基础上,积极探索腔镜手术特定条件下的行为准则,切实做到“安全、有效、快捷”。首先应辨证地选择手术适应证,充分考虑切口创伤与手术本身内在创伤的比值,先选单纯切除或重建类手术,再选切除、重建并存类手术,手术适应证及既相对于患儿的病情,也相对于术者的临床技能;其次要正确地把握中转开放手术时机,腔镜手术的中转开放只是手术方式由首选向次选的转变,并非手术治疗的失败,能在发生严重并发症被迫中转之前及时、果断地把握时机主动中转,是一名腔镜外科医师成熟的标志。

五、小儿腔镜外科基本操作技术

腔镜外科与传统外科在基本操作技术方面相比,既有共性,也有其不同之处。同样不外乎暴露、分离、止血、结扎、缝合等基本技术,但腔镜外科失去了用手直接触诊的“第二眼睛”功能,变成了以专用器械远距离操作,需要在体腔内创造一个视野清晰、便于操作的宽广的手术空间,以及通过患儿的体壁通道将手术器械安全地送达,这就要求有一个合理的患儿体位和手术组的布局、良好的气体空间、满意的体壁器械通道的建立以及规范的结扎缝合技术。

(一) 患儿体位

腔镜手术由于失去手和拉钩直接暴露的作用,因而依靠患儿体位的变换来显露靶器官就显得尤为重要。一般原则是变动体位抬高靶器官使其周围脏器因重力作用而远离,手术野处于高位,便于显露操作。

(二) 手术人员站位

手术人员站位因手术种类而异。不像传统外科手术者站于手术部位一侧,一般腔镜手术者和持镜者站在手术部位的对侧面。以腹腔镜阑尾切除术为例,患儿仰卧头低右侧抬高,术者站在患儿的左侧,助手站在手术者的头侧,器械护士站在患儿的右侧。

(三) 建立气体操作空间与放置套管

腔镜手术需要创造一个视野清晰、便于操作的宽广手术空间,同时需要经过体壁通道将手术器械安全地送达操作部位,这就要求建立一个良好气体充盈的操作空间(如气腹、气膀胱、气胸等)和放置准确部位的套管通道。小儿特别是新生儿和小婴儿,由于腹壁薄弱、相对腹胀、组织稚嫩,后腹壁与前腹壁之间的距离又小,为保证安全,最好采取开放式建立气腹和放置套管;较大儿童可以采用气腹针式建立气腹。套管取位本着以病变为顶点的“菱形法则(Diamond rule)”放置,即镜头正对着病变部位,入镜点与病变点的连线为菱形的长轴,两个操作孔套管取位于腔镜戳孔的两侧,分别插入手术者左手和右手的操作器械,其与中间腔镜戳孔的位置不宜靠得太近,以免阻挡视野和互相发生干扰;三个套管位置最好不放在一条直线上,第四个套管为助手辅助手术控制,位置选择需要根据具体的手术情况和目的而定。

(四) 悬吊技术

良好的术野暴露对完成小儿腔镜手术极为重要,小儿虽体腔小、耐受气压低,但脏器也轻小,特别是采用经体壁悬吊(suspension)缝合方法可有效地起到组织牵引和术野暴露的目的,甚至可以代替辅助器械,此法简单易行,费用低廉;同时也可减少套管的放置数目,更能体现其微创手术效果。

（五）分离技术

分离钳是腔镜手术最常用的组织分离器械，常用于脏器被膜、粘连和各种管道组织的分离。对于先天性肥厚性幽门狭窄可用内外兼有花纹的专用幽门分离钳，而对于化脓性阑尾炎腹腔或盆腔的炎性粘连可用吸引器头进行钝性分离。腔镜手术的锐性分离主要是用剪刀进行，常用于精细组织和病变的分离，如肾盂输尿管成形术的离断和输尿管的剪开等。电凝分离也是常用的分离方法，单极电凝钩最方便、灵活，可通过钩、挑、压、推、拨等动作有效地分离各种组织；双极电凝抓钳，主要用于管道凝结、血管止血或阑尾夹凝后剪开。

（六）止血技术

腔镜手术要求无血操作，小出血可使手术野显露不清，出血较多不但影响操作且处理也较困难，甚至需要中转开放手术。因此，预防出血和及时止血尤为重要。一般处理原则是小血管先凝固后切断，大血管则先夹闭后离断。

（七）结扎技术

结扎是小儿腔镜外科基本技术的重要组成之一，也是有一定难度的操作技巧，需要加强训练。按打结操作部位分为腔外打结和腔内打结，腔外打结一般采用滑结技术推扎，腔内打结多用外科结。结扎时，尽量将管道周围组织游离干净，第一结环绕 2 周打外科结，这样可以保证结扎管道确切。结扎线粗细选择要合适，不可过粗以防结扎不实，最好选择摩擦力较大的多股编织线，这样线结不易松动。

（八）缝合技术

缝合技术也是腔镜手术的重要环节。小儿处于生长发育期，目前尚无适合新生儿和小婴儿专用的缝合吻合器材，大多需要采用可吸收线进行缝合吻合，吻合口径容易掌握，缝合线吸收后，吻合口柔软且随患儿生长需要可以扩大。然而，由于腔镜下进行缝合吻合操作比较困难且费时费力，需要经过耐心的训练。

（九）标本的取出

腔镜外科采用小戳孔完成手术，使得如何从小戳孔取出腔内标本也是腔镜外科手术基本技能之一。标本取出力求过程顺利，避免延长手术时间，同时要注意炎症或恶性病变组织污染戳孔。根据标本性状不同，可有不同的解决办法。小块组织可直接经套管取出标本，较大标本应扩大戳孔取出，被污染或感染组织和肿瘤标本需要放入取物袋内取出。

（十）冲洗与吸引

腔镜外科手术中，为保持术野清晰、防治体腔内感染、减少并发症发生，应及时清除腔内积血和积液。腔镜下冲洗与吸引虽有一定优势，但与传统开放手术不尽相同，在吸引积血和积液的同时会将 CO_2 气体吸出，要求术者必须掌握好冲洗吸引技术。

（十一）放置引流

腔镜手术时渗血较多、止血不满意，病变炎症明显或有炎性液体溢出污染，空腔脏器切开修补后可能发生外漏，以及术中解剖不清、可能有误伤需要观察等情况时，需要放置引流。

知识拓展

小儿单部位腹腔镜手术

随着腔镜外科技术的发展，腹壁无瘢痕手术（scarless surgery）已成为人们研究的新热点。其基本入路是经自然腔道内镜手术（natural orifice transluminal endoscopic surgery，NOTES）和经脐单部位腹腔内镜手术（laparoendoscopic single-site surgery，LESS）。NOTES是通过自然腔道（胃、结直肠、尿道或阴道）的切口，将内镜置入腹腔进行手术，从而达到腹壁无瘢痕，更加微创、美观的效果，然而，由于NOTES技术难度较高，存在腹腔感染和脏器穿刺孔漏的风险，尚无客观证据表明其安全性、伦理认可程度和费效比等方面具有优势，因而，NOTES在小儿外科还仅限于经肛门的结直肠手术。同NOTES相比，LESS不存在胃或结肠穿刺孔关闭的技术困难以及内脏穿刺孔漏带来腹腔污染的可能，而且技术难度大为降低；同时除脐部皱褶处隐蔽瘢痕外，腹壁几乎无可见的手术瘢痕，完全可以达到NOTES技术所带来的美容效果。由于LESS仅是在普通腹腔镜手术器械基础上稍加改进即可实施，更适合腹腔镜外科医师的操作习惯，更容易被熟悉传统腹腔镜手术的医师所接受。

六、小儿腔镜外科手术并发症的预防和处理

小儿腔镜手术并发症的发生主要与术者的腔镜操作熟练程度及开放手术经验有关。既有腔镜手术的特有并发症，也有与传统外科手术相同的并发症。特有并发症主要包括与穿刺有关的并发症如血管损伤、内脏损伤及切口疝等，与体腔充CO_2气体有关的并发症如高碳酸血症、呼吸循环功能改变、低体温等；即使与传统手术一致的并发症，但在腔镜手术中其发生的原因、概率、严重程度、处理办法及转归却又不尽相同。下面以常见的小儿腹腔镜手术为例，介绍其共有并发症的预防与处理。

（一）与腹壁穿刺相关的并发症

建立气腹过程中的第一个套管盲穿（包括气腹针穿刺）是腹壁穿刺过程中最容易发生损伤的并发症。

1. **出血与腹壁血肿** 腹壁切口出血、血肿可发生在皮下组织、肌肉组织和腹膜外组织，可以是单独的，也可以是两个以上部位同时出血。穿刺时注意避开血管、结束腹腔镜手术前仔细检查腹壁戳孔的内外两侧有无活动性出血并做好戳孔的缝合，是避免术后戳孔出血和血肿的有效办法。

2. **戳孔疝** 因小儿腹壁薄弱，肠管细小，>5mm的腹壁戳孔容易发生戳孔疝（keyhole hernia）。疝内容物为大网膜或脂肪组织，可暂作观察；如腹壁包块逐渐增大，症状进行性加重甚至出现肠梗阻应及时再手术探查。

3. **内脏或大血管损伤** 是腔镜手术严重危及生命的并发症。受损器官大多为空腔脏器，少数为实质性器官。腹壁暴力穿刺和显露术野不当盲目穿刺是发生内脏或血管损伤的主要原因。因此，腹壁穿刺第一套管最好开放式放置，其余套管必须在腹腔镜监视下穿置，术中一旦发生镜下难以控制的血管损伤或脏器破裂时，应即刻行直接压迫止血或剖腹探查

手术处理。

（二）与 CO_2 气腹有关的并发症

1. 高碳酸血症（hypercapnia） 小儿腹膜菲薄，相对弥散面积较大，CO_2 充气后经腹膜大量吸收容易导致高碳酸血症，充气压力应控制在 8~10mmHg 以下，术中应严密监测呼吸、循环参数，采用浅全麻、气管内插管和硬膜外麻醉可获得较好腹肌松弛的效果，高流量给氧以减轻气腹对通气的抑制。对于高难度或时间较长的手术，一旦发生高碳酸血症和呼吸循环不稳定，可暂停手术，放掉腹内 CO_2 气体，待患儿平稳后再继续充气手术。如出现较重度的 CO_2 滞留时，应尽早结束手术。

2. 皮下气肿 气腹针穿刺时位置不当，建立气腹时气体注入腹膜外间隙；穿刺针或套管偏离原穿刺部位，在腹壁上形成多个创道，CO_2 经创道进入皮下；术中腹腔内 CO_2 经套管周边进入皮下组织；使用扩张器或其他方法扩张戳孔后，再次放置套管与腹壁间密闭性减退，气体从腹壁与套管间的缝隙向皮下组织弥散导致皮下气肿（subcutaneous emphysema）。轻度的皮下气肿对机体的影响不大，不需做特殊处理；严重而广泛的皮下气肿，因其对心肺的负面影响，须在手术中做密切的监测，适当降低腹内压，麻醉师采用过度换气，向戳孔处挤压气肿，有助于减轻气肿的不良作用并延缓气肿的蔓延。难以纠正的皮下气肿引起的心肺功能改变或高碳酸血症，应放弃腹腔镜手术。

3. 体温下降 婴儿新生儿使用未加温的 CO_2 充气，或腹腔内过量 CO_2 置换可造成患儿体温下降。因此，对小儿腹腔镜手术应在手术中严密观察体温变化，为防止小儿术中低体温，使用加温床垫或注意保暖，最好选用可加温气腹机。

（三）与腔镜手术设备和器械相关并发症

实施腔镜手术需要专用摄像采集传输设备和特殊操作器械。手术操作器械一类是常规器械的延长，另一类是专门为腹腔镜手术而设计的特殊器械。因此，为减少术中意外并发症，要求手术者只有在感觉到各种设备和器械功能良好时，才宜进行手术。

1. 光源灼伤 小儿皮肤稚嫩，耐热辐射差，小儿腹腔镜较细，导光差，为增强手术视野亮度，常需将光源光亮度调大，如果操作疏忽，容易造成光源灼伤（luminaire burning）。因此，手术准备时，在光纤未连接腹腔镜之前勿开启光源；手术时勿将腹腔镜头端接触腹内脏器；手术结束时及时关闭光源，切忌将腹腔镜头端或光纤连接部接触患儿身体。

2. 医源性烟雾中毒 腔镜操作中，电外科器械产生的烟雾可导致腔内污染和手术室空气污染。烟雾中的化学毒物可经腹膜吸收、损伤腹膜细胞、激活巨噬细胞释放肿瘤坏死因子甚至导致中毒。因此，气腹中的烟雾需要持续或间断经套管侧孔接吸引器排出。

3. 内脏损伤 由于绝缘物失败、电容耦连、电流直接耦合等原因，单极电凝设备可导致肠管、脏器和腹壁的意外烧灼伤。为预防和降低腔镜手术各种并发症，强调腔镜医师的规范化培训，具有娴熟的手术基本功和操作技巧，术前做好手术难度的预测及缜密合理的手术设计，充分认识腔镜手术的内在缺陷，熟悉手术器械性能和正确的使用方法，掌握腔镜下血管解剖的特点和脏器解剖特点，重视手术前的充分准备评估和结束前的全面检查。

（李索林）

第十章 软组织感染

学习目标

1. **掌握** 小儿软组织感染的临床特点与诊断。
2. **熟悉** 小儿软组织感染的抗生素使用和局部处理原则；急性蜂窝织炎、急性淋巴管炎和急性淋巴结炎、新生儿脐炎的临床特点与治疗原则。
3. **了解** 小儿软组织感染的病因和病理；疖和痈、甲沟炎、新生儿皮下坏疽及急性坏死性筋膜炎的临床特点与治疗原则。

第一节 概 论

软组织感染（soft tissue infection）是指病原菌侵入软组织后所产生的局部及全身炎症反应。近年来，随着社会经济的发展、家庭卫生习惯及知识的改善和公共卫生水平的提高，使小儿外科软组织感染疾病谱发生很大改变，以往常见的新生儿皮下坏疽、髂窝脓肿、急性坏死性筋膜炎等严重感染很少见到，但疖、淋巴结炎、新生儿脐炎、甲沟炎等一般感染仍是小儿外科门诊常见的疾病。

【病因与病理】

小儿软组织感染主要取决于：病原菌毒力和数量、宿主抗感染能力及机体存在易感因素。病原菌毒力在于细菌的毒素和酶，如革兰氏阳性球菌的外毒素、革兰氏阴性杆菌的内毒素、细菌的透明质酸酶等。组织中病原菌的数量也是决定感染发生及发展的重要因素。宿主抗感染能力包括皮肤黏膜屏障、吞噬系统和免疫机制，小儿皮肤黏膜屏障薄弱，保护功能不够完善，吞噬系统和免疫机制尚不够完善，易受外界的侵害。机体易感因素就局部而言有皮肤黏膜的病变和损伤，留置体内的血凝块、异物和坏死组织等；全身易感因素主要是由于各种原因造成的全身抗感染能力下降。

根据感染来源，将皮肤及软组织感染（skin and soft tissue infection，SSTI）分为社区获得性 SSTI 和院内 SSTI 两大类，其致病菌有一定差别。社区获得性 SSTI 常由 β- 溶血性链球菌和金黄色葡萄球菌引起，而院内 SSTI 则多为金黄色葡萄球菌、铜绿假单胞菌、肠球菌、大肠埃希氏菌等感染，且耐甲氧西林金黄色葡萄球菌（MRSA）感染比例较高。凝固酶阳性的金黄色葡萄球菌毒力最强，凝固酶激活后促进纤维蛋白凝固，产生的脓液淡黄且较为黏稠；溶血性链球菌多引发丹毒、蜂窝织炎，脓液内纤维减少，产生的脓液暗红而稀薄；大肠埃希氏菌感染的脓液有特殊腥臭味；而铜绿假单胞菌形成的脓液为淡绿色。

根据细菌毒力和机体抵抗力的强弱不同，小儿对感染的反应亦有所不同，主要有下列4种：①正应性反应：正常儿童及成人的炎症反应属正应性反应；②强应性反应：婴幼儿的炎症反应一般属于强应性反应，典型表现为婴儿颌下蜂窝织炎、婴幼儿阑尾炎等；③弱应性反应：新生儿的炎症反应常属弱应性反应，典型表现为新生儿皮下坏疽；④无应性反应：常见于营养不良、长期使用糖皮质激素和免疫抑制剂的患儿或病情垂危的患儿，表现为干性坏死。

【临床表现】

1. 局部表现　红、肿、热、痛、活动受限，深部化脓性感染时上述症状不明显。疼痛多为持续性，急性炎症时疼痛剧烈，病灶部位有触痛或压痛，脓肿形成后局部有波动感。

2. 全身表现

(1)体温升高：感染初期不一定有体温上升，病情进展后体温升高；体温的高低与病灶部位、毒力强弱、个体反应有关。年龄越小，体温反应越强烈。体温上升是细菌毒素刺激后体温调节中枢的防御性反应。

(2)消化道症状：婴幼儿严重软组织感染时，可表现为呕吐、腹泻、腹胀、肝脾大等消化道症状。

(3)其他全身症状：食欲缺乏、拒食，患儿表情淡漠，可有嗜睡、谵妄、惊厥、昏迷等中毒性脑病症状。皮肤、黏膜可见出血斑点。有严重感染后，患者反应迟钝，机体抵抗力减弱，体温正常或下降，此时心率加快、心音低钝、心律失常，提示预后不良。

3. 实验室检查　血白细胞计数升高，中性粒细胞比例增加，有时可见中毒颗粒，血C反应蛋白(CRP)及降钙素原(PCT)等升高常是细菌感染的敏感指标。重症病例生化检查有电解质紊乱，血培养有细菌生长，但在大量应用抗生素后，培养结果常呈阴性。

4. 慢性感染的表现　有局部肿胀，稍有压痛，全身症状少，无体温上升。但在急性发作时，红、肿、热、痛明显加重。

【诊断】

局部有红、肿、热、痛，同时存在发热，血白细胞计数及中性粒细胞比例及C反应蛋白(CRP)升高，诊断软组织感染不难。深部软组织感染时，局部表现不明显，需要借助超声及X线、甚至CT检查才能明确诊断。严重软组织感染时，全身性表现明显，有时甚至有神经、呼吸、心血管等系统的改变。

【治疗】

外科治疗的原则是消除病原菌，促进毒素排出，增加机体抵抗力，恢复生理功能。临床多根据感染情况，采用药物治疗与手术相结合、局部与全身用药相结合的综合疗法。

全身治疗包括营养和支持治疗、纠正水和电解质平衡紊乱、大量应用抗菌药物及抗休克治疗等。局部治疗包括脓肿未形成时的药物外敷、理疗，脓肿形成后的切排引流及以后的敷料更换。

1. 抗生素使用　根据病原菌的种类、细菌毒力的强弱，在炎症早期就合理选用抗菌药物；细菌培养阳性后，应根据敏感试验选择药物。足量使用抗生素，但避免滥用。联合应用抗生素可起协同作用，增加疗效，延迟耐药性的发生；联合应用的指征是：①多种细菌的混合感染；②一种抗菌药物不能控制的严重感染；③有严重的全身性感染，如脓毒症。应用抗生素要注意副作用，如青霉素类、头孢菌素类的过敏性休克，氯霉素可引起骨髓抑制和婴儿黄疸，氨基糖苷类可致听神经和肾脏损害等。多种抗生素长期应用，也会发生二重感染。

应用抗生素后，密切观察疗效。如疗效不佳，应及时分析原因，是否为药物选择不当、剂量不足、应用途径需要更改，抑或病原菌有耐药性；并注意有无脓肿形成、引流不畅或慢性感染病灶。一般软组织感染，炎症控制、症状消失、体温正常 3 天后可以停药。

2. 局部处理　感染早期的局部处理，包括制动和休息、理疗，局部用鱼石脂油膏外敷以减轻炎症反应，达到消炎、止痛、促进感染局限的作用。如脓肿已经形成，局部有波动感或超声探测有液性暗区时，经穿刺抽出脓液后，应及时切开引流，排出脓液和坏死组织。深部脓肿可在超声引导下或确定穿刺点和深度后进行穿刺，以防出血和感染扩散。抽得脓液可明确诊断，脓液可送细菌培养和药物敏感试验，同时也是脓肿切排的指征。蜂窝织炎迅速蔓延，可有明显的压迫症状，或疑坏死性筋膜炎且中毒症状明显，尽管穿刺未抽得脓液，也要及时切开引流，以减轻病灶内压，防止炎症扩散，减轻中毒症状。脓肿切排时，应尽量排尽脓液，可用生理盐水或 0.5% 碘伏冲洗脓腔，深部脓肿放置皮管引流，浅表脓肿腔内填塞凡士林纱布。结核性病灶积脓，可用穿刺抽脓，注入链霉素或异烟肼液；如并发化脓性感染，应切开脓腔，清除脓液和干酪样坏死组织。创口敷料更换可避免脓性分泌物积聚脓腔，促进创口愈合。创口病原菌毒力较强时，可用含有抗菌药物的纱布湿敷，抑制和杀灭病原菌，但必须为药敏试验提示敏感的抗菌药物。

（李仲荣）

第二节　疖　和　痈

疖（furuncle）是指病原菌侵入单个毛囊及其周围组织引起的急性细菌性化脓性炎症。痈（carbuncle）指邻近的多个毛囊及其周围组织同时发生的急性化脓性感染。疖在婴幼儿较常见，而痈则在小儿较少见。

【病因与病理】

疖和痈病因相似，常见细菌为金黄色葡萄球菌，表皮葡萄球菌及链球菌亦能引起。感染与皮肤不洁、擦伤、毛囊及皮脂腺排泄不畅、机体抵抗力降低有关。

夏季多汗，如通风不良、汗液不易蒸发、表面细菌入侵，毛囊、皮脂腺及汗腺发生炎症而红肿，形成痱子。痱子刺痒，搔抓后细菌带入毛囊深部，引起周围组织的化脓、坏死，局部有小脓肿形成，则为疖。数天后脓肿破溃，排出脓栓后逐渐愈合。如患儿用手乱抓，细菌侵入他处皮肤，疖肿可反复发生，此起彼伏，长期不愈，则为疖病。小儿营养差，皮肤抵抗力弱，一旦有轻微损伤，疖肿随之发生。多个邻近毛囊同时感染，则成为痈，有时感染扩散形成蜂窝织炎，严重者并发脓毒血症，甚至演变成为远处的急性骨髓炎。随着天气的凉爽、小儿年龄的增长，疖的发生逐渐减少。

痈在感染初期常从毛囊底部开始，沿阻力较小的皮下组织蔓延，再沿深筋膜向外周扩展，上传入毛囊群而形成多个脓头的痈。由于有多个毛囊同时发生感染，痈的急性炎症浸润范围大，病变可累及深层皮下结缔组织，使其表面皮肤血运障碍甚至坏死；自行破溃常较慢，全身反应较重。随着时间迁延，还可能有其他病菌进入病灶形成混合感染，甚至发展为脓毒症。

【临床表现】

疖常发生于易受摩擦和皮脂腺丰富的部位，如头、面、颈、背、腋下、腹股沟及会阴部等。毛囊或皮脂腺感染后，皮肤有轻度隆起的丘疹，丘疹约针头大小，红色，周围有红晕，一般散在分布，严重者丘疹密集如片状。炎症加重后，患处发生圆锥状小硬结，局部轻度压痛，数天后病变范围扩大，硬结逐渐软化，有白色脓栓，疖肿一旦破溃，排出少量脓液，炎症消退，疖肿自愈。有些疖无脓栓称为无头疖，需要抗感染治疗后消退。病初无全身症状，疖肿感染严重时，局部淋巴结肿大，有压痛和发热，有时淋巴结化脓形成脓肿。

痈的病变好发于皮肤较厚的部位，如项部和背部。初起为小片皮肤硬肿，色暗红，其中可有数个凸出点或脓点，开始时疼痛较轻，随后皮肤硬肿范围增大，周围呈现浸润性水肿，引流区域淋巴结肿大，局部疼痛剧烈，全身症状加重，有畏寒、发热、食欲减退和全身不适。病变部位脓点可增大、增多，中心处可破溃出脓、坏死脱落，使疮口呈蜂窝状。皮肤可因组织坏死呈紫褐色，但肉芽增生比较少见，很难自行愈合。延误治疗则病变继续扩大加重，出现严重的全身反应。

位于鼻唇部的疖和痈，症状比较明显，在加压或挤碰时，病菌可经内眦静脉、眼静脉引流入颅内，引起颅内化脓性海绵状静脉窦炎，危险性较大。

【诊断】

依据临床表现，疖和痈诊断不难。血常规检查白细胞计数及C反应蛋白（CRP）等明显升高，脓液细菌培养与药物敏感试验，为选择抗菌药物提供依据。

【治疗】

保持皮肤清洁，局部外涂止痒洗剂。夏季经常洗澡，撒涂爽身粉，更换衣裤及枕套，保持室内空气流通。早期预防、早期治疗是防治疖和痈的关键。

疖肿发病早期，患处有炎性浸润、硬结，可涂擦5%碘伏或外敷抗生素软膏。鼻唇处的疖肿切忌用力挤压，以免感染扩散。脓肿形成后可做针尖刺破或小切口引流；或外敷鱼石脂软膏，促使疖肿早日破溃，排空脓液。伤口暴露，用硼酸溶液洗涤后涂擦抗生素软膏，周围撒痱子粉。

如痈已出现多个脓点、表面紫褐色或已破溃流脓时，需要及时切开或扩大引流。静脉麻醉下在痈隆起明显处作“+”或“++”形切口切开引流，切口线应超出病变皮肤边缘，清除已化脓或尚未成脓但已失活的组织，然后填塞生理盐水或凡士林纱条，外加干纱布包扎。术后注意创面渗血情况，必要时更换填塞敷料重新包扎。术后24小时更换敷料，改雷凡诺尔纱条贴于创面，以后每日更换敷料，促进创面愈合。

疖肿感染严重伴有全身症状如发热者，或已形成痈者，可口服或静脉使用青霉素类或头孢菌素类抗生素，有脓液时则根据细菌培养和药物敏感试验结果选用敏感抗生素。

（李仲荣）

第三节 甲 沟 炎

甲沟炎（paronychia）是指发生在甲沟及其周围组织的急性化脓性感染，当感染扩散到整个甲沟时称为甲周围炎。指甲由甲床承托，并与甲床紧密相贴，除游离缘外，其他的三边皆与皮肤皱褶相接，其甲基质埋于甲后皱襞下，指甲与皮肤连接处形成沟状，称甲沟。

【病因与病理】

甲沟炎常因拔皮刺、刺伤、甲根皮裂或修甲时损伤等造成继发感染，有时也可因小儿有吸吮手指习惯造成。常见为金黄色葡萄球菌感染，其次是表皮葡萄球菌与链球菌混合感染。

【临床表现】

初期是部分皮肤皱襞出现红、肿、痛，以后逐渐扩散到全甲沟，有时可形成表皮下脓肿，有时侵入指甲下方形成甲下脓肿，甲沟炎与甲下脓肿可互相转化或同时存在。因病变仅在皮下，故全身症状往往不明显。临床还可见到慢性甲沟炎，病程缓慢，红、肿、痛程度轻，指甲边缘或甲沟处有突出的炎性肉芽组织，仅有少许脓性分泌物，易擦伤出血，还可以使部分指甲与甲床分离。

【诊断】

甲沟及周围出现红、肿、热、痛，或有脓性分泌物，诊断甲沟炎不难。慢性甲沟炎表现程度轻，指甲边缘或甲沟处有时可见炎性肉芽组织。

甲沟炎常需与以下疾病相鉴别：

1. **甲下脓肿** 常因甲下异物、压伤或甲下外伤性血肿而引起的甲下感染，也可继发于甲沟炎。初期在甲下可见异物。治疗应拔出甲下异物，应用抗生素，注射破伤风抗毒素。当局部感到胀痛，并在甲下见到黄色脓液时，须拔除指甲。

2. **脓性指头炎** 是指手指末节掌面皮下的急性化脓性感染，常因指端刺伤引起。手指末节掌侧的指间关节横纹皮下有坚硬的纤维隔，一端固定于该处皮肤，另一端固定于末节指骨骨膜上，使手指末节掌侧形成一个闭合间隙，间隙中又被一些起于指骨止于皮肤的纤维索分隔成许多小隔，受到感染后张力较大，故疼痛较为剧烈。初期指端微痛，渐有红肿，加重时指端剧烈跳痛、变硬、张力大，压痛明显；化脓部位色泛白，局部由外向内点压，可显示剧痛区；进展后可形成末节指骨骨髓炎。治疗原则为早期采用非手术疗法，全身应用抗生素；如手指已化脓，则应早期切开引流。切口应选择末节指侧方，远端不超过甲沟 1/2、近端不超过关节横纹的纵切口，并切断纤维素，贯通小隔，清除脓液及坏死组织，避免损伤屈指肌腱鞘，可放置橡皮片引流。

3. **指端表皮下脓肿** 指端表皮下脓肿是指端表皮隆起，可见表皮下淡黄色渗液，其周围皮肤稍红，而范围不大，压痛也不明显，不影响手指活动，也无全身症状。治疗时不需要麻醉，在无菌操作下剪除脓疱表皮，用抗生素油纱布包扎，1~2 天可痊愈。

【治疗】

甲沟炎可自行痊愈，也可迅速化脓。早期可采用非手术疗法，如用热水浸泡，每天 5~6 次，每次 30 分钟，或将手洗净后，涂以抗生素软膏，纱布包扎。当形成皮下脓肿时则采用手指根部神经阻滞麻醉，在病变处做纵行切开排脓，并翻起双侧皮缘引流脓腔。甲后皱襞切开应在感染较重的一侧，以免在双侧切开愈合时皮肤向近端回缩而露出甲根，造成日后畸形。伴有甲下脓肿时，应酌情拔除指甲，以便彻底引流。慢性甲沟炎，应拔除指甲及剪除过长的肉芽组织。

教育和培养小儿良好的卫生习惯及正确的卫生常识，如勤洗手、勿吸吮手指、定期修甲且勿过短、冬季常涂油防止皮肤干燥、避免皮肤损伤等。当有倒刺皮翘起时，应及时剪除皮刺，以免越剥越长、越剥越深，造成继发感染。当甲根部两角处发生甲根皮裂或角化刺时，经肥皂洗手，局部清洁消毒后用胶布封闭保护，胶布沾污后需及时更换，应自手指近端向远端方向揭除胶布，以免将皮裂撕大发生感染形成甲沟炎。

（李仲荣）

第四节　急性蜂窝织炎

急性蜂窝织炎（acute cellulitis）是发生在疏松结缔组织的急性弥漫性化脓性感染，是小儿常见的急性软组织感染，主要累及皮下、筋膜下、肌间隙或深部的疏松结缔组织。炎症呈弥漫性扩散，不及时控制常可引起危及生命的脓毒症及全身炎症反应综合征。

【病因与病理】

小儿急性蜂窝织炎最常见的致病菌为溶血性链球菌和金黄色葡萄球菌。近年来厌氧菌感染和混合感染已受到重视，而革兰氏阴性菌所致的蜂窝织炎在小儿较少见。急性蜂窝织炎发病前病变部位常有消毒不严的肌内注射、虫咬或外伤史。病原菌可从皮肤或软组织损伤处直接侵入，亦可从周围组织化脓性感染扩散或来自淋巴、血行途径蔓延。髂窝间隙内髂外动静脉周围有丰富的淋巴血管网，下肢、会阴、肛门、盆腔壁等处的感染容易引流至该处而继发感染，形成髂窝脓肿（iliac abscess）。

急性蜂窝织炎的主要病理变化为局部充血、肿胀，炎性细胞浸润，正常组织结构破坏，病变中心区组织坏死、液化后可形成脓肿，伴有厌氧菌感染者坏死更为明显。病灶周围可伴急性淋巴管炎、淋巴结炎。急性蜂窝织炎的特点是病变不易局限，病变组织与正常组织无明显界线，病灶容易向周围组织扩散且十分迅速，易引起脓毒症。溶血性链球菌引起的蜂窝织炎，脓液稀薄、血性，易出现脓毒症。金黄色葡萄球菌所致的蜂窝织炎，脓液较稠，易局限而形成脓肿。

【临床表现】

1. 发生部位　急性蜂窝织炎常发生在头皮、口腔、颈部、胸腹壁、臀部，手指及足趾等部位亦可发生。根据发生部位可分为表浅和深部，表浅者局部症状明显而易于诊断，全身表现初期时较轻；而感染发生深部者多因寒战、高热、头痛、乏力等全身症状为首发，常因局部症状较轻而影响临床诊治。炎症部位疏松结缔组织越丰富，则病情可能越重，进展就越快。

2. 局部表现　炎症局部有红、肿、热、痛。病变中心区皮肤色泽深红、充血，四周红肿稍轻，红肿区高出皮肤，与周围健康组织无明显界限，病变触之稍硬，呈块状、无波动，伴有剧痛和皮肤温度升高。发生于深部的蜂窝织炎如髂窝部脓肿，初发部位较深，局部症状较轻常不易被发现，但在局部仍有水肿与压痛，可表现为患侧下肢跛行、下腹部疼痛，全身中毒症状可较明显，故应注意以避免延误诊断。

3. 全身表现　急性蜂窝织炎感染后扩散较迅速，常有不同程度的全身症状，如畏寒、发热、头痛、乏力和白细胞及C反应蛋白增高等，严重者可发生高热、惊厥、谵妄及感染性休克表现。深部蜂窝织炎、厌氧菌和产气菌的感染，全身症状多较明显。

口底、颌下和颈部的急性蜂窝织炎，严重者炎症可迅速累及整个颌下部、蔓延到咽侧壁、咽后壁，可发生喉头水肿和压迫气管，引起呼吸困难，甚至窒息；有时炎症还可以蔓延到纵隔，引起纵隔炎及纵隔脓肿。髂窝脓肿的炎症可向四处扩展，向腹壁扩展时，常在腹股沟附近出现皮肤红肿及肿胀隆起；向腹膜后可伸延至腰部，也可沿髂腰肌筋膜向下经腹股沟韧带后方至股部，或经梨状肌上下孔至臀部；脓肿有时可向腹膜腔穿破出现弥漫性腹膜炎。

【诊断】

根据典型的局部和全身表现，即可诊断急性蜂窝织炎，血白细胞及C反应蛋白增高有助于诊断。超声检查和CT、MRI等影像学可明确炎症病变范围及是否有脓肿形成，尤其对咽喉部、髂窝、纵隔等深部蜂窝织炎更为重要。

【治疗】

蜂窝织炎早期局部无波动感时，用鱼石脂油膏、抗生素软膏外敷。病变难以控制或形成脓肿时，应及时切开引流。口底及颌下急性蜂窝织炎，经短期积极抗感染治疗无效时，应及时切开减压，以防喉头水肿压迫气管造成窒息。如脓肿位置较深，亦可选用超声或CT引导下置管引流术，在超声或CT引导下进行脓肿穿刺，生理盐水或抗生素液灌洗，并置管引流。

抗生素使用原则是根据细菌培养及药敏试验结果，选用有针对性、敏感的抗生素。鉴于蜂窝织炎主要病原菌多为溶血性链球菌或金黄色葡萄球菌，可全身使用青霉素类或第一代、第二代头孢菌素类抗生素。如感染严重，全身中毒症状明显，可选用第三代头孢菌素类抗生素，或二联用药。有细菌培养结果后，应根据细菌药敏试验选择敏感抗生素。对厌氧菌感染者首先使用甲硝唑。存在感染性休克者应积极进行补液扩容、改善微循环等抗休克治疗。高热者物理或药物降温。同时应适当加强营养、补充热量、维生素及蛋白质。

（李仲荣）

第五节 急性淋巴管炎和急性淋巴结炎

急性淋巴管炎（acute lymphangitis）是指病原菌侵入淋巴管引起的急性感染。如感染皮肤浅层网状淋巴管造成的急性非化脓性炎症，即为丹毒（erysipelas）；如感染皮肤深层的管状淋巴管造成的急性炎症为管状淋巴管炎，俗称流火。如病原菌经淋巴管进一步扩散、蔓延到所属区域的淋巴结，造成淋巴结的急性炎症即为急性淋巴结炎（acute lymphadenitis）。

【病因与病理】

病原菌多为金黄色葡萄球菌和溶血性链球菌，少数为铜绿假单胞菌和大肠埃希氏菌，丹毒常为乙型溶血性链球菌所致。急性淋巴管炎多发于四肢，以足趾间感染引发下肢淋巴管炎为多见。急性淋巴结炎在小儿多见于颈部。颈部淋巴结炎发生的部位与病灶的解剖位置及淋巴引流范围有密切联系。扁桃体炎和龋齿可导致颌下淋巴结炎，头皮感染引起后枕、耳前、耳后部淋巴结炎。门齿及舌下感染则引起颏下淋巴结炎。此外，上肢、胸壁、背部和脐以上腹壁的感染，可引起腋下淋巴结炎；下肢、脐以下腹壁、会阴和臀部的感染，可以发生腹股沟部淋巴结炎。

致病菌常由损伤破裂的皮肤或黏膜侵入，或从其他感染病灶侵入，经组织的淋巴间隙进入淋巴管内，引起淋巴管及淋巴结的急性炎症。主要病理表现为淋巴管壁及周围组织充血、水肿、增厚，管腔内充满细菌、凝固的淋巴液和脱落坏死的内皮细胞。急性淋巴结炎时淋巴结充血、肿胀，白细胞浸润及炎性渗出液。加重时淋巴结中心变性、坏死及化脓，被膜有炎性增厚，感染向周围扩散形成淋巴结周围炎。多个淋巴结感染后粘连成团，有时发展成蜂窝织炎；感染控制后炎症逐渐局限或消退，有时可形成脓肿；脓肿自行穿破，如引流通畅，伤口逐渐愈合。

【临床表现】

急性淋巴管炎分为网状淋巴管炎和管状淋巴管炎，丹毒即为网状淋巴管炎。

知识拓展

丹毒(erysipelas)

是乙型溶血性链球菌侵入皮肤浅层淋巴管引起的感染，多发生于下肢与面部。小儿往往表现为全身不适、关节酸痛、寒战、高热、恶心、呕吐等。受累皮肤出现小片玫瑰色斑，边界清楚，稍隆起，可迅速向周围蔓延成大片"袜套"状红色斑，同时病变中央区褪色、脱屑，呈棕黄色，有时发生水疱，局部有烧灼样疼痛，病情加重时可出现高热及全身脓毒症表现。

丹毒治疗好转后，可因淋巴管阻塞形成淋巴水肿，导致肢体肿胀、局部皮肤粗厚。

管状淋巴管炎多见于四肢，病变部位常有一条或多条红线向肢体近侧延伸，硬而有压痛。深层淋巴管炎不出现红线，但患肢出现肿胀有压痛。亦可产生发热、头痛、身体不适、食欲减退等症状。

发生淋巴结炎时，早期淋巴结肿大，局部有红肿、压痛，尚能活动。炎症加重后红肿可向周围蔓延，局部出现肿块，不能移动。感染未能控制，可导致受累淋巴结坏死液化形成淋巴结脓肿。全身反应可有寒战、发热、食欲减退、精神不振。

婴幼儿急性颌下淋巴结炎常呈强应性炎症反应，严重者为蜂窝织炎表现，局部组织炎症重，全身中毒反应明显。可表现为局部软组织广泛肿胀隆起、发红、剧烈疼痛和压痛，炎症严重者可累及整个颌下部，部分可影响到对侧乃至整个前颈部。化脓时出现波动感，发热、头痛、身体不适、食欲减退等全身症状明显。颌下淋巴结炎有时可蔓延到咽侧壁或形成咽后壁脓肿，偶尔可压迫喉部可引起发绀、呼吸困难。

【诊断】

根据急性炎症的局部和全身表现，急性淋巴管炎和急性淋巴结炎的诊断比较容易。血白细胞计数、C反应蛋白测定、超声检查有助于淋巴管和淋巴结炎症的诊断；细针穿刺活检或淋巴结切除活检有助于淋巴结肿块的鉴别诊断。需要与急性淋巴结炎鉴别的疾病包括：

1. 结核性淋巴结炎　起病缓慢，患儿可有消瘦、乏力，淋巴结可相互粘连成团，久不消退，触痛与肿胀不及急性淋巴结炎明显。红细胞沉降率加快，结核菌素试验阳性，有时穿刺涂片可找到抗酸杆菌，结核分枝杆菌培养可阳性。胸部平片有时可见肺或肺门部原发性结核表现。

2. 急性腮腺炎　耳下区急性淋巴结炎要与腮腺炎区别。患腮腺炎时颊部的腮腺导管开口处黏膜肿胀，腮腺处有压痛，皮肤无红肿，肿胀范围较弥散，局部无结节。

3. 鳃源性囊肿伴感染　颌下淋巴结肿块可与鳃源性囊肿感染混淆，后者位于胸锁乳突肌前缘，多在出生后即存在，穿刺液内有胆固醇结晶体或黏液。

4. 霍奇金病　全身淋巴结受累，但颈部淋巴结肿大较早，肝脾亦可增大。肿大淋巴结相互分散，可移动，质地较硬，无明显压痛，边界清楚。胸部平片可见纵隔淋巴结肿大。活组织检查或骨髓穿刺可明确诊断。

5. 卡介苗反应性淋巴结炎 淋巴结肿大多在接种卡介苗数月后发生，肩部接种者同侧腋部淋巴结肿大较多。局部淋巴结为无痛性肿大，有时组织液化后形成寒性脓肿，病变进展缓慢，但也难以较快治愈。有继发性化脓性感染后淋巴结红肿、溃破，流出脓液。

【治疗】

急性淋巴管炎的治疗主要是积极处理原发感染病灶，如感染伤口、疖等，局部热敷，肌内注射或静脉滴注抗生素。急性淋巴结炎早期用非手术治疗，局部热敷，外用鱼石脂软膏，全身应用抗生素；丹毒时，抬高患肢、局部使用50%硫酸镁湿敷。急性淋巴管炎或急性淋巴结炎并发蜂窝织炎，全身中毒症状明显时，应加强抗感染治疗，并给全身支持疗法、纠正液体和电解质平衡失调及退热等对症处理。若炎症局限形成脓肿，应及时切开引流。

（李仲荣）

第六节 新生儿脐炎

新生儿脐炎（omphalitis of newborn）是指脐带脱落后残端发生的炎症。临床上较多见，可分为急性脐炎和慢性脐炎。一般文献报道发病率为5%~10%，但农村家庭分娩者发病率明显高于这一数字。

【病因与病理】

多因羊膜早期破裂、产程延长、产道感染、脐部处理不当引起，也可继发于卵黄管或脐尿管未闭引起的感染，脐静脉插管输液或换血亦是诱发脐部感染的一个原因。常见病原菌有金黄色葡萄球菌、溶血性链球菌和大肠埃希氏菌等，以金黄色葡萄球菌最多见。

【临床表现】

临床上以慢性脐炎就诊者多见。脐凹内脐带脱落创面有少量黏液渗出或脓性分泌物；脐带创面持久不愈，肉芽组织增生，形成脐部肉芽肿，常被误诊为脐茸；脐凹周围皮肤略有红肿，可有轻度糜烂，一般无全身反应。慢性脐炎治疗不当可转变为急性脐炎。

急性脐炎时脐部红肿明显，边界不清，根据病变范围可累及以脐部为中心的周围腹壁，局部稍隆起，皮温升高，残端常未愈合，可有少量脓性分泌物。如炎症未及时控制，可发展为脐周急性蜂窝织炎，炎症范围很快扩大，可累及周围广泛腹壁乃至胸壁，引起腹壁或胸壁蜂窝织炎。常伴有不同程度的全身反应：发热、食欲减退、哭吵不安、白细胞增高，严重者有急性腹膜炎或脓毒症表现。炎症局限后可形成脐部脓肿。

新生儿腹壁组织娇嫩，抗感染能力较差，且脐部血管尚未完全闭合，发生急性脐炎后可向各个方向扩散：①炎症向脐部周围扩散，可蔓延到附近的疏松皮下组织，形成腹壁蜂窝织炎或脓肿；②炎症向深部扩散，侵及腹腔，引起脐源性腹膜炎；③脐静脉受累后，炎症扩展到门静脉、肝静脉及下腔静脉，可造成门静脉炎、门静脉血栓形成、细菌性肝脓肿；④感染扩散经腹壁下动脉到髂内动脉，导致脓毒症。

【诊断】

根据慢性脐炎或急性脐炎的临床表现，诊断一般不难。脐部长期湿润，有少量分泌物，有时可见肉芽肿，可诊为慢性脐炎。脐部及周围组织红肿、患儿哭吵不安，发热应考虑急性脐炎。但本病应与脐茸、脐窦及脐瘘等相鉴别。

1. 脐茸　为脐部存在卵黄管残留的肠黏膜。表现为脐部湿润，脐凹处每天有少量黏液，脐周皮肤稍发红。检查脐凹内可见息肉状突起的樱红色黏膜，表面无开口，可明确诊断。治疗应去除黏膜，方法有电灼、硝酸银破坏黏膜，亦可在麻醉下脐茸切除缝合术。

2. 脐窦　为卵黄管或脐尿管远端有未闭的窦道。短小窦道开口于脐孔，内壁黏膜可分泌黏液，故脐凹处每天有少量黏液，可致脐周皮肤发红和糜烂。用探针检查可以确诊，一般能探及窦道 0.3~0.5cm。治疗方法为炎症控制后手术切除窦道。

3. 脐瘘　为卵黄管或脐尿管未闭所致，脐周红肿糜烂，脐部有黄色粪液漏出或尿液流出，则可诊断为脐肠瘘或脐尿管瘘，与急性脐炎相区别。从瘘孔插入细小导管注入造影剂可进一步明确诊断。治疗应行脐瘘切除术。

【治疗】

脐炎早期，局部保持清洁干燥，用雷凡诺尔纱布湿敷，经常清除分泌物。如脐部有肉芽肿，一般每天脐部清洁、碘伏棉签消毒一段时间可自愈，也可用硝酸银棒烧灼，烧灼无效时用电灼或手术切除。有蜂窝织炎时须尽早选用广谱抗生素，以免感染进一步扩散。脓肿形成或导致急性腹膜炎时，则应行脓肿切开引流，进行脓液细菌培养及药物敏感试验，并根据结果选用敏感抗生素；同时，给以全身支持疗法和对症治疗。

（李仲荣）

第七节　其他少见的软组织感染

一、新生儿皮下坏疽

新生儿皮下坏疽（subcutaneous gangrene of newborn）是指新生儿期皮下组织的急性坏死性炎症，多发于腰骶部，臀部、背部亦有发生。常见于出生后 1 周左右新生儿，发病后迅速蔓延，不及时治疗可在短期内死亡。近年来，随着卫生知识的普及和生活水平的提高，新生儿皮下坏疽已很少见到。新生儿皮下坏疽的常见致病菌为金黄色葡萄球菌和溶血性链球菌；新生儿易发皮下坏疽，与其对炎症抗御能力低、弱应性炎症反应有关。

【临床表现】

新生儿皮下坏疽初起时病变区皮肤广泛红肿、稍硬、边界不清，随着感染进展，红肿迅速向周围扩散，中央区皮肤渐呈暗红、变软，皮下组织坏死、液化，皮肤与皮下组织分离，皮肤有漂浮感。如病情继续发展，病变范围不断扩大，表面皮肤缺血、变黑、坏死。皮肤坏死后脱落，形成大片溃疡，创面产生少许脓液。

全身症状表现为呕吐、食欲缺乏、哭闹不安，高热可达 39~40℃，有时伴腹泻和腹胀，可并发肺炎和脓毒症。脓毒症时表现为高热、嗜睡、神志不清，有时发绀、呼吸困难，皮肤表面有多数出血斑点，血培养有金黄色葡萄球菌生长，脓毒症常为致死原因。

【诊断】

新生儿腰骶部皮肤广泛红肿，边界不清，中央区颜色暗红，表皮下积液，有漂浮感，患儿高热、吵闹不安，白细胞增多，诊断新生儿皮下坏疽不难。病情严重、患儿抵抗力低弱时，患儿可体温不升、白细胞亦可无增高。鉴别诊断应考虑尿布疹、硬肿症。尿布疹的皮肤发红，

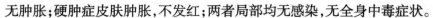

无肿胀；硬肿症皮肤肿胀，不发红；两者局部均无感染，无全身中毒症状。

【治疗】

早期诊断、及时治疗是降低新生儿皮下坏疽死亡率的关键。治疗措施包括保暖、保湿，进行体温及生命体征监测，给予全身支持及对症治疗，同时全身使用抗生素控制感染，常用青霉素类抗生素、头孢菌素类抗生素等。确诊后应及早切开引流：在病变中央区做数个小横切口，然后在健康与病变皮肤交界处，做多个小切口，每个切口长 0.5~1.0cm，每个切口间距约为 3cm，切开后以小血管钳分开两切口间的皮下间隙，引流血性混浊渗出液，放置橡皮引流条或凡士林纱布条。皮下组织不宜广泛分离，以免造成大面积皮肤坏死。术后每日用生理盐水、呋喃西林溶液洗涤伤口，脓液多时每日清洗换药 2~3 次，创口可填塞雷凡诺尔纱布或抗生素液纱布湿敷。一周后局部红肿逐渐消退，分泌物减少，创面有新肉芽组织形成，数周后创面愈合。如坏死皮肤脱落后溃疡面大，可植皮覆盖创面，促使创口早日愈合。

预防要注意产房、婴儿室的消毒隔离，尿、粪污染后应勤换尿布，尿布力求松软。

二、急性坏死性筋膜炎

急性坏死性筋膜炎（acute necrotizing fasciitis）是一种细菌感染引起的，发生在皮肤、皮下组织、筋膜的急性炎症，以短时间内广泛而迅速的皮下组织和筋膜坏死为特征，常伴全身性炎症反应综合征（SIRS）和感染性休克，处理不及时可危及生命。炎症可发生在全身各个部位，以臀部、腰背部及大腿等处多见，常由需氧菌和厌氧菌混合感染引起，需氧菌常见为金黄色葡萄球菌、A 族溶血性链球菌、铜绿假单胞菌、表皮葡萄球菌，厌氧菌主要为革兰氏阳性球菌及类球菌族。局部不洁注射、软组织损伤、手术切口、皮肤溃疡、肛周脓肿、压疮和肠造瘘等是引起急性坏死性筋膜炎的常见诱因。

【临床表现】

1. **局部表现** 特点是起病急骤，进展迅速。发病初期病变区软组织肿胀，皮肤呈暗红色、发硬，边界不清，无波动感。局部疼痛剧烈，在婴幼儿表现为哭闹不安。1~2 天后炎症迅速向四周扩展，皮肤由暗红色变黑褐色，并散在出现大小不一的表皮血疱。皮肤破溃后露出黑色的真皮层及周围有广泛的潜行皮缘，坏死筋膜呈白色或乳黄色，面积常较坏死的皮肤面积大。病程后期可形成脓肿，切排后可见条索状或片状坏死筋膜排出是其特征。

2. **全身表现** 起病早期即伴有全身中毒症状，如寒战、高热、厌食、恶心呕吐、嗜睡、淡漠、谵妄、意识障碍等。若治疗不及时，病情得不到有效控制，很快发展为脓毒症、感染性休克、多器官功能障碍综合征而死亡。

3. **实验室检查** 血白细胞、C 反应蛋白升高，血细菌培养可为阳性。超声检查早期表现组织炎症性改变，后期可见液性暗区。早期皮下穿刺可抽出少量浑浊液体或淡血性液体。

【诊断】

诊断主要依据局部炎症表现相对较轻时即有严重的全身症状，同时有局部外伤、注射或手术史，急性坏死性筋膜炎诊断便可确立。本病主要应与下列疾病相鉴别：①急性蜂窝织炎：坏死性筋膜炎初起时似蜂窝织炎，但病情进展迅速，早期出现筋膜和皮肤坏死，全身中毒症状较一般蜂窝织炎重；②丹毒：为急性网状淋巴管炎，病变部位有边界清楚的红色边缘，软组织轻度水肿，无皮肤坏死，全身反应轻。

【治疗】

急性坏死性筋膜炎的治疗关键是早期、多处切开的扩创术。肿胀部位多处小切口切开减压，清除坏死的筋膜和皮下脂肪，创面用大量3%过氧化氢液和生理盐水冲洗，并充分、通畅地引流，但忌切开健康的肌膜。术后每日更换敷料，过氧化氢液冲洗创面，若发现病变进一步扩展则及时作补充切开，常需多次手术清创。

同时积极扩容、抗休克；联合使用大剂量有效的抗生素，常选择第三代头孢类抗生素加甲硝唑，兼顾革兰氏阳性和阴性细菌及厌氧菌；有细菌培养结果后选用对细菌敏感的药物；纠正水电解质失衡，加强营养支持，促进组织修复。

（李仲荣）

第十一章 创 伤

学习目标

1. **掌握** 儿童创伤的流行病学和病理、生理 特点，评估和复苏原则。
2. **熟悉** 腹部各脏器创伤的诊断和治疗，运动系统创伤与成人不同的特点和常见创伤的争端和治疗。
3. **了解** 儿童颅脑、心胸、泌尿系统常见的损伤的诊断和治疗；儿童创伤评分。儿童特殊类型的颅脑外伤。

第一节 概 论

创伤（trauma）是指机械力作用于人体后造成的损伤。2000 年美国有约 1 180 万 0~14 岁儿童因创伤就诊，创伤也是美国 14 岁以下儿童死亡的主要原因。外伤已成为我国≤ 14 岁儿童的首要死因；坠落／跌倒、呼吸道异物、交通事故为农村前三位原因，城市儿童前三位是坠落／跌倒、交通事故、烫伤；城市儿童外伤率高于农村；男女比例为（2.05~3.34）∶1；外伤致残远超死亡人数，需要花费大量医疗资源和费用。

（一）儿童创伤的特点

儿童创伤后生理、病理反应有其特殊之处。

1. 儿童相对于成人血容量小，小婴儿少量出血即可能出现休克。

2. 由于儿童体表面积与体重之比高于成人，导致体表蒸发和热量丢失较成人更多，而且儿童皮下脂肪少、体温调节中枢发育不成熟，所以低龄儿易发生体温过低。长时间体温过低容易诱发代谢性酸中毒及其他不良后果，因此在患儿转运过程中及快速输注液体或血制品时需要注意加温。

3. 低龄儿童心脏输出功能正常，但是周围血管的代偿机制较差，创伤后血液优先流入大脑等重要区域，导致内脏血管床血容量不足，容易发生肠麻痹和胃扩张。

4. 儿童的高代谢率要求肺功能有较高的储备，但是儿童肺储备能力较小，因此当胸廓运动受限、气道损害、肺炎、肺不张及误吸等均可以引发肺功能不足。

5. 低龄儿童由于肾小球和肾小管功能不全，给予大量液体复苏时易导致水潴留。

6. 儿童的代谢和营养要求远高于成人，需要给予足量氨基酸及非蛋白热卡以满足组织修复与患儿生长发育所需。

此外，大多数患儿不能准确描述疼痛的程度和部位，难以获得准确的病史。因为应激、疼痛、恐惧等原因，可能不配合治疗，必要时需约束。由于儿童还处于生长发育阶段，许多疾病如儿童骨折、脾脏损伤处理不同于成人。儿童创伤中头部外伤较为常见，也是致死的主要原因，由于儿童的中枢神经系统发育不成熟，严重外伤可能会导致神经系统发育障碍。

儿童死亡三峰模型类似于成人，但是更加迅猛：第一个死亡高峰在受伤后数秒至数分钟，因损伤中枢和周围神经系统以及损伤大血管导致；第二个死亡高峰在受伤数分钟至数小时，常因硬膜下或者硬膜外血肿导致的中枢系统损伤、实质脏器损伤、血气胸及心包积液所致。第三个死亡高峰在受伤数天至数周，由损伤并发症导致，如脓毒症和全身炎症反应综合征诱发的多器官功能衰竭。

（二）创伤后病理生理学改变

创伤性炎症反应是由于组织损伤产物及细菌毒素等激发相关介质和细胞因子释放引发的局部和全身性改变，例如缓激肽、补体碎片（C3a、C5a 等）、血管活性胺（组胺等）、白细胞介素（IL）、肿瘤坏死因子（TNF）、血小板活化因子（PAF）等，表现为“红肿热痛”。创伤后炎症反应过于强烈，“免疫亢进”，炎性介质可以诱发级联反应，会导致全身炎症反应综合征（SIRS），严重时可以造成神紧张、失血等引发的神经内分泌变化主要为交感 - 肾上腺髓质、下丘脑 - 垂体和肾素 - 血管紧张素三个系统反应。交感神经和肾上腺髓质释出儿茶酚胺增多，可调节心血管系统，使皮肤、肌肉、肾脏及胃肠道血管收缩，维持心、脑等生命器官供血，并诱导分解代谢，维持体内供能。血容量减少可以使肾素 - 血管升压素 - 醛固酮系统发生作用，从而保存体液，帮助维持有效循环血量及对组织器官进行灌流供氧。其次，伤后机体的静息能量消耗增加，尤其在重伤以后，糖原分解、蛋白质和脂肪的分解都加速，与儿茶酚胺、皮质激素、胰高糖素、TNF、IL 等释出增多相关。

（三）创伤的检查和诊断

对儿童创伤的初步诊疗包括初期检查评估和复苏、复查。

1. 初步评估和复苏 所有的外伤患儿都要进行初级评估，可以按照气道（A）、呼吸（B）、循环（C）、功能障碍（D）、暴露检查（E）的顺序进行。

气道（airway）：与大龄儿童可以直接交谈，其准确回答反映气道通畅和脑血流充足。影响的原因包括：气管或者口腔的直接损伤，呕吐物等。

呼吸（breathing）：听诊双侧肺部，判断气管位置（居中或者偏离），查看是否有颈静脉扩张。这些可以判断是否存在气胸、血胸或者心脏压塞等。

循环（circulation）：了解患儿的血压、脉搏等生命体征，四肢温度等末梢循环情况。

功能障碍（disability）：检查瞳孔大小、对光反射和格拉斯哥昏迷评分（GCS）。

暴露检查（exposure）：详细查体，去除衣物，排除复合伤、多发伤的可能。

创伤后生命体征反映严重程度，儿童各年龄组的正常生命体征参考值如下（表 11-1）。

复查：待生命体征稳定后立即进行进一步的诊断，了解神经系统、胸腹损伤情况，有无外周血管损伤及骨折，以决定外科治疗顺序和方法。现介绍儿童创伤评分法（pediatric trauma score，PTS）（表 11-2）。PTS>8 分，预后良好，PTS<2 分，死亡率几达 100%。

表 11-1 儿童各年龄组的正常生命体征

年龄(岁)	心率(次 /min)	血压(mmHg)	呼吸频率(次 /min)
0~1	120	80/40	40
1~5	100	100/60	30
5~10	80	120/80	20

注:所有年龄组尿量平均为 1ml/(kg·h)。

表 11-2 儿童创伤评分(PTS)

分类			
内容	+2	+1	−1
体重	>20kg	10~20kg	<10kg
气道	正常	可维持	不可维持
收缩压	>90mmHg	50~90mmHg	<50mmHg
中枢神经系统	清醒	反应迟钝 / 意识丧失	昏迷 / 去大脑强直
开放伤口	无	小	大 / 贯通伤
骨折	无	小	开放性 / 多发骨折

注:每项均分为 3 个等级,即 +2 分、+1 分或 −1 分,6 项得分相加即为 PTS 值,故其范围是 −6 分至 +12 分,分值越低表示损伤越严重,预后越差。

2. 闭合性创伤的检查　视病情行 X 线摄片,超声、CT、MRI 等检查。必要时还应进穿刺检查,如胸穿、腹穿等,一旦具备急诊探查指征,应果断探查。

3. 开放性创伤的处理　应对伤口行详细检查,如伤口形状、大小、边缘、深度、污染情况、外露组织状况、出血及伤口内有无异物存留等情况仔细检查。

(四) 创伤的急救与处理

院前急救和复苏期间,儿童意外伤害死亡率是成人的 2 倍,因此需要迅速诊断和处理紧急致命功能障碍,及时评估损伤原因和程度,迅速转运。

创伤的治疗分为创伤急救及复苏,创伤稳定后继续处理两部分。

1. 创伤急救与复苏　目的是尽快维持生命体征。对于新生儿则仍旧是先通畅气道(A),再给氧(B),接着给予胸外按压(C)。儿童则先给予胸外心脏按压恢复循环(C),通畅气道(A)并给予通气供氧(B),同时快速评估。

(1)气道的通畅与处理:发生颈椎损伤时不可移动颈椎,并保持气道通畅。严重创伤的儿童,特别是头部外伤应作 X 线检查排除是否有颈椎损伤,使用合适的颈托固定颈椎。为维持呼吸道通畅可:①吸出鼻咽、口腔分泌物;②去除喉部异物;③托起下颌利于呼吸道通畅;④避免颈部过度伸展;⑤面罩辅助供氧(氧流量 >5L/min);⑥必要时作气管插管。如遇到颌面部骨折范围广,合并上呼吸道梗阻,急诊时可行环甲膜针刺或切开造口术,后者在儿童中的合并症较多,故大多数儿童以做气管切开为宜。

(2)控制呼吸:小儿年龄越小则其上呼吸道各管径相对越狭小,呼吸系统各部分成熟度相对越低,肋间肌力量小、潮气量小。如有呼吸异常,特别在胸部创伤时要注意有无出血、有无气胸发生。对于血、气胸处理按常规在第4、5肋间腋前线用小儿胸腔套管针(14~16号为宜)进行胸腔引流。

(3)维持正常循环:①控制出血:头皮损伤时如出血多需直接压迫包扎止血,但如头皮撕裂伤合并颅骨骨折,则应在适当压力压迫出血的同时还要仔细检查,避免压迫骨折片嵌插入硬脑膜与脑部。肢体创伤出血可行包扎压迫止血,但一般不能过久,同样在用脉压带止血时应谨防脉压带引起的神经损伤—"脉压带麻痹"。用手指压迫肢体根部大动脉,如腋下、腹股沟部,既简便又有效。怀疑腹腔内大出血是手术探查的指征。②保证静脉灌注通路:小儿建立静脉内通道往往较为困难,周围静脉穿刺有困难时可做颈内、外静脉及锁骨下静脉穿刺术。静脉置管以利于输液、输血及急救药品注入,并可抽血样做各种检验。当静脉穿刺置管有困难时可做静脉切开术。③抗休克与复苏:失血是引起休克的主要原因,故迅速补充血容量是抢救成功的关键。抗失血性休克时如不能立即输血,可用乳酸钠林格溶液替代。因失血性休克往往合并严重的代谢性酸中毒,故须补充碳酸氢钠溶液2mmol/kg。在等待输血时,可补充白蛋白溶液。在抗休克期间一定要设法控制继续出血,如有主要部位骨折要固定。休克时注意保暖。一旦复苏成功,患儿平稳,除原放置的胃管、导尿管及中心静脉压测定外,还需心电监护。

2. 生命体征平稳后的继续复苏 一旦病情稳定,要根据创伤的严重程度决定是否需要手术,绝大多数钝性创伤不需手术处理,仅严密观察即可。抗生素的应用取决于创伤类型。因在急性出血导致低血容量性休克时,不仅血容量减少,而且细胞内外间隙液体也减少,故观察尿排量是最好的指标。情况不平稳的患儿需要特别监护,一般中心静脉压力范围在0.49~0.98kPa(5~10cmH_2O)时提示心灌注量适当,尿量以每小时每千克体重1ml为宜。用Swan-Ganz插管测肺动脉与肺毛细血管床压力对循环系统的监测也是有帮助的,正常肺毛细血管床压力是0.67~1.33kPa(5~10mmHg),最大是2.4kPa(18mmHg)。对灌注差的患儿可适当选用心肌收缩药物进行治疗,较常用的代表性药物是多巴胺,可以每分钟5~30μg/kg速度滴注,应用时需进行血流动力学监测。另需注意的是在小儿纠正代谢性酸中毒时补充碳酸氢钠溶液不能大量、过快的输入(特别在婴幼儿),否则易造成副作用,如呼吸抑制、颅内出血、碱中毒和钾失衡等。

(冯杰雄)

第二节 颅脑外伤

一、小儿颅脑外伤的特殊性

由于小儿不同发育阶段的解剖及生理学特点,其颅脑外伤具有与成人明显不同的特征和转归。婴幼儿期由于脑发育的快速增长,导致头部及躯干部的发育失衡,并且由于颈部肌肉及运动能力欠缺,摔倒后极易出现头外伤。独立行走后运动外伤、交通事故外伤等明显增加,成为小儿颅脑外伤的主要原因。

另一方面,小儿颅脑外伤以轻症外伤居多,经过观察对症处理多数可自然好转,无需入院治疗。即使入院的患儿中,经过治疗多数也能够康复,预后不良及死亡的患儿不足10%。

(一) 小儿颅脑的解剖生理学特征

1. 头皮、帽状腱膜及骨膜 婴幼儿骨膜和骨之间结合疏松，受伤后容易剥脱，骨膜下血肿发生率较高。

2. 颅骨和骨缝 小儿的颅骨薄且富有弹性，受伤后不易粉碎，常导致颅骨局限性凹陷，形成特殊类型的“乒乓球”样骨折。婴儿由于颅缝未完全闭合，骨折后容易导致骨缝分离，而且由于颅缝的缓冲，骨折线也很少超过颅缝。

3. 硬膜 小儿的硬膜薄而且在颅缝及颅底部结合紧密，骨折后很容易造成硬膜的损伤，形成特殊类型的生长性颅骨骨折。同时，由于硬膜和颅骨之间的紧密结合，小儿的硬膜外血肿的发生率也较成人低。

4. 硬膜下腔 小儿硬膜下腔及蛛网膜下腔比较狭窄，颅骨同脑组织之间缺乏缓冲空间。颅骨薄且富有弹性，受伤后由于颅骨的凹陷容易导致直接的脑组织损伤。同时，狭窄的硬膜下腔限制了脑组织与颅骨之间的相对移位，使受伤部位对侧出现对冲伤的概率比较小，且不易出现桥静脉断裂所致的硬膜下血肿。另一方面，由于蛛网膜极易撕裂，其裂口的“活瓣”作用经常导致蛛网膜下腔的脑脊液单向流入硬膜下腔，形成硬膜下积液。

5. 脑 小儿脑组织耗氧量大，含水量高，皮质细胞功能发育不成熟，同时神经传导纤维外层的髓鞘在出生后逐渐形成，到 4 岁末时才接近成人水平。因此外伤后容易产生脑水肿，导致脑功能障碍。同时外伤后局灶的定位体征出现较晚，但很容易泛化而导致癫痫发作等全身症状。

(二) 小儿特殊类型的颅脑外伤

1. 围产期的颅脑损伤 新生儿颅骨凹陷骨折多是由于正常分娩时应用产钳所致，多数于出生后随着脑组织发育能够自然恢复。硬膜外血肿很少见，多是由于围产期的机械性损伤所致。硬膜下血肿主要是由于难产时产道的挤压导致矢状窦的回流静脉断裂所致。另外，围产期的头皮血肿很常见，主要为帽状腱膜下血肿和骨膜下血肿。

(1) 帽状腱膜下血肿：疏松的帽状腱膜下间隙内由于外伤导致剥离出血，血肿较软。经常是最初很小，逐渐增加，常超过骨缝的界限，严重时甚至造成失血性休克。

(2) 骨膜下血肿：该血肿位于骨膜下，界限不超过骨缝，触之质硬无波动感，多数在 2~4 周内自然吸收，吸收缓慢者可以行血肿穿刺。但反复穿刺亦可以导致贫血发生，应定期检测血常规。如果超过 6 周还未吸收完全，血肿可以形成钙化，影响美容，此时应行 X 线检查以明确诊断，必要时需要外科治疗。

2. 生长性颅骨骨折(growing skull fracture，GSF) 婴幼儿时期的颅骨骨折，如伴有硬膜的裂伤和 / 或脑组织损伤，会导致下方的脑脊液潴留。同时，由于骨折线及破裂的硬膜之间有脑组织挤入，脑波动对骨折边缘的长期冲击作用，容易导致骨缘间隙逐渐扩大，下方的脑组织也可以软化囊性变甚至膨出。该病很少见，仅占小儿颅脑外伤的 0.3%~0.6%。CT 及 MRI 检查可以清楚显示骨折边缘分离，脑组织脱出及囊变情况。一般来说，如果骨缝间距超过 4mm，局部脑膨出明显，伴有神经系统定位体征者需行颅骨修补及囊性变组织清除等手术治疗。手术的目的是确认硬脑膜缺损，切除或打开潜在性脑囊肿或脑疝，并且进行严密的缝合。如果骨缺损较大，需要在硬膜修补后行骨移植术。

二、颅骨骨折、硬膜外血肿

小儿由于颅骨弹性好不易形成碎骨片刺伤血管，颅骨与硬膜结合紧密不易剥脱，硬脑膜的血管未在颅骨内形成沟槽而不易被骨折所撕裂出血等原因,出现硬膜外血肿的比例较成人少见。但在小儿外伤患儿中,后出现硬膜外血肿的频率,有报道显示随着年龄的增加而逐渐升高。而颅后窝的硬膜外血肿明显高于成人,而且年龄越小比例越高,这与小儿走路不稳,容易摔倒后伤及后枕部有关系。

【诊断】

小儿硬膜外血肿可不伴有颅骨骨折,除脑膜中动脉及其分支破裂以外,其出血来源于静脉窦等静脉血管。血肿 70%~80% 位于颞顶部,前额部及后颅窝也可以发生;确定诊断通常行头颅 CT 检查,血肿量逐渐增加使硬膜从颅骨剥离而形成"凸透镜形"典型形态特征。由于小儿的硬膜在颅缝处与颅骨结合紧密,血肿范围一般不超过颅缝的范围,所以更容易向颅内突出(图 11-1)。

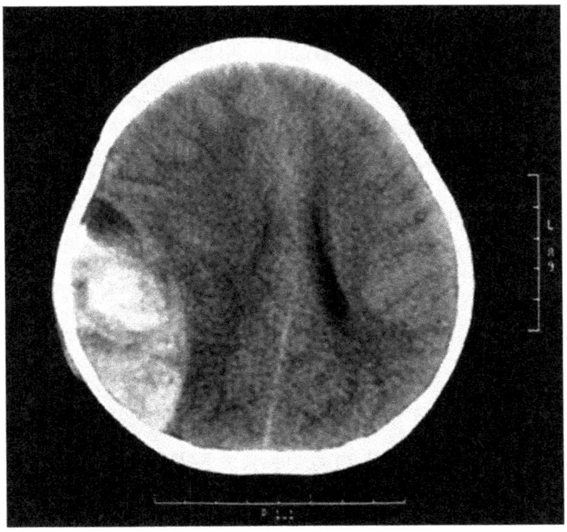

图 11-1 右侧颞顶部急性硬膜外血肿

右侧颞顶部混杂高密度,呈"凸透镜形"典型形态,同侧侧脑室受压变形

【手术适应证】

决定颅脑血肿是否需要手术的关键因素主要为:①是否有颅内压增高;②患儿的意识状态和神经体征;③血肿大小与部位;④颅外合并损伤的程度。

由于儿童颅内容积变化较大,儿童颅内血肿手术指征仍无定论。我们认为,幕上血肿 >20ml,血肿厚度 >5mm,CT 扫描提示中线向对侧移位 >3mm,基底池受压,临床有明显颅内压增高表现,应急诊手术。幕下血肿 >8ml 时应立即手术。幕上血肿 <15ml,中线移位 <3mm,脑室无明显受压而且意识、生命体征稳定,无局灶神经症状,可在严密监护下行保守治疗(应严密监测颅内压水平)。如果患儿出现意识恶化、瞳孔异常、偏瘫加重或 CT 证实基底池消失、血肿扩大造成明显的占位效应,应行急诊手术。对于 CT 检查发现脑挫伤、颅内血肿而行保守治疗的患儿,3 天内应每 8~12 小时行 CT 复查,以便及时发现迟发性血肿的出现。

【治疗】

手术通常采取骨瓣开颅,清除血肿后将硬膜悬吊于骨缘周围,而且在中央处也加缝 1~2 针,并于硬膜外留置引流 1 枚。婴幼儿的硬膜外血肿也可用小骨窗开颅治疗,预后多良好。

而颅后窝硬膜外血肿是个危险的信号，外科手术风险较高，应引起重视。

三、急性和亚急性硬膜下血肿、脑挫裂伤、脑内血肿

（一）急性和亚急性硬膜下血肿（acute and subacute subdural hematoma）

其发生率明显高于急性硬膜外血肿，多数为非意外伤所致。根据受伤后症状出现时间，可分为急性（症状在伤后 3 天出现）和亚急性（症状在伤后 4 天~3 周出现）。出血来源主要有两种，一是脑挫裂伤导致皮层动脉及静脉破裂，血肿多位于损伤部位；二是皮层的引流静脉在进入静脉窦处破裂，血肿较广泛分布于大脑表面。血肿主要位于幕上部位，幕下极为罕见。

（二）脑挫裂伤（cerebral contusion and laceration）、脑内血肿（intracerebral hematoma）

病理上脑挫裂伤可区分为脑挫伤和脑裂伤，脑挫伤指以脑皮层为底边，朝向脑深部白质的楔形范围内点片状脑组织坏死、水肿及出血。而脑裂伤是伴有软脑膜、蛛网膜、脑实质的破裂，临床上常统称为脑挫裂伤。如果挫伤及坏死组织的出血进一步增加，就会在皮质及白质里形成外伤性血肿，该血肿多数在 6~8 小时后达到高峰。

婴幼儿头部外伤后脑挫裂伤更容易出现在受力点处而不是在对侧，但随着年龄增加这种趋势逐渐减低。虽然小儿的脑挫裂伤及脑内血肿也多伴随着硬膜下血肿同时发生，但是一般来说其发生率明显低于成人，而且由于挫裂伤所致的局灶症状出现率也较低。

【诊断】

头颅 CT 检查可明确诊断，硬膜下血肿的患儿在包括大脑镰及小脑幕周围在内的脑表面可见高密度出血灶，特别是在大脑凸面呈现“新月形”的特征表现，可以明确诊断。脑挫裂伤及脑内血肿的患儿脑实质内可见以皮层为底边的楔形等低混杂密度影，有时伴有局灶性高密度（外伤性血肿），影像表现如图 11-2 所示。MRI 在急性期较少应用，但对于薄层的硬膜下血肿和迟发的小出血及挫伤灶更敏感，是有效的补充检查手段。

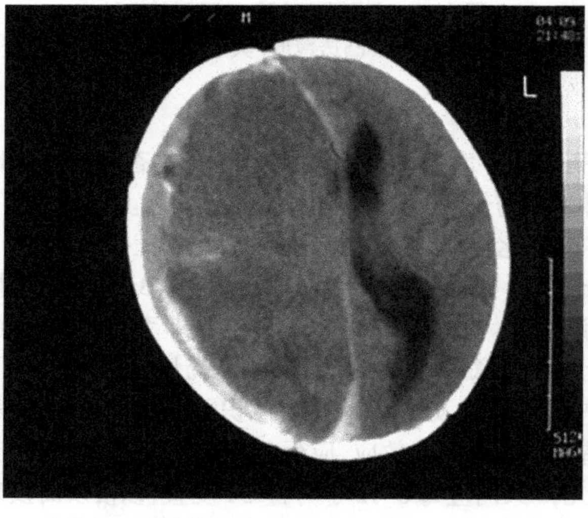

图 11-2　小儿急性硬膜外血肿及脑挫裂伤（伴脑内血肿）的 CT 表现

右侧额、颞部可见薄层高密度灶，呈新月状，同侧脑室受压变小，中线向对侧移位；右侧颞部脑皮层表面为主的点片状高低混杂密度影，其中局灶性高密度灶为外伤性脑内血肿

【治疗】

多采用病变部位直接骨瓣开颅清除血肿，开颅后若见硬膜张力高，不宜骤然切开，应先在硬膜上剪开一小口，放出部分硬膜下积血，待脑组织压力下降后再切开硬膜，清除硬膜下血肿，同时将脑组织内的血肿及其周围挫伤坏死组织清除并严格止血。同时必须尽量保护周围正常脑组织，最大限度地保留神经功能。必要时可去除骨瓣。

四、慢性硬膜下血肿、硬膜下积液

虽然和成人的慢性硬膜下血肿一样可继发于急性硬膜下血肿的吸收期，小儿的慢性硬膜下血肿目前多认为是硬膜下积液腔内继发出血所致。临床上除多表现为呕吐等颅内压增高的症状外，也经常出现头围扩大、发育迟缓等慢性症状。

【诊断】

头颅CT检查显示血肿为等低密度，多数位于双侧额、颞、顶部。在MRI上，在血红蛋白随着红细胞的溶解和破坏逐渐变为铁蛋白和含铁血黄素的过程中，其 T_1 及 T_2 加权像呈现特征性的信号强度改变，能推测出出血的时间。MRI检查更能精确显示出血范围，甚至可以区分出受压的蛛网膜下腔及外侧的硬膜下腔血肿，是慢性硬膜下血肿的重要检查手段(图11-3、图11-4)。

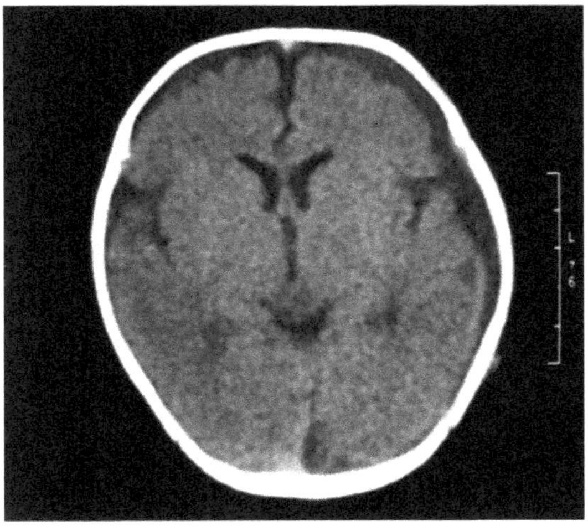

图11-3 慢性硬膜下血肿
头颅CT显示左侧额、颞、顶部硬膜下腔明显增宽，呈低密度改变

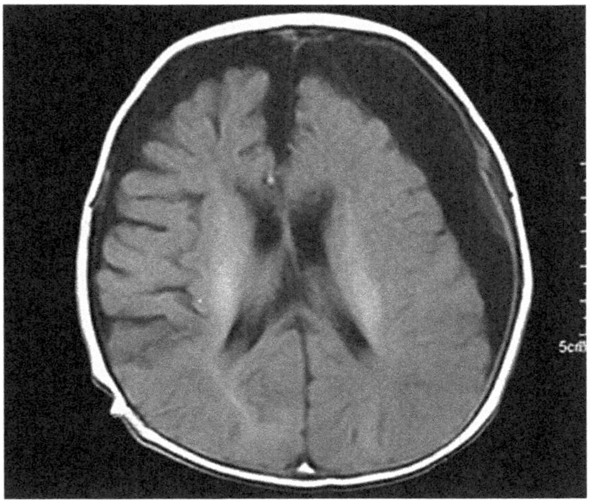

图11-4 硬膜下积液
头颅MRI显示双侧硬膜下积液，左侧更加明显

【治疗】

根据具体病情，目前多采取间断硬膜下腔穿刺、持续硬膜下腔外引流，或对于上述治疗无效的硬膜下积液患儿采取硬膜下积液-腹腔分流手术。

（马 杰）

第三节 胸部外伤

一、概述

骨性胸廓支撑并保护胸内脏器,同时参与呼吸功能。胸骨或肋骨骨折可破坏骨性胸廓的完整性,并使胸腔内的脏器发生碰撞、挤压、旋转和扭曲,造成组织的广泛挫伤,继发于挫伤的组织水肿可能导致器官的功能不全或衰竭。正常双侧均衡的胸膜腔负压维持纵隔位置居中。一侧胸腔积气或积液会导致纵隔移位,严重时健侧肺也受到压迫,并影响腔静脉回流。膈肌分隔两个压力不同的体腔,即胸腔和腹腔,胸腔压力低于腹腔。膈肌破裂时,腹腔内脏器和腹腔积液会疝入或流入胸腔。

胸部外伤(thoracic injury)以直接或间接暴力撞击胸部所致,其中以发生肋骨骨折、气胸和血胸等多见。根据损伤暴力性质不同,胸部外伤可分为钝性伤和穿通伤;根据损伤是否造成胸膜腔与外界相通,可分为开放伤和闭合伤。

钝性伤包括:钝器打击等造成胸部被击部位发生肋骨骨折、胸骨骨折或胸内脏器直接损伤;身体高速运动中突然停止,无论有无碰撞都会发生,由于惯性作用,胸内脏器仍继续向一定方向移动造成胸内脏器和组织断裂或破裂形成减速伤,胸部减速伤可有或无胸壁损伤;由于重物挤压胸部使胸廓前后径或者左右径发生变形,超过机体自然弹性限度,造成挤压伤,胸廓骨性结构发生改变、骨折,往往合并有血气胸、肺挫裂伤,胸骨、气管断裂或者锁骨下血管损伤,甚至还可以发生心脏、大血管的挫裂伤。穿通伤包括:由火器投射物、刀、剪、木棍、钢筋等尖利物穿入胸部所致的损伤。另外,随着医学的发展,医源性的胸部创伤发生率也在不断上升,经皮肺穿刺可造成气胸、血胸、空气栓塞。血管穿刺、心血管介入诊疗、内镜下的诊疗,造成包括气管、支气管、食管、心脏、大血管以及冠状动脉的损伤。这类损伤可以导致气胸、血胸、脓胸、纵隔脓肿、心脏压塞和失血性休克等。

二、肋骨骨折

肋骨骨折(rib fracture)是暴力直接作用于肋骨向内弯曲折断,前后挤压暴力是肋骨腋段向外弯曲折断。胸第 1~3 肋骨粗短,且有锁骨、肩胛骨、上肢的保护,不易发生骨折,但一旦发生骨折多伴有大血管损伤的严重创伤。第 4~7 肋骨长而薄,最易折断。第 8~10 肋前端肋软骨组成肋弓,有弹性缓冲,第 11~12 肋前端游离,活动度较大,均不易骨折。第 11~12 肋由于靠近腹腔,若骨折多存在腹腔脏器损伤。多根多处肋骨骨折将使局部胸壁失去完整肋骨支撑而软化,出现反常呼吸运动,称连枷胸。儿童胸廓弹性较成人好,肋骨骨折发生相对较少或有青枝骨折,即使较强暴力作用于胸廓,胸廓剧烈变形,仍可能未发生肋骨骨折,但会造成胸腔内脏器的损伤,如心挫伤、肺挫伤,气管、支气管损伤等。

【临床表现】

肋骨骨折断端可刺激肋间神经产生局部疼痛,深呼吸、咳嗽或转动体位时加剧。胸痛使呼吸变浅,咳嗽无力,呼吸道分泌物增多。胸壁可有畸形,局部明显压痛,甚至产生骨摩擦音。骨折断端向内移位可刺破胸膜、肋间血管和肺组织,产生血胸、气胸。连枷胸的反常呼吸运动可使肺受压，影响肺正常通气。将双手相对地放置于非疼痛部位，挤压胸廓引起病变部位剧痛，为胸廓挤压试验阳性。胸壁软组织挫伤时该试验为阴性。

胸部X线可明确诊断肋骨骨折，但对于肋软骨骨折、青枝骨折、肋骨骨折重叠或无错位时，较难发现。CT和MRI检查可帮助了解有无并发胸腹脏器损伤和严重程度。

【治疗】

肋骨骨折处理原则是镇痛、清理呼吸道分泌物、固定胸廓和防治并发症。鼓励患儿咳嗽排痰、叩背，早期下床活动，以减少呼吸系统并发症。固定胸廓的方法因肋骨骨折的损伤程度和范围不同而异。

1. 闭合性肋骨骨折

(1)单纯性肋骨骨折：可口服或肌内注射镇痛药。肋间神经阻滞和痛点封闭有较好的镇痛效果。

1)肋间神经封闭：多用于多根肋骨骨折疼痛剧烈者。采用0.5%普鲁卡因10ml注射在骨折肋骨下缘，包括其上、下各一根肋骨。封闭部位可在椎旁肋骨角、腋后线、腋前线或胸骨旁。

2)痛点封闭：在胸壁明显压痛点处用0.5%或1%普鲁卡因5~10ml局部注射骨折部位和周围止痛，可同时对多个痛点封闭。

3)半环式胸部胶布固定：该法有稳定骨折和缓解疼痛的功效。但胸壁胶布固定后可使肺通气功能降低，易出现肺部并发症。其适应证为单纯性肋骨骨折、中下胸部的肋骨骨折。多发性肋骨骨折伴反常呼吸或胶布过敏者禁忌。方法：用5~7cm宽的胶布数条，在呼气状态下由后向前、自下而上将胶布叠瓦式粘贴于胸壁，相互重叠2~3cm，两端均需超过前后正中线3cm。固定范围包括骨折肋骨上、下各2条肋骨。固定时间约2周。

(2)多根多处肋骨骨折：多根多处肋骨骨折可出现胸壁软化致连枷胸(flail chest)，反常呼吸明显，严重者出现呼吸衰竭。若骨折后形成浮动胸壁范围较大，可造成纵隔摆动，导致循环功能障碍。多根多处肋骨骨折在总治疗原则前提下，需在伤侧胸壁放置牵引支架，在体表用布巾钳或导入不锈钢丝，抓持住游离段肋骨，并固定在牵引支架上。消除胸壁反常呼吸运动。出现连枷胸者，在优先保证气道通畅的前提下，给予供氧和通气支持，维持SpO_2>95%。如果出现严重呼吸困难应给予气管插管。

具备其他手术适应证而开胸手术时，在肋骨两断端分别钻孔，贯穿不锈钢丝固定肋骨断端。近年来有人采用NUSS钢板支架支撑多处骨折断端的方法并取得良好疗效。

知识拓展

连 枷 胸

严重的闭合性胸部损伤导致多根多处肋骨骨折，使局部胸壁失去肋骨支撑而软化，并出现反常呼吸即吸气时软化区胸壁内陷，呼气时外突称为连枷胸。是诱发急性呼吸窘迫综合征(ARDS)的重要因素之一。

如果软化胸壁面积比较大，一般一侧在5根及以上肋骨骨折时，甚或双侧累及大部分肋骨，此时，患者大多需要人工或者机械辅助呼吸。如果没有辅助呼吸，大多患者很快陷入窒息而死亡，此种外伤应该与连枷胸区别开来，称作“胸廓碎裂伤”。此类损伤并无反常呼吸存在，只是随着自主或机械控制/辅助呼吸而被动地一起运动。

2. 开放性肋骨骨折　治疗原则：首先应争取在6~8小时内彻底清创胸部创口，妥善处理骨折端，不锈钢钢丝、记忆合金肋骨爪、可吸收肋骨钉等固定肋骨断端，缝合关闭伤口。如骨折端刺破胸膜，需做胸腔闭式引流术。随着微创技术的发展，目前胸腔镜辅助的微创术式正逐步取代传统开胸术式，具有创伤小、恢复快等优势。

三、气胸

气胸(pneumothorax)，即胸腔内积气，气胸的形成多由气管、支气管和肺组织破裂或因胸壁外伤穿破胸膜所致。气胸可分为闭合性气胸、开放性气胸和张力性气胸。

(一) 闭合性气胸

闭合性气胸多由钝性伤所致肺破裂，也可由于细小胸腔穿透伤引起肺破裂，或空气经由胸壁小创口进入，随即创口闭合，胸腔仍与外界隔绝，胸腔内压低于大气压。随着胸腔内积气与肺萎陷程度增加，肺表面裂口缩小不再漏气，气胸状态稳定，不再进展。根据胸腔内积气量和肺萎陷程度可分为小量、中量和大量气胸。小量气胸指肺萎陷程度在30%内，中量气胸肺萎陷30%~50%，大量气胸肺萎陷>50%。

【临床表现】

根据胸腔内积气量和速度以及肺萎陷程度，轻者可无明显症状，随着程度加重有不同程度的胸闷、胸痛、气急、刺激性咳嗽等，严重者有明显呼吸困难。查体可见患侧胸廓饱满，呼吸活动降低，气管向健侧移位。患侧胸部叩诊呈鼓音，听诊呼吸音减弱或消失。胸部X线检查可见不同程度的肺萎陷和胸腔积气，纵隔向健侧移位，偶可伴有少量胸腔积液。

【治疗】

少量胸腔积气，肺萎陷在10%以下，一般无需治疗，胸腔内气体可在2~3周内自行吸收，但需随时观察，避免伤口持续出气，导致大量气胸出现呼吸困难等严重症状。适当吸氧可促进少量气胸的吸收。中～大量闭合性气胸应警惕张力性气胸的发生。建议锁骨中线第二肋间或腋前线、腋中线第4、5肋间行胸腔穿刺或胸腔闭式引流。可使萎陷的肺组织复张，改善患儿缺氧、胸闷等症状。胸腔闭式引流一方面可以改善症状，另一方面也避免了张力性气胸救治不及时带来的风险。尤其对有呼吸困难，穿刺后气胸增加，需要机械辅助通气的，合并血胸的患儿，更有适应证。

(二) 开放性气胸

开放性气胸时外界空气可经胸壁伤口随呼吸自由进出胸膜腔，患侧胸腔负压消失，使胸腔内压几乎等同于大气压。空气出入量与胸壁伤口大小有密切关系。伤口面积大，超过气管横截面积时，经伤口出入空气多，患侧肺部萎缩，丧失呼吸功能。伤口面积较小，患侧肺部分萎陷，呼吸时患侧肺仍可有一定的气体交换功能。由于健侧胸膜腔仍为负压，纵隔向健侧移位，使健侧肺扩张受限。吸气时，健侧胸膜腔负压升高；呼气时，两侧胸膜腔压力差减小，使纵隔在呼吸时产生摆动，吸气时移向健侧，呼气时移向患侧，称为纵隔扑动(mediastinal flutter)。纵隔扑动和移位对腔静脉回心血流量产生影响，引起循环障碍。纵隔扑动可刺激纵隔和肺门神经丛，引起或加重胸膜肺休克。胸壁开放性伤口越大，引起的呼吸和循环功能紊乱越严重。当伤口很大时，如不及时封闭，常迅速导致死亡。

知识拓展

纵隔扑动低氧血症

吸气时健侧肺扩张，吸进气体不仅来自从气管进入的外界空气，也来自伤侧肺排出含氧量低的气体；呼气时健侧肺呼出气体不仅从上呼吸道排出体外，同时也有部分进入患侧肺，含氧低气体在两侧肺内重复交换将造成严重缺氧。此外，纵隔扑动影响静脉血回流入心脏，引起循环功能严重障碍。纵隔扑动对纵隔和肺门神经丛刺激引起加重胸膜肺休克。

【临床表现】

开放性气胸患儿常在伤后迅速出现明显呼吸困难、烦躁不安、口周发绀，甚至休克。胸壁可见明显的伤口与胸腔相通，虽呼吸发出吸吮样声音。气管偏向健侧移位，患侧叩诊鼓音，听诊呼吸音减弱或消失。胸部X线可见患侧胸腔大量积气、肺萎陷，纵隔移向健侧；并可了解有无并发损伤和胸腔内异物。

【治疗】

开放性气胸一经发现，须立即封闭伤口，将开放性气胸转变为闭合性气胸，用无菌敷料在患儿呼气末覆盖并包扎伤口。迅速转运至医院，转运途中密切注意包扎是否严密，敷料有无松动滑脱，时刻警惕张力性气胸的发生。同时予保持呼吸道通畅，吸氧，补液，纠正休克。待患儿全身情况稳定后予清创缝合，清创后放置闭式引流，加强呼吸道护理，使用化痰药物，鼓励患儿咳嗽排痰，早下地活动，促进肺膨胀。并应用抗生素防治感染。如患儿疑似胸腔内脏器损伤或进行性出血，应尽早剖胸探查处理。

（三）张力性气胸

张力性气胸为胸壁、肺、支气管或食管的伤口呈单向活瓣，吸气时空气进入胸膜腔，呼气时活瓣关闭，空气不能从胸膜腔排出，导致胸膜腔压力高于大气压，且胸内压力不断增高，形成张力性气胸，又称高压性气胸。患侧肺严重萎陷，纵隔明显向健侧移位，使健侧肺也受压，导致严重呼吸功能不全和低氧血症。同时纵隔移位使心脏大血管扭曲，腔静脉回流障碍，甚至休克。由于胸膜腔内高压，趋势气体经由支气管、气管周围疏松结缔组织或胸壁裂口处，进入纵隔或胸壁软组织，形成纵隔气肿或颈、胸、面部的皮下气肿。因此张力性气胸是最危险的可迅速致死的气胸类型。

【临床表现】

患儿会出现极度呼吸困难、烦躁不安、意识障碍、大汗淋漓、发绀、脉搏微弱、血压下降。气管、纵隔明显向健侧移位。同时会有患侧胸廓饱满，叩诊呈高度鼓音，呼吸音消失。颈、胸和上腹部有皮下气肿，扪之有捻发感。胸部X线检查可显示胸膜腔大量积气、肺萎陷、膈肌下陷，纵隔向健侧移位以及纵隔、皮下气肿。

【治疗】

张力性气胸患儿病情危重，急救时可使用粗针头紧急穿刺胸膜腔减压，并外接单向活瓣装置，可在针柄部外接剪有小口的柔软塑料袋或乳胶手套，使胸内高压气体易于排除。进一步处理安置胸腔闭式引流，纠治休克。纵隔气肿和皮下气肿一般不需特殊处理，在胸腔排气减压后多可停止发展,以后可自行吸收。胸腔引流管待漏气停止24小时后,复查X线胸片证实肺已充分复张可拔除。持续漏气肺难以复张时,应怀疑有严重肺裂伤、支气管断裂,或有食管破裂,应考虑开胸探查。近年来胸腔镜技术发展迅速,在病情条件允许情况下可采用胸腔镜探查。

四、血胸

血胸(hemothorax),是指血液在胸膜腔间隙积聚,经常与气胸同时存在。血胸发生后不但因为血容量丢失影响循环功能,还可压迫肺组织,影响呼吸功能。血胸推移纵隔,影响腔静脉回流。当胸腔内积血发生凝固时,则形成凝固性血胸。血液是良好的细菌培养基,容易引起感染性血胸。持续大量出血所致胸膜积血称进行性血胸。

【临床表现】

血胸的临床表现与出血量、速度和个人体质有关,儿童全身血容量小,代偿能力差,更容易发生失血性休克。患儿会出现不同程度的面色苍白、脉搏细速、血压下降和末梢血管充盈不良等低血容量性休克的表现;并有呼吸急促、呼吸音减弱等胸腔积液的临床和胸部X线表现。胸膜腔穿刺可明确诊断。

【治疗】

非进行性血胸可根据积血量多少,采用胸腔穿刺或胸腔闭式引流术治疗,及时排除积血,促使肺部膨胀,并使用抗生素预防感染。胸腔闭式引流术的指征应放宽,血胸持续存在会增加发生凝固性和感染性血胸的可能性。进行性血胸应及时开胸探查手术。凝固性血胸应待患儿病情平稳后尽早手术,清除血块,并剥除胸膜表面血凝块机化而形成的包膜,推迟手术时间可能使清除肺表面纤维蛋白膜变得困难,手术可采用开胸或胸腔镜方式进行。感染性血胸如闭式引流效果不佳,应尽早手术清除感染性积血,剥离脓性纤维膜。

知识拓展

胸腔穿刺术

适应证

诊断:对原因未明的胸腔积液,行胸腔积液涂片、培养、细胞及生化等检查,从而确定胸腔积液的性质,以进一步明确疾病的诊断。

治疗:减轻胸腔大量积液、气胸引起的压迫症状;抽取脓液治疗脓胸;向胸腔内注射药物等。

禁忌证

出凝血机制障碍,有出血倾向者。

对麻醉剂过敏者。

剧烈咳嗽或严重肺部疾病等不能配合者。

胸膜粘连者。

病情垂危者。

严重肺结核及肺气肿者,局部皮肤感染。

操作要点 进针点沿下一肋上缘进针,避免损伤肋间血管及神经。

五、肺挫伤

大多数发生于钝性伤患儿,可伴有骨性胸廓严重损伤,如连枷胸,但儿童胸廓弹性好,在严重钝性暴力作用下,可能骨性胸廓无损伤,却伴有肺挫伤(pulmonary contusion)的情况。肺挫伤会引起肺组织和血管损伤,肺实质内出血,更重要的是挫伤后炎症反应会改变肺毛细血管通透性,毛细血管渗出增加,形成肺水肿,造成肺通气和氧合障碍。

【临床表现】

临床上常见呼吸困难、咯血、咳血性泡沫痰及肺部啰音。X 线表现为胸壁损伤部分深面肺的斑片状边缘模糊的毛玻璃样片状渗出影或沿支气管分布呈线状的浸润影,创伤初期胸部 X 线表现不明显,约 30% 患儿在伤后 4~6 小时才出现,而伤后 24~48 小时逐渐明显。但胸部 CT 能更易发现受伤 6 小时内的肺挫伤。其中大约有 21% 是胸部 X 线片不能显示的患儿。肺出血及水肿将在 24 小时之内达到高峰,这样 CT 显像较胸部 X 线将更好。肺挫伤的 CT 表现常常为边界不清的云雾状、毛玻璃及结节样非节段改变或者肺实变。肺挫伤 CT 影像在 24~48 小时逐渐好转,3~14 天完全好转。

【治疗】

肺挫伤本身并无特殊治疗,但合并伤往往危及生命,故而需及时处理合并伤。通常使用抗生素预防肺部感染,短期应用肾上腺皮质激素,保持呼吸道通畅及充足供氧,解痉药使用,防治应激性溃疡等相关处理。肺挫伤最主要的危险为发展成为急性肺损伤,甚至急性呼吸窘迫综合征。近年来提倡采用保护性机械通气的策略治疗呼吸窘迫综合征,可明显降低死亡率。

六、气管、支气管损伤

气管、支气管损伤(tracheobronchial disruption)常发生于钝性胸部损伤。气管内压力的剧烈变化,气管、支气管受强力牵拉都会造成气管、支气管的破裂或断裂。穿透伤直接与伤道路径有关,气管插管、气管切开、内镜检查和异物摘取都可能误致气管或主支气管损伤。

支气管损伤多发生在主支气管段,两侧同时损伤罕见。胸腔内支气管破损时则可表现为张力性气胸。完全断裂的支气管残端可借助于黏膜回缩、血凝块而封闭,造成远端肺完全不张。气管损伤常由于颈前部钝性暴力伤所致,可出现喉气管分离、气管破裂或断裂,也可引起多个气管环破坏,气管软化而发生窒息。

【临床表现】

气管、支气管损伤的部位、漏气及出血量的多少是决定早期症状的主要因素。主要临床表现为咳嗽、喘鸣、呼吸困难、发音改变、咯血、颈部皮下或纵隔气肿、张力性气胸或张力性血气胸。

胸部 X 线和纤维支气管镜检查是最有价值的辅助检查。胸部 X 线检查主要表现皮下气肿、气胸、纵隔气肿、胸腔积液。颈椎侧位 X 线片可见沿椎体前筋膜有气体影是气管或食管损伤最有力的证据。单侧支气管完全断裂的典型表现为伤侧肺萎陷,并下落到肺门附着点以下,仰卧位时肺落在侧后方。对怀疑有气管或支气管损伤的患儿早期行纤维支气管镜检查是最有效的诊断方法。

【治疗】

首先需保持呼吸道通畅，纠正休克和缓解张力性气胸。气管受损时，气管插管是保持呼吸道通畅的首选方案。明确诊断，应尽早开胸探查，行气管、支气管修补成形术。早期手术有助于肺复张、防止支气管狭窄，而且手术操作较容易。晚期手术患儿都存在肺不张，能否保留肺的关键在于远端肺能否复张，对于不能复张的肺应做肺叶或全肺切除。修补吻合时如果有气管壁严重挫伤，可切除 2~4 个气管环，再做吻合手术。手术并发症为气管、支气管再狭窄，支气管胸膜瘘和脓胸。

七、心脏损伤

心脏损伤（cardiac injury）可分为钝性与穿透性心脏损伤。钝性损伤多由胸前区撞击、冲击等钝性暴力所致。穿透伤多由锐器、刃器或火器所致。

（一）钝性心脏损伤

钝性心脏损伤（blunt cardiac injury）轻者为无症状的心肌挫伤，重者甚至为心脏破裂。心脏破裂伤员绝大多数死于事故现场。临床上最常见的是心肌挫伤，轻者为心外膜至心内膜下心肌出血，重者心肌广泛挫伤，大面积心肌出血坏死，甚至心内结构损伤。严重心肌挫伤的致死原因多为严重心律失常或心力衰竭。

【临床表现与诊断】

轻度心肌挫伤可能无明显症状，中重度挫伤可能出现胸痛、心悸，甚至心绞痛等症状。心肌挫伤的诊断主要依赖病史、临床医师的警惕性与辅助检查。辅助检查为：①心电图：可存在 ST 段抬高，T 波低平或倒置，各种心律失常；②超声心动图：可显示心脏结构和功能改变；③心肌酶：可见明显异常。

【治疗】

主要为休息、严密监护、吸氧镇痛等。临床特殊治疗主要针对可能致死的并发症，如心律失常和心力衰竭。并发症一般在伤后早期出现，但也有迟发者。

（二）穿透性心脏损伤

穿透性心脏损伤多由火器、刃器或锐器致伤。火器伤多导致心脏贯通伤，多数伤员死于受伤现场。刃器、锐器致伤多为非贯通伤，伤后早期诊断与及时处理是救治成功的关键。近年来心脏介入诊断治疗的发展与普及，使心导管所致的医源性心脏损伤有所增多。

【临床表现与诊断】

穿透性心脏损伤的病理生理及临床表现取决于心包、心脏损伤程度和心包引流情况。当心包与心脏裂口较小时，心包裂口易被血凝块封闭，出血滞于心包腔导致心脏压塞产生心脏压塞症。临床表现为 Beck 三联症，即心音遥远、收缩压下降和静脉压升高。迅速解除心脏压塞并控制心脏出血能成功地挽救患儿生命。当心包和心脏裂口较大时，裂口难以封闭，临床表现主要为失血性休克，抢救成功率较低。

诊断要点：①胸部伤口位于心脏体表投影区域或其附近；②伤后时间短；③ Beck 三联症或失血性休克和大量血胸的体征。

【治疗】

穿透性心脏损伤的病情进展迅速，需尽早开胸手术，不应采用其他任何治疗措施而延误手术时间。手术开胸后，切开心包缓解压塞，控制出血，迅速补充血容量。情况稳定后修补心脏裂口。

八、创伤性膈肌破裂

创伤性膈肌破裂(traumatic rupture of the diaphragm)可分为穿透性和钝性膈肌损伤。穿透性膈肌伤多由火器或锐器损伤儿童,以钝性外伤造成的膈肌破裂最为多见。其机制为腹内压力的急剧增加使胸腹压力差明显加大,造成膈肌的破裂。严重的创伤使膈肌失去其完整性,以致腹腔内的空腔脏器如胃、小肠、结肠或实腔脏器如肝、脾等可能疝入膈肌破裂孔,形成创伤性膈疝。

(一) 穿透性膈肌损伤

穿透性膈肌损伤常见于下胸部或上腹部穿透性损伤累及膈肌。穿透性暴力常同时伤及胸部、腹部的内脏。穿透性暴力所致单纯膈肌伤较为少见,一般多同时存在血气胸、腹腔积血、积气,以及空腔脏器穿透所致腹膜炎体征。床边B超检查可快速、准确地判断伤情。胸腔穿刺术和腹腔穿刺术也是判断伤情简单有效的措施。

穿透性膈肌损伤应急诊手术治疗。首先处理胸部伤口和张力性气胸,输血补液纠正休克,并迅速手术。根据伤情与临床表现选择经胸或经腹切口,控制胸腹腔内出血,仔细探查胸腹腔器官,并对损伤的器官与膈肌予以修补。

(二) 钝性膈肌损伤

钝性膈肌损伤常见于胸腹挤压伤、爆震伤、坠跌伤和车祸等引起。受伤时膈肌附着的胸廓下部骤然变形和胸腹腔之间压力梯度骤增引起膈肌破裂,钝性伤所致膈肌裂口较大,一般长度为8~10cm,左侧多见,右侧由于肝脏的缓冲作用,破裂机会明显少于左侧。腹内脏器容易疝入胸腔。

【临床表现】

单纯性膈肌损伤初期临床症状和体征轻微,易被忽略。如有血气胸和胸腔内疝入脏器造成肺受压以及纵隔移位,可引起呼吸困难、呼吸音降低等;疝入胸腔的腹腔内脏器发生嵌顿与绞窄,可出现消化道梗阻或腹膜炎的表现,膈肌破裂后初期胸部X线检查缺乏特异性。当胸片上膈肌位置异常、缺乏完整性,应怀疑有膈肌损伤。CT检查可帮助诊断。

【治疗】

一旦高度怀疑或确诊为创伤性膈肌破裂或膈疝,而其他脏器合并伤已稳定,应尽早进行膈肌修补。视具体伤情选择经胸或经腹手术径路。治疗原则:修补膈肌裂口,清除胸腹腔内积液,并置闭式胸腔引流。术中仔细探查胸腹腔内脏器,如有损伤应予以相应处理。

九、创伤性窒息

创伤性窒息(traumatic asphyxia)是小儿胸部闭合性损伤中的一种较常见的综合征,又称为“挤压综合征”。钝性暴力作用于胸部致上半身皮肤、黏膜的末梢毛细血管淤血及出血性损害。当胸部与上腹部受到暴力挤压时,患儿声门反射性紧闭,胸内压骤然剧增,迫使上腔静脉内血流逆流入颈静脉,造成面、颈、肩和上胸部毛细血管广泛性破裂出血。

【临床表现】

伤者面、颈、上胸部皮肤及黏膜出现广泛、密集的紫蓝色淤血点,甚至瘀斑,以面部与眼眶部为明显。口腔、球结膜、鼻腔黏膜有瘀斑,甚至出血;视网膜或视神经出血可产生暂时性或永久性视力障碍;鼓膜破裂可致外耳道出血、耳鸣,甚至听力障碍。伤后多数患儿有暂时性意识障碍、烦躁不安、头昏、谵妄,甚至四肢痉挛性抽搐,瞳孔可扩大或极度缩小,上述表现可能与脑内轻微点状出血和脑水肿有关。

【治疗】

所致的出血点及瘀斑,一般于2~3周后自行吸收消退。少数伤员在压力移除后可发生心跳停止,应作好充分抢救准备。一般患儿在严密观察下对症处理,保持气道通畅,镇痛、吸氧、抗生素预防感染。有合并伤者应针对具体伤情给予积极治疗。

(舒 强)

第四节 腹部创伤

儿童遭遇钝性创伤约10%会引发腹部创伤,腹部实质性脏器损伤可大出血而导致死亡,空腔脏器受损破裂因严重的腹腔感染而威胁生命,早期正确诊断和处理是降低死亡率的关键。近年来,随着对创伤解剖及病理生理认识的深入和超声、CT、血管造影等的应用,对于血流动力学稳定的实质脏器损伤实施保守治疗已成为标准方法并取得良好效果。

腹部损伤可按腹腔有无与外界相通分为闭合性和开放性两类。

一、腹部闭合性损伤

因儿童腹壁菲薄,肌肉常发育薄弱,防御能力差,腹腔器官柔嫩,在暴力下极易受损。轻者仅损伤腹壁,重者实质性器官破裂导致内出血、空腔脏器破裂后发生腹膜炎。因多数儿童不能准确叙述外伤过程及不适程度和部位、查体不配合、腹部外伤情况被其他损伤掩盖等原因,导致儿童腹部闭合性损伤的早期诊断比成人困难。

【病因】

儿童闭合性损伤多由钝性外伤导致,常见原因有交通事故、跌落伤、打击伤、爆震伤、牵拉伤和挤压伤等。在发达国家交通事故伤最多,中国随着汽车保有量的增加,交通事故伤也急剧增多,因此必须警惕"保险带外伤三联症":前腹壁擦伤、小肠穿孔和腰椎骨折。儿童被虐待可以导致腹腔任何部位损伤,其中十二指肠血肿最为常见。

【临床表现】

钝性外伤较轻时仅造成腹壁损伤,表现为局部疼痛、肿胀、皮下淤血、皮肤擦伤或裂伤。肌肉断裂有血肿形成可触及肿块。受损部位有压痛,屈身静卧时疼痛减轻,腹肌紧张或增加腹压时疼痛加重。疼痛随观察时间延长而逐渐减轻。偶伴低热,多无全身症状。

钝性外伤较重时可造成腹腔内实质性脏器损伤和空腔脏器损伤,两者可同时发生,表现不一。易受损器官依次为:脾脏、肝脏、肾脏、胃肠道、膀胱/尿道/输尿管、胰腺和腹腔大血管。

实质性脏器损伤:受伤的器官有脾、肝、肾脏和胰腺等。可出现包膜下破裂、横断、粉碎和血管损伤等不同程度损伤。肝、脾的包膜具有一定张力,包膜下裂伤出血可因包膜压力增加使出血停止,临床表现有胀痛、器官增大、贫血,常无休克。若继续出血,包膜破裂,引起大出血,受伤后先出现腹痛,随之出现脉搏增快,血压下降,甚至休克。查体见患儿有腹胀,程度不同的腹肌紧张及压痛,受损的内脏部位压痛最明显。腹腔内积血、积液可有移动性浊音。

肝胰裂伤后胆汁或胰液流入腹腔出现较强的腹膜刺激征。肝脾破裂常伴有下胸部肋骨骨折。

空腔脏器损伤：常见小肠、结肠、胃及十二指肠损伤。空腔器官破裂后，腔内容物溢入腹腔，胃、十二指肠液刺激腹膜引起化学性腹膜炎，8~12 小时后继发细菌感染，形成化脓性腹膜炎。肝外胆道系统位于腹腔深部，很少单独受损。临床上出现腹痛、恶心、呕吐等症状，查体有腹肌紧张，压痛开始在病变部位最明显，继而出现腹胀、肠鸣音逐渐减弱或消失。全腹压痛以及反跳痛。腹腔积液较多者可出现移动性浊音。积气较多时肝浊音区缩小或消失。病情持续发展，腹膜吸收大量毒素，出现中毒症状。若损伤只限于浆膜或肌层而黏膜保持完整则不出现上述症状。

【诊断】

腹部损伤在经过初期的检查和气道、呼吸、循环评估之后，要求尽快明确内脏损伤的有无，内脏损伤的部位及程度，为早期治疗提供依据。另外，腹部闭合性损伤往往同时合并颅脑、胸部、脊椎、骨盆或四肢等损伤，这些损伤可掩盖腹部体征，增加早期诊断的困难。因此，对患儿应全面检查，细致观察病情，以防漏诊或误诊。

1. 病史 应包括：①了解受伤情况：受钝器伤的致伤源，如车祸、踢伤、坠落等；腹部损伤的部位与程度，外力的大小、方向、速度、作用部位及受伤时患儿的姿势，静止或移动状态。②了解受伤时的生理状态：如是否饱餐或膀胱有尿潴留。③伤前有无慢性病史：如肝脾大、腹内包块等。④伤后全身状况及腹部变化：是否有腹部拒按、贫血、休克等。⑤合并损伤情况：最多见者为合并颅脑损伤，其次为四肢及软组织损伤。⑥伤后处理情况：包括是否输液、输血、镇静及服用镇痛剂等，应用药物种类、剂量、时间等。

2. 体检 首先需要进行全面体检，尤其是对病史不清的小儿，不放过任何可能潜在威胁生命的创伤。其次需要根据具体受伤原因进行侧重检查，如儿童虐待可能造成十二指肠血肿等脏器损伤，开放伤需根据部位进行相应器官检查。而且部分外伤患儿的临床症状逐渐出现，故需要定期反复检查。检查腹部时应按腹部划区，按视、触、叩、听诊顺序检查，特别注意压痛范围，腹肌紧张程度，有无移动性浊音及固定浊音区、肠鸣音等。必要时作直肠指诊。如小儿烦躁不安，表情淡漠、面色苍白、血压下降，脉搏细弱而快，应考虑已有失血性休克。

3. 实验室检查 血常规检查可帮助了解失血情况，是否有腹膜炎等可能。肝脏受损时肝功能多有明显变化，血、尿淀粉酶可以反映胰腺受损情况。血清淀粉酶增高提示胰腺损伤，血清胆红素及肝功能检查对肝脏迟发性破裂、肝内后肝胆管损伤的诊断有参考意义。

4. 诊断性腹腔穿刺和灌洗 该方法简单易行，结果可靠，目的是检查腹腔内有无出血、肠道内容物和胰液。对检查不合作、有昏迷、病史不详及腹部体征不典型者具有诊断价值，诊断准确率可达 80% 以上。穿刺液为不凝的血液提示腹腔内出血，多为实质性脏器损伤；抽出含胆汁的液体则提示有上消化道或胆道损伤；带有粪臭的液体提示回肠远端、结肠破裂；穿刺液可作涂片或淀粉酶检查以除外相关脏器损伤。由于腹腔穿刺阴性并不能排除内脏损伤，应用穿刺插管腹腔灌洗法可提高阳性率。用套管针在下腹部两侧刺入腹腔后，将细塑料管套管针插入腹腔 10~20cm 后抽吸，如无液体抽出，可向腹腔内注入 20ml/kg 乳酸钠林格液或生理盐水，让患儿向左右侧转动 3~5 分钟后，抽液检查。若红细胞数达 1×10^{11}/L，白细胞超过 5×10^{8}/L，淀粉酶超过 100U/L（苏氏法）均为阳性结果。随着 CT、超声等技术的应用，目前该方法主要用于情况危重、血流动力学不稳定患儿，以及观察中出现神志变化、怀疑有腹腔内实质脏器损伤引发腹腔大出血或其他情况需要急诊手术探查者。

5. 平片 胸部平片可以排除胸腔出血，若发现低位肋骨骨折需要排除肝脾损伤，发现膈肌损伤需要排除胸腹联合伤。腹部平片对于腹部钝性外伤依然是最重要的检查，可以诊断空腔脏器穿孔以及有无骨盆骨折等情况。

6. 超声 腹部超声检查有经济、方便、可动态观察、无创、无痛等优点，对肝、脾等实质性脏器损伤的诊断帮助较大，可发现直径 1~2cm 的实质内血肿，确诊率高达 90% 以上。现在提倡临床医师 FAST（focused assessment sonograph trauma）超声检查，了解四部位有无积液：Morison 窝（肝肾间隙、右结肠旁沟和右肺底）、脾肾间隙和左结肠旁沟、盆腔（女性为 Douglas 腔 / 直肠子宫陷凹，男性为直肠膀胱陷凹）及心包。该方法可以判断腹部和心脏有无损伤，特别是对血流动力学不稳定的患儿，可以完全取代诊断性腹腔穿刺灌洗术。

7. CT 可静脉或口服造影剂来增强对比，进一步提高诊断正确率。对儿童腹内实质脏器的钝性伤准确率高，可清晰显示肝、脾、肾等器官的包膜是否完整，大小及结构是否正常。CT 还可发现空腔脏器小穿孔的少量游离气体，肠道损伤表现为肠壁增厚和腹腔内游离气体，增强扫描提示肠壁增强和肠管扩张。CT 检查对肠道损伤的敏感性达到 60% 以上，特异性达到 90%。对于胰腺损伤则需要增强薄层扫描。

8. MRI MRI 检查由于其费用昂贵，要求患儿配合度高而应用较少，主要用于怀疑有脊髓损伤的患儿以及了解胆系和胰腺损伤。

9. 血管造影 目前较少应用，主要用于伴有盆腔损伤的出血控制。

【治疗】

单纯腹壁挫伤多采用保守疗法。卧床休息，伤后 24 小时内局部作冷敷，减少出血；24~48 小时后改用热敷，促进积血的吸收。较大的血肿可全身应用抗生素预防感染。如血肿继续增大，可能存在活动性出血，可手术止血。

腹部内脏损伤的治疗原则是：①多发伤需要先处理危及生命的损伤，如硬膜外血肿并脑疝形成、开放性气胸等。②实质性脏器损伤者，生命体征平稳可先行非手术治疗；若怀疑有腹腔内大出血生命体征不平稳者，应在积极治疗休克的同时进行手术。③空腔器官破裂引起腹膜炎，应先补液纠正水、电解质失衡，同时应用抗生素。经过必要的术前准备后及早手术。若损伤超过 48 小时，腹膜炎已局限者，可先用非手术疗法，严密观察。

腹部创伤的手术探查指征为进行性的失血即将或已引发休克、空腔脏器穿孔引发腹膜炎。因此闭合性损伤的探查指征：①经过复苏，但是对治疗无反应、血流动力学依然不稳定，或有持续性出血的症状，或者输血量超过血容量的 1/2 或超过 40ml/kg；②发现气腹，怀疑胃肠道穿孔；③具腹膜刺激征，怀疑肝、脾等脏器损伤，保守治疗无好转者。

剖腹探查术由于在外科准备、麻醉等过程中患儿情况可以出现变化，因此必须作好马上手术的准备，建立多条大血管通路，备血，必要时建立有创血压监测。

手术野铺巾要考虑胸腔探查的可能，必要时需要胸腔置管及心包穿刺来治疗血气胸和心脏压塞。可以采用正中切口快速进腹，并利于必要时劈开胸骨控制肝脏出血，清除腹腔内积血和血凝块，对于活动性大量出血可给予纱布填塞以控制出血利于检查。胃肠道检查必须从食管直到直肠，必须打开网膜囊检查胃前后壁，Kocher 切口检查十二指肠，逐段检查肠管以除外穿孔，可以经过胃管注入亚甲蓝以了解穿孔部位。腹膜后血肿如腹膜无破损时，先观察，待探查其他器官完毕后再检查范围有无变化，如果有所扩展则需要探查。对于上腹部正中血肿，怀疑肝脏、胰腺和十二指肠损伤者，需要打开后腹膜寻找血管破损部位给予结扎或者修补及探查脏器损伤，如出血无法控制，可以纱布填塞。

二、腹部开放性损伤

小儿腹部开放性损伤少见，多为跌倒或坠落于尖锐物体或被枪弹误伤所致。腹壁裂口较大者可有腹腔内脏（常为大网膜及小肠）脱出或液体外流。根据流出液体的性质，可判断不同内脏的损伤。胃肠内容物流出提示胃肠道损伤；尿液流出提示膀胱输尿管、肾损伤；血液外流提示实质性器官或血管损伤，以上情况均需要手术治疗。腹壁裂口小，无溢液，可按闭合性腹部损伤处理，给予暂时观察。对于腹壁裂口小的刺伤出现以下症状者需要手术治疗：低血压，不能解释的失血，腹膜刺激征，腹腔穿刺 / 灌洗或者影像学检查发现大量不凝血或者肠内容物者。对各个脏器损伤的处理原则与闭合性损伤相同。

三、特殊器官创伤的处理

（一）胃肠道损伤

当胃扩张后受外伤可能导致胃破裂，此时有弥漫性腹膜炎和腹胀，平片可见大量游离气体，需要手术清除腹腔内胃内容物，修补缺口，预后较佳。

处理小肠损伤的难点在于诊断，及时发现可避免并发症和死亡。钝性外伤可以立即引起穿孔，引发腹膜炎症状，也可以 2~3 天以后才会发生，此时大网膜及局部肠管会发生粘连，限制肠液和气体的漏出，腹膜炎症状可以不明显。

当患儿出现腹膜炎症状，影像学检查和腹腔灌洗提示穿孔需要手术探查。胃肠道小穿孔仅有少量气体漏出时，CT 检查可以发现 X 线平片难发现的游离气体，间接征象包括肠壁增厚和肠系膜脂肪条纹等。治疗需要手术关闭穿孔处，切除没有活力或坏死肠管并肠吻合，预后多较佳。部分肠管外伤后没有发生穿孔，可能逐渐出现肠腔狭窄并引发相应症状，后期需要手术治疗。

结肠和直肠损伤多由于穿透性外伤导致，如果裂伤局限并且污染不明显时，可行 I 期修补，否则需要行穿孔处修补和近端造瘘，二期关瘘。

（二）十二指肠损伤

十二指肠上部为腹膜内位器官，十二指肠降部和下部为腹膜后位，十二指肠破裂的特征是局部有出血、水肿和胆汁渗出，术中内镜有助于发现破裂部位。如为十二指肠血肿，治疗上需要胃肠减压和全肠外营养，一般血肿需要 2 周时间吸收，如果血肿没有消失，则需要探查，清除血肿。

术中使用 Kocher 切口游离十二指肠，十二指肠破裂需要使用剪刀修剪破裂十二指肠边缘，完全切除坏死组织，间断缝合裂口，腹膜后要放置引流管。必要时可以打开十二指肠或者术中 ERCP 将导管插入 Vater 乳头，注射亚甲蓝检查胆总管的连续性，如果胆总管破裂，断端修剪后 4-0/5-0 可吸收线间断缝合，如果胆总管已经完全从十二指肠撕开，行胆总管十二指肠吻合术。术中需要打开小网膜囊，观察胰腺有无外伤，特别注意胰腺背侧损伤。

由于胃液和胰液易使十二指肠修补处容易裂开和形成瘘管，因此孤立小的十二指肠穿孔可以行 I 期修补。当有胰腺损伤合并十二指肠损伤时，既往认为需要行幽门窦切除，胃空肠毕 II 式吻合，幽门关闭，十二指肠修补和引流，胆囊造瘘和营养管空肠造瘘；目前认为可以在十二指肠修补术后，可吸收线环行缝合关闭幽门，通过引流胆汁和胃液保护十二指肠修补

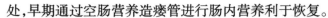

处，早期通过空肠营养造瘘管进行肠内营养利于恢复。

（三）脾脏损伤

脾脏位于左上腹，任何前腹壁的钝性创伤均可能造成脾脏损伤，体检有左上腹部压痛，出血量大、刺激腹壁可出现腹膜刺激征，超声可以准确判断脾脏损伤情况，增强 CT 可以提供脾脏损伤的细节。因为脾脏切除后可能导致暴发性感染（overwhelming post splenectomy infection，OPSI），一旦发生败血症死亡率几达 50%，因此现代脾脏外伤治疗原则为尽可能保守治疗，一旦手术则尽量保留较多的脾脏组织。

脾脏创伤保守治疗成功率达到 95% 以上，少数经过保守治疗暂时稳定的脾脏被膜下血肿可能在 36~48 小时后冲破被膜，出现典型出血和腹膜刺激征，即延迟性脾破裂，多发生在 2 周以内，但也有数月之后的，此时需要行脾切除术。保守治疗后可能出现脾脏假性囊肿和假性动脉瘤，前者需要二期手术切除病变，保留脾脏，后者需要血管造影栓塞。手术指征是经过复苏后血流动力学仍旧不稳定。

当脾脏损伤严重，或者伴有其他损伤和大量出血不能耐受长时间手术时，需要行脾切除，术中必须注意不要损伤胰尾，结扎胃短动脉翔实可靠。因为保留 30%~50% 的脾脏才能保留功能，因此在允许的情况下需要行脾脏修补术，小心结扎脾脏外和内的出血血管，处理裂伤的脾脏断面，使用可吸收线单纯贯穿缝扎或者加垫片褥式缝合，脾破裂捆扎，脾动脉结扎和部分脾切除，创面使用可吸收的止血粉和生物蛋白胶等喷涂止血。

（四）肝脏损伤

当患儿有外伤史或者高空坠落史，右上腹肋缘和侧面外伤史，有急性失血表现和腹膜刺激征，腹腔穿刺提示有腹腔内出血，均需要考虑肝脏外伤可能。需要立即建立足够的静脉通路，行超声和 / 或 CT 检查，了解肝脏外伤程度和腹腔出血量，明确肝脏损伤程度。

外伤性肝破裂按照 Moore 分类有五级：

Ⅰ级：包膜撕脱；无活动性出血；肝实质裂伤 <1cm。

Ⅱ级：包膜下血肿长 <10cm；肝实质裂伤深 1~3cm；肝周穿透伤。

Ⅲ级：包膜下非扩展性血肿 >10cm；肝实质裂伤深 >3cm，活动性出血；肝中央型穿透伤。

Ⅳ级：巨大肝中央型穿透伤；一侧肝叶损伤。

Ⅴ级：双侧肝叶广泛破坏；肝后下腔静脉伤或者主要肝静脉损伤。

当超声或者 CT 检查提示为Ⅰ~Ⅱ级，血流动力学稳定，无腹膜刺激征，可以行保守治疗。当血流动力学不稳定，腹腔内出血引发腹胀、低血压、需要输血才能稳定血压者，不能除外肝损伤合并其他内脏损伤，复杂性肝脏外伤等均需要手术探查。

进腹后，吸尽积血，迅速探查了解情况，肝裂伤处血凝块暂不去除，如果有活动性大出血，可以纱布垫填塞肝后、上、下面初步止血，用手指或者橡皮管阻断肝十二指肠韧带控制出血，常温下阻断安全时间不超过 20 分钟，放松 2~3 分钟后可以再次阻断，待血流动力学稳定后再行下一步探查。

清除肝脏裂伤创面血块、异物和离断粉碎或失活肝组织，清创后对出血点和胆管逐一结扎。对于创缘整齐的病例，可以直接缝合，创面内可以填入大网膜、止血粉之类物质。对于大块肝组织破损，则可行肝组织整块切除或者肝叶 / 段切除，尽量保留较多肝组织。对于裂口深或者大块缺损而止血不满意，可以使用长纱条填塞，纱条尾端置于腹腔外，3~5 天后每天抽出一段，7~10 天取完。当肝静脉主干和邻近下腔静脉损伤时，需要取胸腹联合切口，切断肝圆韧带、镰状韧带、患侧冠状韧带和三角韧带，完全显露肝上、下腔静脉和肝静脉，必要时切开膈肌和心包，显露和阻断心包内下腔静脉，并阻断肾静脉上方下腔静脉，全肝血管阻断，修补破损下腔静脉和肝静脉，但手术极其困难，需要丰富的肝脏外科经验，死亡率高。

(五) 胰腺损伤

胰腺位于腹腔中部腹膜后，横列于1~2腰椎前方，前有肋弓后有脊椎的保护，位置深在，不易受伤。儿童胰腺外伤原因有：交通事故，被坚硬的自行车手柄等物撞击，坠落伤和儿童虐待伤等。患儿常表现为腹痛和肌紧张等腹膜刺激征，胰液刺激膈肌，可出现肩部疼痛。单纯胰腺挫伤症状也可以不明显。

血淀粉酶和腹腔穿刺液淀粉酶升高，但有30%的胰腺损伤无胰淀粉酶增高，胰酶增高的水平与受伤程度可不一致，彩超和CT检查能显示胰腺轮廓是否完整及周围有无积液、积血，磁共振胰胆管成像(MRCP)有助于显示胰管有无断裂。

胰腺损伤可分为5级：

Ⅰ级：不伴胰管损伤的轻微挫伤、撕裂伤或血肿；

Ⅱ级：不伴胰管损伤的较大血肿、较深的挫伤或撕裂伤；

Ⅲ级：肠系膜上静脉(SMV)左侧远端胰腺的断裂伤或累及主胰管的撕裂伤；

Ⅳ级：SMV右侧近端胰腺横断伤或累及壶腹部、主胰管的撕裂伤；

Ⅴ级：胰头严重损伤伴主胰管损伤。

如果胰腺轻度挫伤，无胰腺实质破裂，给予胃肠减压、生长抑素、抗感染和全肠外高营养治疗，必要时行局部引流，至腹痛消失、血淀粉酶下降，胃肠道功能正常则逐渐恢复水解配方蛋白配方奶粉及清淡低脂饮食。

胰腺包膜或者包膜下破裂，无胰管断裂，胰腺组织可以使用1 064nm的Nd:YAG(掺钕钇铝石榴石)激光治疗封闭创面，也可以局部使用组织黏合剂闭合伤口后，包膜间断缝合。

不完全胰腺断裂，未损伤主胰管，可以缝合修补。如果不能确定胰管损伤完整性，可以完全离断胰腺，将胰尾与空肠行胰腺空肠Roux-en-Y吻合，胰尾如果已经破坏，则切除。

胰腺和主胰管完全横断，远端完全破坏，可以切除远端，保留胰腺头部，妥善处理胰腺创面。

Ⅳ级和Ⅴ级损伤，如果十二指肠未受损且壶腹部完整，行清创，外引流术，二期根治性手术。Ⅴ级损伤可以离断胰头损伤处，封闭近端，远端胰腺和空肠Roux-en-Y吻合，胰头毁损严重者，可行胰十二指肠切除术，但死亡率极高。

目前内镜逆行胰胆管造影(ERCP)技术的发展，显著扩大胰腺损伤非手术治疗的范围，提高成功率。Ⅰ级和Ⅱ级损伤不伴有胰管损伤患儿可以考虑鼻胰管引流，Ⅲ级则需要放置胰管支架，胰周积液可以内镜超声经胃穿刺引流，Ⅳ级需要置入胰管支架的同时，放置胆管支架。

部分患儿在外伤2~4周后出现胰腺假性囊肿，直径<5cm且无症状者可观察，囊肿增大(直径≥6cm)出现压迫症状，经CT评估后，可试行超声定位下经皮囊肿穿刺外引流；引流不畅或无法穿刺则需要6周后行囊肿内引流术，首选囊肿空肠Roux-en-Y吻合，如与胃壁粘连，行胰胃吻合。

(冯杰雄)

第五节 泌尿系统创伤

创伤是小儿致伤及致死的主要原因之一。在小儿多发性创伤中，泌尿系统创伤的发生率仅次于颅脑创伤，居第二位。泌尿系统创伤常常合并其他器官系统损伤。患儿有多发创伤时，应首先诊断和处理可能危及生命的中枢神经系创伤、心血管创伤、肺创伤以及腹腔内脏创伤。泌尿生殖系创伤罕有危及生命者，外科医师的任务是首先诊治危及生命的复合伤，同时明确泌尿生殖系创伤情况，恰当处理。泌尿系统创伤可分为开放性和闭合性两大类，小儿多为闭合性创伤，损伤部位中又以肾脏损伤最为多见，尿道损伤次之，输尿管损伤很少见，但常因延误诊断以致失去患肾。目前多种泌尿系统损伤的诊治对小儿泌尿外科医师仍然是难点与挑战，并且存在一些争论。泌尿系统创伤治疗原则是及早诊断，恰当进行尿液引流，病情稳定及时完成泌尿系统修复。患儿在接受腹部探查时，如有必要应该同期检查及处理泌尿系统创伤。

一、肾创伤

肾创伤在小儿腹部钝伤中占 8%~12%，在泌尿系统创伤中最多见，约占 50%。约 25% 以上小儿肾创伤合并其他器官或泌尿生殖系统其他部位创伤，应予以重视。

小儿肾创伤发病率较成人高的原因有：小儿肾脏的体积相对较大，位置较低；10 岁前小儿腰部肌肉较薄弱，肾周筋膜发育差，肾周脂肪薄；第 11 肋及 12 肋骨化核在 25 岁前未闭合，腹壁薄弱。

闭合性肾创伤中最常见的致伤原因是直接暴力，其次为减速伤。直接暴力见于车祸或坠落所致局部钝性碰撞，以及钝器击打等。部分患儿在车祸或坠落时肾区虽然未受直接暴力，因剧烈减速造成脊柱过伸或侧弯，肾脏移位较大而肾门相对固定，受到强烈过度牵拉造成血管撕裂、内膜损伤继发血栓形成，此类减速伤也可造成肾盂输尿管交界部完全性断裂。小儿肾动脉栓塞和肾盂输尿管交界部断裂发生比例高于成人，如果不能及时诊断，失肾率极高。小儿肾脏穿透性肾创伤如刀刺伤、枪伤等国内罕见。原有肾脏疾病，如肾积水、单肾、重肾、异位肾、蹄铁形肾、肾旋转不全、肾母细胞瘤及巨输尿管症时，即使轻微创伤也可造成病理性肾破裂。

【病理分类】

Woodward 和 Smith 将小儿闭合性肾损伤分六型：Ⅰ型：肾皮质挫伤及肾被膜下血肿；Ⅱ型：肾皮质及肾被膜裂伤；Ⅲ型：肾盏撕裂；Ⅳ型：肾全层裂伤或肾碎裂伤，又称多处裂伤；Ⅴ型：肾蒂损伤；Ⅵ型：肾盂输尿管交界部断裂。Ⅰ~Ⅲ型多由一般钝伤所致；Ⅳ型多由车祸、严重直接暴力挤压造成；Ⅴ、Ⅵ型较为特殊，多由坠落或车祸时严重减速所致。

【临床表现】

外伤史和血尿即可作出初步诊断，具体分型完全依靠影像学检查。需要注意，儿童肾创伤病例中 70% 肾损伤没有血尿。尤其重度肾创伤，如肾蒂断裂或肾盂输尿管交界部断裂、肾肿瘤或肾盂输尿管交界部梗阻性肾积水创伤破裂时，血尿很轻甚至没有血尿。血尿程度也不能反映肾创伤的严重程度。腰区局限性皮肤擦伤及瘀斑、疼痛，肾区有压痛或叩击痛是常见表现，可伴恶心、呕吐。延误诊断的病例肾旁局限性积尿可致腹部肿块，发热、胸腔积尿、尿性腹水等均是尿外渗及感染症状，局限性积尿压迫肾脏还可以引起高血压，腹膜后尿外渗及感染还可伴有腹胀等麻痹性肠梗阻症状。

【诊断】

除上述临床症状外，尿常规可发现镜下血尿。血细胞比容低于30ml/dl提示失血性休克。

增强CT扫描可检出5mm以上病变，对各型肾创伤的诊断非常敏感，还可发现肾周血肿、尿外渗以及并发的腹内脏器创伤，了解肾脏血液灌注情况，应作为首选。螺旋CT增强扫描分别重建动脉期、静脉期和分泌期肾脏图像，可清晰观察到肾血管、肾实质、肾盂及肾盂输尿管交界部损伤。延迟扫描亦有助于确定是否有肾盂输尿管连接部的断裂。目前在肾创伤诊断中很大程度上增强CT扫描已经取代静脉尿路造影，并显示其优越性。无论增强CT扫描还是静脉尿路造影，如输尿管清晰显影可除外肾盂输尿管交界部断裂。肾下极周围大量尿外渗并且同侧输尿管不显影时要高度怀疑肾盂输尿管交界部断裂，可经膀胱镜逆行插管造影证实。肾盂输尿管交界部断裂误诊病例肾下方可出现尿囊，容积可达数百毫升，晚期可出现肾积水甚至肾功能丧失而不显影。

超声可敏感辨认肾结构改变及肾内、外血肿。最有诊断价值的是检出尿外渗及局限性肾周积尿，在进行保守治疗时可随时复查监测肾创伤的变化，并可了解肾脏血液灌注情况。

肾核素扫描能显示肾功能状况。如灌注期肾区无灌注，提示肾蒂撕裂或肾动脉栓塞；如为分支动脉栓塞则表现为楔形缺损；功能期如出现放射性摄取减低提示肾挫伤；放射性范围扩大且不规则提示尿外渗。

肾动脉栓塞时小儿可无内出血表现，也无腹内合并创伤。超声检查肾脏形态可以正常而彩色多普勒可发现肾动脉无血流。增强CT扫描患肾无增强或静脉尿路造影不显影。伤侧肾脏不显影应即刻行肾动脉造影，可以确诊肾蒂伤，也可显示严重肾裂伤。

【治疗】

肾创伤治疗目的是最大限度保存有功能的肾组织。多项研究表明，肾创伤患儿接受手术探查者比接受非手术治疗者肾切除率高。小儿肾创伤患儿中的70%~80%可保守治疗，20%~30%需要手术，其中5%~7%做肾切除。保守治疗前提是患儿循环系统稳定，没有休克。绝大部分Ⅰ、Ⅱ、Ⅲ型肾创伤适于保守治疗，需手术治疗者仅约4%。Ⅳ型肾全层裂伤多可保守治疗，肾碎裂伤即便手术探查肾切除比例也较高。有学者认为在患儿没有休克、影像学检查除外肾蒂创伤和肾盂输尿管交界部断裂的情况下保守治疗，可以减少住院时间，减少输血量和肾切除率。但肾碎裂伤保守治疗约50%发生合并症，包括延期出血、高血压、持续性尿外渗及血肿感染等，做肾切除的概率较高。肾蒂创伤及肾盂输尿管交界部断裂没有任何争论，需尽早手术修复，否则明显增加失肾率。肾盂输尿管交界部断裂在明确诊断后，早期手术，难度小，效果好。

保守治疗包括：卧床休息直至镜下血尿消失，抗菌药物控制感染，观察腹部情况尤其腰部肿块有无增大，压痛有无加重，循环系统监测和血细胞比容测定，注意肾功能变化。离院前复查静脉尿路造影或肾核素扫描。

手术适应证包括：肾蒂血管创伤；肾盂输尿管交界部断裂；肾碎裂伤肾区肿块进行性增大、持续严重肉眼血尿、持续严重尿外渗；肾无功能并继发感染或高血压。

肾蒂血管创伤和肾盂输尿管交界部断裂要求数小时内尽早诊断及时手术，避免延误诊断和无谓的观察。肾动脉栓塞肾功能保留与肾缺血时间有直接关系。在12小时内肾保存率达80%,至18小时,肾保存率降为57%,超过20小时失肾率为100%。

肾盂输尿管交界部断裂应急诊肾盂输尿管吻合修复,但极易延误诊断。误诊病例可行二期手术肾盂输尿管吻合。需要强调误诊病例不能完成肾盂输尿管吻合修复时需做肾造瘘,仅做肾周尿囊引流最终会导致肾萎缩和肾功能丧失。

二、输尿管创伤

腹部钝伤多致肾盂输尿管交界部断裂,钝伤时胸、腰脊椎过度延伸或侧弯,肾脏上移而肾盂输尿管连接部相对固定,输尿管受牵拉过度而断裂。输尿管穿透伤国内及罕见,需要关注小儿输尿管医源性损伤。在小儿外科临床工作中已经见到腹膜后肿瘤切除、输尿管镜碎石、阑尾切除、腹腔镜及开放性巨结肠根治、肛门成形、疝囊高位结扎损伤输尿管,甚至同侧同期的肾盂输尿管吻合和输尿管膀胱吻合至输尿管全长坏死缺损。

【临床表现】

输尿管损伤一般无特殊症状,如术中未发现常被延误诊断。腰部胀痛常误认为术后切口疼痛而被忽略,血尿也不多见。尿性腹水是尿外渗造成,常不能及时发现。腹部肿块、发热、麻痹性肠梗阻等已是数天或1周以后的表现并缺乏特异性。

【诊断】

可疑腹膜后积液或尿性腹水,静脉注入靛胭脂,术野或穿刺液蓝染证明有尿外渗。增强CT的延迟扫描对输尿管损伤的诊断极有价值。也可做静脉尿路造影,主要了解肾功能及尿外渗,如输尿管清晰显影且无尿外渗可除外输尿管损伤。诊断不明时经膀胱镜逆行插管输尿管造影确诊。

【治疗】

输尿管损伤应立即修复手术。对已被延误诊断的患儿不能一期修复,应行经皮肾穿刺造瘘而不能仅做肾周尿囊引流。输尿管下段损伤者如损伤段长,不能做端端吻合可剪裁管状膀胱瓣,输尿管与膀胱瓣吻合,并做黏膜下隧道防反流。若上段输尿管缺损过长,则可将肾脏游离下移,利于吻合。缺损输尿管过多无法修复可用回肠或阑尾代输尿管。

三、膀胱创伤

小儿膀胱是腹腔器官、大部分被腹膜覆盖,当腹部损伤时膀胱受伤机会较成人多。

【病因】

1. 腹部钝伤如挤压伤、坠落伤合并骨盆骨折时,由于膀胱内压突然上升。处于轻度充盈的膀胱多向腹膜外破裂,完全充盈时则常向腹腔内破裂。腹腔内破裂约占20%。腹膜外破裂约占80%。偶见难产过程中新生儿膀胱破裂,可见尿性腹水。

2. 膀胱穿透伤、刺伤、枪伤均不多见。偶发生于小儿坠落时尖物经直肠、阴道或腹壁刺伤膀胱。

3. 做内腔镜检查或电灼时造成膀胱穿孔,或做腹股沟斜疝手术时误将膀胱切开或缝扎造成医源性损伤。

4. 慢性梗阻性膀胱(如神经源性膀胱)合并炎症时可致病理性破裂。

【临床表现】

膀胱挫伤及小裂伤的主要症状是痛性肉眼或镜下血尿。膀胱破裂口大时常不能排尿，患儿可有腹胀、弥漫性腹痛。大量血、尿外渗，在腹膜外沿输尿管上行，偶有经腹股沟管、闭孔及坐骨大孔积存于阴囊（大阴唇）、下腹、股部及臀筋膜深面。直肠指诊可触及软、有波动及压痛的肿块。

外渗的血、尿形成尿性腹水，严重时腹胀、呼吸窘迫、肠麻痹以及腹膜自行透析产生低钠、高钾及氮质血症，也可发生严重败血症。

诊断依靠影像学检查，排尿性膀胱尿道造影当造影剂进入游离腹腔时，如系穿透伤可同时有直肠或阴道的损伤。

【治疗】

小的腹膜外膀胱裂伤可留置导尿管 10 天。几乎所有与腹腔相通的膀胱破裂均须手术探查。探查膀胱腔，缝合修补膀胱破裂部分，留置导尿管或膀胱造瘘管，伤口愈合后拔除。

四、尿道创伤

尿道创伤是泌尿系统常见的创伤，发病率仅次于肾脏创伤，多见于男孩。男孩尿道以膜部尿道分界，膜部和前列腺部尿道为后尿道，球部尿道以下为前尿道。女孩尿道创伤多合并阴道损伤。

（一）男童后尿道创伤

骨盆骨折时约 10% 发生尿道创伤，多是完全性断裂。致伤原因 90% 是车祸，其余 10% 是坠落伤、砸伤以及运动性创伤。此外还可有医源性创伤如内腔镜穿破、手术矫治先天性肛门闭锁或直肠尿道瘘时损伤尿道。膜部尿道被盆底肌固定于骨盆环。小儿膀胱基本上是腹腔内器官。青春期前小儿前列腺未发育，不能对前列腺尿道构成保护，耻骨前列腺韧带很薄弱而且不成熟。上述特点形成与成人不同的创伤力，从而造成不同的近端尿道外伤。除有与成人相同的膜部尿道断裂外，小儿可有前列腺尿道断裂及前列腺以上的尿道断裂。

【临床表现及诊断】

临床上最常见的症状是尿道口少量出血、血尿、排尿痛及尿潴留。当有骨盆骨折或者会阴部外伤时应想到尿道损伤。会阴部会有蝴蝶形血肿、阴囊膨隆、局部瘀斑等。X 线平片可见骨盆骨折。当存在腹盆腔及会阴外伤时应做肛诊，如有后尿道损伤，可发现盆腔血肿、前列腺及膀胱上移。经尿道口造影是尿道创伤的诊断依据，严格消毒将导尿管插入尿道外口内 2~4cm，或将注射器乳头插入尿道外口，注入稀释 15%~25% 泛影葡胺。后尿道创伤造影剂外渗在尿生殖膈之上，与腹膜外膀胱破裂不易区分，再辅以膀胱穿刺造影，可见膀胱壁完整，并向上移位。如尿生殖膈也破裂则造影剂广泛外溢于会阴部。造影剂全部外溢不能进入膀胱考虑后尿道完全性断裂，部分外溢同时也可进入膀胱考虑为不全性后尿道断裂。肛门指诊可以了解是否合并肛门直肠损伤以及近端尿道上缩情况。

【治疗】

小儿病情稳定的前提下应尽早处理尿道创伤。后尿道部分断裂膀胱造瘘即可。后尿道完全断裂急症处理是泌尿外科最有争议和困难的问题之一，大体有三种处理方案：①仅做耻骨上膀胱造瘘，日后发生尿道狭窄，再行二期手术尿道修复；②即刻手术（伤后 1~2 天）或延期手术（伤后 2~14 天），行经会阴行尿道端端吻合术；③其他如尿道会师术等在小儿后尿道创伤治疗中有很大局限性。目前小儿后尿道完全性断裂治疗方法的争论主要集中在前两种。

单纯膀胱造瘘的优点有：手术简单、迅速，以便有时间和精力处理其他严重创伤；部分性后尿道断裂，多可经膀胱造瘘引流后尿道黏膜生长自行治愈，无需再次手术；可避免尿道内反复试插导尿管，使不全性尿道断裂被扯成完全性尿道断裂；不暴露耻骨后血肿，继发感染机会少，血肿日后可逐渐被吸收；不做耻骨后探查没有向头侧牵拉膀胱和前列腺，避免了位于前列腺直肠旁沟内，由于外伤血肿和尿外渗被牵拉而处于紧张状态下的勃起相关的神经和血管束的进一步损伤，使发生阳痿、尿失禁机会减少。但完全性后尿道断裂做单纯膀胱造瘘，两尿道断端间形成瘢痕，日后不可避免地发生尿道狭窄或闭锁。如狭窄或闭锁段长，尤其合并尿道直肠瘘或及尿道会阴瘘，治疗困难。

即刻或延期的经会阴后尿道修复的优缺点与单纯膀胱造瘘治疗正好相反。如患儿情况稳定，医师经验丰富、造影检查诊为完全性后尿道断裂并有膀胱前列腺向上移位，可经会阴修复后尿道。优点是完成确切的尿道端端吻合，尿道狭窄发生率大大降低，缩短病程，避免再次手术。需注意除外或成功处理其他复合伤。有学者提倡伤后 5~7 天行亚急症后尿道吻合，理由是经过 5~7 天的救治与观察，可以确认复合伤治疗成功或完全除外复合伤存在，局部出血停止，伤口尚未愈合，便于将上移的膀胱前列腺复位。术中注意必须经会阴完成后尿道吻合，不要做耻骨后探查，更不要向头侧牵拉膀胱前列腺，避免损伤勃起相关的血管神经束。

后尿道完全性断裂的急症处理不必强求一致，需考虑患儿全身状况和医师手术技术两个基本条件。两条件均具备应急症经会阴后尿道修复，条件缺一时以单纯膀胱造瘘为好。伤后 5~7 天条件具备时，进行亚急症的后尿道修复效果同样好。否则可于 6 个月后行二期手术修复尿道。二期手术时多可经会阴完成后尿道吻合，多数患儿经会阴手术彻底切除瘢痕可以清晰显露近端尿道，直视下完成端端吻合。手术时中线切开两侧阴茎海绵体脚会合处，可缩短两尿道断端距离，减少吻合口张力。如膀胱前列腺上移严重，经会阴切口不能显露近端尿道，则需切除耻骨联合部分骨质，在耻骨后完成尿道吻合。如尿道缺损过长可用口腔黏膜、肠黏膜、包皮或阴囊皮肤岛状皮瓣代尿道做一期尿道吻合，或会阴尿道造瘘二期手术修复尿道。但是阴囊皮肤容易长毛发，合并结石，尽量少用。

（二）男童前尿道创伤

前尿道创伤最常见于骑跨伤，猛踢会阴部也可造成同样创伤。偶见刺伤、枪伤或动物咬伤。医源性创伤则见于留置导尿管压迫阴茎根部尿道，造成黏膜损伤继发狭窄。从尿道外口钳夹尿道结石也可造成前尿道狭窄。

【临床表现和诊断】

小儿伤后不能排尿、疼痛及尿道出血。排尿动作加重疼痛、伴出血及尿外渗。骑跨伤有典型坠落骑跨病史。尿道球部损伤时紧张而有力的阴茎筋膜限制血及尿液外渗，如阴茎筋膜破裂，则血、尿液外渗沿会阴浅筋膜弥散于阴茎、阴囊及会阴部；再向上可沿腹壁浅筋膜深层弥散至腹壁。尿道造影可见造影剂外溢在球部尿道周围，膀胱穿刺造影可见膀胱充盈但位置正常，区别于后尿道断裂。其他前尿道创伤因典型的致伤原因诊断不困难。

【治疗】

不完全尿道断裂，留置导尿管 7~10 天。前尿道完全性断裂急症处理没有争论，须急症经会阴手术尿道端端吻合。

（三）女童尿道创伤

女童尿道创伤较男性少见，其原因是女性尿道短、受保护的程度及活动度较大。无论是并发于骨盆骨折的尿道创伤还是其他致伤原因如骑跨伤、刺伤，多并发阴道创伤，如未及时修复，后期常遗有尿道狭窄或闭锁、尿道阴道瘘以及阴道狭窄或闭锁。文献报道女性尿道创伤几乎都合并阴道创伤。陈旧性尿道创伤中 90% 存在尿道阴道瘘。

【临床表现】

当患儿有外伤病史伴骨盆骨折、伤后不能排尿或阴道出血，均应做排尿性膀胱尿道造影以除外尿道创伤。骑跨伤或外阴撞击可造成软组织创伤，导致会阴部出血、淤血、水肿和疼痛。陈旧性尿道创伤则表现为排尿困难或因尿道阴道瘘表现为完全性尿失禁。

【治疗】

急症患儿不完全尿道断裂并且阴道无损伤可留置导尿管。如尿道及膀胱显著移位尤以合并阴道创伤时，应在患儿情况稳定后尽早修复尿道及阴道，有膀胱颈裂伤应一并修复。

对尿道不加任何处理仅行初期耻骨上膀胱造瘘，在女性不可避免地会造成尿道狭窄或闭锁、尿道阴道瘘或两者兼有的并发症，而且二期手术修复尿道阴道非常困难，成功率明显低于急症修复，应尽力避免。

陈旧性女童尿道创伤多数病例是尿道远段或中段闭锁，近端与阴道相通。绝大多数病例需做耻骨联合部分切除，经耻骨入路进行尿道阴道修复手术。女性尿道相当于男性后尿道，女性尿道的长度与排尿控制有关。尿道闭锁及尿道阴道瘘均有组织缺失，需用 Young-Dees-Leadbetter 术式，即剪裁膀胱三角区组织做尿道成形并延长尿道，修复尿道阴道瘘，并使新形成尿道长度 >3cm，以改善尿控。女童陈旧性尿道创伤尿道缺损过多无法修复或严重尿失禁无法治疗时，为改善生活质量可行阑尾输出道可控性尿流改道。

（张潍平）

第六节　运动系统损伤

一、流行病学特点、发病特点

在整个儿童时期，骨折发生率高达 30%~40%，男孩发生率高过女孩，发生的年龄以学龄期和学龄前期常见。学步期前和青少年时期是骨折的低发生期。暑期儿童活动多，是骨折的高发期。儿童在不安全的环境也增加了骨折的发生。家中和户外运动场是常见骨折发生的场所。随着机动车数量不断增加，交通伤导致的儿童骨折也在增加。上肢及锁骨骨折约占儿童全身骨折的 60%，其中肱骨髁上骨折、桡骨远端骨折和尺桡骨骨折最为常见。下肢骨折以胫腓骨骨折、股骨骨折常见。家庭、学校和社会需要对儿童突发骨折有基本了解，发生骨折后，周围的人要对骨折部位做基本固定制动，防止继发损伤后送医院。

二、骨骼系统的特点

骨、骨连结和骨骼肌三种器官组成运动系统。骨骼由骨和不同形式的骨连接组成，构成了人体的基本形态。骨骼上附着骨骼肌，在神经支配下，肌肉收缩，产生运动。小儿骨骼不是成人的缩影，正处于生长发育过程中，解剖结构和生理功能均与成人有明显的不同，所导致的损伤和相应的处理原则与方法亦有其自身的特征。

（一）骨骼的组织解剖学特点

骨按形态分为长骨、短骨、扁骨和不规则骨。在胚胎期，骨来源于间充质，通过膜内化骨和软骨内化骨形成。颅顶骨和面颅骨的发生属于膜内化骨，这是间充质细胞分化为成骨细胞，产生胶原纤维和基质，基质内钙盐沉积，形成骨组织的过程。四肢长骨（除外锁骨）为软骨内化骨，胚胎早期间充质细胞形成膜性骨，即分化为成体骨形态一样的软骨性骨，表面有软骨膜，软骨化骨包括软骨膜化骨和软骨内化骨，两者同时进行。软骨膜化骨在长管状骨的软骨体中份出现，软骨膜内分化出成骨细胞，形成基质并且钙盐沉积，进一步分化成骨与破骨细胞，血管生长，形成初级骨化中心，逐步向两端发展形成骨皮质及其外层的骨膜。胚胎后期及出生后，软骨体两端出现软骨内骨化，形成骨松质及充填于其内的骨髓。长骨干和两端化骨完成后，形成生长板，出生后生长板软骨不断化骨的过程，就是长骨生长的过程，这个过程到青少年后期完成。在长骨生长的过程中，长骨两端的软骨内又先后出现新的骨化中心，称次级骨化中心。各部位次级骨化中心出现的时间有所不同，大多在出生后出现。准确掌握各部位次级骨化中心出现时间，尤其是肘关节肱骨远端与尺骨桡骨近端的次级骨化中心出现时间，才能正确诊治这些部位骨骼的损伤。

小儿骨骼系统是处在不断的发育成熟的过程，而不是成人骨骼的缩小版。其长骨组织解剖特点表现在几个方面，一是长骨的两端通常有软骨构成的骨骺，骨骺（epiphysis）中有次级骨化中心，随生长不断化骨，随后在末端形成软骨的关节面，与干骺端间形成一个生长活跃的软骨区称为骨骺生长板（epiphyseal growth plate），其周围有两个环，一个是 Ranvier 环，位于生长板外面周围干骺端与骨骺之间，由三种细胞组成，在干骺端处是成骨细胞，在生长板处是软骨母细胞，在骨骺处是成纤维细胞。另一个是 LaCroix 软骨周围环，是纤维组织结构，连接骨骺的纤维细胞和干骺端的骨膜。通过 Ranvier 环和 LaCroix 软骨周围环，骨骺、生长板和干骺端连接在一起。骨骺生长板在组织学上分为四层：静止细胞层、增殖细胞层、肥大细胞层和临时钙化层。在细胞的间隙充满了软骨基质和细胞基质，增强了骨骺生长板的强度。但肥大细胞层则明显减少，易从此处发生骨骺分离。在骨骺侧，骨骺生长板的血液供应由骨骺动脉分布至静止细胞层，而在干骺端侧，由干骺端动脉形成毛细血管袢滋养临时钙化层。成熟的骨骺生长板形成了骨骺与干骺端的血运屏障。骨骺损伤是小儿骨折特有的类型。不同骨的骨骺端上下形成关节，有关节周围的韧带附着，随生长发育，骨骺端不同的位置，随年龄出现骨化中心，形成骨突（apophysis），是肌腱的附着点，掌握不同部位骨化中心的出现，是认识这些部位损伤的基础。干骺端（metaphysis）在骨干与骨骺之间，血供丰富，是骨化的区域，软骨被破软骨细胞吸收，骨细胞形成，钙盐沉积化骨。骨干（diaphysis）占据长骨的主要部分，成人皮质骨呈板层排列，质密而坚硬，小儿则骨基质的纤维成分多，随年龄增长，原始结缔组织逐渐被板层结构所代替。小儿骨膜较厚，血运丰富，成骨能力强，在骨骺的部位，形成骨骺软骨环。骨折后骨膜有较强的再塑能力。

（二）小儿骨骼的生物力学特点

骨和软骨组织同其他组织一样，由细胞、纤维和基质组成。软骨基质主要是Ⅱ型胶原纤维和蛋白聚糖。骨基质由有机质和无机质组成。无机质主要是含钙的羟磷灰石和碳酸盐，有机质为Ⅰ型胶原和非胶原蛋白。无机盐含量与骨的脆性有关，胶原含量与骨的韧性有关。

小儿骨组织中无机质含量少，有机质多，血供丰富，多孔性好，因此小儿骨骼较成人骨骼柔韧度大，更能耐受变形的外力。小儿骨皮质内的细孔可限制骨折线的扩展。成人骨不能耐受张力产生压缩性骨折，相反细孔丰富的小儿骨则不易被压缩。

（三）小儿骨骼的生理学特点

小儿骨骼生理功能除有造血、无机盐代谢和免疫功能外，还具有生长发育的能力，而生长发育是小儿最明显的特征。需要充分认识创伤对其生长发育的影响。骨的生长主要指骨骼从出生到成熟各阶段形体变化，而骨发育则主要指骨骼在生长的不同阶段功能上的进展状况。

长骨生长板通过软骨内骨化使其纵向生长，而骨干生长是通过骨膜内骨化，使之横向生长。由于成骨、破骨细胞丰富和血运旺盛，其生长和塑形能力均较成人为强，一旦骨折，愈合速度也很快。各部位骨的骨骺有一个或多个骨化中心，出现的时间与小儿发育时期相关，通过X线片检查一定部位的骨化中心出现的情况，可以作为小儿骨骼生长发育的一项重要指标。小儿骨骺及生长板受到损伤，将会影响骨骼生长发育，可能出现生长异常，发生不同程度的骨关节畸形。

三、骨折的病理解剖特点

骨折（fracture）是由于骨组织在外力作用下，完整性和连续性发生了改变。骨折的命名基于解剖部位、骨折的类型、骨折后碎裂程度、骨折断端与外界的相通性和骨折发生的时间等综合因素。与成人相比，儿童具有骨折的一般共性，但儿童处在骨骼系统的动态发育中，其生理解剖特点是特殊骨折发生的基础，出现特有病理解剖的表现。

（一）骨干骨折的分型

1. 外伤性骨弯曲（traumatic bowing of the bone） 即塑性变形（plastic deformation），指外力造成长骨整体形状弯曲，X线检查没有明确的骨折线，但受伤骨的完整性已经改变，出现弯曲成角。常发生于前臂尺骨、桡骨，如果弯曲成角 >20°，难以通过骨自身塑形好转，需要整复。如果尺骨发生这种骨折，可能同时有桡骨头脱位（图 11-5A）。

2. 竹节状骨折（buckle or torus fractures） 多见于管状骨干骺端与骨干相交处。由于此处骨皮质较薄，韧性好，强度低，当轴向外力作用于管状骨近干骺端，造成该处骨的竹节状改变（图 11-5B）。

3. 青枝骨折（greenstick fractures） 小儿骨骼韧性强，骨膜厚，折断时犹如新鲜嫩柳枝，青枝骨折是指骨折张力一侧骨皮质及骨膜断裂，骨折即形成弯曲畸形，但压力一侧骨皮质和骨膜完整。这是小儿多见的骨折类型，也是小儿特有的骨折类型（图 11-5C）。

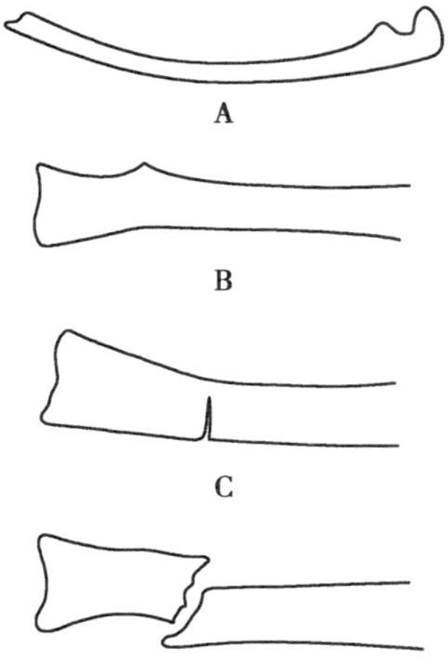

图 11-5 小儿骨折类型
A. 骨弯曲或弓形；B. 竹节状或翘菱型骨折；C. 青枝骨折；D. 完全性骨折

4. 完全性骨折 小儿的完全性骨折与成人一样，骨皮质完全断裂，出现不同程度的移位和成角畸形。表现为不同类型的骨折，如横断、斜形、螺旋形或蝴蝶形等。但小儿完全性骨折中粉碎性骨折相对较少，可能是小儿骨骼较成人更为柔韧的缘故（图 11-5D）

(二)骨骺损伤

骨骺损伤是小儿特有的损伤类型,是指骨骺生长板损伤,可能同时累及骨骺、干骺端、Ranvier 环和 LaCroix 软骨周围环。小儿骨骺损伤较为多见,约占全部小儿骨折的 1/5~1/3。骨骺损伤的分型方法很多,最常用、最广泛接受的是 Salter-Harris 分型方法,涵盖了大多数骨骺损伤的特点。共分为五型(图 11-6)。

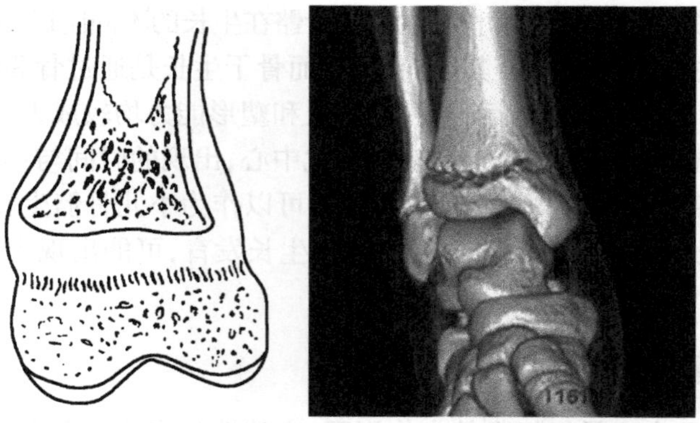

Ⅰ

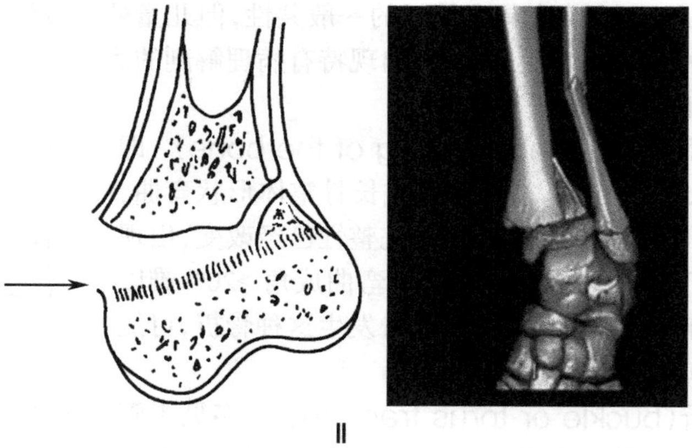

Ⅱ

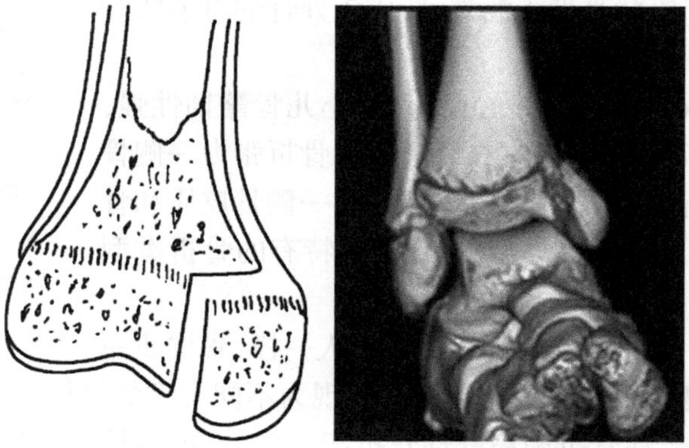

Ⅲ

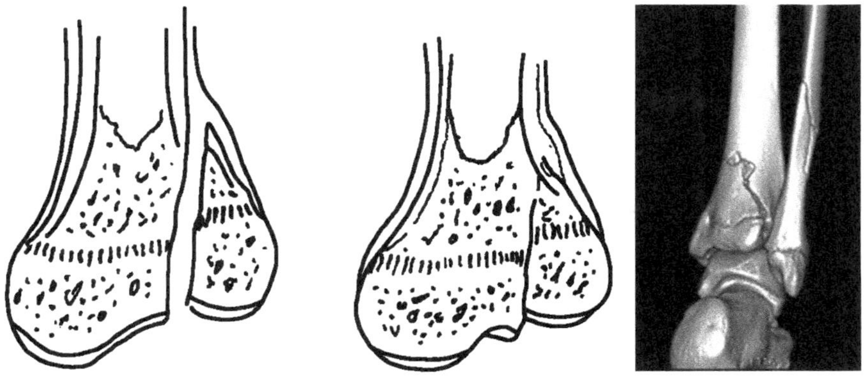

Ⅳ

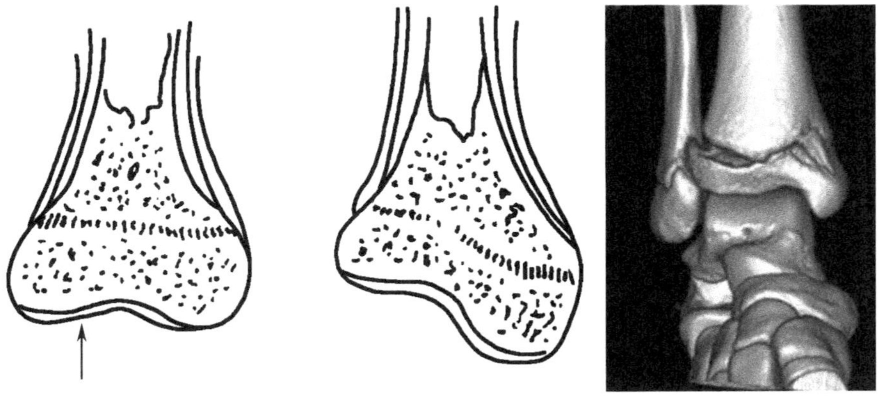

Ⅴ

图 11-6 骨骺损伤的分类示意图(Salter-Harris 分型)

Ⅰ. 骨骺分离;Ⅱ. 骨骺分离骨折;Ⅲ. 骨骺部骨折;Ⅳ. 骨骺和干骺端骨折;Ⅴ. 骨骺板的挤压伤

1. Ⅰ型 单纯骨骺分离,骨骺经生长板自干骺端完全分离,增殖细胞层留在骨骺一侧,钙化层留在干骺端一侧。常常发生于婴儿和有佝偻病的孩子。分离断端无移位时,X 线检查难以发现骨折线,但能够发现软组织肿胀。重视临床病史与体征,受伤部位周围均有肿胀压痛,MRI 检查可以明确诊断。Ⅰ型骨骺损伤 3 周就可达到初步愈合,很少有并发症,一般不影响生长发育,但股骨近端骨骺分离骨折常合并股骨头缺血性坏死,预后很差。肱骨内上髁的骨骺分离,骨不连并不少见,可引起关节不稳。

2. Ⅱ型 生长板部分分离伴干骺端骨折,骨折线沿骨骺生长板内行走一段后,再通过干骺端形成三角形骨块。Ⅱ型骨骺骨折最常见,是由于受到侧向应力的作用,一侧骨膜撕裂。相反,三角形骨块的一侧骨膜完整。Ⅱ型骨骺损伤因增殖细胞层仍留在骨骺,良好复位治疗后一般不发生生长紊乱。

3. Ⅲ型 生长板部分分离伴骨骺骨折,骨折线在生长板内行走的距离不等,然后折向骨骺并进入关节内,属于关节内骨折,较少见。该型骨骺损伤要求精确复位,通常需要切开复位,以防止骨桥形成、畸形愈合和关节面异常。

4. Ⅳ型 骨骺、生长板和干骺端骨折,骨折线起自关节面,穿过骨骺、生长板,延伸至干骺端，是较常见的一种损伤。Ⅳ型骨骺损伤因骨折线经过关节面和生长板的增殖细胞层，处理不当将会形成骨桥，畸形愈合，引起生长发育紊乱和关节面异常。因此该型骨骺损伤也要求精确复位，常需切开复位和内固定，以恢复关节面的完整性和保证骺生长解剖复位。

5. Ⅴ型 生长板部分或全部受到纵向挤压，虽然发生率低，仅占全部骨骺损伤的1%左右。但伤及生长板内四层软骨细胞，可导致生长异常，出现迟发性肢体短缩和成角畸形。骨骺生长板的挤压伤，X线检查难以发现，在损伤当时与扭伤并无区别。此外，Ⅴ型骨折还会以隐匿的方式发生。提高对骨骺骨折的认识，早期行MRI检查，能够明确诊断，为治疗提供确切的依据，并且长期随访，观察损伤对生长发育的影响。

6. Ⅵ型 是近些年新增加的一个类型。为骨骺生长板边缘切割伤所导致的骨骺生长板Ranvier环和LaCroix软骨周围环损伤（图11-7）。多见于草坪割草机造成的内踝切削损伤。治疗困难，几乎都并发骨骺早闭。

值得注意的是，各型之间可以同时存在，如图11-6E，为Ⅴ型生长板纵向挤压伤，同时伴有Ⅰ型骨骺分离骨折。总之，骨骺骨折是儿童常见的损伤。认真地询问病史，全面系统评价，仔细地专科检查，结合X线片、CT和MRI，能够准确和早期诊断，防止漏诊误诊。

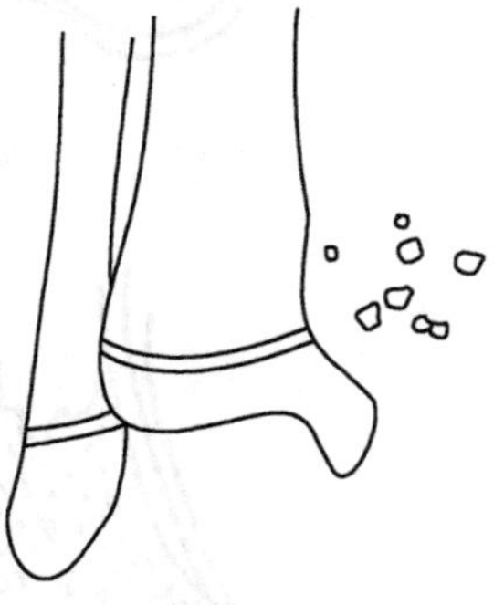
图11-7 内踝切削损伤（Salter-Harris Ⅵ型）

四、骨折临床特点

不同年龄的儿童，伤后临床表现有不同的特点。婴幼儿期伤后出现哭闹，受伤肢体拒动。学龄期以后的儿童能够讲述受伤的过程。仔细询问受伤时的具体情况，能够帮助判断伤情，如摔伤的高度、运动具体状态。如果是车伤，了解当时的车速度、受伤的具体部位等。婴幼儿难以配合体格检查，需要有一个安静和温度合适的环境，需要家长配合，检查的医师要有耐心，渐进多次，才能完成体格检查。首先，通过观察发现拒动的肢体；其次，发现骨折在肢体的具体部位，骨折移位的程度决定肢体肿胀和畸形的程度，即肿胀和畸形明显的部位是骨折处，通过观察和肢体两侧的比较，能够发现受伤的部位。对轻微伤，初步确定受伤的肢体后，先检查可能未受伤肢体是否有压痛和活动程度，再检查怀疑受伤的肢体，从未受伤的部位开始扪诊，发现压痛部位。受伤部位触诊，孩子会出现明显哭闹。第三，确定受伤部位后，通过辅助检查进一步确定诊断。对已有包扎固定的肢体，如果是非开发性骨折，撤除包扎固定，仔细检查。对开放性骨折和复合伤的孩子，首先是检查全身情况，确定生命体征平稳，确定关键脏器是否受伤，然后检查肢体的伤情。一定要检查伤后肢体的末梢循环，肢体远端的活动情况，第一时间对骨折后是否有血管神经的损伤做出判断，即要注意检查是否已发生骨筋膜室综合征。

小儿骨折修复的特点 儿童处于生长发育时期，成骨细胞、破骨细胞丰富而活跃，血液循环旺盛，骨折愈合迅速，年龄越小愈合越快。干骺端和骨干部位的骨折，由于充血刺激骨骺生长板过度增生，可引起患肢暂时性生长加速，如股骨干骨折可过长8~20mm，但骨骺生长板遭受损伤就会导致程度不同的生长障碍。

随着生长发育，由小儿骨折后对位、对线欠佳导致的短缩、成角畸形可获得一定程度矫正。年龄越小矫正能力越强，但内翻、外翻和旋转等畸形多不能自行矫正。

五、诊断要点

对受伤后的儿童，作出准确的诊断，是治疗的前提。首先是通过病史体检确定受伤的部位；其次是对受伤部位行 X 线检查，对可疑骨干受伤，X 线检查范围要包括受伤部位的上下关节，对关节部位受限，X 线检查应该包括整个关节。一般情况 X 线检查不仅可以确定诊断，还可以明确骨折类型、移位情况，也能发现原发病变（如骨囊肿、成骨不全等）的病理性骨折；第三，对于骨挫伤和隐匿性骨折，X 线检查难以发现骨折线，仔细观察 X 线片，通常能够发现软组织肿胀，再次对该部位触诊，能够发现压痛点，临床检查与 X 线片肿胀一致，能确定受伤，MRI 检查能够确定受伤的具体情况，提高诊断水平；第四，有骨骺部位的肢体受伤，一方面，X 线片检查可能发现不了骨折线，如 I 型骨骺骨折，一旦临床和 X 线片检查提示肢体骨骺损伤，MRI 能够明确诊断。另一方面，骨骺生长板在 X 线片上与骨折线难以区分，要防止把生长板误诊为骨折，鉴别的要点是再次结合临床检查，即再次检查受伤的部位，怀疑骨骺骨折的部位没有压痛，则不是骨折线，有压痛则要考虑骨骺骨折。进一步确认的方法是加照对侧相同部位的肢体，比较两侧的 X 线片，或行 MRI 检查。

六、骨折治疗原则与方法

（一）治疗原则

儿童最常见的是单发骨折，治疗的基本原则是复位、固定、功能训练以恢复肢体正常的解剖生理功能。对于骨干骨折，成角移位轻，闭合复位石膏固定，定期随访，确定骨折复位维持在能够接受的程度，避免进一步移位成角。判断骨折临床愈合是基于时间、临床检查和 X 线片检查。年龄越小，骨折愈合越快，通常伤 2 周骨折处有骨痂形成，一般骨折的固定时间是 3~4 周，骨折处无明显压痛，X 线片随访检查发现较多骨痂形成，可撤除固定，进行功能训练，伤后 2~3 个月可以恢复到伤前的功能。

对于骨骺骨折，治疗的原则是获得和维持可接受的复位，防止和减少生长异常的发生。对 I 型、Ⅱ型、Ⅴ型、Ⅵ型骨骺损伤，无明显移位，多数可以采取保守治疗。当Ⅱ型骨折有明显移位成角，可行闭合复位，经皮克氏针内固定石膏外固定治疗。Ⅲ型和Ⅳ型骨骺损伤均属于关节内骨折，要求解剖复位，以恢复理想的关节面，防止创伤性关节炎的产生，多数需要采用切开复位和内固定的方法治疗。避免多次的闭合手法复位，固定时避免使用带螺纹的内固定物穿过骨骺生长板，防止和减轻手术对骺板的二次创伤。

儿童骨折的不同部位、不同年龄、是否是开放性骨折、是否是多发骨折、是否是复合性受伤，这些因素影响骨折治疗的具体实施方法。根据骨折具体情况，选用经皮克氏针技术、弹性髓内针技术、空心拉力螺钉和外固定支架技术等。

（二）治疗方法

1. **骨折闭合复位、经皮克氏针内固定技术** 是治疗儿童骨折最常用的微创方法。随着可移动 C 臂 X 线机器的应用，麻醉下闭合复位经皮克氏针固定已经广泛用于肱骨髁上骨折、前臂骨折和手部骨折。

2. **弹性髓内针技术** 20 世纪 80 年代发明的弹性髓内针，用于治疗较大年龄儿童的骨干骨折。这种技术多点着力，利用金属针的可塑弹性，使骨折固定，而且置钉在干骺端，相对微创。

（三）并发症

1. 骨筋膜室综合征（osteofascial compartment syndrome） 骨筋膜室是一个由骨、深筋膜及肌间隔形成的解剖腔，内有肌肉、神经和血管，由于深筋膜和肌间隔的弹性差，使骨筋膜室的空间容积相对固定，当创伤引起筋膜室内的压力增加，达到一定程度，引起血液循环障碍，造成肢体缺血，损伤神经、肌肉，进一步加重筋膜室的压力，血液循环进一步障碍，形成恶性循环。如果不能早发现、早治疗，会引起肢体缺血性神经肌肉坏死，发生缺血性挛缩。由于神经肌肉缺血超出一定时间，出现的损伤是不可治疗、不可恢复的，防止骨筋膜室综合征的发生，或尽早发现骨筋膜室的早期表现，作出早期诊断，及时治疗，显得尤为关键。

肢体受伤后要求严密观察肢体的血液循环，包括甲床的颜色与充盈程度、肢端麻木、肿胀、动脉搏动等，每 1~2 小时观察一次。对严重受伤的肢体，预防措施包括首先观察确认肢体血液循环，不急于行骨折的治疗；伤后肢体包扎固定要适度；对伤后或手术后的肢体仔细观察，发现循环可疑异常，及早松开所有外固定，适度抬高患肢。骨筋膜室治疗的关键是防止其发生，早期发现及时减压仅仅是补救措施。常常发生的部位是肱骨髁上骨折引起前臂缺血性挛缩，小腿骨筋膜室综合征引起足缺血挛缩。

2. 血管损伤 骨折断端直接刺破血管较少见。移位明显的骨折断端，由于肌肉回缩，骨折断端可以钳闭血管。交通事故等严重创伤可直接损伤血管。不恰当的治疗可损伤或加重损伤血管。血管损伤是骨折的严重并发症，肢体血管破裂缺血超过 4~6 小时，将发生肢体缺血坏死，故需要早发现早治疗。对所有肢体创伤的患儿，第一时间都要检查肢体的血液循环，一旦发现肢体远端没有动脉搏动，可紧急复位骨折，动脉搏动不恢复，则要即刻手术处理。

3. 神经损伤 受伤后通过检查肢体远端感觉、活动情况来发现是否有神经损伤，婴幼儿则需要通过观察来发现。神经损伤多数为挫伤，一般可自然恢复，3~6 个月后不恢复，考虑手术探查。

4. 畸形愈合和不愈合 畸形愈合是指骨折后，断端未能达到有效复位状态下的愈合，断端发生了骨性愈合，但未获得有效的解剖形态。漏诊、误诊、就诊过迟和治疗不当是畸形愈合的原因。对于畸形愈合，要根据畸形程度、年龄和部位，做出相应处理，对影响功能难以自行矫正者，选择适宜年龄行截骨矫正。不愈合是指超过正常所需时间，骨折没有愈合，再通过延长时间还是没有愈合的迹象。引起的原因常常是治疗固定不当、感染、软组织嵌顿和骨缺损等原因。骨不愈合出现骨不连接，虽然在儿童少见，一旦发生，治疗同样困难。

5. 生长紊乱 受伤肢体骨折后，随后期的生长发育，可能出现生长紊乱，表现为长短异常，肢体力线异常，出现肢体内外翻畸形。常见有 2 种情况，一是骨折对骨骺生长板软骨的破坏，导致肢体生长紊乱，包括成角畸形和肢体短缩。表现形式为骨骺生长板内异常的骨性连接，即骨桥形成。中心型骨桥主要影响肢体长度，而边缘性骨桥引起成角畸形。对于已形成的骨桥最理想的治疗方法是骨桥切除，重新恢复骨骺的生长能力。但目前的医疗技术，骺开放手术的成功率不超过 50%，且骨桥的范围不能超过骨骺生长板的 50%。如确实不具备骨桥切除的条件，中心型骨桥可根据患儿的年龄、患肢短缩的程度采用健侧肢体骺阻滞术或患肢的肢体延长术。而边缘型多采取截骨术来矫正，防止对同一肢体其他关节的不良影响。二是长骨的骨干，受伤部位的肢体，随生长肢体的长度较对侧长，如股骨骨折后，受伤的股骨会随生长发育出现过生长，长度超过对侧 2~3cm。

6. 再骨折　再骨折是指骨折治疗后，在愈合过程中，同一部位，受外伤后再发生的骨折。发生的原因有石膏外固定去除过早，骨折晚期畸形愈合的局部受力集中，钢性内固定取出后以及石膏固定期间患儿活动过度（如溜冰、滑板、摩托车等）所致。值得重视的是再骨折发生率在儿童可以高达 1%，要重视预防发生。

七、小儿常见骨折与脱位

（一）锁骨骨折

锁骨骨折（fracture of the clavicle）是儿童常见的骨折，占上肢骨折中第三位。在胚胎发育中锁骨是第一个出现的骨，其化骨的过程是膜内化骨。锁骨的骨膜厚，周围有胸锁筋膜和锁骨下肌肉组织，这是锁骨骨折后很少伤及锁骨下血管和臂丛神经的原因。锁骨两端有骨骺生长板，骨化关闭的时间持续到成人。锁骨呈 S 形，中外 1/3 最为薄弱，是骨折易发区。最常见致伤是跌倒时，上肢或肩部侧方直接触地所致，轻者发生青枝骨折，重者发生横形或斜形骨折，伴不同程度移位。外侧发生骨骺分离骨折，易误认为肩锁关节脱位。

【临床特点】

新生儿有肩难产史，婴幼儿有外伤史，或能追问到外伤史，学龄前以后的儿童常常有明确的外伤史。新生儿和婴儿首诊以锁骨包块为主诉，常因为家长忽略受伤过程，直到骨折愈合，断端形成骨痂，出现包块才引起重视。新生儿和婴幼儿的临床特点是上肢拒动，被动活动上肢出现哭闹，细心的家长会述抱孩子腋下会哭闹明显。体检发现孩子受伤侧的上肢拒绝配合主动活动，保持肩关节不动状态下，肘关节和腕关节活动不受限，没有压痛。而锁骨部位肿胀、压痛和肩关节活动疼痛为其特点。大龄儿童表现为以健侧手固定患肢于胸前，以减轻重力缓解疼痛。因此，对上肢损伤，要检查上肢，也要检查锁骨，尤其是当检查上肢压痛活动没有异常时，不要忽略锁骨的检查，以防漏诊。X 线检查可以明确诊断及确定骨折移位情况。

【治疗】

锁骨具有很强的愈合和再塑能力，锁骨骨折以保守治疗为主。新生儿和婴儿不需要特殊的治疗，通过注意体位，注意护理达到治愈。告知家长尽量减少患肢活动，平睡不用枕头，3~5 天后患儿就不会哭闹。尤其告知家长，伤后 2 周局部出现包块，肿块随年龄再塑会消失，过程大约 6~12 个月。幼儿及更大的儿童，青枝骨折不用整复，用三角巾或者颈腕吊带制动即可。完全骨折用“8”字绷带或锁骨带固定（图 11-8）。对大龄儿童和青少年锁骨骨折，应予整复后固定，方法是患儿坐在凳上，术者以膝顶住患儿的背部，将两肩向上向后牵拉，两腋下置放棉垫，避免压迫神经和血管，用宽绷带、锁骨带或石膏绷带作“8”字形固定。注意皮肤护理，每周随诊，调整固定。一般固定 4 周后 X 线片上可见连续性骨痂，即可去除外固定，进行功能锻炼。

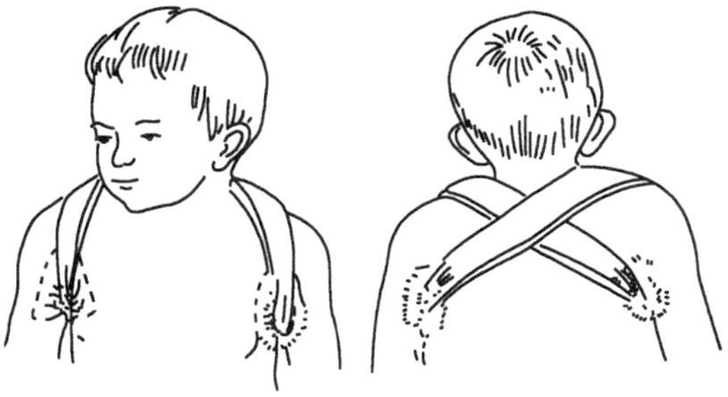

图 11-8　锁骨骨折的“8”字绷带或锁骨带固定法

（二）肱骨髁上骨折

肱骨髁上骨折（supracondylar fracture of the humerus）是小儿最常见的骨折之一，占肘关节损伤的50%~60%。发病高峰年龄在3~10岁。合并神经血管损伤及造成后遗症的概率占肘部损伤的首位。

【解剖特点】

小儿肱骨远端解剖结构独特，骨干为圆形而远端呈扁宽状，分为内、外侧柱，与尺骨桡骨形成关节，内、外侧柱之间前有冠状窝，后有鹰嘴窝，中间仅为极薄的骨片相隔，该部位是皮质骨转变为松质骨的部位，结构非常脆弱，是易发生骨折的解剖基础，也是治疗时很不容易获得满意的复位的原因，即使切开复位也难以获得和维持解剖复位。肘前方有肱动静脉和正中神经在肱二头肌腱膜下、关节囊前方经过，肱骨外髁上的前外侧有桡神经，内髁上后方有尺神经通过，当骨折时可能发生血管、神经的损伤。

【骨折类型】

肱骨髁上骨折可分为伸直型与屈曲型两种（图11-9）。伸直型约占95%，因跌倒时肘关节强力过伸手掌着地所致，骨折线从前下方斜向后上方，骨折远端向后上方移位，包括伸直尺偏型和伸直桡偏型。Gartland依据移位程度将伸直型分为三型，Ⅰ型：骨折后前侧皮质断裂，后侧是完整的，骨折无移位和成角；Ⅱ型：肱骨远端前侧骨皮质断裂，后侧骨皮质存在一定程度铰链，骨折断端未完全分开，可发生成角畸形；Ⅲ型：骨折断端完全分离移位，骨折断端无接触，此型容易出现神经血管并发症。屈曲型少见，受伤时肘关节呈半屈曲位，肘部着地，骨折线自后下斜向前上方，骨折远端向前上方移位。

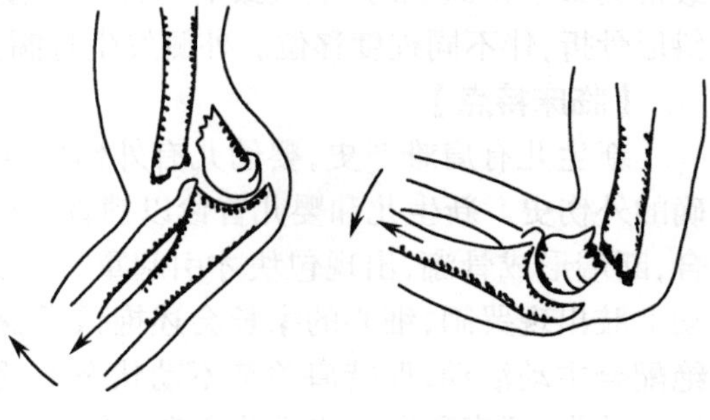

图11-9 肱骨髁上骨折分类
A. 伸直型；B. 屈曲型

【临床诊断】

对于Gartland Ⅱ/Ⅲ型，就诊时常有明确的外伤史，检查发现肘部肿胀，行X线片检查，能够明确骨折的诊断与类型。临床诊断中需要重视几个方面：①对不会表述或不配合的幼儿，Gartland Ⅰ就诊早期常常肿胀不明显，需要耐心，多次检查肘部，在肱骨髁上的内外侧，可以发现压痛点。对于无移位髁上骨折，X线片仅显示阳性的“脂肪垫”征，必要时可作MRI明确诊断。②对于肘部肿胀、哭闹的幼儿，如果外伤史不明确，X线检查未发现明确的骨折线，需要与肘部感染鉴别诊断，感染的孩子白细胞高、红细胞沉降率和C反应蛋白增高，肘部超声能够发现积液。③对于伤后肘部肿胀明显的孩子，一定要检查手的活动程度，以发现有无神经的损伤，一定要检查桡动脉搏动和甲床充盈程度。④注意观察和发现骨筋膜室综合征，当疼痛和肘部肿胀加重，手指牵拉被动伸直疼痛明显加重，桡动脉搏动减弱，甲床充盈差，手指麻木等，出现其中的一个或多个情况，均要拟诊为骨筋膜室综合征。防止骨筋膜室的方法是骨折尽早复位、包扎适度。一旦确定骨筋膜室综合征，则要紧急手术减压。

【治疗】

肱骨髁上骨折一旦发生骨筋膜室综合征，前臂神经肌肉发生缺血坏死，超过4~6小时，则不可治疗和恢复，前臂和手出现缺血挛缩，永久残疾。故在该骨折的诊治中，要把防止骨筋膜室综合征的发生,观察骨筋膜室综合征的出现放在首位。伤后24~48小时,肘部肿胀明显加重,是骨筋膜室综合征易发的时段,因此,伤后24小时内,尤其是12小时内,肿胀程度轻,是治疗的好时机。具体方法根据骨折的类型、骨折移位的程度、局部肿胀的轻重,以及有无血管、神经的损伤而选择。

1. 伸直型肱骨髁上骨折的治疗

(1) Ⅰ型:大多数Ⅰ型骨折用石膏固定即可,由于石膏等外固定,可能加重肘部肿胀,发生骨筋膜室综合征,石膏固定后第一周,尤其是头3天,要密切观察患肢循环和活动情况,观察疼痛,肿胀疼痛加重者,要尽早复诊,及时检查手的血液循环。治疗疗程3~4周即可。Ⅰ型骨折如果有轻微过伸或内侧骨皮质塌陷,需要闭合复位后再用石膏固定,而内侧骨皮质塌陷则将导致肘内翻畸形。

(2) Ⅱ型:Ⅱ型骨折需要复位以防止肘关节过伸和成角畸形。闭合复位、前臂中立位、石膏或支具固定屈肘90°,疗程3~4周;复位后不稳定或再移位,可采用经皮穿针固定结合石膏制动。克氏针交叉点应在骨折线平面以上,以控制旋转,牢靠固定(图11-10)。采用内侧克氏针固定时,应注意避免损伤尺神经。

(3) Ⅲ型:所有Ⅲ型骨折均应采用闭合复位经皮克氏针固定。对于就诊延迟,肘部肿胀明显,闭合复位困难,可采用尺骨鹰嘴牵引治疗。手术开放复位克氏针内固定常用于开放性肱骨髁上骨折、有血管损伤和骨折断端有软组织嵌入不能复位,根据骨折移位情况采用肘关节前侧、内侧或外侧手术入路,入路的选择要分析病理解剖特点,采用就近入路骨折断端原则。

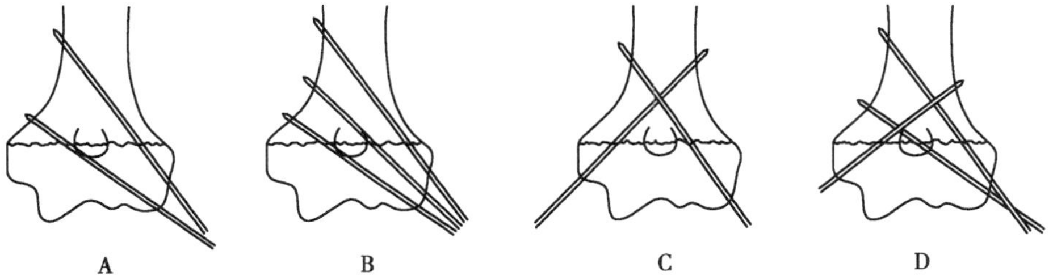

图11-10 经皮穿针治疗肱骨髁上骨折

A. 大多数骨折,外侧2枚克氏针固定即可;B. 对非常不稳定的骨折,可使用3枚克氏针固定;C. 传统交叉克氏针固定容易损伤尺神经;D. 对极不稳定骨折,外侧2枚克氏针,内侧1枚克氏针交叉固定

2. 屈曲型肱骨髁上骨折的治疗 骨折移位轻且稳定,在肘关节伸直位进行复位,成功后以伸直位石膏固定;对于复位后不稳定或移位明显,复位后要采用经皮克氏针固定,加石膏外固定,可用屈曲位石膏,固定疗程要3~4周。

【并发症】

肱骨髁上骨折的并发症较多,诱发原因既有损伤重、骨折移位明显的因素,也有医师处理不当和疏于观察的原因,大致分为早期和晚期两大类。

1. 早期出现的并发症

(1) 血管损伤:最常见的是在伸直型Gartland Ⅲ中,骨折的近端与远端将肱血管卡压所致,由于压迫程度不同,其血管损伤的轻重也不同,骨折近端直接刺破肱血管较少见,检查到桡动脉搏动弱或消失是血管损伤的典型表现,这是一种需要及时处理的严重并发症。就诊当时发现,可立即在急诊室行手法复位。轻者骨折复位后往往可恢复正常桡动脉搏动,如果仍然不恢复,则快速进手术室,如果能够闭合复位,可经皮克氏针固定,再观察桡动脉搏动;如果闭合复位不能成功,肘部肿胀明显,甚至前臂也明显肿胀,则立即手术探查血管并行肘前筋膜切开减压,如果已经考虑前臂缺血挛缩,则还要行前臂筋膜切口减压,这样才能够最大限度地保存肌肉神经功能,避免长时间缺血而使肌肉和神经组织产生不可逆的损伤。

(2)神经损伤:多为骨折近端对神经的机械刺激。如伸直尺偏型骨折多见桡神经损伤,伸直桡偏型骨折多见正中神经损伤,屈曲型多发生尺神经损伤。单纯神经损伤不是手术探查指征,绝大多数可随着骨折复位、机械刺激因素的消除而逐渐自行恢复功能,3~6个月后,神经损伤仍然没有恢复,则需要手术探查。

(3)前臂缺血性肌挛缩(Volkmann's ischemic contracture):是肱骨髁上骨折最严重的合并症,即骨折后和/或治疗中,发生了前臂的骨筋膜室综合征,而且没有能够及时发现和处理,造成了前臂肌肉神经缺血,出现肌肉神经坏死,继而纤维化,患侧表现为腕关节和手指间关节屈曲,而掌指关节过伸的挛缩畸形,呈典型的爪形手畸形(图11-11)。发生的主要原因是骨折移位明显、骨折多次甚至暴力复位、骨折复位后肿胀严重、小夹板或石膏外固定过紧,固定肘关节屈曲角度过大等,致使前臂肌肉血液循环受阻,肌间水肿,加上筋膜间隔的限制,又加剧血液循环障碍的恶性循环,这个过程一旦超过4~6小时,会造成前臂肌肉和神经的不可逆损伤,导致前臂功能障碍甚至完全丧失,后期无论采取何种补救方法均无法恢复正常功能。治疗的关键是防止前臂缺血性肌挛缩的发生,要求对该类骨折的诊治的任何环节,都要高度警惕该综合征的发生,要告知家长如何配合观察,一旦及时发现前臂有缺血性改变,尽早予以准确、彻底的减压处理,拆除所有夹板、石膏外固定,松开所有敷料使皮肤完全暴露,仔细观察确定血液循环的恢复。如果不恢复应及时手术,术中减压范围要充分,要松解肱二头肌腱膜,方法有多个小切口减压,或从肘关节前部至腕关节做长切口,将深筋膜甚至肌膜均松解,皮肤切口留待二期缝合。

2. 晚期并发症

(1)肘内外翻畸形(cubitus varus or valgus):是肱骨髁上骨折最常见的并发症,是骨折愈合后肘关节提携角异常的一种外观畸形,多数不影响肘关节功能。骨折远端向后内移位,肱骨远端内侧柱塌陷、治疗后遗留尺偏畸形、骨折远端旋转都是造成肘内翻的重要原因。而肘外翻常见于桡偏型骨折。肘内翻严重者,可在骨折愈合1年以后,行肱骨远端截骨术纠正。

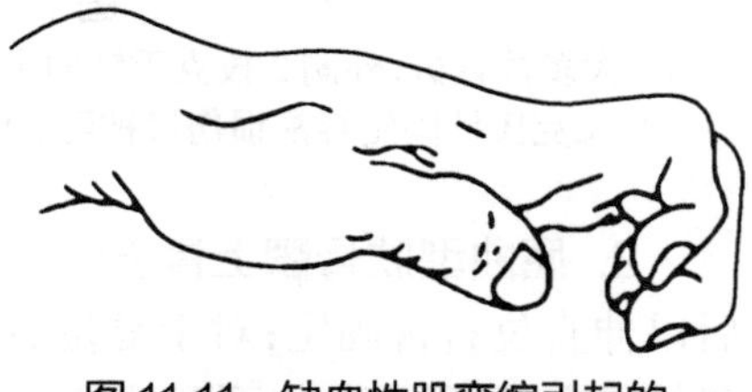

图11-11 缺血性肌挛缩引起的爪形手畸形

(2)骨化性肌炎:多数由于反复粗暴闭合复位、切开复位手术中广泛剥离、强力被动牵拉活动所引发。严禁手术松解,可通过主动功能锻炼配合适度理疗康复等恢复功能。

(3)肘关节功能受限:由于骨折线通过了肱尺骨关节面、复位的程度、术后骨痂的形成等因素,均影响肘关节的功能。骨折一旦基本愈合,则要功能锻炼,以获得最大程度的功能恢复。

（三）肱骨外髁骨折

肱骨外髁骨折（fracture of the lateral condyle of humerus）是儿童常见的一种 Salter-Harris Ⅳ型骨骺损伤，发生率仅次于肱骨髁上骨折而居肘部骨折第二位。多发生于 4~10 岁的儿童。

儿童肱骨远端随年龄出现多个骨化中心，肱骨小头出现最早在 1 岁左右，肱骨外上髁出现最晚在 11 岁左右，滑车大致在 10 岁。肱骨外髁是前臂伸肌总腱的附着点。损伤机制是肘关节伸直位时内翻外力所致。骨折线通过肱骨远端外侧干骺端、骨骺、肱骨小头或内侧、部分滑车到关节面，从肱骨干骺端外侧斜向内下方进入关节。

按骨折移位程度分为三型。Ⅰ型：原位骨折，关节面完整，骨折分离移位 <2mm；Ⅱ型：骨折移位 2~4mm，无水平位翻转；Ⅲ型：骨折移位 >4mm，合并明显移位和翻转（图 11-12）。

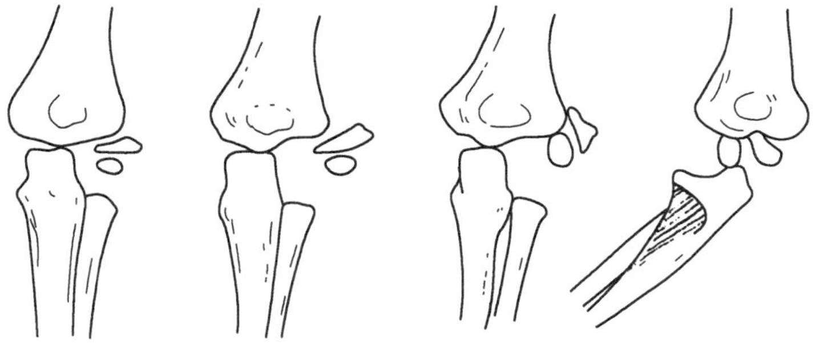

图 11-12 不同类型的肱骨外髁骨折

Ⅰ型：没有移位骨折；Ⅱ型：轻度外移无旋转骨折；Ⅲ型：旋转骨折

【临床表现与诊断】

伤后肘部疼痛，肘关节外侧肿胀，压痛，活动受限。移位轻，可能肘部肿胀不明显，仔细检查能够发现肘外侧压痛。移位重，出现肘外侧明显肿胀，可扪到分离的骨块。可发现肘后三角消失。X 线正、侧位片可确定诊断，并了解骨折移位的程度和方向，Ⅰ型骨折有时需要加照斜位片，才能发现骨折线。

【治疗】

肱骨外髁骨折系关节内骨折，骨折线通过骨骺生长板，因而需要解剖复位，以恢复关节功能和肱骨远端的正常生长。对于Ⅰ型骨折，石膏长度要求能够固定肘关节和腕关节，前臂旋后位固定，需要告知家长，这种骨折是不稳定骨折，可能移位，每周要复诊，行 X 线片检查，确定骨折移位情况。对于Ⅱ型骨折，可在 C 臂下行闭合复位，经皮克氏针固定。对于Ⅲ型骨折，应积极采用手术治疗，切开复位克氏针固定术。因为肱骨外髁骨折块浸泡在关节液中，常导致骨折延迟愈合甚至不愈合。因此骨折固定时间要长于肱骨髁上骨折 1~2 周，直至 X 线检查有连续骨痂越过骨折线。

严重移位未经治疗的肱骨外髁骨折常常发生骨不连、进行性肘外翻和迟发性尺神经炎等并发症。因此，对于骨不连，不管就诊与受伤有多少长时间，即使其结果均不如急性期处理者满意，也需要手术治疗，使其骨连接。由于是骨骺骨折，一些孩子随访 X 线片上会出现类似“鱼尾”状的发育畸形，这只是影像学改变，患儿主观上感觉不到此种“鱼尾”畸形的影响。

(四) 肱骨内上髁骨折

肱骨内上髁骨折(fracture of the medial epicondyle of humerus)属于Ⅰ型或Ⅱ型骨骺损伤,好发于10~15岁的儿童。肱骨内上髁骨化中心约在6岁出现,16~18岁时与肱骨干骺端融合形成骨突,该处是前臂屈肌总腱的起点,又是肘关节侧副韧带的止点,尺神经经过内上髁后侧的尺神经沟,所以肱骨内上髁骨折易发生尺神经的损伤。肱骨内上髁不参与肱骨的纵向生长,故其骨折不影响肱骨的长轴生长。

由于肘关节在伸直位或半屈位时外展应力作用,前臂屈肌腱强力收缩导致内上髁撕脱骨折。如损伤暴力较大时,可致背侧副韧带及关节囊撕裂,值得注意的是肘关节外伤脱位患儿中,约1/2有肱骨内上髁骨折,内上髁骨块牵拉移位嵌压在关节内,给诊治带来难度。根据骨折移位程度可分为四型。Ⅰ型:骨骺无移位或仅轻微移位,即在任何平面骨骺移位≤ 5mm,对于Ⅰ型骨骺骨折,可双侧X线片比较判断移位程度;Ⅱ型:骨骺移位≥ 5mm,并向远端旋转移位至关节水平;Ⅲ型:移位的骨骺经破裂的关节囊而嵌入关节内,常合并桡骨头的软骨面的损伤;Ⅳ型:骨骺明显移位伴肘关节侧方脱位(图11-13)。

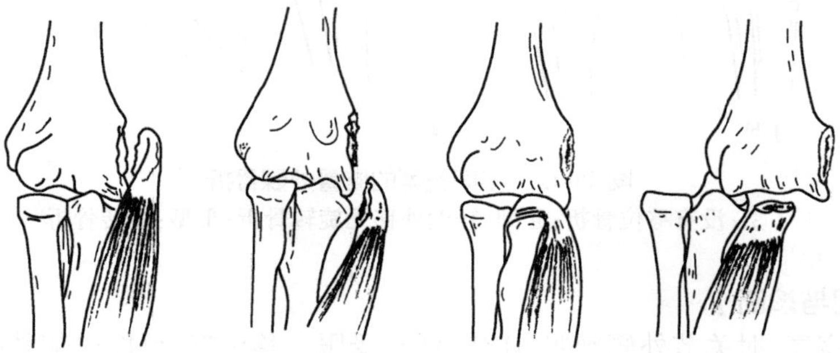

图11-13 不同类型的肱骨内上髁骨折

Ⅰ型:骨骺轻度分离,移位很少;Ⅱ型:骨骺下移到关节的平面;Ⅲ型:骨骺明显移位,嵌入关节囊内;Ⅳ型:骨骺移位嵌入关节内,伴有肘关节向外侧脱位

【临床表现与诊断】

临床表现取决于骨折的类型。外伤后出现肘关节内侧疼痛,Ⅰ型可能肘关节内侧出现轻微肿胀或肿胀不明显,一般表现为肘关节处于屈曲位,肘关节内侧有压痛,如果肱骨内上髁的骨化中心没有出现,X线片发现不到骨折线,但仔细观察可以发现内侧软组织肿胀,可行B超或MRI检查以明确诊断。如果骨化中心已经出现,如果为骨骺分离,在X线片上要注意区分骨骺线与骨折线,骨折后骨骺间隙明显增大,与对侧比较能够明确诊断。当外伤史明确,检查有肘内侧疼痛,X线片要注意观察关节间隙,Ⅲ型的骨折片可嵌入关节内。Ⅳ型骨折伴有肘关节脱位,表现为整个肘部肿胀,肘后三角消失,X线片发现肱桡关节,肱尺关节关系异常,发现内侧关节的骨折片。尤其是对于肘关节脱位的孩子,一定要注意是否伴有肱骨内髁骨折。

【治疗】

骨折无明显移位,可采取保守治疗,石膏托固定3~4周。骨折移位超过5mm者,一般需手术解剖复位内固定。对6岁以下患儿复位后用克氏针或缝合固定。>6岁的患儿亦可用1枚松质骨螺钉经内上髁骨块进入肱骨远端固定。手术中要注意松解游离保护尺神经,必要时行尺神经前置。骨折移位伴肘关节脱位的孩子,需要同时治疗,术中确保尺神经,复位肘关节,开放复位内上髁骨折,并且行内固定。术前如果发现尺神经损伤,由于多数为牵拉伤,随着内上髁骨折复位,尺神经松解,绝大多数神经损伤症状自行消失,术中可根据情况选择是否行尺神经前移术。若就诊晚,骨折在明显移位情况下畸形愈合,由于前臂屈肌及旋前圆肌起点向下、向外移位,可导致肘关节无力和外翻不稳定,影响肘关节的功能,需要较长时间功能恢复。术后用石膏托固定3~4周后去掉石膏,拔出克氏针,开始功能锻炼。

(五)肱骨远端全骨骺分离骨折

肱骨远端骨骺分离(epiphyseal separation of distal the humerus),即肱骨远端骨骺骨折(distal humerus transphyseal fractures),并不少见,多发生于2岁以下婴幼儿,新生儿与婴儿多为Salter-Harris Ⅰ型,幼儿多为Salter-Harris Ⅱ型骨骺损伤。由于肱骨远端的骨化中心没有出现,很容易漏诊、误诊。

肱骨远端在出生时或婴儿期内全为软骨,多个骨化中心随生长发育出现,最早出现的是肱骨小头,大约1岁。局部受到剪切力所致,新生儿常常与产伤有关,婴儿可能与虐待伤有关。幼儿有摔伤史。

【临床表现与诊断】

注意询问病史,尤其是新生儿和婴儿,更为确切了解受伤的原因和时间,这些孩子常常以上肢被动活动时哭闹、肘部肿胀为主诉就诊。幼儿可有明确的外伤史。检查发现整个肘关节肿胀,肱骨远端的四周都有压痛,充分暴露上肢,移位明显出现前臂与上臂不在同一轴线上。新生儿和婴儿肱骨远端骨化中心尚未出现,为Salter-Harris Ⅰ型,X线片上难以发现骨折线,表现类似于肘关节脱位。诊断困难,可行彩超和MRI明确诊断。对于幼儿Salter-Harris Ⅱ型,肱骨小头骨化中心已经出现,X线片能够发现骨折线,由于骨折仅有小片干骺端,仍然需要与肱骨外髁骨折、肘关节脱位相鉴别,必要时作MRI检查可以确诊。

【治疗】

肘内翻是常见并发症,良好复位固定是防止并发症,获得好的治疗效果的关键。新生儿和婴儿可行闭合复位石膏固定,肘关节屈曲、前臂旋前有助于维持对位,如果就诊晚,X线片已可见骨痂,则不应再复位,可行原位固定,以免进一步损伤骨骺生长板,需要长期随访,若塑形不完全,出现肘内翻,可在患儿长大后截骨矫形。幼儿应在麻醉下,闭合复位后经皮克氏针固定,3~4周后骨折愈合即可取出克氏针,行功能锻炼。

(六)桡骨颈骨折

桡骨颈骨折(fractures of the radial neck)多数为干骺端骨折,仅少数为骨骺骨折,属于Salter-Harris Ⅰ型和Ⅱ型骨骺损伤。易发生于6~10岁的学龄期孩子,有1/2同时合并其他骨折。

桡骨头的骨化中心于3岁出现,青春后期闭合。桡骨头呈盘状与肱骨小头构成关节,桡骨颈在环状韧带内与尺骨的桡骨切迹构成关节,功能是屈伸和旋转。当桡骨颈骨折有明显移位时,桡骨头的旋转中心偏离桡骨干的旋转中心,从而产生凸轮样畸形限制了旋转活动,而对肘关节屈伸活动影响小。桡骨头和骨骺的血供来源于干骺端,若发生桡骨近端骨骺分离,如果血运被完全破坏,常导致桡骨头缺血性坏死。而桡骨干骺端的骨折,则很少发生桡骨头坏死。

【临床表现与诊断】

有摔倒时肘关节过伸受力病史,局部肿胀的程度与骨折移位程度相关。无明显成角移位的骨折,肿胀不明显,桡骨颈的部位有明确的压痛,肘关节屈伸一定程度受限,旋转明显受限,疼痛明显加重。移位明显的骨折,肘关节外侧有明显肿胀,桡骨颈部位有明显压痛。X 线检查投照方向应与前臂垂直,根据 X 线片上桡骨头成角程度分为三型,Ⅰ型:成角 <30°;Ⅱ型:成角 30°~60°;Ⅲ型:成角 >60°(图 11-14)。X 线摄片对轻微骨折诊断困难,2 周后复查 X 线片发现桡骨颈处骨痂可确诊。

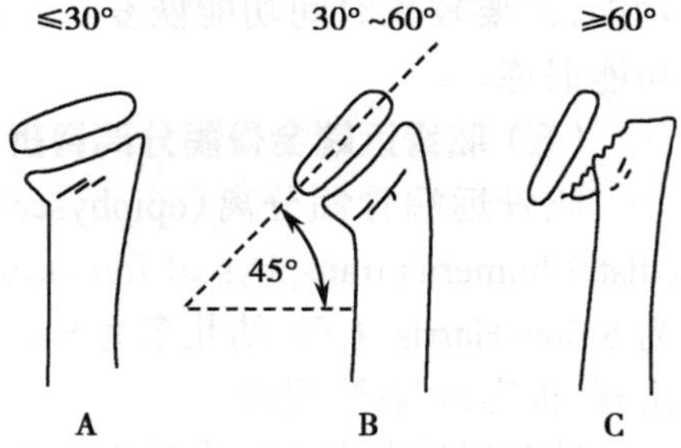

图 11-14 桡骨颈骨折的成角移位
A. 轻度;B. 中度;C. 重度

【治疗】

Ⅰ型骨折无须复位,原位石膏托固定 3~4 周即可,成角畸形多可随生长发育而塑形。Ⅱ型和Ⅲ型骨折可行麻醉下闭合复位,若复位不能整复至 <30° 成角,可在 C 型臂透视引导下经皮用克氏针撬拨将桡骨头复位,经皮克氏针固定,也可从桡骨的远端置入髓内针到骨折的近端,通过改变针头预弯的方向引导复位和固定。Ⅲ型骨折若闭合复位无效,可行切开复位,克氏针内固定,石膏外固定 3~4 周后,开始主动功能锻炼。髓内针可以在术后 2~3 个月拔除(图 11-15)。

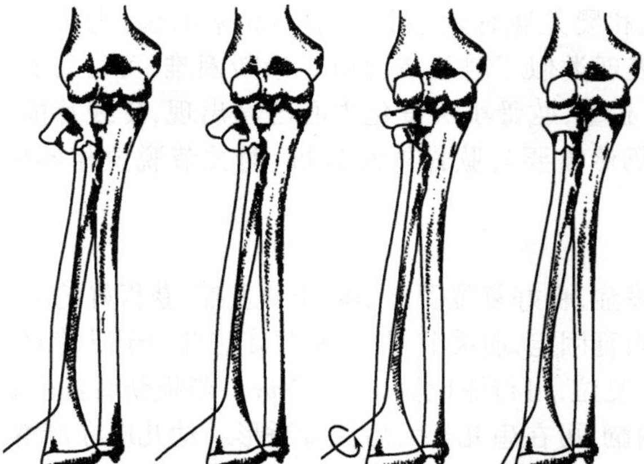
图 11-15 Metaizeau 法治疗桡骨颈骨折

儿童禁忌桡骨头切除术,以免造成肘关节生长紊乱,失去平衡,发生肘外翻以及下尺桡关节脱位等。少数患儿可合并桡神经深支损伤,出现拇指外展,伸拇动作的减弱或丧失,多属骨折压迫所致,一般骨折复位后多可自行恢复。

（七）孟氏骨折

1814 年，意大利医师 Giovanni Battista Monteggia 首次报道尺骨上 1/3 骨折合并桡骨头前脱位的病例。随后 Copper 等报道了桡骨头向前、向后及外侧不同方向的脱位。1909 年，Perrin 将此类损伤命名为孟氏骨折（Monteggia fracture），即尺骨骨折同时伴有肱桡关节脱位。实际上儿童的单纯性桡骨头脱位很少见，绝大多数伴有轻微的尺骨青枝骨折或骨弯曲。孟氏骨折通常是由于肘关节过伸和旋转暴力联合所致，首先是造成尺骨或尺桡骨骨折成角，然后应力传导至桡骨头，导致环状韧带等稳定结构破坏，从而发生桡骨头脱位。

经典的孟氏骨折可分为三型，后 Bado JL 医师于 1967 年丰富了此分型方法，增加了第Ⅳ型。Ⅰ型：最常见，尺骨骨折向掌侧成角，桡骨头向前脱位。Ⅱ型：儿童少见，尺骨骨折向背侧成角，桡骨头向后脱位。Ⅲ型：第二常见，尺骨近端干骺端骨折向外成角，桡骨头向外脱位。Ⅳ型：尺桡骨双骨折合并桡骨头脱位，骨折可在不同水平面（图 11-16）。

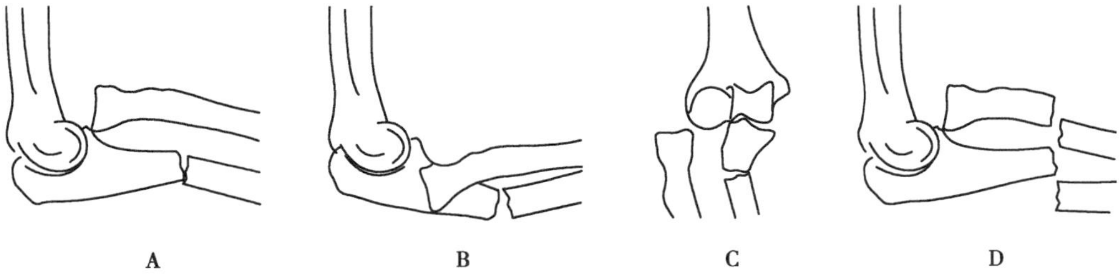

图 11-16 孟氏骨折分型

A. Ⅰ型，尺骨骨折向掌侧成角，桡骨头向前脱位；B. Ⅱ型，尺骨骨折向背侧成角，桡骨头向后脱位；C. Ⅲ型，尺骨骨折向外成角，桡骨头向外脱位；D. Ⅳ型，特殊型，尺桡骨双骨折，桡骨头向前脱位

【临床表现与诊断】

上肢有明确的外伤史，患肢肘关节处于屈曲、前臂旋前位。尺骨干骨折移位明显，则前臂出现明显畸形，肘关节屈伸及前臂旋转明显受限，桡骨头脱位明显时，肱桡关节明显畸形，脱位不明显者，仔细检查仍然能发现肱桡关节肿胀、压痛和旋转活动明显受限。根据骨折类型可以在不同的部位扪及桡骨头。X 线摄片必须包括肘、腕两个关节在内的前臂正侧位片，以免漏诊。在 X 线片上，明显的尺骨骨折容易发现，但要注意尺骨的完整性和整体外形，才能发现青枝骨折或不全骨折，尤其要重视观察肱桡关节的关系，判断是否存在肱桡关节脱位，非常重要的标志是桡骨纵轴延长线在任何位置上均应当通过肱骨小头骨化中心，否则即为脱位（图 11-17），具体要诊断出骨折的类型，以利指导治疗。

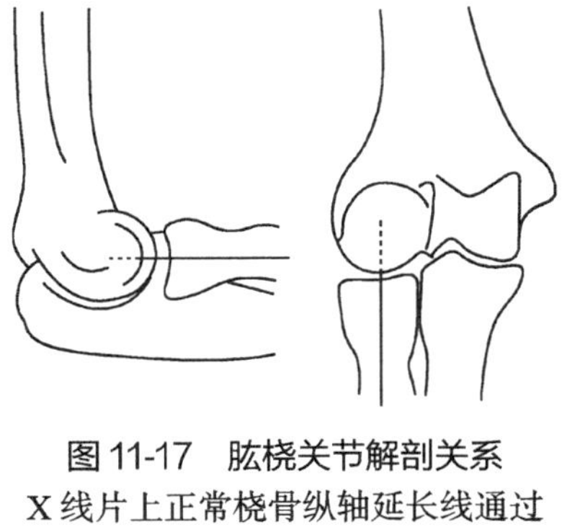

图 11-17 肱桡关节解剖关系

X 线片上正常桡骨纵轴延长线通过肱骨小头骨化中心

【治疗】

伤后即作出正确诊断的儿童孟氏骨折，容易治疗，效果确切。治疗的关键是完全获得肱桡关节的复位，并且确保复位稳定。通常采用手法复位，将尺骨骨折复位到可接受范围内，

尺骨变直后桡骨头容易复位，采用经皮克氏针技术，从尺骨鹰嘴穿针固定尺骨骨折，是微创的技术，能够防止尺骨移位和肱桡关节再脱位，术后用石膏固定 3~4 周后，取出克氏针后即可恢复主动屈伸功能。具体细节与骨折类型有关，Ⅰ型骨折复位后前臂完全旋后、肘关节屈曲位石膏固定。屈肘可减少肱二头肌的牵拉，消除前脱位的应力；旋后位肘关节最稳定，且减少旋后肌力量，减低尺骨近端致畸应力。Ⅱ型和Ⅲ型骨折则需肘关节伸直位固定，消除桡骨头向后脱位的应力。尺桡骨双骨折移位无法纠正、破裂的环状韧带阻挡桡骨头复位等则需要切开复位。肱桡关节不需要克氏针贯穿固定，因为此种固定方式极有可能发生克氏针折断、桡骨头缺血改变和关节活动受限。漏诊误诊的陈旧性孟氏骨折，治疗难度大，故正确的诊断尤为重要。

（八）股骨干骨折

股骨干骨折（fracture of femoral shaft）是儿童常见骨折，约占骨折总数的 10%~15%，骨折可发生在股骨的上段、中段和下段。新生儿常为产伤，婴儿以摔伤和虐待伤为主，幼儿和学龄前多为摔伤，学龄期和青少年有摔伤、运动伤和车祸等。间接暴力如扭旋暴力常致斜形或螺旋形骨折，直接暴力则引起横形或粉碎骨折。

骨折后断端移位的程度与方向，与骨折部位、暴力方向、肌肉牵力以及肢体重力作用有关。上 1/3 骨折的近端由髂腰肌、臀肌和外旋肌的牵拉呈屈曲、外展、外旋位，远折端由内收肌及股四头肌作用向上、向内移位，产生重叠向外成角畸形；中 1/3 骨折的断端移位无一定规律，多数呈重叠向外成角畸形；下 1/3 骨折的近端向前向内移位，远折端因腓肠肌和腘绳肌牵拉而向后向上移位（图 11-18）。

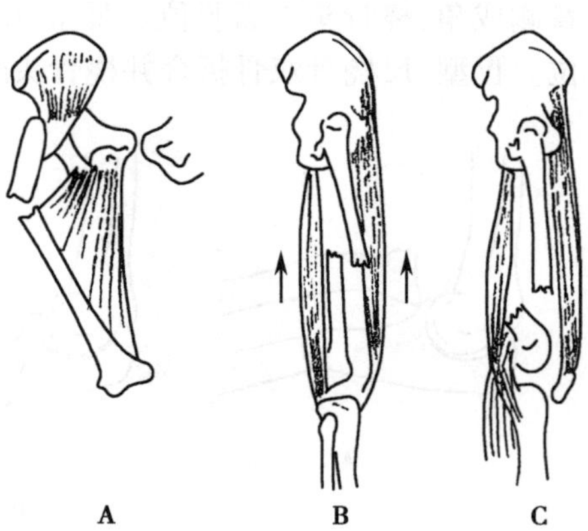

图 11-18　股骨干不同部位骨折的移位
A. 骨折发生于上 1/3；B. 骨折发生于中 1/3；C. 骨折发生于下 1/3

【临床特征】

由于儿童大腿部软组织疏松，伤后局部肿胀严重，有剧烈疼痛，可检查到大腿压痛和青紫，移位明显能发现大腿畸形、成角和短缩，下肢拒动，检查时骨折处可有异常活动及骨擦音。对于就诊延迟、可发现其他部位有伤的婴儿，要注意除外虐待伤。对车伤、高处跌落伤等高能量伤的孩子要注意检查整个肢体和其他部位。正侧位 X 线摄片要包括整个大腿，上面包括髋关节，下面包括膝关节。在 X 线片上能够明确骨折的部位、移位缩短、骨折面情况和是否为粉碎性的骨折。

【治疗】

根据个体年龄、骨折移位成角程度和体重来选择治疗方法，年龄是其中的重要因素。股骨骨折后，年龄越小再塑能力越强，在一定的年龄范围内，可以接受一定程度的成角和缩短，在 5 岁以内，内外翻 <15°，前后成角 <20°，缩短 <2cm；5~10 岁，内外翻 <10°，前后成角 <15°，缩短 <1cm。

<6 个月患儿，可选择 Pavlik 吊带，将双侧下肢固定在屈髋外展屈膝位，治疗后 2~3 周有骨痂，6 周左右骨痂多，骨折断端就稳定。

7 个月 ~5 岁患儿，治疗有多种方法选择，包括皮肤牵引、骨牵引和石膏固定。Bryant 牵引是双下肢行臀位牵引，仅仅用于 2 岁内婴儿，即双下肢同时皮肤牵引，双髋屈曲 90°，外展

30°~40°，双膝伸直，牵引治疗中要注意观察肢体循环，防止骨筋膜室综合征的发生。2~5 岁可用股骨远端克氏针骨牵引，将髋膝置于 90°，即 90° 屈髋 –90° 屈膝牵引，其缺点是住院时间长。这个年龄段还可用髋“人”位石膏固定，将下肢维持在髋关节屈曲 90°、外展 30°，膝关节屈曲 90° 的体位。牵引能够借助重力，对骨折能够产生和维持复位和固定的作用，确保短缩与成角不会加重。石膏固定优点是住院时间短，靠外固定维持骨折位置，但缺乏力量维持复位，可能出现成角缩短加重。无论是牵引还是石膏治疗，目的是将骨折远端与近端达到可接受的复位，并且维持这个复位到骨性连接。故石膏和牵引的具体方法均与骨折的部位有关。对于上 1/3 骨折，必须维持患肢在屈髋、外展、外旋位，方能达到良好的对线；中 1/3 骨折多有内翻趋势，故在牵引或石膏塑形时保持髋关节轻度外展外翻，并注意矫正和防止旋转畸形；下 1/3 骨折应屈膝牵引或屈膝 90° 髋“人”位石膏固定，减少腓肠肌致畸力量。牵引或石膏治疗中，需要定期复查 X 线片，确保达到有效的复位，治疗时间通常是 3~6 周，年龄越大，治疗时间越长。骨折局部无压痛、扪及大腿有橄榄球样硬结和 X 线片有足够骨痂形成，才能结束治疗。

6~11 岁患儿股骨干骨折的传统治疗方法是先行股骨远端骨牵引，4~6 周后早期骨痂形成，再行髋“人”位石膏固定至骨折愈合。这种方法需长期卧床，经常调整牵引，护理工作量大。近年来，采用弹性髓内针技术治疗该年龄段股骨干骨折创伤小，固定牢靠，并发症少，已经成为治疗这个年龄段儿童股骨干骨折的首选方法。股骨干上 1/3 骨折和中 1/3 骨折，常选择在股骨远端干骺端逆行进针，由内外侧各送入一根 C 形弹性髓内针，其 C 形顶点应置于骨折端的对侧皮质以平衡内外翻力(图 11-19)。下 1/3 骨折选择股骨近端进针点，在大粗隆顶点下方打孔顺行送入一根 C 形针和一根 S 形针。在送入 S 形针后，旋转 180°，使 S 形针的远端与 C 形针相反(图 11-20)。术后可加髋“人”位石膏固定。

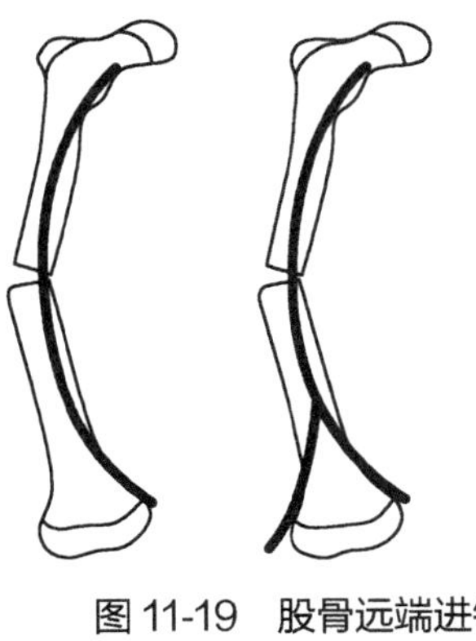

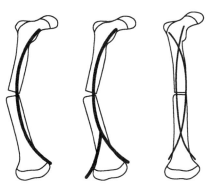

图 11-19 股骨远端进针法

2 枚弹性髓内针预弯成 C 形，分别由股骨远端内、外侧送入，两针之间最宽处在骨折水平

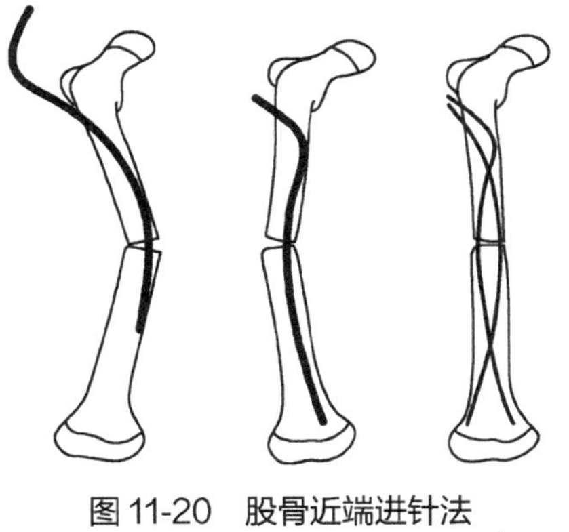

图 11-20 股骨近端进针法

2 枚弹性髓内针 1 枚预弯成 C 形，另一枚预弯成 S 形，均由股骨近端外侧大粗隆下方送入，两针之间最宽处在骨折水平

11 岁以上青少年使用弹性髓内针发生骨折端成角和再移位的风险增大，交锁髓内钉可以作为首选方法，也可选择手术复位后钢板螺钉内固定。肌层下钢板固定技术和外固定技术同样适用于这个年龄段股骨干骨折的治疗，前者是一种微创技术，组织损伤小，无须切开骨膜，间接达到骨折解剖对位，但技术要求高，需要专门的配套工具；后者对多发性骨折或合

并其他脏器损伤,可尽快固定骨折,不对骨折局部进行手术剥离,但有针道感染的可能,且去除外固定后可能发生针孔处骨折。

总之,儿童股骨干骨折具有愈合能力强、生长再塑形能力突出、骨折愈合后具有一定过度生长能力。因此,治疗不一定要求解剖复位,但要保证骨折在良好的对线下愈合,没有明显成角和旋转移位,短缩不超过 1.5cm 左右,最终能够获得满意的疗效。不会残留任何功能障碍。如果不针对个体骨折的情况,不针对特定的年龄,选择不恰当的治疗方法,发生医源性并发症会明显增加,如骨筋膜室综合征、短缩畸形、成角畸形、感染、骨折不愈合、延迟愈合和严重的功能障碍等。

(九)胫腓骨骨干骨折

胫腓骨骨干骨折(diaphyseal fractures of the tibia and fibula)是儿童常见的骨折。不同的年龄受伤的原因不同,有直接受力和间接受力。如跌倒、自行车摔伤、高处坠落伤和车祸等。虽然胫、腓骨均可发生骨折,但单纯胫骨骨折却占多数(60%~70%),其中多数无移位或移位不明显(约 80%),这是由于小儿骨膜肥厚且弹性好,骨膜不易撕裂,限制了骨折断端的移位。只有 20% 的患儿有明显移位,多为胫腓骨双骨折。同样,由于骨膜的牵拉作用,骨折断端常常只出现成角和旋转畸形。腓骨由于弹性较大,一般很少折断,但有时可有青枝骨折。由于腓骨的支撑作用,常造成内翻和后弯畸形。

【临床特征】

婴幼儿不能够表述疼痛的部位,如果受伤时没有被家长发现,如果是骨膜下骨折,常常被忽略。能够行走的幼儿,表现为不愿意下地活动。穿裤子或任何情况下碰到患肢,出现哭闹。检查时可无畸形又无明显肿胀,关节活动没有受限,但仔细检查能够在小腿发现明确的压痛点,轴心叩击痛为阳性,表现为哭闹。X 线检查能够发现软组织肿胀,可以发现骨折而确诊,如果骨折线不明显,2~3 周后复查 X 线片可见局部有骨痂形成而确诊。学龄前期后的儿童,能够表述受伤的情况,而且能够指出小腿的痛点,骨折移位会发现小腿肿胀畸形。结合 X 线片检查,容易明确诊断。

【治疗】

6 岁以下儿童大多数的胫腓骨骨折可以通过保守治疗获得满意结果,对无移位或移位轻微的骨折,只需用石膏托或前后石膏托,固定整个小腿,上过膝,下过踝关节。由于胫骨的旋转畸形无法通过塑形而自行矫正,而且胫骨骨折后较少过度生长,复位时应注意矫正短缩、旋转畸形,维持胫骨长度,上石膏时患肢垂于床边先上小腿石膏,再伸膝向上固定,这样容易保持膝和踝关节面的平行。患儿仰卧位上小腿石膏可导致向后成角。石膏一般固定 6~8 周。开始功能锻炼。对于胫腓骨双骨折,骨折面斜行不稳定,如果移位明显,复位后行跟骨牵引 3~4 周,有一定骨痂后再行石膏治疗,这种方法尤其适用于各个年龄组不稳定性骨折。

6 岁以上儿童的胫骨骨折应尽可能地达到解剖复位,弹性髓内针技术是目前手术治疗闭合性胫骨骨折的首选。另一个治疗方法是选择单臂或环形外固定架,使用中须遵循复位 - 穿针 - 固定这三个基本步骤,穿针应避开骨骺和胫骨嵴。此方法操作简单,疗效满意,但外露的外固定架对患儿的生活、洗澡和活动有影响。合并症有针道感染、骨折延迟愈合、再骨折、复位不良以及关节僵硬等。对骨骺已闭合的青少年可用高强度的交锁髓内钉固定可获良好的效果,同时可省去术后石膏固定。

(十)桡骨头半脱位

桡骨头半脱位(subluxation of the radial head)又称“牵拉肘(pulled elbow)”,是在肘关节伸直和前臂旋前位突然牵拉手部所致,多见于1~4岁的小儿。

4岁以下小儿肘关节囊及韧带较松弛而薄弱,桡骨头上盘状关节面呈椭圆形,当前臂旋后时,其前后径大于冠状径,此时牵拉肘部,环状韧带可被桡骨头抵住而不至滑脱。相反,当前臂旋前位轴向牵拉上肢时,桡骨头的前后径最小,环状韧带在桡骨颈的附着处发生部分滑脱,使桡骨头在环状韧带下方向远端移位,环状韧带镶嵌于桡骨头与肱骨小头间(图11-21)。

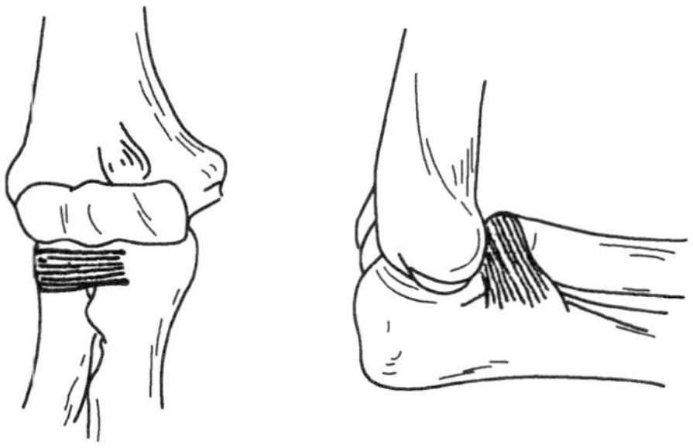

图11-21 牵拉肘的病理变化
A.桡骨头与环状韧带的正常关系;B.桡骨头半脱位时,环状韧带嵌于肱桡关节内

【临床特征与诊断】

典型的病史是家长握住孩子的手,牵拉了上肢,家长手感到有“弹响”后,孩子即刻哭闹,上肢肘关节拒动,随时间不好转。检查发现肘关节轻度屈曲位,前臂旋前位,拒绝活动患肢及前臂旋后持物,肘关节无肿胀,屈伸活动不受限,但前臂不能旋后,桡骨头处有压痛。有这样的典型病史与体征,即刻可诊断,不需要X线检查。当病史不典型,上肢是摔伤而非牵拉,出现上肢拒动哭闹,则需要仔细检查整个上肢,发现肿胀部位、压痛点,初步确定受伤部位,必要时辅助超声检查、X线检查,作出诊断与鉴别诊断,除外肱骨外髁、桡骨颈的骨折。如果患儿上肢拒动伴有发热,要除外肘关节的感染,即刻检查血常规、CRP和血沉,结合超声检查,MRI检查,进一步确定诊断。

【治疗】

复位方法是:屈曲肘关节90°,前臂旋后,在达到前臂完全旋后的过程中,即可通过手感受到轻微的弹响声或弹跳感觉,表示已复位,观察孩子,数分钟内停止哭闹,感觉舒适,在1~2分钟后开始活动患肢,可用手上举过头取物。复位一般容易,但当复位中弹响感不明显,上肢活动没有明显恢复,可行彩超检查,确定肱桡关节间有无软组织嵌顿,如果有,则再复位,复位后一般不需要固定。但应告诉家长今后要避免牵拉肘部的动作,以防再发。

(唐盛平)

第七节 软组织损伤

软组织损伤(soft tissue injury)主要指扭伤(sprain)、挫伤(contusion)和锐器切割伤及刺伤。钝性暴力作用于体表时,虽无皮肤破损,但是有皮下组织、肌肉和小血管损伤。外力作用于关节使之过度扭转时,可引起关节囊、韧带、肌腱损伤。体内结构之间牵拉力失衡也会引发软组织损伤,如肌肉强烈收缩可造成肌腱、韧带或肌肉本身的损伤。

【病史】

需要了解致伤原因、伤后症状及其演进过程,同时需要注意与诊治创伤有关的既往史,如:糖尿病、凝血机制疾病及激素等药物长期使用情况等。

【临床表现】

扭伤和挫伤常表现为伤处疼痛、肿胀、触痛、皮肤发红或发紫。在检查局部致伤软组织处时，不能忽视复合性损伤，需要特别注意生命体征是否平稳，对全身情况进行排查，如儿童高空坠落时除面部等处软组织创伤外，有无足跟、骶尾椎、腰椎、颅底等部位骨折。对开放性软组织创伤，必须仔细观察创面，特别有否伴血管、神经、肌腱、骨关节创伤。另一点要注意有无异物残留。

【辅助检查】

必要时通过实验室检查、诊断性穿刺、影像学检查等帮助判断创伤情况及有无多发伤。

【软组织创伤的外科处理】

1. 挫伤　浅部软组织的挫伤可在运动、意外碰撞或有意打击等情况下发生。病理变化先是真皮与深筋膜之间或加以浅层肌的部分组织细胞受损，微血管破裂出血，继而发生炎症。经过一段时间，局部的损伤组织产物可以吸收，炎症消退而组织修复。伤后短时间内，局部可用冷敷和压迫包扎，以减少组织内出血。抬高或平放受伤的肢体。伤后 24 小时起局部改用热敷和理疗等，每次 30 分钟左右，并可服用中药七厘散、云南白药等。少数挫伤后可有血肿，局部隆起明显，暂给加压包扎。需要注意的是，浅部挫伤如果是强大的暴力所致，必须检查其深部组织器官有无损伤，避免延误治疗而造成严重后果。

2. 刺伤　浅部的刺伤多由植物刺条、木刺、缝针等误伤造成。因刺入物带有细菌污染，可能引起感染，有的还可能造成异物存留，因此不应忽视。小刺伤的伤口出血，直接压迫 3~5 分钟即可止血。止血后用 70% 酒精或碘伏原液涂擦，包以无菌敷料，保持局部干燥 24~48 小时。伤口内若有异物存留，应设法拔出。可看见刺尾时，用尖头镊子取刺；看不见刺尾时，可用稍粗的针尖（或尖刀片）稍扩大伤口，再仔细拔出异物。然后消毒和包扎，必要时使用破伤风抗毒血清。

3. 切割伤　浅部切割伤可由刀刃、玻璃片、铁片等造成，伤口的长度和深度决定组织损伤范围。伤口边缘一般比较平整。经过处理，伤口可止血和闭合。局部组织发生炎症反应，故有轻度疼痛和红肿。如果并发感染，局部的红肿和疼痛加重，还有发热、伤口化脓等改变。①浅表小伤口处理：可用等渗盐水棉球充分清洗伤口，再用 70% 酒精棉消毒外周皮肤；蝶形胶布固定创缘使皮肤完全对合，外加包扎；隔日碘伏消毒，10 天左右除去胶布。②深部伤口处理：伤口较深时则需要清创缝合，在伤口外周（距边缘 1~2cm）作局部浸润麻醉。仔细检查伤口内各层受损组织，除去凝血块和破碎的组织，结扎活动的出血点，生理盐水和过氧化氢溶液反复冲洗伤口；仅有皮肤和皮下疏松结缔组织的裂开，可作单层缝合，并有深筋膜裂开者，需先缝合深筋膜，再缝合皮肤和皮下组织，勿留下明显的裂隙（无效腔）；缝合间距不宜过密，以伤口边缘对合为度，放置引流；缝合后消毒皮肤、外加包扎。如果伤口污染较重或处理时间已超过伤后 12 小时，但尚未发现明显的感染，皮肤的缝线暂不结扎，伤口内留置盐水纱条引流。24~48 小时后伤口仍无明显的感染，可将缝线结扎使创缘对合。如果伤口已感染，则取下缝线按感染伤口处理。③感染伤口的处理：首先需要充分引流，在伤口内置生理盐水或呋喃西林纱条，引流脓液促使肉芽组织生长。肉芽生长较好时，脓液较少，同时创缘皮肤有新生，伤口可渐收缩。如果发现伤口化脓不好转，需作脓液培养，甚至病理检查。如果肉芽生长过多（超过创缘平面）有碍创缘上皮新生，可用 10% 硝酸银棉签涂肉芽表面，随后用等渗盐水棉签擦去硝酸银。

如创面污染严重或伤口较大,需要使用破伤风抗毒血清和抗生素。抗毒血清需在伤后12小时内注射。抗生素的类型及剂量应根据损伤部位炎症反应程度而定。

(冯杰雄)

第八节 产 伤

产伤(birth injury)是新生儿特有的一种创伤,指分娩过程中因机械因素对胎儿或新生儿造成的损伤。国内报道其发病率约为1/2 000,臀位产占多数;美国产伤发生率在(6~8)/1 000,占新生儿死亡的2%。

【危险因素】

产伤的危险因素很多,包括巨大儿、早产儿、产钳分娩、产程延长等。最常发生在巨大儿,尤其是>4 500g的新生儿。也可因内脏器官肥大、肿块、早产儿、异常胎位、产钳或助产人员不规范操作等导致。

【分类】

1. 软组织损伤 常发生在头部引起头颅水肿、头颅血肿等。
2. 骨折 依次为锁骨、肱骨干、股骨干、肱骨上端或下端骺分离及股骨上端或下端骺分离。
3. 神经损伤 有臂丛神经损伤及面神经损伤等。
4. 腹内实质脏器破裂 肝、肾上腺、脾及肾破裂等。
5. 颅脑外伤 包括:①头皮血肿;②颅骨骨折;③硬脑膜下出血;④颅内出血。

【临床表现】

(一)软组织损伤

这是最常见的产伤,其中头皮损伤是其代表,往往有胎儿先露部异常。头皮可以发生擦伤、挫伤、撕裂伤等病损。头皮水肿是由于头皮下组织中浆液性、血性液体聚合而成,出生后即存在,数天内消失,不需特殊处理。头皮血肿的发生率可高达2.5%,多见于高龄初产或用产钳助产的新生儿。血肿常于生后数小时开始逐渐明显,于2~3天内迅速增大,一般需3~8周时间血肿逐渐被吸收。部分病例同时可伴有颅骨骨折。头皮血肿通常位于顶骨或枕骨上方,不越过骨缝。局部皮肤不变色,触诊有波动感。

(二)骨折

最常见的产伤骨折发生于锁骨,发生率为新生儿的0.3%~2.9%。青枝型锁骨骨折可以没有症状,完全骨折者可出现新生儿上臂不会活动或者扪及锁骨肿块,处理可以观察或者以“8”字绷带固定等,远期疗效好。肱骨骨折常发生于肱骨干或者肱骨近端骨骺,常伴有桡神经麻痹及臂丛神经损伤。肱骨干骨折可使用夹板外固定,而近端骨骺骨折需要使用袖套和绷带固定于胸前。臀位产及巨大儿等也会导致股骨骨折,表现为下肢的异常扭转、疼痛或者肿块,可以使用牵引及“人”位石膏固定治疗。

颅骨线状骨折和凹陷性骨折也很常见。颅骨线状骨折往往是分娩时切变力作用造成的。骨折线较广泛,常伴有较大的帽状腱膜下血肿或骨膜下血肿。明确诊断有赖于头颅正侧位X线摄片或CT扫描检查,通常骨折本身无须治疗。颅骨缝可因外伤而撕开,称为外伤性骨缝分离,属线状骨折,最多见于“人”字缝。颅骨缝分离的线状骨折CT扫描表现为骨缝的距离增宽，颅骨内板边缘连接欠佳。骨缝分离如无错位，不需特殊治疗，只有在脑膜血管或脑血管破裂而并发颅内血肿时才需及早手术。

新生儿颅骨凹陷性骨折比线状骨折少。新生儿颅骨薄而富有弹性，故颅骨凹陷性骨折处仍保持骨的连续性，无骨折线，又称“乒乓骨折”。轻度凹陷性骨折的凹陷直径在1cm左右，无脑部神经症状体征，不需处理，常能自行恢复，但应缜密观察。严重凹陷性骨折，可以造成脑组织受压，并影响骨折下面的脑组织局部血液供应，使该处的脑组织受损伤，并可成为癫痫的病灶，需尽早行凹陷骨片整复为宜。

（三）神经系统损伤

1. 臂丛神经损伤　指胎儿在分娩过程中头肩分离暴力使一侧或双侧臂丛神经发生牵拉损伤，常因胎儿体重过大导致，发生率为1%~2%。分为上干型（Erb-Duchenne型）、下干型（Klumpke型）和全臂丛型。第5~6颈神经根损伤导致的Erb-Duchenne麻痹是臂丛神经损伤最常见的，表现为受累侧肩部运动障碍，患肢体内收内旋倾向，但远端感觉和手部功能正常。第8颈椎至第1胸椎神经根部损伤，有时伴有颈7神经根损伤，称之为Klumpke麻痹，临床表现手、腕部关节功能障碍，往往可同时出现Horner综合征。臂丛神经轻微或为不全损伤可自行缓解，但若为完全损伤，尤其是根性损伤，自行恢复的可能性很小，2%的病例即使行康复治疗仍会出现永久性功能影响。由于诊断存在困难，目前认为分娩性臂丛神经损伤于出生后3~6个月无明显肩肘功能恢复者，即应行手术探查，根据情况选择臂丛神经松解术、臂丛神经吻合术、神经移植术和神经移位术，部分病例可得到改善。

2. 膈神经损伤　受累侧膈肌上抬，无症状轻者可以不治疗，但如影响到呼吸运动，反复呼吸道感染则需外科干预。

3. 面神经损伤　新生儿创伤性完全性及不完全性面神经损伤总的发病率为0.3‰~7‰。分娩时面神经的外周部分在茎乳突孔穿出处或横过下颌骨支处压在产妇的骶骨上造成神经损伤。单侧完全性面神经损伤，临床表现在婴儿平静不哭吵时常不明显，易被忽视。最先引起注意的症状是患侧不能闭眼，该侧面部所有肌肉都有弛缓性麻痹，眼睑闭合欠佳，眼球向上翻，鼻唇沟变平，不能将口角向下拉。面神经损伤需与发育性面瘫相鉴别，发育性面瘫多见于一些综合征，多伴有其他畸形。面神经损伤多能自行恢复。

（四）腹腔脏器破裂

临床上一般分为两类：

1. 实质性脏器破裂伴腹腔内出血　病情严重者可出现休克。腹股沟鞘状突未闭则可见到阴囊肿胀呈蓝色，腹腔穿刺有不凝血抽出，说明存在腹腔内出血。后腹膜的肾上腺、肾破裂出血，腹部直立正侧位片可见肠段被推向前、向对侧；静脉肾盂造影检查显示肾受压、无功能或造影剂外渗等征象。

2. 实质性脏器包膜内或后腹膜脏器破裂伴延迟性出血　可以无休克表现，但血红蛋白下降，触及腹部肿块提示有出血。曾有报道肝包膜下出血而出现胃肠道压迫症状。如肾包膜下出血，除肾脏轮廓增大外，造影剂也可渗聚在包膜下，血尿病例需与肾静脉栓塞相区别。

腹部超声可以帮助脏器破裂的诊断，只有当血流动力学稳定时才推荐行CT等检查。

腹腔脏器破裂的外科处理方法视受伤部位、程度及对全身影响而定。①腹腔内出血先行抗休克及保守治疗，若无效急诊剖腹探查术；②脾破裂首先考虑非手术治疗，若无效则行脾修补或脾段切除术，对粉碎性难以修补者可作脾自体移植术；③肝破裂首先行非手术治疗，若无效则需行修补缝合术；④肾上腺出血可自发性停止出血，因此需要试行保守治疗，无效方行手术探查，对行包膜缝合后可止血者尽量保留肾上腺，尽量不行切除术，单侧切除不会发生肾皮质功能不足现象，但保守治疗者需注意随访；⑤肾破裂首选非手术治疗，无效方行肾修补、部分切除术，甚至肾切除术。

（五）颅内出血

产伤所致颅内出血大多数发生于难产和急产时，以足月儿或巨大儿多见。由于胎儿头过大或产道过小引起。产伤造成的出血主要为静脉出血，是由于胎儿头部受挤压以致硬脑膜窦或脑表面的静脉撕裂，出血位于硬脑膜下腔或蛛网膜下腔，以硬膜下出血最常见。患儿可有嗜睡、肌张力变化、癫痫发作，查体可见囟门膨胀、瞳孔不等大等。头颅 CT 检查以明确诊断。颅内出血的预后取决于病损程度，有报道约 25% 的该类患儿死亡。

（冯杰雄）

第九节 烧 伤

烧伤（burn）在 5 岁以下儿童多见于沸水烫伤，而 5 岁以上儿童除沸水烫伤外，还有化学物、火焰和电烧伤等。

儿童烧伤的特点有：①儿童皮肤较成人薄，接触温度不很高的热物也可导致烧伤；②小儿反应差，所以对热物接触时间长；③身体面积小，同样量的热开水造成的烧伤面积大；④烧伤后皮肤渗出量大，容易发生休克；⑤免疫抵抗力低，容易发生脓毒症；⑥儿童年龄越小，自由水清除率越低，故儿童烧伤后比成人更易出现积聚性水肿。而且，由于小婴儿体表面积与体重之比是成人的 3 倍，水分蒸发和热量丧失量大，因此液体和其他物质需要量大，严重烧伤患儿代谢亢进持续时间更长。

【病理生理】

烧伤局部组织可分为 3 个区，即：中心凝固坏死区、周围毛细血管淤滞区和外围充血区。充血区的主要改变是毛细血管通透性增加和扩张；淤滞区血流缓慢、容易发生微血管栓塞，使局部组织缺氧并造成对全身的影响。因此，除了坏死区外，需要对淤滞区进行治疗，才有利于患儿的康复。

【临床分期】

1. 急性体液渗出期（休克期） 组织烧伤后的立即反应是体液渗出，一般持续 36~48 小时。小面积浅度烧伤，体液的渗出量有限，通过人体的代偿，不致影响全身状况；大面积烧伤，则可发生休克。烧伤早期的休克属于低血容量性休克，但与一般急性失血不同之处在于体液的渗出是逐步的，伤后 2~3 小时最为急剧，8 小时达高峰，随后逐渐减缓，至 48 小时渐趋恢复，渗出于组织间的水肿液开始回收。伤后 48 小时内主要威胁患儿生命的是休克，所以临床上又称为休克期。

2. 感染期 烧伤造成的广泛的生理屏障损害，又有广泛的组织坏死和渗出，是微生物良好的培养基。严重烧伤后全身免疫功能低下，对病原菌的易感性很高，早期暴发全身性感染的机会也多。热力损伤组织，先是凝固性坏死，随之为组织溶解，伤后 2~3 周，组织广泛溶解阶段，又是全身性感染的另一高峰期。与此同时，与健康组织交界处的肉芽组织也逐渐形成，坏死组织如能及时清除或引流，肉芽组织屏障多数在2周左右形成，可限制病原菌的侵入。如处理不当，病原菌可侵入邻近的非烧伤组织。大面积的侵入性感染，痂下组织细菌增殖，并随时间推移而继续增多，被称为“烧伤创面脓毒症”。

3. **修复期** 组织烧伤后，炎症反应的同时组织修复也已开始。浅度烧伤多能自行修复，深Ⅱ度烧伤靠残存的上皮岛融合修复，Ⅲ度烧伤则需皮肤移植修复。

【烧伤评估】

要快速询问病史以决定受伤详细情况和受伤时间，有无伴其他部位损伤；帮助评估烧伤的严重程度。

（一）紧急评估

首先紧急评估儿童气道、呼吸、循环等情况，并做相应处理。如烧伤发生在密闭空间内或有面部、口腔、气道等烧伤且伴胸部呼吸幅度增大、喘息声，应高度怀疑有吸入性烧伤可能。

（二）烧伤面积的计算

在计算儿童烧伤面积时要注意儿童的解剖特点，即小儿头部与下肢所占体表面积（total body surface area，TBSA）百分比与成人不同，年龄越小头部比例越大，下肢比例越小，随着年龄的增长，头部与下肢的比例逐渐与成人相接近，可根据下列公式计算：

小儿头颈部面积 = 9+（12－年龄）=%TBSA

小儿双下肢面积 = 41－（12－年龄）=%TBSA

小面积烧伤为简易评估，常以手掌法进行计算，患儿手掌五指并拢约占1%的TBSA。

以往推荐的面积评估九分法可在10岁以上儿童中使用。为便于记忆，按体表面积划分为11个9%的等分，另加1%，构成100%的面积，即：头颈部=1×9%，躯干、会阴=3×9%，双上肢=2×9%，双下肢、臀部=5×9%+1%，共为11×9%+1%。但在小年龄儿必须按Lund和Browder图来做一些调整，因为小年龄儿童头部表面积相对较大，而腿部相对较小（图11-22）。

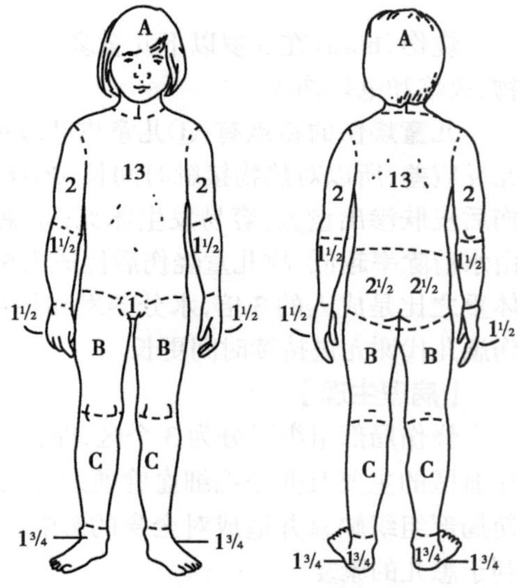

	<1岁	1岁	5岁	10岁	15岁	成年人
A:头部一半	9½	8½	6½	5½	4½	3½
B:大腿一半	2¾	3¼	4	4½	4½	4¾
C:小腿一半	2½	2½	2¾	3	3¼	3½

图11-22 儿童烧伤面积示意图
可评估不同年龄儿童的烧伤面积百分比，它考虑到了婴幼儿和年龄儿童的头部表面积相对大而腿部表面积相对小

（三）烧伤深度的正确评估

烧伤深度的评估采用三度四分法，其中Ⅱ度又分成浅Ⅱ度和深Ⅱ度，深Ⅱ度和Ⅲ度烧伤归为深度烧伤。

Ⅰ度烧伤：仅伤及表皮浅层，生发层健在，再生能力强。表面红斑状、干燥，烧灼感，3~7天脱屑痊愈，短期内有色素沉着。

浅Ⅱ度烧伤：伤及表皮的生发层、真皮乳头层。局部红肿明显，大小不一的水疱形成，内含淡黄色澄清液体，水疱皮如剥脱，创面红润、潮湿、疼痛明显。上皮再生靠残存的表皮生发层的上皮增生，如无感染，1~2周愈合，一般不留瘢痕，多数有色素沉着或色素缺失。

深Ⅱ度烧伤：伤在皮肤的真皮层，介于浅Ⅱ度和Ⅲ度之间，深浅不一致，也可有水疱，但去疱皮后，创面微湿，红白相间。由于真皮层内有残存的皮肤附件，可赖其上皮增殖形成上皮小岛，若不感染，可在3~4周融合修复，但常有瘢痕增生。

Ⅲ度烧伤：是皮肤全层烧伤甚至达到皮下、肌肉或骨骼。创面无水疱，呈白色或焦黄色甚至炭化，痛觉消失，局部温度低，皮层凝固性坏死后形成焦痂，触之如皮革。痂下可显枝状栓塞的血管。因皮肤及其附件已全部烧毁，无上皮再生的来源，创面的修复有赖于皮肤移植，小面积烧伤创面可由创周上皮爬行修复。

【治疗】

儿童烧伤治疗原则：尽早保护烧伤区域，清除外源性污染，预防及治疗因创面渗出而致低血容量性休克，预防局部和全身感染，防止病理进展而致器官合并症，促使创面早日愈合，尽量减少因瘢痕而造成的功能障碍、畸形。10年内被免疫过的患儿可以不再注射破伤风类毒素，除非是有烧伤合并有破伤风倾向的软组织损伤；未免疫的则需要先接受破伤风免疫球蛋白，再给予主动免疫。

（一）轻度烧伤的处理

轻度烧伤是不超过体表面积5%的浅Ⅱ度及以下烧伤，治疗原则是减轻疼痛，口服或者静脉补液，抗感染和使用破伤风抗毒素。Ⅰ度烧伤创面需要保护勿再损伤。浅Ⅱ度烧伤需要清洁创面，根据局部情况采用包扎或者暴露疗法。创面可使用磺胺嘧啶银霜或者其他中西药物。

（二）重度烧伤的处理

重度烧伤指烧伤总面积在30%~49%，或者Ⅲ度烧伤面积在10%~19%，或者烧伤面积<30%，但伴吸入性损伤、严重复合伤或者全身情况较重甚至休克者。

1. 初期处理　迅速脱离热源、保护受伤部位、简单处理包扎。行急救处理及转送，应按下列程序处理：①记录血压、脉搏、呼吸，注意有无呼吸道烧伤及其他合并伤，严重呼吸道烧伤需及早行气管切开；②立即建立静脉通道；③留置导尿管，观察每小时尿量、比重、pH，并注意有无血红蛋白尿；④清创；⑤估算烧伤面积、深度（应绘图示意）；⑥按烧伤面积、深度制定第一个24小时的输液计划；⑦创面污染重或有深度烧伤者，均应注射破伤风抗毒血清，并用抗生素治疗。

2. 进一步的治疗

(1)气道处理：吸入性损伤是烧伤死亡的主要原因之一。故烧伤后最初24小时内需积极处理吸入性损伤，目的是保证气道通畅和适当的供氧和通气。

(2)液体复苏：液体复苏的首要目的是恢复足够的组织灌注，尽早达到尿量>1ml/(kg·h)。补液计算方法有根据体重和体表面积两种，第一个24小时中1/2的复苏液体量在伤后第一个8小时内输入，另一半在随后的16小时内输入。同时监测每小时尿量、生命体征、血细胞比容、血电解质水平、pH、血糖等指标，避免乳酸中毒以及低体温，必要时需要监测中心静脉压。如果有广泛的肌肉损伤和血红蛋白尿，需要使用碳酸氢钠碱化尿液以及甘露醇利尿，避免肾脏功能损伤。液体复苏原则见表11-3。

在烧伤最初24小时后，按需要补充胶体，可按0.5ml/(kg·%烧伤面积)输入5%白蛋白，每日总补液量为维持量加上额外的水分蒸发量。补液可通过静脉或肠内给予，并需补充电解质，维持水电解质平衡。在纠正烧伤导致的休克时，必须尽早纠正严重的酸中毒和低体温。

表 11-3 烧伤快速液体复苏原则

方法	第一个 24 小时	24 小时后
Parkland 方法	4ml 乳酸林格液 /(kg·% 烧伤面积)	补充 5% 葡萄糖、电解质和胶体维持正常的血浆胶体渗透压和水盐平衡
Shriners 方法	5 000ml 乳酸林格液 /m^2 烧伤面积 + 2 000ml 乳酸林格液 /m^2 体表总面积 (12 小时后 12.5g 胶体 /L 补液量)	3 750ml 乳酸林格液 /m^2 烧伤面积 + 1 500ml 乳酸林格液 /m^2 体表总面积,肠内营养 + 静脉营养

(3) 营养:重度烧伤患儿营养需求较大,如果患儿不能自主地经口摄取足够食物,必须应用合适的胃肠营养管来补充喂养。因为水分蒸发丢失增加和自然的高渗倾向,管饲应为等渗,热量为 1/3~1/2cal/ml,总热量见表 11-4,其中 20%~40% 来自蛋白质,10%~20% 来自脂肪,40%~70% 来自碳水化合物。最终目标是保持体重和防止体重过度下降。体重下降超过基础体重 20% 的患儿,死亡率显著增加。

表 11-4 烧伤患儿的热量需要表(Shriners)

年龄组	每日所需热量
婴幼儿	2 100kcal/m^2(全身体表面积)+1 000kcal/m^2(烧伤面积)
儿童	1 800kcal/m^2(全身体表面积)+1 300kcal/m^2(烧伤面积)
青春期	1 500kcal/m^2(全身体表面积)+1 500kcal/m^2(烧伤面积)

(4) 全身感染的处理:感染是重度烧伤死亡的主要原因。除创面感染外,烧伤后肠黏膜屏障有明显的应激性损害,肠道微生物、内毒素等均可移位,肠道可成为一个重要的内源性感染的来源。治疗的关键在于早期诊断和治疗,及时积极地纠正休克,维护机体的防御功能,保护肠黏膜的组织屏障。正确处理创面,特别是深度烧伤创面是主要感染源,基本措施是早期切痂、削痂植皮。抗生素的选择应针对致病菌尽早用药。对有全身性感染的患儿,可静脉给予广谱抗生素,待细菌学检查结果后,再予以调整。

(5) 创面处理:深度烧伤由于坏死组织多,组织液化、细菌繁殖极难避免,应正确选择外用抗菌药物,一定程度抑制细菌生长。目前证实有效的外用药有 1% 磺胺嘧啶银霜剂等。烧伤组织由开始的凝固性坏死经液化到与健康组织分离,需要 2~3 周。在这一过程中,随时都有侵入性感染的威胁。为此近年的治疗多采用积极的手术治疗,包括早期切痂(切除深度烧伤组织达深筋膜平面)或削痂(削除坏死组织至健康平面),并立即皮肤移植。

(6) 植皮:大面积深度烧伤多采用游离皮片移植,临床上常用的方法有大张中厚自体皮移植、小片或邮票状自体皮移植、点状皮移植、微粒皮移植、网状皮移植等。可充分利用头皮为自体皮来源等。头皮厚,血运好,取薄断层皮片 5~7 天可愈合,可反复切取,不形成瘢痕也不影响头发的生长。如仍遇自体皮供应不足,则可分期处理创面。

(7) 康复和预后:对于重度烧伤需要在治疗开始时就需要防止广泛的周围水肿和瘢痕挛

缩和增生的发生，并且要保持关节的功能位置，使用合适的夹板并鼓励被动运动。因为适度压力可以防止瘢痕增生，所以需要使用弹性加压包扎和弹力衣，保持 30mmHg 的压力持续一年并加以适当训练。大面积烧伤引发的残疾，可能需要多次手术才能解决。目前儿童 40%~59% 的烧伤死亡率在 2% 以下，60% 以上的烧伤死亡率在 15% 左右，大部分患儿可以获得满意的生活质量。

（冯杰雄）

第十二章　肿瘤外科

学习目标

1. **掌握**　小儿肿瘤外科常见疾病种类、病理特征、肿瘤分期及危险度分组原则；软组织肿瘤、甲状腺肿瘤、纵隔肿瘤、神经母细胞瘤、肾母细胞瘤、肝母细胞瘤、横纹肌肉瘤、畸胎瘤的临床表现、诊断与治疗原则。
2. **熟悉**　胰腺肿瘤、肠系膜囊肿及网膜囊肿、卵巢肿瘤、睾丸肿瘤、脑肿瘤、骨肿瘤的临床表现、诊断与治疗原则。
3. **了解**　常见儿童肿瘤的发病机制。

第一节　概　　论

小儿肿瘤学是儿科学的重要分支，但发展较晚。在传染病、营养不良、先天性畸形和感染性疾病得到有效控制后，恶性肿瘤已经成为严重威胁儿童生命健康的主要原因。近年来，由于肿瘤学基础和临床研究的飞速发展，尤其是分子遗传学研究的进展，提高了对恶性肿瘤发病机制和发病过程的认识，多学科综合治疗也明显提高了肿瘤患儿的生存率和生存质量。然而，至今小儿恶性肿瘤尤其是中晚期恶性肿瘤仍然是导致儿童死亡的主要原因之一，是仅次于创伤和损伤之后位列第二的儿童致死原因。

【流行病学】

2017 年，权威医学杂志《柳叶刀》发表的研究结果显示，从 20 世纪 80 年代至 2010 年，全球 0~14 岁儿童恶性肿瘤发病率已从每年 124.0/100 万人上升到 140.6/100 万人。在美国，每年有 9 000 例 15 岁以下儿童恶性肿瘤新发病例，发病率约为每年 130.0/100 万人（约为 1/7 000）。20 世纪 90 年代，我国上海地区曾统计 0~14 岁儿童恶性肿瘤的发病率为 98.8/100 万；2003 年再次统计为 110.34/100 万，有明显的上升趋势，且市区高于郊区。白血病是儿童最常见的恶性肿瘤，约占所有恶性肿瘤的 30%，其他依次为脑肿瘤（25%）、淋巴瘤、神经母细胞瘤、软组织肉瘤，肾母细胞瘤、骨肉瘤、视网膜母细胞瘤和肝脏肿瘤。

儿童肿瘤发病有明显的年龄特点，第一个发病高峰在出生后 2 年，大约 50% 的恶性肿瘤病例发生在这个时期；到出生后 5 年，已经涵盖了 75% 的病例；大约 90% 的病例发生于

10岁前；此后，在青春期又呈逐渐上升趋势，形成第二个的发病高峰。其中，0~5岁最常见的恶性实体瘤为脑瘤、肾肿瘤、神经母细胞瘤、软组织肉瘤及视网膜母细胞瘤。5~9岁儿童中，淋巴瘤跃居第二位。10~14岁儿童中，淋巴瘤成为最常见的恶性实体瘤，其次为脑肿瘤和软组织肉瘤。15~19岁淋巴瘤的发病率仍位居恶性实体瘤的首位，其次为卵巢及睾丸肿瘤、脑瘤及甲状腺癌等。

不同性别和种族与不同肿瘤的发病也有一定关系。如15岁以下儿童恶性实体瘤中，脑瘤、神经母细胞瘤、肝母细胞瘤、尤因肉瘤和横纹肌肉瘤的发病率男性高于女性。而年长儿童中甲状腺癌的发病率女性高于男性。不同地区发病率也有不同，西欧和北美地区较高，东欧和东亚地区居中，南亚和非洲地区较低。不同种族儿童肿瘤的发病率也不尽相同，如白人儿童比黑人儿童肿瘤发病率要高30%左右。

随着医学的发展，儿童恶性肿瘤的治愈率已由20世纪60年代的大约30%，80年代中期的65%，90年代中期的75%，发展到近年来的总体治愈率达80%。儿童恶性肿瘤被认为是可以治愈的肿瘤。

由于对儿童肿瘤认识的提高，新的敏感药物不断研发，儿童肿瘤的诊断、治疗越来越向多学科专业协作方向发展，儿童外科、血液肿瘤科、病理科、影像科、放疗科、护理、营养等在儿童肿瘤诊断和治疗中相互支持、有序安排，形成多学科综合治疗模式（multiple disciplinary treatment，MDT），并在各地区形成儿童肿瘤治疗中心，使患儿有机会得到更为规范和有效的治疗。

目前，儿童肿瘤的总体疗效已相当突出，如肾母细胞瘤、生殖细胞肿瘤等，但仍有一些晚期恶性肿瘤和复杂难治肿瘤的疗效不佳，并且研究进展较慢，如神经母细胞瘤。不仅如此，我国的儿童肿瘤防治尚嫌发展不足，就诊过晚、治疗不规范、效果欠佳，因此需要大力倡导早发现、早治疗。

【病因与发病特点】

肿瘤在本质上是一种源于遗传物质改变而发生的疾病，因受各种遗传因素和躯体内外环境的影响，遗传物质发生改变，导致细胞异常增殖从而形成肿瘤。随着对肿瘤分子生物学的深入研究，对儿童肿瘤的发生、发展的机制也有了进一步的认识。

1. 胚胎发育调控异常　与成人肿瘤种类不同，儿童恶性实体肿瘤以胚胎性肿瘤和肉瘤为主，如畸胎瘤、神经母细胞瘤、肝母细胞瘤、肾母细胞瘤、横纹肌肉瘤及视网膜母细胞瘤等。这些肿瘤常发生于生命的早期，甚至发生于出生前。胚胎性肿瘤的发生与胚胎发育过程中的调控异常有关。正常情况下，胚胎细胞发育受到细胞遗传学特性的严格调控，维持正常的细胞增殖、定向分化及程序性死亡。当各种遗传因素和躯体内外环境发生改变时，胚胎细胞的增殖与凋亡平衡破坏，某些胚胎细胞异常增殖便可形成肿瘤。一个有力的证据就是，一些胚胎性肿瘤往往伴有先天性畸形和发育异常，如肾母细胞瘤可以合并单侧肢体肥大、虹膜缺如及尿道下裂等；肝母细胞瘤常常与出生低体重和先天性中枢性通气不良等相关。另外，胚胎性残余与肿瘤组织共同存在也反映了胚胎时期肿瘤形成的自然过程。在不少的肾母细胞瘤（nephroblastoma）病例，除了典型的肿瘤组织，还可以见到胚胎性残余即肾母细胞瘤病（nephroblastomatosis）。

2. 遗传倾向和易感致癌因素　已知儿童肿瘤有一定的遗传背景，一些肿瘤有显著的家族史，如呈常染色体显性遗传的视网膜母细胞瘤（*RB* 基因突变）、肾母细胞瘤（*WT* 基因突变）等都有一定的遗传倾向。对于儿童肿瘤的发病机制，目前主要有以下几个方面：①细胞周期调控失活或失调：研究较多的有 p53 和 RB（视网膜母细胞瘤）蛋白。②影响细胞功能的重要信号转导通路的某些跨膜蛋白受体的异常：已知的一些受体包括表皮生长因子受体（EGFR）、成纤维细胞生长因子受体（FGFR）、胰岛素样生长因子（IGF）受体、血小板衍生生长因子（PDGF）受体、转化生长因子受体和神经营养蛋白受体（如酪氨酸激酶受体 TRKs），常可把这些受体的特征性异常用于相应肿瘤的鉴别诊断和靶向治疗。③细胞程序性死亡（凋亡）受阻：作用于凋亡过程的相关因子如肿瘤坏死因子（TNF）、Fas 和 TNF 相关的凋亡诱导因子（TRAIL）失活，端粒酶的激活，有助于肿瘤细胞的无限增殖。④染色体易位：许多儿童肿瘤，特别是血液肿瘤和软组织肉瘤，存在重复出现非随机性的染色体结构异常，典型的有：染色体易位，如尤因肉瘤，可见到 t(11∶22)(q24∶q12) 易位。⑤原癌基因激活或抑癌基因失活：前者可通过点突变或基因扩增使转化细胞内原癌基因活化。后者亦通过基因缺失或突变性失活使一些基因编码的蛋白功能丧失，有利于细胞的恶性转化，如已被识别的肿瘤抑制基因 *RB*（视网膜母细胞瘤易感基因）、人类肿瘤中最常见的抑癌基因 *p53*。⑥异常的血管生成：有资料显示与肿瘤相关的新生血管生成对肿瘤生长、侵袭和转移是必需的。

3. 环境因素影响 某些物理化学因素及生物因素也是儿童恶性肿瘤的重要致癌因素：如核辐射和各种辐射、某些农药杀虫剂、母亲抽烟和避孕药、堕胎药使用以及 EB 病毒感染等。此外，慢性炎症、免疫缺陷等都可能成为肿瘤的病因。

4. 儿童肿瘤的特点 ①发病率低，病死率高。儿童恶性实体瘤发病率大致约为 100/100 万人，远低于成人恶性肿瘤的发病率，也低于创伤、先天性畸形及感染性疾病，但其死亡率仅次于儿童创伤，是排列第二位的儿童死亡病因。②发病早。主要在婴幼儿期，甚至于出生前。③早期诊断率低，确诊时晚期病例比例高。儿童自我感受和诉说能力差，许多肿瘤位于腹膜后或纵隔，早期症状不明显，因此往往不被注意而延误诊断。④主要是胚胎性肿瘤和间叶组织肿瘤如肉瘤等，很少见上皮性癌。⑤部分肿瘤可发生自行消退。虽然在肿瘤的发生发展机制上存在肿瘤自行消退的可能，但在成人肿瘤中几乎很难见到，而在儿童神经母细胞瘤和血管瘤中则并不少见。⑥有些肿瘤具有肿瘤和畸形的二重性，如畸胎瘤、血管瘤。⑦多数儿童恶性肿瘤与成人恶性肿瘤生长方式不同，主要表现为膨胀性生长，肿瘤向多方向均衡膨胀、扩张，从而形成占位性肿块，往往可以表现为巨大肿物。而且常有纤维性包膜，与正常组织分界清楚，容易完整剥离切除。少数儿童恶性肿瘤，也可沿组织间隙、血管、淋巴管或神经走向的间隙发展，使肿瘤组织之间相互间隔，肿块较固定，周围正常组织受到浸润破坏，边界不清，难以完整切除肿瘤组织。

5. 儿童肿瘤相关综合征 ① WAGR 综合征：染色体 11p 异常，临床表现为肾母细胞瘤，泌尿生殖系畸形，脑功能反应迟钝。② Beckwith-Wiedemann 综合征：染色体 11p15 异常，临床表现偏身肥大、巨舌、巨器官症，新生儿低血糖，胚胎性肿瘤。③ Denys-Drash 综合征：*WT1* 突变，假两性畸形，肾脏病变综合征，肾母细胞瘤。④ Currarino 综合征：同时发生骶尾部畸胎瘤、肛门直肠畸形、骶骨畸形等，可能与 MNX1 基因突变有关。⑤ Li-Fraumeni 综合征：*p53* 突变，常伴有家族发病倾向。

【肿瘤病理、分期及危险度分组】

儿童肿瘤不同于成人，多来源于间叶组织，多表现为原始胚胎样细胞形态。肿瘤类型多样，且具有特殊的组织学类型。有一些肿瘤组织形态极其相近，故病理学的诊断和鉴别诊断十分重要。病理组织学诊断也是肿瘤分级和临床分期的重要基础，也是判断预后的重要依据。

（一）病理学特点

1. 胚胎性肿瘤　是儿童实体肿瘤中最为常见的一类肿瘤，是一组以未成熟胚胎细胞为主要组织学特点的肿瘤，由不同成熟阶段、不同分化方向的多种细胞组成，多见于腹膜后、骶尾部及纵隔。常见的胚胎性肿瘤有：生殖细胞肿瘤、神经母细胞瘤、肾母细胞瘤、横纹肌肉瘤、视网膜母细胞瘤、肝母细胞瘤、唾液腺母细胞瘤和胸膜肺母细胞瘤等。胚芽细胞瘤是一组以胚芽细胞(germ cell)来源的儿童肿瘤，主要包括无性细胞瘤、内胚窦瘤(卵黄囊瘤)及畸胎瘤，后者包括成熟型和未成熟型畸胎瘤。恶性胚胎性腺瘤、多发性胚胎瘤、性腺胚细胞瘤等也属胚芽细胞瘤。

2. 小圆细胞瘤　是一组细胞结构近似的以小圆细胞为特征的儿童肿瘤，较难鉴别诊断，约占儿童肿瘤的 20%。此类肿瘤包括神经母细胞瘤、尤因肉瘤、腺泡型横纹肌肉瘤、Burkitt 淋巴瘤、小圆细胞型骨肉瘤、胚芽型肾母细胞瘤、小细胞型恶性周围神经鞘瘤、滑膜肉瘤及其他不易分类的小圆细胞瘤。小圆细胞组织学特点：细胞核与细胞质比例高。检测特异性生化标志物，已成为“小圆细胞瘤”临床鉴别诊断的重要依据之一。

3. 异质性　是儿童肿瘤的显著病理特点，来源于残留胚胎细胞，分化差的肿瘤恶性程度高，分化好的恶性程度低。来源于同一原始组织但细胞成分不同可以表现为不同性质的肿瘤。例如，来源于神经嵴的肿瘤可分为神经母细胞瘤、节细胞神经母细胞瘤和神经节细胞瘤。

4. 多个原发性肿瘤同时发生　是儿童肿瘤的又一特点。由于原始胚胎细胞衍化转移异常，具有潜在发生肿瘤的细胞团分离，而出现多个原发性肿瘤病灶，如 7% 肾母细胞瘤为双侧肿瘤，12% 出现多个原发肿瘤病灶。神经母细胞瘤、横纹肌肉瘤也可发生多个肿瘤病灶。

5. 分子生物学特征　分子诊断技术作为常规组织病理学和免疫组化诊断的辅助方法，对肿瘤的基因或染色体等异常进行检测。最常用的分子遗传学检测技术包括有丝分裂中细胞遗传学或核型分析、荧光原位杂交方法（FISH）和反转录聚合酶链反应（RT-PCR），其他如比较基因组杂交、杂合性丢失分析和互补 DNA（cDNA）微阵列分析等。以往这些实验技术仅仅作为诊断中心和学术机构的研究手段，现在越来越多地开始应用于临床病理诊断，但最终可能将成为常规诊断技术之一。不仅如此，有些预后相关的基因检测结果还用于治疗方案的选择。例如，神经母细胞瘤的 *MYCN* 扩增与生物学上的侵袭性表现明显相关，因此 *MYCN* 已经成为肿瘤危险分层的指标；尤因肉瘤或原始神经外胚层瘤的 *EWS-FLI1* 的 1 型变异融合基因和腺泡型横纹肌肉瘤的 *PAX7-FKHR* 融合基因是两个被认为相对预后较差的类型。肾母细胞瘤患儿常伴有 11p13 染色体异常，某些病例还伴有 *16q*、*1p* 和 *WT1* 基因的缺陷。多数儿童肿瘤都可能存在肿瘤抑制基因 *p53* 的突变。另外，可以准确高效分析或描述肿瘤组织谱的新技术正在不断涌现：使用 RNA 微阵列分析基因表达和蛋白质组学分析蛋白表达，蛋白质组学分析也能发现患儿血清或尿液中的特异蛋白，基因芯片分析能通过分析肿瘤细胞 RNA 的整个互补性来检测肿瘤细胞对各种刺激物的效应，如应激、低氧和治疗等。凡此种种，分子诊断技术越来越成为临床病理诊断的重要内容，也是精准医学的核心内容。

（二）肿瘤临床分期

根据肿瘤是否局限、包膜是否浸润、手术是否切除干净、局部淋巴结是否转移及有无远处转移等进行分期。

1. 1期 肿瘤局限在原发器官，包膜完整，可完整切除，肿瘤未破裂，局部血管正常。

2. 2期 肿瘤膨胀，突破器官包膜，但仍可完整切除肿瘤。原发器官血管有肿瘤浸润，肿瘤细胞浸润至包膜外。

3. 3期 手术切除后原发器官有残留肿瘤存在，多数不能完整切除，局部淋巴结转移，但仅局限于腹腔或胸腔，出现肿瘤细胞栓子。

4. 4期 通过血液循环、淋巴系统或其他方式远处转移至肺、肝、骨或脑组织等。

这些临床分期原则与成人肿瘤基本一致。此外，由于独特的生物学行为，有些儿童肿瘤的分期系统比较特殊。比如肾母细胞瘤如果同时发生于双侧，则分期为5期。1岁以下的婴儿神经母细胞瘤，如果原发肿瘤为局限性的1期或者2期，即使发生了肝、皮肤和骨髓(<10%)转移，预后仍然好，所以列为特殊四期即4s期。

(三) 肿瘤危险度分级

肿瘤的严重程度不同，需要的治疗也会不同。为了更恰当和合理的治疗，需要对肿瘤的严重程度进行区分，这就是危险度分级(risk group)。随着对肿瘤认识的逐步深入，尤其是肿瘤分子遗传学的发展，肿瘤的危险分级越来越准确。一般是根据肿瘤的临床分期、病理分型、生物学特征等综合判断，分为低危(low risk)、中危(middle risk)和高危(high risk)。例如，神经母细胞瘤的危险度分组系统中最重要的临床因素是诊断时年龄和临床分期，而最重要的生物学因素是*MYCN*状态、染色体倍性、11q染色体异常和病理分型等。低危组的患儿只需手术治疗，甚至不需要治疗；而进入高危组的患儿需接受强烈的多学科协作治疗。目前大多数的儿童实体瘤都根据危险度分级来制订治疗方案。

【临床表现与诊断】

1. 临床表现 肿瘤早期多无明显不适，中晚期可出现发热、乏力、贫血及消瘦等全身症状。肿瘤转移至胸腔及腹腔，可出现胸腔积液或腹水，转移至颅内可以出现烦躁、头痛等症状，肿瘤组织浸润或坏死可出现感染或出血等症状。无痛性肿块是最常见的局部表现，多为偶然发现，肿瘤压迫症状可成为最早临床表现。颅内肿瘤多位于中线附近，压迫症状表现为颅内压升高、步态不稳、头颅增大、颅缝扩大以及喷射性呕吐等。胸腔肿瘤压迫呼吸道引起呼吸困难，腹腔肿块压迫胆管、肠管引起黄疸或诱发肠梗阻，骶尾部肿瘤压迫、浸润可引起排尿排便困难。肿瘤侵犯至椎管内可引起脊髓压迫症状(表12-1)。

表12-1 儿童肿瘤部位、主要症状体征及检查方法

肿瘤部位	主要症状及体征	主要检查手段
颅内	头痛、呕吐、斜视、失明、神经系统症状	CT、MRI
眼眶	突眼、眼麻痹、瞳孔异常	神经系统检查、MRI
鼻咽部	呼吸阻塞、鼻音	咽、喉镜检查、MRI、CT
头颈部	颈部包块、Horner综合征	物理检查、MRI、CT
胸部	活动少、疲劳、咳嗽	平片、CT、MRI
腹部	腹部包块、腹痛、腹胀	超声、CT、MRI

续表

肿瘤部位	主要症状及体征	主要检查手段
肾脏	腹部包块、血尿、肾性高血压	平片、IVP（静脉肾盂造影）、超声
泌尿道	血尿、尿潴留	平片、尿道镜
脊柱	肢体麻木、疼痛	CT、MRI
四肢	局部包块、疼痛、跛行	CT、MRI
转移病灶	疼痛、厌食、体重下降	骨髓检查、CT、MRI、PET-CT、全身骨扫描、MIBG

2. **影像学检查** 可以帮助了解肿瘤的位置、大小、性质及周围比邻关系，通常包括超声、计算机断层扫描（CT）、磁共振成像（MRI）等，根据不同的部位和不同目的选择不同的检查。功能影像学检查不仅呈现肿瘤的物理影像，还可以提供肿瘤组织的生物代谢信息，例如PET-CT，从而可以鉴别肿瘤的良恶性。此外，核医学技术也在肿瘤诊断中有重要应用，例如全身骨扫描检查骨转移、MIBG 检查神经母细胞瘤原发及转移灶等。

3. **实验室检查** 实验室检查可以了解有无贫血和感染，有无电解质紊乱等一般信息。肿瘤针对性的检查主要是肿瘤标志物的检测，常用的肿瘤相关蛋白质：甲胎蛋白（AFP）、癌胚抗原（CEA）、消化道癌相关抗原（CA19-9）、甲状腺球蛋白（TG）为代表的上皮源性肿瘤标志物等。血清甲胎蛋白升高提示肝母细胞瘤、肝癌以及恶性畸胎瘤。乳酸脱氢酶（LDH）是恶性肿瘤的非特异性标志物，当 >1 000mmol/L 时往往提示肿瘤严重进展。尿液儿茶酚胺代谢产物香草扁桃酸（VMA）及高香草酸（HVA）的升高是神经母细胞瘤的诊断依据。此外，骨髓穿刺或者活检是检查有无骨髓转移的主要手段，骨髓象检查对转移的肿瘤有诊断意义。

4. **病理学检查** 一般而言，只有组织学检查可以确诊肿瘤诊断。通过外科手术、内镜钳夹、切割、穿刺等方法取材，经常规石蜡包埋获得组织块，然后根据临床需要进行普通光学显微镜、透射电镜、扫描电镜、激光共聚焦检查等，从而对器官、组织、细胞、超微结构、单细胞立体结构观察等形态学检查，而且各种特殊染色、免疫组织化学、流式细胞检查、图像分析也广泛应用于儿童肿瘤的病理检查，为儿童肿瘤病理学检查提供了更为有效的方法。在某些特殊情况下，需要快速了解肿瘤信息，则可以利用冷冻组织进行病理组织学检查，但毕竟在准确性等方面与常规病理检查有一定的差距，需要合理地解释和决策。

【治疗】

儿童肿瘤特别是恶性肿瘤是一种十分复杂的全身性疾病，需要多学科综合治疗，每个环节科学有序，才能取得最好疗效。肿瘤的治疗强调规范化，尤其要学习和贯彻已经被多中心临床试验证实、具有充分循证医学根据的规范和指南。当然，对于一些复发难治的病例，或者一些罕见的尚无成熟治疗规范的肿瘤，可以在科学依据的指导下进行个体化治疗。但是，需要警惕和防止在个体化名义下的随意化。目前，国际上几个主要的学术组织均有关于主要的儿童肿瘤的治疗规范和指南。也是由于这些治疗经验的推广，近年来儿童肿瘤的治疗取得了显著进步。除极个别病种外，大多数儿童肿瘤总体 5 年生存率已达 70% 以上，有些甚至达到 90%，这为儿童肿瘤治疗提供了光明前景。

1. 手术治疗

(1)手术与年龄:肿瘤切除不受年龄限制,经术前充分准备及良好围手术期护理,大多数患儿对手术具有良好的耐受性。对新生儿、低体重儿、严重营养不良的肿瘤患儿尤其要制订周密的治疗方案,维持呼吸、循环、代谢、体温、出血凝血机制稳定后方可手术。

(2)手术与肿瘤分期:Ⅰ期及Ⅱ期肿瘤患儿可采取一期完整肿瘤切除手术;Ⅲ期和Ⅳ期肿瘤患儿通常需要先采取2~4个疗程的新辅助化疗(术前化疗),待肿瘤体积减小、骨髓等转移缓解、血管生长抑制,肿瘤与正常组织边界明显,再行延期肿瘤切除手术。

(3)肿瘤外科手术原则:小儿组织娇嫩,器官功能不健全,因此小儿手术应该精细和适度。避免过度损伤,争取器官和功能保存,如肢体保存(limb salvage)、卵巢保存(ovary sparing)等。贯彻无血手术原则,减少出血。防止肿瘤破裂,争取无瘤效果。肿瘤切除后应对损害的组织器官功能进行评估及有效的重建,尽量保证术后组织器官正常的生理功能及良好的生长发育。

2. 化学治疗 大多数儿童肿瘤化疗敏感,术前化疗(新辅助化疗)可以缩小肿瘤体积,减少肿瘤血供,控制和清除远方转移灶,为中晚期肿瘤的原发病灶切除提供机会。手术后化疗(辅助化疗)的主要作用是消除残留肿瘤组织、可能存在于循环中的肿瘤细胞,预防复发、巩固疗效。对多数肿瘤患儿,化疗效果直接影响肿瘤治愈率。小儿常用化疗药物可分为四类:

(1)烷化剂类:主要作用于增殖各期细胞,肿瘤细胞周期非特异性化疗药物。主要代表为环磷酰胺、异环磷酰胺,适用于治疗横纹肌肉瘤、神经母细胞瘤等。

(2)抗肿瘤抗生素类:与烷化剂同属肿瘤细胞周期非特异性化疗药物,临床常用药物是放线菌素D、阿霉素及柔红霉素等,适用于治疗肾母细胞瘤、横纹肌肉瘤等。

(3)植物碱类:主要作用机制是干扰肿瘤细胞蛋白质合成,主要药物有长春新碱类药物、高三尖杉酯碱等,对淋巴瘤、肾母细胞瘤、神经母细胞瘤、横纹肌肉瘤等有显著疗效。

(4)抗代谢类药:主要作用机制是阻止嘌呤类及嘧啶类核苷酸合成,抑制DNA合成酶或直接破坏DNA的复制,此类化疗药物较为广泛,例如甲氨蝶呤、6-巯基嘌呤、氟尿嘧啶、阿糖胞苷等。

化疗药物的毒副作用需要特别加以关注,常见的化疗反应包括胃肠道反应如恶心和呕吐等、脱发和皮炎、骨髓抑制和免疫力低下、肝肾功能损伤等。

儿童肿瘤化疗基本原则:循证医学基础上的规范化治疗,选择敏感药物,联合用药以增强疗效,减低副作用。一般根据危险分级进行分层治疗,对低危组病例,在保证生存率的前提下尽量减低治疗强度,减少近远期的毒副作用;对于高危组病例,则采用大剂量联合化疗和其他多模态综合治疗,尽量争取提高生存率。

总体来讲,儿童肿瘤对化疗比较敏感,但敏感程度不尽相同。神经母细胞瘤、肾母细胞瘤、恶性淋巴瘤、恶性生殖细胞瘤等含胚胎细胞成分多的肿瘤,对化疗敏感,软组织肉瘤、尤因肉瘤、骨肉瘤、肝脏肿瘤较敏感,甲状腺癌、黑色素瘤等不敏感。肿瘤药物的敏感性检测一直被寄予厚望,但无论是传统的原代细胞培养,还是近年来的药物基因检测,肿瘤药敏检测的准确性并不能令人满意。为了克服离体试验的弊端,近年来开展了人源性肿瘤移植模型(patient-derived xenograft,PDX)用于化疗药物筛选的研究,希望能有更好的结果。

3. 放射治疗 儿童肿瘤对放疗较为敏感,在实施放射治疗时应对拟实施放疗肿瘤进行敏感性评估。一般意义上,造血细胞、小肠隐窝细胞、淋巴细胞、表皮基底细胞很敏感,精原细胞等对放疗敏感。内皮细胞、纤维细胞、消化道上皮细胞、肝细胞、肾细胞比较敏感。神经元、肌细胞及大多数成熟造血细胞对放射线不敏感。目前,放射治疗主要作为辅助治疗用于手术后的局部加强治疗,有时也用于复杂难治肿瘤的局部治疗。放射损失的评价与控制始终是儿童肿瘤放射治疗的重要内容,放射治疗可以引起放射性皮炎、放射性肠炎和放射性肺炎等,照射干骺端可以引起骨骼生长发育停滞,照射颅脑可能影响智力发育,放射引起的第二肿瘤也是一个无法回避的问题。

近年来,放射治疗理论和技术不断创新,三维适形、调强照射、粒子植入等不断提高放射治疗的效果和质量。质子放疗(proton therapy)由于精准的照射控制和周围放射损失的显著减少而被认为是儿童肿瘤放疗的未来方向。

4. **生物治疗** 以分子生物学为代表的基础医学的快速发展,为肿瘤治疗带来了越来越多新的方向,成为肿瘤治疗的第四种主要治疗。目前的生物治疗主要包括免疫治疗、基因治疗等。例如神经母细胞瘤的 GD2 抗体治疗,白血病和淋巴瘤等的 CAR-T 治疗,以及恶性肿瘤非特异的 PD-1 和 PDL-1 等,后者即属于肿瘤的免疫治疗,该研究还获得了 2018 年诺贝尔生理学或医学奖。

5. **传统医学和自然医学** 人类历史发展过程中形成的传统医学,蕴藏着丰富的哲学和智慧。各民族的传统医学,也不乏肿瘤治疗的理论和实践。例如我国的中医中药治疗肿瘤,采用辨证施治,强调扶正祛邪,显示了独特的优势。自然疗法(naturopathy)专注于人体的自然修复和抵御疾病能力的研究,不同于现代西医盛行的对抗疗法(allopathy)如手术、化疗、放疗等,顺势疗法(homeopathy,homeotherapy)强调保存和调动人体自身力量来对抗疾病。近年来的舒缓治疗(palliative care)也在某种程度上继承了这些理论的合理成分。另外,人文的、社会的和心理的支持与关注,无论对于患病儿童本人还是其家庭都是十分重要的支撑和动力。

(王焕民)

第二节 软组织肿瘤

软组织肿瘤是起源于间叶组织位于软组织内的肿瘤。通常良性者为瘤,恶性者为肉瘤。小儿软组织肿瘤以血管瘤及淋巴管瘤最多见。

一、血管瘤及血管畸形

血管瘤(hemangioma)是以血管内皮细胞增生为主的真性肿瘤,血管畸形(vascular malformation)是一种先天性脉管发育异常,病理学属于错构瘤而非真性肿瘤,血管瘤发病率高于血管畸形。近 20 多年来对血管瘤及血管畸形的病因、病理、分类及治疗进行了逐渐深入研究,分类结合其生物学特点更加细化,为治疗提供了病因病理学依据,同时治疗方案的多元化发展和规范,临床疗效显著提高。

【流行病学】

血管瘤是儿童常见病、多发病,发病率报道有差异。有资料显示发病率为 2.5%~12%,新生儿期发病率为 1.1%~2.6%,婴幼儿期发病率最高,为 10%~12%。女性发病率高,男女之比为(1∶2)~(1∶5)。出生体重<1 000g 的超低出生体重早产儿发病率可高达22.9%。血管瘤可发生在全身各部位,15%~30% 患儿为多发性,10% 的患儿有家族史。

【病因与发病机制】

目前,血管瘤的发生原因与发病机制仍不完全清楚。以下三种学说被高度关注。

1. **胚胎期血管发育异常及胚胎残留学说** 两种新生方式:①胚胎造血干细胞分化,形成血管内皮细胞,进一步增生形成细胞团块,中央细胞分化成血液细胞,外层逐渐分化为血管腔,交通形成血管网,进一步成为各种血管瘤;②血管内皮细胞在血管生长因子刺激下形成新的血管芽,进一步发展形成新生血管。胎儿出生后残留了幼稚血管内皮细胞,并保持了胚胎干细胞的部分生长特点,在细胞因子参与下这些细胞继续分裂增殖最终形成血管瘤。

2. **血管生成性疾病** 研究显示血管瘤内胚胎内皮细胞标志物 FcyR Ⅱ、Lewis Y、merosin、葡萄糖转运蛋白1(GLUT1)、血管内皮生长因子(VEGF)及成纤维细胞生长因子(bFGF)等促进血管内皮增生的因子呈高表达。当血管生长因子水平增高或血管生成抑制因子水平降低或内皮细胞本身生理生化、基因异常或缺陷等,均可导致血管内皮细胞异常增殖,血管过度形成。

3. **雌激素学说** 较多研究证明血管瘤患儿血清雌二醇水平高于正常同龄儿童,同时发现血管瘤组织雌激素受体显著高于正常组织。动物实验中补充雌激素有助于血管瘤的形成。妊娠妇女雌激素水平显著增高,可以解释妊娠期血管瘤发生率的增加。

【病理与分类】

血管瘤分类从早期的大体形态学发展到依据病理学到后期结合细胞生物学、临床表现、血管瘤的发生发展、转归等方面,对血管瘤进行了逐渐认识本质的利于临床治疗的分类。

1963年,Virchow 从肿瘤形态上提出了三级分类法,即传统分类法将血管瘤分为毛细血管瘤、海绵状血管瘤、混合性血管瘤、蔓状血管瘤,其中毛细血管瘤包括新生儿斑痣、葡萄酒色斑、蜘蛛痣、杨梅状血管瘤。该分类法由于在临床表现上易于判断而保留,并与新分类法结合发展。

1982年,Mulliken 和 Glowacki 依据血管瘤的病理学特征、细胞生物学特点、临床表现、自然衍变及预后不同,提出将小儿血管瘤病变分为血管瘤和血管畸形两大类。血管瘤又称真性血管瘤(血管肿瘤,vascular tumor)病理学特点为毛细血管增生,血管内皮细胞具有胚胎血管内皮特征,可分裂增殖成团索状,大量毛细血管和微血管构成血管丛,包括杨梅状血管瘤、大部分婴儿海绵状血管瘤及混合性血管瘤。50% 血管瘤患儿在5岁前完全消退,到9岁时90% 可自愈。而血管畸形是发育异常,病理学特点为血管异常扩张、增多、可呈海绵窦状、血管间畸形交通,内皮细胞为成熟扁平细胞,无增殖分裂现象。畸形主要来源于静脉,也可起源于毛细血管、动脉或淋巴管(可伴有动静脉瘘)。包括葡萄酒斑、鲜红斑痣、部分海绵状血管瘤,各种静脉扩张、曲张,蔓状血管瘤。具有逐渐加重,不能自行消退的特点。1995年,Waner 和 Suen 补充将脉管畸形细分为低流速(静脉、毛细血管和淋巴管)与高流速(动脉、动静脉、动静脉瘘),将真性血管瘤分为浅表、深部与混合型。1996年,Boon 提出了患儿出生时即存在的先天性血管瘤概念,并视生后6~10个月内是否快速消退而分为迅速消退型先天性血管瘤(rapidly involuting congenital hemangioma,RICH)和不消退型先天性血管瘤(noninvoluting congenital hemangioma,NICH)。以上分类方法为国际血管异常研究协会(International Society for the Study of Vascular Anomalies,ISSVA,1996)采纳认可,并不断完善修改。2014 年 4 月，在澳大利亚墨尔本召开的第 20 届 ISSVA 大会上，对血管瘤分类实施了全面的更为完善的修订，部分内容列表如下（表 12-2~12-4）：

表 12-2 ISSVA 血管瘤与脉管畸形分类（ISSVA，2014）

血管肿瘤	脉管畸形			
	单纯性	混合性*	知名血管畸形	并发其他病变
良性	毛细血管畸形	CVM		
局部侵袭性或交界性	淋巴管畸形	CLM		
恶性	静脉畸形	LVM		
	动静脉畸形 *	CLVM		
	动静脉瘘 *	CAVM*		
		CLAVM*		
		其他		

注：*定义为同一病灶中含有两种或两种以上血管畸形。* 高血流量病灶。C：毛细血管；A：动脉；V：静脉；L：淋巴管；M：畸形

本分类表未包含所有已知血管性病变，某些罕见的“皮肤性”血管性病变可参考皮肤科学教材。某些病变的性质是肿瘤还是畸形并未完全清楚，这些病变单独列于“暂未归类的血管性病变”，未在此节中列出

表 12-3 ISSVA 血管肿瘤的分类（ISSVA，2014）

肿瘤类型	名称
良性血管肿瘤	婴幼儿血管瘤（表 12-4）
	先天性血管瘤[快速消退型（RICH）*，不消退型（NICH），部分消退型（PICH）]
	丛状血管瘤*○
	梭形细胞血管瘤
	上皮样血管瘤
	化脓性肉芽肿（又称分叶状毛细血管瘤）
	其他
局部侵袭性或交界性血管肿瘤	卡波西形血管内皮瘤*○，网状血管内皮瘤
	乳头状淋巴管内血管内皮瘤（PILA，Dabska 瘤）
	复合性血管内皮瘤，卡波西肉瘤，其他
恶性血管肿瘤	血管肉瘤，上皮样血管内皮瘤，其他

注：*某些病变合并血小板减少和 / 或消耗性凝血（表 12-5）。○可能是病变的不同时期，而并非完全不同的疾病。
反应性增生的血管肿瘤列入良性肿瘤

表 12-4 婴幼儿血管瘤(ISSVA,2014)

类别	内容
分型	单发型
	多发型
	节段型
	中间型
分类	浅表性
	深在性
	混合性(浅表 + 深在)
	网状性 / 顿挫性 / 微增生性
	其他
合并其他病变	PHACE 综合征(后颅凹畸形,血管瘤,动脉病变,心血管病变,眼病变,胸骨裂和 / 或脐上裂缝)
	LUMAR(SACRAL/PELVIS)综合征(下半躯体血管瘤,泌尿生殖系统病变,溃疡,脊髓病变,骨畸形,肛门直肠畸形,动脉病变,肾脏病变)

目前,临床病理检查中有时显示血管瘤与血管畸形可同时存在,少数也可以与淋巴管瘤、脂肪瘤、纤维瘤组织混合存在。

【临床表现】

1. 共性特点

(1)发生时间:约 30% 血管瘤出现在新生儿时期,绝大多数血管瘤在新生儿出生后最初几周出现。斑点状病变形成后经过 3~6 个月的增生,瘤体迅速长大,随后 6~18 个月瘤体增长缓慢进入相对稳定期。

(2)病变部位:真性血管瘤最常见部位是头颈部及面部,约占 60%,其次是躯干、四肢。约 20% 病例为多发性血管瘤,位于内脏的血管瘤不易被发现,体检时偶然发现或伴出血出现相应临床症状时被确诊。

(3)血管瘤消退时间与残留病变:50% 的真性血管瘤在 5 岁以前自然消退,瘤体消退与体积大小、发生年龄、瘤体部位及生长速度无关。瘤体消退越早并发症越少,部分可完全恢复正常皮肤。其中 25%~69% 的患儿残留皮肤及皮下组织退行性改变:包括色素减退或沉着、毛细血管扩张、皮肤松弛、皮肤角化,极少数出现萎缩甚至纤维化形成瘢痕。

2. 常见类型血管肿瘤(血管瘤)的临床表现

(1)婴幼儿血管瘤:①浅表型或草莓状血管瘤:最常见,约占 65%。生长快,从斑点大小增大至数厘米仅需数周时间,少数可呈弥漫性增生。病变为淡红色或鲜红色,压之褪色,突出于皮肤表面,可呈分叶或小结节状,形似草莓,又称草莓状血管瘤。②深部型或海绵状血管瘤:约占 15%,毛细血管增生型主要位于皮下、腮腺、乳房,瘤体均匀有一定弹性,边界不清楚,主要由增生毛细血管内皮细胞构成,加压可变形,表皮颜色正常或略呈淡蓝色。③混合性血管瘤：在身体同一部位出现草莓状血管瘤与海绵状血管瘤的混合体，约占 20%。早期仅见草莓状血管瘤，随着瘤体生长扩展，皮下组织瘤体逐渐增生，局部组织明显隆起。混合性血管瘤生长速度快，受累面积广，如出现在面部影响容貌甚至毁容，如出现在特殊部位可引起严重功能障碍。

(2) 先天性血管瘤：特点为出生时即可见皮肤皮下红色软块，大多数在 6~10 个月内快速消退，为快速消退型（RICH）；少数病变稳定，无自行消退，为不消退型（NICH）；少数不能完全消退，为部分消退型（PICH）。

(3) 卡波西样血管内皮瘤（Kaposiform haemangioendothelioma，KHE）：卡波西样血管内皮瘤是介于真性血管瘤与血管肉瘤之间的低度恶性肿瘤，肿瘤呈浸润性生长，罕见转移。表现为新生儿或小婴儿皮肤及皮下大小不一的淡红色硬块，常突然迅速增大呈紫红色或暗红色，同时瘤体出现部分区域变软，常伴明显血小板下降及凝血象异常，治疗不及时可因 DIC 死亡。其发病机制尚不清楚，病理切片显示大量增生的毛细血管，其内皮细胞增生成团、巢状并可见细胞异型性或肉瘤样内皮细胞。

根据血管瘤体积大小可将血管瘤分为小型血管瘤，最大直径 <3cm；中型血管瘤，直径 3~5cm；大型血管瘤，直径 5~10cm；特大型血管瘤，直径 >10cm。

3. 常见类型血管畸形的临床表现

(1) 单纯性畸形：①毛细血管畸形：以鲜红斑痣及葡萄酒色斑为代表，常见于头面部、颈部，其次为胸背部，躯干及肢体少见。由于末梢神经发育异常而致支配区域毛细血管过度扩张。病理特点为真皮内呈现成熟的内皮细胞组织型毛细血管。皮肤红斑颜色较深，表面平滑，边界清楚，压之褪色，随着年龄增长，颜色变暗呈紫葡萄色。由于局部循环障碍，血液潴留，皮肤代谢不良引起表皮过度角化、增厚。另有蜘蛛痣、新生儿斑等。②静脉畸形：是最常见血管畸形，以海绵状血管畸形为代表。海绵窦状扩张型血管瘤病变为静脉形成大小不同腔隙或海绵窦状改变；血管内皮细胞正常形态消失，功能异常。海绵状血管畸形可见于全身任何部位，体表常见部位有四肢、躯干、头面部，累及内脏如肝、脾、胃肠道及生殖器官。另有皮下静脉扩张、大静脉扩张等畸形。③动脉畸形：与真性血管瘤相鉴别的动脉畸形主要是小动脉畸形。主要类型有小动脉痣，多见于学龄期儿童，头面部及颈部为好发部位，管壁薄，抓破出血常血流不止；皮肤红斑型由真皮层小动脉网形成，表现为皮肤鲜红斑，边界清楚，略高于皮肤表面，摩擦可导致血管破裂出血。另有团块型和皮肤囊性动脉瘤等类型。

(2) 动静脉畸形：较少见，临床上主要为蔓状血管瘤、肢体躯干的大面积海绵状血管畸形及动静脉瘘。蔓状血管瘤主要表现为皮下搏动迂曲血管并隆起高于皮肤表面，可扪及搏动，可闻及杂音，局部皮温升高，四肢为好发部位，广泛蔓状血管瘤可严重影响肢体功能。

4. 常见的血管瘤伴发综合征

(1) 血小板减少综合征（Kasabach-Merritt syndrome，K-M 综合征）：多见于 6 个月内的婴儿，临床表现为血管瘤突然迅速增大、扩散，表面紫红、硬，似急性炎症，伴血小板减少、凝血异常，严重病例可导致死亡。目前，发病机制尚不清楚，血小板和凝血因子是消耗或是减少尚无定论，但研究显示部分 K-M 综合征病例骨髓象中巨核细胞及产板巨核细胞明显减少（表 12-5）。

表 12-5 可能合并血小板数量或凝血异常的血管性病变（ISSVA，2014）

疾病名称	血液学异常
丛状血管瘤 / 卡波西形血管内皮瘤	严重而持续的血小板减少合并严重低纤维蛋白原血症，消耗性凝血和高 D- 二聚体浓度（Kasabach-Merritt 现象）
快速消退型先天性血管瘤	一过性轻中度血小板减少，伴或不伴消耗性凝血和高 D- 二聚体浓度
静脉畸形 / 淋巴管 - 静脉畸形	慢性局限性肌间凝血伴 D- 二聚体浓度升高，伴或不伴低纤维蛋白原血症，伴或不伴中度血小板减少（如手术治疗，可能进展为 DIC）
淋巴管畸形	慢性局限性肌间凝血伴高 D- 二聚体浓度，伴或不伴轻中度血小板减少（考虑为卡波西形淋巴管瘤病，如手术治疗，可能进展为 DIC）
多发性淋巴管内皮瘤病合并血小板减少 / 皮肤内脏血管瘤病合并血小板减少	持续性、波动性、中重度血小板减少伴胃肠道出血或肺出血
卡波西形淋巴管瘤病	轻中度血小板减少，伴或不伴低纤维蛋白原血症和 D- 二聚体浓度升高

(2) K-T 综合征（Klippel-Trenaunay syndrome）：静脉曲张性骨肥大伴血管痣综合征，与胚胎期中胚层发育异常有关，为毛细血管、静脉畸形及肢体过度发育，可伴淋巴管畸形，临床表现为典型三联症：葡萄酒色斑、浅静脉曲张、骨和软组织增生。

(3) P-W 综合征（Parkes-Weber syndrome）：是一种少见的先天性疾病，1907 年由 Weber 首次报道。该综合征与 K-T 综合征的主要区别在于其存在动静脉畸形和 / 或瘘。其病因认为与胚层发育异常有关。典型临床表现为：①皮温升高；②患肢增长肿胀，伴有肌肉及软组织肥大；③静脉曲张；④皮肤葡萄酒色斑。常存在小而广泛的动静脉瘘，因此患肢无血管性杂音及搏动性肿块表现。

(4) SWS 综合征（Sturge-Weber syndrome）：即脑颜面血管瘤病或脑三叉神经血管瘤综合征，属脑血管畸形的一种特殊类型。1879 年由 Sturge 描述，1922 年 Weber 描述了脑组织钙化影。表现为面部的葡萄酒色斑位于三叉神经第 1 支（眼支）支配区，伴有软脑膜血管畸形，大脑皮质下的萎缩和钙化，可发生癫痫及智力障碍、偏瘫和偏盲，少数患儿可伴青光眼等。

(5) 其他综合征 ① Beckwith-Wiedemann 综合征（BWS）：是一种遗传性过度发育综合征，主要特点为内脏肥大、巨舌、各种发育缺陷以及新生儿低血糖；② Cobb 综合征（皮肤 - 脊椎脊髓 - 血管瘤病）：是指皮肤血管畸形合并同一节段脊髓血管畸形；③ Maffucci 综合征：是一种少见的先天性非遗传性疾病，其特点在于软骨发育不良合并血管畸形；④蓝色橡皮疱样痣综合征（BRBNS）：是一种罕见的疾病，特点为皮肤和胃肠道静脉畸形，其他内脏器官有时也会受累；⑤ Gorham 综合征：又称 Gorham-Stout 病，骨消失，消失骨病，大块骨溶解，是一种原因不明的以进行性骨质破坏、伴脉管系统增生为特征的罕见疾病；⑥ PHACE 综合征：是一组以后颅窝畸形（posterior fossa defects）、血管瘤（hemangiomas）、动脉异常（arterial anomalies）、心脏畸形和主动脉缩窄（cardiac defects and coarctation of the aorta）以及眼异常（eye anomalies）为表现的神经皮肤综合征；⑦ CLOVES 综合征：是淋巴管、静脉、毛细血管畸形伴脂肪瘤，可有动静脉畸形等。

【并发症】

1. 局部并发症　为最常见并发症。

(1) 皮肤破损，溃疡形成：血管瘤由于局部刺激、摩擦、抓损引起局部皮肤破溃，反复损伤引起溃疡，常见部位如颈部、腋窝、腹股沟、臀部及会阴部。

(2) 感染：经久不愈的皮肤缺损及溃疡常引起感染，进一步发展形成蜂窝织炎，严重时可引起败血症。

2. 全身严重并发症

(1) 管腔阻塞：血管瘤的快速增生可直接或因压迫间接导致局部管腔阻塞，引起严重并发症。口腔、舌根咽喉部血管瘤增生引起气道阻塞，呼吸不畅，严重时引起呼吸困难。腮腺及耳部血管瘤导致耳道阻塞等。

(2) 出血：大面积血管瘤出血及内脏血管瘤外伤大出血可出现休克，严重时影响生命，反复出血消耗血小板、纤维蛋白原等凝血因子使出血难以控制。

(3) 重要器官损伤：眼眶血管瘤影响视力，严重时可导致失明；颅内血管瘤可引起癫痫及占位性病变；四肢广泛血管瘤可影响运动功能；面部血管瘤影响外观，严重时可毁容。

【诊断及鉴别诊断】

血管瘤病变常位于皮肤及皮下组织，形态特征明显、独特，浅表血管瘤依据临床表现诊断并不困难。通过临床观察、超声、CT/CTA、MRI 可对软组织、深部组织及内脏血管瘤作出临床诊断并与相应病变进行鉴别诊断。多普勒超声可检测皮下及深部组织肿块大小、质地、囊实性及血流情况，以辅助明确诊断，必要时辅以瘤体穿刺抽液可与淋巴管瘤、表皮囊肿以及脂肪瘤、纤维瘤等鉴别。对位于颅内、颈深部、纵隔、肝脏、肾脏、消化道、盆腔脏器血管瘤，可通过增强 CT、MRI 及 CTA 作出明确鉴别诊断。采用腔镜技术能够对鼻腔、口腔、咽喉、消化道、胸腔、腹腔血管瘤进行直接观察作出明确诊断及鉴别诊断。对发展迅速的血管瘤应检测血常规及凝血象。当临床表现和影像学征象不能明确提示血管瘤，不能除外其他良恶性肿瘤时，需要手术活检行组织病理学鉴别诊断。

【治疗】

1. 血管瘤的治疗　血管瘤临床表现各具特点，瘤体部位、大小、生长方式、是否伴有并发症以及瘤体毗邻组织器官特点差异很大，很难有一种或数种固定治疗模式。血管瘤治疗应遵循以下原则：控制瘤体生长，促进瘤体消退，减少并发症，保留器官功能，保护外观美观。对高风险和中度风险的血管瘤考虑积极治疗，见表 12-6。

表 12-6　血管瘤的风险等级及分级依据

风险特征	分级依据
高风险	
节段型血管瘤直径 >5cm（面部）	伴随结构异常（PHACE），瘢痕，眼 / 气道受累
节段型血管瘤直径 >5cm（腰骶部、会阴区）	伴随结构异常（LUMBAR），溃疡
非节段型大面积血管瘤（面部，厚度达真皮或皮下，或明显隆起皮肤表面）	组织变形，有形成永久瘢痕 / 毁容性风险
早期有白色色素减退的血管瘤	溃疡形成的标志
面中部血管瘤	高度存在毁容性风险
眼周、鼻周及口周血管瘤	功能损害，毁容性风险

续表

风险特征	分级依据
中度风险	
面部两侧、头皮、手、足血管瘤	毁容性风险，较低的功能受损风险
躯体皱褶部位血管瘤（颈、会阴、腋下）	高度形成溃疡的风险
节段型血管瘤 >5cm（躯干、四肢）	溃疡形成风险，和皮肤永久的残留物
低风险	
躯干、四肢（不明显）	低度的毁容和功能损害风险

（1）观察：90% 以上真性血管瘤可以自行消退，因此多数血管瘤可观察、随访。婴儿草莓状血管瘤、海绵状血管瘤、混合血管瘤及先天性血管瘤快速消退型如面积较小，位于非重要部位是观察随访的主要适应证。观察不是消极等待，而应定期、主动随访、评估。如果经过数周观察随访瘤体变大，发展迅速，有逐渐累及面部及重要组织 / 器官趋势或伴出血、有明显出血倾向，应采取积极治疗。

（2）糖皮质激素治疗：作用机制不完全清楚。主要作用为糖皮质激素引起局部皮肤血管收缩，对抑制血管生成有协同作用，抑制雌激素分泌，能竞争性地与雌激素受体活性物质结合，抑制雌激素生物活性等。

适应证：草莓状血管瘤、海绵状血管瘤和混合血管瘤以及各种伴有毛细血管内皮细胞增生的真性血管瘤，以及 K-M 综合征，特别是对处于增生期的血管瘤效果更好。

糖皮质激素瘤内注射疗效明显，副作用为激素引起的库欣综合征，同时应关注患儿的生长发育情况。

（3）抗癌药物局部治疗：研究证明平阳霉素可促进真性血管瘤内皮细胞凋亡，抑制瘤体增生，促进血管瘤消退，现已被广泛地用于临床治疗血管瘤，临床经验证明平阳霉素与糖皮质激素联合瘤内注射疗效更好。

（4）普萘洛尔治疗：小剂量普萘洛尔口服是治疗婴幼儿血管瘤的一线方案。用药前行血常规、心肌酶、肝肾功能血糖电解质、心电图、心脏彩超、甲状腺功能、胸片等检查。治疗在医院有经验的专科医师指导下进行，方法为 1.5~2mg/（kg·d），分 2 次口服，密切监测药物不良反应。连续服药 1 个月评估，无效则停药，有效继续服药至临床或超声完全缓解，期间由患儿家长对患儿服药后情况进行监测，并定期回门诊复查随访。

（5）其他：血管内皮瘤伴有KMP时，一线治疗口服泼尼松龙 2~3mg/（kg·d）（或 5mg/kg q.o.d.）或静脉用甲泼尼龙 1.6mg/（kg·d），长春新碱 0.05mg/kg 每周 1 次静脉滴注，监测血小板变化情况，效果不理想可联合使用环磷酰胺和普萘洛尔。雷帕霉素 0.8mg/（m^2·d）或 0.1mg/（kg·d），维持血药浓度（8~15ng/ml）可作为二线治疗。

2. 血管畸形的治疗　血管畸形不可能自行消退，通常应积极治疗，除外小面积病变稳定而且不影响外观和功能者可以密切随访观察。治疗应遵循以下原则：控制瘤体生长，促进病情缓解，减少并发症，保护病变局部外观和功能。

（1）观察：面积小，不影响美容和功能部位，病变相对稳定者，密切观察随访。

(2) 硬化剂局部注射：硬化剂瘤体注射疗法历史久远，硬化剂种类繁多，目前常用博来霉素（平阳霉素）、泡沫硬化剂（聚多卡醇、聚桂醇）、无水乙醇等硬化剂破坏血管内皮细胞，造成病灶血管的纤维化闭塞和体积的萎缩，实现外观和功能的康复，复发概率较小。但由于最佳剂量难于控制，有时可引起组织广泛坏死，溃烂，最终形成瘢痕。

(3) 动脉介入灌注和/或栓塞术：皮下组织、肌肉以及肝脏、脑组织等深部的海绵状血管畸形，尤其是大型难治性血管畸形、动静脉畸形或瘘可采用血管介入技术经动脉插管平阳霉素、无水乙醇病灶血管灌注和/或超选至瘤体供血动脉注入栓塞材料如 Onyx、明胶海绵粉、PVA（polyvinyl alcohol）及弹簧圈等进行治疗。

(4) 压迫法：用弹力套、弹力绷带、气囊袋或弹力衣裤袜持续或间隙地压迫肢体及躯干的血管畸形，尤其是静脉畸形范围广泛者，可限制病变的发展和促进其消退。

3. 血管瘤和血管畸形的其他治疗方法

(1) 手术治疗：手术治疗主要适应证：①血管畸形不会自行消退，药物局部注射治疗效果不佳、病变范围局限者手术治疗是选择。②对非手术治疗效果不佳、瘤体不大、手术不影响美容的真性血管瘤选择手术治疗。③非手术治疗效果不佳，严重影响功能的真性血管瘤宜采用手术治疗。巨大或特殊部位的血管瘤及复杂的范围较广泛的血管畸形手术治疗需要慎重，有多种非手术方法可供选择。

(2) 激光治疗：脉冲染料激光（pulsed dye laser，PDL）及脉冲倍频 Nd：YAG 激光、血管靶向光动力疗法（vascular-target pho-todynamic therapy，V-PDT）等激光仪治疗浅表毛细血管畸形例如鲜红斑痣及葡萄酒色斑是较好的适应证，激光治疗主要注意深度和能量控制，避免治疗后留下明显瘢痕组织。新型激光治疗仪不断用于临床，适应证更广，针对性更强，疗效更好。

(3) 其他方法：冷冻治疗、磁疗治疗、微波治疗、中医中药、放射治疗都曾应用于临床，由于治疗方法本身的缺陷，临床应用受到限制或禁忌。近年生物治疗逐渐兴起，如干扰素、白细胞介素-12 等。针对血管发生及血管内皮细胞增生的机制，采用内皮细胞生长因子的抑制因子治疗真性血管瘤，动物实验疗效显著，有潜在临床价值。

二、淋巴管瘤

淋巴管瘤（lymphangioma）目前称为淋巴管畸形（lymphatic malformation，LM），是常见的一种先天性脉管畸形疾病。发病率仅次于血管瘤位居第二。淋巴管瘤是因胚胎淋巴组织发育异常所致错构瘤，具有先天畸形及肿瘤双重特性。儿童淋巴管瘤好发于颈、肩、腋下、纵隔及腹膜后，这些部位与胚胎淋巴管形成有密切关系。

【胚胎与病因学】

1. 淋巴系统的形成　人胚 5~8 周原始淋巴管从两侧颈内静脉外侧各突出一个囊形成颈囊；随后肠系膜静脉发出腹膜后囊；最后从左右髂静脉各形成一个髂静脉囊，以这 5 个原始淋巴囊向胸腹腔及四肢扩展，逐渐相互连接形成全身淋巴系统。

2. 淋巴管瘤的形成　根据以上淋巴管形成学说，当原始淋巴囊部分孤立分隔时就会形成淋巴管囊肿，如多次分隔形成多囊性淋巴管囊肿。如原始淋巴管局部过度增生就形成单纯性或海绵状淋巴管瘤，也有学者提出淋巴管梗阻学说、淋巴管系统连接障碍等学说。

【分类及病理】

淋巴管瘤的分类大多采用 Wegner 分类法：毛细淋巴管瘤、海绵状淋巴管瘤、囊性淋巴管瘤（囊状水瘤）及弥漫性淋巴管瘤（淋巴管瘤性巨肢症）。有些淋巴管瘤含有血管组织为淋巴血管瘤。

1. 毛细淋巴管瘤　亦称单纯淋巴管瘤，由毛细淋巴管和若干细小、成熟毛细淋巴管丛所构成，多位于皮肤、皮下组织和黏膜层。

2. 海绵状淋巴管瘤　由众多小房性腔隙组成，腔壁衬有内皮细胞层，间质成分较多。淋巴管较粗大可形成窦状囊腔，多位于皮下和肌肉内。

3. 囊状淋巴管瘤（囊状水瘤）　囊腔较大呈分叶状或椭圆形，囊壁光滑、薄而透明，常有纤维隔膜形成多个副囊，囊腔之间常有交通。囊肿常位于颈部、腋窝、腹膜后及腹股沟区。

4. 弥漫性淋巴管瘤（淋巴管瘤性巨肢症）　由较大淋巴管组成，组织学上类似海绵状淋巴管瘤，常位于四肢，瘤体巨大，深达肌肉组织甚至骨膜，常伴有肢体功能障碍。

目前，国际血管异常研究协会 ISSVA 将淋巴管瘤归于脉管瘤分类如下（表 12-7）：

表 12-7　ISSVA 淋巴管畸形分类（ISSVA，2014）

畸形分类	名称
普通（囊性）LM	巨囊型 LM，微囊型 LM，混合囊型 LM
一般性淋巴管异常（GLA）	
Gorham 综合征中的 LM	
原发性淋巴水肿	Nonne-Milroy 综合征
	原发性遗传性淋巴水肿
	淋巴水肿 - 双睫症
	稀毛症 - 淋巴水肿 - 毛细血管扩张
	原发性淋巴水肿伴脊髓发育不良
	原发性泛发性淋巴管畸形（Hennekam 淋巴管扩张 - 淋巴水肿综合征）
	小头畸形伴 / 不伴脉络膜视网膜病变，淋巴水肿，或智力发育迟缓综合征
	淋巴水肿 - 鼻后孔闭锁

【临床表现】

1. 毛细淋巴管瘤　毛细淋巴管瘤是比较少见的先天性淋巴管瘤，病变位于皮肤、皮下组织或黏膜，常见于头皮、肢体、胸壁及会阴部，也可发生在唇、口腔及舌。外表呈小泡状颗粒，压迫时可溢出有黏液的淋巴液。大面积出现在舌面时可形成巨舌。

2. 海绵状淋巴管瘤　海绵状淋巴管瘤是常见的淋巴管瘤，多见于四肢、颈部、腋窝、口腔、口唇及舌部。海绵状淋巴管瘤瘤体较大，可局限性或弥漫性生长，常伴功能障碍，侵犯口腔、舌及咽部可引起饮食、发音甚至呼吸困难。四肢瘤体较大，表现为柔软的肿块，肿瘤表皮常增厚，有时可见扩张的血管。

3. **囊性淋巴管瘤** 囊性淋巴管瘤是新生儿期最常见的淋巴管瘤，肿瘤体积大，囊腔可见内皮细胞，可为单囊，多囊更常见。约 75% 位于颈部之颈后三角，腋窝、胸壁及腹膜后也是囊性淋巴管瘤常见发生部位。瘤体表面光滑，一般张力不高，如囊腔出血或伴感染，囊肿可突然增大，张力增高，出现对周围组织、器官的压迫症状。

4. **弥漫性淋巴管瘤** 弥漫性淋巴管瘤是由胚胎期原始淋巴管胚芽发育异常所致。主要发生在四肢，从肩部到手指，或从腹股沟区延伸至足趾。弥漫性的淋巴管瘤占据整个肢体，多数病例病变还累及肌肉组织甚至深达骨膜，严重影响肢体外观及功能。

【诊断】

淋巴管瘤通常依据临床表现和影像学特点临床诊断并不困难，必要时可以穿刺抽液确定。对于临床表现、影像学特点和/或穿刺抽液不典型者，可以手术组织病理学检查以除外其他疾病。

位于皮下、肌层、胸腔、纵隔、腹腔淋巴管瘤超声检查可确定部位，鉴别囊性还是实体肿块，彩色多普勒还可显示瘤内血供与血管瘤鉴别。CT、MRI 在确诊淋巴管瘤时还可了解巨大囊腔内部结构及分隔，以及囊肿与周围组织、器官的关系，CTA 可了解淋巴管瘤组织中血管结构和与周围正常血管关系有利于诊断分型和治疗方式选择。

近年采用超声技术可以对妊娠 <30 周的胎儿囊性淋巴管瘤作出准确诊断，了解相关并发畸形，为生后早期治疗提供依据。

【治疗】

淋巴管瘤不会自行消退，原则上应采取积极治疗措施。

1. **药物注射治疗** 近 20 年采用药物注射治疗淋巴管瘤疗效明显，目前常用的有抗癌药物博来霉素（国产称平阳霉素）、溶血性链球菌制剂 OK-432（国产称沙培林）、多西环素、无水乙醇和泡沫硬化剂等。抗癌药物局部瘤体注射治疗淋巴管瘤机制与药物抑制淋巴管内皮细胞生长、刺激肿瘤间质纤维有关，适合各种明显囊腔的淋巴管瘤。对于位于深部组织或较小的淋巴管瘤可在超声引导下穿刺。具体方法：穿刺尽量抽吸囊腔内淋巴液，然后注射药物。平阳霉素浓度不大于 1mg/ml。糖皮质激素与平阳霉素有协同作用，联合用药效果更好。抗癌药物主要副作用是注射后偶见低热、腹泻、呕吐，最严重并发症是肺纤维化，文献报道极少发生。

2. **外科手术** 颈部囊性淋巴管瘤压迫气道导致呼吸困难经穿刺抽液减压无效时，需急诊手术引流减压或手术切除。淋巴管瘤在注射治疗效果不佳时或影响器官功能明显时可考虑选择手术治疗。手术基本原则是完全切除肿瘤，对颈部、纵隔、腹膜后、盆腔及四肢巨大分隔囊性淋巴管瘤难以完全切除或重要器官有残留组织，应对残留囊腔及创面进行药物注射或涂擦。特别巨大的囊性淋巴管瘤、弥漫性淋巴管瘤可采取分期手术方法。

3. **其他治疗** 海绵型及弥漫性淋巴管瘤加入曲安奈德联合平阳霉素使用同时超声引导下瘤灶内散点注射，可以有一定效果。弥漫性淋巴管瘤在早期同时配合弹力套治疗可以增加疗效。表皮毛细淋巴管瘤可以考虑激光治疗。

三、皮下肿物

（一）皮样囊肿与表皮样囊肿

1. **皮样囊肿** 皮样囊肿（dermoid cyst）起源于外胚层，是一种错构瘤，囊壁由复层鳞状上皮构成，伴有未成熟的皮脂腺、汗腺及毛囊等皮肤附件结构。皮样囊肿可发生于任何部位的真皮或皮下组织，生长缓慢，以面部、颈部及腹背部靠中线处为常发部位。

2. **表皮样囊肿** 表皮样囊肿（epidermoid cyst）是一种真皮内含有角质的囊肿，囊壁由表皮结构构成，囊腔内充满角质，排列成同心层状，囊肿破裂后可引起异物反应。皮样囊肿及表皮样囊肿是儿童常见皮下良性肿瘤，极少数可以恶变。

（二）皮脂腺囊肿

皮脂腺囊肿（sebaceous cyst）又名粉瘤或粉刺，囊肿内壁由扁平的皮脂腺细胞构成，囊内容物呈白色或淡黄色膏状皮脂，常伴腐蚀味。皮脂腺囊肿是由于皮肤中皮脂腺囊管开口处阻塞或狭窄而引起的皮脂分泌潴留淤积，腺体逐渐长大而形成。

（三）鳃裂囊肿

鳃裂囊肿（branchiogenic cyst）由胚胎发育期未发育成熟的残余上皮组织异常发育所致。人类胚胎第 10 天到第 7 周时短暂出现鳃弓结构，在胚胎发育中各对鳃弓相互融合后，鳃裂随即消失。如果鳃裂未能完全消失，残留有上皮组织，由此可形成囊肿或瘘。鳃裂囊肿囊壁由结缔组织构成，复层鳞状上皮细胞和柱状上皮细胞覆盖内膜，内含黏液、纤毛及胆固醇样物质，如伴有感染可发生化脓性改变。第一鳃裂囊肿位于耳垂下方到舌骨连线的任何部位，多见于耳垂后、腮腺区及颌下部位，多见于婴幼儿及青少年，部分病例在出生时即可发现上述区域皮肤小凹点。第二鳃裂囊肿常出现于舌骨水平及胸锁乳突肌上 1/3 前缘，囊肿深部位置紧贴颈内静脉分叉处，并延伸至咽侧壁。常因上呼吸道感染而出现窦道。第三、四鳃裂囊肿相对少见，约 50% 鳃裂囊肿患儿出生时即可发现，常为单侧，以右侧更常见，囊肿或瘘反复感染可诱发癌变。

（四）软组织肿瘤

1. **脂肪瘤** 脂肪瘤（lipoma）由成熟的脂肪组织构成。体内凡有脂肪的地方均可发生脂肪瘤。脂肪瘤内若含有纤维组织或血管瘤成分，临床形成纤维脂肪瘤或脂肪血管瘤。

孤立性脂肪瘤呈扁平团块状或分叶状，质软而富有弹性，有假性波动感，脂肪瘤边界清楚，生长缓慢，临床常无症状。多发性脂肪瘤有家族化趋势，常见于四肢、胸腹部，其质地较一般脂肪瘤稍硬，轻压痛。

2. **纤维瘤** 纤维瘤（fibroma）是来源于纤维结缔组织的良性肿瘤。纤维结缔组织在人体内广泛分布并构成各种器官的间质。由于纤维的成分不同，可形成各种纤维瘤，如纤维瘤、纤维腺瘤、纤维脂肪瘤及纤维肌瘤等；其中以胶原纤维为主要成分的是硬纤维瘤，比较少见，有复发倾向。

（五）淋巴结肿大

正常淋巴结一般 <0.5cm，单个、质软、活动度好。头颈部感染，口、鼻、咽、牙龈及上呼吸道感染常引起头颈部淋巴结肿大，反复感染引起慢性淋巴结炎，主要临床表现为单个或数个淋巴结肿大，轻压痛。颈部淋巴结结核也是引起淋巴结肿大的常见原因，特点是多个淋巴结融合、粘连，质地稍硬，较固定，若反复感染可形成窦道，并有干酪样物质排出。小儿颈部淋巴结转移性恶性病变较少见，常见的锁骨上淋巴结转移通常来自纵隔的淋巴瘤、神经母细胞瘤、甲状腺癌。颈上深组和颌下组淋巴结转移来自头、鼻、咽部的肿瘤如横纹肌肉瘤等。

【诊断与鉴别诊断】

依据临床表现和影像学检查可作出初步诊断，必要时组织病理检查确定。

【治疗】

外科手术是皮下肿块首选治疗方法，直径 >0.5cm 的肿块，可选择外科手术。外科手术切除皮下肿块的基本原则是完整彻底切除肿块并病理检查。鳃裂囊肿伴感染应及时切开引流，促进愈合，3 个月之后行完整切除手术。

（王 珊）

第三节 甲状腺肿瘤

甲状腺肿瘤（thyroid tumor）在儿童中并不常见，发病率约 1%，但近年来有逐年增高的趋势。随患儿年龄增长，发病率逐渐上升，10 岁以上的儿童及青少年发病率高于 10 岁以下，女性发病率高于男性。甲状腺肿瘤可分为良性肿瘤和恶性肿瘤。良性肿瘤包括甲状腺腺瘤、甲状腺畸胎瘤等。恶性肿瘤为甲状腺癌。儿童甲状腺结节中恶性比例较高，约占 22%~26%，而在成人中这一比例约为 5%。甲状腺单个实性结节恶性比例则高达 50% 以上。儿童甲状腺良性肿瘤较为少见，治疗以手术切除为主，预后良好。本章节内容以儿童甲状腺癌为主。

【病因与发病机制】

甲状腺癌发病原因至今尚未完全清楚，目前认为与下列因素有关。

1. 电离辐射作用 在对日本原子弹和切尔诺贝利核事故的幸存者进行随访时发现，放射线接触和甲状腺癌的发生有直接关系。放射线接触史是导致儿童甲状腺癌的重要因素，在患有其他恶性肿瘤而接受放疗的儿童中，甲状腺癌是最常见的继发性肿瘤之一。

2. 遗传因素 *BRAF* 和 *RAS* 基因的改变以及 *RET/PTC* 和 *PAX8/PPARγ* 的重排导致蛋白发生变化，从而使细胞增殖、分化和存活的调控发生改变。与成人最常见的 *BRAF* 基因突变不同，在儿童和青少年乳头状甲状腺癌中最常见的是 *RET/PTC* 重排。甲状腺髓样癌有家族性发病倾向，约 30% 的甲状腺髓样癌伴多发性内分泌肿瘤（multiple endocrine neoplasia，MEN）。另外，许多遗传综合征容易罹患甲状腺肿瘤，如 Gardner 综合征、PTEN 错构瘤综合征等。

3. 其他因素 目前已有研究发现免疫功能异常（导致自身免疫性甲状腺炎）、碘摄取不足及先天性甲状腺功能减退的患儿更易罹患甲状腺结节及甲状腺癌。

【病理与生理】

儿童甲状腺癌的病理诊断标准与成年人的诊断标准一样，均采用世界卫生组织确定的组织学分型标准。可分为分化良好的乳头状甲状腺癌（papillary thyroid cancer，PTC）、滤泡状甲状腺癌（follicular thyroid cancer，FTC）和分化差的甲状腺髓样癌（medullary thyroid cancer，MTC）、甲状腺未分化癌（anaplastic thyroid carcinoma）。

1. 乳头状甲状腺癌 最常见，占儿童甲状腺癌的 90% 以上，分化良好，起源于甲状腺滤泡细胞。形态学特征为存在砂粒体（钙化结构，被认为起源于肿瘤细胞坏死）、肿瘤上皮细胞核内呈磨玻璃状、核内有凹槽和假包涵体、核增大、核重叠。儿童 PTC 通常是多灶性的，大多数患儿在诊断时出现局部淋巴结转移，易发生肺转移。组织学变异主要包括经典型、滤泡型、弥漫性硬化型及固体型等。

2. 滤泡状甲状腺癌　少见，在儿童甲状腺癌中 <10%，分化良好，通常是单灶性肿瘤。一般没有向区域淋巴结扩散的倾向，容易发生血源性转移，但进展较慢，侵袭性、复发和转移的风险均较低。病理特征是肿瘤细胞内滤泡形成，进一步发展可导致甲状腺腺泡及血管受累，组织学变异主要包括 Hurthle 细胞和透明细胞变异等。

3. 髓样癌　罕见，可发生于任何年龄，肿瘤细胞可分泌降钙素，且含有大量的细胞质，伴有淀粉样结缔组织、纤维结缔组织及钙沉淀，含有梭状细胞并伴核分裂象，恶性程度高，可浸润周围淋巴组织，可向远处肺、骨等转移。

4. 未分化癌　罕见，分化程度低，生长速度快，因此恶性程度较高，具有很强的侵袭性，易发生转移。

儿童甲状腺癌确诊时近 60%~80% 有周围组织及局部淋巴结浸润，其中 20% 患儿伴有远处转移，远高于成人患者。

【临床表现】

甲状腺肿瘤生长缓慢，绝大多数无特异性临床表现，最常见的首发症状为甲状腺结节和无痛性的颈部肿块。也有小部分以远处转移为唯一的首发表现。

1. 颈部肿块　颈部包块常常由父母无意中发现，或由儿科医师常规体检时发现。无疼痛感，压痛不明显，包块随吞咽上下移动。随着包块逐渐增大，质地变硬，表面可扪及结节。包块进一步发展，可压迫气管出现呼吸困难，压迫食管可出现异物感或吞咽困难，累及喉返神经和颈交感神经节可出现声音嘶哑及 Horner 综合征，如果出现肿块快速生长、声嘶、吞咽困难或肿块固定则应怀疑恶性变。

2. 转移　初诊时 45%~75% 的甲状腺癌患儿可有颈淋巴结转移，以前接受过放疗的患儿比例更高，临床表现为颈部淋巴结肿大，少数患儿以肺转移为首发症状，表现为咳嗽、咳痰、气促，需与肺结核加以鉴别。

3. 其他　毒性弥漫性甲状腺肿（Grave 病）及慢性淋巴细胞性甲状腺炎（Hashimoto 甲状腺炎）都可发展为甲状腺癌。早期临床上可表现为甲状腺功能亢进。源于多发性内分泌肿瘤的髓样癌患儿还有嗜铬细胞瘤和甲状腺功能亢进的表现。

【诊断】

1. 病史　患儿的既往病史，包括是否有甲状腺疾病病史及其治疗情况。是否接受过头颈部放射治疗，是否生活在碘缺乏地区，是否患有甲亢或甲减。家庭成员中是否患甲状腺疾病，是否患多发性内分泌肿瘤。

2. 临床表现　参见前述临床表现。

3. 实验室检查　实验室检查甲状腺素水平，包括甲状腺激素 T_3 和 T_4、促甲状腺激素（thyrotropin，TSH），可反映甲状腺功能，但不能鉴别甲状腺结节的良恶性。抗甲状腺抗体和抗微粒体抗体滴度升高往往提示甲状腺炎，但不能排除恶性病变。对甲状腺癌行甲状腺全切患儿，甲状腺球蛋白可用于术后监测肿瘤复发。髓样癌患儿的降钙素水平经常升高，降钙素 >100μg/L 提示甲状腺髓样癌的可能。

4. 影像学检查

（1）平片：平片对甲状腺局部病变诊断价值有限，但对无症状的肺转移和骨转移的发现有重要作用。

(2)超声学检查:超声检查是诊断儿童甲状腺癌的重要检查手段,是评估甲状腺结节形态、大小、质地、囊实性的精确方法,安全、便宜无损伤,重复性好。超声表现为边界不清,内部回声不均匀,结节内部血流增加,并且存在微钙化均提示可能是恶性肿瘤。

(3)CT、MRI 检查:CT、MRI 检查可判断甲状腺病变的大小、位置,并且能区分囊性和实性肿块,对了解颈深部组织,如上纵隔(Ⅶ区)、咽后、咽旁和锁骨下区域的转移情况有重要作用(图 12-1)。通过 CT 或 MRI 评估,可了解肿瘤局部侵犯的情况,如是否有气管食管侵犯。

(4)核素扫描:放射性碘 -131(iodine-131,^{131}I)、碘 -123、^{99m}Tc 等扫描是甲状腺肿瘤诊断及鉴别诊断的重要工具,可评估甲状腺肿瘤的位置、肿瘤转移及术后残留情况,判断是热结节还是冷结节。出现 TSH 抑制时,需要进行 ^{99m}Tc 等甲状腺核素显像评估新诊断可疑结节的摄锝或摄碘功能。不使用其他如 ^{99m}Tc-MDP 骨显像或 18FDG-PET/CT 常规评估儿童甲状腺肿瘤。

5. **病理学检查** 细针穿刺细胞学检查(fine needle aspiration biopsy,FNA)是手术前诊断儿童甲状腺癌的金标准,在儿童中进行 FNA 时均需在超声引导下完成,FNA 的细胞病理学表现使用 Bethesda 系统进行分类。术中可使用冷冻切片检查判断甲状腺肿瘤的性质以确定手术方式。对某些甲状腺病变在冷冻切片上明确诊断困难者(如滤泡腺瘤和高分化滤泡性腺癌),需根据最终的石蜡切片决定治疗方式(图 12-2)。

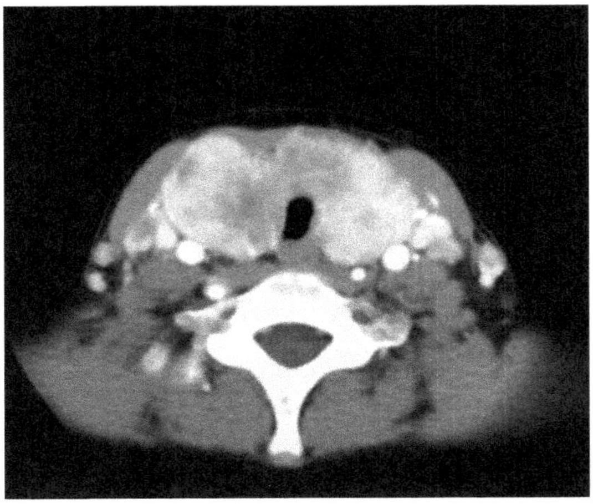

图 12-1 MRI 增强水平位,甲状腺双侧叶肿瘤伴颈部淋巴结转移,肿物明显强化

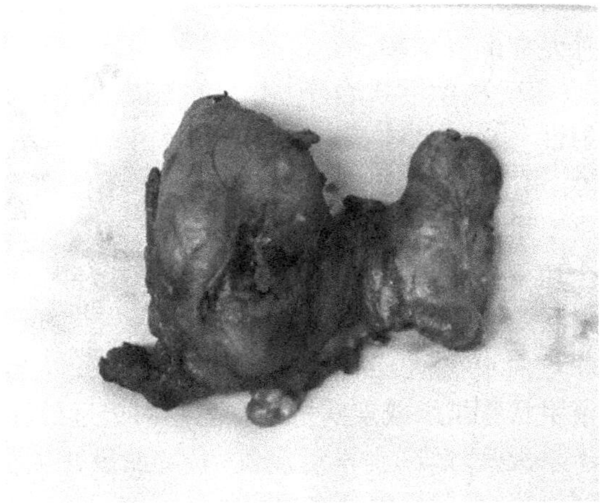

图 12-2 甲状腺标本,右叶癌变增大

6. **分子标志物** 是否进一步行 *BRAF*、*RAS*、*RET/PTC* 和 *PAX8/PPAR* 等基因检测,目前尚有争议,最新研究显示对于成人甲状腺肿瘤患者这些基因检测可有望弥补细针穿刺检查结果的不足,但对于儿童患者仍需进一步研究。

【治疗】

1. **手术治疗** 对于大多数患儿,手术切除仍然是治疗的首选方案。

甲状腺良性肿瘤:手术适应证包括:直径 >4cm 的实性结节,生长趋势明显,有压迫症状或影响外观,自主功能性结节(毒性腺瘤),或者存在其他恶性征象,应考虑行甲状腺腺叶切除术。

乳头状甲状腺癌:由于 PTC 患儿双侧病变及多中心病变的发生率高,对 FNA 活检明确提示恶性肿瘤者,应行甲状腺全切术;FNA 可疑恶性肿瘤者,先行腺叶及峡部切除术,术中病理明确恶性后再行甲状腺全切除。

滤泡状甲状腺癌:缺乏有关儿童 FTC 的数据,目前认为存在血管侵入肿瘤(累及 >3 处血管)、远处转移和/或肿瘤体积 >4cm 的患儿,应采取甲状腺全切除术,术后予以放射性碘治疗。对于肿瘤体积 <4cm、有/无微血管侵入(≤ 3 处血管)患儿,可采取单纯的腺叶切除术(而非甲状腺全切除术)以及 ^{131}I 治疗。

甲状腺髓样癌:髓样癌或有多发性内分泌肿瘤家族史者,需行 *RET* 基因突变检测,无基因突变的单侧癌患儿行单侧腺叶切除;存在基因突变的髓样癌患儿行预防性甲状腺全切,切除的年龄视 MTC 发病风险的高低(根据 *RET* 基因突变位点评估)而定。

术前有中央区和/或颈侧区淋巴结转移证据的患儿,行治疗性中央区颈淋巴结清扫术(central neck dissection,CND),对于较大的肿瘤行预防性 CND,也可根据术中情况决定是否行预防性 CND。细胞学提示有颈侧区转移的患儿,行颈侧区淋巴结清扫,但不常规行颈侧区预防性清扫。

甲状腺全切除术的风险主要包括出血、甲状旁腺功能减退症和喉返神经损伤等。儿童甲状腺肿瘤发病率较低,医师处理此类患儿的经验有限,儿童甲状腺手术应在儿科专科健全的医院中进行,术中使用喉返神经监测技术、纳米碳甲状旁腺负显影等技术可有效降低术后并发症的发生率。

2. **放射性碘治疗** 甲状腺癌患儿术后,对于局部残余甲状腺组织和转移病灶可采用放射性 ^{131}I 治疗,主要包含两个层次:一是采用 ^{131}I 清除甲状腺切除术后残留的甲状腺组织,简称 ^{131}I 清甲;二是采用 ^{131}I 清除手术不能切除的转移灶,简称 ^{131}I 清灶。放射性 ^{131}I 的剂量取决于术后残余甲状腺的大小。治疗前 2 周需停用甲状腺素,以促进 TSH 大量分泌。甲状腺全切可提高放射碘治疗的效果。2015 年 ATA 指南推荐,低风险甲状腺癌患儿(癌症局限于甲状腺,无中央区颈淋巴结转移或仅有少量该区淋巴结存在显微镜下转移,并且血清甲状腺球蛋白水平 <2ng/ml)不需要 ^{131}I 治疗。中等或高风险患儿要接受放射性碘治疗,以消除残余甲状腺组织或疾病持续状态。对于远处转移以及手术残留病灶,术后放射性 ^{131}I 治疗有助于杀灭病灶,减少术后复发率,增加患儿生存率。^{131}I 治疗在儿童中的最小适用年龄及远期副作用,目前仍然存在争议。

3. **内分泌治疗** 对于甲状腺癌术后患儿,内分泌治疗(甲状腺素替代治疗)应作为重要的长期治疗方式。TSH 有促进高分化甲状腺癌生长的作用,术后给予甲状腺素治疗可维持甲状腺正常功能及最大性抑制 TSH 分泌,可明显降低甲状腺癌的复发率,提高患儿无病生存率和总生存率,尤其在高危风险组儿童的分化型甲状腺癌中有重要作用。美国甲状腺学会制定的儿童甲状腺癌指南推荐,儿童 TSH 抑制的目标应基于儿童 PTC 的风险分级而定,低、中和高风险患儿 TSH 目标分别为 0.5~1.0mIU/L、0.1~0.5mIU/L 和 <0.1mIU/L。

4. **分子靶向治疗** 随着分子生物学研究的进展,靶向治疗成为目前晚期甲状腺癌研究的主导。分子靶向治疗与传统化疗比较，具有特异性强、疗效明确、损伤小等优点。但目前应用于儿童甲状腺癌的临床研究比较少见。

【随访】

患儿术后监测指标、TSH 治疗目标和随访策略根据风险等级高低而有所不同，分化型甲状腺癌检测指标包括：甲状腺球蛋白（thyroglobulin，Tg）及甲状腺球蛋白抗体（thyroglobulin antibody，TgAb）、颈部超声、诊断性全身扫描及其他影像学检查。随访中，如 TSH 刺激后的 Tg 为阴性（TgAb 亦阴性），提示该患儿疾病缓解，可适当放宽 TSH 抑制水平及随访频率。对已接受手术和 ^{131}I 治疗的患儿，如 TSH 刺激后 Tg 水平显著增高（>10ng/ml），应寻找病灶或转移灶，并考虑是否需要手术和 ^{131}I 治疗。随访时，在初次手术至少 6 个月后须行颈部彩超检查。低风险 PTC 患儿，此后可每年复查颈部超声，中高风险患儿则应每 6~12 个月复查颈部超声。随访 5 年后可根据复发风险适当调整复查周期。

【预后】

尽管儿童和青少年甲状腺癌更易发生周围浸润，局部淋巴结转移率和远处转移率也显著高于成人，但经过规范诊治，即使处于进展期并且有转移的儿童预后也非常好。对甲状腺癌患儿进行的长期随访发现，DTC 的长期生存率超过 90%；MTC 的 5 年和 15 年生存率均超过 85%，但 30 年生存率较低（约 15%）。值得注意的是，儿童和青少年的甲状腺癌的复发率很高。肿瘤向甲状腺周围浸润、手术范围过小、远处转移等都会导致 15 岁以下儿童复发风险升高。有报道显示有甲状腺癌患儿初始治疗随访 40 年后复发，因此甲状腺癌患儿应终生随访。

（王焕民）

第四节 纵隔肿瘤

纵隔肿瘤（mediastinal tumor）指纵隔区域的原发或转移性肿瘤，可发生于各年龄组，儿童胚胎性肿瘤多见，常见的纵隔肿瘤有神经母细胞瘤、生殖细胞肿瘤、淋巴瘤以及原发性囊肿等。

【解剖及肿瘤分布特点】

纵隔是位于两侧胸膜腔之间的器官的总称，是胸腔的组成部分，上达胸廓上口，下达横膈，前至胸骨，后至胸椎，其内有心脏与出入心脏的大血管、气管及支气管、食管、胸导管、胸腺、迷走神经、膈神经、交感干等重要的脏器结构，组织来源复杂，分属三个胚层发育而成，故纵隔内可见多种原发性肿瘤。为了方便纵隔病变的解剖定位，将纵隔划分为若干区域，临床常用“四分法”，即以胸骨角与第四胸椎水平连线为界，把纵隔分为上、下两个部分。下纵隔再以心包前后界分为前纵隔、中纵隔和后纵隔。上纵隔主要包含大血管、气管、部分胸腺及淋巴，因此淋巴瘤、支气管囊肿、胸腺瘤等常见；前纵隔内主要有疏松结缔组织、淋巴组织及胸腺，淋巴瘤、生殖细胞肿瘤、淋巴管畸形及胸腺瘤等多见；后纵隔内有降主动脉、食管、迷走神经、交感神经链、胸导管、奇静脉和半奇静脉等，神经源性肿瘤、肠源性囊肿（食管重复畸形等）多见。中纵隔内有心脏和大血管、气管与支气管、膈神经、迷走神经等，支气管源性囊肿、心包囊肿、生殖细胞肿瘤及淋巴结转移性肿瘤等多见（表 12-8）。

表 12-8 纵隔内的主要内容和肿瘤大概分布情况

	正常结构	肿瘤
上纵隔及前纵隔	胸腺	淋巴瘤、胸腺瘤
	甲状腺	甲状腺肿块
	淋巴组织	淋巴管畸形
	结缔组织	生殖细胞瘤肿瘤
中纵隔	心脏、大血管	血管肿块
	气管支气管	气管源性囊肿
	淋巴结	淋巴瘤
	神经	神经源性肿瘤
后纵隔	食管	食管源性囊肿(重复畸形)
	交感神经节	神经母细胞瘤
	淋巴结	转移性肿瘤

【临床表现】

由于纵隔内有众多的重要器官组织并且空间有限,肿块生长压迫重要脏器可产生系列症状:气道受压迫刺激可引起咳嗽等症状,由于小儿气道口径狭小,气管压迫易发生气道梗阻性急症;食管受压可能出现咽下困难;上腔静脉急性受压梗阻,可产生上腔静脉综合征,表现为头面颈部淤血肿胀,严重者可出现呼吸困难、脑水肿等;神经受累产生相应症状,如喉返神经受压出现声音嘶哑,交感神经受累出现霍纳综合征,肋间神经等受累可引起胸痛,穿过椎间孔的哑铃形肿瘤可能压迫脊髓,出现肢体麻木、肌力减低甚至瘫痪。恶性肿瘤继发胸腔积液可出现呼吸困难,继发感染可引起发热、胸痛等症状;侵犯骨骼可引起剧烈疼痛,侵犯气管可能引起喘鸣、咯血等。某些纵隔肿瘤可分泌一些特殊物质,通过免疫或其他机制,发生副肿瘤综合征,出现神经及内分泌等系统功能紊乱的症状。

知识拓展

上腔静脉综合征

又称为上腔静脉阻塞综合征,由于纵隔肿瘤的压迫或者上腔静脉血栓等原因,导致上腔静脉、无名静脉回流障碍时,出现头面颈胸以及上肢等部位的淤血、组织水肿,静脉怒张、口唇发绀等症状,严重者出现颅内高压、呼吸困难等,危及生命。前上纵隔淋巴瘤是儿童发生上腔静脉综合征的最常见病因之一。

【辅助检查】

1. 实验室检查　部分纵隔肿瘤可伴有特殊的肿瘤标志物升高,如生殖细胞肿瘤可能有人绒毛膜促性腺激素(β-hCG)和甲胎蛋白(α-FP)等的增高,神经母细胞瘤可能有香草扁桃酸(VMA)、高香草酸(HVA)以及神经元特异性烯醇化酶(neuron specific enolase,NSE)等的增高。生化检查中碱性磷酸酶和乳酸脱氢酶是非特异性肿瘤标志物。胸腔积液、血液及骨髓的常规、细胞学及流式细胞检查对诊断淋巴瘤、神经母细胞瘤等有重要意义。

2. X线胸片 胸部正侧位片可提供肿块的位置、形态、大小、密度、有无钙化(或骨性结构)、边缘是否清晰、纵隔有无偏移、肋骨及椎体有无骨质破坏等信息,是临床上发现纵隔肿瘤的重要手段。X线透视可观察肿块有无搏动,是否随吞咽而上下移动,形态是否随呼吸改变,肿块与横膈的关系等,但临床已经少用。

3. CT检查 胸部CT尤其是CT增强扫描对纵隔肿瘤诊断意义重大,可显示病灶与邻近血管及组织脏器的关系,并能通过对病灶的密度及强化特点的分析,帮助判断肿块的性质,气道重建能更好观察肿瘤与气管支气管之间的关系。

4. 超声 有助于了解肿瘤的部位、大小、囊实性、与周围组织关系,B超引导下肿块穿刺活检是诊断纵隔肿瘤的重要方式。

5. MRI 较CT有更好的组织分辨率,对肿块性质判断有重要意义,对哑铃形侵犯椎管的肿瘤观察脊髓压迫情况有重要意义。

6. 放射性核素检查 疑纵隔内肠源性囊肿时,可采用 ^{99m}Tc 扫描检查,大约1/2以上的胸腔内消化道重复畸形含有胃黏膜组织。

7. 组织学检查 诊断困难又无法根治切除的肿瘤,可考虑行组织活检。伴有颈部或者锁骨上淋巴结肿大可考虑手术或者穿刺活检;部分纵隔肿瘤可以在超声引导下行肿瘤穿刺活检;穿刺有困难的病例可以考虑胸腔镜或者开胸活检。

课堂互动

儿童甲胎蛋白升高的常见原因

1. 新生儿及小婴儿生理性增高。
2. 生殖细胞肿瘤 内胚窦瘤、未成熟畸胎瘤(含有内胚窦瘤成分)。
3. 肝肿瘤 肝母细胞瘤、肝癌(儿童肝肿瘤以肝母细胞瘤多见)。
4. 胰腺肿瘤 胰母细胞瘤(部分胰母细胞瘤合并有甲胎蛋白增高)。

【治疗】

1. 治疗原则 由于纵隔空间有限,肿瘤易压迫和侵犯重要脏器以及神经血管,纵隔肿块一经发现,原则上应积极处理。边界清、体积小、根治手术安全的肿瘤可考虑根治手术切除;对手术风险大的恶性肿瘤应考虑活检,并在病理结果的基础上完成肿瘤的全面评估,依据相应肿瘤的分期和危险度分组选择综合治疗(综合应用化疗、手术、放疗以及免疫治疗等手段)方案。

2. 麻醉及手术方式 纵隔肿瘤的外科手术多在气管插管麻醉下进行,单肺通气对改善手术视野常有帮助。根据肿块位置选择切口,一般采用后外侧切口,少数前纵隔肿瘤用胸骨正中切口,上纵隔或者颈胸交界处包绕锁骨下动静脉或者臂丛神经的肿瘤可考虑"Trap-door"入路。近年,随着微创技术的迅速发展,胸腔镜的使用已经越来越广泛,创伤小恢复快,可应用于肿块活检及切除。但应遵从肿瘤手术的基本原则掌握手术指征,情况需要时仍应应用传统开胸手术方法。

【常见纵隔肿瘤】

1. 胸腺瘤　胸腺位于前上纵隔，下缘紧附于心包，胸腺与人体免疫功能有密切的关系。婴儿期胸腺均较大，属于正常生理状态，可随年龄增大而逐渐缩小。胸腺瘤（thymoma）是来源于胸腺上皮的肿瘤，在儿童并不常见，占纵隔肿瘤的不到1%。胸腺瘤患儿可无症状，部分患儿因为肿瘤压迫或侵犯相邻的组织结构而出现咳嗽、胸痛以及呼吸困难等症状。胸腺瘤一经发现一般应尽快手术切除，恶性胸腺瘤对化疗常不敏感，治疗预后不佳。

2. 生殖细胞瘤肿瘤　畸胎瘤（teratoma）是最常见的生殖细胞瘤肿瘤，可发生于纵隔的任何部位，但前纵隔多见。可为囊性、实性及囊实性，由外、中、内三个胚层组成，根据瘤内细胞及组织的分化程度有成熟与未成熟之分（参见本章第十节畸胎瘤）。畸胎瘤可引起疼痛、咳嗽、呼吸困难和反复肺炎等症状。X线见肿瘤边缘清楚，内含骨骼样成分是其特征。CT及MRI能进一步显示肿瘤内的成分特征（如含骨骼、脂肪、毛发等成分）及与周围脏器血管的关系。纵隔畸胎瘤通常有完整包膜，多能完整切除。恶性生殖细胞瘤以内胚窦瘤多见，临床表现肿块生长较迅速，可引起系列压迫症状，伴有血清α-FP的显著升高。内胚窦瘤对化疗较敏感，应用化疗联合手术的综合治疗预后良好。

3. 淋巴瘤　淋巴瘤（lymphoma）可分为霍奇金淋巴瘤和非霍奇金淋巴瘤，儿童期纵隔淋巴瘤以非霍奇金淋巴瘤常见，多数来源于胸腺，T淋巴母细胞淋巴瘤是最常见的病理类型。早期淋巴瘤患儿可没有任何症状，随着肿瘤进展压迫周围脏器及血管等出现相关的症状，包括胸痛、咳嗽、呼吸困难、吞咽困难、声音嘶哑及上腔静脉综合征等。常见的体征包括胸部饱满、气管移位、胸腔积液或者心包积液等，有时可发现颈部有淋巴结肿大。CT检查可显示前上纵隔占位，密度较均一，强化较均匀，坏死灶少见。治疗以化疗为主，手术目的主要是为了获取病理学检查需要的组织标本或化疗不能完全消除的残余包块。

4. 支气管囊肿　支气管囊肿（bronchogenic cyst）全称为支气管源性囊肿，可发生于任何年龄，一般位于中、上纵隔，多紧靠气管支气管，常位于肺门旁或隆突下，也可完全位于邻近支气管的肺实质内，偶可与小支气管腔相通。患儿可无任何临床症状，也可以压迫气管或支气管影响呼吸功能，导致支气管狭窄、肺炎反复发作，甚至出现肺气肿。隆突下的支气管囊肿因为与心影重叠，通常在X线胸片上看不到囊肿，当因气管或者支气管受压致肺气肿或者肺不张时才被发现。CT非常有助于支气管囊肿的诊断，确诊后应争取适时外科治疗，以免发生反复感染而难以处理。

5. 心包囊肿　心包囊肿（pericardiac cyst）一般为良性单房性病变，位于心膈角附于心包上，也可以与心包相通，构成心包膨出的一部分，囊肿内含透明液体。心包囊肿多无症状，常因其他原因拍胸片时被偶然发现，因此除非囊肿巨大，一般可不予干预。

6. 食管源性囊肿　食管源性囊肿（esophageal cyst）是肠源性囊肿（enterogenous cyst）的一种，实质是食管重复畸形（duplication of esophagus）。囊肿一般紧邻食管，但一般不与食管腔相通，囊壁由平滑肌和食管、胃或者小肠的黏膜上皮构成。食管被压迫后可出现吞咽困难，累及气管、支气管树可引起咳嗽、呼吸困难以及反复发作的肺部感染，也可以引起胸痛。如果囊肿壁存在胃黏膜，则可能发生消化性溃疡，穿孔至食管或支气管腔，导致呕血和咯血；若溃烂至肺实质，可能导致出血和肺脓肿形成。上消化道造影可证实食管的外压性表现，CT或MRI扫描可显示病变的囊性特点，并可与后纵隔脊柱旁沟中更常见的神经源性肿瘤鉴别。^{99m}TC核素扫描可显示肠囊肿壁上的异位胃黏膜。当囊肿与脊柱畸形同时出现时，它们被称为神经管原肠囊肿，其可与脑膜或者硬膜腔直接交通。MRI 检查可显示神经管原肠囊肿突入椎管的范围，同时也可显示并存的脊柱畸形。后纵隔肠囊肿有时可以穿过膈肌至腹腔。明确肠源性囊肿后应争取早期切除，但对于穿过膈肌至腹腔后的后纵隔肠囊肿则需注意手术不要遗漏了腹腔内病变。

7. 神经源性肿瘤　神经源性肿瘤（neurogenic tumor）是小儿最常见的后纵隔肿瘤，常见的类型包括神经母细胞瘤、神经纤维瘤、神经鞘瘤等。

（1）神经母细胞瘤（neuroblastoma，NB）：神经母细胞瘤起源于交感神经系统，可发生在任何有交感神经组织存在的部位，常见于腹膜后，但有 10%~20% 的肿瘤可原发于纵隔。依据国际神经母细胞瘤病理学分类（international neuroblastoma pathology classification，INPC）可分为：神经母细胞瘤、节细胞神经瘤、节细胞神经母细胞瘤（结节型及混杂型）。纵隔神经母细胞瘤总体治疗效果较腹膜后神经母细胞瘤好，预后良好的组织学类型（节细胞神经瘤及节细胞神经母细胞瘤混杂型）多见。神经母细胞瘤强调综合治疗，应该基于 INPC 分型、年龄、分期、MYCN 扩增以及 DNA 倍体等情况综合评估危险度分组决定治疗方案（参见第五节神经母细胞瘤）。

（2）神经纤维瘤（neurofibroma）：可来自肋间神经、膈神经、迷走神经或交感神经等，可为孤立的神经纤维瘤，或为家族性神经纤维瘤病的局部表现，全身多发牛奶咖啡斑是其特征性表现。临床可无症状，瘤体过大可产生压迫症状，少数患儿可因肿瘤伸入椎管出现脊柱侧弯及脊髓压迫症状。手术切除可治愈，但易复发。

知识拓展

神经纤维瘤病

神经纤维瘤病（neurofibromatosis，NF）是一种常染色体显性遗传病，可分为两型，Ⅰ型（NF1）临床主要表现为皮肤、软组织病变为主，故称为外周型，由于 *NF1* 基因位于 17 号染色体具有较高的自发突变率，所以发病率较高；Ⅱ型以双侧听神经受累为主，较少见。全身多发牛奶咖啡斑和神经纤维瘤是本病的典型表现。

（舒　强）

第五节　神经母细胞瘤

神经母细胞瘤（neuroblastoma）是儿童颅外最常见的恶性实体肿瘤，也是婴幼儿期最常见的恶性肿瘤，约占儿童肿瘤的 7%~10%。其总体患病率大约是 1/7 000 活产儿，美国 19 岁以下的白人儿童为每年 9.7 例 /100 万；19 岁以下的黑人儿童为每年 6.8 例 /100 万；上海地区 2002~2010 年神经母细胞瘤年均发病率约为 7.7/100 万。神经母细胞瘤起源于肾上腺髓质（adrenal medulla）及交感神经节的原始神经嵴细胞（neural crest cells）。男性发病率稍高。可以在任何有交感神经组织的部位发生，约 60% 的原发肿瘤位于腹膜后，其次位于后纵隔、盆腔及颈交感神经节。12% 的神经母细胞瘤合并有其他系统畸形。虽然临床存在肿瘤自行消退和向良性转化的现象，但大多数病例呈恶性进展性生长。

【病因与分子生物学特点】

1. 病因　神经母细胞瘤是一种胚胎性肿瘤（embryonal tumor），其确切的病因仍不清楚。虽已发现若干与遗传性神经母细胞瘤有关的基因，但在全基因组测序中仅发现相对较少的基因突变，提示这种胚胎性肿瘤可能与发育过程中的表观遗传调控关系更为密切。

该肿瘤的发生与神经嵴发育异常有关，原始成神经细胞在胎儿肾上腺中即可发现。临床上可出现神经母细胞瘤自然消退现象，特别是在婴儿患者。神经母细胞瘤病例可以并发胚胎神经嵴发育异常相关疾病，如先天性巨结肠、神经纤维瘤病、贝-维综合征（Beckwith-Wiedemann syndrome）等。

2. 分子生物学特点　肿瘤细胞的基因组和生物学分析是为神经母细胞瘤的诊断、分期、评估预测预后、提供指导最佳治疗方案的重要信息。

（1）染色体特点：神经母细胞瘤抑癌基因序列位于 1p36.1 和 1p36.2，该区域染色体异常可导致神经母细胞瘤发生。

（2）DNA 指数（DNA Index）：神经母细胞瘤 DNA 指数（DI）可反映化疗效果及预后。DI>1 或 DI<1 为异倍体，常为病变早期，并有良好预后；DI=1 为二倍体，常与进展期病变和不良预后相关。55% 的局灶性神经母细胞瘤是超二倍体，预后多良好；45% 的神经母细胞瘤是二倍体，大多预后不良。

（3）癌基因表达：*MYCN* 基因位于染色体 2p23-24，是 *MYC* 原癌基因家族的一员，它编码用于调节约 15% 人类基因表达的转录因子，它的过度表达显著影响细胞的行为。约 30% 神经母细胞瘤伴有 *MYCN* 基因扩增，对肿瘤血管形成及肿瘤播散有激活作用，导致肿瘤快速生长及不良预后。神经母细胞瘤早期仅 5%~10% 病例 *MYCN* 基因扩增，晚期则高达 40%。*MYCN* 基因扩增还与多药耐药相关蛋白（multidrug resistence associated protein，MRP）的高表达相关。MRP 升高对预后有显著不利影响。

***ALK* 基因和 *PHOX2B* 基因**：*ALK* 的功能获得性突变和 *PHOX2B* 的失活性突变是导致遗传性神经母细胞瘤的主要原因。当患儿有神经母细胞瘤家族史或有多个原发性肿瘤的证据时，应考虑进行这两种基因突变的基因检测。如果检测到这两种基因突变，应进行遗传咨询和肿瘤监测。

【病理】

1. 肿瘤大体标本　神经母细胞瘤可因发生部位不同而成大小不一、形态不同的实质性肿块。早期包块形态规则、光滑，晚期多呈结节状，瘤内可见出血、坏死、钙化等病理改变。

神经母细胞瘤恶性程度高，常在短期内突破包膜，侵入周围组织与器官。肾上腺肿瘤将肾脏推移至下方，如肿瘤来自交感神经链，则将肾脏推向外侧，肿瘤常浸润肾脏。腹膜后神经母细胞瘤破裂时沿腹膜后大血管迅速生长，超越中线，并包绕大血管。脊柱旁的肿瘤可沿神经根蔓延，从椎间孔侵入椎管，形成哑铃状肿块。肿瘤沿淋巴管转移到局部淋巴结或远处淋巴结，如锁骨上淋巴结。肿瘤进入血液循环，可见骨髓、颅骨、眼眶、脊柱及长骨转移，少见肺转移。新生儿转移常波及肝脏和皮肤。临床上可见转移瘤巨大而原发肿瘤很小甚至极难发现的情况。

2. 肿瘤的组织学改变　镜下肿瘤细胞呈染色较深的小圆形或卵圆形细胞，细胞基质少，细胞核大而深染，有数个核仁，常见有丝分裂。形态学上神经母细胞瘤与多种小圆细胞性儿童恶性肿瘤细胞相似，如尤因肉瘤、非霍奇金淋巴瘤、软组织肉瘤等，可以通过波纹蛋白(VIM)、白细胞共同抗原(LCA)、神经元特异性烯醇化酶(NSE)及 S-100 等免疫组织化学方法进行鉴别诊断。镜下神经母细胞瘤常围绕嗜酸性神经纤维网形成 Harner-Wright 假性玫瑰花结，在病理学上具有诊断意义。电镜下可见含有纵行排列的微小管的外围齿状突起，其特点是含有致密的有包膜的小圆颗粒，即细胞质内蓄积的儿茶酚胺。神经母细胞瘤属于组织学上的小圆细胞肿瘤，需与以下肿瘤加以区别：①原始神经外胚层肿瘤(PNET)；②胚胎未分化的横纹肌肉瘤；③视网膜母细胞瘤；④尤因肉瘤；⑤淋巴瘤。

3. 病理分类　细胞基质多少与肿瘤性质有关，国际神经母细胞瘤病理学分类(INPC)根据肿瘤细胞的形态和分化程度将原始成神经细胞来源的肿瘤分为：

(1) 神经母细胞瘤：细胞基质贫乏，细胞呈未分化或弱分化。

(2) 节细胞神经瘤(ganglioneuroma)：细胞基质丰富，细胞分化成熟。

(3) 节细胞神经母细胞瘤(ganglioneuroblastoma)：细胞基质和分化程度情况介于神经母细胞瘤和节细胞瘤之间。

良性的神经节细胞瘤表现为细胞基质丰富，基质少的肿瘤包含不成熟分化差的神经母细胞瘤。

核分裂指数(Mitosis-Karyorrhexis Index，MKI)是指每 5 000 个细胞中的具有核分裂的细胞数。MKI 和患儿年龄相关，<18 个月的婴幼儿有价值的 MKI 指标是 >200/5 000(4%)个细胞，>18 个月患儿有价值的 MKI 指标是 >100/5 000(2%)个细胞。所有 >5 岁的儿童为组织不满意型。基质少的肿瘤通常表现有 *N-myc* 扩增、MKI 高、预后差。

根据肿瘤的组织学特点已建立对预后有重要意义的神经母细胞瘤的病理分型，目前最为成熟应用最广的为 Shimada 分型，该分型系统根据患儿年龄、肿瘤基质的多少、肿瘤核分裂指数将神经母细胞瘤分为预后良好型和预后不良型(表 12-9)。

表 12-9　改良的神经母细胞瘤 Shimada 病理分型

表现	预后良好型	预后不良型
基质丰富	分化良好(节神经细胞瘤) 节细胞神经母细胞瘤，结节	节细胞神经母细胞瘤，混合
基质少(神经母细胞瘤)		
年龄 <18 个月	MKI<200/5 000	MKI>200/5 000 或未分化
年龄 18~60 个月	MKI<100/5 000 和分化	MKI>100/5 000 或未分化 / 分化差
年龄 >5 岁	无	上述所有表现

MKI：有丝分裂核破裂指数(显微镜下，每 5 000 个细胞中的核分裂及核碎裂数)。

【临床表现】

1. 非特异性全身症状　低热、食欲缺乏、面色苍白、消瘦、体重下降、局部包块、疼痛等。

2. 与肿块发生部位相关症状

(1) 头颈部：发现一侧颈部肿块，局部淋巴结肿大，Horner 综合征(眼球内陷，瞳孔缩小，眼睑下垂，无汗)。

(2) 眼眶：眶周水肿、肿胀和棕黄色瘀斑（熊猫眼），眼球突出，上睑下垂，斜视，视性眼阵挛。脑部受损可出现视网膜出血、动眼肌肉轻度淤血、出现斜视等。

(3) 胸部：上胸部出现肿块可发生呼吸困难、吞咽困难，诱发肺部感染。如侵入椎管内可出现神经压迫症状：步态紊乱、肌肉无力、截瘫、膀胱功能障碍、便秘等。若包块出现在下胸部，常无症状。

(4) 腹部：腹痛、食欲缺乏、呕吐，可触及腹部包块，压痛，新生儿期神经母细胞瘤常导致肝脏转移，可出现膈肌抬升，引起呼吸困难、呼吸窘迫等。

(5) 盆腔：尿潴留、便秘，直肠指检可触摸到骶前肿块。

(6) 椎旁：背部局部疼痛及触痛、下肢软弱无力、跛行、肌张力减低、大小便失禁。

3. 其他临床表现

(1) 儿茶酚胺（catecholamine，VMA/HVA）代谢异常及相应并发症状，如面色苍白、多汗、头痛、心悸、肾素分泌增多所致的高血压。

(2) 血管活性物质增多引起的难治性水样腹泻、消瘦、低血钾。在 5%~10% 的患儿中肿瘤可分泌胃肠激素（血管活性肠肽，vasoactive intestinal peptide）并出现相应症状。

(3) 骨骼疼痛：有时是肿瘤骨浸润的表现，神经母细胞瘤主要累及颅骨和长骨。X 线片表现为边缘不规则的溶骨性缺损及骨膜反应。

(4) 副肿瘤综合征（paraneoplastic syndrome）：在 2%~3% 的神经母细胞瘤患儿中可以观察到一种独特的副肿瘤综合征，称为斜视性眼阵挛 - 肌阵挛 - 共济失调综合征（opsoclonus-myoclonus-ataxia syndrome，OMAS）。表现为快速而无序的眼动、共济失调和肌阵挛。副肿瘤综合征的形成与免疫介导的抗肿瘤宿主反应有关，所以大多数并发副肿瘤综合征患儿的肿瘤多为局灶性，肿瘤相关的预后相对较好。

【诊断】

在临床表现及体格检查基础上，还必须结合实验室检查和影像学检查，最终仍需得到组织细胞学的支持。

1. 实验室检查

(1) 血高香草酸（homovanillic acid，HVA）和尿香草扁桃酸（vanillyl-mandelic acid，VMA）检查：约 95% 的儿童神经母细胞瘤伴尿儿茶酚胺代谢产物异常升高，血高香草酸（HVA）和尿香草扁桃酸（VMA）增高具有诊断意义，也有助于治疗疗效评估及预后预测。

(2) 血清乳酸脱氢酶（lactate dehydrogenase，LDH）、神经元特异性烯醇化酶（neuron-specific enolase，NSE）和铁蛋白检查：作为神经母细胞瘤的非特异性指标在肿瘤的预后评估中具有指导意义。三项指标都升高，常提示肿瘤处于进展期，预后较差。

2. 影像学检查

(1) 超声检查：精确度高，可为 95% 的原发肿瘤进行精确定位、测量大小。超声检查重复性好、快捷、方便。

(2) CT 检查：在超声初步定位基础上，可提供肿瘤详细信息，包括肿块质地、肿瘤与周围组织及血管的关系，淋巴结是否肿大及远处是否转移等。

(3) MRI：可提供原发肿瘤、淋巴结和周围组织浸润，以及转移病灶的检查，补充一些 CT 检查的不足。磁共振对于检测脊柱内肿瘤生长情况以及某些情况下肿瘤与相邻主要血管关系非常有用。

(4) MIBG 或 PET-CT：^{131}I 标记间碘苄胍(^{131}I-metaiodobenzylguanidine，MIBG)扫描及正电子发射体层成像(positron emission tomography)是原发性及继发性肿瘤特异性很强的检查方法。能早期发现肿瘤是否存在远处转移及放化疗后肿瘤残余灶是否存在活性。

3. 组织学检查

(1) 骨髓穿刺：骨髓中存在玫瑰样肿瘤细胞提示神经母细胞瘤诊断并有骨髓浸润，骨髓免疫分子学检查更能提高肿瘤诊断的敏感性。

(2) 细针穿刺组织活检术：是一项损伤小、效率高的诊断技术，通过对肿瘤组织直接穿刺获取组织进行病理学检查，减少甚至避免了传统的开放手术肿瘤活检术。如在 B 超引导下进行，可减少对血管及脏器的损伤，提高穿刺的准确性。

【临床分期与危险度分组】

1. INSS 分期　神经母细胞瘤有许多不同的分期方式，目前国内外常用的为国际分期系统(INSS)：

Ⅰ期：肿瘤限于原发组织或器官，肉眼完整切除肿瘤，淋巴结镜检阴性。

Ⅱ期：Ⅱa 期肿瘤肉眼切除不完整，同侧淋巴结阴性。

Ⅱb 期肿瘤肉眼完整或不完全切除，同侧淋巴结阳性。

Ⅲ期：肿瘤超越中线，同侧淋巴结镜检阴性或阳性；肿瘤未超越中线，对侧淋巴结镜检阳性；中线部位肿瘤，双侧淋巴结镜检阳性。

Ⅳ期：远距离转移至骨骼、淋巴结、骨髓、肝或其他脏器。

Ⅳ-S 期：或称特殊Ⅳ期，年龄≤1 岁，表现为原发肿瘤表现为Ⅰ或Ⅱ期，但出现肝脏、皮肤或骨髓转移。

2. 危险度分组(international neuroblastoma risk group，INRG)　传统的分期系统对预后的评估和治疗方案的制订仍有一定的局限性，一些生物学和基因学因素被证实也是预后的重要评估标志，影响治疗及预后。国际神经母细胞瘤危险组分期系统(INRGSS)是 19 世纪 90 年代国际上联合制定的分析系统，根据神经母细胞瘤分期(INSS)、确诊时患儿年龄、*MYCN* 基因拷贝数、Shimada 组织学病理分类(INPC)及 DNA 倍数五项指标作为评估危险度和预后因素指标的危险因素评估系统(危险度分组)，并以此来制订治疗方案。以危险度分组评估预后的新的个体化治疗方案有效提高了生存率，减少远期并发症并改善了患儿的生活质量。

(1) 低危组：所有 1 期；

<1 岁的所有 2 期；

>1 岁、*MYCN* 未扩增的 2 期；

>1 岁，*MYCN* 虽扩增但病理类型为预后良好型的 2 期；

MYCN 未扩增，病理类型为预后良好型且 DNA 为多倍体 4s 期。

(2) 中危组：<1 岁，*MYCN* 未扩增的 3 期；

>1 岁，*MYCN* 未扩增且病理类型为预后良好型的 3 期；

<1.5 岁，*MYCN* 未扩增的 4 期；

MYCN 未扩增，DNA 为二倍体的 4s 期；

MYCN 未扩增且病理类型为预后良好型的 4s 期。

(3) 高危组：>1 岁，*MYCN* 扩增病理类型为预后不良型的 2 期；

所有年龄(小于或大于 1 岁),*MYCN* 扩增的 3 期;

>1 岁,*MYCN* 未扩增但病理类型为预后不良型的 3 期;

<1 岁,*MYCN* 扩增的 4 期;

>1.5 岁的所有 4 期;*MYCN* 扩增的 4s 期。

【治疗】

神经母细胞瘤主要治疗方法是手术、化疗、放疗、骨髓移植和免疫治疗。

1. 低危组

(1)手术切除肿瘤、术后密切随访(每月 1 次)。

(2)对于 *MYCN* 扩增的 1 期;所有 2 期;具有临床症状的 4s 期病例;采取手术切除肿瘤 + 化疗[化疗至 VGPR(非常好的部分缓解)后 4 个疗程,一般 4~6 疗程,总疗程不超过 8 个疗程]。

2. 中危组　化疗前或化疗中(约 4 个疗程左右)择期手术切除肿瘤,术后化疗至 VGPR 后 4 个疗程,总疗程不超过 8 个疗程,必要时行二次手术。维持治疗:13- 顺 - 维 A 酸 160mg/m^2,14d/ 月,共 6 个月。

3. 高危组　先化疗(约 4 个疗程左右)后择期手术切除肿瘤。术后化疗至 VGPR 后 4 个疗程,总疗程不超过 8 个疗程,常规化疗结束后自体干细胞移植和瘤床放疗(推荐行序贯自体干细胞移植,瘤床放疗在两次自体干细胞移植之间进行)。停化疗后 13- 顺 - 维 A 酸 160mg/m^2,14d/ 月,共 6 个月。

化疗:常用多药联合化疗,神经母细胞瘤的常用药物有环磷酰胺、阿霉素、顺铂、Vp-16、足叶乙苷和长春新碱。

免疫治疗:使用抗 GD2 抗体的免疫疗法是高危神经母细胞瘤治疗方案的重要组成部分,使用靶向嵌合体抗原受体的细胞免疫疗法相关研究也在进行中。

【预后】

至今,较为一致的观点认为儿童神经母细胞瘤的预后与患儿年龄、INSS 分期、*N-myc* 状态、染色体 1p36 异常、DNA 指数和肿瘤病理分类有关。目前国际上报道低危组存活率 >90%;中危组 70%~75%;高危组 25%~30%,3 年总存活率为 50%。

(吴晔明)

第六节　肾母细胞瘤

肾母细胞瘤(nephroblastoma)或称肾胚胎瘤,是儿童最常见的恶性肾脏肿瘤。由 Wilms 首先报道,故又称 Wilms 瘤。近 20 年,由于手术、化疗和放疗等综合治疗措施的开展,以及美国肾母细胞瘤研究组(National Wilms' Tumor Study Group,NWTSG)和国际小儿肿瘤协会(International Society of Pediatric Oncology,SIOP)及中国抗癌协会小儿肿瘤专业委员会(Chinese Children's Cancer Group,CCCG)等多中心研究成果的推广应用,疗效显著提高,低危患儿并发症逐步减少,高危患儿的长期生存率也进一步得到提高。

【流行病学与病因学】

肾母细胞瘤在婴幼儿的发病率为(1~2)/100 万。诊断时年龄最多见于 1~3 岁,80% 病例见于5岁以前,平均年龄为3岁。肾母细胞瘤的发病机制尚未完全阐明。肿瘤可能起源于后肾胚基,为发生于残留未成熟肾脏的胚胎性肿瘤,可合并有泌尿生殖器畸形。肿瘤发生可能涉及 *WT1*(Wilms' tumor 1,又称 Wilms 肿瘤抑制基因)、*WT2*、*p53* 等多个基因。肿瘤发生也可能与先天遗传因素有关,可见于Denys-Drash、Beckwith-Wiedemann和WAGR等综合征。

【病理与组织学分型】

肾母细胞瘤可发生于肾的任何部位,常呈圆形、卵圆形或大结节状的实性包块,具有由纤维组织及被压迫的肾组织所构成的被膜。肿瘤常破坏并压迫肾组织致肾盂肾盏变形。肿瘤剖面呈灰白色鱼肉样膨出,可因局灶性出血及梗死而呈棕色或黄色,间有囊腔形成。肿瘤由胚芽、间质和上皮三种成分组成。胚芽成分为成巢状分布的中等大小的幼稚细胞。间质组织占肿瘤大部分,间质组织肿瘤细胞成梭形,细胞成分较胚芽型略少,其内可见横纹肌、平滑肌、脂肪及软骨等较成熟的结缔组织。上皮细胞与胚芽幼稚细胞相似,排列成原始肾小管形态。局部播散最早和最常见的部位为穿过假被膜播散到肾窦或肾内血管和淋巴管,晚期肿瘤可突破肾被膜而广泛侵入附近的器官或组织,可经淋巴道转移至肾门或主动脉旁淋巴结,也可形成瘤栓沿肾静脉延伸至下腔静脉甚至右心房,或经血流转移到全身其他部位,肺转移最常见,其次为肝、骨,也可转移至脑。

NWTS经过一系列研究将肾母细胞瘤分为两种组织学类型,即良好组织学类型(favorable histology,FH)和不良组织学类型(unfavorable histology,UH)。前者占绝大多数,预后较好;后者虽然只占肾母细胞瘤的10%,却占该病死亡病例数的60%以上,预后差。这种分型方法实际上涵盖了多种小儿肾肿瘤而不仅限于肾母细胞瘤。

1. 良好组织学类型

(1)典型肾母细胞瘤:具有致密未分化胚基,在胚胎样小管中出现不同程度的上皮变异,被典型的基质分隔成菊团样、血管球样结构。包括上皮细胞型、胚芽型、间质细胞型和混合性。

(2)肾多房性囊肿和囊性部分分化性肾母细胞瘤:肾多房性囊肿本身呈良性病程,但其分隔中常有胚基细胞,具有最终发展为肾母细胞瘤的潜能。囊性部分分化性肾母细胞瘤特点为囊肿分隔中含有肾母细胞瘤的典型组织成分,因此当进行部分肾切除时,应该先进行冷冻切片检查。

(3)肾横纹肌肉瘤:是一种罕见的变异型肾母细胞瘤,特征是存在胚胎性横纹肌成分,预后倾向于FH。

(4)先天性中胚叶肾瘤(congenital mesoblastic nephroma):肿瘤组织和正常肾组织之间没有明显界限,一般呈良性过程,完全切除后罕见复发或转移。但是"非典型性"先天性中胚叶肾瘤较特殊,其肿瘤细胞中可见有丝分裂象,出生3个月以上患儿中较为常见,且有复发和转移的报道,因而应作为潜在恶性肿瘤对待。

除无间变的肾母细胞瘤外,此型还包括以上多种小儿肾肿瘤;小儿期任何具有高级分化的肾脏肿瘤,都倾向于较好的预后而归类于良好组织学类型。

2. 不良组织学类型　未分化型:多见于年龄较大的患儿,肿瘤细胞核大,染色质多,异型性明显,可见多极分裂象,弥散性生长,预后较差。未分化型肿瘤进一步分为间变型肾母细胞瘤、肾透明细胞肉瘤(clear cell sarcoma of kidney,CCSK)和恶性肾横纹肌样瘤(rhabdoid tumor of kidney)。

间变型肾母细胞瘤根据范围可分为局灶性间变和弥漫性间变。弥漫性间变多发生于年龄较大的儿童，预后尤差。恶性肾横纹肌样瘤发病年龄多在1岁以内，浸润性很强，早期易发生转移，脑转移常见，预后很差，常伴有神经系统肿瘤和高钙血症。肾透明细胞肉瘤早期常广泛转移至骨、脑、软组织，复发率及病死率高。

【临床表现】

1. 腹部肿块　腹部肿块或腹大为最常见表现，肿块较小时无明显症状而易被忽视，常在换衣服或洗澡时偶然发现，约95%患儿在首次就诊时触及肿块。肿块位于上腹季肋区一侧，表面光滑，中等硬度，无压痛，早期可有一定活动性，迅速增大后可越过中线。肿瘤巨大时产生压迫症状，可有气促、食欲缺乏、消瘦、烦躁不安等表现。

2. 腹痛　约1/3患儿出现腹痛，程度从局部不适、轻微疼痛到剧烈疼痛、绞痛，如果伴有发热、贫血、高血压常提示肿瘤包膜下出血。很少发生瘤体腹腔内破裂所致的急腹症。

3. 血尿　约25%患儿有镜下血尿，10%~15%患儿有肉眼血尿。血尿出现多半由于轻微外伤波及肿大的肾诱发，或与肿瘤侵入肾盂、肾盏有关，不为肿瘤的晚期表现。

4. 高血压　约30%病例出现血压升高，可能是肿瘤压迫造成肾组织缺血后肾素分泌增加或肿瘤细胞自分泌肾素，或由于肾血管栓塞或肾动脉受压缺血造成高肾素-血管紧张素所致。肿瘤切除后，血压常恢复正常。

5. 并发症　可合并急性肾衰竭、精索静脉曲张、低血糖等。红细胞增多症罕见，原因可能与肿瘤产生红细胞生成素有关。合并肾病综合征，则称为Wilms肾炎。

6. 转移症状　下腔静脉梗阻可导致肝大及腹水，如侵入右心房可致充血性心力衰竭。血行转移可播散至全身各部位，以肺转移为最常见，可出现咳嗽、胸腔积液、胸痛、低热、贫血及恶病质等。

7. 全身症状　发热、乏力、烦躁、食欲缺乏及体重下降等。

【诊断】

1. 临床表现　熟知该病的临床特点，"虚弱婴幼儿腹部有大肿块""罗汉肚"应考虑肾母细胞瘤。

2. 实验室检查　血、尿常规，尿儿茶酚胺代谢物、肾功能检测。不易与神经母细胞瘤区别者可行骨和骨髓穿刺检查。

3. 影像学检查　IVP、B超、CT、MRI在诊断Wilms瘤方面具有重要作用。

(1)B超：常作为肾母细胞瘤筛查的首选检查方法。为评价术前化疗疗效、长期随访及监测复发的检查手段。B超可发现下腔静脉及右心房瘤栓，先进的B超检查可取代腔静脉造影和心导管检查。

(2)静脉尿路造影(IVP)：能了解肾脏的形态及功能。患儿患肾IVP常表现为肾盂肾盏被挤压、移位、拉长或破坏。若患肾被压缩、肾盂被肿瘤充满或肾血管栓塞可致显影延迟或不显影。

(3)CT：增强CT可明确肿瘤起源于肾内，并能明确肿瘤的大小、范围、内部结构及与周围组织器官的关系，是否为双侧病变，以及有无转移瘤等，同时还能查明肾静脉和下腔静脉内有无瘤栓以及腹膜后有无肿大的淋巴结，对肿瘤临床分期具有重要的参考价值。胸部CT增强扫描可发现转移的小肿瘤。受肿瘤压迫的肾实质强化明显，与肿瘤对比形成"新月形"典型征象，有助于鉴别肾外肿瘤侵蚀肾脏，增强CT加上血管或尿路三维成像常常可以代替血管造影或 IVP。

(4) MRI：可更明确评估肿瘤的范围及与脊柱、椎间孔、脊髓腔的关系，特别适用于肿瘤脑转移的判断。

(5) 血管造影：有助于确定瘤体太小的肾内性肿瘤和决定双侧肾母细胞瘤行肾部分切除的范围。

(6) 其他检查：肺是肾母细胞瘤最常见的转移部位，应常规行胸部 CT 检查；对疑有骨转移(局部疼痛、压痛及肿块)的患儿应行骨扫描检查。患儿血尿中透明质酸、透明质酸酶、血浆肾素、尿基质成纤维细胞生长因子较正常人不同程度升高。术后 1~6 个月，如果有肿瘤残存或复发，血浆肾素水平可再度升高。

(7) 高危肾肿瘤(肉瘤型和间变型肾母细胞瘤)需作头颅 MRI、全身骨扫描及骨髓涂片，有助于发现转移病灶。

肾母细胞瘤经临床表现和影像学检查多可以作出临床诊断。对不能 I 期手术切除，不做病理活检确定诊断，直接术前化疗可能干扰延期手术的病理组织分型，将影响对肿瘤分型分期的判断、治疗和预后评估精准性。

【鉴别诊断】

腹膜后常见肿物除肾母细胞瘤外，还有肾积水、畸胎瘤和神经母细胞瘤。通过 B 超、CTA、IVP 检查，肾肿瘤易与非肾脏肿瘤鉴别。尿 VMA(香草扁桃酸)检查及骨髓穿刺可协助区别神经母细胞瘤；B 超、CT 可协助鉴别畸胎瘤及错构瘤(表 12-10)。

表 12-10 肾区常见肿物鉴别表

	肾积水	畸胎瘤	肾母细胞瘤	神经母细胞瘤
发病年龄	任何年龄	婴儿期	1~3 岁	~2 岁
病程	长	长	短	短
临床表现	肿物可间歇出现，可有腹痛，如感染可有发热、脓尿	肿块生长慢，可有胃肠道压迫症状	肿块生长快，其大小与临床症状程度不成比例	肿块生长迅速，易远处转移，常见贫血、消瘦、腹痛、发热
肿块特点	光滑，囊性，透光(+)	多分叶，不规则，部分囊性，质地软硬不均	光滑，圆形或卵圆形，实性，中等硬度	坚硬固定，表面有大小不等结节，不规则
常见转移部位	–	多为良性，恶性者多转移至肺	肺	骨髓、肝、骨、肾、眼眶
尿 VMA	–	–	–	+
腹部 X 线片	无钙化	骨骼或牙齿影	少见，线状钙化，被膜区	多见，分散钙化点
B 超	囊性	部分囊性	实质性	实质性
IVP	肾盂、肾盏扩大或不显影	肾受压推移	肾盂、肾盏推移变形，破坏或不显影	肾受压推移或不显影

【肿瘤分期】

肾母细胞瘤的临床病理分期对其预后和诊治至关重要，合理的分期方案能更好地指导临床治疗。

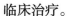

在 NWTS-3 的基础上，NWTS-5 对临床病理分期作了更为详细的补充界定，其分期见表 12-11。

表 12-11 肾母细胞瘤 NWTS-5 分期

分期	定义
Ⅰ期	肿瘤局限于肾内，被完全切除；肾包膜未受侵犯；肿瘤被切除前无破溃或未做活检（细针穿刺除外）；肾窦的血管未受侵犯；切除边缘未见肿瘤残留
Ⅱ期	肿瘤已扩散到肾外但被完全切除。肿瘤有局部扩散如浸润穿透肾包膜达周围软组织或肾窦受广泛侵犯；肾外（包括肾窦）的血管内有肿瘤；曾做过活检（细针穿刺除外），或术前、术中有肿瘤逸出但仅限于胁腹部而未污染腹腔；切除边缘未见肿瘤残留
Ⅲ期	腹部有非血行转移肿瘤残留。可有以下任何情况之一：①活检发现肾门、主动脉旁或盆腔淋巴结有肿瘤累及；②腹腔内有弥散性肿瘤污染，如术前或术中肿瘤破溃逸出到胁腹部以外；③腹膜表面有肿瘤种植；④肉眼或镜检可见切除边缘有肿瘤残留；⑤肿瘤浸润局部重要结构，未能完全切除；⑥肿瘤浸润穿透腹膜
Ⅳ期	血源性肿瘤转移如肺、肝、骨、脑转移等；腹部和盆腔以外的淋巴结有转移
Ⅴ期	诊断为双肾母细胞瘤时，应按上述标准对每一侧进行分期

另外，中国抗癌协会小儿肿瘤专业委员会（Chinese Children's Cancer Group，CCCG）肾肿瘤诊断治疗建议（CCCG-WT-2016）中对以下情况归为Ⅲ期：①术前、术中肿瘤破溃；②所有接受术前化疗者，无论化疗前是否有任何形式的活检；③肿瘤分次切除。

【治疗】

肾母细胞瘤是最早应用手术、化疗、放疗综合治疗措施，而且疗效最好的实体瘤之一，2 年无瘤生存率可达 80%~90%，Ⅰ期病例的生存率可达 90% 以上。目前最广泛和最常采用的是 NWTS 和 SIOP 以及国内 CCCG-WT-2016 为肾母细胞瘤的治疗研究制定的标准。推荐的肾母细胞瘤的治疗顺序依次为：对于能手术切除的病例：手术→化疗→伴或不伴放疗；对于不能手术切除的病例：建议术前活检→术前化疗→手术→放疗和化疗；对于Ⅳ期和Ⅴ期的病例，应该给予个体化治疗。

中国抗癌协会小儿肿瘤专业委员会儿童肾母细胞瘤诊断治疗建议（CCCG-WT-2016）：Ⅰ期肾母细胞瘤 FH 型用 WTSG-5-EE4A（放线菌素 + 长春新碱）；Ⅱ、Ⅲ、Ⅳ期 FH 及Ⅰ、Ⅱ期局灶性间变型和Ⅰ期弥漫间变型用 WTSG-5-DD4A（放线菌素 + 阿霉素 + 长春新碱）；治疗 6 周评估反应不佳的Ⅲ、Ⅳ期 FH 和Ⅲ~Ⅳ期 FH 型无放疗条件者，第 7 周转入 WTSG-M 方案（长春新碱 + 放线菌素 + 阿霉素 + 环磷酰胺 + 依托泊苷）；Ⅰ~Ⅲ期肾透明细胞肉瘤和Ⅲ期局灶间变型用 WTSG-5-I（环磷酰胺 + 依托泊苷 + 长春新碱 + 阿霉素）；Ⅰ~Ⅳ期肾横纹肌样肉瘤、Ⅱ~Ⅳ期弥漫间变型、Ⅳ期局灶间变、Ⅳ期肾透明细胞肉瘤用 CCCG-WT-2016(5)（异环磷酰胺 + 卡铂 + 依托泊苷 + 环磷酰胺 + 阿霉素 + 长春新碱）；Ⅴ期依病理类型参考相应类型Ⅳ期。

1. 手术对肾母细胞瘤的作用　首先是活检帮助确诊，其次是尽可能避免肿瘤破碎的无瘤操作观念下，切除全部肿瘤。手术治疗包括常规手术和保存肾实质手术。手术患侧抬高 30°，一般采用经腹部横切口，少用胸腹联合切口。首先评估肿瘤大小、累及范围，检查对侧肾、肝脏。在安全的前提下首先处理肾蒂动静脉，输尿管分离至尽可能低的部位予以切除。双肾门、主动脉旁如有肿大及可疑淋巴结，均需切除后行病理检查。如肾静脉或腔静脉内有瘤栓，应取出瘤栓再结扎肾静脉。手术过程中注意避免肿瘤破溃污染手术野而增加肿瘤复发机会。

2. **术前化疗**　以下情况考虑术前化疗：存在肝静脉水平以上的下腔静脉瘤栓；肿瘤侵犯邻近组织、器官；肿瘤切除可能导致严重并发症或死亡率、肿瘤可能在手术中播散或肿瘤不可能完全切除；存在远处转移。

术前化疗目的在于以药物的手段使肿瘤缩小、包膜增厚，使肿瘤切除更简便，显著减少术中肿瘤破裂播散的机会，提高完整切除率。肾母细胞瘤术前化疗 6 周（2 个疗程）后评估手术。术前化疗建议根据肿瘤活检以明确病理诊断及分型分期指导制订术前化疗方案。

3. **术后化疗**　手术切除后，进一步的术后化疗方案制订，仍然需要根据肿瘤分期和病理分型实施。术后化疗对肾母细胞瘤预后有重要影响。

4. **放射治疗**　肾母细胞瘤对放射线敏感，可分为术前及术后照射两种。随着化疗水平的进步，术前照射现较少应用。Ⅰ、Ⅱ期预后良好组织型者（FH）及不良组织学型（UFH）Ⅰ期可不行术后照射，其余类型术后均需行放疗，Ⅴ期每侧独立放疗。

5. **介入治疗**　近年来发展的肾动脉化疗栓塞术对于不易切除的巨大肿瘤或者晚期患儿亦是一种良好的术前辅助化疗和姑息治疗方法。

6. **复发及转移肿瘤的治疗**　包括手术、化疗及放疗。化疗方案可以个体化施行。

7. **双侧肾母细胞瘤的治疗**　双侧肾母细胞瘤占患儿总数的 5%~7%，其中 45% 患儿伴其他发育异常。双侧同时发病患儿的预后较先后发病者好，同时发病者生存率达 80%，前后发病者则为 40%。双侧肾母细胞瘤治疗原则：完整切除肿瘤、尽量保留肾实质；肾衰竭，对特殊病例，肾移植也是一种选择方法。

【预后】

决定预后的主要因素有：①合理治疗，应采取手术、化疗、放疗等一系列综合治疗措施；②病理类型最为重要，组织分化程度良好者生存率较高；③肿瘤分期，有淋巴结转移、血性转移者预后不良；④患儿年龄及肿瘤体积，年龄 <2 岁及肿瘤体积小者预后好。

【特殊类型的肾母细胞瘤】

1. **先天性肾母细胞瘤**　新生儿肾母细胞瘤极为罕见且预后较差。部分新生儿肾母细胞瘤在诊断时已有转移。

2. **肾外型肾母细胞瘤**　发生于肾外的肾母细胞瘤极为罕见，可能来源于畸胎瘤，亦可能来源于弥留的胚胎性肾组织。可发生于腹膜后、后纵隔、腹股沟区、盆腔及骶尾区。

（魏光辉　王　珊）

第七节　肝母细胞瘤

肝母细胞瘤（hepatoblastoma，HB）是儿童最常见的肝脏原发性恶性肿瘤，在肝脏原发性恶性肿瘤中占 50%~60%；在腹腔肿瘤中发病率仅次于神经母细胞瘤及肾母细胞瘤居第三位。肝母细胞瘤男性多于女性，比例为（3∶2）~（2∶1）；大宗病例显示，60% 为 <1 岁婴儿，

<3 岁者占 85%~90%。肝母细胞瘤是一种胚胎性实体恶性肿瘤，右叶多于左叶，约 30% 病例病变累及肝脏左右两叶，少数病例可同时并发数个肿瘤病灶。综合治疗手段的增加和提升，肝母细胞瘤治疗得到显著改善，获得较好效果。

【病因及发病机制】

肝母细胞瘤病因及发病机制不清，一般认为是一种胚胎性肿瘤，与胚胎发育时期肝脏细胞的增生与分化异常有关。

1. 染色体异常及遗传因素 肝母细胞瘤常可以发现在隐性基因 11p15.5 上杂合性丢失（LOH）。肝母细胞瘤多数为散发病例，但也有家族性发病的报道，在某些综合征中发病率较高，如家族性腺瘤样息肉病，Beckwith-Wiedemann 综合征、Li Fraumeni 综合征、Alagille 综合征等。

2. 其他因素 母亲妊娠期大量饮酒导致胎儿酒精综合征（fetal alcohol syndrome），低体重婴儿较正常体重出生儿发病率高。

【病理及分类】

1. 根据所含组织成分肝母细胞瘤分型

(1) 上皮型：又可分为 5 个亚型：①胎儿型：最常见，分化良好的肿瘤细胞，排列成束，类似于胎儿肝细胞；②胚胎型：较常见，混合胎儿及胚胎细胞，细胞较小，很少分化良好的细胞，排列不规则，常见核分裂象；③巨小梁型：可见胎儿及胚胎细胞位于粗大的小梁结构；④小细胞未分化型：由无黏附性片状小细胞构成，即间变型；⑤胆管母细胞型。

(2) 混合型：上皮结构中混合间叶成分：①不伴畸形瘤样特征的混合型；②伴畸形瘤样特征的混合型，例如伴有畸胎瘤样成分。

(3) 非典型性肝母细胞瘤。

2. 根据分化成熟程度分型 可分为 3 种类型：①高分化型肝母细胞瘤：细胞核呈圆形，核仁量中等，核分裂象较少，细胞形成肝小叶，该型与胎儿型相当；②低分化型肝母细胞瘤：核仁量增加，常见核分裂象，细胞不形成肝小叶，该型相当于胚胎型；③未分化型肝母细胞瘤：细胞质缺乏，完全没有产生糖原和胆汁的细胞，细胞核仁丰富，核分裂象较少，该型相当于间变型。

【临床表现】

1. 主要症状 上腹膨隆，腹围增大，后期食欲下降，呕吐，体重减轻或不升。

2. 腹部包块 初期腹块不典型，多在无意中发现。随着疾病发展，后期腹块增大，上腹膨隆，腹壁静脉曲张，包块压迫胸腔可出现呼吸困难，较少出现黄疸。体检肝脏呈弥漫性或结节性肿大，质地较硬。

3. 其他 少数男性患儿由于肿瘤细胞合成人绒毛膜促性腺激素（human chorionic gonadotrophin，hCG）而出现性早熟症状。另外，肝母细胞瘤可以产生胆固醇、血小板生成素等，使少数患儿可产生骨质疏松甚至病理性骨折和几乎 1/3 患儿存在血小板增多症。肝母细胞瘤可转移至肺、脑等处。

【临床分期】

临床分期对于病情的判断、治疗方案的确定和预后估计都有重要的意义。目前常用国际儿童肿瘤协会（SIOP）的基于欧洲 PRETEXT 系统分期法，是术前通过增强 CTA、MRI 等检查了解肿瘤侵犯肝脏的范围及与血管的关系，在 Couinaud 肝脏 8 段划分的解剖学基础上把肝脏从左至右纵分为 4 个部分(2 和 3 段构成肝左外叶;4 段为左内叶;5 和 8 段是右前叶;6 和 7 段组成右后叶),称为 4 个肝区,1 段的肝尾状叶不纳入(表 12-12)。

表 12-12 国际儿童肿瘤协会(SIOP)基于 PRETEXT 肝母细胞瘤分期系统

分期	疾病程度
Ⅰ期	肿瘤仅局限在 1 个肝区
Ⅱ期	肿瘤累及 2 个相邻或不相邻的肝区,伴 2 个相邻肝区未受肿瘤侵犯
Ⅲ期	肿瘤累及 2 个或 3 个肝区,伴没有 2 个相邻肝区未受侵犯
Ⅳ期	肿瘤侵及所有的 4 个肝区

注:肿瘤累及其他的情况还需要加用以下的 1 个或多个特征来标记:V 和 / 或 V1、V2、V3 表示肿瘤累及肝静脉和腔静脉和 / 或其主要分支数;P 和 / 或 P1、P2 表示门静脉和 / 或 1 个主分支,2 个主分支受累;C 表示 1 段即肝尾状叶累及;F 表明多病灶;E 显示肝外腹腔内侵犯;H 表示肿瘤破裂;伴腹水用 a;M 显示远处转移,最常见为肺转移 P、骨 S、脑 C、骨髓 M、淋巴结 N(N1 腹部淋巴结、N2 远处淋巴结)。

另外,美国 COG 的 Evans 分期,是根据肿瘤能否切除及有无远处转移分期,属于术后分期系统,见表 12-13。

表 12-13 改良的 COG Evans 术后分期系统

分期	分期依据
Ⅰa 期	肿瘤完全切除,组织病理学类型为单纯胎儿型
Ⅰb 期	肿瘤完全切除,除单纯胎儿型以外其他组织病理学类型
Ⅱ期	肿瘤基本切除,有镜下残留
Ⅲ期	肿块有肉眼残留,或基本切除伴淋巴结阳性;或肿瘤破裂或腹膜内出血
Ⅳ期	诊断时发生远处转移,不论原发病灶是否完全切除

中国抗癌协会小儿肿瘤专业委员会(Chinese Children's Cancer Group,CCCG)CCCG-HB-2016 儿童肝母细胞瘤多学科诊疗专家共识的危险度分层见表 12-14。

表 12-14 CCCG-HB-2016 危险度分组

分组	AFP(ng/ml)	PRETEXT	COG 分期	病理分型	P+/V+/M+/E+/H+/N+	备注
极低危组			Ⅰ期	分化良好的单纯胎儿型		须同时满足 2 个条件
低危组①	≥ 100	Ⅰ或Ⅱ期			均未累及	须 3 者同时满足
②			Ⅰ或Ⅱ期	非单纯胎儿型和非 SUC 型		须 2 者同时满足

续表

分组	AFP(ng/ml)	PRETEXT	COG 分期	病理分型	P+/V+/M+/E+/H+/N+	备注
中危组①		Ⅲ期				
②			Ⅰ或Ⅱ期	SUC 型		须 2 者同时满足
③			Ⅲ期			
高危组①	<100					满足任何一条即可
②		Ⅳ期				
③			Ⅳ期			
④					P+/V+	

【诊断】

根据病史、临床表现及影像学特点和肿瘤标志物检测对中晚期肝母细胞瘤的诊断并不困难。而早期诊断还需依靠体检筛查发现。

1. 影像学检查 超声检查：明确肿块位置、大小及性质。可了解门静脉或肝静脉是否有瘤栓存在。CT 检查：腹部 CT 是肝母细胞瘤诊断与鉴别诊断的重要方法。CT 平扫可确定肝肿瘤密度、有无钙化影及与周围组织的关系。增强 CT 扫描肿瘤组织内部结构和血供，肝母细胞瘤常见坏死区，因血管消失造影剂较少吸收，CT 片可见大片低密度区域，同时了解肿瘤肝内外浸润范围及肝门淋巴结和周围淋巴结的转移。CTA 血管三维成像了解肿瘤血供及与周围正常血管的关系，利于手术评估。胸部 CT 了解有无肺转移。MRI 检查：主要优点是可以明确肿瘤与肝内血管和胆管关系、肿瘤组织结构及对周围组织器官的浸润，对选择手术方式、切除手术范围有指导意义。

2. 实验室检查 血清甲胎蛋白（AFP）测定，AFP 是肝母细胞瘤的重要生物学标记，其阳性率 >90%，因此测定血清 AFP 浓度，特别是动态监测对肝母细胞瘤诊断、治疗效果及预后判断有重要价值。AFP 可由胎儿肝脏及卵黄管分泌，出生后 6 个月下降至正常的 30ng/ml，一年后同于成人 3~15ng/ml。因此在分析 AFP 含量的临床意义时必须考虑年龄因素，婴儿往往在检测时需要设定同月龄正常儿参考值作为对照标准。另外，肝母细胞瘤患儿可有不同程度的贫血及血小板增多，血清 LDH、胆固醇、碱性磷酸酶也有增高的报道。早期肝功能多正常，晚期则会出现不同程度的肝功能紊乱。

【治疗】

1. 手术 手术完整地切除肿瘤仍是最重要、最有效的治疗手段，为达到完整切除目的，发展了手术前新辅助化疗、介入治疗、必要时的放射治疗和局部热消融治疗等使初期不能切除的肿瘤能有机会接受Ⅱ期手术，术后辅以有效的化疗、免疫治疗等综合治疗，大大增加了能够切除肿瘤的病例数，降低了复发率。

手术治疗原则：①可一期在确保肝功能下能肉眼完整手术切除的病例，行肝脏肿瘤切除及术后化疗；不能一期切除的巨大肿瘤、肿瘤长在门脉区以及肿瘤累及左右肝叶的Ⅲ/Ⅳ期患儿应术前化疗，延期手术切除以及术后化疗。②手术应完整切除肿瘤，小儿肝脏再生能力强，只要保留 20% 以上肝脏即能维持生命，2 个月再生肝脏可恢复到正常水平。③根据肝脏肿瘤大小可选择适当手术方式，根据术中发现选择肿瘤切除范围，采取肝段切除、肝叶切除、半肝切除或肝脏多叶切除。术前应有肝脏血管胆道明显的影像学资料；术中精细解剖第一、第二、第三肝门，对难以完整切除的肿瘤，少量残留肿瘤组织，术后辅以积极化疗。对新辅助化疗后残余的肺、脑等转移病灶评估切除。

2. 化疗　经静脉全身化疗：顺铂、长春新碱及氟尿嘧啶，是肝母细胞瘤常规化疗方案；SIOPEL-1 的 PLADO（顺铂 + 阿霉素）方案；对Ⅲ/Ⅳ期一期切除困难病例可选择加用阿霉素、卡铂、异环磷酰胺、依托泊苷及伊立替康、美法仑等，实施术前化疗。

COG 方案极低危组不化疗；低危组术后顺铂 +5- 氟尿嘧啶 + 长春新碱（C5V 方案）化疗 2 个疗程；中危组术前顺铂 +5- 氟尿嘧啶 + 长春新碱 + 阿霉素（C5VD 方案）化疗 4~6 个疗程，术后顺铂 +5- 氟尿嘧啶 + 长春新碱 + 阿霉素化疗 2 个疗程；高危组术前顺铂 +5- 氟尿嘧啶 + 长春新碱 + 阿霉素 6 个疗程及与长春新碱 + 盐酸伊立替康化疗 2 个疗程，以 2∶1 形式交替，术后继续维持化疗 24 周。

CCCG-HB-2016 儿童肝母细胞瘤专家共识建议：极低危组不化疗；低危组 C5V 方案；中危组 C5VD 方案；高危组一线方案顺铂、顺铂 + 阿霉素、卡铂 + 阿霉素，二线方案异环磷酰胺 + 卡铂 + 足叶乙苷（C-CD+ICE 方案）。

3. 经导管动脉化疗栓塞技术（transcatheter arterial chemo-embolization，TACE）　肝动脉化疗栓塞治疗是经皮穿刺股动脉插管到肝固有动脉，进行化疗药物推注并选择患侧分支进行超选择性节段性和次节段性的栓塞治疗，栓塞剂常用碘油和 PVA 等，可以多次栓塞提高疗效。栓塞治疗适用于全身静脉化疗后仍然难以切除的肝母细胞瘤。肝动脉插管灌注化疗：手术探查不能切除肿瘤病例可经肝动脉插管化疗，常用药物为 5- 氟尿嘧啶等，每天或隔天经导管灌注一次。

4. 免疫治疗　采用转移因子、干扰素、白细胞介素 -2 以及卡介苗、免疫核糖核酸、自体或异体瘤苗、左旋咪唑等，作为免疫刺激因子，在肿瘤综合治疗中发挥提高机体免疫力作用。目前为白细胞介素 -2 应用相对较成熟。

5. 高强度聚焦超声治疗肝母细胞瘤　高强度聚焦超声（high intensity focused ultrasound，HIFU）是利用超声聚焦后的高能量非侵入性聚焦于体内肿瘤靶组织，消融灭活肿瘤细胞达到切除肿瘤目的。临床初步应用于Ⅲ、Ⅳ期难治性的多灶性、未能进行肝移植、手术后残留病灶的患儿取得明显疗效，2 年存活率达到 83%，是综合治疗的补充手段，有较好的应用前景。

6. 肝移植　近 10 余年采用肝移植治疗包括新辅助化疗后评估仍然为第Ⅳ期、少数预处理后与重要血管累及难以切除的Ⅲ期、伴门静脉瘤栓特别是有 2 个分支或分叉点累及的患儿，无肝外病灶或已经被清除，化疗后行肝移植手术，5 年存活率已高达 85%。

【预后】

1. 能否完整切除肿瘤。Ⅰ～Ⅱ期生存率 >95%。
2. 肝母细胞瘤的组织类型是影响预后的最主要因素，胎儿型肝母细胞瘤的预后较好。
3. 肝母细胞瘤的临床分期和肿瘤部位也是影响预后的主要因素。
4. 肿瘤切除后 AFP 很快明显下降或已达到正常标准，提示预后较好。
5. 综合治疗措施的发展　对进展期病例采用术前化疗、介入栓塞技术、高强度聚焦超声治疗和延期或Ⅱ期手术切除，或肝移植手术。有报道Ⅲ期患儿 3 年无事件生存率（event-free survival rate，EFS）为 84%、3 年总体生存率（overall survival，OS）为 94%；在Ⅳ期患儿 3 年 EFS 为 73%，3 年 OS 为 75%。

（王　珊）

第八节　胰腺肿瘤

小儿胰腺肿瘤较为罕见，仅占所有儿童肿瘤的 0.6%~0.8%，发病率低于胰管畸形引起的胰腺疾病和胰腺外伤，居小儿胰腺疾病的第三位。较常见的儿童胰腺肿瘤为胰母细胞瘤、胰腺实性假乳头状瘤；胰岛细胞瘤、胰腺囊腺瘤、胃泌素瘤、导管腺癌、腺泡细胞癌等罕见。

一、胰母细胞瘤

胰母细胞瘤（pancreatoblastoma，PBL）又称婴儿型胰腺癌，为儿童最常见的胰腺恶性肿瘤。此肿瘤于 1957 年首先由 Becker 描述了其鳞状结构，1977 年 Horie 依据其组织学与胚胎期胰腺相似提名为胰母细胞瘤。

【流行病学】

胰母细胞瘤主要发生于幼儿(平均发病年龄为 4 岁)，甚少见于各个年龄阶段的成人。男、女之比约为 2∶1。因缺乏大样本统计，胰母细胞瘤的发病率难以估算，但几乎 1/2 的病例报道来自亚洲儿童。

【病因与病理】

胰母细胞瘤可能起源于原始多潜能干细胞，其来源尚不十分清楚，具有向成人胰腺癌的腺泡、导管、内分泌三种细胞类型分化能力。Horie 等将胰母细胞瘤分为两种类型，即腹侧型和背侧型，它们为胰腺始基的衍生物。腹侧型来源于胰头，有完整的包膜，分化好，预后好。背侧型来源于胰尾，没有包膜，含内分泌成分，预后差。胰母细胞瘤可发生在胰腺的任何部位，多累及胰头及胰体；肿瘤一般较大，大多数肿瘤直径都在 5cm 以上，质软，可呈分叶状，切面呈黄色、浅褐色，似鱼肉样，可伴有片状坏死、囊变及沙样钙化。胰母细胞瘤具有恶性肿瘤的典型临床特征，即局部浸润、转移和 / 或复发，局部浸润相对多见，部分可发生脾静脉或门静脉瘤栓；转移较少发生，最常发生转移的部位是肝、区域淋巴结、脾、肺。

肿瘤的组织学特征是主要由上皮和间叶两种成分构成。上皮成分为比较一致的多角形细胞，形成巢状、条索状、管状或腺泡状结构，常可见其特征性结构“鳞状小体”；间叶成分包括纤维组织、骨或软骨、原始间充质成分，有些肿瘤间质可以富于细胞。

【临床表现】

临床表现无特异性，主要表现为腹部肿物和腹胀，部分患儿还有腹痛、体重下降、食纳减少、呕吐和腹泻等。如果是较大的胰头肿瘤，可能会压迫胆管引起黄疸。大多数病例可有甲胎蛋白（AFP）轻、中度的升高，是重要的诊断依据。当然，AFP 增高并非胰母细胞瘤的特异性指标，但如有增高则可以作为疗效监测和随访的重要指标。

【诊断与鉴别诊断】

依据临床表现、影像学特征以及相关肿瘤标志物可以初步诊断，确诊需要病理学检查。

1. 超声 肿瘤较小时可探及来源于胰腺或胰腺区的与正常胰腺组织有区分的形态不规则的中等偏强回声肿物，内部回声不均，有时可见无回声区及颗粒状钙化声影；肿瘤较大时其来源难以判断，仔细观察肿物对周围血管的侵犯、压迫及包裹的情况，若肿瘤位于脾静脉的前方且无正常胰腺形态或影像可推测为胰母细胞瘤可能。

2. CT 扫描 肿瘤呈等密度实性或低密度囊性包块，边界清楚，极少数可呈浸润性生长，常伴有区域性钙化、出血、坏死及囊变。增强后肿块不均匀强化或分隔和包膜强化，可见增强的腔隔是胰母细胞瘤的一大特点。增强 CT 还能明确肿瘤的部位和范围，与邻近组织器官的关系。CTA 能明确肿瘤与周围血管关系有助于临床分期和治疗判断。胰头部肿瘤还可能引起胆管、胰管及十二指肠梗阻的征象。

3. MRI 可显示肿瘤的范围及转移情况，T_1WI 瘤体呈低～中等信号，T_2WI 为高信号，如瘤体内有出血及坏死时信号混杂，坏死区不强化。瘤体位于胰头部时 MRCP 可显示肝内胆管及胰管扩张。

胰母细胞瘤以腹部包块为首发症状，应与腹膜后神经母细胞瘤、畸胎瘤、恶性淋巴瘤及其他胰腺肿瘤等鉴别。

【治疗】

1. 手术治疗 是胰母细胞瘤的主要治疗手段，应争取完整彻底切除。依据肿瘤部位、大小、局部浸润及远处转移的情况，可行胰十二指肠切除术、胰体尾切除术、单纯肿瘤切除术等。如果肿瘤位于胰腺头部常需行胰十二指肠切除术，如果肿瘤发生于胰腺体尾部则可行胰腺体尾部切除或局部胰腺切除。胰腺手术的围术期管理十分重要，胰瘘是常见的术后并发症，可以引起出血、感染等，甚至危及生命。

2. 化疗 胰母细胞瘤一般对化疗比较敏感，因此对不能切除、肿瘤已有转移等情况，需要进行术前化疗。手术后必须进行辅助化疗，主要是为了巩固手术成果、预防复发。常用的化疗方案主要是参考肝母细胞瘤的化疗方案。常用化疗药物包括长春新碱、顺铂、阿霉素、依托泊苷、异环磷酰胺等。

3. 放疗 在儿童胰母细胞瘤的应用极少。只有在肿瘤对化疗不敏感而又无法手术以及治疗后肿瘤复发的情况下，可考虑选用放疗。

【预后】

胰母细胞瘤一般发病缓慢，转移较晚，多数肿瘤对化疗敏感，化疗后能完整切除，预后相对较好。影响胰母细胞瘤预后的因素主要为肿瘤是否完整切除及有无远处转移，其次为年龄、术后是否复发及治疗情况等。

二、胰腺实性假乳头状瘤

1959 年，Frantz 描述的 3 例呈乳头状结构的罕见胰腺肿瘤被认为是此病的最初报道。发展迄今基于其病理学特征此肿瘤具有不同命名，如胰腺囊实性瘤、乳头状上皮瘤、乳头状囊性瘤、乳头状实性瘤、乳头状囊性上皮瘤、低分化乳头状瘤以及 Frantz 瘤等。1996 年，WHO 定义为胰腺实性假乳头状瘤（solid pseudopapillary tumor of pancreas，SPTP），近年来被公认为是一种交界性或者低度恶性肿瘤。

【流行病学】

胰腺实性假乳头状瘤尚无准确的发病率，约占儿童胰腺肿瘤的 70%。文献报道，胰腺实

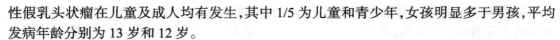

性假乳头状瘤在儿童及成人均有发生，其中1/5为儿童和青少年，女孩明显多于男孩，平均发病年龄分别为13岁和12岁。

【病因和病理】

胰腺实性假乳头状瘤组织起源尚有争议，瘤细胞的来源有胰腺导管细胞、胰腺腺泡细胞、胰腺多潜能干细胞、内分泌细胞起源等学说。肿瘤发生部位以胰头部最常见，体、尾分布大致相等。瘤体呈卵圆形或球形，突出于胰腺表面，多数肿瘤有比较完整的纤维性包膜，尤其在突出胰腺的部分，与正常胰腺组织界限清楚。瘤体剖面可见明显的出血、坏死。大的坏死灶可形成假囊，囊内充满血性或胶冻样物，形成囊实混合性结构；散在的小坏死灶构成海绵状结构。20%~30%的肿瘤伴有不同程度的钙化。少数肿瘤无完整包膜，可以有瘤细胞局部浸润，可浸透包膜，向胰腺组织和周围所有相邻组织器官浸润，并在腹腔形成多数转移结节，但远处转移极少发生。

胰腺实性假乳头状瘤组织学特征为肿瘤细胞呈乳头及实片状排列，最显著的特点为被覆复层上皮的乳头纤维血管轴心黏液变性，局部见泡沫细胞聚集，肿瘤细胞核卵圆形，胞质嗜酸性或透明样，肿瘤内坏死常见。

免疫组织化学：多数肿瘤的 α_1- 抗胰蛋白酶、神经元特异性烯醇化酶、波形蛋白呈阳性表达，Ki-67一定程度上可以反映肿瘤恶性程度。

【临床表现】

临床上大多数病例无明显不适症状，往往于体检或因其他疾病检查时偶然发现。最常见的主诉是上腹部肿块。如果肿瘤特别巨大，往往可以有腹部不适、上腹部及腰背部疼痛，少数患儿可出现恶心、呕吐、关节痛、体重下降等症状。尽管瘤体较大，却很少引起胆道梗阻而发生黄疸。偶有肿瘤或转移灶破裂、出血引发急性腹膜炎的症状。目前未见有内分泌或外分泌紊乱症状。

【诊断与鉴别诊断】

胰腺实性假乳头状瘤临床表现比较典型，大龄女孩多见，肿瘤大而症状轻，结合典型的影像学特征，临床可提出初步诊断，确诊需要病理学检查。

超声显示肿瘤呈包膜完整多房性肿块，呈囊实性表现，有分隔。CT平扫及增强显示肿瘤边界清楚，内部有囊实相间的结构，囊性部分无强化，实性部分在动脉期轻微强化，静脉期显示明显强化，有时见钙化灶，此为肿瘤的影像学特征；CT三维成像可显示胰管和血管与肿瘤的关系。MRI检查可显示出血、囊性化、肿瘤包膜完整清晰等特征。常缺乏特异性的实验室检查指标，也没有明确的肿瘤标志物，血清甲胎蛋白（AFP）水平正常。当肿瘤不能完整切除或需要术前行放化疗时，则需要进行肿瘤活检。儿童胰腺实性假乳头状瘤应与无功能性胰岛细胞瘤、胰母细胞瘤、假性胰腺囊肿等相鉴别。

【治疗】

手术切除是主要的治疗手段。根据肿瘤部位可行局部肿瘤切除术、胰头十二指肠切除术或胰体尾切除术。近年来，由于手术设备和技术的进步，为了减少对正常解剖和生理的影响，开展了保留十二指肠、保留胆道的改良胰十二指肠切除术。对于胰腺体尾部的肿瘤，也多数可以通过解剖保护脾血管而保留脾脏。这些器官保留术式的益处尤其适合于儿童。一般情况下，胰腺实性假乳头状瘤肿块位于胰腺实质边缘，包膜完整，粘连松散者行局部肿瘤切除，但可能发生严重胰瘘。对于有邻近组织器官浸润者在根治性手术同时也要考虑器官功能保护,例如胰头十二指肠切除术中力争保留幽门,避免发生倾倒综合征和腹泻;胰颈体部肿瘤可行中段胰切除 + 胰肠吻合术。胰腺肿瘤的围术期处理十分重要,因为术后胰瘘发生率高,控制不好会造成严重并发症。

鉴于胰腺实性假乳头状瘤生物学本质,而且对化疗也不敏感,因此一般不主张术后化疗及放疗。但有报道对肿瘤无法完全切除的患儿应用放疗和化疗,可能起到一定效果。

【预后】

绝大多数胰腺实性假乳头状瘤患儿自然病程较长,即使肿瘤发生局部浸润,手术切除后预后仍然很好;极少数病例发生局部复发,复发者再次手术后也可以得到很好的远期效果。远处转移罕见,以肝脏转移最常见,其次为腹腔脏器、淋巴结和皮下转移等,其预后较差。

（王焕民）

第九节　横纹肌肉瘤

横纹肌肉瘤(rhabdomyosarcoma,RMS)是来源于原始骨骼肌细胞的恶性肿瘤,是儿童软组织肉瘤中最常见的类型,约占 60%。男性常见,男女之比为(1.3~1.5)∶1。2~6 岁和 10~18 岁是发病的两个高峰期。横纹肌肉瘤可发生在除骨骼之外的任何组织,发生部位有头颈部、躯干、四肢、盆腔、泌尿生殖系统,最常见部位是头颈部(25%)、泌尿生殖道(22%)和四肢(18%)。横纹肌肉瘤恶性程度高,受累组织及器官广泛,病变早期即可经血液循环及淋巴系统远处转移。因此,需要多学科联合、协同进行临床诊断、治疗和研究工作,现横纹肌肉瘤的 5 年生存率从 20 世纪 70 年代的 25% 左右上升到 90 年代末期以后的 60% 以上。

【病因】

横纹肌肉瘤的发病原因尚未明确。在正常情况下,原始的间质细胞分化成熟为骨骼肌、平滑肌、脂肪、纤维、骨和软骨细胞,有研究认为,横纹肌肉瘤是由原始间质来源的横纹肌母细胞在分化成熟为横纹肌细胞的过程中,发生了相关染色体的易位、丢失或融合,抑癌基因低表达所致。腺泡型横纹肌肉瘤可伴有 2 号染色体上 *PAX3* 或 *PAX7* 和 13 号染色体的 *FKHR* 基因融合。胚胎型横纹肌肉瘤常见染色体 11p15 区域异常和 1p11~1q11 的点突变。典型的胚胎型横纹肌肉瘤呈 DNA 超二倍体。

横纹肌肉瘤可伴有许多有明显遗传背景的综合征,例如 Beckwith-Wiedemann 综合征伴 11p15 的杂合性缺失,神经纤维瘤病伴 11q11 位点 *NF-1* 基因异常等。横纹肌肉瘤的危险因素还包括母亲服用大麻或可待因、胎儿酒精综合征、放射线接触史、出生时有窒息史等。

【病理】

横纹肌肉瘤病理分类复杂,Horn 等于 1958 年推荐将儿童横纹肌肉瘤根据病理组织可分为三类:①胚胎型:约占 60%~70%,主要发生部位有头颈部及泌尿生殖系统,主要由小圆形或短梭形肿瘤细胞组成,部分细胞可见嗜酸性胞质,分化好的肿瘤细胞质内可见横纹。国际横纹肌肉瘤研究组(IRS-4)的报告显示,胚胎型横纹肌肉瘤的 5 年生存率可高达 82%。葡萄状横纹肌肉瘤和梭形细胞横纹肌肉瘤是胚胎型横纹肌肉瘤的两个亚型。②腺泡型：约占30%，圆形一致的肿瘤细胞附着于纤维间隔上，因甲醛溶液固定后有部分肿瘤细胞脱落漂浮于纤维间隔围成的巢内，形成典型的腺泡样结构。也有部分腺泡状横纹肌肉瘤的肿瘤细胞呈实片状排列。腺泡型横纹肌肉瘤以躯干、四肢及会阴部为好发部位，多发于较大年龄儿童。腺泡型横纹肌肉瘤的5年生存率为65%，预后与诊断时年龄、肿瘤原发部位、大小、浸润转移范围、手术切除比率有关。③多形型或成人型：儿童罕见。

不同病理类型与发病年龄也有一定关系，胚胎型常见于0~15岁，平均年龄8岁左右；腺泡型常见于15~20岁年龄组，平均年龄16岁。

免疫组织化学染色在横纹肌肉瘤的鉴别诊断中起重要作用，常用的抗体包括：结蛋白（desmin）、肌特异性肌动蛋白（muscle special actin，MSA）、肌原调节蛋白（MyoD1）以及肌细胞生成素（myogenin）等。

【临床表现】

横纹肌肉瘤发生部位不同，临床表现差异也很大。

1. 泌尿生殖系统 横纹肌肉瘤绝大多数为胚胎型，腔道器官肿物常为葡萄样脱垂或突入腔内，可引起梗阻、出血、糜烂、组织脱落。原发肿瘤位于膀胱可导致膀胱出口部位阻塞，梗阻常伴尿路感染，甚至急性尿潴留。女孩膀胱横纹肌肉瘤，肿块可自尿道口脱出。阴道子宫横纹肌肉瘤多见2岁以下婴幼儿，肿瘤可位于近端靠近子宫颈的阴道壁，也可位于靠近阴唇的阴道壁。肿瘤罕见累及直肠，而浸润膀胱及尿道较常见。患儿常以阴道分泌物增多伴出血甚至肿物突出阴道就诊。

2. 头颈部 25%的横纹肌肉瘤发生于头颈部，其中25%原发于眼眶，可引起突眼、颅内神经压迫症状，但很少累及脑膜；鼻腔肿瘤可引起鼻塞、流脓涕，伴出血，如出现头痛、呕吐，甚至高血压，提示肿瘤向颅内扩散。儿童头颈部横纹肌肉瘤很少累及淋巴结。

3. 其他部位 胆道横纹肌肉瘤，平均发病年龄约为3.5岁。初期出现乏力、发热、黄疸，进一步发展肿物逐渐增大，梗阻性黄疸加重；四肢肿瘤可出现局部红肿、胀疼及触痛等症状，进一步发展肿瘤可沿筋膜扩散，使四肢活动受限。胸腔、纵隔及后腹膜的横纹肌肉瘤因发生部位较隐匿，诊断时通常肿块已十分巨大，由于浸润甚至包裹大血管，给外科治疗带来很大困难，并易于复发。

【临床分期】

1. 临床病理分期（surgicopathologic staging system，Clinical Group） 是一个手术后分期系统。

Ⅰ期：局限性病变，肿瘤可完整切除。镜下无肿瘤组织残留，局部区域淋巴结无受累。

Ⅱ期：肿瘤完整切除，但有镜下残留病变，区域受累淋巴结或邻近组织或器官已被侵犯。

Ⅲ期：肿瘤只能部分切除，有肉眼残留，或者只做活检。

Ⅳ期：远处转移，主要是肺的转移，以及肝脏、骨、骨髓及远处肌肉及淋巴结转移。

2. 临床TNM分期（pretreatment site-modified TNM staging system，Stage） 是一个治疗前分期系统。横纹肌肉瘤发生部位、临床表现、淋巴结侵犯及远处转移情况复杂，TNM分期对临床诊断有重要意义（表12-15）。

表 12-15 临床 TNM 分期

分期	原发部位	肿瘤浸润	肿瘤大小	淋巴结	远处转移
1	有利部位	T_1/T_2	a/b	$N_0/N_1/N_X$	M_0
2	不利部位	T_1/T_2	a	N_0/N_X	M_0
3	不利部位	T_1/T_2	a	N_1	M_0
			b	$N_0/N_1/N_X$	M_0
4	任何部位	T_1/T_2	a/b	$N_0/N_1/N_X$	M_1

注：T 表示原发肿瘤，T_1：无浸润；T_2：浸润。肿瘤大小 a：肿瘤最大径≤ 5cm；b：肿瘤最大径 >5cm。

N 表示淋巴结，N_0：区域淋巴结阴性；N_1：淋巴结阳性；Nx：区域淋巴结转移不详。

M 表示肿瘤转移，M_0：诊断时无远处转移；M_1：有远处转移。

有利部位：眼眶、头颈部（除外脑膜旁）、泌尿生殖道（除外膀胱前列腺）。

不利部位：膀胱前列腺、四肢、颅底脑膜旁，其他部位如躯体和腹膜后等。

3. 危险度分组（risk group） 国际横纹肌肉瘤研究组（IRSG）根据肿瘤组织学类型、手术后临床病理分期和治疗前临床 TNM 分期，分为低危组、中危组和高危组，进行分层治疗，给予不同的治疗方法和剂量强度。

【诊断】

在临床症状基础上，采用影像学、实验室检查、病理学等方法确定原发肿瘤的部位、临床分期、病理学类型及危险度分组。

1. 临床诊断 病变部位、淋巴结浸润及远处转移可通过初步的临床体格检查对体表肿块大小、性质做出诊断；会阴、直肠、阴道、子宫肿块可采用直肠指检、双合诊明确肿块位置、大小、性质。多种窥镜、内镜可发现口腔、鼻咽、耳道、膀胱、尿道及阴道的肿块。B 超、CT 和 MRI 可准确显示肿瘤大小及形态，肿瘤与神经、血管及重要脏器的关系，对明确诊断指导手术有重要意义。CT 对胸部转移病灶诊断优势较大；MRI 对四肢、盆腔、椎旁及中枢神经系统病变诊断优势较大。较传统方法，骨扫描及 PET-CT 在肿瘤分期方面具有更好的准确性和灵敏性。通过以上检查可初步评估横纹肌肉瘤的 TNM 分期。

2. 病理学诊断 采用手术切除活检、小切口组织活检、活检针穿刺活检、腔镜辅助组织活检等方法获取肿瘤组织进行病理学及分子生物学检测是决策横纹肌肉瘤治疗方案的基础。

【治疗】

横纹肌肉瘤发生部位广泛，病理类型复杂，因此治疗遵循综合治疗原则，根据肿瘤危险度分组制订个体化分层治疗方案。

1. 外科手术

（1）一期根治手术：彻底切除原发病灶及转移病变是外科手术主要目的，也是评估预后最重要的依据之一。临床Ⅰ期和Ⅱ期病例，病变仅局限于器官和局部组织浸润，可行一期根治手术，如肿瘤孤立、局限应切至正常组织，以保证肿瘤完整切除。理想状态下，肿瘤切除应有 0.5cm 的边界。肿瘤较大时，沿肿瘤包膜、假包膜切除，达到完整切除。因为完整切除肿瘤对预后影响显著，术中可以在肿瘤切缘取标本进行快速冷冻病理检查，保证无肿瘤残余。

同时要求对可能受累的淋巴结进行采样活检。

(2)延期手术：临床Ⅲ期、Ⅳ期病例，因肿瘤巨大，局部扩散以及远处转移，难以一期彻底切除病灶，应延期手术。经过2~4个疗程化疗，待肿瘤缩小、血管萎缩、血供减少、与正常组织明显分离行延期手术，应彻底切除肿瘤，做到保护器官，维持正常功能。

(3)二次探查手术(second look)：如果第一次手术是对病理诊断和分期不明确的肿瘤进行的探查手术，而该手术又不能满足术后病理和分期所要求的程度，则需要在术后一个月内再次手术，一是探查和评价第一次手术的效果；二是扩大切除以达到根治的目的。

(4)肿瘤扩大根治术：对复发难治的肿瘤需要进行更为广泛的肿瘤根治手术，尤其肿瘤复发后若不接受再次手术，5年存活率只有8%；而若接受广泛的肿瘤根治手术，生存率可达37%。术前需进行详细的影像学评估，有条件应行PET-CT。

2. 放疗　横纹肌肉瘤对放疗敏感，放疗是控制局部肿瘤扩散的重要措施。放疗对儿童和青少年损伤大，可造成局部骨骼生长停滞及第二肿瘤的发生，远期生活质量也可能受到很大影响。因此，放疗应遵循以下原则：①单用放疗预后不佳，应与手术、化疗等方法联合应用；②能完整切除的Ⅰ期胚胎型横纹肌肉瘤不需要放疗，所有腺泡型横纹肌肉瘤及Ⅱ期、Ⅲ期胚胎型横纹肌肉瘤均需要放疗；③发生在四肢，年龄较大儿童肿瘤往往>5cm，其病理类型往往为腺泡型，放疗效果较好。

3. 化疗

(1)术前化疗：又称新辅助化疗。临床Ⅲ期、Ⅳ期，肿瘤巨大，局部扩散，甚至远处转移者，应优先选择化疗。常用药物有长春新碱、环磷酰胺、阿霉素、放线菌素D、伊立替康等。

(2)术后化疗：是消灭手术残留病灶及转移病灶的重要治疗手段。根据危险度分组(risk goup)，给予不同的化疗方案和疗程。国际上主要的研究组织的化疗方案在药物组成和疗程上略有不同，可供参考。这些化疗大多包括长春新碱、环磷酰胺、放线菌素D、阿霉素、伊托泊苷、伊立替康等。

4. 肢体保存　为了保存肢体，手术前后的放疗和化疗可以有不同的形式。例如，除了常用的静脉化疗，还可以使用肢体动脉灌注化疗，这种局部灌注化疗药物浓度可增高数十倍，使肿瘤体积迅速缩小，有利于彻底切除肿瘤、减少正常组织损伤，也降低了全身毒副作用。

【预后】

最近的横纹肌肉瘤研究组(IRSG)报告数据显示，横纹肌肉瘤的5年生存率分别为<1岁组76%、1~9岁组87%和10岁以上组76%。

影响横纹肌肉瘤预后因素包括：

1. 预后良好因素　①年龄：1~9岁是预后良好因素，包括婴幼儿及儿童；②部位：位于眼眶和头颈部(颅底以外)、泌尿生殖系统(除膀胱、前列腺)；③肿瘤直径：<5cm；④病理类型：胚胎型，葡萄状或梭形细胞亚型；⑤临床分期：Ⅰ、Ⅱ期病例；⑥首次手术完整切除肿瘤。

2. 预后不良因素　①诊断时年龄<1岁和>10岁；②肿瘤位于颅底周围、脊柱旁、腹部、会阴及四肢；③肿瘤直径>5cm；④腺泡型；⑤DNA双倍体；⑥首次不能完整切除肿瘤；⑦Ⅲ、Ⅳ期病例，骨髓和/或骨转移；⑧术后复发病例。

(王焕民)

第十节 畸胎瘤

畸胎瘤(teratoma)是来源于原始胚层(内胚层、中胚层、外胚层)的胚细胞异常发育不同组合形成的胚胎性肿瘤,是婴幼儿期常见的实体肿瘤,好发部位为身体的中线及性腺,如骶尾部、腹膜后、纵隔、卵巢、睾丸。畸胎瘤约 80% 为良性,20% 为恶性,可表现为实体肿瘤,或以囊性为主,或囊实性混合性肿瘤。

【病因】

畸胎瘤确切的病因尚不清楚。曾有用不同的理论进行解释,其中被广泛接受的理论是原始生殖细胞学说。该学说大意为:在正常胚胎发展过程中,具有全能发展潜能的组织或细胞可发展或分化成各个胚层的成熟细胞,如果这些组织和细胞逃逸机体的调节和监控出现分化异常可形成肿瘤。全能细胞分化成胚内型组织即成为畸胎瘤。发生部位可从骶尾部至颅内的中线部位,身体中线组织常见发生畸胎瘤的部位为松果体、颈前部、前纵隔、膈下、腹膜后、盆腔及骶前直至尾骨部。由于尾骨的亨森(Hensen)结是多能细胞集中部位,因此骶尾部畸胎瘤最为常见。卵巢和睾丸有始基组织,也是畸胎瘤发生的常见部位。如果分化成胚外结构则形成内胚窦瘤,属于恶性肿瘤。

在骶尾部畸胎瘤患儿的家族中,双胞胎的发生率明显增高,因此有学者认为肿瘤可能来源于异常发育的双胞胎。

【病理】

畸胎瘤可由 3 个胚层组织构成,组织来源广泛。常见的组织有上皮组织、毛发、脑组织、神经细胞、软骨、骨组织、牙齿、腺体、消化道、呼吸道黏膜、脂肪组织、肌肉组织等。畸胎瘤的内部结构也有很大差异,可为囊性、实性或混合型。按细胞组织成熟程度和类型可分为良性畸胎瘤、未成熟畸胎瘤、恶性畸胎瘤。

1. 良性畸胎瘤　由分化良好的成熟组织构成。肿瘤囊性部分常多于实性部分,皮肤及附件、皮脂腺、毛发、汗腺为主要成分。实体部分常含有器官样组织,如脂肪组织、软骨、骨组织、肌肉,神经组织包括脑组织、神经元及神经胶质等,也可见肝脏组织、肾脏组织、胰腺组织及甲状腺组织等。当包含神经胶质成分提示预后不良复发可能。

2. 未成熟畸胎瘤　未成熟畸胎瘤常预后良好,其病理分级见表 12-16,个别病例神经胶质组织可转移至远处器官。当组织及细胞增生活跃或伴室管膜瘤分化等成分,临床上常提示有恶性变化。多数临床上儿童未成熟畸胎瘤术后出现卵黄囊瘤转移的病例再行病理复查,切除的原发病灶中可找到被遗漏的较小的卵黄囊瘤成分。

表 12-16　未成熟畸胎瘤病理分级

分级	病理特点
Ⅰ级	肿瘤中罕见未成熟神经上皮组织灶,任何切片内 <1 个 /LPF(4×)*
Ⅱ级	肿瘤中可出现未成熟神经上皮组织,任何切片内 1~3 个 /LPF(4×)*
Ⅲ级	肿瘤中含大量未成熟神经上皮组织,任何切片内 >3 个 /LPF(4×)*

注:*LPF(4×)即 4 倍放大显微镜。

3. **恶性畸胎瘤** 由含有不同恶性组织成分的畸胎瘤构成，肿瘤实性部分常常多于囊性部分。临床上有不同组织学类型的恶性畸胎瘤，在同一肿瘤中可存在不同恶性程度和不同组织类型的成分。肿瘤恶性组织的主要成分决定恶性畸胎瘤的类别。

（1）内胚窦瘤：又称卵黄囊瘤（yolk sac tumor），主要由中胚层内皮细胞构成，AFP是内胚窦瘤重要生物学标志，可用于诊断和评价治疗效果。

（2）绒毛膜癌：一种少见的恶性畸胎瘤，瘤内含有滋养层细胞，可分泌人绒毛膜促性腺激素（hCG），可引起患儿性早熟。

（3）胚胎癌：又称上皮癌，主要成分是胚胎期未分化的上皮组织，镜下可见有核分裂象和核型异常。

（4）多胚瘤：瘤体类似发育不良的胚胎，伴有羊膜腔、卵黄囊及胎盘等。

4. **肿瘤标志物** 甲胎蛋白（alpha-fetal protein，AFP）是一种α球蛋白，主要由胎儿肝脏分泌，也可由早期胎儿卵黄囊及肠道产生。新生儿AFP高于正常值，6个月中逐渐降低，接近正常水平。在含有卵黄囊瘤、胚胎癌成分的恶性畸胎瘤和部分未成熟畸胎瘤患儿的血清中AFP增高。

人绒毛膜促性腺激素（human chorionic gonadotrophin，hCG）是一种糖蛋白激素，由α和β亚单位组成，通常由胎盘产生，在含有绒毛膜癌、胚胎癌及多胚瘤成分的恶性畸胎瘤患儿中，血清hCG呈阳性反应。

一、骶尾部畸胎瘤

骶尾部畸胎瘤（sacrococcygeal teratoma）是最常见的发生部位。可发生于任何年龄，以新生儿及婴幼儿最多见，是新生儿期最常见的肿瘤之一，女性发病多于男性（3∶1~4∶1）。骶尾部畸胎瘤伴双胞胎家族史的比例显著高于正常人群。

根据肿瘤与骶尾骨的关系对骶尾部畸胎瘤进行分型（Altman分型）（图12-3）：

Ⅰ型：瘤体绝大部分突出于骶尾部，仅有极小部分位于骶前，约占总数的46%。

Ⅱ型：瘤体骑跨于骶骨前后，主要部分位于骶骨外，骶前部分未进入腹腔，占34%。

Ⅲ型：瘤体骑跨于骶骨前后，瘤体以骶前为主，并可由盆腔延伸至腹腔，约占总数的9%。

Ⅳ型：肿瘤多位于骶前，较少见，体表外观未见肿瘤。

有学者观察到：恶性畸胎瘤的发生率不仅与分型有关（Ⅰ型恶性少见，而Ⅳ型恶性多见），也与诊断时年龄和性别有关，>6个月婴儿恶变发生率明显高于新生儿，男孩发生恶变似乎更常见。

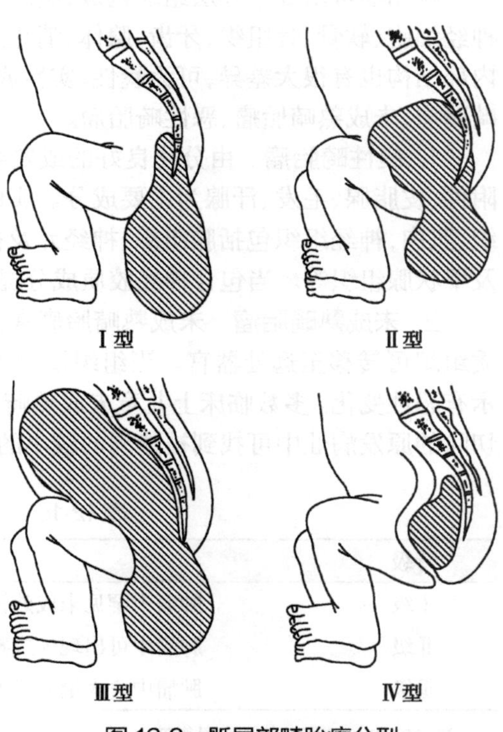

图12-3 骶尾部畸胎瘤分型

【临床表现】

1. 骶尾部肿块 为Ⅰ、Ⅱ、Ⅲ型最主要临床表现，产前超声检查即可发现异常肿块。若未进行产前检查，出生时即可发现骶尾部肿块。肿块把肛门推向前下方，导致肛门向前下方移位造成肛管外翻，黏膜显露。肿块边界清楚，呈结节状，肿块常为实性与囊性混合。

2. 排尿、排便困难 是所有骶尾部畸胎瘤都可能发生的症状。直肠中路受压迫可引起排便困难，大便呈扁平状。压迫尿道可引起排尿困难、尿线细、滴沥，甚至出现尿潴留。

3. 直肠指检 于直肠后壁能扪及巨大肿块，可检查肿瘤大小、质地、结节状改变及活动度等，直肠指检可评估骶前瘤体大小，对诊断、分型有帮助。

4. 常见并发畸形 约有20%的骶尾部畸胎瘤有伴发畸形，常见的伴发畸形可涉及骨骼系统、泌尿系统、神经系统、消化系统及心血管系统，Currarino三联症即指包括畸胎瘤的骶前肿块、肛门直肠畸形和骶骨发育异常。

【分期】

恶性畸胎瘤分期及危险度分层，见表12-17、表12-18。

表12-17 颅外性腺外生殖细胞肿瘤COG分期

分期	临床及病理特征
Ⅰ期	局限性病灶，肿瘤肉眼完全切除，切缘无镜下残余，局部淋巴结阴性，术后一个半衰期后肿瘤标志物正常。骶尾部病灶完整切除尾骨
Ⅱ期	肿瘤肉眼完全切除，有镜下残余，肿瘤侵犯包膜，淋巴结阴性，肿瘤标志物不能下降至正常或增加
Ⅲ期	肿瘤切除后肉眼残余或仅取活检，肉眼淋巴结侵犯（>2cm），伴有区域淋巴结转移，淋巴结受累，转移性结节，腹膜评估为恶性肿瘤阳性
Ⅳ期	远距离转移包括肝脏、脑、骨、肺

表12-18 颅外性腺外生殖细胞肿瘤COG危险度分层

危险度	类型及分期
低危	未成熟畸胎瘤
中危	Ⅰ期～Ⅱ期性腺外生殖细胞肿瘤
高危	Ⅲ期～Ⅳ期性腺外生殖细胞肿瘤

【诊断】

约60%的骶尾部畸胎瘤在出生时获得诊断，近6%左右病例在2岁后出现临床症状。Ⅰ、Ⅱ、Ⅲ型骶尾部畸胎瘤，骶尾部包块为主要诊断依据。Ⅳ型骶尾部畸胎瘤，包块主要位于骶前，外观未见肿块，以大便形状改变为主要症状，主要诊断依据是直肠指检扪及骶前肿块。

1. 超声检查 可见骶骨前后的异常软组织回声，以及点状或片状钙化灶，常可见肿块内含有牙齿及骨骼影。在恶性畸胎瘤，组织及细胞分化不全，钙化灶相对少见。骶骨若有缺损，常提示肿瘤侵犯椎管。

2. MRI及CTA 对肿瘤可精确定位，明确肿瘤大小、结节、囊实性、附近组织有无侵犯，以及与附近组织器官的关系，CTA 可以明确肿瘤与血管的关系，MRI 可以明确肿瘤与骶椎、椎管、脊髓的关系，对诊断及鉴别诊断和手术准备有重要价值。

3. 血清 AFP 水平 常作为评估畸胎瘤恶性程度的重要指标。AFP 其术后半衰期大约为 6 天。持续高水平常提示有肿瘤残余，需要进一步的外科手术或化疗。血清 β-hCG 的异常升高可用来判断肿瘤组织内含有绒毛膜成分以及术后有这种成分的恶性畸胎瘤残存或复发。其半衰期为 24~36 小时。

4. 产前诊断 胎儿骶尾部畸胎瘤采用超声检查可以获得诊断。

骶尾部畸胎瘤应与脊膜膨出、脊髓栓系、骶尾部脂肪瘤、淋巴管瘤等鉴别。体积小的骶尾部畸胎瘤易与骶尾部囊肿和瘘管鉴别。

【治疗】

骶尾部畸胎瘤一经确诊，应尽早手术切除。新生儿畸胎瘤 90% 以上为良性肿瘤，随年龄的增长肿瘤恶变的可能性也随之上升。新生儿期肿瘤早期切除可获治愈，减少病死率。

中国抗癌协会小儿肿瘤专业委员会（Chinese Children's Cancer Group，CCCG）儿童颅外生殖细胞肿瘤诊断治疗建议（CCCG-GCTs-2018），见表 12-19。

表 12-19 儿童颅外生殖细胞肿瘤 CCCG-GCTs-2018 诊疗建议

组织类型	原发部位	分期	治疗方案
成熟畸胎瘤	任何部位	局部	手术完整完全切除 + 观察
未成熟畸胎瘤	任何部位	Ⅰ级* Ⅱ*~Ⅲ级	手术 + 观察或化疗* 手术 + 化疗
恶性生殖细胞肿瘤	性腺外	Ⅰ~Ⅱ期 Ⅲ~Ⅳ期	手术 + 化疗 手术（活检、切除）+ 化疗（术前**、术后）

注：* Ⅰ级、Ⅱ级未成熟畸胎瘤依据疾病不同分期、病理伴随组织类型及组化 AFP 和 KI67、部位、影像学、血清肿瘤标志物、手术切除情况综合考虑决定是否化疗。

** 首诊不可切除肿瘤者行术前新辅助化疗。

CCCG-GCTs-2018 对骶尾部生殖细胞肿瘤综合处理原则包括：

1. 手术治疗 术前对体检资料、超声检查及 CTA、MRI 资料进行分析、评估，明确肿瘤的性质、范围及与直肠等器官的位置关系，选择手术入路。

手术要点：骶尾部肿瘤多选用骶尾部倒“V”形切口，对骶 3 水平以上的Ⅲ、Ⅳ型肿瘤多选用经腹骶联合切口。术中必须彻底切除肿瘤，常规切除尾骨，以免残留 Hensen 结节的多能细胞而致肿瘤复发（保留完整尾骨复发率高达 37%）。骶前游离肿瘤时，范围不宜过大，避免损伤骶神经，保护排尿、排便功能，术前常规放置导尿管。骶尾部畸胎瘤瘤体常与直肠壁粘连，术前常规肛直肠内放置扩肛器作为引导，避免肠壁损伤。

2. 化疗 恶性畸胎瘤术后化疗是重要治疗措施。术前判断能一期完整切除肿瘤者，应先行手术治疗，再行术后化疗。若不能一期完整切除肿瘤，应先行化疗促使肿瘤缩小、血管萎缩，肿瘤边界清楚以利二期完整切除。常用化疗方案为 JEB 方案（卡铂 + 依托泊苷 + 博来霉素），复发及疑难病患儿进入个体化综合治疗。

3. 放疗　恶性畸胎瘤对放疗较敏感，但放疗对骨盆生长及生殖器均有较大影响，临床慎用放疗，肿瘤对骶椎、椎管有浸润经过化疗未达完全缓解者可以考虑局部补充放疗。

二、腹膜后畸胎瘤

腹膜后畸胎瘤（retroperitoneal teratoma）多见于膈下，腹膜后间隙的上部，多位于脊柱旁一侧，有的跨越脊柱，甚至位于正中线，常为实体与囊性混合体。腹膜后畸胎瘤大多为良性肿瘤，组织学结构多为分化较好的3个胚层组织来源的组织。

【诊断】

1. 腹部肿块　肿瘤早期不引起任何症状，不易被发现，大多因无意中发现腹部肿块就诊。70%以上可在2岁内获诊。腹膜后包块与肾脏、胰腺等器官毗邻。肿块常局限于一侧，左侧多于右侧，随着肿瘤增大，有向对侧延伸的趋势，对肾脏及输尿管、胰腺、肠曲、肝脏及胆道、血管等有推移、压迫，产生相应症状，如食欲下降、呕吐、消化障碍，甚至出现营养不良，生长发育受到影响，少数患儿可以出现黄疸、高血压。腹膜后畸胎瘤边界清楚、规则、表面光滑、无结节改变。包块迅速增大是肿瘤恶变的信号。包块突然增大常提示瘤体出血可能。腹膜后畸胎瘤应与肾母细胞瘤、腹膜后神经母细胞瘤等鉴别。

2. 影像学检查　腹部超声检查可显示肿块位置、大小、囊实性，以及与周边组织脏器及血管的关系，探及肿块内骨骼、牙齿及钙化阴影或斑块；CTA、MRI可进一步精确显示肿块位置、大小、与周边脏器及血管的相邻、推移、压迫、包绕等关系；CTU可以代替静脉肾盂造影显示肾脏、肾外形及输尿管的移位变形和排泄功能。

3. 血清AFP　腹膜后畸胎瘤恶变可引起血清AFP升高，有时瘤体内合并存在卵黄囊组织。

【治疗】

腹膜后畸胎瘤约30%可发生恶变，明确诊断后应及时手术切除。良性畸胎瘤手术完整切除后，预后良好。

恶性腹膜后畸胎瘤需要分期分危险度综合治疗：颅外性腺外生殖细胞肿瘤COG分期分危险度见表12-17和表12-18。综合治疗策略见表12-19儿童颅外生殖细胞肿瘤CCCG-GCTs-2018诊疗建议。腹膜后肿瘤常与周围组织粘连，手术中注意受肿瘤挤压的邻近器官的保护性分离，术中应精细分离血管，注意被肿瘤推移变形镶嵌的重要血管的分离，注意防止误伤肾动静脉及其他相邻血管和管道。常用化疗方案为JEB方案（卡铂+依托泊苷+博来霉素），复发及疑难病患儿进入个体化综合治疗。

（王 珊）

第十一节　肠系膜囊肿及网膜囊肿

肠系膜囊肿及网膜囊肿多由淋巴组织先天性发育障碍产生，少数可有后天损伤、感染及寄生虫等原因引起，部分可以延伸到腹膜后。肠系膜囊肿是较少见的疾病，儿童发病率较成人高。肠系膜囊肿比网膜囊肿更为常见。70%位于小肠系膜，15%位于网膜，10%位于结肠系膜。

一、肠系膜囊肿

肠系膜囊肿(mesenteric cyst)常发生在2~10岁儿童,囊肿生长缓慢,临床以腹块为主要表现。

【病因与病理】

1. 先天性肠源性囊肿 胚胎期肠道正常发育过程中可形成憩室样改变,随发育逐渐成熟而退化。若憩室样改变未发生退化、消失并脱离肠管,则逐渐长大形成肠系膜囊肿。囊肿内壁覆盖具有分泌功能的肠道上皮,分泌黏液。囊肿多为单发,单房性或分隔,多呈球形或椭圆形,囊肿多见于小肠系膜,囊腔常与肠腔隔绝。

2. 肠系膜淋巴管瘤 为肠系膜囊肿最常见原因,从十二指肠到整个结肠系膜均可发生,以回肠系膜处最多见,囊肿可延伸至腹膜后。异位的淋巴组织良性扩张增生形成囊肿,不与肠腔相通,或与正常淋巴管道交通障碍。囊壁由单层淋巴管内皮细胞与纤维结缔组织组成,偶见少量平滑肌纤维,少数囊肿壁可并发慢性炎症或钙化。囊肿多呈分隔样多房性结构,少见单囊,靠近肠管者囊肿多呈哑铃状环绕肠壁,共有肌层与血管,切除囊肿同时多需要行肠切除。

3. 单纯性囊肿 主要与腹部外伤有关,腹部外伤时由于肠系膜损伤发生出血和淋巴管破裂,淋巴液外溢,被纤维组织所包裹即可形成囊肿,囊腔内无内皮细胞覆盖。

4. 肿瘤性囊肿 肿瘤性囊肿罕见,约占全部肠系膜囊肿的3%。主要为囊性畸胎瘤,囊肿呈椭圆形,囊内组织可含有胚胎发育的1~3个胚层组织及细胞。其次还有囊性平滑肌瘤、淋巴管肉瘤等。

5. 感染性囊肿 以结核性囊肿最多见,其次还有真菌性或寄生虫性囊肿。寄生虫性囊肿:肝包虫囊肿破裂后可在腹腔播散,若在肠系膜出现可形成囊肿。

【临床表现】

肠系膜囊肿位于腹腔,早期不易被发现,可无临床症状,或伴慢性腹痛,偶有间歇性绞痛。随着肿块逐渐长大,腹部膨隆,并可触及肿块,肿物常是患儿最初的表现。囊肿边界清楚,多无压痛;巨大囊肿可占据大半腹腔,边界清楚或不清。肠系膜根部从左上到右下,趋近肠系膜根部的囊肿可向两侧推动,但上下活动受限。

囊肿感染出血或牵拉引发肠扭转可表现为急腹症,表现为反复呕吐并常伴有胆汁,腹痛及肌紧张,呕吐呈阵发性,巨大囊肿可压迫腹腔血管引起下肢水肿。

【诊断】

肠系膜囊肿有无特征性临床表现与体积大小有一定关系。触诊肿块表面多较光滑,质地自囊性到韧硬不等,除位于肠系膜根部或与周围组织粘连者,一般都有较大的活动度。囊肿可通过超声、X线、CT等常规检查手段作出明确诊断。超声下囊肿图像呈边界清楚的无回声液性暗区,可有分隔;腹部平片可见软组织阴影,肠管受压移向上腹部或侧腹部;CTA血管三维成像(CT angiography,CTA)可清晰显示囊肿大小、结构、性质及与周围组织脏器血管的关系;消化道钡餐检查可提示小肠受压。囊肿位置可随体位改变而移动。肠系膜囊肿应与肠重复畸形、卵巢囊肿等鉴别,巨大囊肿可误诊为腹水。

【治疗】

手术切除囊肿是肠系膜囊肿最有效的治疗手段。单纯囊肿切除为最理想的手术方式;

囊肿引起肠梗阻坏死或囊肿呈哑铃状环绕肠壁时，需进行囊肿切除和肠切除吻合术；当囊肿分布范围广泛或包绕重要结构而完全切除囊肿困难时，可行囊肿部分切除，剩余部分囊壁完全裸露在腹腔，可用电刀、3% 碘酊破坏残囊内膜，避免或减少其分泌。另外腹腔镜切除囊肿是可以选择性应用的微创手段。

二、网膜囊肿

小儿网膜囊肿（omental cyst）主要表现为大网膜囊肿，大网膜疾病中也以囊肿最为常见，也可发生在小网膜及脏器周围韧带。

【病因与病理】

大网膜囊肿分真性囊肿和假性囊肿两类，发病原因与肠系膜囊肿相似。真性囊肿即大网膜淋巴管瘤，多为胚胎期淋巴组织发育异常形成异位淋巴组织，进一步扩张增生形成囊肿，或淋巴管退行性变或梗阻形成淋巴液淤积。外伤、出血、感染、寄生虫等因素也可引起大网膜假性囊肿。大网膜囊肿以单发为主，可以是单腔，也可以分隔，少数情况可出现多发性囊肿。真性囊肿其囊壁薄，壁内被覆单层内皮细胞，内容物多是淡黄色透明液体和乳糜样液。假性囊肿囊壁厚，为纤维组织，无衬里内皮细胞。

【临床表现】

腹部肿块是主要临床表现，随着腹块体积增大还会出现相应的临床症状。早期较小的腹块常为偶然发现，临床症状相对较少。腹块逐渐增大，甚至占据大半腹腔，膨隆的肿块压迫消化道可出现腹胀、阵发性腹痛、食欲下降、呕吐等症状，囊肿可以产生出血、感染、破裂及扭转合并症。

1. 出血　囊肿壁薄，血供较丰富，剧烈运动、外伤及穿刺均可引起囊壁血管破裂。一般出血量不多，大量出血可导致腹块迅速增大、张力增高、腹胀腹痛加剧，甚至出现贫血、乏力。

2. 感染　少量出血常不引起注意，但可诱发感染。患儿腹痛加剧、疼痛时间延长、发热明显、食欲缺乏、精神萎靡、白细胞增多及中毒症状，体检时可表现为腹部局限性或弥漫性压痛。

3. 破裂　外伤性囊肿破裂引起出血及血性淋巴液流入腹腔，表现为突然出现的剧烈腹痛、腹胀加剧、面色苍白、腹部广泛压痛及肌紧张。

4. 扭转　发生于较小或中等大小囊肿。大网膜相对活动，活动量大时容易引起囊肿扭转，表现为持续性腹部疼痛，阵发性加剧，恶心、呕吐。腹部肿块压痛明显。

【诊断】

腹部囊肿应考虑网膜囊肿。

1. X 线检查　常规腹部正侧位片显示腹腔密度均匀阴影，充气的肠管位于肿块后方；钡餐检查显示胃、小肠被肿块推挤。

2. 超声　为首选检查方法，可以显示边界清楚的无回声区，显示腹腔肿块与消化道及周边脏器的关系，能了解有无并发扭转或内出血等合并症情况。

3. MRI　可以清晰显示肿块大小，囊壁厚度，增强 MRI 进一步了解囊内容物性质和结构。

4. CTA　可进一步显示与周围组织脏器血管的关系，对鉴别网膜囊肿和有无扭转有诊断价值。

在鉴别诊断时应注意与结核性腹膜炎、肠系膜囊肿、肠重复畸形、卵巢囊肿、大量腹水等相鉴别。

【治疗】

手术切除囊肿是网膜囊肿最有效的治疗手段，完整切除囊肿及部分大网膜以避免复发。巨大囊肿可抽出囊内液体，缩小囊肿后再行剥离切除，对大量出血及扭转等并发症必要时行急诊手术。另外腹腔镜切除囊肿是可以选择性应用的微创手段。

（王 珊）

第十二节 卵巢肿瘤

卵巢肿瘤（ovarian tumor）是卵巢肿胀、增大和新生物的总称，通常可分为生理性和病理性两类。生理性包括卵泡囊肿和黄体囊肿；病理性分新生物和非新生物肿瘤。非新生物有子宫内膜异位症、多囊卵巢等，新生物又分良性、恶性、良恶交界性和良恶混合性。通常卵巢肿瘤即指新生物。小儿最常见的卵巢肿瘤是生殖细胞肿瘤，常见畸胎瘤、内胚窦瘤等。

【流行病学】

小儿的卵巢肿瘤并不多见，大多发生在6~14岁较大儿童，少见于婴幼儿及新生儿。80%为良性肿瘤。畸胎瘤为最常见的儿童卵巢肿瘤，起源于1~3个胚层，组织成分包含较多成熟或不成熟的组织，以毛发、骨骼、皮脂等较多见。畸胎瘤一般为良性，但可发生恶变。恶性卵巢肿瘤生长迅速，多为实质性，很快突破包膜，浸润至周围组织，并经血行或淋巴管转移。常见的卵巢恶性生殖细胞瘤有内胚窦瘤（卵黄囊瘤）和混合肿瘤，绒毛膜癌较少见。功能性卵巢肿瘤如颗粒细胞瘤可产生大量雌激素，引起患儿性早熟。

【病理分型】

卵巢肿瘤可以是良性的、良恶性交界性、良恶性混合性及恶性的肿瘤，病理分型如下：

1. 生殖细胞来源

(1) 畸胎瘤：成熟型（实性、囊性）；未成熟型（1~3级）；畸胎瘤伴恶性生殖细胞肿瘤成分；畸胎瘤伴恶性体细胞肿瘤成分（鳞状上皮细胞癌、成胶质细胞瘤、外周神经外胚瘤等）。

(2) 生殖细胞瘤即胚细胞瘤：①卵黄囊瘤，也称内胚窦瘤；②胚胎性癌；③混合型恶性生殖细胞肿瘤；④无性细胞瘤；⑤绒（毛）膜癌；⑥性腺胚（母）细胞瘤；⑦多胚瘤。

2. 非生殖细胞来源

(1) 上皮性肿瘤：浆液性、黏液性。

(2) 性索-间质肿瘤：颗粒细胞、Sertoli支持细胞-间质细胞、混合性、硬化型、卵泡膜细胞瘤等。

【临床表现】

约80%的患儿有腹痛，有1/3的患儿表现为急性腹痛。肿瘤较小时症状不明显，患儿偶有下腹不适或牵拉痛，可伴性早熟和痛经。良性肿瘤增长比较缓慢，一般可清楚扪及肿块，表面光滑，无压痛，可有囊性感，移动度大，与周围组织多无粘连，常可自下腹推至上腹。肿块蒂扭转，引发肿瘤出血及坏死，可出现剧烈绞痛等急腹症表现。由于肿块压迫，可有排尿及排便困难。恶性肿瘤肿块迅速增大，外形常不规整，常为实质性，活动度差，可伴有腹水。短期内可出现发热、食欲缺乏、衰弱、恶病质等全身症状。卵巢肿瘤常见并发症：蒂扭转、恶性变、肿瘤破裂、感染。直接蔓延及腹腔种植是卵巢恶性肿瘤的主要转移途径；腹部淋巴也是重要的转移途径；血行肝脏和肺转移较少见。

【血清标志物】

1. 甲胎蛋白 甲胎蛋白（alpha-fetal protein，AFP）对卵巢卵黄囊瘤有特异性价值。含内胚窦瘤成分的混合瘤、胚胎癌、部分未成熟畸胎瘤也可升高。AFP 可以作为生殖细胞肿瘤治疗前后及随访的重要生物学指标。

2. 人绒毛膜促性腺素 原发性绒毛膜癌成分的生殖细胞瘤患儿血中 β- 人绒毛膜促性腺素（β-human chorionic gonadotropin，β-hCG）异常升高。

3. 乳酸脱氢酶 部分卵巢恶性肿瘤血清中乳酸脱氢酶（lactate dehydrogenase，LDH）升高，但并非卵巢肿瘤特异性指标。

4. 性激素 颗粒细胞瘤、卵泡膜瘤可产生较高水平雌激素。

5. 癌胚抗原 有些卵巢恶性肿瘤晚期，特别是黏液性囊腺癌癌胚抗原（carcinoembryonic antigen，CEA）异常升高，但并非卵巢肿瘤的特异性抗原。

6. 癌抗原 125 癌抗原 125（cancer antigen 125，CA125）对诊断卵巢上皮性癌有重要参考价值，特别是浆液性囊腺癌。

【肿瘤分期】

儿童卵巢恶性肿瘤分期分危险度见表 12-20 和表 12-21。

表 12-20 儿童卵巢生殖细胞肿瘤 COG 分期

分期	疾病程度
Ⅰ期	肿瘤局限于一侧或双侧卵巢；完整切除无破溃，镜下切缘阴性 腹腔冲洗液没有恶性肿瘤细胞 临床、放射学或组织学检查未发现卵巢以外病变 肿瘤标志物术后以半衰期衰减，迅速下降至正常 有腹膜神经胶质瘤的病例不增加肿瘤分期
Ⅱ期	肿瘤局限于一侧或双侧卵巢；完整切除无破溃，镜下切缘阳性 淋巴结（病理学检测≤ 2cm） 腹腔冲洗液没有恶性肿瘤细胞，腹膜病检阴性 临床、放射学或组织学检查未发现卵巢以外病变 术后一个半衰期后肿瘤标志物下降或正常 有腹膜神经胶质瘤的病例不增加肿瘤分期
Ⅲ期	肉眼可见淋巴结转移病灶（≥ 2cm）及远处转移淋巴结病灶 肉眼残留病灶或仅取活检 邻近内脏受累（网膜、肠、膀胱），腹膜病检为阳性 腹水或腹腔冲洗液检查出恶性肿瘤细胞 肿瘤标志物阳性或者阴性
Ⅳ期	远处转移，包括肝脏、肺、脑、骨

表 12-21 儿童卵巢生殖细胞肿瘤 COG 危险度分层

危险度	COG 分期
低危	未成熟畸胎瘤
中危	Ⅰ~Ⅲ期卵巢生殖细胞肿瘤
高危	Ⅳ期卵巢生殖细胞肿瘤

【诊断与鉴别诊断】

慢性腹痛是最常见的症状。腹部肿块较大时,可扪及。超声、增强 CT 有助于对肿块定位和定性诊断,CTA 可提示肿瘤主要供血动脉来源于卵巢动脉。X 线检查可发现钙化、骨骼或牙齿。大部分恶性卵巢生殖细胞瘤都有内胚窦瘤的成分,因此肿瘤标志物 AFP 和 β-hCG 的水平升高。

卵巢肿瘤应与肠系膜囊肿、大网膜囊肿、肾囊肿相鉴别。若肿块蒂扭转出现急腹症表现,应与急性阑尾炎、阑尾周围脓肿、肠套叠、肠扭转、腹膜炎等相鉴别。

【治疗】

卵巢肿瘤一经诊断即应尽早手术切除,以免发生扭转、破裂或恶变等并发症。

依据儿童卵巢生殖细胞肿瘤 COG 分期及危险度分层实施综合治疗方案,卵巢恶性肿瘤的综合治疗主要包括手术加联合化疗。常用化疗方案为 JEB 方案(卡铂 + 依托泊苷 + 博来霉素),复发及疑难病患儿进入个体化综合治疗。如果肿瘤巨大和 / 或严重浸润脏器而不能Ⅰ期完整完全切除者,实施术前新辅助化疗后再行延期Ⅱ期手术切除,术后再维持化疗。

另外,未成熟畸胎瘤 3 级视为恶性肿瘤需要进行综合治疗。中国抗癌协会小儿肿瘤专业委员会(Chinese Children's Cancer Group,CCCG)儿童颅外生殖细胞肿瘤诊断治疗建议(CCCG-GCTs-2018):对Ⅰ级、Ⅱ级未成熟畸胎瘤依据疾病不同分期、病理伴随组织类型及组化 AFP 和 KI67、部位、影像学、血清肿瘤标志物、手术切除情况综合决定是否化疗。其外科处理原则包括:①完整切除肿瘤浸润的卵巢及输卵管;②收集腹水或进入腹腔的清洗液;③对腹膜及可疑结节组织进行切除活检;④对坚硬和增大的淋巴结进行切除活检;⑤检查网膜,切除粘连或可疑浸润的网膜;⑥检查对侧卵巢,仅对术前检查或术中探查发现对侧卵巢有结节病灶处进行活检,保生育;⑦双侧卵巢肿瘤,先行楔形活检,经新辅助化疗后再行二期手术,尽可能保生育手术。如为单纯性囊肿,应争取行囊肿剥除后整复卵巢。对高度怀疑恶变的卵巢肿瘤,必须了解其浸润范围,术中做冷冻活检。

【预后】

1. 肿瘤的组织学分类、分级、临床分期与复发及生存率相关。
2. 卵巢恶性肿瘤 DNA 含量关系,异二倍体肿瘤复发率增加。
3. 与治疗的规范性相关。

(魏光辉 王 珊)

第十三节 睾丸肿瘤

睾丸肿瘤是少见肿瘤,占男性肿瘤的 1%~1.5%,占泌尿系统肿瘤的 5%。绝大部分是生殖细胞肿瘤,经综合治疗预后好。

【流行病学】

儿童睾丸肿瘤(testicular tumor)发病率不高,多见于婴幼儿。病因尚不十分清楚,报道与多因素相关,其中先天因素有隐睾或睾丸未降、家族遗传因素、Klinefelter 综合征、睾丸女性化综合征以及雌激素分泌过量等;后天因素认为与环境因素以及母妊娠期应用外源性雌激素过多等有关。根据肿瘤来源分原发性及继发性两类,睾丸原发性肿瘤来自睾丸组织成分(生殖细胞、内分泌细胞和支持细胞),继发性肿瘤多见于白血病或恶性淋巴瘤转移,罕见发生于肾母细胞瘤或神经母细胞瘤扩散转移。其中,生殖细胞瘤约占 75%,以卵黄囊瘤最常见。

【病理分型】

小儿睾丸肿瘤组织类型复杂,病理分型如下:

1. 生殖细胞来源见表 12-22。

表 12-22 根据 WHO(2016)睾丸肿瘤分类

原位生殖细胞肿瘤(GCNIS)	与 GCNIS 无关的生殖细胞肿瘤
精原细胞瘤	精母细胞肿瘤
胚胎性癌	畸胎瘤,青春期前型
卵黄囊瘤,青春期后型	混合性畸胎瘤
滋养细胞肿瘤	卵黄囊瘤,青春期前型
畸胎瘤,青春期后型	
伴有体细胞恶性成分的畸胎瘤	
混合性生殖细胞肿瘤	
消退性生殖细胞肿瘤	

2. 非生殖细胞来源　性索 - 间质肿瘤(睾丸间质细胞、塞尔托利细胞等)。

【临床表现】

典型的症状是无痛性的阴囊肿块,少有压痛或自发疼痛。婴幼儿的睾丸肿瘤常在家长为患儿洗澡、更换衣服和尿布时无意中发现阴囊肿大,较大儿童可有阴囊沉重下坠感。阴囊内触及无压痛的肿块,多为实质性,透光试验阴性。间质细胞瘤有性早熟现象。恶性肿瘤晚期可浸润性生长侵犯被膜,转移至腹股沟淋巴结,淋巴结肿大。有时原发肿瘤虽较小,但腹膜后可能已有较大转移肿块。最常见的远处转移部位是肺和肝脏,脑转移罕见。复发常表现在肿瘤原发部位。

【血清标志物】

1. 甲胎蛋白　在睾丸卵黄囊瘤患儿有特异性意义。大多胚胎性癌和部分畸胎癌患儿血清 AFP 也升高。

2. 人绒毛膜促性腺素　在绒(毛)膜癌患儿几乎均升高。部分胚胎性癌和少数精原细胞瘤 hCG 也升高。

3. 乳酸脱氢酶　乳酸脱氢酶(lactate dehydrogenase,LDH)是一种特异性不高的血清肿瘤标志物,常在进展性睾丸肿瘤中升高。

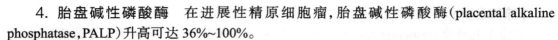

4. 胎盘碱性磷酸酶 在进展性精原细胞瘤，胎盘碱性磷酸酶（placental alkaline phosphatase，PALP）升高可达36%~100%。

【诊断与鉴别诊断】

主要根据无痛性的阴囊肿块表现来诊断，血清AFP和β-hCG检查有助于诊断。超声对鉴别睾丸形态、肿块大小很有价值。超声、增强CT扫描可以发现肿大的腹膜后淋巴结。胸部CT检查有无肺部转移病灶。有时阴囊空虚，而在腹股沟处有硬质肿块，应考虑发生在隐睾的肿瘤。睾丸肿瘤须与睾丸鞘膜积液、睾丸炎、附睾结核等鉴别。

小儿常见睾丸肿瘤：

1. 睾丸卵黄囊瘤 卵黄囊瘤是最常见的恶性睾丸生殖细胞肿瘤，约占青春期前睾丸肿瘤的60%。主要见于2岁以下儿童。85%以上的青春期前患儿就诊时为Ⅰ期病程。5%的患儿伴有腹膜后淋巴结转移，肺是最常见的远处转移部位。90%患儿血清AFP增高，AFP测定可用于肿瘤残存和复发的监测。

2. 睾丸成熟畸胎瘤 畸胎瘤是儿童第二大常见睾丸肿瘤。主要见于4岁以下儿童。其生物学特性多表现为良性特征，预后好。超声检查，如果表现为囊性病变，为高回声信号包围的复杂低回声区，应考虑畸胎瘤可能性大。

3. 睾丸未成熟畸胎瘤 较少见。未成熟畸胎瘤依照肿瘤组织中未成熟神经上皮组织灶的显微镜下定量，而分为1~3级。

4. 睾丸继发性肿瘤 往往继发于急性白血病、恶性淋巴瘤、肾母细胞瘤及神经母细胞瘤的转移。

【肿瘤分期和分危险度】

小儿睾丸肿瘤分期及危险度分层见表12-23、表12-24。

表12-23 小儿睾丸肿瘤COG分期

Ⅰ期	局限于睾丸内
	完整无破裂地经高位腹股沟切口，腹股沟管内环处离断精索后，转入向阴囊方向游离行睾丸切除术
Ⅱ期	临床、放射学或组织学检查未发现睾丸以外病变
	肿瘤标志物术后以半衰期衰减，迅速下降至正常；在诊断时患儿肿瘤标志物
	正常或不确定则必须同侧腹膜后淋巴结阴性（如果影像学提示淋巴结直径>2cm）
	经高位腹股沟切口转入阴囊睾丸切除术伴肿瘤肉眼破溃；经阴囊肿瘤穿刺术
	阴囊或高位精索镜下病灶（≤5cm从近侧端）
	腹膜后淋巴结转移病灶（≤2cm）
Ⅲ期	半衰期衰减后，血清肿瘤标志物再增高，或肿瘤标志物不能降至正常
	肿瘤肉眼残余
	腹膜后淋巴结转移病灶（>2cm）
	无内脏的或腹外的转移
Ⅳ期	远处转移，包括肝脏、肺、骨、脑

表 12-24 小儿睾丸肿瘤 COG 危险分层

危险度	GCTs 分期分型
低危	Ⅰ期睾丸生殖细胞肿瘤，未成熟畸胎瘤
中危	Ⅱ～Ⅳ期睾丸生殖细胞肿瘤

【治疗】

睾丸卵黄囊瘤多早期发生转移，应尽早施行睾丸肿瘤切除术。

腹股沟入路切口，如病变确定是肿瘤，应先行高位结扎切断精索，再行睾丸切除术，以减少肿瘤进一步扩散。如果肿块仅仅涉及睾丸一部分，可以行肿块剜除术。把睾丸放回阴囊前应冷冻切片证实其良恶性。

Ⅰ期患儿在行根治性睾丸切除术后，一般不主张常规行腹膜后淋巴结清扫术和 / 或辅助化疗、放疗。预后良好。但须定期体格检查，随访超声、胸部 CT、血清 AFP。

Ⅱ期、Ⅲ期患儿，行根治性睾丸切除术。所有患儿应检查腹膜后淋巴结病变，淋巴结增大的患儿应行淋巴结切除病检，必要时行腹膜后淋巴结清扫术。术后辅助化疗。

Ⅳ期或Ⅲ期肿瘤累及重要结构的患儿，需要先行手术前的新辅助化疗，待肿瘤缩小可相对安全完全切除时再行Ⅱ期手术。术后辅助化疗。化疗首选联合用药为 JEB 方案（卡铂 + 依托泊苷 + 博来霉素），年长儿 PEB 方案（顺铂、依托泊苷、博来霉素）。持续性 AFP 升高或继续下降后又逐渐上升，提示转移病灶未获清除或肿瘤复发，应实施进一步个体化治疗。

【预后】

1. 与肿瘤组织病理学类型相关。
2. 局部侵袭范围广，出现其他脏器转移，提示预后不良。
3. 肿瘤标志物水平增高为预后不良因素。
4. 依据肿瘤分期分危险度，选择手术、化疗及必要时的放射治疗的规范综合治疗，有利于提高生存率。

（魏光辉 王 珊）

第十四节 脑 肿 瘤

一、概述

脑肿瘤（brain tumor）是儿童实体性肿瘤中最常见的类型，发病率仅次于白血病，死亡率在所有肿瘤死亡率中占 20%。15 岁以下儿童组肿瘤中约 40%~50% 为脑肿瘤。

儿童脑肿瘤的发生率约为 3.1/100 000。儿童期各年龄段均可发生脑肿瘤，好发年龄为 10 岁之前，高发年龄为 5~8 岁。2 岁以下最常见幕上肿瘤，多为侧脑室及第三脑室；3~10 岁常见幕下肿瘤，多为先天性及松果体区肿瘤；10 岁以上则幕上肿瘤增多，以各类胶质瘤和血管网状细胞瘤为主。除脉络丛乳头状瘤外，1 岁以下儿童脑肿瘤的预后较高龄儿童差。

性别分布大致相当，男女比可达（1.02~1.06）∶1。男性多见松果体区肿瘤、脉络丛乳头状瘤、畸胎瘤、髓母细胞瘤、室管膜瘤和垂体瘤，女性多为鞍区生殖细胞肿瘤。

【组织学特点】

根据WHO 2007年中枢神经系统病理学分类，脑肿瘤可分为神经上皮肿瘤、鞍区肿瘤、生殖细胞肿瘤、神经和混合性神经胶质肿瘤、松果体区肿瘤和胚胎性肿瘤。而之后的WHO 2016年中枢神经系统病理学分类中，加入了大量分子诊断内容，帮助理解肿瘤发生发展，以及未来靶向治疗提供基础。

神经上皮肿瘤包括星形细胞肿瘤、少突胶质细胞肿瘤、少突星形细胞肿瘤、室管膜肿瘤、脉络丛肿瘤及其他神经上皮肿瘤。鞍区肿瘤主要为颅咽管瘤。生殖细胞肿瘤包括精原细胞瘤、胚胎性癌、卵黄囊瘤、绒毛膜癌、畸胎瘤和混合性生殖细胞瘤。神经和混合性神经胶质肿瘤主要有神经节神经胶质瘤、促纤维增生性婴儿型节细胞胶质瘤、神经节细胞瘤及胚胎发育不良性神经上皮瘤。松果体区肿瘤以松果体细胞瘤松果体母细胞瘤为主。胚胎性肿瘤或称原始神经外胚层肿瘤(primitive neuroecto-dermal tumor，PNET)主要包括髓母细胞瘤、原始神经外胚层肿瘤、非典型畸胎瘤/横纹肌样(atypical teratoid/rhabdoid tumor，AT/RT)。儿童脑肿瘤最多见星形细胞瘤，其次为髓母细胞瘤、室管膜瘤、颅咽管瘤。

【病因】

脑肿瘤病因复杂，以下是根据研究推测的病因。

1. 胚胎残余组织　在胚胎发育过程中，部分原始细胞未分化或发生异常转化增殖而产生肿瘤，如畸胎瘤、颅咽管瘤等。

2. 基因遗传　基因的结构功能异常、原癌基因的激活或过表达、抑癌基因的缺失或失活均可发生肿瘤。22号染色体异常与神经纤维瘤病2型有关，此类患儿多伴发脑膜瘤、听神经瘤；此外，22号染色体还与非典型畸胎瘤/横纹肌样瘤有关。神经纤维瘤病1型与儿童胶质瘤，特别是下丘脑、脑干、视交叉等处胶质瘤有关。致病基因可能位于17q11.2，它编码神经纤维瘤蛋白(neurofibromin)。*N-MYC*基因的扩增与神经母细胞瘤有关。此外，遗传综合征的分子生物学提供了相关脑肿瘤的病因线索，如Gorlin综合征(或称基底细胞痣综合征)是常染色体显性遗传，其病因与同源果蝇属缺乏肿瘤抑制蛋白有关，编码斑点状基因位于染色体9q上，斑点突变发现于有斑点缺失发展颅后窝*PNET*基因鼠中。

3. 环境因素　多种化学致肿瘤物质，如苯并芘、苯并蒽、甲基亚硝脲类烷化剂、肼类等与肿瘤发生有关。环境污染、高激素食物等被认为与垂体瘤等肿瘤发生有关。此外，高放射性环境也可能诱导肿瘤发生。

4. 与其他癌症的关系　视网膜母细胞瘤患儿患松果体母细胞瘤的概率较高。恶性肾脏横纹肌样瘤与颅内肿瘤有关。某些恶性肿瘤的放疗可能导致高级别星形细胞瘤。

【临床表现】

儿童脑肿瘤的临床特点是：①进展快，病程多仅数月；②多见呕吐症状；③病史初期多见体温升高，容易和感染混淆；④头围增大，幕上及幕下深处肿瘤可见头围对称增大，大脑半球肿瘤可见不对称局部增大；⑤丘脑、大脑半球肿瘤可见显著的共济失调，易误认为小脑肿瘤。

常见头痛、恶心呕吐、视力障碍、嗜睡、共济失调、复视、性格改变以及在校表现不佳等。查体可见视盘水肿。婴儿期常表现生长迟缓、食欲缺乏、癫痫、头围增加或倦怠嗜睡。位于大脑半球、丘脑部肿瘤可仅表现为运动方面的障碍，有感觉异常者少见。鞍区肿瘤时视野改变不如成人典型，而垂体-下丘脑功能损害症状则较成人明显，如发育迟缓、尿崩、肥胖或消瘦、青春期延迟及体温失调等。脑干肿瘤可有交叉性麻痹。

【影像学检查】

怀疑有脑肿瘤的患儿均需进行MRI平扫或MRI平扫+增强扫描。CT具有快速、不需要镇静剂的优点且价格便宜,对诊断脑积水和脑出血十分有效。MRI检查能提供更好的颅内结构分辨率,运用新的图像序列如DWI和光谱,可以提供更翔实的病变信息,有助于判断肿瘤的组织学类型。MRI的缺陷是不能够很好地显示瘤内的钙化,这需要结合CT检查以做出正确的判断。

3D-CTA及脑血管造影对动脉瘤、血管畸形等脑血管异常的诊断很有帮助。此外,新兴的MRI弥散成像技术、灌注及波谱成像技术、功能MRI等检查手段,能更全面地显示肿瘤的形态及定位,更清晰地显示中枢神经系统解剖结构,对脑肿瘤的类型、级别判断有帮助。

【诊断与鉴别诊断】

儿童脑肿瘤诊断应注意:①是否有脑肿瘤;②肿瘤的部位、范围;③肿瘤分类。主要根据患儿的临床症状、体征并结合影像学检查得出诊断。详细的病史采集、查体也很重要。

儿童脑肿瘤症状不及成人典型,局灶性神经系统体征不明显。加之病史叙述及症状描述能力差、查体不配合,临床诊断困难。易被误诊为消化道疾病、压力、在校焦虑、偏头痛、鼻窦炎或眼镜佩戴不适等。应与脑炎、消化道疾病、视神经炎、先天性脑积水、原发性癫痫、特发性头痛、先天发育异常及儿童心理异常、儿童期精神疾病相鉴别。

【治疗】

与成人类似。目前儿童脑肿瘤的治疗原则仍以外科切除为主,辅以放化疗等治疗措施。

外科手术的目的是:尽可能切除肿瘤;充分减压以解除脑组织压迫;重建脑脊液循环通路或进行分流;提供病理诊断。放射治疗主要针对手术无法完全切除或术后复发、恶性度高的肿瘤,如生殖细胞瘤、髓母细胞瘤等。

二、儿童常见颅脑肿瘤及临床特点

1. 髓母细胞瘤　是中枢神经系统恶性程度最高的神经上皮性肿瘤。好发于儿童,约占儿童颅内肿瘤的20%,占所有儿童颅后窝肿瘤的30%。70%的病例发病年龄在10岁以下,发病高峰在5岁左右。男女比为2∶1。多位于小脑蚓部,可突入第四脑室,偶见位于小脑半球。

临床表现为头痛、呕吐、倦怠。呕吐多发生于晨起,常伴有过度换气,之后症状缓解。体征为向后倾倒,行走、站立不稳及共济失调。婴儿可为食欲缺乏、萎靡、头围增大(图12-4)。

CT表现为小脑蚓部均一的高或等密度病变,界限清楚。可见第四脑室被推挤,梗阻性脑积水,少有钙化。MRI检查,T_1为低或等信号,T_2为高信号,明显强化。弥散像呈高信号。

治疗为手术切除。易随脑脊液沿蛛网膜下腔播散转移,常见部位是脊髓,其次为大脑半球,个别通过血行转移至颅外。根据肿瘤相关通路的分子检测,髓母细胞瘤被分为4个分子亚型:Wnt型、SHH型、3型和4型;增加检测分子甚至可分为12类分子亚型。目前术后常规全颅全脊髓放疗和化疗,根据亚型不同,5年生存率波动在40%~90%。

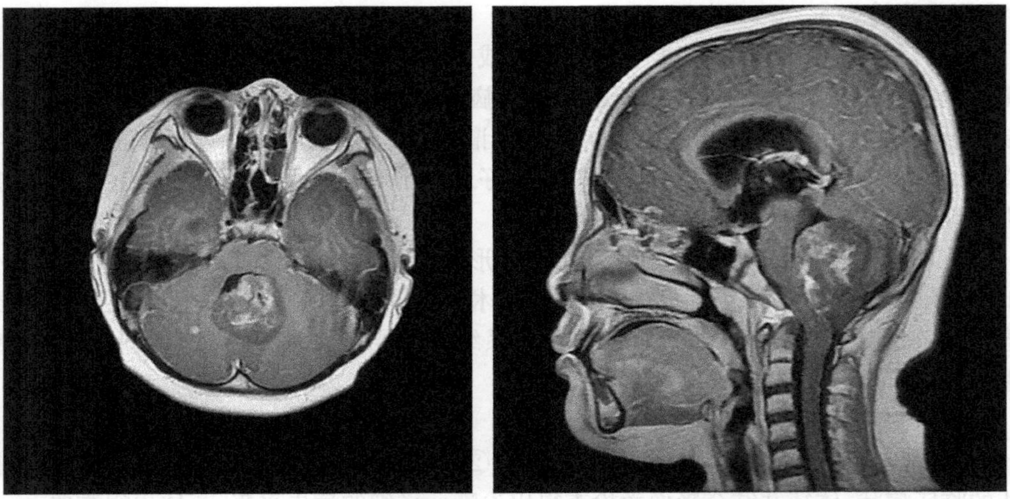

图 12-4 髓母细胞瘤

男，8 岁，T_1 显示第四脑室内低信号占位性病变，增强后呈不均一强化

2. 幕上低级别胶质瘤　额叶或颞叶的低级别星形细胞瘤及神经节胶质瘤为难治性疾病。CT 为低密度，MRI T_1 低信号、T_2 高信号，增强效果不明显。治疗应争取全切，但肿瘤呈浸润生长，全切困难。对颞叶肿瘤常采用颞叶切除，以尽可能切除肿瘤。术后残留或复发应再次手术或放疗。全切病例预后较好，远期生存率可达 70%。

3. 颅咽管瘤　是儿童颅内最常见的非胶质源性肿瘤，是胚胎发育异常肿瘤中最常见的一种。占儿童颅内肿瘤的 6%~9%。可发生于任何年龄，好发于 5~14 岁，儿童鞍上视交叉区域肿瘤约 54% 为颅咽管瘤。组织学为良性。

主要临床表现为：①视神经、视交叉受压迫产生的视力及视野障碍。②内分泌功能障碍：主要为压迫垂体及下丘脑所致，表现为生长发育障碍、身材矮小、尿崩、代谢低下、倦怠少动。③头痛多先于颅高压出现，为肿瘤压迫鞍隔及局部硬脑膜所致；后期头痛多因颅内压升高所致。④晚期压迫第三脑室前半部，堵塞室间孔出现颅脑积水。

CT 为高或等密度、周边增强的囊性病变，少数可为实质性病变。常有钙化，囊性肿瘤呈弧形钙化，实体性肿瘤为点片状钙化。有时与下丘脑胶质瘤鉴别困难。MRI 检查中，实性肿瘤 T_1 为高信号，T_2 高信号，囊性肿瘤 T_2 为高信号，T_1 因所含成分不同而表现复杂，若胆固醇及正铁血红蛋白含量增多时，T_1 为高信号，而部分含铁血红素或钙化的颅咽管瘤，T_1 和 T_2 均为低信号。增强扫描时肿瘤显著增强（图 12-5）。

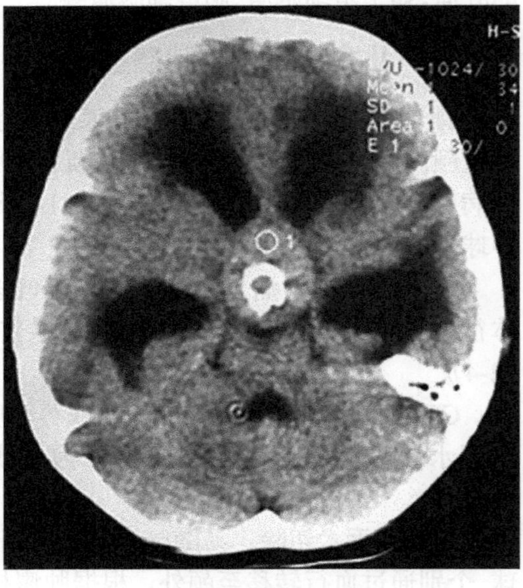

图 12-5 颅咽管瘤

女，4 岁，CT 平扫鞍上见略高密度占位性病变，呈椭圆形，内见团块状钙化

MRI 对钙化显示不佳，呈低信号区。

治疗方法为手术切除。对术后残留或复发者可结合放疗。手术并发症主要为垂体功能低下：多种垂体激素低下致甲状腺功能减退、精神异常、生长发育迟缓；下丘脑损伤：意识障碍、高热、尿崩、电解质紊乱，甚至危及生命；视力减退、情感障碍、颅内血肿以及颈内动脉假性动脉瘤等。10 年的长期生存率可达到 90%，但存在一定的复发率，可达 7%~26%。

4. 室管膜肿瘤 好发年龄为 5~10 岁。肿瘤由覆盖脑室的室管膜发生，所以常与脑室系统有关。多位于第四脑室，也可发生在桥小脑角、脊髓或幕上，极少数发生于大脑半球内。

临床表现为颅内压增高症状，特点为随头位或体位变化而波动。压迫小脑半球时可有共济失调，侵及脑干时可有后组脑神经受侵症状。

CT 为等密度伴有斑点状钙化或囊变，不均一强化。MRI T_1 可呈低、等信号，T_2 高信号，不均一强化。呈良性，但预后并不好。

治疗以手术切除为主，术后放疗可改善预后。可原位或沿脑脊液流动播散转移。术后放化疗目前存在争议，必要时可给放疗和姑息性化疗，全切 5 年生存率为 60%~80%，非全切仅为 30% 左右，并与患儿年龄、肿瘤位置和 *RELA* 基因突变相关。

5. 小脑星形细胞瘤 约占儿童颅后窝肿瘤的 25%~35%，多发生于小脑半球，也可发生于小脑蚓部。高峰发病年龄为 6~8 岁，占儿童脑肿瘤的 19% 左右。无性别差异。

临床表现为呕吐、间断性晨起头痛，常持续数周至数月。小脑半球病变出现患侧肢体共济失调，伴眼震及肌张力降低。位于小脑蚓部者可有平衡障碍、走路及站立不稳。有时可见颈部抵抗、强迫头位及构音障碍等。

CT 示小脑半球囊性病变，伴有结节，常伴脑积水改变。25% 为实性病变。MRI T_1 为低信号，T_2 为高信号，肿瘤部分明显强化(图 12-6)。囊性一般位于小脑半球内，实质性病变一般位于小脑蚓部。8%~40% 患儿可累及脑干，病灶可有不同程度的水肿。治疗应争取手术全切，有望治愈。术后复发或残留应争取再次手术。

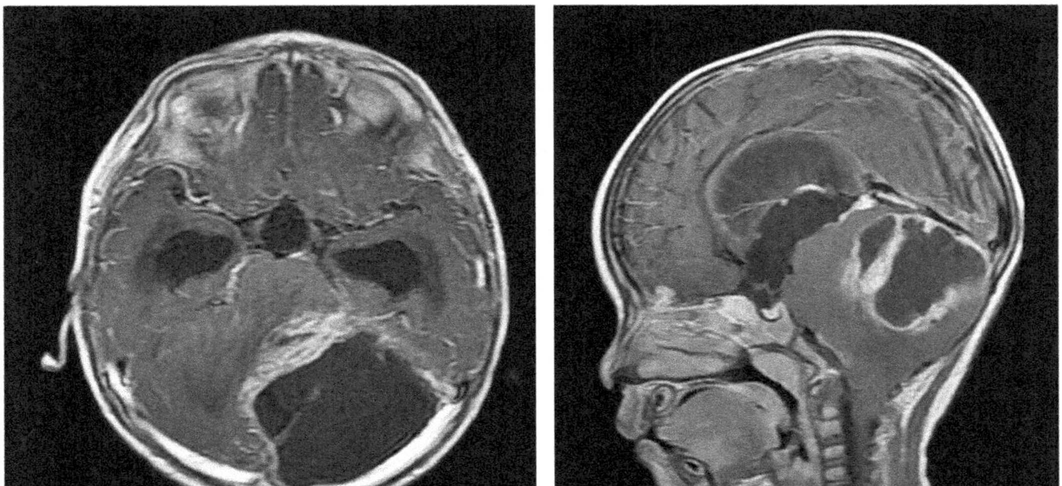

图 12-6 小脑半球毛细胞星形细胞瘤

男，4 岁，左侧小脑半球巨大囊性占位性病变，增强后囊壁明显强化，内有分隔

6. 松果体区肿瘤 多见于青年和儿童，其发病率约为脑肿瘤总数的0.6%~2.5%。松果体区的肿瘤有很多种组织学类型，包括生殖细胞瘤、松果体实质肿瘤（松果体细胞肿瘤、松果体母细胞瘤）、畸胎瘤、星形细胞瘤、松果体囊肿、皮样及表皮样囊肿等。

临床表现主要为脑积水、轻瘫、Parinaud征（眼球上视困难，瞳孔散大或不等大）。松果体细胞瘤可见性征发育迟缓，生殖细胞瘤可因松果体的压迫、破坏而出现早熟。

MRI T_1为等、低信号，T_2为高信号，均一强化。畸胎瘤的信号较混杂。过去认为松果体区肿瘤手术风险极高，多采用放疗及脑脊液分流等姑息治疗方法，目前可采用幕上经纵裂胼胝体入路、幕下经小脑上。该区肿瘤预后不佳，存在较高的复发率。

7. 脑干胶质瘤 约占胶质瘤的6%左右，高发年龄为5~10岁。多为星形细胞瘤。好发于脑桥、中脑及延髓。临床表现为呕吐、斜颈、运动缺失、脑神经损伤症状如表情缺失、复视、呛咳等及脑积水。全切困难，容易复发。对脑积水可行脑脊液分流手术。放疗科缓解其症状并改善预后。

8. 转移性肿瘤 儿童期少见。可转移入脑内的肿瘤包括肾母细胞瘤、成骨肉瘤、胚胎性横纹肌肉瘤等。起病急，常因出血等出现严重症状。

（马 杰）

第十五节 骨 肿 瘤

发生于儿童的骨肿瘤（bone tumors）良性多见，恶性较少。儿童骨肿瘤具有的特点是，不同性质的肿瘤，易发部位不一样，良恶性肿瘤主诉特点不一样，不同肿瘤的治疗方法不一样。仔细询问病史、全面体格检查、合理选择影像检查、血液系统检查和必要时的活组织检查，才能作出诊断。在临床表现方面，儿童骨肿瘤主诉常常是肿块和疼痛，也有其他原因需X线片检查和外伤后出现病理性骨折后发现肿瘤的。良性骨肿瘤常因肿块就诊，一般无疼痛表现，但骨样骨瘤、骨嗜酸细胞肉芽肿除外。骨恶性肿瘤可因肿块就诊，但会有不同程度的疼痛。体格检查包括肿块的部位、活动程度、大小和压痛情况，同时注意全身情况。针对发现病变的部位，行X线平片检查，可以初步判断肿瘤的性质，良性骨肿瘤在X线片上表现的特点是，骨质破坏有界限，即有硬化带；很少破坏骨皮质或不穿破骨皮质，一般无骨膜反应，即无Codman三角和放射性骨针；以及不向软组织侵袭。而恶性骨肿瘤与之相反。CT检查可以进一步细致地显示骨的病变范围和骨质的破坏程度。MRI检查可以清晰地显示骨和软组织肿瘤的大小、范围、形态，以及周围软组织的解剖关系，更有利于肿瘤切除时确定肿瘤的界限。放射性核素骨扫描检查有利于发现其他部位是否有肿瘤组织或转移的骨肿瘤。正电子发射计算机断层显像（positron emission tomography CT，PET-CT）能够同时对全身代谢显像和定量分析。对于恶性肿瘤，病理学检查是确诊的一个必不可少的环节。根据具体情况，选择穿刺活检、开放活检或肿瘤切除活检。

一、单发性骨软骨瘤

单发性骨软骨瘤（solitary osteochondroma）是最常见的良性骨肿瘤。好发于长骨的干骺端。其好发部位顺次为胫骨上端、股骨上下端、肱骨上端、胫骨下端，且多背离邻近的关节生长。手、足的短骨，骨盆、肩胛骨、肋骨等扁骨和脊椎、跟骨等不规则骨亦可发生。可能是骨的一种错构瘤。

【病理】

骨软骨瘤主要由骨性基底、软骨帽构成，基底部骨松质骨与皮质骨均与干骺端松质骨和皮质相连，分为带蒂和广基两种类型，突出的骨性瘤体的表层为软骨层，即瘤的生发层，属于软骨内成骨，生长与患儿的发育同步，当骨骼发育成熟后病变将会停止生长。肿瘤位于靠近骺板的干骺端、背离骺板方向生长，肉眼观察多为圆柱形，长度通常 1~5cm，远端膨大，在软骨帽外，有增厚之软骨膜包裹，与正常骨形成蒂为带蒂型，有时肿瘤呈扁平隆起，如小丘，但结构仍相同，为广基型。

【临床表现】

学龄期和青春期是易发年龄段。多数病例无临床症状，偶然触摸到包块而发现。其他引起注意的情况是出现局部疼痛、偶然 X 线片检查和关节活动异常等。带蒂型局部外伤，出现蒂断裂，会出现局部肿痛和青紫。体检可发现局部肿块，特殊部位而且瘤体过大，如尺、桡骨间和胫、腓骨间的骨软骨瘤，可压迫邻近骨骼导致畸形。

【影像学检查】

X 线片具有典型的表现，干骺端有骨样隆起，基底与长骨端的皮质骨与松质骨相连。多数呈带蒂的结节状；少数基底较宽，呈半球状或分叶状。因软骨帽在 X 线片上不显影，故骨软骨瘤实际较 X 线片显示的要大。X 线片常常能够确定诊断。CT 检查仅仅对解剖复杂的部位，如肩胛骨、骨盆、脊柱等，对诊断困难的患儿，才有需要。

【治疗】

无任何症状的骨软骨瘤，可观察随访，可不手术治疗，随访患儿发育成熟，肿瘤自然停止生长。手术指征包括：肿瘤较大影响美观，压迫周围组织引起症状，生长迅速疑有恶变者。手术方法是局部切除术，术中完整切除软骨帽，术后极少复发。

二、遗传性多发性外生骨疣

遗传性多发性外生骨疣（hereditary multiple exostoses）在文献上有多种学术名，如多发性骨软骨瘤，骨干骺端连续症或骨软骨瘤病等，有遗传性，90% 的患儿有明确的家族史，基因研究发现为常染色体显性遗传，异常的基因在 8、11 和 19 号染色体上，发现了三个病变的位点，即 8q23-24.1(*EXT1*)、11p11-13(*EXT2*)和 19p(*EXT3*)，*EXT1* 和 *EXT2* 基因编码氨基转移酶，该酶参与合成硫酸类肝素蛋白多糖，如果这些基因突变，软骨细胞这些蛋白聚糖减少，软骨细胞异常生长，发生疾病。

【病理】

大体组织与显微镜下均与单发的骨软骨瘤相似。但全身多部位发病，生长程度和大小更加明显。

【临床特征】

90% 有家族史。常在学龄前期，发现四肢关节附近多发无痛性的包块，最常见的发病部位是膝关节周围，其次是踝关节周围和肱骨近端，桡、尺骨及肩胛骨等。由于瘤体生长可能影响肢体长度，在年长儿可能出现肢体不等长。在胫骨近端或股骨远端影响生长发育，发生膝内外翻畸形。发生于桡、尺骨的病变，影响生长，出现桡骨呈弓形、尺骨短缩，造成桡骨头脱位、腕关节尺偏畸形，这种情况通常单侧发病。局部瘤体过大生长，可能出现疼痛，影响关节功能。依据这些特点，临床容易诊断。

【影像学检查】

X 线检查发现多个关节周围，长骨干骺端和骨干，出现多发性、大小不等的骨性外生体，有菜花样、有的有蒂、有的基底宽。瘤体的骨皮质与骨干连续，逆向骨骺生长。

【治疗】

手术切除是目前唯一的治疗方法。但手术的目的不是针对所有的瘤体，当瘤体异常生长，出现下列情况要考虑手术治疗：①瘤体生长过大，压迫神经血管，出现局部疼痛，影响外观；②影响生长，在尺桡骨的瘤体，潜在影响骨的生长。如果发现晚，已经出现桡骨头脱位，尺骨短缩，则需要手术切除瘤体，甚至要行尺骨延长；③影响关节功能；④由于该病有恶变的可能性，对于过快生长的瘤体，要手术治疗。总之，瘤体随生长发育增大，个体生长停止，则肿瘤生长停止，成人后瘤体增大，要除外恶变的可能。

三、单发性软骨瘤

单发性软骨瘤（solitary enchondroma）是骨骼系统常见的肿瘤，起病常在青少年或成年人，在儿童期少见，男女发病相同。

【病理】

肿瘤呈灰白色，半透明，泥沙样，手术刀容易切割，有时可见淡黄色钙化灶，骨皮质向外膨胀变薄。镜下肿瘤为透明软骨组成，细胞小、单核、排列成小叶状，基质有时可见钙化。

【临床表现】

有约 50% 的单发内生软骨瘤是发生在手部的指骨，其次的部位是股骨和肱骨。常以局部肿大就诊，多无疼痛，以外伤后肿痛就诊，往往出现了病理骨折，有的是在进行其他放射学检查时偶尔被发现。

【影像学检查】

X 线片可见一椭圆形阴影，向两侧膨胀，皮质变薄，偶尔可见砂粒样钙化点，骨膜无反应。CT 和 MRI 检查对鉴别诊断有帮助。

【治疗】

治疗方法是局部彻底刮除，行自体骨植骨。手、足的内生软骨瘤刮除后效果满意，但长骨的内生软骨瘤术后可能复发，应密切随访。

四、多发性软骨瘤

在 1899 年，Ollier 报道了手及四肢多发软骨瘤病变，伴有肢体的畸形，后来就称 Ollier 病（multiple enchondromatosis，Ollier disease）。病理特点是瘤样组织累及骨干、干骺端和骨骺生长板，故受累部位肿大，而且可出现生长畸形。该病少见，非遗传性，病变部位常在手指骨、股骨与胫骨。多部位受累，但一侧发病明显，故易出现双侧肢体不等长。多发性软骨瘤合并软组织或内脏血管瘤者称马富奇综合征（Maffucci syndrome）。X 线片在手部发现多个长骨病变，为低密度的透光区，可累及骺板，可见钙化，骨皮质薄。其他部位加 CT 检查，明确病变的程度与部位。由于多发特点，通常不需也不可能要针对每个瘤体刮出植骨，定期观察，有严重畸形时需截骨矫正。由于该病恶变的可能性高达 20%，故要密切随访，怀疑有恶变时，必须系统全面治疗。

五、骨囊肿

骨囊肿（bone cyst）又称单房性骨囊肿（unicameral bone cyst，UBC），4~10 岁常见，男女比约为 2∶1。多发生于长骨的干骺端，肱骨近端占 50%，股骨近端占 20%，其他包括跟骨、腓骨、桡骨、骨盆、距骨、脊柱等骨质均可以发生。骨囊肿并非真正的骨肿瘤，而是一种生长缓慢的局限性破坏性肿瘤样病变。临床根据囊肿距离骺板的位置分为活动性骨囊肿（距离骺板 0.5cm）和静止期骨囊肿（距离骺板 >0.5cm）。远离骺板有停止发展的趋势。随年龄发育，骨囊肿病变程度逐渐减轻。

【病因】

病因尚不清楚。有几种学说，骨内的滑膜囊肿学说认为滑膜囊组织在骨内生长扩大。局部骨化失败学说认为是生长期骨骺生长化骨异常引起。静脉回流受阻学说认为血管的压力增加，静脉回流受阻，骨内形成液体。单一和多中心细胞遗传重组的研究试图发现囊肿内细胞的染色体异常。

【病理】

囊腔内为淡黄色或血清样液体，呈单房样结构，病理骨折后可以出现多房样病变。囊壁外骨皮质菲薄，轻度膨隆如蛋壳状，囊腔壁内衬膜性纤维组织，有多种细胞，包括破骨细胞、上皮样细胞、脂肪细胞，也可见局灶性骨化和血铁黄素样物。

【临床表现】

骨囊肿一般无症状，常因为其他原因行 X 线检查而发现。有个别出现骨骼的疼痛。低能量损伤即可以导致骨折，出现局部肿胀、疼痛、活动受限等骨折的表现，摄片后获得诊断。

【影像学检查】

X 线表现为长骨干骺端的溶骨性改变，呈中心性、单房性、椭圆形透亮影，纵轴与长骨平行，一般不侵犯骨骺，其透亮度通常较其他骨病或骨肿瘤明显，骨皮质变薄。发生病理性骨折时，碎片落入囊腔内所形成的特殊 X 线征象称为“碎片陷落征”（fallen fragment sign），但临床上并不多见。病变边界清楚，无骨膜反应增生，无软组织侵袭。CT 可以清楚显示病变区及微小骨折迹象。MRI 影像表现与囊液是否出血、外伤的时间与周围骨膜增生有关，可发现囊液情况、周围软组织和囊腔分隔等变化。

【诊断与鉴别诊断】

临床特征结合 X 线片，即长骨干骺端，尤其是肱骨近端、股骨近端发生的溶骨性破坏，骨质为单房性破坏，可诊断该病。穿刺囊腔，抽到淡黄色、血清样液体，即可进一步确诊本病。

需要鉴别的疾病有动脉瘤样骨囊肿、骨嗜酸细胞肉芽肿和骨纤维异样增殖症等。动脉瘤样骨囊肿在发生的部位、临床表现上与单纯性骨囊肿基本上相同，不同的是动脉瘤样骨囊肿在 X 线片上表现呈现多房样结构，MRI 检查在 T_1 上为囊肿腔高信号与低信号出现分隔，在 T_2 上为高信号。囊腔穿刺抽到淡黄色的液体是单房样骨囊肿，抽到红色血液且压力高是动脉样骨囊肿的特点。骨嗜酸细胞肉芽肿临床上表现有局部疼痛，可能有全身表现，如发热、肝脾大等，影像学上的表现为中心性，也可以是偏心性，溶骨性或虫蚀性骨质破坏，髓内无骨质增生现象，病变向骨皮质侵袭，皮质骨破坏表现为钻孔样，或筛孔样，或穿凿样，直径多在 5mm 以下，也可以有较大的皮质骨破坏或中断。由于骨质破坏，穿透了皮质骨，直至骨膜下，所以引起骨膜反应。骨膜反应表现为层状或葱皮样、连续性的骨膜反应，无 Codman 三角或放射样骨针现象。可有软组织侵袭，但并不多见。骨纤维异样增殖症主要表现为病变内纤维性组织，X 线片显示病变为磨砂玻璃样改变(透过度不像骨囊肿样明显)，发生在股骨近端的病变可以表现有畸形，即“牧羊杖”外观。

【治疗】

骨囊肿治疗的方法较多，而且治疗效果差异大，缺乏多中心前瞻性随机对照研究的报道。虽然是良性病变，各种方法都存在一定的不愈合率与复发率。骨囊肿易发病理骨折，骨折能够愈合，但骨囊肿随之完全愈合的概率小。无症状、上肢和骨皮质较厚的骨囊肿，观察随访即可。年龄小、下肢负重股骨胫骨的骨囊肿，需要积极治疗。

可以采取的具体手术方案有：

1. **类固醇腔内注射** 成功率从 40%~80% 不等，常需要多次腔内注射。每次注射治疗的间隔要 2 个月，降低药物的副作用。

2. **囊腔引流** 通过多个克氏针或空心螺丝留置于囊腔中，达到囊腔内液体引流的目的，促进成骨愈合。

3. **囊肿刮除植骨** 开放手术，用刮勺对囊壁进行搔刮，选用自体骨、同种异体骨或人工骨植入。手术创伤较大。复发率较高，甚而可以达到 50% 以上。

4. **自体骨髓移植** 从自体髂骨中抽取骨髓，注入到囊肿中，需要 2~3 次甚而更多次的治疗，仍然有较高的失败率。

5. **弹性髓内针留置固定** 应用弹性髓内针技术，在病变部位长骨的另一端植入髓内针，达到固定与引流，促使囊肿愈合。

六、骨肉瘤

骨肉瘤(osteosarcoma)是常见的骨原发性恶性肿瘤，10~20 岁多见，肿瘤常发生于长骨的干骺端，膝关节的股骨远端和胫骨近端最常见。临床诊断时 50%~80% 已经发生了肺转移(影像和微循环转移)，致残率及死亡率均非常高。传统早期诊断，高位截肢的原则治疗成骨肉瘤，其 5 年生存率仅为 15% 左右。进入 20 世纪 70 年代后，成骨肉瘤的治疗发生了巨大的转变，随着诊断性影像学发展，新辅助化疗方案及有效化疗药物的应用(代表性药物有甲氨蝶呤、阿霉素、顺铂和异环磷酰胺)，骨肿瘤的外科分期，保肢手术等，使骨肉瘤的疗效有了重大的突破，5 年生存率发达国家已经提高到 60%~80%，我国也接近这个数字。

【病理】

骨肉瘤多起源于干骺端的髓腔，也有可能起源于骨皮质或骨膜。随瘤体生长突破骨皮质和骨膜，侵入软组织，增生形成包块。大体标本肿瘤呈黄色，外观为梭形或分叶状，常有假包膜，软硬度不一，瘤体中心化骨较周围明显，呈淡白色，细胞成分多的瘤体质软，呈现棕白色。大体标本的纵切面看，肿瘤边界不清楚，血管丰富，常伴有出血、坏死及囊性变，后期可穿破骺板，但未发现穿过关节面软骨，可在同一病变部位骨的远处发现转移的包块，即跳跃转移瘤(skip metastases)。镜下可见肿瘤细胞呈多形性，细胞外基质很少。肿瘤细胞分泌的骨基质形成肿瘤骨，或软骨基质形成的肿瘤软骨。根据肿瘤基质分化特点可分为四型，即骨基质型、骨基质与软骨基质混合型、胶原型和无基质型。基于细胞形态、细胞的异形性和多形性、肿瘤坏死程度和有丝分裂数，对骨肉瘤进行组织分级，级别越高，预后越差。

【临床表现】

疼痛是骨肉瘤最早出现的症状，初期多为间隙性隐痛，继而转为持续性，相对固定于同一部位的疼痛，活动后或夜间加剧，一般止痛药无效。局部肿胀，并出现肿块，病情进展快，迅速增大，如果是下肢受累，可出现跛行。局部皮肤温度可增高，可见静脉怒张，压痛明显。通常在首次就诊时期，全身情况良好，随疾病进展，后期出现贫血、发热、消瘦、肌肉萎缩和跛行等症状。较早出现肺转移的患儿，全身异常情况早出现。

【影像学检查】

1. X线检查　骨肉瘤具有典型的X线影像学表现，其表现的病理基础是骨破坏和骨增生同时存在，即有X线透过区，又有X线不透过区，往往两者混合存在。X线发现瘤体，常在长骨的干骺端偏心一侧，向四周散发生长，边界不清楚，骨小梁不清楚，骨皮质破坏。Codman三角（Codman's triangle）是其典型X线表现，即瘤体破坏骨皮质，在骨膜形成三角形的不透X线瘤体，底边与骨干垂直。放射性骨针表现（sunburst appearance）是肿瘤由骨膜到皮质的血管形成新的肿瘤骨所致，肿瘤可以向皮质外软组织侵袭而形成皮下软组织肿瘤。可以伴发病理性骨折。骨肉瘤的X线表现可能很不典型，对可疑患儿，需要结合其他影像学检查。

2. MRI　对于骨恶性肿瘤的诊断及指导治疗，MRI是必不可少的。通过MRI检查，医师可以清楚地了解骨肿瘤所侵袭的部位、范围及界限，确定瘤体在髓腔的范围，位于病变部位的筋膜室，并可以发现骨质的跳跃肿瘤灶。为手术切除制订好计划。

3. CT检查　CT检查更适合于骨肿瘤是否有肺组织的转移。直径3mm以上的肺转移灶可以通过CT检查而发现。了解治疗前是否存在肺转移，对预后的评估和治疗方案的选择具有指导性意义。

4. ^{99m}Tc骨扫描　可以显示原发肿瘤的核素浓聚现象，是肿瘤组织增生活跃的表现，同时可以用来发现是否有其他骨质的转移。

5. 实验室检查　血沉（ESR）和碱性磷酸酶（ALP）均可以升高。ALP高则预后不佳。化疗效果好，ALP值将会随之降低，反之，ALP值将不变或升高。切除肿瘤后，ALP值将会降低，肿瘤复发和转移时，ALP值将会升高。乳酸脱氢酶（LDH）升高则预后不佳。

【诊断】

典型病例临床表现结合影像学检查，初步诊断并无困难。术前活检可以明确诊断。

1. 穿刺活检　穿刺点宜选在以后的手术切口上，以利以后手术时能将穿刺道上被污染的组织切除。在麻醉和C型臂X线下穿刺，穿刺后即刻行冷冻切片，确认是否为瘤样组织。可重复2~3次，以吸取较多标本。穿刺活检可能会有阴性结果。

2. 切开活检　切口应该与下次根治术时的切口相符。切开活检的有利之处是结果会更加准确。

正确的诊断往往需要病理医师、放射医师和手术医师，在活检前后共同讨论得出。早期诊断是确保疗效的关键，恶性骨肿瘤均有不同时间的延误诊断，所以临床工作中，如果患儿主诉肢体的固定性疼痛，尤其是夜间加重，应提高诊断该病的意识，进行摄片、CT和MRI检查，以使患儿获得及时的诊断。

【鉴别诊断】

骨肉瘤是容易被漏诊和误诊的肿瘤。需要鉴别的良性疾病有应力性骨折后骨痂生长、亚急性骨髓炎、骨化性肌炎、动脉样骨囊肿和骨嗜酸细胞肉芽肿等。需要与其他恶性肿瘤鉴别的疾病有尤因肉瘤、纤维肉瘤、淋巴瘤、Wilms 瘤、神经母细胞瘤等。

只有全面询问病史、系统体格检查和必要的辅助检查，才能得出正确的诊断。应力性骨折 X 线片骨痂增生明显，没有破骨的表现。骨髓炎临床上表现发热，超声和 MRI 可以显示骨膜下积脓，白细胞明显增高，血沉增快，C 反应蛋白增高，降钙素原增高。动脉样骨囊肿 MRI 可发现囊腔的液性区。骨嗜酸细胞肉芽肿影像学上的表现为骨质以溶骨性、虫蚀性破坏为主，髓内无骨质增生现象，骨膜反应为连续的层状或葱皮样的骨膜反应，无 Codman 三角和放射样骨针现象。

Wilms 瘤和神经母细胞瘤常在患儿 5 岁以内发病，骨肉瘤和尤因肉瘤好发于 5 岁以上患儿。

【治疗】

1. **明确病理诊断** 肿瘤活检后诊断确定，需要清楚肿瘤病变部位是否限制在骨质内(囊内或间室内)，还是已经穿透皮质侵袭到软组织内，扩散到间室外。同样需要了解肿瘤是否已经转移到肺和其他的骨组织。治疗之前需要进行肿瘤分期。

2. **肿瘤外科分期** 根据临床、各种影像学检查及活检作出外科分期诊断。现在全国遵循的是 Enneking 分期标准进行肿瘤分期，以指导治疗。Enneking 外科分期系统主要基于对肿瘤 3 个方面的分析：外科分级（grade，G）、解剖定位（site，T）和有无转移（metastases，M），故又称 GTM 分期(表 12-25)。

表 12-25 骨肿瘤 GTM 分期

分期（stage）	恶性度（grade）	侵袭范围（site）	转移（metastases）
ⅠA	低度（G_1）	间室内（T_1）	无（M_0）
ⅠB	低度（G_1）	间室外（T_2）	无（M_0）
ⅡA	高度（G_2）	间室内（T_1）	无（M_0）
ⅡB	高度（G_2）	间室外（T_2）	无（M_0）
Ⅲ	低或高度（G_1 或 G_2）	间室内或间室外（T_1 或 T_2）	有（M）

3. **新辅助化疗方案** 骨肉瘤不仅仅累及局部，而且侵及全身，即确定诊断时，肿瘤已经发生远处微小转移。随机和非随机对照研究均发现手术前化疗能够明显提高无瘤的成活率。仅仅行手术截肢的患儿，无瘤成活仅为 20%，而采用新化疗后，无瘤成活可高达 80%。无论是保肢还是截肢手术均需要术前化疗、手术切除病灶和术后再进行继续化疗这一方案，即新辅助化疗方案。

术前化疗目的是缩小瘤体，消除局部水肿，消灭转移的微小瘤灶。根据治疗反应，选择术后使用的最有效的化疗方案。化疗的代表性药物有甲氨蝶呤、阿霉素、顺铂和异环磷酰胺。

4. **手术治疗** 随着新化疗方案的应用，保肢手术已经成为主要的手术治疗方式，手术要求完整切除瘤体，同时用人工假体、同种异体骨重建关节和肢体。一定的情况下截肢手术仍然首选，如小年龄、下肢长度相差太大、肿瘤发生病理性骨折并且明显移位、肿瘤侵犯主要血管神经、肿瘤巨大和保肢后局部复发等。

肺转移瘤清扫术：对于术后发生肺转移的病例，一般少于 5 个，可进行肺转移瘤清扫术，以进一步提高骨肉瘤的治愈率。

5. 术后化疗　选择术后化疗的依据是术后病理检查，肿瘤坏死率 >90%，其术后化疗方案应与术前相同，如 <90% 应更换化疗方案。

6. 放射治疗　骨肉瘤对放射治疗并不敏感，特殊情况下可作为辅助疗法之一。

7. 免疫疗法　具有良好应用前景，目前特异性免疫疗法和基因疗法正处于研究阶段。

【并发症及防治】

随着保肢手术的广泛应用和患儿生存时间的增加，并发症的出现也相应会增加，包括骨折、感染、局部肿瘤复发、假体松动、骨延迟愈合或骨不愈合、肢体不等长、零件损坏和关节半脱位等。

七、尤因肉瘤

尤因肉瘤（Ewing sarcoma）是常见的骨恶性肿瘤，占儿童骨恶性肿瘤的第 2 位（在骨肉瘤之后）。多数发病在 10~20 岁。尤因肉瘤的年发病率约为 0.6 人 / 百万人口，白种人发病率较高。而在非洲黑人和中国人中发病率较低，发病可能与遗传因素有关。肿瘤多发生于髂骨、股骨和腓骨，长骨的发病部位多在骨干。男性多于女性。目前认为尤因肉瘤是周围原发的神经外胚层瘤（peripheral primitive neuroectodermal tumors，PNETs）。

术前化疗，然后手术切除肿瘤及术后放疗和化疗的综合治疗，可以使患儿的 5 年生存率提高到 70% 左右。但术后局部复发和远处转移，仍然是影响其生存率的主要因素。疼痛几乎是尤因肉瘤患儿最常见的主诉。通常发病隐匿，疼痛可能存在很长时间后患儿才就医。所以对于肢体疼痛的患儿初诊时放射线检查十分重要。

【病理】

肿瘤大体标本呈灰白色，质软似鱼肉状，其中常有出血和坏死区域。肿瘤向长骨膨胀，深入上下髓腔，向外常破坏骨膜而侵入软组织中，形成包块。镜下为一片密集的小圆细胞，形态、大小均匀一致。细胞核为圆形或椭圆形，染色质细，胞质少。

【临床表现】

主要表现为局部疼痛和肿胀，由轻到重，由间歇性到持续性，晚间尤甚，甚至剧痛难忍。局部检查有压痛和包块，局部皮温可升高，发现初期没有明显异常全身情况表现。

【影像学检查】

X 线片主要表现是长骨干中心呈溶骨性破坏，骨皮质有虫蚀样改变，并出现对称性葱皮样骨膜反应。晚期肿瘤穿破骨膜向周围发展，形成界限不清的软组织肿块影，病理骨折不多见。CT 和 MRI 检查可明确肿瘤的大小、形态，特别是侵入软组织后的界限及与相邻组织的关系等。同时进行肺 CT 扫描，因为肺转移常见。骨是第二常见的转移部位，因此还应常规行全身骨扫描。

【治疗】

局部性尤因肉瘤需要系统性治疗，目前主要应用长春新碱、阿霉素、环磷酰胺、放线菌素 D（VDCA）以及异环磷酰胺、依托泊苷等，无瘤生存可高达 70%。手术完全切除原发性病灶是提高生存率关键。术后放疗对于尤因肉瘤较为敏感，但放疗后局部继发肉瘤不可忽视，应引起临床医师注意。肿瘤复发和远处转移是影响其生存率的主要因素。局部复发的患儿 5 年生存率仅为 20%，远处转移的患儿 5 年生存率只有 10%。

（唐盛平）

第十三章　头颅、神经外科疾病

学习目标

1. **掌握**　颅缝早闭的分类和临床表现；脑积水的常见病因、分型、临床表现和治疗方法；脑脓肿形成的4个阶段、临床表现和治疗；脊膜膨出最常见的三种类型；脊髓栓系综合征的分型。
2. **熟悉**　神经管缺陷的分类；脊膜膨出的临床表现；脊髓栓系的临床表现。
3. **了解**　儿童脑血管病常见的类型、临床表现和治疗方法。

第一节　狭颅症与小头畸形

狭颅症(craniosynostosis)是在1851年由Virchow首次命名的。这一名称涉及一组疾病，指婴幼儿一个或多个纤维性颅缝过早骨化闭合，以致颅骨生长模式异常。在少部分患儿中，颅骨的异常生长能提供一定的颅内容积以适应脑的正常发育，仅表现特征性的面颅畸形。大部分患儿的颅骨畸形不能适应脑组织的正常发育，导致颅内高压，致使神经系统功能障碍如视力损害、喂养困难、精神发育迟滞甚至智力低下等。根据不同骨缝的闭合而有不同的命名。颅缝早闭在新生儿中的发病率为(2 000~2 500)∶1。15%~40%的患儿存在复杂的综合征，但绝大多数是单纯的颅缝早闭。非综合征的颅缝早闭中，最常见的是矢状缝早闭，约占40%~50%，其次是冠状缝早闭(20%~25%)、额缝早闭(5%~15%)和人字缝早闭(<5%)。5%~15%的患儿存在多发颅缝早闭，而且大多是颅缝早闭综合征的症状之一，约4%~8%的非综合征颅缝早闭累及多条骨缝。

原发性狭颅症出生时即有，为一条或多条骨缝过早融合，根据不同的骨缝闭合，产生不同形状的头颅畸形，并可阻碍大脑的生长。继发性狭颅症为脑发育不良或脑萎缩，导致颅骨无法生长，多条骨缝闭合，其头颅外形与正常儿一样匀称，但形状狭小，当低于正常同龄儿平均头围2%~3%时，称其为小头畸形。

【病因】

很多因素可以引起狭颅症：遗传，染色体异常，母亲怀孕时受药物及射线的影响，怀孕期间母亲代谢及内分泌紊乱如低血糖、甲状腺功能减退、垂体功能低下等。随着分子生物学、基因组学以及实验动物学的快速发展，人们对颅缝早闭的认识也越发深入，多种潜在的病因得到了确认。基于动物模型的实验研究认为，相比于骨膜，硬脑膜在颅缝的维持和闭合方面发挥着更为关键的作用，但是骨缝生理学特性以及早闭的准确致病机制仍未完全明确。例如，特定的颅缝早闭综合征与基因变异相关，而非综合征的颅缝早闭仍是病因未明，可能与环境因素（如吸烟）、激素水平（甲状腺素）、基因变异等相关。有 6%~11% 的冠状缝早闭患儿存在家系发生情况，而且双侧冠状缝早闭更多见。资料提示 *FGFR3* 和 *TWIST* 等基因变异致病的可能性。在 Apert、Crouzon、Peiffer 和 Jackson Weiss 综合征中，除了 *FGFR3* 和 *TWIST* 基因突变外，还有 *FGFR1* 和 *FGFR2* 基因突变发生。约 90% 的颅缝早闭综合征患儿存在 *FGFR2* 基因异常改变。另外，胎儿或新生儿期间中枢感染、颅内出血、颅脑损伤、缺血缺氧性脑病以及严重营养不良还可以引起脑发育不良，导致小头畸形。

【病理】

出生时，颅骨之间由致密结缔组织分割。骨缝的存在让颅骨具有一定的可塑性和延展性，由于脑组织的生长，将颅骨缝撑开，使头颅骨扩大。颅骨随着生长发育和骨化，逐渐融合成为一块整体，额缝可在 3~9 月龄时融合消失，冠状缝、矢状缝、人字缝可在 22~39 月龄时消失。后囟通常在 8 周左右闭合，而前囟可保留至 18 个月。出生后的 6 个月脑组织容积扩大 1 倍，到了 2.5 岁脑组织容积增大到出生时的 3 倍，相当于其最大脑容积的 80%。在成人，颅缝保证了颅骨的刚性和相对的位移，有利于吸收外界的机械力以保护脑组织。婴幼儿期，当一条骨缝先天性闭合时，其余骨缝随脑组织生长不断扩大，而此条骨缝未能生长，导致头颅骨不均匀扩大，从而产生头颅畸形。不同部位颅缝闭合产生不同形状的畸形。小头畸形是由于颅脑发育缓慢，不能够在短期内对整个颅缝造成足够的撑开力，颅骨缝逐渐趋于失用性闭合。

【临床表现】

颅缝早闭可单独发生，主要表现为头颅畸形。约 20% 颅缝早闭与综合征相关。颅缝早闭的常见临床表现包括：颅内高压，面部中轴畸形，颅底畸形，脑积水，神经性行为异常等。

1. 颅内高压　根据 Monro-Kellie 假设，颅缝早闭致使颅内容积固定，与不断生长发育的脑组织相矛盾导致不断的颅内压升高。因此，颅缝早闭患儿出现颅内高压，多表现呕吐，视物模糊，前囟膨隆，精神状态萎靡，视乳头水肿和头痛。长期的视乳头水肿可继发视力障碍和认知功能损害。

2. 面部中轴畸形　颅缝早闭患儿，尤其是颅缝早闭综合征多合并有面中部发育不全，如腭骨发育不全导致阻塞性睡眠呼吸困难，眼眶发育不全导致眼球突出等。

3. 颅底畸形　颈静脉孔发育不全致颅内静脉流出受阻，继而引起颅内高压。Arnold-Chiari 畸形致阻塞性脑积水、颅内高压，也可表现为共济失调、吞咽困难、呼吸困难以及强直体位等。

4. 脑积水　颅缝早闭可合并 Arnold-Chiari 畸形以及颈静脉流出受阻等继发脑积水，尤其颅缝早闭综合征患儿多见。

5. 神经性行为异常　常见的神经性行为异常包括注意力下降、计划感缺失，语言能力、阅读能力、拼写能力以及空间辨别能力下降等。

根据早闭的骨缝可分为以下几类：

1. 矢状缝早闭（sagital synostosis）　称舟状头畸形，头颅外形长而窄，呈“船形”。前囟通常已闭合，双顶径狭窄伴前额突出，枕部后突，沿着矢状缝可触及骨嵴。舟状头是严重的颅面骨畸形。男性占80%。沿矢状缝处常常可触及骨嵴，这是狭颅症最常见的畸形，约占50%。

2. 双侧冠状缝早闭（bilateral coronal synostosis）　称短头畸形，颅骨前后径短，并向两侧过度生长，呈短、宽、高头形。冠状缝闭合常伴有常染色体显性疾病 Apert 综合征和 Crouzon 综合征。女性略占多数。

3. 额缝早闭（metopic synostosis）　又称三角头畸形，“子弹头样”前额。尖的、有角的、狭窄的前额，前额中线有明显骨嵴。眼眶向前成角，导致双眼间距缩短，眼眶侧面后移。

4. 单侧冠状缝早闭（unilateral coronal synostosis）　为前额斜头畸形，病变侧前额扁平，对侧正常冠状缝处前额外突。鼻部向对侧偏移。同侧耳廓向前向下移位。受影响的眼眶变小。

5. 人字缝早闭（lambdoid synostosis）　呈后枕斜头畸形，病变处枕骨扁平伴同侧额骨突出。

6. 矢状缝和冠状缝早闭（sagital and coronal synostosis）　又称尖头畸形，呈“尖塔样头”。颅骨向顶端扩张生长，形成长长的、窄窄的呈尖顶或圆锥状外观。

7. 小头畸形　头形外观匀称，但头围狭小，比正常头围小 2%~3%。由于颅脑生长异常缓慢，导致颅骨无法正常生长，所有骨缝趋于闭合，甚至完全闭合。

【诊断】

原发性狭颅症的筛查可在新生儿早期作为新生儿体检的一部分，通过触摸骨缝和囟门而诊断。典型的狭颅症，除了有上述描述的各种畸形头颅外，在闭合的骨缝处可触及隆起的长条形骨嵴。头颅三维 CT 扫描是诊断颅缝早闭的金标准。CT 扫描不仅有助于准确诊断颅缝早闭的范围和评估颅脑畸形的程度，也有利于颅骨重建的手术计划。也有学者提出 CTA 能提供硬脑膜窦的解剖信息，辅助手术前计划降低手术并发症发生。尤其颅缝早闭综合征涉及颈静脉孔狭窄，CTA 的临床价值更加重要。

在早期诊断上，家系资料和临床查体多缺乏诊断特异性。分子诊断学的发展是提高颅缝早闭早期诊断特异性和敏感性的可行方向。

小头畸形头颅狭小，骨缝闭合处平坦，无骨嵴隆起，有时局部骨缝可有重叠。小头畸形需做智力测定，评价智商。MRI 检查能够了解有否脑发育异常，如灰质、白质病变，脱髓鞘病变等。

【治疗】

手术是治疗颅缝早闭唯一有效的手段。目前尚无有效的药物治疗和物理治疗经验。狭颅症的早期诊断和及时处理能够预防颅脑生长的紊乱、颅内压的升高以及严重的颅面骨畸形。这类患儿平均智商是 75 分(45~100 分)。6 个月前行手术纠治的狭颅症患儿，IQs 分数可以显著增高。

1. 矢状缝早闭　出生 3 个月内可行简单的矢状缝切开术。6 个月以上可行各种相关的颅骨整形手术。

2. 双侧冠状缝早闭　需在婴儿早期治疗。将骨缝切开，眶上缘前移。额骨瓣重新塑形，并下降、后移。通常前额和面部可以正常生长。6 个月以后才手术的患儿在 3~4 岁时常需要再次颅面整形术，以纠正因颅前窝未充分发育而引起的中颅面发育不全及外突畸形。

3. 额缝早闭　额骨拆下，额缝再造后和眶上缘一起重新排列。许多额缝早闭可以不引起头颅畸形，则不需要手术治疗。

4. **单侧冠状缝早闭**　前额颅骨切开术纠正单侧的额、眶畸形。

5. **人字缝早闭**　有多种手术方法如双侧枕骨切开，骨边缘翻转整形；枕骨条状切开整形。

6. **矢状缝和冠状缝早闭**　需要手术干预以利于颅脑生长防止颅内高压。不同部位的骨缝闭合采取相应的手术方法。

7. **小头畸形**　对于智力落后的患儿，目前尚无有效的治疗方法使其智力恢复正常。颅骨整形手术对颅脑发育没有帮助；神经营养药物治疗是否有效，值得探讨；康复治疗对智力的改善有一定帮助。

（马 杰）

第二节　脑　积　水

脑积水（hydrocephalus）系指脑室系统内脑脊液积聚过多并引起脑室内压力增高。脑积水是一个临床总称，需具备 3 个要素：①脑脊液量增多；②脑室系统扩张；③脑室内压增高。Dandy 提出的交通性脑积水和非交通性脑积水的概念，这两种脑积水发生的部位不同，但本质上都是梗阻性的，交通性脑积水指梗阻发生在脑室系统外，而非交通性脑积水梗阻发生在脑室系统内。

【病理生理】

成年人脑脊液产生的速度为 0.33ml/min，存在两个完全不同的产生过程。一个是耗能过程，由位于侧脑室、第三脑室及第四脑室内的脉络丛产生。这个过程需要碳酸酐酶，可以被碳酸酐酶抑制剂乙酰唑胺所阻断。最初认为脉络丛是脑脊液产生的唯一来源。但是脉络丛被切除后，脑脊液的产生还能恢复到正常。这些脑脊液是作为脑与白质代谢的副产品产生的，脑和脊髓的细胞外液会大量流入脑室系统和脊髓中央管内。在正常环境下，脉络丛的脑脊液产量约占脑脊液总产量的 50%~80%。

脑脊液产生后，脑室内的脑脊液通过一系列孔道从一个腔隙流到下一个腔隙。由侧脑室开始，通过 Monro 孔（室间孔）进入第三脑室，从第三脑室经导水管进入第四脑室，再经第四脑室流出孔道 Luschka 孔和 Magendie 孔流入枕大池内，并在这里与从脊髓蛛网膜下腔来源的脑脊液汇合。最后，脑脊液进入皮质蛛网膜下腔，通过蛛网膜颗粒吸收进入矢状窦。

在正常情况下，脑脊液的产生量与吸收量保持平衡。在下列三种情况下可造成脑脊液的产生和吸收不平稳，引起脑积水。①脑脊液产生过多：除脑室系统内脉络丛乳头状瘤以外，脉络丛的弥漫性绒毛状增生是引起脑脊液产生过多的极为少见的原因；②脑脊液吸收障碍：颅内出血或中枢神经系统感染的患儿，出现颅底蛛网膜下腔粘连，导致蛛网膜颗粒对脑脊液吸收的减少，绝大多数脑积水是脑脊液吸收障碍所致；③脑脊液循环通道梗阻：可分为先天性或后天性因素所致，脑脊液循环通道梗阻有两种类型，脑室内梗阻（非交通性脑积水）和脑室外梗阻（交通性脑积水）。

【分型】

（一）根据病因分型

1. **先天性脑积水**　主要由各种畸形引起。

(1)中脑导水管阻塞:以导水管狭窄或隔膜形成,导水管分叉,神经胶质增生所致,引起侧脑室和第三脑室扩张。

(2)第四脑室正中孔或两个侧孔闭锁,引起全脑室系统扩张,特别是第四脑室。侧脑室室间孔闭锁,一侧室间孔闭锁引起单侧脑室积水,双侧室间孔闭锁则引起双侧脑室扩张。

(3)小脑扁桃体下疝(Chiari 畸形)和 Dandy-Walker 畸形:Chiari 畸形第Ⅴ型,由于第四脑室出口位置异常导致脑积水。Dandy-Walker 畸形伴有脑积水的患儿其出生时不存在脑积水,婴儿时也不明显,延迟出现脑积水原因尚不明确。

(4)其他先天性畸形伴发脑积水:脊髓脊膜膨出可伴发脑积水,出生时脑室可不扩大,但在手术修补后继发出现脑室扩大,可能与膨出的组织切除后使脑脊液吸收不全或因脑脊髓膜炎而致蛛网膜下腔梗阻等有关。

2. 后天性脑积水

(1)颅内出血:最常见于未成熟儿,足月儿颅内出血多因产伤或维生素 K 缺乏导致脑室内蛛网膜下腔出血,造成导水管阻塞、狭窄或蛛网膜下腔粘连而发生脑积水。

(2)颅内感染:可以是细菌性、真菌性、病毒性、结核性感染引起的脑膜炎,都可造成炎性粘连和纤维化而发生脑积水。

(3)颅内肿瘤:约 20% 儿童脑积水是占位病变所致,引起继发性脑积水最常见的病变是颅后窝肿瘤及第三脑室区肿瘤。此外罕见的 Galan 大脑大静脉瘤压迫中脑导水管亦可引起脑积水。

(二)根据脑脊液梗阻部位分类

1. 一侧室间孔阻塞 像许多其他形式的脑积水一样,一侧或单个脑室的脑积水可以是先天性的,也可以是获得性的。室间孔的先天性缺失或者狭窄是一种罕见的先天性缺陷。神经影像检查显示梗阻侧的侧脑室显著扩大。只有在这种情况下,脑室扩大侧的颅盖骨明显膨出,大脑镰受压远离中线凸向正常半球。神经系统检查经常发现对侧上下肢肌张力增加,并随着生长发育变得越来越明显。

室间孔的获得性梗阻是由这个区域的占位性病变或炎症过程(通常为细菌性脑室炎)引起。这个部位的肿瘤在儿童中比较常见,多发生于第三脑室前部或下方。儿童在容易引起室间孔阻塞的肿瘤包括颅咽管瘤、下丘脑的星形细胞瘤、脉络丛乳头状瘤以及精原细胞瘤。最可能导致单侧室间孔堵塞的肿瘤是室管膜下巨细胞性星形细胞瘤。发生在室间孔区的肿瘤通常非常小且无症状,但可能生长迅速并引起严重的症状。少数年龄较大的儿童中,胶样囊肿是造成阻塞的重要原因。

2. 中脑导水管梗阻 引起中脑导水管梗阻或狭窄的原因,可以是先天性的,也可以是获得性的。先天性导水管梗阻是子宫内胎儿脑积水诊断的第二位原因,仅次于胎儿脊柱裂相关的脑积水。在动物模型和人体中均发现,因脑积水而扩张的侧脑室颞角可以压迫中脑上部,引起脑积水加重。获得性导水管狭窄可能因感染造成,甚至还可以由侧脑室脑脊液长期过度引流引起。年龄较大的患儿多由导水管周围肿瘤引起阻塞。这种现象的一个典型例子是顶盖部实质内的星形细胞瘤阻塞导水管。松果体区的肿瘤因向下压迫引起导水管梗阻,也容易引起 3 个脑室的积水。

3. 第四脑室流出道的阻塞 在第四脑室,脑脊液有 3 个独立的通道:1 个第四脑室正中孔和 2 个第四脑室外侧孔。对于这些流出道阻塞造成的脑积水,3 个孔必须被同时累及。最常见的原因是感染，也可能是严重的 Chiari Ⅰ型和Ⅱ型畸形。在此情况下，第四脑室正中孔被增厚的蛛网膜瘢痕所包绕，并且脑干下降到枕大孔内的程度足以造成第四脑室外侧孔的阻塞。在 Dandy-Walker 畸形的患儿中，小脑蚓部的缺失或发育不全伴随第四脑室流出孔的闭塞。脑干向前方移位，小脑幕被推向上方，使其包围的窦汇发生移位。

流出道阻塞的另一种形式表现为"孤立性第四脑室"。这种情况大部分由严重的感染造成的。感染不仅导致第四脑室流出孔的阻塞，同样也引起导水管的梗阻。第四脑室被完全孤立，由于脑脊液仍然在第四脑室内产生，导致脑室膨大。

4. 脊髓和皮质蛛网膜下腔（基底池）之间的阻塞　当脑脊液从第四脑室流出后，与大脑皮质蛛网膜下腔的脑脊液在枕大池内汇合。多种病理过程能够阻碍这种汇合，从而阻碍脑脊液从脊髓蛛网膜下腔到皮质蛛网膜下腔的流动。新生儿脑室内出血、动脉瘤蛛网膜下腔出血、外伤及细菌性脑膜炎有关的脑积水，就是由明显增厚的脑底蛛网膜所引起。

5. 蛛网膜颗粒发育不良或闭塞　与蛛网膜颗粒吸收障碍最相近的临床症状是由蛛网膜颗粒先天性缺失引起。这是一种有家族遗传倾向，被称为良性家族性巨脑症的病理改变。头颅 MRI 通常显示轻度的脑室扩大以及蛛网膜下腔扩大。

头部摇晃综合征引起的外伤性蛛网膜下腔出血也可以引起与外部积水类似的状况。在这种情况下，儿童出生时头围正常，外伤后随着血液在蛛网膜颗粒被过滤，头围迅速增大，同时脑室轻度扩大，蛛网膜下腔显著扩大。

6. 矢状窦压力增加导致的脑积水　因为颅内压必须高于矢状窦压力 5~7mmHg，脑脊液才被吸收，所以静脉压升高可抑制脑脊液吸收。静脉高压要引发脑积水，程度必须很严重并且在囟门闭合之前就已存在，此时颅骨还能够扩张，因而不会导致颅内压显著增加。这也是先天性心脏病、膈疝以及任何形式的上腔静脉综合征引起的静脉高压的一个并发症。

【临床表现】

由于婴儿颅骨骨缝未闭合，脑积水时头颅亦增大，因此，颅内压力增高的症状不十分明显。重度的脑积水患儿的容貌极为典型：颅面比例异常增大，头颅与躯干比例不相称，测量头围（自头枕结节至前额凸起之周径及乳突间最大距离）与正常同龄婴儿的正常值相比较，即可得出头围增大的确切值。间隔若干时间，重复测量头围，更可看出头部增大的速度不正常，额部突出，颅盖的头皮紧张发亮，头皮静脉扩张，前囟宽而饱满。将患儿竖起时，前囟不下凹，亦不见搏动。脑积水的进一步发展，头部扪诊时能扪及颅骨缝裂开。头部叩诊时可闻及"破壶声"。脑积水压迫中脑顶盖部或由于脑干的轴位性移位，产生眼肌麻痹综合征，即婴儿的眼球上视不能，眼球复转向下方，上部巩膜外露，即所谓的"日落征"。有时亦可有向不同方向的斜视或自发性眼球震颤。眼底检查往往存在视盘水肿及萎缩。虽然婴儿期未闭颅缝具有缓冲颅内压力的作用，但仍然是有限度的。脑积水早期患儿常用手抓头、摇头、哭叫等表示头部不适和疼痛，小儿运动功能和智力发育均无减退，晚期可出现锥体束征、痉挛性瘫痪等。

【诊断】

婴儿有典型症状体征，不难作出脑积水的临床诊断。对头围较大或有颅内压增高症状的，疑为脑积水的患儿需作系统检查。病史中需注意有无头颅外伤史，有无颅内感染性疾病史。

1. 头颅 B 超检查　是一种无创、安全的诊断方法。通过未闭的前囟，了解两侧脑室、第三脑室的大小，颅后窝的情况。超声检查可以确定脑室扩大程度，但B超超声图像对脑部结构性病损尚不能获得满意的检测结果。

2. CT检查 为最常用的检查方法，可显示脑室扩大程度和脑皮质的厚度，以及有无其他颅内病变，并可用作追踪脑积水有无进展及评价治疗效果。交通性脑积水时，脑室系统和枕大池均扩大。非交通性脑积水阻塞在导水管以上仅侧脑室和第三脑室扩大，而第四脑室正常。如阻塞在第四脑室出口，显示全脑室系统扩大，第四脑室扩大明显，导水管阻塞引起的脑积水，CT检查后应再行MRI检查，以明确是单纯性良性导水管狭窄所致还是CT不能发现的其他病变所引起。

3. MRI检查 MRI采用轴位、冠状位和矢状位扫描，较CT能提供更详细的形态学结构方面的病损变化，能准确地显示脑室及导水管和蛛网膜下腔各部位的形态、大小和存在的狭窄。MRI可以更好地检测小的病变及脑室的解剖，但可能遗漏小的钙化。

【鉴别诊断】

主要与脑萎缩鉴别：脑萎缩所引起的脑室系统扩大与脑脊液循环障碍所致脑室扩大，影像学在形态学上的改变有差异，支持脑积水的表现包括侧脑室颞角扩大，第三脑室不成比例的扩大，脑室角变窄，前角半径增宽，皮质沟消失，脑室周围间质水肿。临床上头围增大伴影像学检查脑室系统扩大提示脑积水，头围缩小的提示脑萎缩。

【治疗】

脑积水的治疗应首选解除脑脊液循环通路梗阻，故手术治疗是唯一的选择。药物治疗包括使用多种利尿剂和渗透性药物如甘露醇等只能暂时缓解症状。手术治疗主要方式为脑室分流和脑室镜下第三脑室造口术。脑室分流通过改变脑脊液的循环途径，将脑脊液分流到人体的体腔而吸收。手术需植入特制的分流管，有低、中、高压三种类型，在手术时经脑室测压后选择使用，近年来，可调压脑脊液分流管已在临床使用。

1. 侧脑室-腹腔分流术 适用于各种类型脑积水，是目前应用最广的术式。脑室引流管多数放置在额角，经颈部、胸壁皮下达腹部，在剑突下正中作腹壁小切口，将导管引入腹腔。

2. 脑室-心耳分流术 该术式将脑脊液引流到心脏进入循环系统。在额角将脑室管插入侧脑室后，再作颈部切口，分离颈内静脉将远端导管插入右心耳。该术式弊端较侧脑室腹腔分流多，临床上小儿应用较少。

3. 脑室镜下第三脑室底造口术 适用于非感染性、非出血性梗阻性脑积水，该术式是替代植入性分流的首选治疗方法。切口选择中线外侧2.5~3cm，脑室镜导入侧脑室，识别Monro孔，脑室镜穿过此孔时看到乳头体，选择在乳头体和基底动脉的前方，漏斗隐窝和视交叉后方为穿通点，然后插入Fogarty气囊行裂隙内扩张。该术式的禁忌证包括：①第三脑室小，宽度不到3mm；②丘脑中间块巨大或第三脑室底小；③裂隙样侧脑室。

（马 杰）

第三节 脑 脓 肿

脑脓肿（cerebral abscess）是由于化脓性细菌侵入脑组织内引起局限性化脓性炎症，可形成脓腔，或是从身体其他部位的感染病灶转移到脑内形成的脓肿，是颅内最常见的感染性占位性病变。脑脓肿可发生于任何年龄，以青年及儿童多见。脑脓肿的年发病率为 0.4/10 万，其中 1/4 发生于儿童，好发年龄 4~7 岁，好发部位与年龄相关，低龄儿童的脑脓肿多见于小脑，高龄儿童的脑脓肿多发生于颞叶。男女比例在（1.5~3.1）：1。

【病因】

根据细菌感染的来源途径，脑脓肿可分为：①直接来自邻近感染灶：以慢性化脓性中耳炎或乳突炎并发胆脂瘤引起者最多见，称为耳源性脑脓肿。慢性化脓性中耳炎可经鼓室盖或颞骨岩部直接扩散至颅内，乳突感染可直接播散至颅内。耳源性脑脓肿约占脑脓肿的 48%，2/3 发生在颞叶，1/3 在小脑半球。由鼻窦炎引起的称为鼻源性脑脓肿，是额窦、筛窦、蝶窦或上颌窦的炎症蔓延至颅内所致。②血源性脑脓肿：约占脑脓肿的 30%，是由身体其他部位的感染病灶的微生物经血行播散到脑内形成，多位于大脑中动脉供血区域，多发脑脓肿常位于大脑灰白质交界区域。最常见的是来源于胸部化脓性疾病（脓胸、肺脓肿、支气管扩张等），称为胸源性脑脓肿。由细菌性心内膜炎和先天性心脏病等引起的称为心源性脑脓肿。其他如腹腔脏器感染，皮肤疖、痈，骨髓炎，牙周脓肿和膈下脓肿等均可血行播散到脑内。③外伤性脑脓肿：约占 9%，多继发于开放性颅脑损伤，常见于清创手术不彻底、清创时间过迟或有异物、碎骨片存留于脑内，致使化脓菌侵入脑内所致。脑脓肿可发生在外伤后数周、数月或数年后。④隐源性脑脓肿：原因不明，无法确定其感染灶。多为血源性脑脓肿的隐蔽型，其病原体大都毒力低或机体抵抗力强，急性化脓性炎症期表现不明显。脑脓肿常见的致病菌有链球菌、金黄色葡萄球菌、变形杆菌、大肠埃希氏菌、肺炎球菌、铜绿假单胞菌等。也可以为混合性感染，同时需注意厌氧菌性脑脓肿，在作脓液培养同时作厌氧菌培养。

【病理】

脑脓肿的形成可分为以下 4 个阶段：

1. 早期脑炎期　感染后 3 天内，多核巨噬细胞、淋巴细胞和浆细胞自血管渗出，血管外壁周围出现局限性炎性反应，伴有局部血管扩张和周围脑水肿。

2. 晚期脑炎期　感染后 4~9 天，在炎性细胞所分泌的酶作用下，中央出现坏死，边缘积聚有大量的泡沫巨噬细胞和成纤维细胞，在中央区周边形成网状结构。周围出现新生血管，此期脑水肿达到高峰。

3. 早期脓肿壁形成期　感染后 10~14 天，在巨噬细胞的吞噬作用下，中央坏死区逐渐萎缩，周围网状结构内形成的胶原不断增多，形成薄层炎症性肉芽组织，邻近脑组织水肿开始消退。

4. 晚期脓肿壁形成期　感染 14 天后，脓肿形成，由内向外依次为：①坏死液化区；②炎细胞、巨噬细胞和成纤维细胞浸润区；③脓肿包膜；④周围新生血管区；⑤邻近脑组织水肿区，伴胶质细胞增生。

【临床表现】

1. 颅内感染的症状　除有原发感染灶的症状外，常有发热、畏寒、头痛、呕吐、乏力、嗜睡或躁动等表现，可有不同程度的意识障碍。高热时可出现抽搐，颈部抵抗和直腿抬高试验及脑膜刺激征阳性。腰椎穿刺可见脑脊液压力正常或升高，周围血常规显示中性粒细胞增高。

2. 颅内占位性病变的症状　由炎性化脓到形成脑脓肿，出现颅内压增高的一系列症状。头痛变为持续性并有阵发性加重，在清晨和用力时更明显。呕吐呈喷射性，尤以小脑脓肿更为突出。患儿有不同程度的精神和意识障碍，如淡漠、嗜睡、反应迟钝等，晚期则出现昏迷。半数以上的患儿有视盘水肿，并有脉搏缓慢、血压升高、呼吸变慢等生命体征改变。但较严重中毒症状者可有呼吸浅快、脉搏增快的表现。婴幼儿还可表现为前囟饱满，头颅增大。如未及时诊断治疗，可因脑疝而死亡。

3. 脑局灶定位症状 根据脓肿所在部位出现相应的局灶定位症状，如额叶脑脓肿常发生性格改变、情绪和记忆力障碍、局限性或全身性癫痫发作、对侧肢体瘫痪，优势半球则有运动性失语；颞叶脓肿有对侧偏盲及轻度偏瘫，优势半球可出现感觉性或命名性失语；顶叶脓肿可有深、浅感觉障碍或皮质感觉减退，优势半球病变常有失语、失写、失认症或计算不能等；小脑脓肿可有走路不稳、运动失调、眼球震颤等；脑干脓肿可有脑神经损伤和长束征。

【诊断】

1. 病史 注意有无全身感染症状和病史，身体其他部位是否有感染灶。对于有中耳炎、鼻窦炎、先天性心脏病或开放性头颅外伤病史，而后出现颅内压增高者，均要考虑存在颅内感染的可能。体格检查时需注意头颅中线部位有无皮肤窦道。皮肤窦道合并颅内皮样囊肿继发感染时亦可引起脑脓肿。

2. 实验室检查 外周末梢血液中白细胞数增高，CRP，腰穿脑脊液化验，白细胞数增多。血、尿、痰培养。

3. 头颅 CT 扫描 早期脑炎 CT 平扫显示病灶呈边界模糊的低密度区，增强扫描有时可有斑片状强化。晚期脑炎病灶仍为低密度，周围有水肿，增强扫描可见病灶中心有强化。早期脓肿壁形成期 CT 平扫时病灶呈低密度可见密度稍高的环，增强扫描时该环明显强化，环中央的低密度区为脓液，无强化表现。晚期脓肿壁形成期 CT 显示环明显增厚。

4. 头颅 MRI 检查 在脓肿期占位病灶在 T_1 加权像上为高信号，T_2 加权像上呈长 T_2 高信号，周围有低信号壁围绕，伴大范围脑水肿，增强扫描病灶呈环形强化，中央及周围水肿无强化。

【治疗】

由于诊断技术和抗感染药物的改进和提高，脑脓肿的死亡率已有明显的降低。儿童脑脓肿在不同的炎症阶段，不同的年龄，有不同的针对性治疗措施。

1. 非手术治疗 适用于颅内感染早期、<2.5cm 的小型脓肿或经血液循环扩散的多发的小型脑脓肿。抗生素的选择根据对脑脓肿最常见致病菌的了解。鼻源性脓肿大多由链球菌所引起，可能存在 β- 内酰胺酶类病菌，选择甲硝唑和氯霉素。耳源性脓肿常由需氧和厌氧菌混合感染引起，选择多种抗生素联合治疗，如青霉素、甲硝唑、第三代头孢菌素。血源性脓肿有很多致病菌，使用覆盖革兰氏阴性需氧菌和厌氧菌的广谱抗生素，外伤后脓肿大多由金黄色葡萄球菌引起，选择万古霉素，抗生素的使用一般要持续 4~6 周。

2. 手术治疗 手术适应证：直径 >2.5cm 的脓肿；脓肿本身的占位效应引起明显颅内高压症状；位于脑室边的脑脓肿，有破入脑室的可能；脑外伤后脑脓肿伴有异物，异物可位于脓肿内，或位于脓肿旁；经药物治疗无效的脑脓肿；新生儿脑脓肿早期积极手术治疗能减少后期癫痫和脑积水等并发症。

(1) 脑脓肿穿刺抽吸术：适用于单发单房较大的脑脓肿。额、顶、颞叶脑脓肿，如婴儿囟门尚未闭合，可经前囟侧角对准脓腔穿刺抽脓。年龄较大的儿童，可在 CT、磁共振、超声或神经导航定位下穿刺。在麻醉后，颅骨钻孔，插入脑针穿刺抽脓，抽吸的脓液做涂片检查、细菌培养和药物敏感试验。同时冲洗脓腔至无明显脓液，根据脓液性质，判断细菌种类，用适量抗生素冲洗液，冲洗后抽出多余液体，拔出脑针，缝合切口。

(2) 脑脓肿导管持续引流术：适用于脓肿壁较厚的单发脓肿，脓液黏稠甚至有脓块形成，一次抽吸很难达到目的者；或者开放性颅脑损伤所致的脑脓肿，引流不畅或瘘口暂时封闭而有颅内压增高者；脓肿邻近运动区，以穿刺法治疗无效者；或者危重或小儿不能耐受大手术者。术中将硅胶管穿刺到脓腔的中心并固定在头皮上。抽取脓液作细菌培养、厌氧菌培养及药敏试验，冲洗脓腔，以后每天经导管冲洗和注入抗生素。复查 CT 如显示脓肿缩小，待冲洗液清亮后即可拔管。

(3) 脑脓肿切除术：适用于脓肿包膜完好、位置较浅、多房脑脓肿、经穿刺置管不能治愈的脑脓肿及外伤性脑脓肿含有异物或碎骨片者。

（马　杰）

第四节　神经管缺陷

神经管缺陷（neural tube defects，NTD）是指由于神经管发育异常而导致的从无脑畸形到隐性脊柱裂在内的一系列先天性疾病。NTD 是最常见的神经系统先天性畸形，居我国出生缺陷畸形发生率的第二位，发病率为 1/1 000~3/1 000。存活患儿多遗留严重的后遗症，如下身瘫痪、大小便失禁、智力低下等。

脑脊膜膨出发病机制尚不清楚，对其有很多解释，但根本原因在于先天性或获得性因素，使神经管的形成、腔化、变性和分化过程受到损害而产生神经管缺陷。目前认为主要与以下因素有关：基因、代谢、环境及营养。在经济条件差的人群中发病率高。此外，母亲怀孕期间叶酸缺乏或药物作用如抗癫痫药丙戊酸、抗肿瘤药甲氨蝶呤等都有很高的致畸率。动物实验发现，某些基因突变，如 *Cart Ⅰ* 基因突变、*F52* 缺失能产生动物脑脊膜膨出。

神经管缺陷分 3 类：

1. 脑膨出（encephalocele）　其中囊内容物仅为脑脊液者，称为脑膜膨出；囊内容物含有脑组织者称为脑膜脑膨出。

2. 无脑畸形（anencephaly）　颅骨穹窿和大脑半球缺如，缺损的大脑常由变性的囊样神经组织替代。

3. 脊柱裂（spina bifida）　又可分为脊髓脊膜膨出（myelomeningocele）、脊髓膨出（myelocele）、隐性脊柱裂和脂肪脊膜膨出等类型。

一、脑膜膨出

脑膜膨出是先天性的颅骨缺损，分隐性和显性两类，占颅椎管闭合不全总数的 8%~9%，好发于颅骨的中线部位，少数可偏于一侧，颅穹窿部、颅底部均可发生。发生于颅穹窿部者可自枕、后囟、顶骨间、前囟、额骨间或额部膨出，以枕部和鼻根部脑膨出最为多见。发生于颅底部者，多为隐性脑膜膨出。

【病理】

隐性脑膜膨出轻者只有简单的颅骨缺失，面积很小，分布于从鼻根点至枕外隆凸的矢状线上，重者发生在颅底部，多位于鼻根部，少数见于鼻腔、鼻咽腔或眼眶等处，可引起眼距增宽、眼球突出、呼吸吞咽困难等症状。

显性脑膜膨出则有颅腔内容物自颅骨缺损处呈囊样膨出。按膨出物的内容来划分，可分为：①单纯脑膜膨出（meningocele）：内容物为脑膜和脑脊液；②脑膨出（encephalocele）：内容物为脑膜、脑实质，无脑脊液；③脑膜脑膨出（meningoencephalocele）：内容物为脑膜、脑实质和脑脊液。

合并畸形常见有脑积水、视路结构异常和胼胝体发育不良等。另外尚可有多趾畸形、小颌、腭裂、鼻裂畸形及室间隔缺损等。

【临床表现】

小的脑膨出可以像头皮血肿，但 X 线片显示基底部颅骨缺损。枕部多见，占 80%；额部、前面部少见。膨出脑容量可以是全部脑体积的 25%~80%。有时在脑膨出组织内有错构瘤存在。

囊性颅裂的脑膜膨出或脑脑膜膨出，可以有以下三方面的表现。

1. 局部症状　一般多为圆形或椭圆形的囊性膨出包块，如位于鼻根多为扁平状包块，其大小各异，大者近似儿头，小者直径可几厘米，有的出生后即很大，有的逐渐长大。覆盖的软组织厚薄程度相差悬殊，薄者可透明甚至破溃漏脑脊液而发生反复感染，导致化脓性脑膜炎；厚者触之软而有弹性感，有的表面似有瘢痕状而较硬。其基底部可为细的带状或为广阔基底。有的可触及骨缺损的边缘。囊性包块透光试验阳性，在脑膜脑膨出可能见到膨出的脑组织阴影。

2. 神经系统症状　轻者无明显神经系统症状，重者与发生的部位及受损的程度有关，可表现智力低下、抽搐和不同程度的上运动神经元瘫痪等。如发生在鼻根部时，可一侧或双侧嗅觉丧失，如膨出突入眶内，可有第Ⅱ、Ⅲ、Ⅳ、Ⅵ对脑神经及第Ⅴ对脑神经的第一支受累。如发生在枕部的脑膜膨出，可有皮质盲及小脑受损症状。

3. 邻近器官的受压表现　膨出位于鼻根部者，常引起颜面畸形，鼻根扁宽，眼距加大，眶腔变小，有时眼睛呈三角形，双眼球被挤向外侧，可累及泪腺致泪囊炎。突入鼻腔可影响呼吸或侧卧时才呼吸通畅。膨出突入眶内时，可致眼球突出及移位。膨出发生在不同部位，可有头形的不同改变，如枕部巨大膨出，由于长期侧卧导致头的前后径明显加大而成舟状颅。

头颅 X 线片可见一圆形骨缺损；颅脑 CT 扫描能显示有否颅骨缺损，肿块是否与颅内相通，囊内容物有否合并颅内其他畸形；而 MRI 脑扫描在明确颅裂的部位、形态，推断其膨出的内容物，与脑脊液循环是否交通，是否合并颅内其他畸形等诊断方面要优于 CT 扫描。

【诊断】

根据上述各点，结合 X 线平片及头颅 CT 或磁共振检查，一般均易诊断。

【治疗】

手术的目的是封闭颅裂处的缺孔，切除膨出物及其内容物。小的脑膜膨出，一般不修补骨缺损，只需将软组织紧密缝合，使其不漏失脑脊液。大的脑膜膨出或位于颅底部的脑膜膨出，须修补颅骨缺孔和硬脑膜。

【预后】

随着医学技术的快速发展，虽然绝大多数脑膨出可修补，但脑膨出患儿病死率仍然高达50%，死亡原因主要为大脑异常、合并其他先天性畸形和急性颅压升高、分流不畅等。脑膨出预后较脑膜膨出预后差，枕部脑膨出预后较前部脑膨出好。

二、无脑畸形

无脑畸形是一种严重的神经管缺陷，为致死性畸形。患儿因颅骨穹窿缺如造成面部特殊外貌，其颅前窝缩短和眼眶变浅，使眼球向前突出，下颌紧贴胸骨，口半张开，耳郭厚，前突出于头的两侧，呈“蛙状脸”。头颅的缺损从顶部开始，可延伸至枕骨大孔处，脑干和脊髓的不同部位均可缺失或畸形。可伴其他部位畸形，如腭裂、颈部脊柱裂、胸腔狭小、上下肢比例失调、胫骨和拇指缺如等。无脑畸形多伴羊水过多，多为死胎，活产者数天到数周内死亡。

三、脊膜膨出

脊膜膨出最常见的三种类型为：脊髓脊膜膨出、脂肪脊髓脊膜膨出和单纯脊膜膨出。

【病理】

1. 脊髓脊膜膨出（myelomeningocele）　可发生在背部中线任何位置，通常在腰骶和骶尾部。其病理改变为椎管腔局部缺损并可伴有椎体畸形、脊膜膨出，膨出脊膜囊内含有神经组织，其附着在囊肿壁上，组成囊肿壁的一部分。肿块表面为一薄壁，无皮肤覆盖。蛛网膜从脊髓组织侧面发出，与囊肿壁融合，形成了蛛网膜下腔隙，内含脑脊液。

2. 脂肪瘤性脊髓脊膜膨出（lipomyelomeningocele）　椎管腔局部膨大，通过椎管缺损向背侧突出，形成一高出皮面的肿块。肿块表面皮肤完整，内含脑脊液和脊髓。皮下脂肪瘤和膨出脊髓及硬脊膜混合生长，组成囊肿的顶壁；有时，大量脂肪通过椎管缺损涌入椎管腔内，硬脊膜被皮下脂肪瘤完全侵蚀，失去正常结构，脂肪瘤长入硬脊膜下腔，与低位的脊髓背侧粘连混合生长，脊髓被牵拉、栓系。

3. 单纯脊膜膨出（simple meningocele）　特点是脊膜自骨缺损处向外膨出，囊内含脑脊液，无脊髓及马尾神经。

【临床表现】

脊膜膨出的临床表现分为三个方面：

1. 局部包块　患儿出生时，在背部中线颈、胸或腰骶部可见一大小不等的囊性包块，呈圆形或椭圆形，多数基底较宽，少数为带状。表面皮肤正常，也有时为瘢痕样，而且菲薄。婴儿哭闹时包块膨大，压迫包块则前囟门膨隆，显示膨出包块与蛛网膜下隙相通。包块透光试验：单纯的脊膜膨出，透光程度高，而内含脊髓与神经根者，可见包块内有阴影。

2. 神经损害症状　单纯的脊膜膨出，可以无神经系统症状。脊髓脊膜膨出可有不同程度的双下肢瘫痪及大小便失禁等。腰骶部病变引起的神经损害症状，远远多于颈、胸部病变。缺陷都发生在骨骼轴线位上，通常脊髓或腰骶神经根膨出，依据神经损伤部位不同产生不同节段水平以下的瘫痪，膝、踝反射消失，肛门失禁，神经损伤平面以下的感觉丧失。由于该类型瘫痪自胎儿期即已形成，故在出生时即可表现为关节挛缩，大、小便功能异常等情况，严重者会导致严重的肾脏损害。

3. 其他症状　少数脊膜膨出向胸腔、腹腔、盆腔内伸长，出现包块及压迫内脏的症状，一部分脊膜膨出患儿合并脑积水和其他畸形，出现相应症状。

85% 的脊柱裂是单发，亦可合并唇腭裂、无肛和隐睾等畸形，脊髓脊膜膨出的患儿常有不同程度的 Arnold-Chiari 畸形。Arnold-Chiari 畸形由于后枕部过早融合而没有足够空间容纳大脑、小脑和脑干，脑干和部分小脑可通过枕骨大孔疝入上颈部脊髓腔，引起脑脊液循环梗阻，导致脑积水。

隐性脊柱裂大部分临床上无症状，大多是在 X 线检查中无意发现的，可见脊椎椎板缺损未闭合。仅少数患儿随年龄增长而出现神经牵拉症状，如下肢无力、遗尿或大小便失禁等，缘于神经根与裂孔处有纤维带粘连或压迫所致。部分患儿成年后有慢性腰痛。皮肤外观正常，或在腰骶部等中线处有隐窝、色素斑、毛发增生或合并有脂肪瘤。

【诊断】

通过产前超声，90%~95% 的胎儿脊膜膨出能够被诊断出，而母体血清 AFP 检查能够监测出 50%~90%，但有 5% 的假阳性。脊膜膨出胎儿在孕 4 个月后就有可能通过胎儿超声及母体血 AFP 检测出。如果上述检查提示胎儿患有脊膜膨出，需进一步做羊水穿刺检测羊水中 AFP 及乙酰胆碱酯酶的水平，因为这两项指标能使脊膜膨出诊断的准确率上升到 97%。

患儿出生后根据囊性肿块外观特征及临床表现一般易于诊断。脊柱 X 线平片可了解骨缺损及脊柱畸形情况；脊柱 MRI 检查能直观地了解病变部位、病变类型以及有无其他脊髓畸形存在；尤其是脊髓矢状位 T_2 像能明显显示脊髓内容物脑脊液性状，对判别脊膜膨出类型有重要意义。对于婴儿或囊肿较大的囊性脊柱裂，还可以利用 B 超检查，了解膨出脊膜内容物以及局部椎管腔内的病变情况。

肛门直肠测压以及尿流动力学检查可区别神经源性及非神经源性的大小便失禁，因此，不仅可作为临床病变程度以及疗效的判断依据，还可作为神经管闭合不全的辅助检查。目前已作为术前的必要检查手段。

【治疗】

脊髓脊膜膨出通常都是在出生 24~72 小时内手术，除非患儿身体条件无法耐受手术或麻醉。手术的目的是把神经基板关闭到椎管腔内，重建内环境，传导神经元功能。手术涉及：①将神经基板分离下来，重建成管状，并保护好所有神经组织；②在缺损边缘硬膜外间隙分离硬膜，并密闭缝合，但需给新建的神经管留下足够的硬膜下空间；③游离脊柱旁肌肉和筋膜向中线缝合；④皮肤及皮下组织通常需要筋膜下四周游离减张，然后在中线处缝合。

脂肪脊髓脊膜膨出或脊髓脂肪瘤，手术方法是首先分离皮下脂肪瘤，注意不要完全切除皮下脂肪瘤，因为这会使表面的皮肤缺血，影响伤口愈合；接着，在椎管缺损的头端切开椎板，以暴露正常解剖结构，然后小心地逐步从头向尾切除脂肪瘤并进入椎管腔；接下来的步骤如下：①将脊髓圆锥从其附着的脂肪瘤、软脊膜及硬脊膜上分离下来；②用激光刀或超声吸引器缩减髓内脂肪团块以减轻脊髓和脊髓圆锥的压力；③切断终丝；④扩大、密闭缝合硬膜；⑤严密缝合脊柱旁肌肉、腰骶筋膜及皮肤。

单纯脊膜膨出，一般沿肿块四周作一直梭形切口，从囊壁外面进行游离，直至膨出囊之颈部。内囊的顶部切开，探查囊内无神经组织，修剪多余囊壁，基底缝合硬脊膜。游离椎板缺损周边的椎旁肌筋膜，覆盖椎管缺损，缝合加固。

【预后】

脊膜膨出严重将导致死胎和新生儿死亡。随着医学技术的快速发展，脊膜膨出术后多数预后较好，考虑新生儿术后感染脑脊液漏等并发症较高，必要时可延期至满月后再行手术治疗。可适当降低相关手术风险。

（马 杰）

第五节 脊髓栓系综合征

脊髓栓系综合征（tethered cord syndrome，TCS）是由于胚胎在发育过程中，由于神经管闭合不全、椎管内脂肪瘤、脊髓圆锥皮样囊肿或畸胎瘤、脊髓纵裂等原因导致脊髓牵拉，圆锥低位等病理改变，造成脊髓末端回缩不良，马尾终丝被粘连、束缚而导致发育不良。

【病因与病理】

由发育胚胎学可知，在胚胎的早期，脊髓在椎管内大致与椎管等长。以后椎管的增长较快，而脊髓的增长却与之不同步。正常情况下胚胎20周时，脊髓的末端位于L_4~L_5椎骨平面；正常婴儿出生时，其圆锥位于L_3椎体下缘，出生后2~3个月逐渐升至L_1椎体下缘或L_2椎体上缘。此水平以下为马尾神经，自圆锥向下为一根细长的终丝，终丝主要由室管膜及神经胶质细胞组成，直径约0.5mm，起固定脊髓作用。在椎管硬脊膜囊内的终丝称为内终丝，内终丝在硬脊膜囊的末端穿出，止于第2尾椎后缘的骨膜上，称为外终丝。当终丝被脂肪组织包裹或发生纤维变性时，终丝增粗直径>2mm，发生脊髓牵拉现象，导致脊髓栓系综合征。在小儿造成脊髓栓系的原因很多，除上述终丝脂肪浸润造成终丝粗大变性外，神经管闭合不全（隐性脊柱裂、脊髓脊膜膨出、脂肪瘤/脂肪脊髓脊膜膨出、脊髓纵裂），椎管内胚胎组织残余肿瘤，纤维血管神经束带等。胚胎期脊柱裂合并上述脊髓发育畸形，局部瘢痕粘连，终丝粗而短，可造成脊髓固定于病变部位，不能适应脊柱的伸长而上升，这是脊髓栓系形成的机制。

脊髓受到牵拉使部分神经组织在代谢和生理方面产生改变，脊髓的神经元和神经胶质细胞完全依赖线粒体中二磷酸腺苷提供能量，脊髓受牵拉时，其血液循环发生障碍导致代谢率降低，使脊髓神经根发生缺血缺氧，造成脊髓传导束或低位中枢病变，从而产生感觉、运动以及括约肌功能障碍等多种表现。脊髓各段对牵拉的敏感性不同，骶尾脊髓最易损伤，腰段次之。

【分型】

一般将之分为原发性脊髓栓系综合征和继发性脊髓栓系综合征，原发性脊髓栓系综合征指因终丝粗大、神经管闭合不全（隐性脊柱裂、脊髓脊膜膨出、脂肪瘤/脂肪脊髓脊膜膨出）、脊髓纵裂、椎管内胚胎组织残余肿瘤等病理因素造成脊髓、圆锥受牵拉，位置下降。继发性脊髓栓系综合征指神经管闭合不全修补术后或其他手术后导致脊髓粘连及圆锥低位。根据MRI表现及脊髓栓系发生的机制，将其分为5型：①终丝粗大型；②脂肪瘤型；③椎管术后瘢痕粘连型；④椎管内肿瘤致脊髓栓系；⑤混合型。

【临床表现】

脊髓栓系的临床表现复杂。原发性脊髓栓系综合征常与各种先天性畸形并存。对脊髓圆锥牵拉的程度决定出现症状的年龄，当脊髓圆锥被严重牵拉时，在婴儿期就会出现神经损害，牵拉程度不严重时则为轻微的非进展性损害。最轻微的牵拉在儿童期可无症状。根据病因，半数以上患儿存在腰背部皮肤异常，包括腰骶部正中毛发丛，皮肤凹陷，皮肤窦道，皮肤瘢痕样组织，血管瘤，皮下脂肪增厚，赘生物以及显性脊柱裂（脊膜膨出、脊髓脊膜膨出、脂肪脊髓脊膜膨出），腰骶部正中肿块。脊髓栓系与脊髓脊膜膨出，尤其是脂肪瘤脊髓脊膜膨出密切相关，脂肪瘤可在椎管内、椎管外或通过椎管缺损内外相连。脊髓纵裂畸形也是造成脊髓栓系综合征的另一原因，其骨性或纤维性分隔以及脊髓纵裂Ⅰ型硬膜鞘栓系脊髓阻止其上升。另外一些患儿无腰背部皮肤异常，出现运动功能障碍，主要为进行性下肢无力和步行困难，可表现为上运动神经元损伤，如下肢痉挛性瘫，步态不稳，腱反射亢进。也可表现为下运动神经元损伤，如下肢无力，肌张力减退，腱反射减弱或消失，可以不对称，仅一侧下肢变细、无力。出现排尿和排便功能障碍，泌尿系统功能障碍，以尿失禁、排尿异常最多见。根据膀胱功能检测，有痉挛性小膀胱和低张力性大膀胱之分：前者系上运动神经元损伤，后者为下运动元损伤。排便功能障碍表现为失禁和便秘。此外，脊柱的畸形有脊柱侧弯、前凸、后凸、半椎体、蝴蝶椎等。足畸形中以高弓足最多见，其次为马蹄内翻足。

【影像学检查与诊断】

1. **X线平片** 可显示骨性异常，如隐性脊柱裂、脊髓纵裂骨性间隔等。

2. **CT扫描** 平扫能显示棘突裂，对脊髓纵裂有骨性间隔的经螺旋CT三维成像后更客观，但CT对软组织分辨率较低难以显示增粗的终丝。

3. **MRI扫描** 有较高的软组织分辨率，能行矢状位、轴位、冠状位检查，成为诊断脊髓栓系最佳的方法。MRI矢状位能清楚显示圆锥的位置，终丝的形态、粗细及固定的部位，其次MRI易于显示合并的畸形及椎管内占位。神经管闭合不全（引起的脊膜膨出、脊髓脊膜膨出、脂肪脊髓脊膜膨出）引起的脊髓栓系在MRI上能清楚显示。

诊断应根据病史、临床表现和必要的辅助检查。对显性脊柱裂引起的脊髓栓系，经MRI检查后均能获得明确诊断。隐性脊柱裂伴脊髓栓系或终丝病变引起脊髓栓系，早期易被忽视，故对背部皮肤异常（局部毛发丛、血管瘤、皮肤窦道、浅凹、皮下脂肪增厚、皮肤赘生物等）必须做MRI检查。

【治疗】

脊髓栓系治疗的唯一手段是手术。手术的目的是解除对脊髓的栓系，松解粘连，解除局部对脊髓的压迫，恢复受损部位的微循环，促使神经功能最大限度的恢复。手术应在显微镜下操作，术中进行电生理监测是非常重要的。

不同病理类型的脊髓栓系其术后的效果并不相同。故术前需作详细的检查，尤其是MRI检查，对脊髓栓系病理类型的认识对治疗有指导意义。

1. **脂肪瘤型脊髓栓系** 脂肪瘤型脊髓栓系是较多见的一种病理类型，解剖复杂，效果难以估计。椎管内外脂肪瘤大小、形态各异，而且不具有完整的包膜。脂肪瘤与脊髓神经终丝广泛粘连，故脂肪瘤组织广泛切除易造成神经损伤，手术时最好在电生理监测下进行，利用电生理监测和定位的功能，术中辨别解剖上不确定的神经组织，并予以保留和提醒手术医师及时纠正可能引起神经损害的操作。手术的目的：切除部分脂肪组织，松解脂肪瘤与硬脊膜囊粘连，解除栓系，扩大椎管腔，扩大修补硬脊膜囊。

2. **脊髓脊膜膨出栓系** 多发生在腰骶部，术前MRI检查能清楚显示脊髓的位置、形态，增粗的终丝，硬脊膜和脊柱裂的情况。MRI显示脊髓圆锥低位，终丝增粗，脊髓被脂肪组织或其他畸形组织固定。手术应采用扩大椎管腔，切断终丝，梳理马尾神经根的粘连，重建硬脊膜囊。

3. 终丝增粗 MRI 显示圆锥位置低于腰椎 3 水平，终丝增粗，直径 >2mm 或终丝脂肪变性的行终丝切断即可。

4. 脊髓纵裂 分为Ⅰ、Ⅱ型，两者的手术方法也不同。Ⅰ型的脊髓纵裂，两个半侧脊髓被各自的由硬脊膜形成鞘管所包裹，中间隔内有骨嵴，需要完整切除骨嵴，然后打开两侧硬脊膜囊，再将硬脊膜缝合。Ⅱ型脊髓纵裂位于同一硬脊膜囊内，手术只需打开硬脊膜，分离粘连，切除纤维隔。

（马 杰）

第六节 脑 血 管 病

小儿脑血管病（cerebrovascular disease in children）是血管源性病变所致的神经功能障碍。其主要病理过程是在血管壁病变的基础上，加上血液成分、血流动力学的改变，引起脑血管突然闭塞或破裂，导致局部缺血性或出血性改变。临床上可表现为急性偏瘫、失语、惊厥、意识障碍及颅内压增高症状。由于小儿脑代谢快、血液供应丰富，大脑可塑性强，脑部侧支循环建立迅速，因此，小儿脑血管病的预后比成人好。

小儿脑血管病以颅内血管畸形最为常见，脑缺血性疾病次之。颅内血管畸形中脑动静脉畸形最多见，颅内动脉瘤较少，还包括海绵状血管瘤、Galen 静脉瘤、颅内动静脉瘘等多种血管畸形。脑缺血性疾病中烟雾病具有特征性。

一、脑动静脉畸形

脑动静脉畸形（arteriovenous malformation，AVM）是小儿脑血管畸形中最多见的一种，系胚胎发育前 3 个月脑内连接原始动静脉间的毛细血管床发育欠佳导致动静脉畸形。

【病理】

病变常常位于脑的浅表或深部。脑动静脉畸形有供血动脉与粗大引流静脉，其间为异常发育的毛细血管床。有的包含动脉瘤与静脉瘤，其大小与形态多样。

【临床表现】

临床症状以出血、癫痫、头痛、进行性神经功能障碍及智力减退最多见，其次根据畸形部位不同可出现语言、运动障碍，视野缺损，晕厥，眼球突出，颅内杂音，共济失调及颅内压增高等症状。脑动静脉畸形的位置不同可造成不同的局部症状，如出现肢体不全瘫痪、失语等。动静脉短路使其周围局部脑组织缺血（盗血），邻近脑组织胶质样变的结果可导致癫痫样发作。动静脉畸形的出血多少与其体积的大小及其引流静脉的数目、状态有关。位于脑室周边的脑动静脉畸形出血破入脑室会造成急性脑积水。脑出血早期症状为突发头晕、头痛、呕吐，随着出血量增加出现意识障碍，其程度越深，表示预后越差。

【诊断】

根据临床表现，结合头颅 CT、头颅 MRI 和数字减影血管造影（digital subtraction angiography，DSA），一般均易诊断。头颅 CT 可以诊断急性脑出血，在未出血病例可以显示脑组织慢性缺血形成的钙化灶。头颅 MRI 可以显示动静脉畸形的血管流空，CT 和 MRI 均可行血管造影显示异常血管。而 DSA 全脑血管造影则是诊断的金标准。能全面了解 AVM

的大小、部位、供血动脉、引流静脉及盗血情况，为治疗提供依据。

【治疗】

由于存在出血、致残和死亡的危险，应积极采用针对病因的治疗。治疗方案与畸形血管团的大小、部位和引流静脉有关。包括直接手术切除、血管内栓塞和立体定向放射治疗，一般提倡联合治疗。对AVM进行介入治疗，可通过微导管进行超选择性脑血管造影，并对AVM的血管结构进行分析，分清AVM的供血方式，以及是否伴有动静脉瘘、动脉瘤、静脉瘤及动静脉循环时间。介入栓塞能使病灶缩小，便于手术切除和放射治疗，提高治愈率。

二、大脑大静脉畸形

大脑大静脉畸形（vein of Galen aneurysmal malformation，VGAM）又称Galen静脉瘤，是一累及Galen静脉的真性血管畸形。在胚胎发育的前3个月内胚胎中线静脉（亦称前脑中央静脉）皱形壁上出现异常动脉干，其壁上存在动静脉瘘管。VGAM者正常的Galen静脉解剖不存在，扩张的血管是胚胎时期遗留下来的前脑中央静脉，其引流的是动静脉瘘的血流，通过扩大的镰状窦引流至上矢状窦，很少有直窦发育。

【病理】

VGAM动静脉瘘口可单发和多发，根据瘘口位置分为脉络膜型和腔壁型。脉络膜型瘘口位于大脑中间帆腔，瘘在静脉瘤外，蛛网膜下腔的前脑背侧静脉，供血动脉往往来自双侧供应脉络膜结构的动脉，包括脉络膜后外侧、后内侧动脉、脉络膜前动脉和胼周动脉的分支。腔壁型瘘口位于前脑中线静脉壁上，供血动脉多为丘脑动脉及脉络膜后动脉。动静脉短路的存在造成高血流冲击以及硬膜静脉窦闭塞、狭窄导致流出道梗阻，Galen静脉动脉化和扩张是发病的主要机制。VGAM致脑积水的主要原因是脑内静脉高压导致脑脊液吸收障碍。

【临床表现】

根据临床表现将VGAM分为3个年龄组：

1. 新生儿组　以动静脉短路造成严重的充血性心衰为主要表现，有发绀，头部听诊有血管杂音，常在生后数天内死亡。

2. 婴儿组　以头围增大、脑积水、抽搐为主要表现，心衰症状不严重。

3. 儿童和成人组　以头痛、脑积水、智力障碍、蛛网膜下腔出血及神经功能障碍为主要症状。

【诊断】

临床症状结合特征性的影像学表现可以确诊。头颅CT可以在大脑后部中线区发现显著扩大的血管腔与矢状窦相连，伴有脑积水、脑组织萎缩和皮层钙化灶。头颅MRI可以显示中线区域连接矢状窦的血管流空，颅内静脉扩张迂曲。而DSA全脑血管造影能动态显示动脉期的瘘口，毛细血管期和静脉期扩大的Galen静脉瘤。

【治疗】

大脑大静脉畸形的治疗，目前公认血管内栓塞治疗效果最好。治疗的关键是闭塞动静脉瘘口，减少血流，降低静脉压，改善脑血流，促进神经发育，并不强求解剖学治愈。

三、烟雾病

烟雾病（moyamoya disease，MMD）即脑底异常血管网形成，一般认为是脑底动脉环主干狭窄或闭塞之后，各深穿支增生和扩张，互相吻合而形成血管网，从而建立丰富的侧支循环。这种异常的血管网，在脑血管造影时，呈烟雾状影像，故而得名。一般女性多于男性，好发于10岁以下的儿童。

【病理】

烟雾病的特征是床突以上颈内动脉及 Willis 环自发性进展性梗死，并在颅底出现大量侧支代偿血管。基本病理改变主要为颅内狭窄段动脉的内膜呈纤维细胞性增厚，内弹力膜增生分层，中膜平滑肌层变薄。

【临床表现】

烟雾病是一种慢性进行性闭塞性脑血管病，临床上主要有脑缺血和出血两类表现。在早期因血管狭窄或闭塞，两侧支循环尚未完全建立时，多以短暂的脑血管病发作或脑梗死的形式发病，表现为突然偏瘫或肢体无力，可左右交替，失语及抽搐等，在一定时期内反复发作，最后固定于一侧。到晚期，由于侧支循环已完全建立，异常的血管网小血管扩张，血管壁变薄，继而破裂出血。

【诊断】

除了临床表现外，确诊主要依靠 DSA 脑血管造影。DSA 脑血管造影显示：

1. 颈内动脉颅内段的终末部分（虹吸段末端）和大脑中、前动脉起始部狭窄或闭塞。

2. 在动脉显影期于闭塞（或狭窄）病灶的邻近部位可见到异常血管网（烟雾血管）。

3. 双侧均有这种表现。在儿童中，有时烟雾状血管首发于一侧，随着年龄的增长，另一侧病变再逐渐出现，因而发生于儿童的单侧病变通常被认为是烟雾病。MRI 及磁共振血管造影也可有类似发现，可作为不适合做脑血管造影患儿的补充诊断手段。

【治疗】

烟雾病发病突然，临床表现严重，出血型死亡率高。保守治疗主要是应用血管扩张剂、钙离子拮抗剂及抗血栓药物等，效果不佳；外科治疗主要是脑血管重建手术，包括直接血管重建术和间接血管重建术。直接血管重建术即颅外血管与皮层血管之间的直接吻合手术，多采用颞浅动脉和皮层动脉吻合。间接血管重建术不做血管吻合，手术简单，术后血供增加的效果在儿童要比成人的好，包括脑 - 颞肌贴敷术、脑 - 硬膜 - 动脉贴敷术、脑 - 硬膜 - 动脉 - 颞肌贴敷术、颅骨多点钻孔术。在儿童由于颅内血管直径较小，一般宜行间接颅内外血管重建。

（马　杰）

第十四章　颅颌面疾病

学习目标

1. **掌握**　唇腭裂的分类和面裂的诊断；一二鳃弓综合征、Treacher-Collins 综合征和 Pierre Robin 综合征的诊断；巨舌症和耳前瘘管的诊断。
2. **熟悉**　颅面的胚胎发育；唇腭裂的手术方法；腭裂的语音训练以及巨舌症、一二鳃弓综合征、Treacher-Collins 综合征和 Pierre Robin 综合征的治疗方法。
3. **了解**　面裂畸形的分类发展历史，常见的几种面裂的治疗方法以及一二鳃弓综合征、Treacher-Collins 综合征和 Pierre Robin 综合征的病因，巨舌症的鉴别诊断，耳前瘘管的治疗。

先天性颅颌面部发育畸形（congenital developmental deformities of craniomaxillofacial region）是颅颌面部的发育异常。以唇裂、腭裂最为常见，其次是面裂，再次之是颅缝早闭引起的颅面畸形。由于现代颅面外科理论体系的建立，使得许多以往不能矫正的疾病得以治疗，如 Crouzon 综合征、Apert 综合征等都有了较好的治疗方法。

第一节　颅面的胚胎发育

人体骨骼的形成方式可归纳为两类。一类是膜内成骨，是靠间充质细胞直接分化为骨骼；另一类为软骨内成骨，由间充质细胞发育成软骨，再由软骨发展成为骨骼。颅骨和面骨由膜内成骨，而颅底骨由软骨内成骨。

一、颅骨的正常发育

颅骨分脑颅和脏颅两部分。脑颅保护脑组织，由颅底和颅盖组成。脑颅在胚胎 3~4 周开始发育，由额鼻突分化形成前脑，由脊索分化成为后脑。到 6~9 周基本形成脑部形态，包括各个颅缝已基本出现纤维连接。脏颅的发育和脑颅有所区别，它是在额鼻突底部和鳃弓共同形成，之后和脑颅连接成正常颅形。

二、面部的正常发育

口腔颌面部发育始于胚胎发育的第 3 周，此时胚胎长约 3mm，前脑的下端及腹面膨大，形成一个圆形的突起，称为额鼻突；同时由第一对鳃弓分叉发育而形成上下颌突，上颌突在下颌突的上方，从两侧向中线生长发育。上述突起之间的空隙即为口凹，以后发育为原始口腔，有口咽膜将其与前肠相隔。

胚胎第 5 周（第 29~35 天），额鼻突的下缘两侧各出现一个由外胚层增厚下陷而形成的鼻窝，鼻窝的内、外侧缘高起，出现内侧鼻突、外侧鼻突、中额鼻突、眼杯、脉络膜裂、晶状体板、晶状体泡、原始晶状体、原始膜、耳蜗（耳蜗管）、原始半规管、原始卵圆囊、原始淋巴囊、第四鳃弓、颈窦、奇结节（舌原基）、Meckel 软骨和 Reichert 软骨。鼻窝即为原始鼻腔。

胚胎第 6 周（第 36~42 天），在颅面、颈部已经形成鼻囊、鼻前孔、原始鼻后孔、侧腭突、原始鼻中隔、原始上颌、颈弯曲、鼻泪钩、耳郭小结节、原始外耳道、颈窦封闭、两下颌突融合、上颌突和鼻突融合，出现甲状软骨、舌骨软骨。

胚胎第 7 周（第 43~49 天），头、面、颈外形已基本表现出来，已形成额鼻角、原始鼻尖、面裂、面沟融合、上唇融合及眼睑、结膜前沟、原始外耳、颈背、原始颊、唇龈板、原始牙板、原始上颌、下颌和颧骨诸骨化中心。鼻窝底破裂而形成鼻孔。左右侧上颌突与外侧鼻突相连形成鼻孔底及上唇；两侧内侧鼻突相连形成鼻小柱、人中及前颌。此时，下颌突也向内侧生长并在中线相连而形成下颌。至此，由上下颌突围成的扁圆形口裂即告发育完成，口裂的腔隙也增大加深，形成了原始口腔。

胚胎第 8 周（第 50~56 天），已能认出颜面的外形，有外耳、眼睑、颊以及完整的上下唇。外鼻已显示清晰，骸形已经明显。此时颅面已基本发育完成，之后颅面骨增大完成整个颅面骨的发育。

在胚胎第 8 周时，左右上颌突的内面（口裂面）生出一对板状突起称为继发腭突。两侧的继发腭突在中线融合而形成腭的大部，与形成前颌骨的原发腭突相结合处即为切牙孔。腭的形成使口腔和鼻腔分割开。在已融合的组织内，其前端与鼻中隔相连部分骨化后形成硬腭；其后端不与鼻中隔相连的部分无骨质发生，即为软腭，其中的中胚叶组织即发育为软腭的肌肉。

（沈卫民）

第二节　面裂畸形的分类

一、面裂的畸形分类发展历史

Pfeifer 等比较早地提出了分类法，它是在依据胚胎学基础上进行的，即以胚胎第 4 周末的头颅形态为原型，按照由正中矢状平面向两侧对称性发生的可能性，设定分类原则。之后 Van de Meulen 在这个基础上再进行分类，这些分类以发育不良来替代裂隙，因为有些畸形实际上并不出现裂隙，而是在裂隙的位置缺少组织。可以将畸形归因于某一发育部位（或几个部位）的发育异常或停止。

二、面裂的分类方法

常见的有 Van de meulen 分类法、AACPR 分类法、Karfik 面裂分类法及 Tessier 面裂分类法。目前使用的是 Tessier 面裂分类法。1967 年,Tessier 依据颅面的胚胎发育规律,以眶和鼻正中为圆进行分类,把颅面裂分为 0~14 号裂。从上唇正中线开始,以眼眶为中心,顺时针或逆时针地(指左右两侧)向前额部中线旋转,在面部各个部位形成各种类型的先天性裂隙畸形(图 14-1)。例如一般的面斜裂即属于第 4 号裂,最常见的面横裂属于第 7 号裂。如果是 0 和 14 号裂,就形成和出现了眶距增宽症。不言而喻,在胚胎发育过程中的停止将引起单侧或双侧的面部的裂隙或凹陷,也就表现出各种不相同的面部畸形。

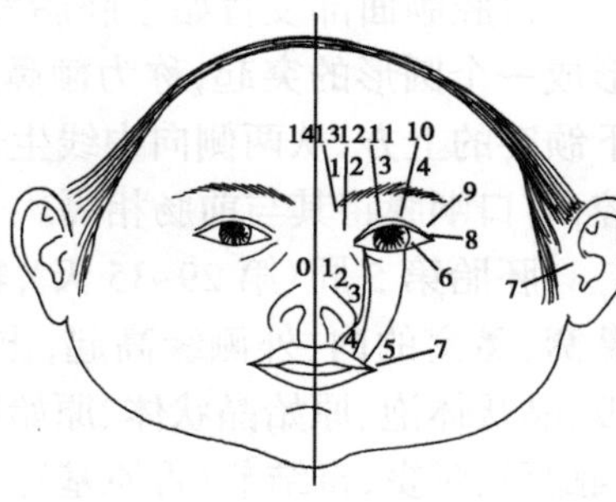

图 14-1 Tessier 的面裂分类法
以眶为中心,分为 0~14 号裂

(沈卫民)

第三节 常见面裂畸形

常见的面裂有面横裂(7 号面裂)、正中裂(眶距增宽)和面斜裂(3~4 号面裂)。

一、7 号面裂(面横裂)

面横裂的裂隙位于口角,又叫大口畸形。口角裂系上、下颌突的一侧或两侧因故有部分或全部未融合所致,为 Tessier 的 7 号面裂,较少见,较正中裂略多,可为单侧裂或双侧裂,单侧以男性为多见,裂隙多终于颊部(见文末彩图 14-2A)。重者可裂至咀嚼肌前缘。也可超过此缘裂至耳屏。患儿常伴有额上颌面部一侧萎缩、外耳畸形,患侧可无腮腺和腮腺导管、三叉神经、面神经,部分肌肉可受累,同侧软腭和舌也有发育不良,部分下颌支和颧弓可缺如。如咀嚼肌受累,下颌角也相应改变。此外,还可伴有外眦裂(Tessier 的 8 号裂)(第一、二鳃弓发育畸形)(见文末彩图 14-2B)。患儿可有流涎、吮乳困难、发音不清、咬合关系异常等症状。

【治疗】

手术治疗,先将口角定位,单侧大口畸形可以健侧口角为标准,双侧口角裂或面横裂,可以睑裂中、内 1/3 交界处向下作垂线与口裂水平线相交处定为口角点,也可按黏膜色泽定位(颊黏膜较唇黏膜色泽稍淡)。自该点沿裂隙上、下缘皮肤黏膜交界处作切口,切开皮肤和肌肉,直达黏膜下层,将黏膜翻转相对缝合作为口腔黏膜,按 3 层缝合黏膜、肌层和皮肤(图 14-3)。如裂隙较长,可在切口中段各作一三角形皮瓣,按"Z"成形术的原则缝合皮肤,以防形成直线形瘢痕牵拉口角。

二、0~14 号面裂(眶距增宽症)

0~14 号面裂又叫颅面正中裂(见文末彩图 14-4)。按正中的上中下可分为眶距增宽症、

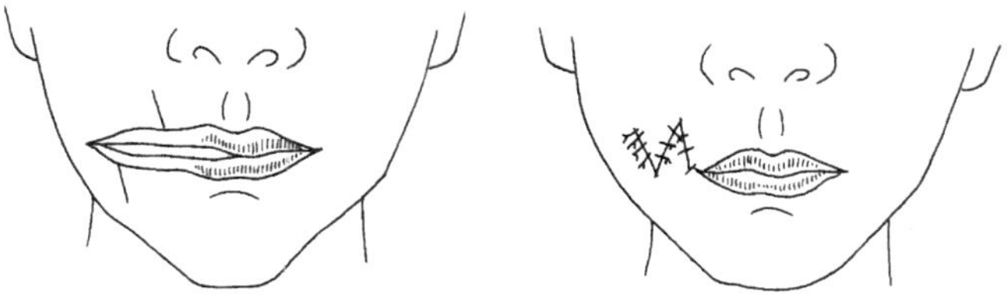

图 14-3　大口畸形的手术设计

鼻裂或双重鼻畸形和唇正中裂。唇正中裂分上唇（见文末彩图 14-5）和下唇正中裂。唇正中裂仅占各种面裂的很少部分。裂隙程度轻重不一，上唇正中裂不仅为红唇裂，向面中部发展就为鼻裂，可见鼻小柱、前腭及其上的牙槽、前唇、上唇系带均缺如，鼻中隔也可及裂开。鼻正中裂或双重鼻极少见，可有两对鼻孔，也可有 3 个鼻孔，鼻中隔和鼻腔可以是一个，也可以分开为 3 个，这时眶间距也增宽明显，就为眶距增宽。也可出现下唇、下颌骨口底和舌均裂开，舌系带短缩，向下延伸可引起颈部正中裂，该裂为一深在的索条状瘢痕，中间有黏膜组织。还有在胚胎期形成舌的两侧结节自身发育异常会出现和形成分叶舌、巨舌症、小舌。

鼻部和眶部的正中裂即眶距增宽症，一般分为三度，东方人和西方人有区别，以测量泪嵴间的距离为准。东方人的分类如下：

一度：轻度眶距增宽，泪嵴间的距离在 32~35mm。

二度：中度眶距增宽，泪嵴间的距离在 36~39mm。

三度：重度眶距增宽，>40mm，或虽在 35~39mm 而伴有眼球横轴歪斜或高低不平者。

治疗均需手术。上唇正中裂和鼻裂可根据裂隙情况按"Z"成形术的原则进行修复。要按层缝合，尤应注意对合红唇缘和肌层，在红唇缘对合时可以用两个三角瓣对合（图 14-6）。

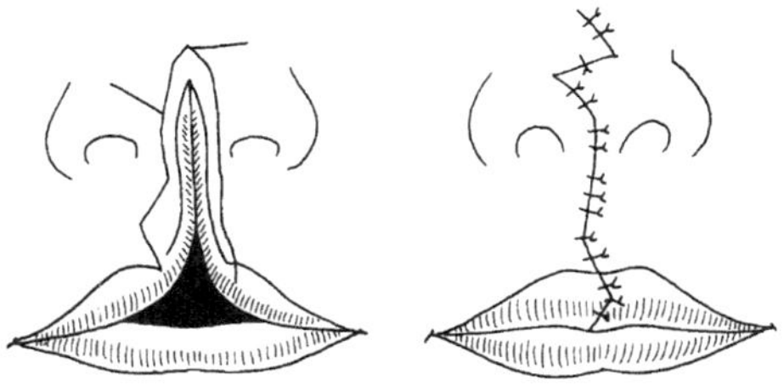

图 14-6　唇正中裂手术示意图

下唇正中裂的修复原则与上唇正中裂相同。舌系带短缩和颈正中索条状瘢痕可按"Z"成形术的原则矫正，以使舌和下颌骨得以正常发育。颈部索条状短痕切除后也可用局部旋转皮瓣插入以作出正常的颈颌角。下颌骨裂可行下颌骨延长术、自体植骨术，自体骨可取髂骨或肋骨。舌裂可按倒"八"或"工"成形术原则修复。

眶距增宽的治疗一般分为颅外截骨术和颅内外联合入路截骨术。颅外截骨术分为 C 形截骨术（图 14-7）和 U 形截骨术（图 14-8），颅内外联合入路截骨术就是经颅行眶的 O 型截骨（图 14-9）。对于一度的眶距增宽可以采用 C 形截骨术矫正。对于二度的眶距增宽可以采用 U 形截骨术和 O 形截骨术。但 O 形截骨术适用于 8 岁以上的儿童。三度的眶距增宽可以采用颅内外联合入路截骨术进行矫正。颅外截骨术和颅内外联合入路截骨术都取大冠状切口。颅外截骨术则不经颅，在眶周按如图的截骨线截骨。颅内外联合入路则是先在额部开窗，做额骨瓣，在眶上8mm处留一眶上桥约1cm宽，再游离眶周，把整个眶全部截下，向中间并拢固定，用钢丝或钛板或可吸收板固定，就达到了矫正眶距增宽的作用。

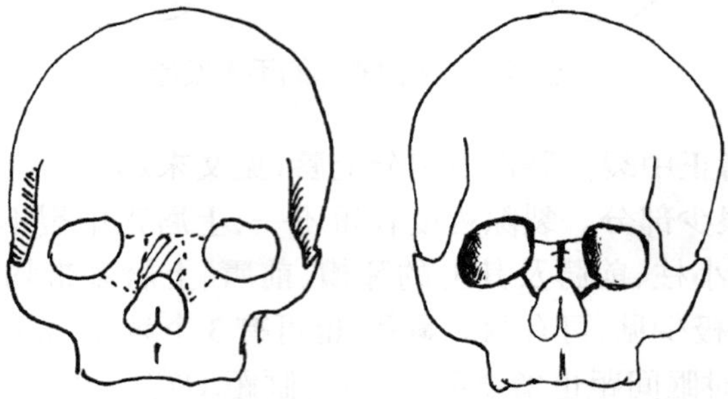

图14-7　C形截骨示意图

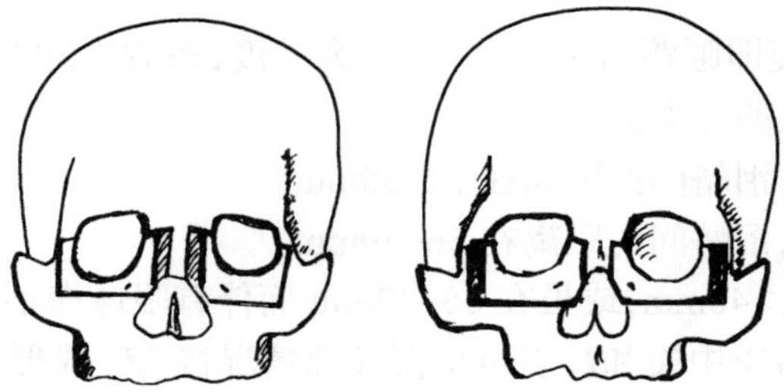

图14-8　U形截骨术示意图

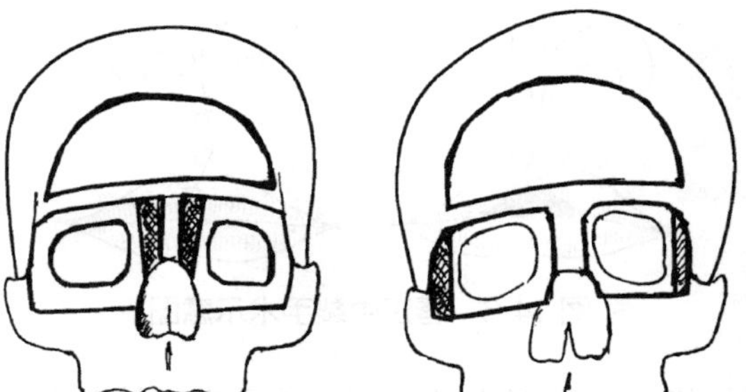

图14-9　颅内外联合入路的O形截骨术

三、3~4号面裂

3~4号面裂也称面斜裂，面斜裂属上颌骨骨性裂的一种，常呈斜形，裂隙由上唇经人中外侧至鼻底或经鼻翼外侧至骨性眶底中点，眼睑裂开，内眦韧带发育不良，其附着点向下移位，裂口向上可累及上睑和眉毛的内1/3直延伸至前额。一侧或两侧上颌窦可全部缺如，眼下方仅有少许骨作支架或完全缺如。皮肤、肌肉可以是一层菲薄的萎缩皮肤而无肌肉，也可是皮下组织萎缩。Tessier 把面斜裂分为 3 号裂、4 号裂和 5 号裂。3 号裂即为鼻眶裂。骨性裂位于侧切牙经梨状孔向上。有时上颌骨额突也缺如。4 号裂为口眶裂，其骨性裂位于侧切牙与尖牙间，在梨状孔外侧与眶下孔内侧之间，终于眶下缘和眶底内侧部，梨状孔完整（见文末彩图 14-10）。5 号裂的骨性裂位于尖牙与前磨牙间上行经眶下孔外侧至眶下线和眶底中 1/3 处（见文末彩图 14-11）。

此症发病男女相当，多发生于右侧，常伴有其他面裂畸形。治疗可行多个“Z”成形术（图 14-12）。

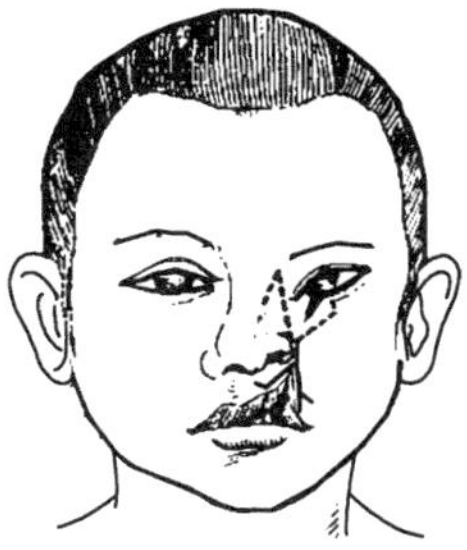

图 14-12　4 号裂的手术示意图

（沈卫民）

第四节　常见颌面部综合征

常见的颌面部畸形的综合征有一二鳃弓综合征、特雷彻·柯林斯综合征（Treacher-Collins syndrome）和皮罗氏综合征（Pierre-Robin syndrome）。

一、Treacher-collins 综合征

Treacher-collins 综合征又称下颌 - 面发育不良(mandibulo-facialdysostosis，MFD)综合征，是一种在儿童少见的先天性颅面畸形综合征。它较少见，属于少见病，发病率为 1/50 000。

（一）病因

Treacher-Collins 综合征的发病机制是一种常染色体显性遗传性疾病，其染色体异常的位置位于 5 号染色体长臂的 5q32-q33.1 范围内。目前多数人认为这一畸形是 Tessier 颅面裂的 6、7、8 型的复合裂。

（二）临床表现

Treacher-collins 综合征的临床表现为眶外下缘骨的裂隙或缺损、外眦角下移呈反眼、睑缘及睫毛的中外 1/3 缺失（反蒙古眼）、小下颌等，面部则出现中面部狭长前突（图 14-13）。在体格检查触诊时可发现骨缺损有三种形式：①颧弓的部分缺失；②眶外侧壁部分和颧弓缺失和颧骨细小；③缺损在眶下缘，颧弓和颧骨缺失，当颧骨缺失时，眶裂一直裂向侧方。除上述症状，该综合征还可伴有腭裂、听力丧失、小耳畸形、额鼻角不显或呈鹰钩鼻、下颌体升支部发育不良而呈鸟嘴畸形或小下颌畸形。

（三）诊断

临床症状加三维 CT 成像就可确诊，三维 CT 可以很好地显示骨裂隙部位骨的发育不良，使医师直观地看到眶侧壁和颧弓的缺如和裂隙。

（四）治疗

治疗为对症治疗，哪个部位有畸形就修复哪部分，故分为睑缘修复、眶外侧壁修复、颧弓和软组织缺损的修复。

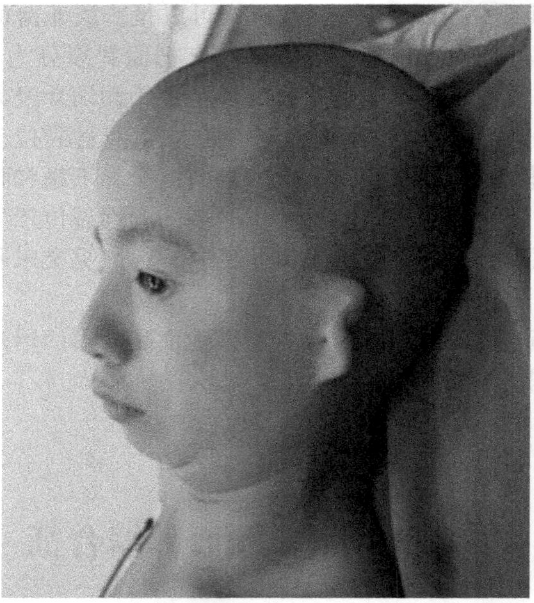

图 14-13 Treacher-Collins 综合征病例
示反蒙古眼，中面部狭长前突和小下颌畸形

1. 治疗年龄

澳大利亚颅面外科中心的治疗年龄是分 3 个阶段。第一个时期是 1 年以内。第二个时期是 2~12 岁。第三个时期是 13 岁以上。第一时期主要只做下颌延长和气道管理，第二个时期主要做软组织修复，第三个时期则进行美容整形矫正。具体为小下颌畸形的手术可在 3 个月后进行。睑缘修复可在 1 岁以内进行，眼睑的再造可以在 4~10 岁时进行。中面部截骨、颧骨弓的重建和眼眶骨的重建可在 3 岁以上进行。颅骨手术也可以在 3~10 岁进行，也可以在颌骨发育完成以后进行。外耳成形一般在 6 岁以后，以获得足够的软骨支架。

2. 治疗方法　现在基本是按美国 Fan 的方法进行。

(1)下睑缘发育不良：可设计用上睑皮肤以外眦为蒂的转移皮瓣转移修复下睑（“Z”形皮瓣），该皮瓣能修复全层的下睑外侧缺损，同时也可将外眦角上移。也可在外眦进行重新固定，可同时矫正外眦下移的反眼（蒙古眼）畸形。

(2)眶颧部分缺损：治疗方法有颧骨缺损肋骨分层叠加术、带颅骨膜蒂的颅骨外板眶颧部重建术和曼特波（medpor）充填术。

1)颧骨缺损肋骨分层叠加术：常规取冠状切口，也可选择下睑缘的局部进路。下睑中外缘切开后可向下分离，跨过眶隔脂肪直达眶下缘壁，向侧面分离直到眶侧壁和颧弓。两种切口应该依畸形的轻重选择，对于轻、中度的眶颌缺损主要是颧和眶下缘发育不全的可选下睑缘切口，重者应该选择冠状切口，切取 3~4 条自体肋骨(长 6~10cm)待用。把肋骨做成“L”形，轻中度者可经下睑缘进行植骨，即插入“L”形的眶外下缘骨架，然后将骨架的上端固定于眶外缘额蝶缝处即可。重者可在冠状切口下暴露清楚，分切开骨膜，以松开眶周组织，分离出一个腔隙用于给植骨预留合适的植骨空间。植骨时须同时矫正外部向外下的倾斜。把肋骨用钛钉固定在眶外侧和颧弓上。

2）带颅骨膜蒂的颅骨外板眶颧部重建术：大冠状切口，切开头皮。切开帽状腱膜，在颅骨膜外分离，暴露整个前额。在额顶部切开骨膜。截除一块颅骨瓣“L”形的颅骨，蒂向下。截骨后带骨膜蒂转移颅骨到眶外侧和上颌部。取颅骨板一般在额顶部，颅骨膜蒂向下延伸与颞浅筋膜相连，尽量保持蒂宽些。

3）曼特波充填术：该手术方法同（2）、（3），只是上颌和眶外侧壁的缺损用 medpor 材料来替代。

（3）小下颌畸形的矫正：选择下颌骨倒 L 形截骨延长或行矢状劈下颌骨前移术，也可做牵张成骨延长。

二、一二鳃弓综合征

一二鳃弓综合征为半侧短小颜面畸形，在 20 世纪 60 年代，它被定义为一种主要累及耳、口腔和下颌骨而导致发育异常的疾患。多数病例仅限于一侧，亦可双侧出现。现在一二鳃弓综合征被认为是下颌骨综合征的一种变异，同时还附加脊椎异常和眼球皮样囊瘤。因此，有的书本又称为眼 - 耳 - 脊柱（OAV）疾病谱。它的发病率大约为 1∶3 500~1∶25 000，好发于男性，男女发病率比例约为 3∶2，70% 为单侧受累（右侧多见），双侧受累者常表现为一侧较重。

（一）病因

该病大多数病例为散发，仅少数家族中表现出不同的遗传现象：家族中重复发生的概率在 2%~3%。一二鳃弓综合征中常染色体异常者文献报道很多，如 del（1p）、del（5p）、del（5q）、del（22q）、dup（7q）、dup（22q）、18- 三体、22- 三体、不平衡异位 t（5；8）（p15.31；p23.1）→（5p15.31 → 5pter 单体和 8p23.2 → 8pter 三体）。Sutphen 等认为同源框基因是此综合征的候选基因，尤其是 MSX 组。

（二）临床表现

典型表现为半侧面部短小，大口和耳部畸形（小耳或附耳）。其临床表现的多样性是本综合征的特征。人们已经注意到大约有 50% 的病例存在基本的表现，而另外 50% 的病例还存在其他异常情况。如脊椎异常和眼球皮样囊瘤、唇裂和腮裂囊肿等症状（图 14-14），少部分可以引起喉养呼吸困难，呼吸睡眠测定可诊断出阻塞性睡眠呼吸暂停症。另外，该病还会有中枢神经发育异常和先天性心脏病，如法洛四联症等。

（三）诊断

一二鳃弓综合征的诊断主要依靠特征性的临床表现和 CT 检查。CT 重建可直观地看到患侧下颌骨短小和部分患侧的上颌骨短小，同时有半锥体畸形。

因此，Kumar 等提出最低诊断标准至少包含以下 2 点：①耳发育不良；②半侧颜面短小；③面斜裂；④眼球皮样囊肿和（或）上眼睑缺损；⑤脊柱畸形。

（四）治疗

可分两步进行，先矫正面部骨性异常。再矫正软组织畸形。

1. 下颌骨的矫正　可采用单侧下颌骨截骨前移术和单侧下颌骨延长术进行治疗。

（1）单侧下颌骨截骨前移术：

1）单侧矢状劈截骨前移术：采用口腔内黏膜切口，切口在一侧下颌升支前缘，距下颌咬合平面上约 1cm 处，斜形切开黏膜，用燕尾形剥离器紧贴下颌升支前缘骨面，由上而下剥离

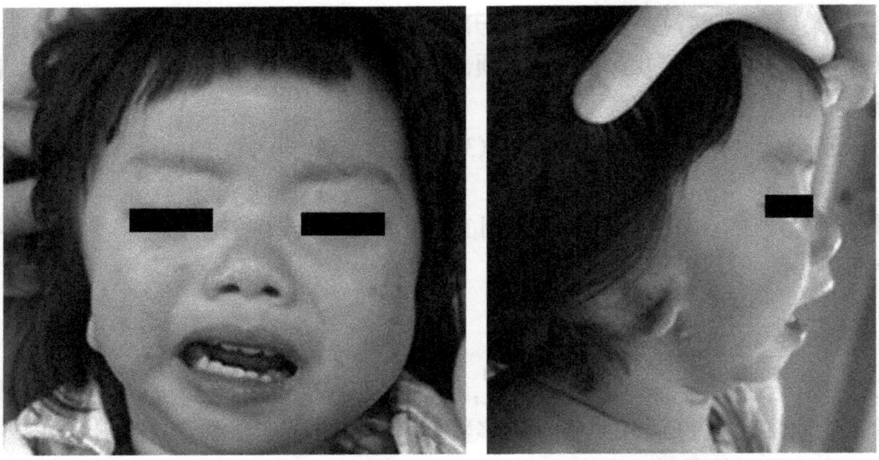

图 14-14　一二鳃弓综合征的临床表现

颞肌附着部一直剥离到喙突，再用弯头单齿钳夹持喙突。在下颌孔平面沿下颌支内侧骨面仔细分离软组织，到可以完全显露下颌孔为止，再分离到下颌小舌其后方的下牙槽神经血管束处，小心保护之。然后，在下颌升支与下颌体交接部之颊侧由骨膜下分离软组织，分离至下颌第二磨牙相对区达下颌下缘，但有时存在下颌升支外侧面软组织不容易分离，需要进一步暴露分离，在下牙槽神经血管束（入下颌孔处）与下颌升支内侧骨面之间置入隧道牵引器，将下牙槽神经血管束向内侧牵引并妥善保护。在下颌小舌及下颌孔上缘的上方，即下牙槽神经束入孔处之上方，用裂钻水平向切开下颌骨的内板，后界止于下颌小舌后方，距下颌孔后缘约 0.5cm。骨切开线全长均须切过内侧骨板达松质骨。此全程均应注意避免损伤下牙槽神经血管束，沿下颌升支前缘设计的切开线上打几个钻孔，深达松质骨。再用裂钻将各针孔连成一深达松质骨的骨沟，使骨沟之上端与下颌升支内侧水平骨切线相连。自骨沟下端转而向下，经下颌第二磨牙颊侧切开外侧骨板直达相应的下颌下缘内侧，用双侧薄刃骨刀，分别经下颌升支前缘及下颌升支、体交接部的骨沟进入，在外侧骨板与髓质骨之间交替敲击深入，逐步完成全部的矢状骨劈开。之后，把下颌体前移到和对侧长度相同时固定升支和体部（可以用牵张成骨器前移下颌体）。

2）单侧下颌骨截骨前移术：分离和切口与矢状劈基本相同，切口前移到第一磨牙前的位置，但截骨在下颌骨体部，把下颌骨在体部做横 Z 形截骨，再把截骨的前部前移到和对侧颌骨长度相同时固定体部。

3）倒 L 形和 C 形截骨前移术：手术方法和矢状劈相同，只是截骨在下颌骨升支和体部连接部进行倒 L 形和 C 形截骨。

（2）单侧下颌骨延长术：手术与倒 L 形和 C 形截骨是相同的，只是截完骨后在截骨线的两侧骨牵张器，从耳后引出延长杆或从口腔内引出延长杆。延长到和对侧长度相同为止。留置延长器固定 3 个月后移除。

2. 软组织和面横裂的矫正

（1）面横裂的治疗：

1）Z 整形修复术：见本章第三节第一部分。

2) 肌黏膜瓣修复术：日本 Tomoaki 设计了一种口角的肌黏膜瓣，对口角肌肉进行修复，在口角形成两个矩形的肌黏膜瓣，转移缝合，面部设计成多个 W 形的皮瓣交错缝合。这种方法口角能更椭圆，外形更贴切正常。

(2) 软组织的矫正：可采用自体脂肪移植和局部脂肪筋膜瓣转移充填进行治疗。

三、Pierre-Robin 综合征

Pierre Robin 综合征又称小颌腭裂综合征、Robin 序列征，是一种胚胎发育障碍引起的常染色体显性遗传疾病。出生后发现小下颌，舌后坠，腭裂畸形。

(一) 病因

一种是机械原因，是下颌在生长时被其他肢体器官阻止生长所致。另一种原因是遗传因素。目前研究和 Pierre Robin 综合征相关的基因有 *SOX9* 基因和 *KCNJ2* 基因，以及 *LAR RPTPs* 和 *Ptprf* 基因。Stewart 等人制备了 *Ptprs*;*Ptprf* 基因修饰小鼠，发现 39% 的 *Ptprs*-/-；*Ptprf*-/- 胚胎出现下颌畸形。

(二) 临床表现

Pierre Robin 综合征表现为下颌短小、舌下垂，1923 年由 Pierre 等首次报道。主要临床症状为喂养困难、吸气性呼吸困难、阵发性发绀和喂养困难(图 14-15)。

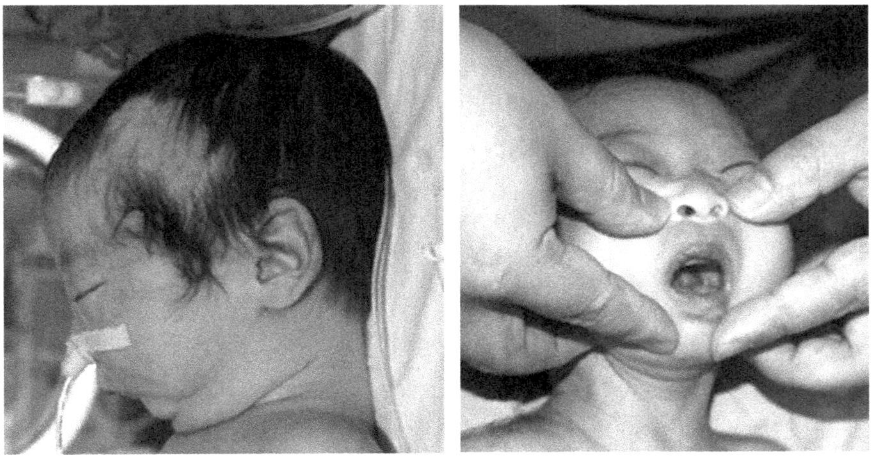

图 14-15 Pierre-Robin 综合征的临床表现

(三) 诊断

1. 临床症状 具有：①小下颌畸形；②舌后坠；③腭裂或高腭弓，就可诊断 Robin 综合征。

2. 辅助检查 CT 和 X 线侧位片可以了解下颌骨后缩情况和气道狭窄情况。24 小时呼吸睡眠测定可以了解患儿缺氧的情况。

(四) 治疗

1. 对症治疗 ①采取俯卧位，避免舌后坠；②若舌根阻塞导致呼吸困难，宜用纱布将舌牵出，若用通气喉罩更方便有效；③新生儿期可用鼻饲管喂养，防止喂养困难而导致营养不良；④有吸入性肺炎等并发症时，应及时抗感染治疗。严重的患儿则选择气管切开。

2. 唇舌粘连术 有两种方法，① Caroline 的方法：把舌下和口唇各翻一个瓣缝合固定，

二期再切开。② Arlen 的方法：直接由舌底缝合后从下唇下穿出，用一纽扣固定在下唇下。1 个月后拆除，无需再次手术。

3. 舌前移术　波士顿的 Shelly 提出前移舌可以治疗 Pierre-Robin 综合征，他把舌底和体舌尖前移后固定在下颌骨和下唇上，前移了舌体部，对轻中度的 Pierre-Robin 综合征可以有较好的疗效。

4. 下颌延长术

(1) 延长距离的计算：应该是 $a=\sqrt{b^2+c^2}$（a 为下颌需要前移的距离，b 为上下颌骨水平相差的距离，c 为和正常新生儿下颌骨支垂直相差的距离）。

(2) 手术：采用气管插管或喉罩置管全麻，设计口外下颌骨下区切口，沿下颌骨下缘约 2cm 切开皮肤皮下组织颈阔肌翻瓣向上，暴露下颌水平支，切开骨膜，剥离骨膜，沿骨膜下向后分离出下颌角，再向上分出升支，设计斜形或倒 L 形截骨线。按下颌升支长轴偏前下方为牵引方向，用超声骨刀或气动微动力锯切开下颌骨内外侧骨皮质骨松质，薄刃骨凿裂开颌骨，保留颌骨深面骨膜和翼内肌附着以使颌骨断端有较好血供。在骨折线两端安置下颌骨牵张器，用钛钉固定，每侧各 2 个钛钉。将牵张器末端从耳垂下穿出皮肤位于口外。目前，多数学者采用下颌延长来矫正小下颌畸形，均收到了较好的效果。也有人认为，轻、中度 Pierre Robin 综合征采用舌唇粘连，重度采用牵张延长矫正。

术后处理及 2 次手术：根据上述公式计算的下颌骨所需长度来决定牵引延长的长度。术后第 3~5 天开始牵引，3 次 /d，0.4mm/ 次，每天牵引 1.2mm。术后均采用侧卧位，鼻饲管母乳喂养 5 天后改经口母乳喂养，由少到多逐渐增加。同时静脉营养支持治疗。牵引结束后经过 8 周 ~3 个月稳定期，再拍摄头颅侧位片，可见牵引间隙内有高密度骨质影，此时可进行第二次手术拆除牵引器，从原切口进入，分离瘢痕组织，暴露牵引器及钛钉，旋出钛钉。移除牵引器，逐层缝合。7 天拆线。

（沈卫民）

第五节　唇　腭　裂

唇腭裂的发病率为 1∶(600~1 000)。根据中国出生缺陷监测中心 1996~2000 年所获得的结果显示，全国 31 个省（自治区、市）的 2 218 616 多万围产儿中，检出唇腭裂 2 265 例，患病率为 1.6∶1 000。我国唇腭裂的发病率有上升趋势，与近期国外的报道相近似。亚洲和拉丁美洲儿童唇腭裂发病率是 1/600，白种人唇腭裂发病率是 1/1 000，非裔美国人则是 1/12 000。唇腭裂患儿的男女性别之比为 1.5∶1，男性多于女性。

【病因】

1. 遗传因素　部分唇裂和腭裂的患儿，其直系或旁系亲属中可发现类似的畸形，因而认为唇腭裂畸形与遗传有一定关系。遗传学研究还认为唇、面、腭裂属于多基因遗传性疾病。可能的易感性基因包括 *TGFα*、*TGFβ*、*BCL3*、*MSX1*、*DLX2*、*RARA* 基因等。

2. 营养因素　有动物实验发现小鼠缺乏维生素 A、B_2 及泛酸、叶酸等时，可以发生包括腭裂在内的各种畸形，但人类是否也会因缺乏这类物质而导致先天性畸形的发生，尚待进一步研究。

3. **感染和损伤**　母体在怀孕初期如遇到某些损伤，特别是引起子宫及邻近部位的损伤，如不全人工流产或不科学的药物堕胎等均能影响胚胎的发育而导致畸形。母体在妊娠初期，罹患病毒感染性疾病如风疹等，也可能影响胚胎的发育而成为畸形发生的诱因。

4. **内分泌的影响**　妊娠期，孕妇生理性、精神性及损伤性等因素，可使体内肾上腺皮质激素分泌增加，从而诱发先天性畸形。

5. **药物因素**　有些药物可能导致畸形的发生，如环磷酰胺、甲氨蝶呤、苯妥英钠、抗组胺药物、美克洛嗪、沙利度胺等均可能致胎儿畸形。

6. **物理因素**　胎儿发育时期，如孕妇频繁接触放射线或微波等有可能影响胎儿的生长发育导致唇腭裂的发生。

7. **烟酒因素**　流行病学调查资料表明：妇女妊娠早期大量吸烟（包括被动吸烟）及酗酒，其子女唇腭裂的发生率比无烟酒嗜好的妇女要高。

一、唇裂

【临床分类】

唇裂（cleft lip）的分类有很多方法，最简单的分类分为单侧和双侧的唇裂。

1. 单侧唇裂

Ⅰ度唇裂：仅限于红唇部分的裂开。

Ⅱ度唇裂：上唇部分裂开，但鼻底尚完整。

Ⅲ度唇裂：整个上唇至鼻底完全裂开。

2. **双侧唇裂**　按单侧唇裂分类的方法对两侧分别进行分类，如双侧Ⅲ度唇裂、双侧Ⅱ度唇裂、左侧Ⅲ度右侧Ⅱ度混合唇裂等。此外，临床上还可见到隐性唇裂，即皮肤和黏膜无裂开，但其下方的肌层未能联合，致患侧出现浅沟状凹陷及唇峰分离等畸形。

【治疗】

1. **唇裂治疗的发展历史**　手术是治疗唇裂的唯一方法。因此，早在上古时期就有直接切开缝合法。之后，很多医师不断改进，形成了许多的方法，从 Rose（1891 年）的直接拉拢缝合法，到 20 世纪 50 年代和 60 年代的最典型的上三角瓣（Millard 法）、下三角瓣法（Tennison 法）、中三角瓣法（矩形瓣法，LeMesurier 法）。

2. **手术年龄**　患儿进行单侧唇裂的手术年龄最合适的年龄为 3~6 个月，体重达 6~7kg 以上。双侧唇裂整复术比单侧整复术复杂，术中出血相对较多，手术时间也较长，一般宜于 6~12 个月患儿施行。新生儿期不再是禁忌，但由于患儿年龄小，解剖标志不清，对手术要求较高，因此，要慎重地进行手术矫正。一般不全性唇裂还是等到 3 个月以后手术治疗。

3. 唇裂的术前准备

（1）一般检查：包括体重、营养状况、心肺情况；有无上呼吸道感染以及消化不良；面部有无湿疹、疖疮、皮肤病等；此外，还应常规行 X 线胸部摄片，特别注意有无先天性心脏病，胸腺有无肥大；还应作血、尿常规检查，以判定血红蛋白、白细胞、出血时间及凝血时间是否正常。

（2）唇裂哺乳婴儿：术前 2~3 天应改用小匙或滴管喂养，以便术后适应进食方法。一般于术前 6 小时禁软食，之后开始禁食水。术前照相以便和术后对照。术前一天常规用肥皂和清水洗净鼻和面部，用生理盐水或漱口水清洗口腔，成人还须剪短鼻毛。

4. 单侧唇裂的治疗方法

(1)麻醉选择：除成人可在局部麻醉（眶下孔阻滞麻醉）下进行外，唇裂整复术，均应在气管内插管后施行全麻。

(2)手术方法：单侧唇裂整复术目前的方法有旋转推进法（Millard 法）及其改良的方法，鼻唇一期修复法（Salyer 法）。

1)旋转推进法（Millard 法）：此法优点是切除组织少，鼻底封闭较好，鼻小柱偏斜畸形可获得较好的矫正；患侧唇部中下份的瘢痕线模拟了人中嵴形态；唇弓形态较好。其缺点是定点的灵活性较大，破坏了患侧红唇嵴，初学者不易掌握；特别是完全性唇裂，修复后患侧唇高常显不足，具体的定点如图 14-16 所示。

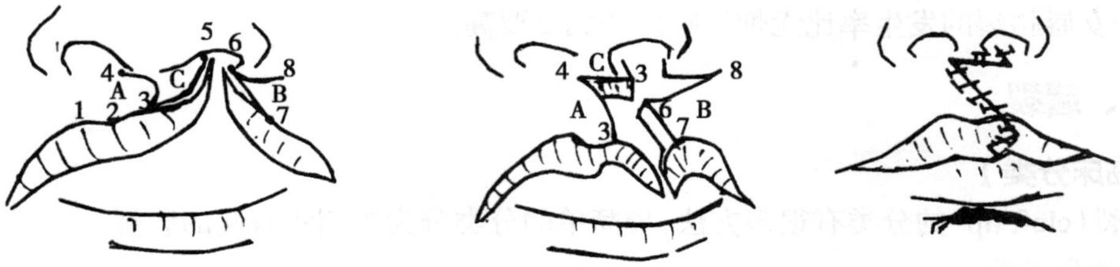

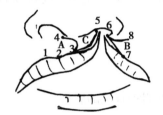

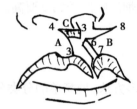

图 14-16　旋转推进法（Millard 法）

2)鼻唇一期修复法（Salyer 法）：如文末彩图 14-17 所示。它的定点和 Millard 法的 1、2、3 点是一样的，只是多了两鼻翼点，还要确定干湿唇线。

5. 双侧唇裂的治疗方法　双侧唇裂目前采用的整复方法为：

(1)前唇原长的整复术（图 14-18）：适用于婴儿及前唇较长的成人患者，以前唇现有组织作上唇中央部分。本法在手术后短期内上唇显短，但随着上唇功能的恢复和年龄的增长，上唇的长度可逐渐趋于正常。

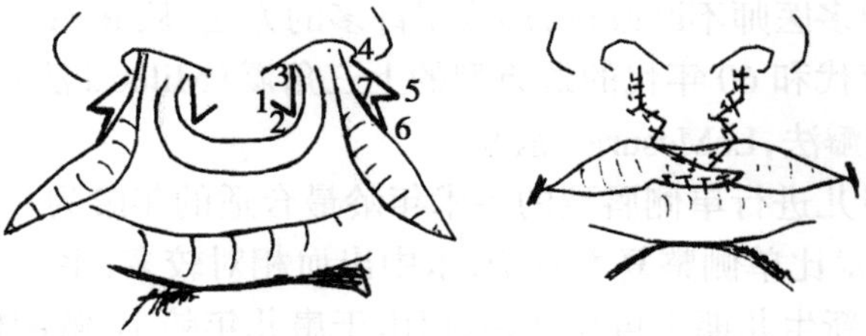

图 14-18　前唇原长法的双侧唇裂整复术示意图

(2)Mulleken 法双侧唇裂修复术：它的定点较复杂，但也是常规的定点（图 14-19）。

6. 唇裂的术后处理

(1)患儿在全麻未醒前，应保持患儿平卧，将头偏向一侧，以免误吸而窒息。

(2)全麻患儿清醒后 4 小时，可先给予少量水，如无呕吐后可进少量流质或母乳；应用滴管或小汤匙喂饲。

(3)术后唇部创口暴露。每天以 0.9% 生理盐水清洗创口，保持创口清洁。如创口表面已形成血痂，可用过氧化氢液、生理盐水或金霉素眼膏清洗，以防痂下感染。对幼儿更应加

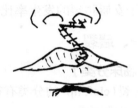

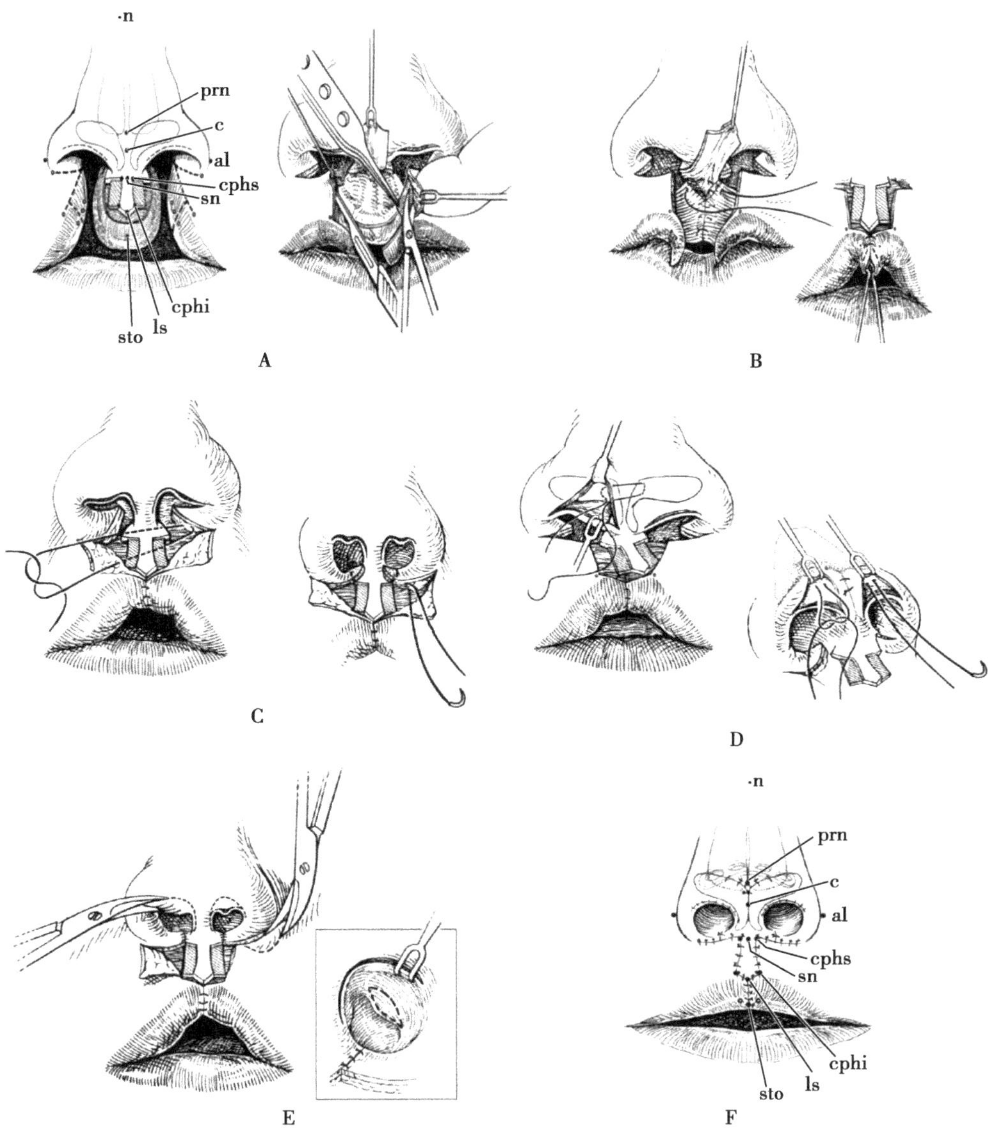

图 14-19　Mulleken 法双侧唇裂修复术示意图

A. n 为鼻根点；prn 为鼻尖点；c 为鼻小柱上点；sn 为鼻中隔下点；cphs 为人中嵴上点；cphi 为人中嵴下点（唇峰）；al 为鼻翼点；sto 为口点；ls 上唇突点或两唇峰的中间点；B. 缝合肌层；C. 缝合鼻翼软骨；D. 缝合鼻翼脚；E. 修除多余皮肤；F. 缝合完毕，外形不理想者可加一块可吸收的板支撑鼻形（图片来源于 Mulliken John B.Plast Reconstr Surg，1999，104（5）：1247-1260）

强护理，约束双手活动，以免自行损伤或污染伤口。

（4）术后应给予静脉应用抗生素，预防感染。

（5）正常愈合的创口，可在术后 7 天拆线，口内的缝线可稍晚拆除或任其自行脱落。

（6）术中放置唇弓的患儿应 10 天后去除唇弓拆线。在使用唇弓期间，应注意观察皮肤对胶布有无过敏反应和皮肤压伤，如有发生应及时拆除。

（7）术后或拆线后，均应嘱咐家属防止患儿跌跤，以免遭致伤口裂开。

(8)术后10天开始使用抗瘢痕药物,如硅凝胶类的抗痕药物。

二、腭裂

腭裂(cleft palate)可单独发生,也可与唇裂同时伴发。腭裂不仅有腭部软组织畸形,大部分腭裂患者还可伴有不同程度的腭骨缺损和上颌畸形。可以出现吮吸、进食及语言等生理功能障碍。由于颌骨生长发育障碍还常导致面中部塌陷,严重者呈碟形脸、咬殆错乱(常呈反殆或开殆)。还可引起语言功能障碍和牙殆错乱。

【临床分类】

腭裂分为Ⅰ度、Ⅱ度、Ⅲ度。

Ⅰ度:只是悬雍垂裂。

Ⅱ度:部分腭裂,裂未及切牙孔。根据裂开部位又分为:①浅Ⅱ度裂,仅限于软腭;②深Ⅱ度裂,包括一部分硬腭裂开(不完全性腭裂)。

Ⅲ度:全腭裂开,由腭垂到切牙区,包括牙槽突裂,常与唇裂伴发。

【治疗】

1. **腭裂的手术年龄**　目前多学者主张早期进行手术为宜,在8~18个月左右。

2. **腭裂的术前准备**　首先要进行严格的体格检查;其次实验室检查主要是X线胸片、血常规、出血、凝血时间,活化部分凝血活酶时间(APTT)或凝血酶原时间(PT)。值得一提的是,对于胸腺增大患儿,由于应激反应能力较差,麻醉、手术等刺激易发生心脏停搏等意外,建议最好推迟手术;如不推迟手术,则手术前3天需应用激素,预防意外发生。扁桃体过大可能影响术后呼吸者,应请耳鼻喉科的医师先予以摘除;要保持口腔和鼻腔清洁,术前清除口腔病灶。

3. **麻醉选择**　腭裂整复手术均采用全身气管内插管麻醉。

4. **腭裂的治疗手术方法**　腭裂修补有腭成形术(palatoplasty)和咽成形术(pharyngo-plasty)。

(1)腭成形术基本手术操作:不管何种腭裂修复手术方法,除切口不同外,其基本操作和步骤大致相同,如图14-20所示。

(2)现在较多用的是两瓣法、双瓣后推法(Von Langenbeck法)和软腭逆向双"Z"形瓣移位术(double opposing Z plasty palate repair):双瓣后推法(Von Langenbeck法)就是关闭裂隙、后推延长软腭长度。而软腭逆向双"Z"形瓣移位术是由Furlow(1978年)报道。通过口腔面和鼻腔面的两个方向相反、层次不一的"Z"形黏膜肌瓣交叉移位,以达到肌纤维方向复位和延长软腭的目的。适用于裂隙较狭的各类腭裂和腭裂术后腭咽闭合不全或先天性腭咽闭合不全者(图14-21)。

(3)咽成形术:对于腭裂术后存在腭咽闭合不全者,可做咽成形术,有以下两种方法:①咽后壁组织瓣转移术:此法是将咽后壁黏膜肌瓣转移至软腭部,达到延长软腭长度、缩小腭咽腔,从而有效地增进腭咽闭合,改善发音条件的目的。该方法适用于软腭过短或腭垂缺少、软腭与咽后壁距长、软腭活动度差、咽侧壁移动度好的腭咽闭合不全患者。②腭咽肌瓣转移术:虽然咽后壁组织瓣转移术有缩小咽腔、增进腭咽闭合功能的效果,已成为改善腭咽闭合的一种常用方法。但由于形成咽后壁的两侧纵行切口均切断了进入咽上缩肌的运动神经,因此,咽后瓣是静态地延长软腭将腭咽腔一分为二来达到缩小腭咽腔的目的,以致讲话时不能进行协调运动。

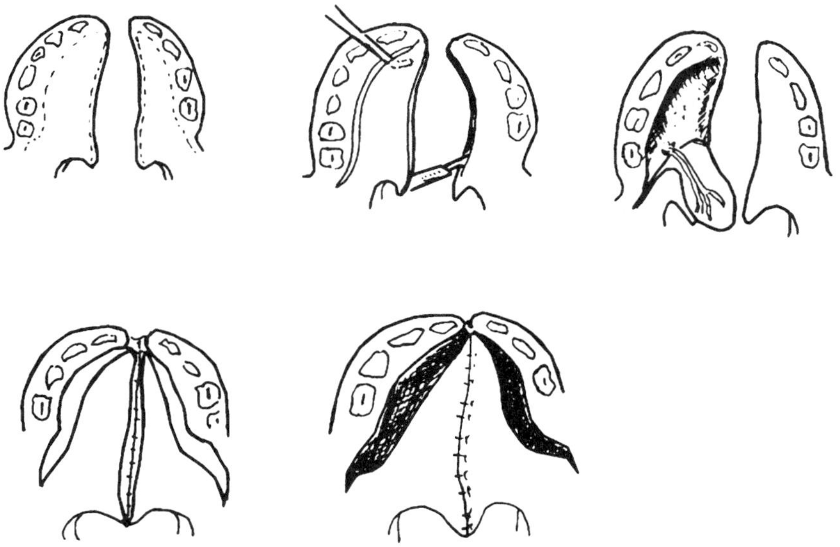

图 14-20　腭成形术基本手术操作示意图

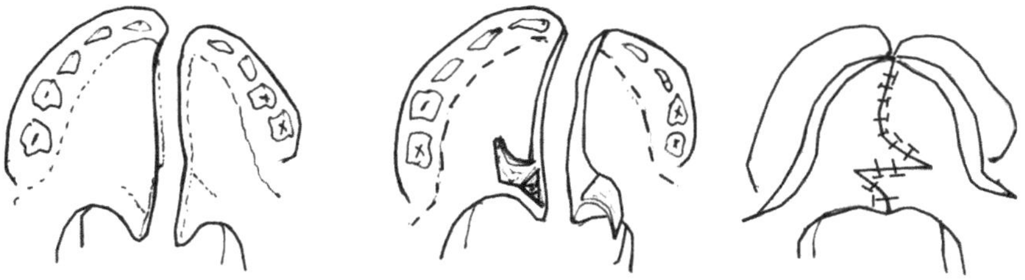

图 14-21　Furlow 法手术示意图

5. 术后处理

(1)腭裂手术后需待患儿完全清醒后才可拔除气管内插管;拔管后患儿往往有一嗜睡阶段,因此回到病室或复苏室后,应仍按未清醒前护理严密观察患儿的生命体征。体位宜平卧,头侧位或头低位,以便口内血液、唾液流出,并可防止呕吐物逆行性吸入。病房应配有功能良好的吸引设施,以便及时吸除口、鼻腔内过多的分泌物。在嗜睡时可能发生舌后坠,妨碍呼吸,可放置鼻咽通气道;必要时给氧气。如患儿哭声嘶哑、喉头水肿,应及时用激素治疗并严密观察呼吸,可用地塞米松 5mg 肌内注射或静脉注射。可雾化吸入,每天 1 次。发现呼吸困难时应及时尽早行气管切开术,防止窒息。

(2)注意术后出血,手术当天唾液内带有血水而未见有明显的渗血或出血点时,局部无需特殊处理,全身可给予止血药。如口内有少量渗血无明显出血点者,局部用纱布压迫止血。如见血块则应注意检查出血点,有明显的出血点或出血量多者应及时送回手术室探查,缝扎止血,彻底止血。

(3)患儿完全清醒 4 小时后,可喂少量糖水。流质饮食应维持至术后 2~3 周,半流质 3 周,之后可进普食。

(4)每天应清洗口腔,鼓励患儿食后多饮水,有利于保持口腔卫生和创口清洁。严禁患儿大声哭叫或将手指等物纳入口中，以防创口裂开。

(5) 术后 8~10 天可抽除两侧松弛切口内填塞的碘仿油纱条；创面会很快由肉芽和上皮组织所覆盖。腭部创口缝线于术后 2 周拆除；如患儿不配合，缝线可不拆除任其自行脱落。

(6) 预防感染，腭裂术后应常规应用抗生素，预防创口感染；如高热不退或已发现创口感染，抗生素的应用时间可适当延长。还可用呋麻滴鼻液滴鼻来保持口腔清洁，每天 1~2 次。

6. 术后的语音训练

(1) 语音康复锻炼：嘱患儿吹哨、吹气球、吹肥皂泡等训练，这样口腔内压力增高，腭咽闭合更须严密，软腭，尤以悬雍垂须提得更高。腭裂修复术后 1 个月开始锻炼，每天 6~12 次。目的是要恢复正常的腭咽闭合，以便发出正常的语音。

(2) 语音训练的内容：①语音不良习惯的矫正训练。②腭咽闭合功能训练：腭咽闭合功能的训练一般在术后 3~4 周开始，具体方法包括局部软腭按摩，以使瘢痕软化；作干呕、打呵欠和高声发“啊”音，以训练软腭的抬高运动；唇、舌和下颌作多方运动，以训练唇、舌和下颌在语音活动中的协调性；口腔内鼓气以训练增加口腔内气压。③语音呼气节制训练：应通过吹蜡烛、吹气球乐器等方法进行训练。④语音技能发育训练：语音是一个复杂的功能系统，语音缺陷的个体差异大。要教孩子正常的发音技能，语音技能的发育缺陷有关语音病理医师应有针对性地给以技能指导并矫正。⑤语音基本要素的训练：学发辅音时，有些话音病理学家主张根据塞音、鼻音、边音、擦音和塞擦音的顺序，先发塞音，最后学塞擦音。最好按照正常婴儿开始发音的生理次序，即[m]、[b]、[p]、[w]、[h]、[n]、[i]、[d]、[k]、[g]、[ng]、[j]、[ch]、[f]、[l]、[r]、[sh]、[z]、[s]的次序进行训练。⑥单词和语句训练：在患儿掌握了拼音字母和单字拼音等语音基本要素之后，便可开始单词和语句的训练，并逐渐加长句子和加快速度。自己可练习唱歌、诵诗、读报等。另外，还应给患儿尽可能多地创造交谈的机会。

（沈卫民）

第六节　巨　舌　症

巨舌症是一种相对罕见的疾病，一般是指在静息状态下舌的体积超出牙槽嵴。巨舌症可导致牙齿 - 肌肉 - 骨骼畸形，出现咀嚼、言语障碍和呼吸道阻塞。

（一）分类

1986 年，Vogel 把巨舌分为真性和相对性巨舌症。前者，可以是先天性或后天性的，是由舌头的原发病引起的。而相对性巨舌症主要与小口腔或神经功能障碍有关。Myer 则将其分为全身性和局灶性两大类，并根据病因学分为先天性、炎症性、创伤性、代谢性和肿瘤性等亚类。

（二）病因

Balaji 根据病因将其分为四类：组织过度生长、组织浸润、相对性巨舌症、炎症或感染性疾病。

组织过度生长：如 Beckwith-Wiedemann 综合征（BWS）、新生儿糖尿病、先天性甲状腺功能减退症和染色体异常等。

组织浸润：如血管瘤或脉管畸形、肿瘤、黏多糖病、淀粉样变性和神经纤维瘤病等。

相对性巨舌症：如唐氏综合征、小颌畸形、肌张力减退和血管性水肿等。

炎症或感染性疾病：如结核、梅毒、放线菌病等。

巨舌症与 Beckwith-Wiedemann 综合征、黏多糖病等多种先天性疾病有关；而获得性巨舌症的原因可能是淀粉样变性、黏液性水肿、淋巴瘤等全身性的疾病，也可能是血管神经性水肿引起的局部变化。

（三）诊断和鉴别诊断

静息状态下舌的体积超出牙槽嵴就可诊断。巨舌症的初步诊断往往不难，难点在于查找巨舌症的病因。需要通过病史和体格检查进一步评估，查找疑似病因，并进行必要的实验室检查。例如：核型和代谢筛查有助于进行一些染色体异常和先天性代谢异常疾病。彩超、增强 CT、磁共振和血管造影等检查对于鉴别诊断血管瘤和脉管畸形具有显著优势。

（四）治疗

巨舌症的治疗方法侧重于针对病因的多学科手段，以降低颌面部和言语永久性改变的风险。临床上大多首选针对病因的保守措施。例如，血管瘤和脉管畸形的硬化剂注射治疗、冷冻疗法和栓塞等治疗可以纠正下颌变形、牙齿和美学畸形等并发症，并在一定程度上保持舌头的味觉、敏感性和运动。

手术治疗巨舌要依据症状和体征来确定。舌头是否有增厚和扩大，是否存在前后牙开殆、伴有或无反殆的咬合不正、舌头长期突出、舌裂隙和溃疡等情况就需要手术治疗。

有人提出，外科手术治疗的最佳年龄在 4~7 岁。然而，当恶性肿瘤的并发症导致患者生命处于危险中，则可能需要进行早期矫正。

巨舌症的舌切除术主要分为外周舌切除术和中线舌切除术两种。外周舌切除术是通过外周切口，在舌边缘切除组织，其并发症可能是活动性降低，舌头呈现球形外观。中线舌切除术可有效减少长度，但宽度保持不变。舌中央部分切除具有保留言语、感觉和味觉的优点。V 形和椭圆形切口的组合被称为钥匙孔形切口，该切口同时减少了舌头的长度和宽度。Balaji 则建议保留舌头的尖端和侧面，因为舌尖的最终形态具有美学作用，侧边缘的保留防止了舌头肌肉的纤维化。

每位患者都应该进行个性化评估，以选择最合适的手术方法，并且每一位接受过舌切除术的患者都应该接受言语治疗，以修复或改善后天的缺陷。

（沈卫民）

第七节　先天性耳前瘘管

先天性耳前瘘管（congenital preauricular fistula）是一种常见的先天性外耳畸形，是耳郭的形成过程中结节融合不全产生的瘘管，90% 病例的瘘管开口于耳屏与耳郭之间的前方，少数病例瘘管开口可在耳轮脚与耳屏间切迹至同侧口角的连线上，罕见于耳郭、耳垂、外耳道及乳突表面等其他部位。

【病因】

发病原因是胎儿期第一鳃沟不完全闭合的遗迹。先天性耳前瘘管为一盲管，长约

1.0~1.5cm，可单侧或双侧同时存在，左侧略多，瘘管深浅不一，可有分支或呈弯曲状。

【临床表现】

在耳郭与耳屏之间有一漏口，挤压时可有微臭的稀薄黏液或白色乳酪样分泌物自瘘管口溢出。反复感染者，瘘管附近皮肤可发生溃烂、充血、结瘢，创面难以自愈，局部形成溢脓小孔。如瘘管长，伸展较远，可在深部发生感染，导致远离瘘管处发生脓肿。

【治疗】

手术治疗是唯一治疗的方法。但无继发感染者，可观察，不需要治疗。对于急性感染期的瘘管，可先行保守治疗，或切开排脓。等感染痊愈，3 个月后再行手术治疗。术中用亚甲蓝注入瘘管做标记，彻底切除瘘管。对瘘管深切跨过外耳道的，需谨防损伤面神经，术前和家属反复交代病情，一旦损伤，修复的概率较低。术后有一定的复发率。

（沈卫民）

第十五章　颈部疾病

学习目标

1. **掌握**　巨囊型淋巴管畸形的临床表现，诊断、鉴别诊断及外科治疗方法；鳃源性囊肿及瘘、甲状舌管囊肿及瘘的临床表现，诊断、鉴别诊断及外科治疗方法。
2. **熟悉**　先天性颈静脉扩张症的临床表现及治疗方法。
3. **了解**　常见颈部疾病的胚胎学发育特点、手术操作要点及常见术后并发症。

第一节　颈部先天性囊肿与瘘管

一、巨囊型淋巴管畸形

淋巴管畸形（lymphatic malformation，LM）常见的一种先天性脉管畸形疾病。根据淋巴管囊腔的大小将 LM 分为巨囊型、微囊型和混合型 3 型。巨囊型 LM 由 1 个或多个体积 $\geqslant 2cm^3$ 的囊腔构成（即以往所称的囊性淋巴管瘤或囊性水瘤），好发于头、颈部，新生儿中发病率为 1/12 000，男女发病率相同。50%~65% 的患儿出生时就存在此病变，80%~90% 的患儿 2 岁前被发现，部分出生前经 B 超检查可发现。

引起巨囊型 LM 的原因可能是在淋巴系统发育过程中，由于某种原因使淋巴管系统紊乱，造成淋巴管非恶性的异常生长和扩张，即形成 LM 组织。这些扩张的淋巴管缓慢地增大，可以通过推动其邻近的结构浸润到周围组织。

知识拓展

淋巴管畸形的胚胎学

在胚胎发育第 5~8 周，原始淋巴管先后从两侧颈内静脉外侧、肠系膜静脉、左右髂静脉发出颈囊、腹膜后囊、髂静脉囊，而后形成全身淋巴系统。当淋巴管与静脉在发生过程中发生连接障碍时，形成孤立的淋巴囊，囊逐渐增大形成淋巴管畸形。

【临床表现】

巨囊型 LM 是一个壁薄多囊性的肿块，由内皮细胞组成，偶带有淋巴细胞及多少不等的纤维基质，囊腔内充满淋巴液，如发生出血，囊液可呈褐色。

巨囊型 LM 表现为质软、囊性、有分隔、无柔韧感、可透光且可被压缩的肿块。囊肿大小不一，可以几厘米至几十厘米不等。75% 的巨囊型 LM 好发于一侧颈部。左侧颈部巨囊型 LM 的发生率 2 倍于右侧，可能是因为左侧颈内静脉和锁骨下静脉的汇合处有胸导管的进入。颈部的巨囊型 LM 偶尔向下延伸至锁骨后进入腋窝或者纵隔，所以查体时应注意检查腋窝。大多数巨囊型 LM 出生时很小，以后逐渐长大。囊肿迅速增大常常是因为囊内出血或者感染，这时肿块质地变硬，皮肤表面可表现为淡蓝色，或者局部红热，伴有压痛感。特殊部位巨囊型 LM 则可能导致毁容、畸形、压迫重要器官引起功能障碍，造成长期后遗症，甚至危及生命。

知识拓展

淋巴管畸形的常见并发症

1. 囊内出血　多见，常因出血致囊肿增大而发现。

2. 感染　少见，常可致压痛感，质地变硬。

3. 压迫邻近器官　常可导致呼吸道阻塞、失明、吞咽困难、肢体功能障碍等，其中气道压迫是极为危险的并发症。

【鉴别诊断】

颈部柔软、固定、无压痛的肿物，超声检查表现为多房囊性占位，诊断巨囊型 LM 没有困难。在合并囊内出血肿物变硬时应与颈部其他占位性疾病鉴别，如血管瘤、淋巴结增生、鳃裂囊肿和畸胎瘤等。

【治疗】

巨囊型 LM 极少自发性消退，在遭受创伤、感染及发生囊内出血或不适当治疗后，常突然增大。传统治疗方法是手术切除，近年来应用硬化剂（如博来霉素、聚桂醇、无水乙醇及 OK-432 等）经 B 型超声引导下注射治疗软组织巨囊型 LM 疗效显著。不具备注射治疗条件，或注射无效、复发者仍应手术治疗。对于产前发现的颈部巨囊型 LM，怀疑气管压迫时，需要产时子宫外处理（ex-utero intrapartum treatment，EXIT）。出生后存在呼吸困难、喘鸣，或有囊内出血造成气管和纵隔受压者应紧急处理。

治疗前应行 CT 或者 MRI 检查，以确定巨囊型 LM 的范围。

颈部巨囊型 LM 常常边界不清楚，沿着肌间隙、神经和血管旁向软组织间隙侵袭生长。手术治疗时应小心处理。对于多房性 LM，手术切除时有时很难避免神经损伤。手术时要尽量小心识别。一旦神经损伤，会导致相应区域的功能一过性甚至永久性丧失。

巨囊型 LM 多数预后良好。

二、鳃源性囊肿及瘘

鳃源性囊肿（branchiogenic cyst）及瘘较甲状舌管囊肿及瘘少见，鳃囊肿又较鳃瘘少见，一般认为男女发病率相等。

【胚胎学】

在原始胚胎中有六对潜在鳃弓，分别由六对连接背侧与腹侧大动脉的动脉弓支配。第五对鳃弓的出现是暂时性的，退化后不留有任何痕迹。每一对鳃弓都外被外胚层，内衬内胚层，并且内有中胚层充填，包含一支动脉、一支神经、一个软骨嵴和肌肉。鳃弓之间凹陷在外方称为裂，内方称为囊。裂由外胚层覆盖，囊由内胚层构成。鳃弓与鳃弓间连接处称为闭合膜。在人类，这些膜的闭合通常并不像鱼类那样形成鳃，因此，一些胚胎学家用“咽”代替“鳃”来描述这一变化，但为了讲述清楚，所以继续用“鳃”这个字。颈部囊肿与窦道的起源理论均基于这些动脉、肌肉、神经关系的异常。首先，颈内动脉是第二与第三、四对鳃裂畸形的标志。其次，位于颈下部胸锁乳突肌前方的窦道外口不能区别第二、三、四鳃裂残迹；在胚胎中，这些裂在颈部拥有共同的外口——颈 His 窦，这是由第二对鳃弓过度生长超过其余鳃弓开口所形成的。囊肿、窦道、瘘管与颈内结构的关系，由颈动脉分叉、舌下神经或茎突舌骨肌和二腹肌决定某一特定畸形的起源位置，而不是由外口的位置决定。第三，尽管第四对鳃裂瘘管可以被临床认定，但它在颈部两侧走向有所不同。在左侧，瘘管在主动脉弓下方的上纵隔走行，该处由胚胎期左侧第四对大动脉弓发育形成。由于胚胎右侧第四对大动脉弓发育成锁骨下动脉，所以右侧瘘管从该结构下方走行。各鳃弓的神经是重要标志，其重要性不仅在于它们可以诱发各种鳃源性畸形，还在于它们在手术时的易损伤性。因此，在第一对鳃裂手术时，避免面神经的损伤。

绝大多数鳃源性畸形是前两对囊或裂的复合体，如果存在内部窦道，其位置也可以预知。这种交通可以通过直视喉镜、吞钡、CT 或瘘管造影显示。

起源于各弓的肌肉并不总是终止于骨连接或软骨突起。由于它们的神经支配源于各弓，所以它们的起点可被追及。主要的肌肉起点是：①第一对弓：咀嚼肌、鼓膜张肌、下颌舌骨肌、腭帆张肌、二腹肌前腹；②第二对弓：表情肌、镫骨肌、茎突舌骨肌、二腹肌后腹；③第三对弓：镫骨肌；④第四和第六对弓：咽、喉部肌肉。

另有的一个囊，发育成咽鼓管 / 中耳、鼓膜、外耳道。鳃裂囊残留物在正常情况下形成扁桃体、胸腺、甲状旁腺、甲状腺 C 细胞，其外部裂成分退化。这些腺体中，只有扁桃体还保留其囊袋起源。第三对鳃裂囊逐渐变长，并丧失其与咽的交通。之后，其背侧发育成下方甲状旁腺，腹侧成为胸腺的同侧叶。随着颈部的延长以及后来向下方迁移，外侧胸腺原始细胞于甲状腺下方进入上纵隔。邻近的甲状旁腺正常情况下终止于近甲状腺下极处。胚胎学家认为将来的上甲状旁腺源于第四对鳃裂囊，否认鳃后部来源于第四对鳃或退化的第五对囊。甲状旁腺正常时位于甲状腺背面，C 细胞位于甲状腺内。颈部外侧的囊肿或窦道可以是第二、三、四对囊的持续存在或残留，也可以是胸腺或甲状旁腺迁移中的残留。哪种囊引起哪种异常取决于内部窦道的位置。囊肿中发现胸腺组织并不能说明它的起源，因为第三和第四对囊肿都可以包含胸腺组织。

【临床表现】

1. **鳃源性囊肿** 大多在儿童期或者少年期发病。囊肿多位于胸锁乳突肌中上 1/3 处，颈内、外动脉之间。囊肿多为圆形肿物，界限清，直径一般为 2~3cm，质软，不活动，有时有一带状组织延续至颅底或咽部。囊肿可缓慢增大。75% 鳃裂异常起源于第二鳃裂，20% 为第一鳃裂，极少来源于第三、第四鳃裂，鳃裂囊肿常常发生在儿童期，而窦道、瘘管、残余软骨组织常发生在婴幼儿期。第二咽囊瘘管的开口可见于胸锁乳突肌前缘的颈部下 1/3 处皮肤上一小凹，瘘口表面可见黏液。

2. 鳃源性瘘 鳃源性瘘较鳃源性囊肿多见，常发生在婴幼儿期，一般单侧瘘占 90%，双侧瘘占 10%，瘘孔多在胸锁乳突肌前缘下 1/3 的部位，一般较囊肿位置低。瘘孔在婴儿出生时即可出现，孔陷像小半粒米大小，直径不超过 1~2mm。从瘘孔处间歇排出黏液性透明液体，合并感染可排出脓性液体。瘘管可以分为完全和不完全两种：①完全者：瘘管从外口上行，经过颈部穿过颈内、外动脉交叉处，进入扁桃体窝开口于咽部；②不完全者：瘘从外口开始，进入颈部组织在一定的距离终止，长度不一。压迫瘘口时，常可涌出一滴透明黏液，提起瘘口上的皮肤，多能扪及一条向上走行的索条状组织。

梨状窝瘘是一种少见的鳃源性瘘，是由第三和第四鳃裂及复合体的残留导致。新生儿期梨状窝瘘，常表现为颈部无痛性、囊性肿块，伴有进行性增大，甚至压迫气道。儿童期的梨状窝瘘常表现为反复感染、蜂窝组织炎。可突然起病或继发于上呼吸道感染。诊断可依靠病史和钡餐检查发现瘘管。

【治疗】

应早期手术切除。因反复感染可导致瘢痕产生，进而增加手术切除难度，建议在患儿 3~6 个月后手术。手术要防止损伤附近的血管和神经。手术解剖一般不困难。

如有感染，应先引流，并使用抗生素，待控制感染后再择期手术。防止术后复发的关键在于切除整个瘘管或囊肿及连附的瘘管直到咽壁。有学者建议手术时在内镜指引下于咽后壁或梨状窝注射亚甲蓝，指引手术时的瘘管游离，可以减少复发的机会。

三、甲状舌管囊肿及瘘

甲状舌管囊肿(thyroglossal duct cyst)及瘘是小儿颈部常见病之一，指在胚胎早期甲状腺发育过程中甲状舌管退化不全、不消失而在颈部遗留形成的先天性囊肿，感染破溃后成为甲状舌管瘘。本症虽为先天性，但在囊肿较小时可无任何症状，常因成年后囊肿增大或感染而发现。

【胚胎学】

甲状舌管的胚胎发育涉及甲状腺和舌骨。在胚胎第 4~7 周，位于第 1~2 对鳃弓正中凹陷部分的甲状腺始基组织开始发育，并下移至颈部，形成细长的甲状腺舌管。在胚胎第 5 周，第 2~3 对鳃弓形成舌骨，舌骨两端在甲状舌管上端合并成完整的舌骨，舌骨基底部形成舌盲孔，而甲状舌管下端的组织，发育成甲状腺。甲状舌管从舌盲孔到甲状腺锥状叶，呈两端闭合盲管。正常情况下，甲状舌管下移后将自行闭锁、退化。当甲状舌管退化不全，可以发生在舌盲孔到胸骨切迹间甲状舌管移行的任何部位，黏液状分泌物不能排出则形成囊肿。据文献报道，78% 表现为囊肿，其余为窦道，伴自发性渗液。40% 位于中线略偏左。另有资料报道 60% 与舌骨相连，24% 位于舌骨上，13% 位于舌骨下，8% 位于舌骨内。偶见囊肿达甲状腺锥体叶或甲状腺内，甚至纵隔内。甲状腺移行完全失败时，导致甲状腺在舌基底舌盲孔下方发育，颈部没有甲状腺组织，在甲状舌管中或接近甲状舌管中，称之异位甲状腺，发生率为 10%~45%。

【临床表现】

甲状舌管囊肿及瘘绝大多数位于颈中线，但是少数病例也可略微偏向一侧。囊肿或瘘口的高度，自舌盲孔到甲状腺下缘的任何地方均可见，最常见于舌骨前下方、甲状舌骨膜或甲状软骨部位。

甲状舌管囊肿一般为直径1~2cm的圆形肿块，边缘清楚，往往因囊内分泌物充盈紧张，肿块有实质感。由于囊肿与舌骨间有纤维组织索相连，肿块可随吞咽与伸舌运动向上下移动。囊肿常不与皮肤黏着，无压痛，亦不影响吞咽运动。当囊肿发生感染时，表现为局部疼痛、压痛及皮肤发红，向外溃破时流出脓性分泌物，以后在囊肿与皮肤之间形成一条窦道，窦道的开口只有1~3mm，位置在中央或稍偏一侧，该窦道形成甲状舌管瘘。从瘘口经常排出透明或混浊的黏液，瘘口可暂时愈合，但分泌物潴留增多后又自动破溃，如此可长年累月反复地时愈时破。

【诊断与鉴别诊断】

甲状舌管囊肿诊断并不困难，B超是首选检查。甲状舌管囊肿常被误诊为一般性囊肿，行单纯囊肿切除术，复发率高达50%以上，因此要与颈部中线附近的疾病相鉴别，如颈部皮脂腺囊肿、皮样囊肿、淋巴结炎、鳃裂囊肿或鳃瘘等，并要注意鉴别异位甲状腺、副胸腺等。

【治疗】

甲状舌管囊肿在诊断确定后，应争取在感染发生前手术切除。无感染的囊肿可于患儿2岁后手术；伴发感染患儿，应在感染控制后2~3个月手术，并在手术前30分钟给予抗生素。因囊肿蒂部与舌骨相连，瘘管多通过舌骨的中央，手术中切除舌骨中段1cm及舌盲孔黏膜，可以有效避免瘘管的残留而导致复发。

课堂互动

甲状舌管囊肿和瘘手术要点

1. 需同时切除舌骨中段。
2. 找到瘘管盲端或结扎，完整切除瘘管。
3. 术前检测明确瘘管类型，若存在多发或分支瘘管，术中需完整剥离。
4. 若术前存在感染，需先控制感染，避免囊肿或瘘管破裂致囊壁、瘘管残留。

术后囊肿复发率约9%，手术方式的选择是影响术后复发的最主要因素，而术后感染或者先前有过引流也是高危因素。最容易复发的原因就是没有切除舌骨中段。据报道未切除的甲状舌管囊肿到成人期有1%转变为甲状腺癌。

第二节 先天性颈静脉扩张症

先天性颈静脉扩张症（congenital jugular phlebectasia）是一种比较少见的血管畸形。多见于小儿，好发于颈外静脉或颈内静脉。

【病因】

大多学者认为本病的病因不清，近年来多倾向于其为一种先天性发育缺陷所致的说法。正常情况下，颈内、外静脉在注入锁骨下静脉和无名静脉入口处具有单一静脉瓣，其远端无任何瓣膜。此唯一瓣膜如有缺陷或闭锁不全时，则将发生逆流现象，久之就会使行走于颈前或颈后三角区的静脉逐渐发生扩张，其壁变薄，又由于该处肌肉、筋膜也较薄弱，于是静脉向外膨出，在屏气时尤为显著。同时也有认为静脉壁本身先天发育不良，异常薄弱，缺乏弹力纤维，不能承受用力或屏气等引起的静脉压增高，因而发生本病。已有研究证明局部血管结构上的先天性缺陷是产生本病的主要原因，病理组织学研究显示弹性层缺失，结缔组织肥大，局部内膜增厚。小儿颈静脉扩张的形态多呈梭状，其远近端静脉直径正常，接近锁骨下静脉处往往仍有轻度扩张，中央部分直径可达 3cm，在成人病例中则多呈囊状或憩室状。静脉扩张多位于颈根部、锁骨上、胸锁乳突肌前缘或后缘（颈前三角或颈后三角）。

【临床表现】

先天性颈静脉扩张症多见于 10 岁以下小儿，偶见于成人，男多于女，右侧多见，双侧发病偶见。本病一般当小儿大声叫喊、咳嗽或大声唱歌时，家人无意中发现。位于颈根部的肿块，上述情况停止后，肿块即消失，平时该处平坦，也无任何不适感，偶有吞咽困难、头晕和声音变化。肿块可位于胸锁乳突肌前缘中下部或颈后三角区，也可位于颈中部。肿块多为 3~5cm 直径的长形或核桃大小的圆形隆起，质地柔软，有时皮肤略带蓝色。触诊无震颤或搏动，听诊无杂音。随小儿生长，皮下脂肪减少，颈部发育相对增长，扩张的静脉日益明显。可能会出现血栓、肺栓塞、自发性破裂和血栓性静脉炎等并发症，其中最严重的是肺栓塞。

【诊断】

此病通过病史与体检不难作出诊断，主要有两个典型特征：①患儿用力、屏气时颈部膨出肿物；②压迫肿块时完全或部分消失。对于颈静脉扩张程度，国内外尚没有统一的诊断标准。

颈部血管超声可以确诊，并了解扩张血管的直径、范围；扩张的侧支情况以及血管内有无血栓形成。

本病主要与颈部鳃源性囊肿、囊性淋巴管瘤、血管瘤、动静脉瘘、喉囊肿、支气管囊肿和上纵隔囊肿等相鉴别，这些肿块在婴儿期即已存在，经常显露，并不随呼吸运动、屏气而改变大小或形态，因此鉴别无困难。

【治疗】

先天性颈静脉扩张症是一种良性疾病，有学者认为有自愈倾向。肿块不大不需治疗，自发破裂罕见，但需定期随访检查。当扩张的血管直径 >3cm 且呈渐进性增宽；患儿 >4 岁；有局部压迫或者头晕头痛等症状；引起 Horner 综合征；或者怀疑有血栓形成时应手术治疗。

手术方式包括扩张的静脉切除，或单纯结扎扩张静脉的近、远端及其侧支即可；扩张静脉缩窄成型；自体或者人工材料包裹等。对于双侧扩张的病例不适合做单纯切除或者结扎。一些研究者认为，结扎颈静脉可引起少数患儿出现静脉淤血，导致脑水肿。

本病预后良好。

（舒　强）

第十六章　胸部疾病

16章

学习目标

1. **掌握**　常见胸壁疾病的治疗原则；先天性肺囊性病的分类及治疗；常见先天性心脏病的治疗原则；先天性食管闭锁的病理分型与风险分级评估；胃食管反流的发病机理以及并发症；先天性膈疝的病理生理学以及产前诊断。
2. **熟悉**　各类胸部畸形术前术后检查和评估方法；常见先天性心脏病的手术方法及并发症；先天性食管闭锁的围手术期处理与术后并发症；食管裂孔疝的手术目标以及并发症；膈疝的产前风险评估的常用标准、围手术期的观察与处理要点。
3. **了解**　胸部畸形的新技术、新方法；复杂先天性心脏病的治疗进展；儿童体外循环的基本方法；先天性食管闭锁的病因学以及胎儿期诊断；抗反流几种手术常用的手术方法以及不同点。

第一节　胸壁畸形

胸壁由脊柱、肋骨和胸骨构成的骨性框架组成，因先天性或其他原因的发育异常可造成不同类型的胸廓畸形，如漏斗胸、鸡胸、Poland综合征、胸骨裂、叉状肋等肋骨发育畸形，其中漏斗胸和鸡胸最常见。

一、漏斗胸

漏斗胸（pectus excavatum，PE；funnel chest）是最常见的胸壁畸形，发病率为1‰~4‰，占所有胸壁畸形的90%左右，男女发病比例约为(4~5)∶1。主要特征表现为前胸壁胸骨中下部及相应肋软骨向脊柱方向凹陷，形成以胸骨剑突为中心的前胸壁漏斗状下陷畸形，称之为漏斗胸。

【病因】

漏斗胸的病因目前尚无确切定论，有多种学说：肋软骨过度生长，膈肌中央腱过短，骨及软骨生长不良导致；某些综合征的局部表现：如Marfan综合征患儿漏斗胸发病率明显增加；

胸骨损伤；呼吸道疾病导致；遗传因素等。病因较为复杂，可能并存遗传和环境等多方面的原因，而非单因素的结果。

【病理】

本症主要特征包括：胸骨中下部与相邻的肋软骨向脊柱方向凹陷，使胸骨与脊柱之间间距明显减小，胸腔与纵隔脏器受到压迫。畸形不仅导致心肺功能减退，而且外观畸形常常引发相应的心理及社会适应问题，使患儿难以忍受。根据漏斗胸畸形外观形态和凹陷的范围、深度，可分为对称型和非对称型，广泛型及局限型。

【临床表现】

绝大多数漏斗胸患儿出生后不久前胸部即出现浅的凹陷，且多以剑突处明显。婴儿期由于患儿皮下脂肪较丰满，不易被觉察。随年龄增长，胸前凹陷在1~3岁时逐渐加深，4~6岁时基本趋于稳定，学龄期后或青春发育期加重者常伴有胸部扁平。轻度凹陷畸形可无症状。明显凹陷者由于胸壁对心肺的挤压气体交换受限，易发生上呼吸道感染。多数患儿有运动耐量减退的表现，稍事体育活动后有心悸、气急等症状，但严重影响心肺功能者不多见。此外，漏斗胸对患儿及家长还造成了较大的精神负担和心理压力，即所谓的心理损伤，这些孩子常羞于当众暴露前胸，夏天不愿意穿背心，不愿游泳，逐渐形成心理上的孤僻。体格检查可见患儿一般较同龄儿瘦弱、矮小，前胸下部向内、向后凹陷呈漏斗状，可伴有肋骨畸形，漏斗中心可在中心线或略偏斜，心尖搏动点左移。体形改变可见肩前倾、后背弓、前胸凹、腹膨隆的表现，称漏斗胸体征。部分患儿还合并有胸肌发育不良、扁平胸等。

【漏斗胸评估方法】

胸部X线摄片及胸部CT扫描是临床常用的评估方法。尤其CT可清楚显示胸廓前部凹陷的程度和范围，以及心脏和肺的受压情况。Haller指数也称CT指数，是目前国际上普遍接受并采用的判断漏斗胸的畸形指数，借助计算机水平断层扫描同一层面纵隔窗测得，凹陷最低点到脊柱前方为前后径（A），与之垂直的为左右径（B），两者的比值（B/A）即为Haller指数。正常人平均指数为2.52，漏斗胸患儿高于此值，轻度为<3.2，中度为3.2~3.5，重度为>3.5。漏斗胸手术矫治的标准为Haller指数>3.2，直接反映胸廓凹陷的程度。MRI检查原理相同，临床较少用。

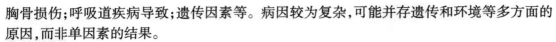

课堂互动

漏斗胸患儿为何要听诊心脏？

1. 凹陷的胸骨直接压迫心脏、大血管，临床上可闻及收缩期杂音者占比57%~92%。
2. 部分患儿合并先天性心脏病。

除了常规心肺听诊之外，心脏超声的筛查很有必要。

【诊断】

漏斗胸的临床诊断并不困难，典型的漏斗胸具备以下特点：

1. 病史　生后即发现前胸壁凹陷，或是生后不明显，但随年龄增加逐渐出现并加重。

2. 体检

（1）凹陷外观。

(2)漏斗胸体型:偏瘦,肩前倾、后背弓、前胸凹、腹膨隆,部分患儿还合并有胸肌发育不良、扁平胸等。

(3)合并畸形:胸骨旋转,脊柱侧弯,马方综合征,肺囊肿,先天性心脏病等。

3. 辅助检查

(1)X线、CT、MRI:评估漏斗胸程度,判断手术适应证。

(2)胸壁表面光学扫描三维重建为近年来发展的新方法,可有效降低接受射线检查的机会和剂量。

(3)心脏超声及呼吸功能检查:评估心肺功能,排除合并的畸形。

4. 特殊病史 多数患儿伴随有体弱、运动耐力低下、易于呼吸道感染等病史;部分患儿有家族史。

【治疗】

1. 手术治疗 漏斗胸的手术治疗可以回溯到一百年前,1911年Meryer及1920年Sauerbruch最早提出手术治疗漏斗胸并报道。近一个世纪以来,经历了胸肋骨切除、外部牵引联合肋软骨切除和胸骨截骨、胸骨翻转、胸骨抬举和不截骨的内固定等术式。目前仍在使用的手术方式为Ravitch手术(及其改良术式)、胸骨翻转术和微创漏斗胸矫形术(minimally invasive repair of pectusexcavatum,MIRPE,又称Nuss术)。其中Nuss术和Ravitch术已经被临床广泛接受,成为漏斗胸外科治疗的标准术式。种种数据表明Nuss术优于Ravitch术,但Nuss术也存在发生率极低的致命性并发症:出血、心脏损伤、大血管压迫或大血管损伤、心脏压塞等。

2. 保守治疗 瑞士的Haecker FM自2003年首次临床应用真空钟(vacuum bell),方法治疗漏斗胸,目前国内亦自主研发负压吸盘。该方法在前胸壁凹陷处放置可产生负压的吸盘,根据患儿年龄、凹陷范围选择不同型号。负压吸盘紧贴于前胸壁后,通过手动排气泵产生负压,可观察到胸骨明显抬高并维持一段时间。临床上,保守治疗方案可以作为手术治疗的补充,进一步完善漏斗胸的治疗体系,把漏斗胸治疗的年龄有效提前,早期干预,可减少对生理、心理发育的继发损害。

3. 综合治疗 临床治疗方案的选择根据患儿的情况进行个性化的制定。有手术指征者首先推荐Nuss术,而对于复杂畸形,可考虑选择Ravitch术式。漏斗胸术后复发率约5%,有单中心报道可低至1.7%。影响复发的因素可能有:手术时的年龄,是否存在结缔组织疾病,手术方式。保守治疗虽然尚未广泛推广,但它完善了漏斗胸治疗体系,给漏斗胸患儿多了一种选择的方式。复发患儿可以首先选择无创负压吸盘治疗,其次是Nuss手术。但是对于极为复杂的病例,开放式手术Ravitch可能更为合适。

【预后】

1. 临床预后 漏斗胸临床治疗预后良好,评价标准可分4个等级。①优良:达到对称性矫正,无残余胸骨凹陷;②良好:达到或未达到对称性矫正,残余胸骨凹陷程度小于术前的20%;③一般:残余胸骨凹陷程度为术前的20%~50%;④较差:残余胸骨凹陷大于术前的50%。目前各中心报道优良率均可达95%以上。还需要结合患儿及家属的主观感受及心理接受程度。

(1)近期预后:微创手术并发症发生率为5%~8%,包括:气胸、胸腔积液、出血、切口愈合不良、过敏、心包损伤、心脏大血管损伤、钢板移位等。保守治疗目前尚无并发症的统计数据。

（2）远期预后：良好，复发率为1.7%~5%，复发与手术年龄、术式、存在结缔组织病有关。

二、鸡胸

鸡胸（pigeon chest）是指胸骨向前隆起的畸形，是比较常见的胸壁畸形，发病率仅次于漏斗胸，约占胸壁畸形的6%~22%不等，男女比例约为（3~4）：1。

【病因】

病因至今尚不十分清楚。可能的原因有：钙磷代谢障碍；婴幼儿期缺乏维生素D和钙导致营养障碍；反复慢性呼吸道感染，膈肌运动加强牵拉郝氏沟内陷逐渐形成鸡胸；家族遗传因素；先天性心脏病或胸部手术后并发症；未知的先天性因素；发育增速，下部肋软骨发育过快，胸骨被缓慢逐渐向上挤压形成鸡胸。其中发育增速学说被较多研究者所接受。

【病理】

临床上通常根据鸡胸畸形突起的不同（范围、深度、对称性等），分为对称型和非对称型。也可分为三型：胸骨弓状前凸型、非对称型和胸骨柄前凸型。最常见的是胸骨弓状前凸型：胸骨体呈弓状前凸，两侧肋软骨对称性向后、向下呈沟状塌陷，双肋缘外翻。其次是非对称型：胸骨和两侧肋软骨前凸程度不平衡，表现为一侧较高、一侧低平，往往同时伴有胸骨向高的一侧旋转。较少见的是胸骨柄前凸型：因胸骨柄与胸骨体畸形愈合而前凸，胸骨柄前凸型也称为"球形鸽胸"，其胸骨柄与胸骨体连接处骨化、胸骨角隆起，称为"胸骨成角性骨连接（angulated synostosis of the sternum）"，胸骨体中下部逐渐下陷，其远端反转向前，形成上凸下凹的畸形。胸骨纵断面呈现Z形，表现为胸骨上部为鸡胸、下部为漏斗胸的特殊复杂外观。患儿除了鸡胸外，有的还伴有其他畸形，如方颅、"X"形腿、"O"形腿等。

鸡胸的患儿胸肋骨向前突，使胸廓前后径加大，胸廓容积缩小，肺发育受限；肺组织的弹性减退，导致呼吸幅度减弱，运动耐受力差，抵抗力低下，部分患儿出现气促、乏力，易患气管炎或肺炎等，甚至严重影响心肺功能。

【临床表现】

鸡胸较漏斗胸发生率低，临床症状通常较轻，除了个别畸形严重者可产生心肺功能不全的临床表现，大多数患儿除外观畸形，并无其他不适。重症鸡胸患儿影响心肺功能，出现反复呼吸道感染，反复喘息，活动耐力下降，易于疲劳。鸡胸的危害还在于对患儿造成的心理损害，导致孤僻、自卑自闭等。

【辅助检查】

1. X线　胸部X线显示胸骨下部和相邻肋软骨明显下陷，脊柱与胸骨间距增加。脊柱X线观察脊柱有无侧弯等。

2. CT扫描　CT扫描能更准确地评价鸡胸的突起程度、对称性，心、肺影响的情况和合并其他问题，计算Haller指数指导临床判断。如合并肺囊性腺瘤样畸形、隔离肺畸形、膈膨升等。

3. 心电图　偶见窦性心律不齐，不完全右束支传导阻滞。

4. 心、肺功能检查　极严重者心肺功能下降。

5. 血生化　部分患儿有轻度贫血和血清碱性磷酸酶增高。

【诊断】

1. 临床表现

（1）症状：大多数鸡胸的患儿婴幼儿期因腹大且较胖，不易被发现。随年龄增长，一般在学龄期腹部肌肉加强，腹大消失，而被发现。常有不同程度的呼吸道症状，体质较同龄儿差。部分患儿出现气促、乏力，甚至影响心肺功能。

(2) 体征：鸡胸形态多样，可局限或广泛，可对称或非对称，或是表现为合并漏斗胸的复杂畸形。

2. 辅助检查 X 线及 CT 为临床常用辅助检查，可明确病变程度及合并畸形，评估手术指征及治疗效果。

【鉴别诊断】

1. 叉状肋 叉状肋有时可以引起胸部前凸畸形，尤其是双侧或多发叉状肋，但叉状肋凸起部位位于一侧胸壁。

2. 鸡胸和漏斗胸一样可以是某些疾病的表现之一。如马方综合征、神经纤维瘤病、黏多糖病及一些骨骼发育障碍的疾病。同时鸡胸也可合并其他先天性疾患，如先天性脊柱侧弯、先天性心脏病、先天肺囊性病、先天膈疝等。

【治疗】

根据鸡胸可能的发病原因及年龄阶段，可采取不同的治疗策略：

1. 非手术治疗

(1) 饮食及药物治疗：婴幼儿患者（0~3 岁），可能由于代谢障碍所致，或系佝偻病的一种表现，不宜过早手术干预。应积极给予抗佝偻病治疗，包括饮食疗法、维生素 D 疗法，必要时需同时补钙，一般轻度鸡胸随体格生长会逐渐消失，加强体格锻炼，有可能促进畸形的改善。

(2) 支具治疗：学龄前及学龄期患儿（3~12 岁），使用钙剂和维生素 D 治疗效果不佳，应用特制的支具压迫凸起的胸部并维持一定的时间，同样可达到辅助矫正目的。

知识拓展

鸡胸的手术指征

包括以下 2 个或 2 个以上标准：① CT Haller 指数 <2.30；②肺功能 EKG 和超声心动检查提示限制性或阻塞性气道病变等异常；③畸形进展或合并明显症状；④外观的畸形使患者不能忍受。

2. 手术治疗 青少年时期（>12 岁），骨质逐渐变硬，支具往往达不到矫形的目的。而且，随着年龄增大，患儿常有自卑感，影响心理健康，同时在行走、坐立时，为掩盖凸起的胸部，造成驼背，不愿游泳和参加户外活动。异常的姿势及缺乏锻炼反而会加重畸形。因此对青春期及成人期的大年龄患者和对心肺有影响者，可以考虑手术治疗，包括胸骨沉降术及微创手术（微创胸骨沉降术）。

知识拓展

微创胸骨沉降术过程

患儿仰卧，双上肢外展，暴露前胸及侧胸壁。气管内插管，全身麻醉，标记手术切口以及预计放置支架位置。选择合适支撑架，将支架弯成期望的胸壁形状。分离侧胸壁

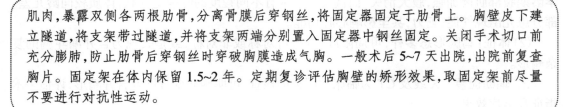

肌肉，暴露双侧各两根肋骨，分离骨膜后穿钢丝，将固定器固定于肋骨上。胸壁皮下建立隧道，将支架带过隧道，并将支架两端分别置入固定器中钢丝固定。关闭手术切口前充分膨肺，防止肋骨后穿钢丝时穿破胸膜造成气胸。一般术后5~7天出院，出院前复查胸片。固定架在体内保留1.5~2年。定期复诊评估胸壁的矫形效果，取固定架前尽量不要进行对抗性运动。

【预后与预防】

鸡胸手术治疗效果满意，复发率低。

国内外研究表明本病确切病因尚不明确，主要原因是胸肋骨先天发育异常所致，无特别预防方法。但对于缺钙造成佝偻病并引起前胸壁畸形的患儿，需积极进行正规的补钙、加强营养、适当的户外活动等治疗，必要时加以支具进行矫正。如胸壁畸形仍继续进展，为了防止胸廓的进一步变形和心肺功能的损害，以及患儿心理的影响，可考虑行微创胸骨沉降手术。

（舒 强）

第二节 先天性肺囊性病变

先天性肺囊性病变（congenital cystic lung malformations，CCLM）是肺内囊性疾病的统称，系因胚胎期气管支气管异常的萌芽或分支及肺泡异常发育所致，是肺内充满气体、气体/液体或液体的囊性占位性病变，病变可发生在气管支气管及肺泡的不同部位和显示不同的发育阶段。先天性肺囊性病变过去常统称先天性肺气道畸形，现在则比较一致地统称为先天性肺囊性病变，其包括多种畸形，其中临床上较为常见的是先天性肺气道畸形（congenital pulmonary airway malformation，CPAM），肺隔离症（pulmonary sequestration，PS），先天性大叶性肺气肿（congenital lobar emphysema，CLE），支气管闭锁（bronchial atresia，BA），支气管源性囊肿（bronchogenic cysts，BC），先天性肺淋巴管扩张（congenital pulmonary lymphangiectasis，CPL）等。各类疾病的临床、胚胎学除部分相似外，各有其特点。近年来发病率呈上升趋势，有研究表明CCLM的发病率为4.15/10 000活产儿。由于其临床表现常与小儿常见的呼吸道感染相似，但又与葡萄球菌肺炎后肺大疱和支气管囊状扩张症等所致的获得性肺囊性病变不同，极易误诊。

一、先天性支气管源性囊肿

先天性支气管源性囊肿（congenital bronchogenic cyst）是胚胎发育时期气管支气管树分支的一段或多段发育异常的罕见畸形，根据发生的部位不同可分为肺内型、纵隔型和异位型，其中纵隔型较为多见。

【胚胎学与病理学】

胚胎第4周时，原始前肠开始分隔成喉、气管和食管，分裂出来的支气管树在胚胎早期出现发育障碍，肺芽远端管化，近端与支气管不相通，形成一关闭的囊肿畸形，即为支气管源性囊肿。囊肿可为单发或多发，壁厚薄不等，内层由柱状或假复层上皮细胞组成，内含无色或白色黏液，少数为血性。囊壁可含黏液腺、软骨、弹性组织和平滑肌。通常多位于纵隔靠近中线结构处（如气管、食管、隆凸），或沿总支气管分布或与总支气管融合，多数不与支气管相通，感染后可充满脓液或空气。由于支气管囊肿不参与呼吸活动，因此囊肿壁无炭末色素沉着，其为先天性支气管囊肿的主要特点。肺的发育过程可持续至青春期，所以囊肿可以在刚出生时存在，也可以在青春期以前逐渐形成。

【临床表现】

出生时囊肿极少有可察觉的症状。随后，由于有些囊肿感染或囊肿增大压迫气管、支气管或食管而出现呼吸困难、发绀、阵发性哮喘或吞咽困难等表现，误吸引起肺部反复感染。若与支气管相通，则出现咳嗽、多痰、反复发作的呼吸道感染。新生儿期囊肿可能压迫支气管树分支，发生肺叶气肿，但多数临床症状不明显。

先天性支气管源性囊肿可根据临床特征，将其分为6种类型：

Ⅰ型：张力型囊肿，多发生于婴幼儿。

Ⅱ型：囊肿与支气管交通，常合并感染。

Ⅲ型：除偶尔咳嗽外，常无症状。多为年长儿和成年人，摄片时偶然发现。

Ⅳ型：巨大囊肿，需经病理证实。

Ⅴ型：肺肿瘤型，多属孤立的含液囊肿。

Ⅵ型：多发性囊肿，临床表现为长期咳嗽、咳痰、气短，合并感染时出现高热，咳大量脓痰或咯血等。

【诊断与鉴别诊断】

先天性支气管源性囊肿通常在X线胸片上无法看到，当气管或食管受压时，可见到肺气肿或肺不张，吞钡检查可发现囊肿位于气管与食管之间。CT扫描或MRI可以比较好地显示囊肿的大小及与周围组织关系等。支气管源性囊肿需要与食管囊肿、心包囊肿、囊性淋巴管瘤、囊性神经源性肿瘤及甲状腺肿物等鉴别。

【治疗】

临床上，一旦确诊，有症状者原则上应尽早手术摘除。对无症状的囊肿，可以暂时观察，但如果有发展趋势或反复感染情况发生，仍然需要及时手术摘除。手术的具体时间尚无定论，目前大多数倾向于生后6个月~2岁为佳。手术方式的选择上，随着微创技术的发展，遵循创伤小、恢复快、疗效可靠的治疗原则，胸腔镜手术已成为先天性支气管源性囊肿首选的手术方法。机器人手术系统的问世，可提供更精确的外科手术操作。

二、先天性肺气道畸形

先天性肺气道畸形（congenital pulmonary airway malformation，CPAM）一种由囊性组织和末端支气管过度增长所形成的腺瘤样组织共同构成的错构瘤样畸形，累积发病率1/15 000~1/7 000，且发病呈现逐渐上升的趋势。在1949年首次作为独特的病理病种由Chin和Tang报道，原名为先天性囊性腺瘤样畸形（congenital cystic adenomatoid malformation CCAM），之后Stocker重新命名为CPAM，并以组织病理学基础为特征将CPAM分为5种类型。

【病因病理】

先天性肺气道畸形是由于胎儿肺芽发育过程中受未知因素影响而过度生长所形成的一

种错构瘤样病变。其发生机制可能是由于肺气道发育过程中上皮细胞与下层间充质之间的信号传导缺陷，导致病变中缺乏正常的肺泡，是局限性肺发育不良或异常，为囊肿与腺瘤样畸形以不同的比例混合发生。其主要特征是一侧肺的单个肺叶细支气管异常过度增生，特别是终末细支气管，肺叶明显增大，导致呈多房性蜂窝状排列无序的囊肿，压迫同侧肺的其余部分，导致其余肺组织发育不良，并常引起纵隔移位而压迫对侧肺，部分也可能与支气管相通。本病男性发病率稍高。CPAM 的发生与支气管树形态发生异常有关，而不同级别的支气管树在不同肺发育阶段发生异常，可能是 CPAM 存在多种类型的原因。

CPAM 是一种由囊性组织和末端支气管过度增长所形成的腺瘤样组织共同构成的错构瘤样畸形，每叶肺均可受累，没有左右肺的倾向性。该病肉眼观察整个肺叶或同侧多个肺叶呈肿块状，病肺显著增大，质硬、紫色，胸膜下散在粉红色充气区。切面有 3 种形态：①单个大囊腔，囊壁有小梁和深入到实质的憩室；②含有大小不同的多个小囊；③为实质性小叶，与周围正常肺组织有明显的轮廓。典型的 CPAM 病理表现包括 5 个主要特点：囊壁内黏膜呈息肉状突起、平滑肌和弹性纤维组织增生、囊实质中软骨组织缺失、出现具有分泌功能的黏膜细胞和炎症反应缺失。病灶区域不具备气体交换功能，但是由于其与正常支气管树存在交通，所以可存在气体潴留。

Stocke 基于囊腔大小、细胞特征及病灶起源的位置将 CPAM 分为五型：

0 型，占 3% 以下，可能起源于气管，由腺泡组成的实质性病变组织，囊腔直径 <0.5cm；

Ⅰ型，最为常见（65%），多起源于远端支气管或近端细支气管，囊腔直径为 2cm~10cm；

Ⅱ型，约占 20%~25%，多起源于细支气管，由直径为 0.5cm~2cm 的中等大小囊肿构成，60% 的Ⅱ型病例伴发其他先天性畸形（如食道闭锁、肾缺如、肠闭锁等）；

Ⅲ型，约占 10% 以下，多起源于肺泡管细胞，病灶范围较大，囊肿极小，直径多 <0.5cm；

Ⅳ型，非常罕见（2%~4%），可能起源于肺泡或远端腺泡，为外围性囊肿，囊肿直径最大可达 7cm，常发生在上叶肺尖部。

【临床表现】

CPAM 临床表现多样，时间跨度大（从胎儿早期到成年后），症状轻重不一，可仅为无症状患者健康体检胸片时偶然发现，也可在新生儿期即出现呼吸窘迫。

临床常表现为咳嗽、气促、呼吸困难、发热和反复肺部感染。本病常累及单个肺叶，也可累及所有肺叶，以右下叶多见。多叶累及者常为双侧性。临床表现有 3 种类型：

①胎儿期型：绝大部分 CPAM 胎儿能正常发育，无症状，极少部分（约 2%）由于病肺压迫，使患儿心功能和静脉血回流受影响，可引起胎儿水肿，导致死产或围产期死亡。目前，胎儿肺瘤头比（CPAM volume ratio，CVR）即 CPAM 病灶体积与胎儿头围之比乘以相应系数的数值可以用于预后的判断，具体公式为 CVR=［（长 × 高 × 宽 ×0.523）/ 头围］，单位为 cm。当 CVR>1.6 时，80% 的胎儿可出现胎儿水肿。近年应用胎儿超声检查可在孕 18 周即作出诊断。CPAM 在胎儿期第 20~28 周逐渐增大，但有 1/3 的患儿可能会逐渐消失，其机制尚不明确。

②新生儿期型：约有 60% 产前检查发现 CPAM 的胎儿在出生后可能出现不同程度的呼吸系统症状。在新生儿期即出现临床症状的多为 CPAM1 型，可表现为哭声低弱，出现吸气性呼吸困难，偶有发绀。部分病例出现呼气性呼吸困难，可能进展为急性呼吸衰竭，多由病肺进行性肺气肿所造成，如不及时干预，有严重症状的患儿易在新生儿时期死亡。

③儿童及成人期型：大部分患儿出生后逐渐出现轻微症状或在数年内无症状。常见症

状多表现为发热、胸痛、咳嗽和发作性肺部感染。多数病人仅在X线检查时被发现。部分病人可有胸壁发育不良畸形。

【诊断】

大部分患儿在胎儿期第21周可通过胎儿超声或MRI检查诊断。出生后胸部X线片检查可见肺内边缘清楚之软组织影,间以条索状及结节状阴影,内含散在不规则透亮区,纵隔及心脏移向对侧。1%~3%患儿的病灶可以超过一个肺叶。CT检查用于进一步确诊及鉴别诊断,能够明确囊肿分型、部位及与正常组织的毗邻来指导手术方案,以及术后随访。

【鉴别诊断】

1. 肺炎后肺大疱　多见于金黄色葡萄球菌等肺炎后,以6个月左右的婴幼儿多见。其特点为肺内形成囊性病变,囊壁由肺泡扁平鳞状上皮组成,囊内含气体,空腔大小及形状短期内多变,其出现及消失均较迅速,临床有时难以鉴别。但如果进行抗感染治疗有效,则经治疗控制感染后肺大疱常自行消失,这与CPAM长期存在明显不同。

2. 脓气胸　先有发热、咳嗽等肺炎病史,在治疗中病情好转后又恶化,出现高热、呼吸困难等症状。X线显示胸腔内有液平,肺组织被压缩推向肺门。经胸腔闭式引流后肺复张,空腔消失。CPAM囊腔感染破裂后亦可形成脓气胸,但经闭式引流后不闭合,也是重要鉴别要点。气胸的特点则是肺萎缩推向肺门,而CPAM气囊肿的空气位于肺内,往往仔细观察在肺尖和肋膈角处可见到肺组织。

3. 先天性膈疝　好发于左侧,除呼吸困难外,还可有阵发性哭闹、呕吐及胸内肠鸣音等消化道症状体征,X线显示胸腔内有多个液气泡影,上消化道造影可显示造影剂进入胸腔。

4. 肺脓肿　症状与CPAM继发感染者相同,但X线不同表现为肺脓肿壁较厚,周界不清晰,周围肺组织多有浸润和纤维性变,同样也是经抗生素治疗可逐渐缩小。

5. 肺内球形病灶　如肺转移瘤、肺结核球、错构瘤、血管瘤、动静脉瘘、心包囊肿等均应与先天性肺气道畸形相鉴别,可经X线检查、断层摄影、MRI或血管造影等识别。但有时需通过手术后病理学检查才能确诊。

6. 大叶性肺气肿　见于新生儿期,多以急性呼吸窘迫起病,但亦可起病缓慢,于生后2~3个月以后症状明显,和CPAM巨大张力性含气囊肿不易区分,两者均需手术切除。

7. 肺隔离症　多数在左侧,位于后肋膈角和纵隔旁,界限分明。X线片示光滑圆形肿块,与支气管不相通。无症状,少数压迫下叶肺而出现压迫症状。增强CT扫描可以看见进入病灶区的异常动脉分支。

【治疗】

本病确诊后应适时手术治疗。胎儿期严重影响患儿心肺功能及胎儿的发育,可考虑在胎儿期干预治疗,但其手术技术及安全性有待进一步提高。对于出生后手术时机的选择仍存在一定的争议,CPAM无症状患者出生后观察过程中出现感染症状的患者,应控制感染症状后,积极尽早行手术治疗。当CPAM患者因出现病灶压迫症状或因病灶引起气胸症状时,应急诊手术治疗。无症状CPAM患者病灶≥1CM时,应考虑手术治疗。目前的麻醉和手术技术的发展已经可以保证患儿在手术过程中的安全性,故而多个儿童中心提出即便无症状,也建议早期(出生后6个月~1岁)切除病灶,早期手术可降低患儿发生感染或呼吸窘迫的危险并有助于残余正常肺组织的代偿性生长。

如果CPAM已经并发感染,则一般应先控制感染后再手术,但一些感染严重者,有时术前

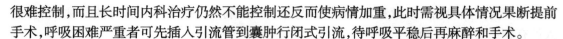

很难控制，而且长时间内科治疗仍然不能控制还反而使病情加重，此时需视具体情况果断提前手术，呼吸困难严重者可先插入引流管到囊肿行闭式引流，待呼吸平稳后再麻醉和手术。

目前首选的手术方法为胸腔镜手术。对于双侧广泛病变要慎重手术，多选择保守治疗。手术方式包括楔形切除术、解剖性肺段切除术、肺叶切除术和全肺切除术。实质性者可行局部肺叶楔形切除或肺段切除，局限于一叶肺者可行肺叶切除，多叶病变者可能要作全肺切除，但要尽量保留健肺组织。对于那些病变切除术后合并重度肺发育不良的新生儿可考虑行 ECMO。术后应注意防治术后并发症，如休克、出血、肺水肿、肺不张、脓胸和支气管胸膜瘘。

三、肺隔离症

肺隔离症（pulmonary sequestration）又称支气管肺组织分离（bronchopulmonary sequestration, BPS），1861 年 Rokitansky 和 Rektorzik 首次报道，1946 年被 Pryce 命名。是以血管异常为基础的胚胎发育缺陷造成的肺先天性畸形，一般不与支气管相通，是无功能的胚胎性及囊肿性肺组织。隔离肺直接由体循环动脉供血，肺静脉血则回流至肺静脉或奇静脉，其发生率为肺部先天畸形的 0.15%~6.4%，多见于男孩。

【病因病理】

根据隔离肺组织有无独立的脏层胸膜，可将肺隔离症分为叶外型和叶内型两种：

1. **叶外型肺隔离症** 亦称副肺叶，男性更为常见。可分为胸内型及腹内型。常位于左肺底与横膈顶之间，也可见于颈部、纵隔内、心包、膈肌内。其组织完全与正常肺分离，有各自的胸膜覆盖。其动脉血供变异较多，除来自胸腹主动脉外，还可来自胃左动脉、脾动脉、椎动脉。静脉常引流到奇静脉、半奇静脉或门静脉系统。常合并其他先天畸形，如先天性心脏病、膈疝、肠重复畸形、先天性肺气道畸形和异位胰腺等。

2. **叶内型肺隔离症** 较多见，病肺与邻近的肺组织有同一脏层胸膜覆盖，常与支气管相通或早期不相通而后再通，约占肺隔离症的 83.95%。约 60% 位于左下肺下叶后基底段，约 35% 位于右肺下叶。血液供应约 73% 来自胸降主动脉异常分支，10%~15% 来自腹主动脉异常分支，此外异常血管分支还可来源于主动脉弓、无名动脉、内乳动脉、肋间动脉、锁骨下动脉、胃左动脉、冠状动脉、肠系膜上动脉、腹腔干、膈动脉或肾动脉等，其静脉回流至肺下静脉。

除上述的两型外，还可有肺叶内、外型同时并存者，称混合型。

肺隔离症往往与 CPAM 合并存在，因此隔离肺的肺组织与 CPAM 病理改变多为一致，由一较大囊腔或多发囊腔构成，含有棕色液体或气体，组织学显示病变组织有肺泡、支气管等呼吸上皮结构。有的腔内还有软骨、弹力组织、肌肉、黏液腺以及柱状上皮等，其支气管多有扩张。隔离肺内一般均有不同程度的慢性炎症存在，大多表现为慢性特异性机化性肺炎及肺间质纤维化。一旦囊腔与支气管相通，继发感染可使囊性变的肺组织形成较大的液气腔或脓腔。由于体循环分支进入肺组织，可产生左向右分流，使肺动静脉因失用而萎缩。随患儿年龄增长，其对血流动力学方面的影响加重，甚或造成死亡。

【临床表现】

叶内型肺隔离症患儿常患感冒，几乎每年都有间歇、反复出现肺部较重感染症状，有持续发热、咳嗽、胸痛甚至咯血，多误诊为肺炎、肺脓肿、先天性肺气道畸形。临床上多以感染和/或血液分流导致缺氧的症状为主诉，尤其感染为多，可伴胸腔积液，大咯血。肺外型这些症状经适当抗生素治疗，可使症状暂时缓解，但以胸部X线片上固定阴影长期不吸收为特征。有些新生儿可表现为呼吸窘迫、喂养困难和充血性心力衰竭。部分患儿，尤其叶外型肺隔离症患儿常无症状。如肺隔离症与食管、胃有瘘管相通可发生食物反流、呕吐、呕血等。

【诊断与鉴别诊断】

肺隔离症在小儿呼吸系统疾病中是少见病，因缺少特异的临床表现，常易误诊为肺脓肿、先天性肺气道畸形合并感染或支气管扩张症。但随着胎儿超声的普及，肺隔离症在胎儿期已经获得了较高的诊断准确率。

肺隔离症诊断主要有四大特征：①反复发作肺部感染(易局限于某部位特别是在左下肺)；②发热、咳嗽、咳痰甚至咯血；③胸部X线片示肺下叶，尤其是左肺下叶囊肿样、团块状或不规则阴影；④充分的抗感染治疗后肺下部阴影固定不吸收。具备上述临床表现可疑似肺隔离症，并根据不同条件采用B超、CTA或MRI检查找出肺隔离症的供血动脉可确诊。

胸部X线片表现为单房或多房囊腔，腔内伴有液平，绝大多数位于左肺下叶，尤以左肺后基底段为多，X线阴影常为"三叶草"形贴于脊柱旁，但诊断效果较差，特异性较差。CT血管造影尤其心脏大血管CTA检查是最常用的诊断方法，已作为肺隔离症手术治疗的诊断和异常血管内治疗的主要方法。CT血管造影检查可见一条索状阴影由病灶引向后下方大血管处，可见异常动脉血管起源部位，支气管成像可显示支气管与病肺不相通。由于CT等技术的进步，现在已少用逆行主动脉造影来诊断。MRI具有较高的准确率及清晰度，尤其胎儿超声诊断不明和/或需要进一步评估时首选MRI检查。

肺隔离症易于误诊，容易与其他呼吸道常见疾病混淆。叶内型应与先天性肺气道畸形及类似疾病相鉴别；叶外型应与肺肿瘤相鉴别。

【治疗】

由于肺隔离症患儿的病变肺叶是一无功能的胚胎肺组织，肺叶内型与支气管不相通时无症状，一旦相通后则发生呼吸道感染症状，同时因其在肺内占据一定位置而压迫邻近组织和器官而影响相应功能，故原则上是一经诊断即应择期手术治疗，及早切除病变肺叶可尽早明确诊断、减少远期相关并发症及反复发生感染增加手术风险、预防恶性病变的发生以及促进健肺的进一步发育。手术切除是唯一有效的治疗方法，手术的关键是处理好异常动脉血管。对有反复感染的患儿更应积极考虑手术。术前若有肺部感染，应加强抗生素治疗，控制感染后再手术。手术中应注意异常动脉，防止大出血，亦要注意隔离肺与食管、胃底有否相连的瘘管。近年来，随着胸腔镜器械及技术、麻醉技术的快速发展，胸腔镜手术已经取代了传统的开胸手术方式。部分叶内型隔离肺患儿出现大量咯血和血胸时经导管动脉血管栓塞介入治疗控制出血可取得满意的效果，其他类型是否使用介入治疗，尚存在争议。达芬奇机器人手术的应用使手术操作技术更加稳定、精准，但普及尚存在一定困难。

【术后并发症】

除具有肺叶切除术的共同并发症外，还要注意可能有因缝扎不紧、缝线脱落导致的大出血。由于胸腔内主动脉压力高，畸形血管残端部分的出血往往量多且猛，该并发症常发生于术后48小时内，如果有脉搏细速、心率加快、血压下降及胸腔引流量骤增，则表明胸腔内可能有较明显的出血，常需立即再次开胸止血。另外还可能发生食管胸腔瘘，此虽然较少见，但一旦发生预后较差。需注意术中尽量避免损伤食管，或注意观察有无潜在支气管食管瘘及妥善处理残端，一旦出现，宜充分引流，必要时再次开胸处理。

婴幼儿特别是新生儿并非手术禁忌，对无症状者，目前大多数倾向于生后 6 个月 ~2 岁为佳。此类患儿常伴有其他畸形及肺发育不良，术后易发生水、电解质、酸碱平衡失调及肺部和全身感染。术后早期宜适当使用一段时间呼吸机，后期要多拍背，必要时雾化吸入，以促进痰液排出。

四、先天性肺淋巴管扩张与先天性肺叶性气肿

这是两种少见的先天性肺囊性疾病。先天性肺淋巴管扩张(congenital pulmonary lymphangiectasis，CPL)是一种以肺间质淋巴管数目增多、淋巴管呈囊状扩大为主要病理特征的少见畸形。最早于 1856 年由 Virchow 报道，预后极差。由于胸膜、肺叶间隔及肺内淋巴管丛呈囊状扩张引起，呈薄壁囊肿，患儿出生后即有呼吸困难和发绀，病情恶化迅速且易误诊为间质性肺气肿。X 线显示病肺呈肥皂泡样，且多为双侧对称性。临床根据病理并结合组织学特征、免疫表型可明确诊断。其预后差，出生后常因呼吸衰竭死亡。一些病人需要肺移植。

先天性肺叶性气肿(congenital pulmonary lobar emphysema，CLE)发病机制尚不清楚，通常认为继发于支气管软骨本身的发育缺陷、支气管内阻塞及异常的纵隔结构导致的外源性压迫导致气道在呼气时塌陷，肺内气体残留逐渐增加所致。可通过 CT、术前的支气管镜检查以及术中纵隔探查明确。CLE 多见于左肺上叶，新生儿期可出现急性呼吸窘迫或喘鸣。常合并其他先天性畸形，如先天性心血管畸形、膈疝、漏斗胸、食管裂孔疝等。对于那些由于长期正压通气造成的先天性肺叶性气肿，作通气 / 灌注扫描可以有助于诊断肺组织受损最严重的部位(这些部位显示灌注差，放射性核素的摄取和清除延迟)。

该病一经发现应手术治疗，尤其在无急性炎症情况下，更利于手术切除。并发肺炎者可先行抗感染治疗，这样可以减少围手术期死亡率。手术时一旦打开胸腔，应立即将气肿肺叶拉出，防止气肿肺叶急剧膨胀导致心跳呼吸骤停。

(莫绪明)

第三节 脓 胸

脓胸(empyema)是指病原菌侵入胸膜腔，产生脓性渗出液积聚于胸膜腔内的化脓性感染，也称为化脓性胸膜炎。临床上通常按病程分为急性和慢性两型；也可按致病菌分为化脓性、结核性和特殊病原性脓胸；按波及范围分全脓胸和局限性脓胸。急性脓胸多由肺内感染灶中的病原菌，直接或间接侵袭胸膜而引起，多以肺炎引起；慢性脓胸则主要因急性期未能及时和有效治疗而引发。脓胸可发生于任何年龄，但以婴幼儿常见。

【病因】

脓胸最常见原因是肺部细菌性感染，其次是结核或支原体感染。以往常见致病菌为肺炎球菌和链球菌，近年来，耐药金黄色葡萄球菌渐成为主要致病菌，大肠埃希氏菌、假单胞菌及克雷伯杆菌等革兰氏阴性菌感染致脓胸也渐增多。病毒和肺炎支原体(mycoplasma pneumoniae)也容易并发胸膜炎。胸部手术、胸部穿通伤、食管破裂、纵隔脓肿穿破、膈下或

椎旁脓肿扩散也可以造成脓胸。

【病理生理】

胸腔由胸廓与膈围成，上界为胸廓上口，与颈部相连。胸腔内有中间的纵隔和左右两侧的肺以及胸膜腔。胸腔下界以膈与腹腔分隔。由胸骨、胸椎和肋骨围成的密闭空腔。胸膜为被覆于胸廓、肺实质、纵隔和横膈间皮膜（mesothelial membrane），分脏层和壁层，两层胸膜间有 10~24μm 潜在腔隙，其中含无色、碱性、起滑润作用的液体约 0.1~0.2ml/kg，蛋白量 <1.5g/dl；含淋巴细胞、巨噬细胞和间质细胞，无中性粒细胞。肺炎时肺间质液和毛细血管通透性增加，胸膜间渗液（parapneumonic effusion）增加，有效治疗时多半吸收。约 5%~10% 感染未能有效控制，渗液增加并转为脓性称并发症性类肺炎积液（complicated parapneumonic effusion，CPE）。

脓胸的自然病程可分为三期。

1. 渗出期（exudative stage） 发病前 3 天，肺间质液和毛细血管通透性增加，胸膜间渗液增加，颜色清淡、白细胞计数、乳酸脱氢酶、pH 和葡萄糖可正常。

2. 纤维化脓期（fibrinopurulent stage） 发病 3~7 天，感染进一步加重，胸腔积液逐渐浑浊黏稠，出现纤维素性絮状物，局部开始形成分隔。胸腔积液 pH 降低，葡萄糖减少，白细胞计数、蛋白和乳酸脱氢酶增高。

3. 机化期（organizing stage） 发病 2~3 周，或持续 6 周以上，治疗不当或不及时，随着胸腔积液的吸收和成纤维细胞增殖，成为慢性脓胸。脓液稠厚，胸膜表面有肉芽和纤维组织机化的纤维板，肺组织被牢固包裹固定。

【临床表现】

患儿近期有上呼吸道感染、肺炎或胸外伤病史，当肺炎引起的发热等症状逐渐好转后，患儿再次出现表现为呼吸急促，口唇青紫，常呈弛张高热，中毒症状明显，面色苍白，咳嗽、呻吟、呼吸困难，盗汗，食欲缺乏和体重减轻。部分患儿因横膈积液，感染侵犯膈肌后导致膈下局部肠麻痹，出现呕吐、腹痛或腹胀。儿童可诉胸痛或同侧肩痛。继发于胸外伤或肺脓肿则形成脓气胸。

慢性脓胸为急性脓胸经历 6~8 周未能及时治愈转入慢性期，较厚纤维板形成，脓液中的毒素吸收减少，临床上急性中毒症状较轻，主要为慢性中毒症状和长期慢性消耗造成的低热、乏力、消瘦、贫血、低蛋白等，并有慢性咳嗽、咳痰、气短和胸痛，活动时呼吸困难。

早期仅闻及胸膜摩擦音，肺部闻及干、湿啰音或支气管呼吸音，积液增多时消失，患侧胸廓饱满、肋间隙增宽、呼吸运动减弱、气管和心脏向健侧移位等；叩诊出现浊音或实音，语颤降低，呼吸音减低或完全消失，大量积液致纵隔移位，气管和心尖移向健侧。

【检查】

1. 实验室检查 白细胞计数增加，核左移，或出现中毒颗粒。痰液作革兰氏染色、培养和细菌敏感试验。疑为结核感染应作抗酸性试验。血培养。血沉降率（ESR）增快虽无特异性，但可作为随访比较。CPR 和前降钙素检查无助于鉴别细菌和病毒感染。CPR 下降比 ESR 快，为治疗有效标记。建议所有患儿均行气管深部吸痰作核酸检测或基因测序、痰培养，有助于精确确定病原菌及其可能的药物敏感性。还可进行相关的血清学检查，以排除支原体、腺病毒等感染。

2. 胸部正侧位 X 线拍片 观察肺纹理是否增多、出现液平面和肋膈角阴影或变钝，胸腔透光度增加或肺被压缩等。侧卧位见胸液随体位移动或分隔状。

3. B 超检查 判断积液量及是否分隔，在其引导下穿刺抽液用于诊断或治疗。

4. CT 检查 可分辨出 X 线平片上难以显示的少量积液，根据胸液的密度不同提示判断为渗出液、血液或脓液，有助于发现先天性肺囊性病变、肺气肿、隔离肺等。也可作为治疗前后效果比较。

5. 诊断性胸腔穿刺 可根据穿刺液体量、颜色、黏稠度等并结合 pH、LDH、甘油三酯、电解质、葡萄糖、比重、细胞计数和分类、胸液培养等作出初步诊断。疑为结核感染作腺苷脱氨酶（adenosine deaminase）活性测定。细胞学检查排除肿瘤。

6. 纯蛋白衍生物（purified protein derivative，PPD）试验 排除结核感染。

【诊断】

主要根据病史、体征，放射线检查或 B 超，血及胸腔穿刺液化验检查。

【治疗】

治疗的原则是根据药物敏感性选择有效抗生素，积极减少胸腔脓液，促进肺叶复张，增强营养支持、改善全身状态。对小儿胸膜炎非手术治疗（抗生素，胸腔穿刺）与手术治疗（抗生素，经胸腔或 VATS 置管引流）的比较显示，后者平均住院时间、再手术干预、抗生素应用和胸腔置管时间均较前者短。

根据患儿全身情况和呼吸状态，参考经皮测定血氧饱和度，决定经鼻导管给氧或辅助呼吸；根据脓液、痰液或血培养选择用敏感抗生素及加强支持疗法等。也有主张胸腔穿刺后注入链激酶、尿激酶和阿替普酶溶解纤维素等，但现在主张更积极地行外科引流手术治疗。一般采用以下标准为胸腔置管引流指征：①胸腔积液外观呈脓性；② pH<7.2；③细胞计数 >50 000/μl，中性粒细胞计数 >1 000IU/dl；④葡萄糖 <60mg/dl；⑤ LDH>1 000IU/ml；⑥阳性细菌检测结果；⑦经胸腔穿刺 1~2 次，积液继续增多，全身情况无改善者。手术方法包括：

1. 胸腔穿刺术 根据体征、X 线片和超声检查定位。患儿扶持坐位，常规消毒。术者左手食指固定穿刺肋间，右手持局麻药注射器，沿下一肋骨上缘注射，继续进入胸腔抽出脓液。改用皮管尾端钳夹胸腔穿刺针或套管穿刺针继续抽出液体，大量积液一次引流不宜超过 400ml，并且速度不能太快，以免纵隔摆动和复张性肺水肿。一般首次抽液后，观察 1~2 小时后，生命体征无变化者，可继续自然引流。

2. 胸腔闭式引流术 穿刺处麻醉，试验抽出液体，按抽液进针深度加 1~2cm，为引流导管在胸腔内恰当长度，作一标志。沿肋骨上缘作 0.5~1cm 切口，逐层分离达胸膜，用血管钳夹持大小适合胸管，穿破胸膜迅速送入胸腔。缝合切口妥善固定引流胸管。胸管连接水封瓶引流，低负压吸引不超过 20cmH_2O。文献报道 95% 的胸液或支气管胸膜瘘均可经及时的胸腔闭式引流治愈。

3. 胸腔镜下手术 脓胸明确诊断后，有条件者，应在发病 2~3 周前尽早做视频辅助胸腔镜手术（video-assisted thoracoscopic surgery，VATS），彻底清除脓液及坏死组织，可达到与开胸手术相同的效果，而且创伤小，痛苦少，探查全面，治疗较为彻底，明显缩短抗生素使用、胸管留置及住院时间。

4. 胸膜剥脱术 适用于慢性脓胸有胸膜增厚粘连分隔和支气管胸膜瘘。于气管插管吸入麻醉下，侧卧位。小儿一般经 6~7 肋切口进入胸腔。分离和清除增厚胸膜及分隔，吸出脓液，生理盐水冲洗胸腔。于下 1~2 肋间、腋中、腋后线置胸管引流。切口逐层缝合。亦可经 VATS 行胸膜剥脱术。

【预后】

小儿胸膜炎经早期有效综合治疗，一般预后良好。对胸腔积液尽早作胸腔闭式引流术，比单纯穿刺引流效果更好，可缩短病程、充分引流，并减少反复穿刺的痛苦，演变成慢性、包裹性胸腔积液的概率也大大降低。脓胸明确诊断后，尽可能在发病 2~3 周前做胸腔镜手术，彻底清除脓液及坏死组织，可达到与开胸手术相同的效果。而如果发展成慢性胸膜炎、包裹性胸腔积液，则常需行胸膜剥脱术，病程更长，预后也不如早期引流者。一般胸部 X 线改变 3~6 个月消失，肺功能和运动恢复正常。

（莫绪明）

第四节 乳 糜 胸

乳糜胸（chylothorax）是指各种原因引起经胸导管回流的淋巴液外渗，并在胸腔内的过量积聚。小儿乳糜胸是一种少见的疾病，病因通常是淋巴系统先天发育异常、手术或外伤损伤胸导管、胸腔内肿瘤阻塞或破坏胸导管。患儿因脂肪、蛋白质、淋巴细胞的丢失，出现营养不良（低蛋白血症）、电解质紊乱（低钠血症）及免疫功能障碍等，同时出现典型的胸腔积液的临床表现。

知识拓展

体内淋巴管的主要作用

人体的淋巴管道除了回流淋巴液之外，另外一个重要的功能就是参与脂肪的吸收。自小肠绒毛处吸收的脂类，与载脂蛋白合成乳糜微粒，经肠乳糜管集中输送至乳糜池，再经胸导管进入静脉系统最终回流进入血液循环。胸导管是全身最大的淋巴管，是全身大部分淋巴回流的最终通路。由于胸导管内的淋巴液混有乳糜微粒而呈白色，因此也称为“乳糜液”。

【病因及分类】

乳糜胸根据病因可分为继发性及先天性两种类型。继发性乳糜胸最常见的病因是胸导管的损伤，根据造成胸导管漏的原因又分为创伤性和非创伤性两大类。创伤性乳糜胸最多见于医源性损伤，如食管、纵隔、横膈、胸膜手术损伤；先天性心脏病手术也是发生乳糜胸最常见的原因。非医源性的胸导管损伤常见颈、胸或腹部的刺伤或钝性挤压胸导管损伤所致，偶尔由剧烈的咳嗽或呕吐引起。非创伤性因素主要是各种原因造成胸导管的阻塞。分为管内阻塞和管外阻塞。管内阻塞常见于肿瘤和致病微生物；管外阻塞多见于淋巴结病变或肿瘤局部的压迫，其中又以恶性淋巴瘤的压迫最为多见。先天性乳糜胸约占儿童乳糜胸的 10% 左右，主要由于淋巴管或胸导管先天发育异常所致，并且在新生儿期出现临床症状，并常伴染色体异常，如 Turner 综合征、Noonan 综合征、Down 综合征等。另外极少数乳糜胸的病例无法找到明确的病因，归类为特发性乳糜胸。

【病理】

乳糜液自胸导管漏出至胸腔后，引发一系列的病理过程。乳糜液漏出的初期，因为乳糜液中的蛋白质和脂类的刺激，引发患儿胸痛，造成患儿不敢用力呼吸，呼吸变浅，这种情况尤其见于创伤性因素造成胸导管突然破裂的病例中。随着漏出液量的增加，患儿出现呼吸困难、呼吸音减低、纵隔向健侧偏移等临床表现。胸腔积液量越多，患儿的临床症状就越重。乳糜液中除了大量的蛋白质和脂类外，还含有大量的淋巴细胞。乳糜胸患儿如持续引流胸腔内乳糜液，即会有大量蛋白质、脂类和淋巴细胞的丢失，进而引起患儿营养不良、低蛋白血症以及免疫功能的障碍。

理论与实践

胸导管的正常解剖途径

胸导管在第2腰椎水平、中线处始于乳糜池，沿主动脉右侧经横膈主动脉裂孔进入后纵隔，沿脊柱右前方和胸主动脉与奇静脉之间上行，至第4或5胸椎水平经食管与脊柱之间向左侧斜行，然后沿脊柱左前方上行，经胸廓上口至颈部。大部分胸导管在胸腔内右侧走行，这可以解释乳糜胸右侧多见的原因；而当胸导管在从右侧向左侧走行部分发生破损时，会造成双侧乳糜胸。胸导管终止于静脉的形式多样，大部分在接受左侧头颈部和左上肢的分支后单支终止于静脉，少数为双支、三支或四支，注入左无名静脉、左颈内静脉或左椎静脉。胸导管分支的淋巴系统之间；胸导管与奇静脉、肋间静脉间；壁层胸膜与淋巴管均有丰富的网状交通，故胸导管结扎后不会造成远端乳糜液外渗而形成乳糜胸。

【临床表现】

乳糜胸的临床表现缺乏特异性，早期症状不太明显，随着胸腔内乳糜液的积聚导致肺组织受压、纵隔向对侧移位从而产生一系列继发的表现，如咳嗽、胸痛、胸闷、气促、呼吸困难进行性加重，心动过速，血压降低及血氧饱和度下降等表现。其他临床表现还包括营养不良、消瘦、低蛋白血症及免疫功能障碍等。乳糜胸体格检查可在肺部出现典型的胸腔积液体征，如肋间隙增宽、饱满，患侧胸部语颤消失，叩诊浊音，呼吸音降低，气管偏向健侧等。

【诊断】

乳糜胸的诊断依赖于胸腔穿刺液的检查。当穿刺或引流出乳白色不凝固液体时，应疑为乳糜胸。实验室检查包括：pH测定、细胞分离与计数、革兰氏染色、苏丹Ⅲ染色检查有无脂肪颗粒、甘油三酯及胆固醇含量测定并计算比值等。革兰氏染色可见乳糜中的细胞为淋巴细胞，特别是T细胞>70%。胆固醇/甘油三酯<1且甘油三酯定量若：①>110mg/dl，乳糜液可能性为99%；②<50mg/dl，乳糜液的可能性为5%；③定量为50~110mg/dl，应进一步做脂蛋白分析，区分乳糜微粒和胆固醇结晶。其他辅助检查包括X线、B超、CT或MRI，主要用于胸腔积液的部位及积液量的确定。以上所有检查对病因诊断尚有一定的困难。

【治疗】

乳糜胸治疗原则是解除呼吸困难，关闭乳糜液的渗漏，营养支持。治疗方法包括非手术治疗和手术治疗。

1. 非手术治疗　目前首选非手术治疗。其首要目标是减少乳糜液的漏出，主要治疗方法包括：在穿刺或胸腔闭式引流的条件下，严格限制脂肪的摄入，选择脱脂配方奶粉或富含中链甘油三酯的配方奶粉进行肠内要素喂养，给予高碳水化合物、高蛋白饮食，并控制液体摄入量。必要时也可予禁食、禁饮及肠外静脉高营养。生长抑素及其衍生物奥曲肽在禁食后通过抑制淋巴液的产生，从而使乳糜液减少，但一般不作为首选用药，当保守治疗 4 周每天的引流量仍超过 10ml/kg，可考虑使用。80% 患儿经以上治疗均能获得很好的效果。如经非手术治疗后，乳糜液流量减少，但仍不消失，可采用胸膜粘连治疗。方法是将刺激性药物，如高渗糖水、平阳霉素等自引流管注入患儿胸腔，产生胸膜反应，促使上皮细胞和纤维组织增生，使胸膜在胸导管瘘口处粘连，从而封闭瘘口。

2. 手术治疗　目前手术时机尚无明确定论，一般认为非手术治疗 3~4 周效果不佳，或非手术治疗 2 周后每天引流量 >250ml 或每天胸腔积液 >100ml/kg，需考虑手术治疗。手术方式的选择：开胸或胸腔镜手术。目前胸腔镜手术由于具有微创和美观的优势成为治疗乳糜胸的首选手术方式。单侧乳糜胸患侧入路。双侧乳糜胸取胸腔积液量大侧，积液量相差不大时经右侧入路。手术方法包括胸导管结扎或漏口修补术、转流管胸腹腔分流术、局部胸膜“搔刮”术等。如考虑行胸导管结扎或漏口修补术时，可在术前 2~3 小时给患儿喂食少量牛奶、橄榄油等高脂餐，有助于寻找乳糜瘘口，但如果术中未发现瘘口，可在主动脉裂孔上 1~2cm，大块缝扎食管与奇静脉之间的椎前组织，并向上加缝数道。胸腹腔转流术主要用于顽固性乳糜胸患儿。

【预后】

新生儿及小婴儿的乳糜胸，非手术治疗效果较好，创伤造成的乳糜胸手术效果明显，而自发性及特发的乳糜胸治疗复杂，经常需要综合多种治疗手段。对于继发性乳糜胸应积极进行原发病的治疗。

（舒　强）

第五节　先天性食管闭锁与气管食管瘘

先天性食管闭锁与气管食管瘘（congenital esophageal atresia and tracheoesophageal fistula）是一种严重的先天性畸形，发病率为 1/3 000，常伴有其他畸形，从而增加了治疗的复杂性。目前，小儿外科对食管闭锁的治愈率已达 90% 以上，但对低体重出生儿和合并其他先天性畸形的患儿的治疗，仍有待提高。

【病因与病理】

（一）病因

至今尚无统一的理论来揭示食管闭锁的发病原因和机制，因为大多数食管闭锁是散发的，因而可能并不是由简单的遗传基因机制所致，涉及多种因素和多基因以及复杂的基因和环境间的相互作用。

在胚胎的研究中，食管的形成在胚胎第 5 周，食管是咽与胃之间很短的管道，伴随着胚体颈部的伸长和心肺的下降，食管迅速增长，约在胚胎发育的第 7 周时，食管已达到最终的相对长度。在胚胎 4~5 周，食管形成的初期，管腔很小，管壁由复层柱状上皮和外围的间充质组成。随后上皮细胞增殖迅速，几乎使管腔闭塞。直到胚胎第8周时，管腔才又重新出现。

目前的研究认为食管共同起源于前肠，初级前肠的异常发育是导致食管–气管畸形的根本原因。在对正常鸡胚的研究中证实，增生中嵴的异常会导致气管食管分离障碍，从而发生气管食管畸形。最近解释胚胎学前肠形成的几个主要理论包括食管闭合理论、食管气管隔膜自动分离理论、机械性压迫理论和致畸剂（阿霉素）在鼠的模型中诱导食管闭锁畸形的理论。然而，就其演化机制却存在着众多不同的看法。造成食管闭锁的可能原因为：胎内压过高、食管腔上皮的闭塞、食管血供异常、局部组织分化生长异常以及合胞体的概念。

（二）分型

食管（道）闭锁通常采用Gross五型分类方法（图16-1）：

Ⅰ型：食管上端闭锁、下端闭锁，食管与气管间无瘘管，约占6%。

Ⅱ型：食管上端与气管间形成瘘管，下端闭锁，约占2%。

Ⅲ型：食管上端闭锁，下端与气管相通形成瘘管，此型临床最常见，约占85%。对于食管两盲端间距离>2cm为Ⅲa型，食管两盲端间距离<2cm为Ⅲb型。

Ⅳ型：食管上、下端均与气管相通形成瘘管，约占1%。

Ⅴ型：食管无闭锁，但有气管食管瘘，形成H型瘘管，约占6%。

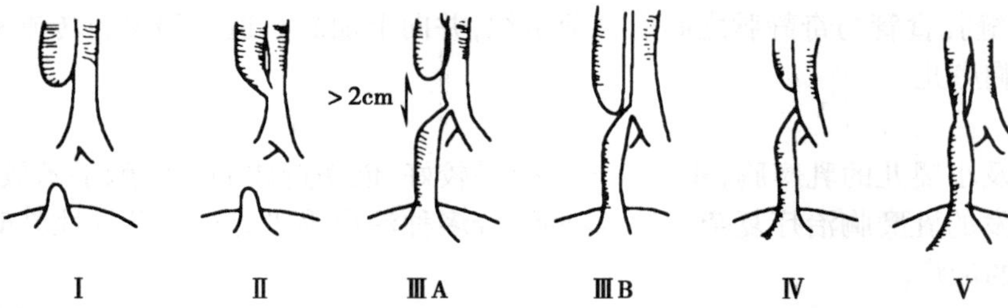

图16-1 先天性食管闭锁和气管食管瘘分型

长间隔型食管闭锁在临床诊断和处理上存在一定的争议和挑战。Ⅰ型及Ⅲa型食管闭锁又常常被称为长间隔型食管闭锁（long gap esophageal atresia，LGEA）。随着临床手术技术的不断提高以及手术器械的不断进步，近期国际食管闭锁协作组（International Network of Esophageal Atresia，INoEA）提出新的观点：LGEA只包括Ⅰ型和Ⅱ型食管闭锁。对于LGEA缺失长度的准确定义目前缺乏共识，大部分学者认为术中无法行一期近远端食管吻合的食管闭锁称为LGEA，根据多数文献提示，缺失长度多为2~3cm以上。显然，当早期无法行食管重建时，需要多种方法延长食管甚至替代食管，这对众多儿外科医师而言是一个挑战。

（三）病理生理

食管闭锁-气管食管瘘的病理生理改变是此疾病病情严重、死亡率高的重要原因。以最常见的Ⅲ型食管闭锁为例，由于存在远端食管与气管之间的瘘管，呼吸道与消化道之间存在一个通道，高酸度的胃液反流进入气管、支气管和肺，发生严重的化学刺激性肺炎。同时，由于食管上端的盲端容量仅几毫升，患儿不能吞咽的唾液反流吸入气管，引起严重的吸入性肺炎。此外50%的患儿存在合伴畸形，且多为多发畸形，如VACTER综合征（V：vertebral anomaly，脊柱畸形；A：anal atresia，肛门畸形；C：cardiac anomaly，心脏畸形；T：trachea anomaly，气管畸形；E：esophageal anomaly，食管畸形；R：renal anomaly，肾脏畸形）。在合伴畸形中，危及生命或需急诊处理的畸形约占 25%，如肛门闭锁、肠旋转不良、肠闭锁等，使食管闭锁的综合治疗更加复杂化。另外，单发畸形与多发畸形的死亡率亦有显著差异，单发畸形死亡率约为 56%，多发畸形约为 85.7%。

食管闭锁 - 气管食管瘘的另一个特点是早产未成熟儿多见。虽然，随着目前临床对早产儿围手术期治疗水平明显提高，体重 1 500g 以下且不伴有严重畸形的食管闭锁 - 气管食管瘘患儿存活率大大改善，但其临床处理的复杂性和术后并发症仍不容忽视。对发展中国家而言，Waterston 根据婴儿出生体重、伴发畸形和肺炎存在与否三项指标提出的预后分级标准（表 16-1），仍有一定的现实意义。目前国际较为公认的食管闭锁合伴心脏畸形的严重程度和低出生体重在对食管闭锁的风险评估中有着重要的意义（表 16-2），合伴严重的心脏畸形且出生体重小于 2 000g 的食管闭锁患儿，其治愈率受到了非常显著的影响。预后分级标准，对食管闭锁的手术治疗有一定的指导意义，对于风险小的食管闭锁患儿可立即施行手术，对于中等风险患儿应延期手术，而对于危重高风险患儿应施行分期手术。

表 16-1　Waterston 风险分级

分级		存活率（%）
A 级	出生体重 >2 500g，无合并畸形，无肺炎	100
B 级	出生体重 2 000~2 500g，伴中度肺炎，但无心脏畸形	85
C 级	出生体重 <2 000g，伴严重心脏畸形	65

表 16-2　Spitz 风险分级

分组		存活率（%）
Ⅰ	出生体重 >1 500g，不伴有严重的先天性心脏病	97
Ⅱ	出生体重 <1 500g，或伴有严重的先天性心脏病	59
Ⅲ	出生体重 <1 500g，伴有严重的先天性心脏病	22

【临床表现】

由于食管闭锁胎儿不能吞咽羊水，故其母亲孕期中常有羊水过多史。患儿出生后口腔及咽部存在大量黏稠泡沫，并不断经口鼻向外溢出，第一次喂水或奶，吸吮一二口后，小儿即出现剧烈呛咳，水或奶从口腔、鼻孔反溢，同时有发绀及呼吸困难，甚至窒息，经负压吸引清除后可恢复，但再次喂食，又出现同样症状。伴有食管气管瘘时，由于酸性胃液经瘘管反流进入气道，导致化学性肺炎、肺不张等，继发细菌感染，出现发绀、气急、肺部湿性啰音。同时因大量气体随呼吸经瘘管进入胃肠道，导致腹部膨胀，叩诊鼓音，并由于严重腹胀引起横膈抬高，压迫肺部，加重气急等呼吸道症状，甚至导致呼吸衰竭。如系无瘘管者，气体不能经食管进入胃肠道，则呈舟状腹。

【诊断与鉴别诊断】

1. 产前诊断　上颈部盲袋症：表现为孕 24 周后产前 B 超发现胎儿颈部中线处存在盲

袋，随着胎儿吞咽此囊性的盲袋“充盈”或“排空”。该盲袋即为食管闭锁的上段盲端。因为胎儿患有食管闭锁不能吞咽羊水，故产生近端食管扩张现象。此为产前诊断食管闭锁的影像学直接征象表现，但需较长时间持续动态观察其表现。对于食管闭锁的产前超声波诊断经常可以见到的表现为看不清胃泡或仅看到小胃现象。同时存在羊水增多。此为产前诊断食管闭锁的间接征象表现，但其阳性诊断价值并不高，敏感性仅达 24%~30%。

3.0T 磁共振成像（magnetic resonance imaging，MRI）检查显著提高了影像的清晰度，可以提高食管闭锁诊断率，表现为近端食管扩张、远端食管消失现象。而在正常胎儿可以看到完整的从口腔通往胃的食管。MRI 在诊断食管闭锁中的敏感性和特异性可分别达 100% 和 80%，但有时可能受到胎儿宫内无法人为控制的体位变化而影响其检出率。

2. 产后诊断与评估　出生后的诊断应该在第一、二天就作出，同时详细评估近远端食管情况，这些研究有助于发现可能存在的其他问题，如 TEFs、先天性食管狭窄、食管重复或囊肿，所有这些都增加了食管重建的复杂性。

凡出现典型症状，如在第一次喂奶后小儿即有呛咳，随即乳汁从鼻孔或口腔溢出，伴有呼吸困难、面色发绀等，应立即想到食管闭锁的可能。辅助检查从鼻孔或口腔内插入一根细小的胃管不能顺利通过食管而受阻折回，但应注意发现导管卷曲在食管盲袋内而造成进入胃内的假象。如疑食管闭锁即做食管造影，可以充分了解盲袋的位置，扩张的程度，近端有无瘘管，尽可能准确地测量食管间隙，间隙可以用厘米或椎体的数目来表示。方法是经胃管滴入 25% 水溶碘剂或空气 0.5~1ml，拍摄 X 线胸片即可发现食管盲端。

CT 可以提供多平面和三维重建图像，有助于发现食管闭锁及伴发的瘘管。主要适用于那些低出生体重、有严重呼吸窘迫及长段型或伴有多发畸形的食管闭锁患儿。由于该类患儿往往可能需要分期或多次手术，三维 CT 可提供详细的术前资料（判断盲端的距离，瘘管的位置），并且作为无创的检查，较气管镜有更大的应用前景。近年来，提出了虚拟支气管镜，即利用三维 CT 重建气管、隆突和主支气管，这对于食管闭锁术后瘘管复发的患儿尤其适合。

近来越来越多的人认识到咽喉镜以及纤维支气管镜辅助诊断性检查是一项食管闭锁术前的重要检查，有助于评估声门上结构和声带功能，是否存在喉裂或喉气管食管裂，是否存在一个或多个食管气管瘘或气管憩室，以及气管支气管树内是否存在异常，如环状狭窄或气道压迫狭窄等。纤维支气管镜检查也是诊断气管软化的金标准，如果发现严重的气管软化症，可能需要手术矫正。

【治疗】

诊断确立后，食管端端吻合术是唯一的治疗方法。先天性食管闭锁的治愈率代表着小儿外科的水平。近年来，随着多学科合作参与度日益提升，产前诊断技术、新生儿重症监护技术、麻醉技术、手术技术、相关畸形处理能力和术后护理水平的不断提高，食管闭锁的生存率得到了明显改善，使不伴有严重心脏畸形的食管闭锁治愈率达到 90% 以上，其中包括低出生体重儿和早产儿。

1. 术前准备

(1) 在转运患儿时，需注意保暖，特别注意在转运过程中尽可能减少吸入性肺部感染的发生，可将患儿置于头高位（斜坡位），每 15 分钟用针筒经导管吸出食管盲端及口腔咽部的分泌物，并吸氧。

(2) 新生儿置于暖箱内上体抬高 30°~40°，通过导管持续吸引食管盲端及口咽部的分泌物。将导管接入常规的胃肠减压袋是错误的，因为分泌物往往非常黏稠，胃肠减压袋产生的负压无法达到吸引的目的。

(3)手术不是非常紧急，允许24~48小时积极准备，有些肺炎十分严重的患儿甚至可以延迟3~5天后手术，在此阶段应用广谱抗生素、雾化治疗和吸痰等措施积极治疗肺炎。应避免气管插管，以免大量气体进入胃肠道导致消化道穿孔，加剧腹胀而导致呼吸状况恶化。

(4)补液对于禁食2天以上的新生儿，仅仅是一般的支持，给予5%葡萄糖40ml/(kg·d)，同时注意调整水电解质和酸碱平衡状态。

(5)常规给予维生素K剂。

(6)尽快完善必要的检查以判断伴发畸形，如超声心动图和肾脏B超检查。

2. 手术

(1)采用气管插管静脉复合麻醉，由于手术操作可能对一侧肺组织造成压迫而影响患儿通气，故新生儿食管闭锁手术的麻醉要求比较高。

(2)切口采用右侧第四肋间后外侧进路，经胸腔内或胸膜外进路均可。术前心脏超声检查很重要，右位主动脉弓的发生率约为5%，如在术前发现存在右位主动脉弓，手术入路应改为左侧经胸入路。

(3)首先在奇静脉附近上下方寻找食管气管瘘，分离、结扎并缝扎后切断食管气管瘘，患儿的通气功能立即得到改善；以盲端内的胃管为导向，充分游离近端食管盲端，食管与气管紧贴，需仔细解剖并分离，注意避免气道的损伤；远端食管不宜分离过多，以免影响远端食管血供；奇静脉可以根据情况决定是否离断，如果食管近远端能够达到无明显张力吻合则无需离断奇静脉，完整的奇静脉覆盖于离断的食管气管瘘上方并将食管吻合口与结扎的食管气管瘘分隔，一定程度上可以保护并预防食管气管瘘复发。如果食管近远端吻合口存在张力则离断奇静脉，可部分缓解吻合口张力，有助于吻合口愈合。新生儿食管吻合技术要求非常高，吻合时要用无损伤针带细而软的可吸收线单层吻合。如果两盲端距离>2cm，吻合有张力，可采用食管近端肌层松解法，即在闭锁近端1cm处环形切开食管肌层，保留黏膜和黏膜下层完整(Lividitis手术)，达到减张的效果。重建食管内留置胃管可帮助术后早期胃肠喂养。放置胸腔持续负压引流或胸膜外引流。

(4) Ⅰ型或Ⅱ型食管闭锁（LGEA）往往近远端食管盲端相距超过3.5cm。一般来说，距离超过3cm时一期食管吻合手术非常困难。基于食管本身是最好的修复材料，因此尽可能保留自身食管并应用自身食管达到食管重建的目的是国际间的共识。在此共识指导下形成了多种治疗LGEA的方法，作延期食管吻合重建手术。目前较常用的方法有单纯等候使患儿有充分的时间等候使得食管自然生长、食管内应力延长技术，以及各种食管外应力胸腔内外分次手术食管延长技术，以使食管两盲端有机会延长获得达到食管端端吻合的长度。但这种方法术前准备十分重要，防止吸入性肺炎。手术在患儿出生后8~12周时进行，此时患儿体重增加1倍，两盲端的距离也往往可以有一定程度的缩短，甚至<2cm。手术方式采用食管 - 食管端端吻合术，吻合方法同食管Ⅰ期吻合术。食管近远端距离位于2~6椎体之间采用此方法；食管近远端距离>6椎体采用食管Ⅱ期修复术或食管替代术，可采用的食管替代物有结肠、胃、小肠，其中应用较多的是结肠代食管。

3. 术后处理　一般需在NICU进行严密监护和呼吸管理，保持气道通畅，定时雾化吸入、拍背、吸痰。必须注意吸痰时插管不得超过气管瘘的距离，以免损伤结扎的瘘管造成复发。术后3天可通过胃管进行喂养。术后5~7天口服亚甲蓝或口服造影剂摄片检查,以了解吻合口愈合情况。如无吻合口漏,则可拔除胃管等各种引流管,经口喂养。术后3个月内每个月行食管造影检查,了解是否存在吻合口狭窄,如果存在吻合口狭窄则可以施行食管球囊扩张治疗。

4. **胸腔镜手术** 胸腔镜修复食管闭锁也逐渐被采纳应用,并在近年来日益得到较为广泛的临床应用。在胸腔镜下完成了瘘管的结扎和食管的吻合。这是微创技术在新生儿的应用,避免了开胸手术对皮肤、肌肉和肋骨的影响,具有视野清楚、切口美观,并且可以减少新生儿开胸手术并发症,包括脊柱侧弯、翼状肩胛骨、慢性疼痛、肩部薄弱、胸廓不对称和畸形等。然而胸腔镜食管气管瘘结扎食管重建手术不仅需要一定设备条件,更重要的是手术者需要有相当的内镜手术经验和熟练的内镜操作技巧。

【并发症】

食管闭锁术后并发症可分为早期并发症和晚期并发症。早期并发症包括吻合口漏、吻合口狭窄和食管气管瘘复发;晚期并发症包括胃食管反流、气管软化、呼吸道疾病和食管蠕动功能障碍。

1. **吻合口漏** 引起吻合口漏发生的主要原因有外科缝合技术欠缺、食管两端缺血、肌层切开延长缝合的病例(Lividitis手术)和吻合口张力过高。术后5~7天左右口服亚甲蓝,若胸腔引流管内有蓝色液体流出或食管造影见造影剂外漏均可明确诊断。处理措施包括保持胸腔引流通畅,充分的营养支持和抗感染治疗,绝大多数吻合口漏均可以自愈。如果吻合口断裂或长时间不愈合,则可施行颈部食管造瘘,延期食管替代手术。

2. **吻合口狭窄** 引起吻合口狭窄的可能原因有缝合技术欠缺(吻合口张力过大、双层缝合和应用丝线缝合)、长段间隔型食管闭锁、吻合口两端食管缺血、胃食管反流和吻合口漏等。往往在术后第3~4周食管造影时发现,轻度狭窄可不予介入扩张,可依靠食物进行被动扩张;狭窄明显,有吞咽困难和反复呼吸道感染,则需行食管扩张治疗。可采用食管球囊导管扩张狭窄的吻合口,在X线透视下注入造影剂行食管造影以了解狭窄的位置、程度和长度,从而选择合适规格的球囊导管。将球囊导管经口或鼻插入食管,放置在狭窄部位后球囊内加压注入水溶性造影剂以显示球囊逐渐扩张至完整。扩张完成后再次行食管造影以了解扩张后的食管情况,重点观察有无狭窄处食管破裂,如破裂则需按照吻合口漏进行相应处理。也可采用食管探条,直径0.5~1.5cm,在胃镜辅助下进行食管扩张。每月扩张1次,扩张2次。

3. **气管食管瘘复发** 是食管闭锁术后较为严重和复杂的并发症,大多由于吻合口漏和吻合局部感染导致。尽管属于术后早期并发症,也有部分病例术后数月或数年发现。临床症状与V型食管闭锁相似。患儿反复出现呛咳,进食流质食物时明显,反复肺部感染,严重者肺功能困难受损。确诊需要通过支气管镜检查、食管或气管造影来证实,或者通过CT三维重建明确。再次手术行瘘修补是彻底解决的可靠途径。

4. **胃食管反流** 可能是由于吻合口张力过高引起食管腹腔段过短、食管动力学存在异常引起。可通过上消化道造影、24小时食管下段pH监测和食管动力学测定等明确诊断。通过改变饮食结构食用稠厚食物和合适的体位(俯卧或立位)可改善症状。轻度食管炎采用奥美拉唑0.7~3.5mg/(kg·d)口服治疗。反流引起的反复误吸、多次肺炎、营养不能维持的患儿应早期施行胃底折叠术(Nissen或Thal术)。

5. **气管软化** 是术后发生呼吸困难,甚至不能撤离呼吸机的主要原因,气管镜检查可明确诊断，发现气管口径为半圆形或椭圆形。治疗方法采用主动脉弓悬吊术。

【预后】

食管闭锁治疗预后与及时诊断、患儿的成熟度、出生体重、救治措施、肺部并发症、合并畸形和恰当的护理密切相关。食管闭锁存活率的提高带来了愈来愈多的并发症患儿，有报道食管闭锁手术后的并发症发生率可达 30%~50%，故对并发症的认识和处理将进一步提高先天性食管闭锁患儿的生存质量。

（王　俊）

第六节　胃食管反流病

胃食管反流病（gastroesophageal reflux disease，GERD）一般是指胃和 / 或十二指肠的内容物反流入食管所造成的病理性损害或对生活质量造成影响，如慢性呼吸道疾病、食管炎等。

【病因与病理】

人类食管下端的防反流机制主要由食管下端括约肌（lower esophageal sphincter，LES）、膈食管韧带、食管与胃底间的锐角（His 角）、腹腔食管段长度和食管黏膜上皮的防御系统等构成，其中以 LES 的抗反流功能最为重要。LES 是位于胃与食管交界处增高的平滑肌形成一个高压区，是胃与食管间机械性屏障，以防止胃内容物反流。右侧膈肌脚包绕着 LES，提供一种辅助性加强 LES 的功能，与 LES 共同在食管下端形成一个高压区。由于食管下端括约肌功能以及相关的防反流机制的成熟要从妊娠末期直至出生后 1~3 个月才逐渐完成，且新生儿腹腔内食管段较短，这些解剖生理特点使新生儿及婴幼儿均可能在一定条件下发生一过性的胃食管反流，比如在平卧体位下喂奶、饮水，或迅速、大量地喂奶，以及比较剧烈的哭闹等情况下进食等。但其一般不至于造成损害，因此称为生理性的胃食管反流。但是，如果因上述的抗反流防御机制下降而出现问题，则可发生所谓的病理性反流，导致一系列危害，即胃食管反流病。据统计新生儿中发生病理性反流者仅占其胃食管反流的 1/500。导致食管下端防反流功能下降的原因包括食管下端抗反流功能的下降和反流物中攻击因子增强两方面，反流物中的攻击因子可对食管组织造成损害，其中胃酸与胃蛋白酶损害作用最强，引起食管黏膜的损害，发生反流性食管炎、食管狭窄，甚至食管短缩、Barrett 食管等。

【临床表现】

小儿胃食管反流病临床表现轻重不一，与反流的强度、持续的时间、有无并发症以及小儿的年龄有关，一般有以下四种表现：

1. 呕吐　胃食管反流本身引起的主要症状为呕吐，典型表现为喂奶后呕吐，往往无胆汁，无哭吵。约 85% 患儿生后第一周即出现呕吐，65% 的小儿可未经任何临床治疗而在 0.5~1 年内自行缓解，属生理性反流范畴。仅少数患儿表现为更长期的反复呕吐，并逐渐加重，从而导致营养不良和生长发育迟缓。年长患儿可有反酸、打嗝等表现。

2. 食管黏膜损害　反流物质含有大量的攻击因子，可刺激食管，引起食管黏膜的损害，并发生与此相关的临床症状，年长儿可表现为胃灼热、胸骨后痛、吞咽性胸痛等症状，食管受损重者可出现吐咖啡样物或呕血，此类患儿可有贫血。如果反流性食管炎症状持续存在则可进一步发生食管狭窄、Barrett 食管等并发症。

3. 食管以外的刺激症状 胃食管反流与反复呼吸道感染之间的因果关系现在日益受到关注,约 1/3 的患儿可因呼吸道反复吸入反流物而出现呛咳、哮喘、支气管炎等症状和发生吸入性肺炎等。反流引起的哮喘无季节性,常有夜间发作,反复发生的吸入性肺炎可导致肺间质纤维化。在新生儿,胃食管反流甚至可引起突然窒息致死亡。少数病例可表现为 Sandifer 综合征,发作时新生婴儿出现一种痉挛性扭曲身体,呈现弓形背,板状姿态,呈特殊的"公鸡头样"姿势,有痛苦表现,同时伴反酸、杵状指、低蛋白和贫血等。

4. 反流引起的并发症

(1) 食管狭窄:长期反复的胃食管反流可导致食管炎反复发生,食管镜检查可见黏膜充血、水肿、糜烂、溃疡、纤维组织增生,进而瘢痕形成,导致食管狭窄甚至短缩。有资料显示 8%~20% 的反流性食管炎将发展成为食管狭窄。

(2) 出血和穿孔:反流性食管炎由于黏膜充血糜烂,可发生少量出血,长期可引起患儿不同程度的缺铁性贫血。少数严重病例由于食管溃疡可发生较大量出血,甚至穿孔。

(3) Barrett 食管:为慢性胃食管反流的严重并发症,食管下段鳞状上皮区被破坏,出现柱状上皮区,再由再生性更强的邻接区或腺导管柱状上皮所取代,即形成 Barrett 上皮。据统计成人 Barrett 食管中发生食管腺癌者比一般人群高 30~50 倍。

【诊断与鉴别诊断】

临床上小儿 GERD 的表现轻重程度不一,开始有时不易鉴别是 GERD 还是生理性反流,因此准确地判定反流及其性质十分重要。

1. 小儿 GERD 的诊断 ①临床有明显的反流症状,如呕吐、反酸、胃灼热或与反流相关的反复呼吸道感染等;②有明确的胃食管反流客观证据。

2. 小儿 GERD 的客观检查 其方法较多,如上消化道造影检查、内镜检查、胃食管放射性核素扫描、胃食管测压、24 小时胃食管 pH 监测以及胸疼试验、酸反流试验等。一般认为 24 小时胃食管动态 pH 监测是诊断胃食管反流的金标准,检测时可同时进食或睡眠,以测 24 小时更可反映整天反流全貌。一般将食管 pH<4 作为判定 GERD 的标准,正常情况下一般睡眠时没有反流。主要指标:①食管 pH<4 占总监测时间的百分比(称反流指数,reflux index,RI)。一般新生婴儿期 >11% 考虑异常,大儿童 >7% 为异常。②反流发生的次数;③反流持续 >5 分钟的次数;④反流最长持续时间;⑤ pH<4 的曲线下面积。

放射性核素胃食管闪烁扫描检查,了解胃排空和食管清除能力,并证实 GER 与呼吸道症状的关系,对诊断小儿 GERD 敏感性约为 80%。

食管内镜检查是诊断反流性食管炎的直接且可靠的手段,结合病理检查可明确食管炎的严重程度,也是诊断 Barrett 食管的主要依据。

鉴于客观检查方法可能存在某些局限性,目前主张联合应用上述两种或三种以上方法进行检测,以提高诊断的准确性。常用上消化道造影、食管测压、食管下段 24 小时动态 pH 监测和食管内镜检查结合来确诊小儿 GERD。当然还要注意某些时候幽门梗阻、胃排空异常(蠕动功能障碍)等疾病也可能导致出现胃食管反流的临床表现(呕吐等),此时核素扫描可以了解胃排空情况,消化道造影检查也可注意观察胃远端的情况,以免漏诊、误诊。

【治疗】

1. 小儿 GERD 的内科治疗原则

(1) 一般治疗:包括体位疗法和调整饮食喂养。一般认为俯卧位是最佳治疗体位,新生儿和小婴儿上半身抬高 30°。由于食管胃连接处高于胃底部，此体位发生胃食管反流的频率最低，但需要注意反流引起的误吸导致窒息的危险。较大儿童睡眠时应取右侧卧位，上半身抬高，此体位有利于胃排空。饮食调整包括喂养采用黏稠、糊状食物，减少每次进食量，减少食物中的脂肪、巧克力或咖啡等含量，餐后、入睡前服用制酸剂等。同时可通过增加进食次数以达到每天摄入的总量满足患儿生长发育的需求。

(2) 药物治疗：针对 GERD 的治疗，促进食管体运动、促进胃排空、提高 LES 的功能及抗酸治疗包括促胃肠动力和抑酸以及黏膜保护剂等药物，一般联合应用效果较好。GERD 属上消化道动力性疾病，理论上应首先改善胃肠动力。抑酸剂主要作用在于减少反流物中 H^+ 对食管黏膜的刺激，黏膜保护剂则用于保护受损害的食管黏膜，减轻反流症状及治疗反流性食管炎。自 2014 年发现用质子泵抑制剂（proton pump inhibitors，PPIs）结合组胺受体拮抗剂特别对婴儿无论在症状分级、pH 监测、内镜 / 组织病理学等 GER 和 GERD 中有明显的治疗改进。

虽然药物疗法能够较明显地控制 GERD 的症状，治疗反流性食管炎，但由于未去除病因，故停药后容易复发。如果存在有胃食管反流器质性病变，如先天性膈肌发育缺陷（膈疝、食管裂孔疝等）或反复药物治疗无效者，则应考虑适时手术治疗。

2. 小儿 GERD 的外科治疗

(1) 手术指征：①经系统内科治疗无效或停药后很快复发者；②因先天性食管裂孔疝导致反流者；③有严重的反流并发症，如食管炎合并出血、溃疡、狭窄等；④因反流导致呼吸道反复感染、窒息等；⑤客观检查证实为病理性反流者（如动态 pH 监测）；⑥碱性胃食管反流。

必须注意，小儿 GERD 需外科手术治疗的仅占全部患儿的 5%~10%，故手术适应证需要慎重选择。对有下列情况小儿则不应作为手术适应证：①内科治疗不充分，若经过至少 6 周治疗，反流症状仍持续存在，可考虑行放射性核素检查胃排空情况，若胃排空障碍，可加用胃动力药，仍不能控制症状者，再考虑外科治疗。为有效治疗胃食管反流及其并发症，最好由儿童消化内科与儿外科医师合作，制订全面的治疗方案。②新生儿期及小婴儿的生理性胃食管反流，随年龄增加，逐渐缓解、自愈。少部分 GERD 通过内科治疗也能收到良好的效果。③对部分临床症状是否由反流性疾患引起缺乏客观证据，如反复发作的上呼吸道感染、窒息，不能完全肯定由反流引起者，不应贸然手术治疗。一定要尽量通过检查发现客观证据才能考虑外科手术治疗，否则会导致不良的治疗结果。

(2) 抗反流手术的原则：手术目的是加强食管下端括约肌抗反流的能力。通过胃底贲门部的解剖重建，恢复其正常的关闭能力，阻止反流发生，同时又能正常吞咽，并通过嗳气以减少胃胀气，需要时能够呕吐。无论何种术式，其基本原则应达到以下几点：①提高 LES 静息压力，一般争取恢复到胃静息压力的 2 倍水平，以维持食管、胃之间的正压屏障，通常可通过胃底折叠环绕食管远端或胃底固定术来实现；②维持足够长度的腹段食管，如婴幼儿期术中应游离腹段食管 1.5~2.0cm 长，以维持贲门部的关闭状态；③重建的贲门部在吞咽时应能松弛。如果存在胃排空障碍，可以同时加做幽门成形术或其他相关处理。

(3) 临床常用的抗反流手术：Nissen 胃底折叠术是目前最常用的抗反流手术，即 360° 全胃底折叠术（total fundoplication）（图 16-2）。此手术疗效好，控制呕吐或反流疗效在 95%。主要并发症有复发、食管下端狭窄及胀气综合征等，复发率约在 5%~15%。目前采用腹腔镜下实施 Nissen 抗反流手术，已成为国内外专业界公认的金标准，手术操作要点与开腹手术相同。

实践中临床需要根据每一个患儿疾病不同严重程度和可能存在的各种不同合并症的情况以及术者经验选择术式，出现多种不同的抗反流手术方法以及联合手术方法，以求得到好的结果，避免术后食管狭窄和胀气等问题，如 DeMeester 折叠术以减少吞咽困难和气顶综合征（gas bloat syndrome，GBS）；Collis-Nissen 手术可用于短食管患儿；Thal-Nissen 用于消化性食管狭窄。文献报道 Nissen 手术对 GERD 的治愈率可达 88%，90%~96% 患儿术后症状缓解。

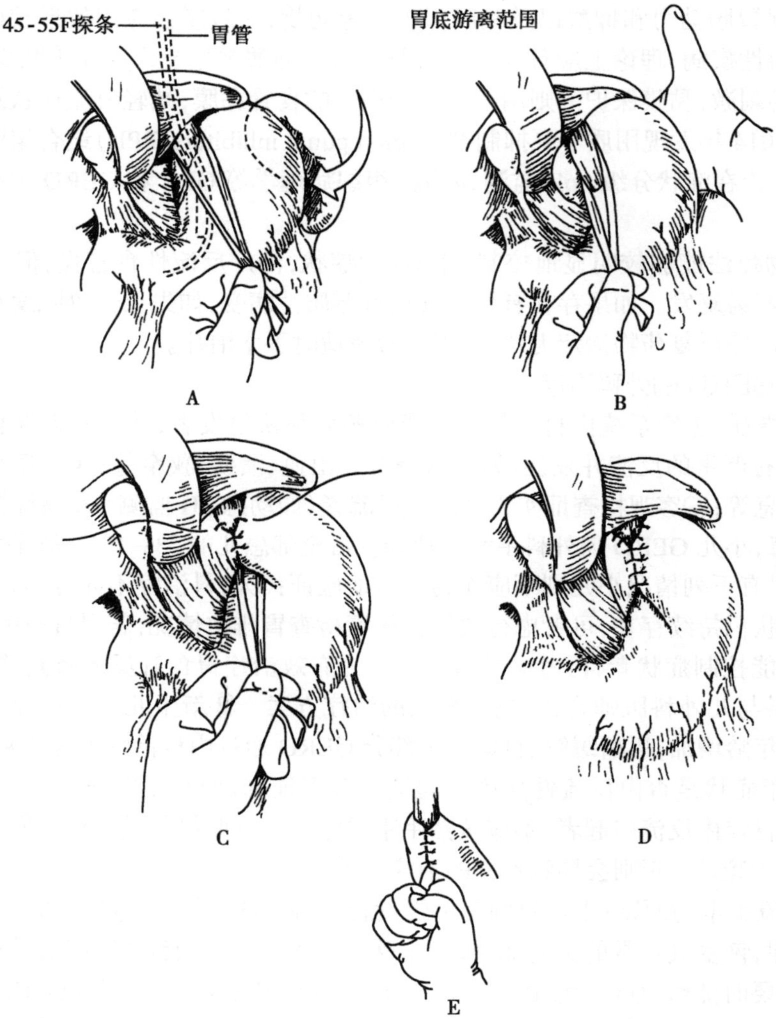

图 16-2 Nissen 胃底折叠术

A. 食管胃连接部游离后，从膈上牵向腹内；B. 胃底绕过食管下端；C. 缝合折叠的胃底；D. 完成胃底折叠缝合；E. 折叠部分可容一指通过

（4）抗反流手术术后疗效的判定标准：一般可参考如下指标：① GERD 症状及并发症完全消除；②能够打嗝，排出胃内多余气体；③必要时可呕吐；④ GERD 的客观检查，如 24 小时胃食管动态 pH 监测和胃食管动力学检查等恢复或接近正常范围。

（王 俊）

第七节 食管裂孔疝

食管裂孔疝(hiatus hernia)是指胃通过异常宽大的食管裂孔突入到胸腔内。可分为食管裂孔疝和食管裂孔旁疝(paraesophageal hernia)。99% 的食管裂孔疝为滑动性,胃食管连接部上移,由于胃食管反流及出现其他并发症逐渐被发现。25% 病例合并反流性食管炎。食管裂孔旁疝约占 1%,多在呼吸道感染或是并发致命性胃扭转或是绞窄时发现。与人体其他部位疝一样也可以伴有疝囊。儿童阶段的各年龄组均可发现食管裂孔疝。

【病因与病理】

儿童食管裂孔疝多为食管膈肌裂孔先天性发育不全所致。膈裂孔为源自脊柱包绕食管的左右膈肌脚和肌腱,并附着于横膈中央腱。当腹内压增高时裂孔自然缩小。膈食管韧带来源于膈肌脚的纤维结缔组织,将食管下段括约肌保持在腹腔内,食管在此平面被腹膜和膈食管韧带覆盖。一般形成食管裂孔疝有 3 个主要因素,即:①膈肌的结构改变;②支持结构上有萎缩变弱;③腹腔压力增加失去平衡。食管裂孔疝最重要的异常是裂孔本身,即膈肌食管裂孔比正常宽大,而且肌肉环薄细、无力,胃部分甚至全部疝入到横膈以上的纵隔或胸腔内,这种病例大多数并不伴有疝囊。

食管裂孔疝根据裂孔缺损位置及疝入胃组织的多少分为食管裂孔旁疝、滑动型疝和混合型疝。其中新生儿期滑动型疝最为常见(约占 70%)。根据分型不同,腹腔食管、贲门、胃进入胸腔的多少有差异,其病理生理改变亦不相同。①食管裂孔大,以食管后膈肌裂开为主,胃大弯与部分胃体沿着贲门及幽门长轴方向突向食管后方达到膈上,形成食管旁疝。此时贲门仍居膈下,His 角不变,腹腔食管保持一定长度,因此食管裂孔旁疝保持良好的防反流机制,没有胃食管反流现象。②膈食管韧带、膈肌脚,胃悬韧带发育不良变得松弛时,食管裂孔大,当卧位或腹压增加时,腹腔食管、贲门和胃底依次疝入胸腔。当腹压减低或者患儿未进食、胃空虚时,食管和贲门位置正常。这种称为滑动性食管裂孔疝。滑疝由于腹腔段食管变短、食管下端括约肌失去功能、胃 His 角变钝等,常常伴有胃食管反流。③食管裂孔开大明显,膈食管韧带明显松弛,已不能固定食管时,贲门、胃、横结肠甚至肝脏左叶都可疝入胸腔,临床成为混合型疝(巨大疝)。

【临床表现】

由于不少新生儿仅伴有小裂孔疝,症状常不典型,通常是因为频繁呕吐而就诊,或是在 X 线检查中才偶然发现有裂孔疝的存在,文献报道的发病率男女之比约 3∶1。典型病史是自出生后出现呕吐,其中 80% 病例是在出生后第一周内,另约 15% 是出生后 1 个月内。一般呕吐可量大、剧烈,多数病例呕吐物可含血性物,患儿母亲描述呕吐物常是棕褐色或巧克力色。大出血少见,呕吐物含胆汁样内容物也罕见。部分食管裂孔疝患儿可无症状,在做其他检查时无意中发现。当大量呕吐以后反而十分愿意摄入食物,吞咽中出现不适和烦躁通常提示食管有狭窄与溃疡形成,食管下端纤维化改变,可有吞咽困难表现,1/2 以上患儿诉上腹部与剑突区有疼痛感。但新生儿此临床表现较为少见。

由于持续的食管炎可以引起食管黏膜出血并营养不良,从而导致贫血,贫血的程度一般与食管炎严重程度及持续时间有关。

除上述情况外，食管裂孔疝患儿由于胃食管反流多在夜间出现，往往造成误吸而导致吸入性肺炎，约有 30% 的新生儿和小婴儿期食管裂孔疝是以呼吸道感染为主要表现就诊。在部分食管裂孔疝的病例甚至表现出反复的咳嗽、肺炎等呼吸道症状，有时可因频繁发作的呼吸道症状反而忽视或掩盖了消化道症状的表现，因此被作为呼吸道疾病而反复治疗。极个别严重病例还可发生纳入胸腔的胃或肠管嵌闭梗阻甚至组织坏死。

食管裂孔疝可以合伴其他多种先天性畸形，主要为消化道疾病(如先天性幽门肥厚性狭窄等)，尚有其他一些合并症的零星报道，但似乎无相关的综合征一类的报道。

体格检查异常表现，初诊体检时常发现患儿发育和营养状况差，体重明显低于平均日龄或月龄体重，约 50% 以上患儿有此现象，个别严重病例在出生第一周可出现严重脱水。此外，患儿常有贫血貌，其贫血程度与食管炎严重程度有关。

【诊断与鉴别诊断】

当胃内充满气体和咳嗽时，一般可有一定量的反流，这尤其对出生后头几个月婴儿可以是正常的。但如果出现持续性反流，频繁呕吐，尤其呕吐咖啡色样胃内容物，反复肺部感染，体重不增或增长缓慢的患儿都应想到本病。临床上应该考虑做 X 线检查，本病在胸部 X 线片和 CT 上都有比较特征性的表现，即食管下端和部分胃体疝入胸腔，上消化道造影一般可获得明确诊断，但对比较轻症的食管裂孔疝、尤其是滑动性食管裂孔，则有时可能需要反复多次检查，才能发现疝入横膈以上胸腔内的胃底贲门组织。另外有一些放射学的间接征象可为诊断滑动性食管裂孔疝提供参考，如：出现胃食管反流、食管胃角(His 角)变钝、胃食管前庭上移和增宽、胃食管前庭段呈尖幕状、贲门以上管道黏膜纹增粗、扭曲和存在食管炎等。如出现这些征象，应做仰卧头低足高位上消化道造影检查，以提高检出率。当然需要注意，存在胃食管反流不一定存在食管裂孔疝，但如果存在食管裂孔疝，则一般都会有胃食管反流。

一般通过放射学检查可以发现部分胃组织通过食管裂孔疝入到胸腔，在某些比较巨大的食管裂孔疝患儿，甚至可见腹腔其他脏器组织也可一并疝入胸腔内。此外，食管动力学检查及食管 pH 24 小时监测、食管内镜等也是辅助了解病变的检查方法。

【治疗】

新生儿期多数滑动性食管裂孔疝(约占 90%)一般无需手术，可以经非手术治疗而得到缓解，可以采用体位疗法，包括半卧坐位、少量多次喂养及增加营养等方法。而食管裂孔旁疝、经非手术治疗未得到缓解且伴严重症状的滑动性食管裂孔疝则往往需要外科手术加以纠治。非手术治疗的主要方法包括降低腹压、防止反流并加上药物治疗，药物治疗主要包括抗酸、抗胆碱药物及镇痛解痉药等。儿童食管裂孔疝除一部分轻型滑动性食管裂孔疝外，大多均需要行手术修补纠治。

1. 手术适应证　①有反复呼吸道感染、生长发育受影响并伴随其他严重症状，出现严重的食管炎、溃疡、出血、狭窄、脏器嵌顿等并发症；②食管裂孔旁疝和巨大裂孔疝；③经调整饮食结构、改变体位和药物治疗 6~8 周症状无改善者。

2. 手术目的　①将贲门复位，使腹段食管回复到膈下正常位，并保留一定长度的腹腔段食管，一般随儿童年龄而长度不一(1~3.5cm 不等)，以达到能对抗腹内压力为目的，这是帮助贲门关闭而防止发生反流的重要机制之一。②通过缝合左右膈肌脚将扩大的膈肌食管裂孔缩小。③将胃固定在腹腔，固定方法多种多样，如 Hill 提出的背侧胃固定术。通过上述步骤可使胃食管恢复在膈肌下的正常解剖结构。④建立和/或恢复抗胃食管反流机制，除了上述膈下腹腔段食管有足够长度外，还要重建锐性的His角，并施行胃底折叠术，以达到抗反流目的。另外，如果同时存在胃排空延迟的情况，则可能还需要同时加做幽门成形术。

目前常用手术方法是经腹行膈肌食管裂孔疝修补术，并同时施行胃底折叠术，其优点是不但可达到上述原则的要求，还可以探查腹腔内其他脏器有否畸变病损，有利于术后呼吸道管理。目前，随着微创外科技术的不断发展，应用腹腔镜辅助下的微创手术方法对食管裂孔疝进行纠治完全能够达到开腹手术的技术标准，亦已经成为国内外手术治疗食管裂孔疝的标准手术途径，减少了创伤，有利于术后恢复。

手术随访：食管裂孔疝修补术后的随访，除了应观察临床症状有无缓解外，一般还应做X线造影检查，特别注意有无反流，必要时还可做食管动力学测定和食管下段24小时pH监测，并与术前情况相比较，以明确术后抗反流的改善情况。食管裂孔疝手术预后良好。尽管存在术后复发的可能，但复发率低，约0.98%~4%不等。一旦食管裂孔疝复发，则需再次手术修补，二次手术修补仍可在腹腔镜下完成。

【并发症】

1. 食管损伤 如术中能及时发现，可于镜下给予修补缝合，遇到严重的食管损伤应及时中转开放进行食管修补。

2. 迷走神经损伤 避免过分紧贴食管进行游离，尤其是具有优势支的右侧迷走神经，一旦怀疑损伤，手术中需考虑同时再加做幽门成形术。同时术后需延长胃管留置时间，延后进食时间。

3. 吞咽困难 可因胃食管连接部水肿导致术后狭窄，吞咽困难，但因水肿引起的吞咽困难大多在术后数天至数周内缓解，一旦发生因手术裂孔关闭过紧或胃底包绕过紧导致的吞咽困难，可试行食管球囊扩张，大多能获得改善。如扩张无效，则需再次手术。二次手术仍可在腹腔镜下操作。个别非常严重的瘢痕增生所致的难扩性食管狭窄，则可能需要做狭窄段食管切除、食管端端吻合、食管狭窄松解补片（结肠补片、人工生物合成补片）、代食管手术等处理。

4. 食管裂孔疝复发和胃食管反流 复发者大多是由于膈肌食管裂孔未能关闭到适当程度或缝合线滑脱、局部缝合组织撕裂等所致。腹腔段食管过短、部分胃底折叠、食管裂孔关闭不够都可引起术后胃食管反流，但大多数可经保守治疗并随生长发育得到改善，极少数需要再次手术。

（王 俊）

第八节 先天性膈疝

先天性膈疝（congenital diaphragmatic hernia，CDH）是指胚胎期膈肌发育缺陷，胎儿腹腔内脏器经缺损处进入胸腔所致，以胸腹裂孔疝最为常见，胸骨后疝次之，中央疝少见。胸腹裂孔疝的膈肌缺陷部位位于膈肌后外侧相当于胚胎期胸腹裂孔（pleuroperitoneal canal）处，又称先天性后外侧膈疝，约占先天性膈疝的70%~75%，故狭义的先天性膈疝通常指胸腹裂孔疝，又称Bochdalek孔疝。其发病率在1∶2 500~1∶5 000（新生儿），约85%发生在左侧，

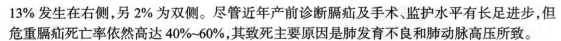

13% 发生在右侧，另 2% 为双侧。尽管近年产前诊断膈疝及手术、监护水平有长足进步，但危重膈疝死亡率依然高达 40%~60%，其致死主要原因是肺发育不良和肺动脉高压所致。

【胚胎学】

膈肌由四部分发育融合形成：膈中央部分由原始横膈形成、左右后外侧部分由胸腹腔形成、背侧中央部分（膈肌脚）由食管系膜演化而来、膈的肌肉部分由肋间肌发育形成。胎儿于妊娠期第 8~9 周胸腹腔体腔完成分隔，胸膜与腹膜两层膜之间间质逐步发育成横膈。因左侧胸腹裂孔关闭较晚，故左侧胸腹裂孔疝多见。但在膈的两侧后外侧腰肋三角位置恒有一薄弱区，此即原胸腹膜管处。在膈肌发育的早期，中肠进入卵黄囊，到第 9~10 周时逐渐返回腹腔。若此时胸腹裂孔仍未关闭，则腹内脏器就可通过腰肋三角进入同侧胸腔，形成无疝囊的胸腹裂孔疝（约占 85%~90%）；若胸腹裂孔处仅有胸腹膜封闭但缺乏肌层，腹内脏器亦可通过此薄弱处进入同侧胸腔，形成有疝囊的胸腹裂孔疝（约占 10%~15%）。肺的正常发育开始于胚胎第 3~4 周，如胚胎第 8~9 周膈肌未闭合，腹部脏器疝入胸腔后，压迫正在发育分支的支气管和肺动脉，导致支气管管径变小、支气管分支减少、肺泡变小、肺泡数量及肺泡周围毛细血管减少、肺动脉分支减少、肺小动脉壁肌层增厚、肺小血管阻力增加，形成肺动脉高压的胚胎学基础。Harrison（1980）曾提出了经典理论推测：由于肠管未成熟回复到腹腔或者是横膈胸腹膜管膜发育延迟导致肠管阻碍了胸腹腔管的关闭；在胸腔内肠管压迫了肺的发育。胎羊实验模型亦证实了类似情况导致肺发育低下。1987 年，De Luca 等用鼠与兔实验研究的结果也提示在动物妊娠期食缺乏维生素 A 的食物或投以 Nitrofen（2，4-dichlorophenylpnitrophenyl）的一种除草剂可以高度诱发胎仔先天性后外侧疝形成，在这些动物胎仔模型中见到肝后叶间充质板发育低下，提示肺发育障碍可以是原发因素，其不能生长发育影响了肠的回复进而胸腹膜管膜发育异常。

此类型膈疝 80%~85% 在左侧，<10% 有疝囊形成，囊壁为含薄层的间胚叶膜，缺陷大小不一，偶尔可发生双侧缺陷。左侧膈疝胸腔内最常见胃、小肠、结肠、脾和肝左叶等腹腔脏器疝入，胰、肾、肾上腺等脏器少见。右侧膈疝大多肝脏嵌在缺陷处，肝也可在胸腔内。如缺损巨大，则肠管甚至右侧肾脏也可能疝入胸腔内。中肠位于胸腔内使其正常的逆时针旋转和固定难以完成，故胸腹裂孔疝者可伴有不同程度的肠旋转不良。

患胎在宫内生长期，胸腔内腹部内容物压迫一侧肺脏，由于纵隔的移动，也可以影响到对侧肺。出生后很短时间内出现症状的患儿常可有不同程度的双侧肺发育低下。肺支气管支减少，正常新生儿分支达 15 个，而患侧肺仅有 6~8 个分支。同时肺泡表面积比健康者减小。

【病理生理】

胚胎期腹腔脏器疝入胸腔，压迫肺脏，导致肺发育受阻，肺支气管分支数、肺泡数量和血管床大大减少。新生患儿出生后即开始呼吸，吞入空气进入胃肠道，加重了对肺脏压迫，使动脉氧分压（PaO_2）降低、动脉二氧化碳分压（$PaCO_2$）升高而出现呼吸性酸中毒。由于膈疝患儿均有不同程度肺发育不全，肺血管腔径减小，整个肌化的血管树的收缩导致了血管阻力增加。研究证明，在经手术矫正后死亡的膈疝患婴有持续性的低氧血症，肺泡前和肺泡间动脉外径减小，中膜厚度增加，这是导致动脉管腔和容积下降的主要原因。患儿肺血管阻力增高，产生肺高压，导致经动脉导管及卵圆孔右向左分流量增多。肺血流量更低，进一步加重低氧血症和酸血症，使之形成恶性循环。最终发生严重的进行性呼吸衰竭。

如将膈疝及早复位，使被压缩的肺叶扩张，情况可能好转，但发育不全的肺组织仍不足以进行最低的氧合作用，膈疝虽已复位，其呼吸功能仍欠佳。患儿肺顺应性和肺血流量均较低，缺氧、高碳酸血症和酸中毒依然严重。因血氧合作用低，动脉血 pH<7.3，则可引起肺血管痉挛，血管阻力增加，经动脉导管、卵圆孔和肺内血管的右至左分流量加大，进一步加重低氧血症和酸血症，成为恶性循环，新生儿将因心肌缺血缺氧而死亡。

上述病理生理改变程度受疝入胸腔内脏器的体积、数量、膈肌缺损的大小、有无疝囊等因素影响。缺损范围小，带疝囊膈疝突入胸腔内脏器较少，部分右侧膈疝因有肝脏挡住中肠进入胸腔等情况时，则往往肺组织受压小，发育较好，病情也较轻。

近期开展先天性膈疝病理生理研究越来越深入。特别强调了细胞因子在病理生理变化中的作用，认为胎儿宫内窘迫和缺氧可能导致正常的肺泡上皮和平滑肌细胞产生一些细胞因子，细胞因子相互作用促成了肺动脉肌层的增生和肺高压。这些因子有胃泌素释放多肽、铃蟾肽（bombesin）、钙调素基因相关多肽（calcitonin gene related peptide，CGRP）、血管内皮生长因子（vascular endothelial growth factor，VEGF）及依赖内皮细胞的因子等。正常情况下，这些肽类因子相互协调，共同保证了肺组织的正常增殖、分化和发育。但在病理情况下，某些肽类因子的表达出现紊乱时，就可能影响肺组织的正常发育，导致肺发育不良。

【临床表现】

新生儿期、婴幼儿及儿童期先天性膈疝的临床表现有很大差异，尤其是新生儿期，其病情进展迅速，危险性大，病死率高。临床表现主要涉及呼吸、循环和消化三个系统，以呼吸、循环衰竭为主。严重者出生后数小时内即出现呼吸急促，并有明显青紫，发作往往是阵发性的，即在哭吵或喂奶、变动体位时加重。不及时和不适当处理即可发生死亡。生后 24 小时内出现呼吸窘迫严重者，预后差。消化系统症状中呕吐较少见，如发生往往是因纳入胸腔内肠管嵌闭或伴发肠旋转不良引起。

临床上体格检查可发现患侧胸部呼吸运动明显减低，心尖搏动点移向对侧；胸壁叩诊呈浊音，如胃肠道充满液体并有肝、脾、胃肠充气较多时呈鼓音。听诊患侧呼吸音消失，有时听到肠鸣音，则诊断意义更大。当较多腹腔内脏器进入胸腔内，腹腔可呈典型舟状腹。

有 44%~66% 的先天性膈疝患儿有合伴其他畸形，最常见为心血管和泌尿生殖系统畸形。膈疝患儿染色体畸形发生在 4%~16%，合伴畸形可以影响成活率。

【诊断】

（一）产前诊断

先天性膈疝产前诊断非常重要，可给医务人员及家长提供参考信息，并作出更为详尽的疾病判断和风险评估，让孕妇及其家庭有更多的考虑和治疗选择，如施行胎儿外科、终止妊娠、出生后外科纠治及体外膜肺氧合治疗等。

产前诊断方法一般采用无损伤性的超声检查，诊断先天性膈疝在妊娠早期 12 周即可检测到。当超声发现胎儿胸腔内有肿物表现为肝、肠或胃时即诊断为先天性膈疝，同时可发现心脏移位到对侧，腹腔内容物减少。但在诊断中需与下列疾病相鉴别：先天性囊性腺瘤样畸形（CCAM），支气管肺隔离症，支气管肺前肠畸形、支气管闭锁、膈膨升和纵隔肿物如支气管源性、神经源性或胸腺肿物。

胎儿磁共振（MRI）检查软组织分辨率高，准确地反映胎儿双侧肺的容积（FLV）及发育状况，多维度检查可以显示膈肌是否完整以及缺损情况，确定肝肾位置及腹腔内其他脏器的位置，对疾病的鉴别意义重大。

产前诊断发现有肝或胃疝入胸腔的先天性膈疝患婴成活率低，在妊娠 9 个月即出现羊水过多成活率低。

在产前诊断中对预后评估研究较集中点即是肺脏大小。Filly（1996）提出对于左侧膈疝而言超声测量胎儿右肺区与胎儿头围之比（lung head ratio，LHR），在妊娠期的各个不同阶段均有一定大小的肺范围，如果此比率 <0.6，则婴儿预后差，比率在 0.6~1.35 成活率在 61%，比率 >1.35 成活率高达 100%。

心脏两个心室不对称也是预后差的指标之一，心室不对称表现在右心室内径与左心室内径的比率增加，这往往是因膈肌缺损腹腔内容物疝入胸腔内影响到血流动力学改变所致。这些发现是出生后预后及治疗方法的重要判断依据之一。在超声产前诊断中还可进一步了解其他器官有否畸形如肠旋转不良等。

产前羊水穿刺可作进一步染色体分析和基因芯片检测，有利于排除染色体畸变和部分基因突变的诊断。

（二）出生后临床诊断

新生儿出生后有呼吸困难，经常发生青紫即应考虑到是否存在先天性膈疝的可能。临床医师应立即做 X 线摄片，最好是置入胃管且采用直立前后位及侧位平片。如为膈疝，X 线片上可见到患侧胸腔内有透亮的肠段充气阴影，心脏纵隔向对侧移位，如此时有胃疝入胸腔则可见胃管阴影在患侧胸腔内呈弯曲向上。腹部充气的肠管明显较正常少。如在胃管内注入造影剂可清晰见到部分胃肠道位于胸腔内，在检查后应该自胃管抽吸出造影剂，以尽可能减轻胃肠道充盈扩张状态对患侧肺部造成进一步压迫，并加重纵隔的移位。同时避免发生呕吐造成的吸入性肺炎。

对于右侧膈疝，如果肝脏是疝的唯一内容物，平片可见右下胸腔内有一软组织团块连续出现于右上腹部，小于正常的肝阴影。B 超检查也可作出正确诊断。如果右侧膈肌缺损范围较大，则腹腔内脏器也可疝入胸腔。

【治疗】

随着胎儿外科、实验性治疗的广泛开展，对原有许多治疗手段的观点如外科手术纠治最佳时间、ECMO 的应用、术后持续性顽固性肺高压的处理等均有深入改变。

1. **出生后先天性膈疝修补术** 新生儿膈疝一旦诊断明确即刻进入到手术前准备阶段，但也有中心主张等待患儿心肺功能相对稳定，血气分析等指标基本正常再施行手术。应尽一切努力稳定其呼吸循环功能，同时使各种治疗的医源性损害降至最低限度。术前准备除了一般新生儿外科术前常规，如：暖箱保暖、血气监测、抗感染、纠正酸碱平衡及液体补充外，更为重要的是急症插置鼻胃管吸引减少胃肠因充气和液体积聚加重肺部的压迫。另外，对呼吸困难患儿应给予气管内插管及人工呼吸机辅助呼吸，保证氧的供应和肺叶扩张。为避免胃肠道胀气和呼吸困难加剧，应禁用面罩或气囊加压给氧。

在术前抢救和治疗中，血气分析和中心静脉压监测很重要。采集静脉血标本从脐静脉中易收集到，最好同时做脐动脉插管、动脉血气分析。由于膈疝患儿肺动脉肌化增加，肺血管床减少，故肺动脉高压几乎是普遍共存的表现，呼吸性或代谢性酸中毒加剧了肺高压。随呼吸改变，PCO_2 可逐渐下降，患儿产生轻微的碱中毒，动脉血 pH>7.45，动脉 PCO_2<35mmHg。代谢性碱中毒通常由心脏低排出量引起，后者导致低氧血症，心收缩力差或者有轻微的左心室肥厚。多巴胺（dopamine）或多巴酚丁胺（dobutamine）5~10μg/（kg·min）常可改善心排血量

和全身血压,减轻代谢性酸中毒及直接降低肺动脉压。通常用碳酸氢钠一次剂量2mg/kg。这样合适的呼吸、氧合作用、升压药组成了治疗的主要步骤。全身血压升高可以改善氧合作用。

体外膜肺氧合(extracorporeal membrane oxygenation,ECMO)在目前CDH患儿的治疗中作为术前稳定的一部分,是先天性膈疝伴严重呼吸衰竭的一种有力措施得到广泛接受,但是ECMO对整体治愈率的改善依然存在争议。ECMO治疗的原理为通过部分心肺转流体外循环使患儿的血氧含量得到一定程度的改善,维持患儿心肺功能以及各重要脏器的功能稳定,发育不全的肺得到进一步成熟。在非随机试验中,ECMO改善了新生儿CDH的生存率。但是ECMO技术的实施效果明显依赖包括妊娠时间、出生体重、呼吸功能、肺发育以及肺动脉高压的程度等多因素的影响。ECMO的应用虽然提高了患儿早期的存活率,出血和神经系统等的并发症等对患儿的远期结果也产生了一定的影响。

对于未成熟儿(妊娠期<34周)、颅内出血或合伴严重畸形等需要头颅超声监护,注意有无活动性出血,评估是否需要加用肝素治疗,还需做心电监护和重要脏器功能的保护。

关于膈疝合适的手术时机问题在新生儿外科界展开了丰富的研究与讨论,近期来不断有文献认为,如果在手术前经过多种手段处理使患儿血流动力学稳定数天(3~5天),纠正缺氧低灌注状态则更利于手术成功,提高成活率。这一观点正在为越来越多的各专业学者和新生儿外科医生所接受。

2. 先天性膈疝外科修补术 患儿平卧位,采用肋缘下或患侧旁正中经腹切口。这种经腹径路可以较满意地行内脏复位及分离束带、粘连。在内脏复位以后,注意缺损处大小以及有否疝囊形成,通过缺损处可见到发育不全的肺脏。肺发育程度可以通过肉眼观察加以评估,如:肺脏大小、有否分叶、气管插管内加压时肺扩张情况等,一定程度的加压通气肺泡无扩张提示预后较差。关闭缺损是用其两边缘做间断直接缝合,可用丝线或涤纶线。缺损太大必要时需做膈后缘解剖,可直接缝合到体壁,甚至围绕肋骨缝合。如缝合时感觉有中度张力存在,可在缝针处加用小块垫片,以避免缝合组织撕脱,如张力过大可用补片——Gortex(polytetrafluoroethylene),也可以利用周围邻近组织结构进行重建。术中注意探查是否合并隔离肺、肺囊腺瘤样畸形等合伴畸形,并可根据情况给予处理。同时注意减轻腹腔内压力,探查并排除肠旋转不良等消化道畸形是否存在,并给予必要的纠治。

近年国内已有多个中心报道采用腹腔镜或胸腔镜手术治疗膈疝,通常选取呼吸、血流动力学相对稳定、膈肌缺损较小、没有伴发畸形和迟发型膈疝的患儿。

手术后处理:先天性膈疝术后处理关键是肺功能,继续术前的动脉血气等监测,密切观察呼吸循环情况。应保留气管插管和呼吸机辅助通气,如有呼吸衰竭、酸中毒等仍按前述措施进行救治。术后早期应注意患儿血容量的维持,予抗生素治疗、保暖、持续胃管减压等。

【预后】

各组报告新生儿先天性膈疝的死亡率均有不同,因为有一部分随产前诊断超声检查的普遍开展与技术提高,已明确严重的先天性膈疝者已做人工流产处理,另一部分患儿在转运到小儿外科治疗中心前已死亡,故死亡率可高达60%。近年来通过上述治疗措施的提高,成活的一部分患儿涉及以后的生活质量问题主要是肺功能。

1. 术后肺功能 膈疝患儿在新生儿期其肺功能试验仅局限于气管内插管和辅助呼吸机上所显示的指数,这些可以反映膈疝患儿因肺发育低下引起的肺限制性病变。在外科手术后早期肺活量(forced vital capacity,FVC)、最大呼气流量(maximal expiratory flow,MEF)减少并有下气道梗阻。在采用气管扩张剂治疗后 FVC 和 MEF 值均增加。在患婴术后到 4 个月之间,严重膈疝 FVC 明显改进而 MEF 则不能迅速改善,这也提示了下气道梗阻。经气管扩张剂治疗后 MEF 也得到改进,说明下气道梗阻渐有好转。上述这些也是动力性肺顺应性降低之故。

肺功能试验的结果还取决于因气压损伤和氧中毒造成的肺损伤和肺发育不全的严重度。轻度肺发育不全患儿如不用辅助呼吸也能在出生后第一周内有近似正常的肺功能,反之如严重病变即使有辅助呼吸肺功能也有不同程度的降低。一般来说,在膈疝手术后长期随访肺功能的恢复尚满意,在 6~21 岁患者观察结果肺容量、弥散容量与 MEF 值均为正常。近年的肺发育研究发现在出生后数年内肺泡虽然仍能继续生长发育,肺血管可进一步改建,但部分肺发育不良者的正常肺泡数量不会达到正常水平,而且随着时间的延长肺泡逐渐气肿,使部分患儿出现轻度限制性小气道病变和肺顺应性较差。

2. 长期神经、精神症状问题 先天性膈疝合伴有神经、精神症状需要监护、观察,其中最主要是与用体外膜肺氧合治疗有关。治疗后 3~4 周时头颅 CT 扫描,以后需要每隔 3 个月、1 年、3 年和更长时间的常规动态观察脑发育情况。体外膜肺氧合治疗期间每天头颅超声检查主要了解脑出血、缺血性神经性坏死、局灶性脑梗死和脑室周围病变等。少部分有脑积水需做分流术。在无广泛性中枢神经系统病损的婴儿可出现动作迟钝、肌张力异常,但未发现有脑中线偏移。如有广泛性中枢神经改变则可出现各种异常,如:四肢瘫、痉挛性双肢瘫、轻偏瘫和其他病损,这部分患儿在学习上较差,特别是在学龄期尤为明显。另外,营养和生长发育障碍以及骨骼畸形者亦较多见。

3. 在新生儿期膈疝外科手术后再手术问题 原因主要是膈疝复发和胃食管反流保守治疗无效,一般于第 1 次手术后 2 年以内多见。可以通过 X 线检查、B 超、钡灌肠、24 小时食管 pH 监测等手段检出证实。手术是解决复发性膈疝的必然途径,应考虑选择经腹腔手术。再次手术时应注意了解复发的原因,需要针对病因进行处理,以免膈疝再次复发。

4. 迟发型膈疝的处理 绝大多数先天性后外侧疝于出生后第 1 天内即出现有明显呼吸症状。而个别膈疝患儿在生后 30 天以后才出现临床症状,并得到诊断,将此类膈疝定义为迟发型膈疝。由于肺发育相对新生儿期膈疝较好,这类膈疝治愈率高,死亡率较低。

(王 俊)

第九节 膈 膨 升

膈膨升(diaphragmatic eventration,DE)是指因先天性横膈发育异常或因膈神经损伤所引起的横膈部分或全部上移,临床表现以呼吸道症状为主的综合征。1790 年 Petit 第一次报道膈膨升案例,1829 年 Becklard 首次提出"膈膨升",1954 年 Bingham 首次描述膈肌修补术。

【病因】

膈膨升通常可分为先天性和获得性两种,1989 年 Rodgers 和 Mcgahren 把膈膨升分类更细化,除按病因分成上述两种外,又加了按解剖学分类(表 16-3)。

表 16-3 膈膨升分类

病因学	解剖学
先天性(非麻痹性)	完全性一侧膈膨升
后天获得性(麻痹性)	部分膈膨升
产伤	前部
手术创伤	后部
感染	中间部
炎症	双侧膈膨升
新生物	

先天性膈膨升是以横膈肌肉发育低下为特点的发育异常。男婴多于女婴,约 2∶1。发育低下大多限于一侧,以左侧为主,双侧膈膨升罕见。

先天性膈膨升的病因尚不明确,一些学者认为其可能与某些病毒感染有关,如巨细胞病毒或风疹病毒,目前尚无家族遗传倾向的报道。在胚胎第 6~10 周膈肌发育过程中,由于颈部第 3、4 肌节或胸壁成肌细胞未迁入由胸膜腹膜形成的将胸腔腹腔分隔开的膈间隙中,导致横膈的肌化异常而引起先天性膈膨升。它以缺乏横纹肌或横纹肌极度退化为特征,膈肌变薄,特别是中心腱部分被广泛的纤维弹性组织替代。

先天性膈膨升除横膈肌肉发育低下外还可合伴有其他畸形发生,如:肺发育不良或不发育、肋骨缺损、先天性心脏病、异位肾、脑积水和脐膨出等。Mertins(1960)描述一个膈膨升女性患者生的两个孩子均患先天性膈疝,又全部在出生后不久死亡。

获得性膈膨升常常是因膈神经损伤所致,故又称为"麻痹性膈膨升",这多见于臀位难产,也可见于分娩时肩难产、巨大儿和产钳助产等情况。France(1954)做尸体解剖描述这种情况可发生在第 3~4 颈神经牵拉,或者严重病例发生这部分神经急性撕裂。也可发生于神经直接受压致使膈神经麻痹,如:难产胎儿颈部被产钳钳夹所致。由于直接受压损伤引起麻痹比牵拉损伤引起的麻痹愈合预后满意,大多部分恢复,右侧比左侧麻痹发生更为常见。儿童获得性膈膨升最常见于胸腔或心脏手术术后。

【病理】

无论是先天性还是获得性膈膨升,其病理解剖学改变均为受累膈肌变得薄弱、张力低、收缩力减弱或无收缩能力。在显微镜下,先天性膈疝患儿可见病变部位发生弥漫性纤维素样变,仅见少量肌肉纤维,获得性膈疝肌肉纤维数目不变但肌肉发生萎缩。先天性横膈肌肉发育不良可以是部分性,也可以累及一侧整个横膈。如果肌肉被结缔组织所替代仅仅在横膈某一节段,这样在 X 线检查上可见到弓状隆起,且不能移动。有时可见到横膈中央广宽、变薄。如果横膈 1/2 受累,可以发生因不同程度的肌层发育低下而致形态上各种改变,也可发展到整个肌纤维缺失,横膈呈现一张薄状透明纸样物的结缔组织膜。

严重肌肉发育不良与完全性膈神经麻痹病例,横膈因新生儿呼吸、肠管充气、纵隔心脏位置偏移而出现膈明显抬高。在这些严重病例,横膈运动可以随每次呼吸气出现矛盾性活动。如右侧膈膨升,当吸气时腹内压增高,病变侧膈上升,纵隔偏向左侧,影响了肺的扩张,这样吸气时肺容量较正常减少。而在呼气阶段因左侧横膈抬高纵隔又回复到右侧。右侧横膈随腹内压下降也下降,同时右侧肺得到由健侧呼气经支气管分流而来的多余气量。在呼吸循环期间气体由一侧肺到另外一侧肺的运动称之为反常膈运动(图 16-3)。

少数中度发育不良或仅有部分膈神经麻痹的病例,横膈仅保持在抬高水平,而没有 X 线荧屏上所见的病理性反常呼吸运动,临床上症状相对轻微甚至可无症状。

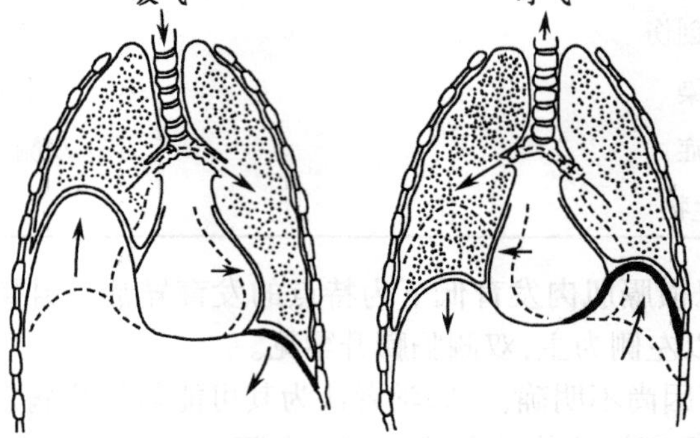

图 16-3 右侧膈膨升病理生理学改变——反常横膈运动

【临床表现】

膈膨升患儿因膈肌舒缩功能和稳定性丧失,主要影响呼吸、循环和消化系统功能,严重者可致膈衰竭。膈膨升的临床症状与体征常与肌肉发育程度和病因有关。

1. 获得性膈膨升　轻度膈神经麻痹往往因临床症状轻微而被忽略,仅在患儿做 X 线检查时才观察到一侧有膈肌抬高。而症状严重者则可表现为一系列呼吸系统症状,如呼吸急促、呼吸困难、发绀,甚至发生于呼吸窘迫综合征。Rickham 报道一组新生儿膈膨升中有 12 例均因患严重膈神经麻痹而发生呼吸窘迫综合征。

2. 先天性膈膨升　此种横膈先天性肌发育低下,轻者无明显症状,胸部摄片时偶尔发现。但重症者肺组织进行性受压严重,往往在出生后第 1 天至几周内出现呼吸困难,甚至有时发病呈急危重,因而需手术纠治。

除以上症状外,可发生反复呼吸道感染。

【诊断与鉴别诊断】

膈膨升的诊断主要依靠临床表现、查体及 X 线检查。在直立位胸、腹部平片可见到抬高的横膈。横膈的位置与临床上患儿摄片时呼气或是吸气状态有关。另外 X 线片中横膈位置抬高的程度并不与临床症状的严重度相一致。每例获得性或先天性膈膨升,不管是否出现反常呼吸运动,均需作 X 线透视检查。存在或缺少反常呼吸运动对预后评估有一定的临床意义。不完全膈神经麻痹或中度肌肉发育低下患儿除了明显横膈抬高外没有反常呼吸运动,一般均可做保守治疗。有反常呼吸运动提示完全性麻痹或有严重横膈发育低下,是外科手术重要指征之一。

CT 检查对评价膈肌的厚度和膈穹窿的高度有一定价值,但无特异性诊断。消化道钡餐检查可了解胃肠形态及位置,与膈肌之间的关系,有助于鉴别诊断。

膈膨升最需与膈疝鉴别,有时与有疝囊的先天性膈疝难以鉴别。先天性膈疝触诊腹部空虚,X 线检查示膈肌不完整,显影不清,或膈上显示异常影像,如气泡或致密影;造影是诊断膈疝的重要手段，经胃注入造影剂后，可证实胃肠在膈上胸腔内。但是这样的区别有时可能需要讨论。本症尚需与胸骨后疝（Morgagni 疝）、先天性肺大疱等相鉴别。

【治疗】

治疗原则是通过恢复膈肌的正常张力和解剖位置，使胸腔及纵隔稳定，维持正常的肺容积及肺通气，缓解对肺组织的压迫，改善呼吸循环。

1955 年以前治疗先天性或获得性膈膨升主要采取非手术治疗方法，即吸氧、呼吸支持、抗生素治疗三大主要措施。目前，大多数学者认为横膈折叠术作为有临床症状的膈膨升病例是必要的治疗方法。横膈折叠术是一种十分安全、有效的手术方式。

选择手术还是保守治疗主要取决于临床表现、胸片、X 线透视和血气分析等，轻度先天性膈膨升无需治疗。X 线显示横膈上移 3 个肋间或以上，肺组织严重受压，反常呼吸运动存在是主要的手术指征；反复呼吸道感染或有明显消化道症状者，行择期手术治疗；不能与先天性膈疝鉴别者亦宜手术治疗。

手术途径有经腹或经胸两种。如右侧膈肌缺损采取经胸径路，可获得满意的视野，便于操作，避免了经腹途径时肝脏对操作的妨碍。左侧膈肌病变可根据不同术者的手术室条件及操作熟练程度选择经胸或经腹途径，经腹途径有利于对腹腔其他脏器的探查，而经胸途径则可获得较大的操作空间。术中将薄弱的膈肌依冠状面横行折叠，并在其基底部作不可吸收线褥式缝合固定，将膈肌穹窿下降、拉紧，然后将多余部分膈肌向后折叠覆盖，再用一列褥式缝合固定加强膈肌薄弱处。近期一些大的医学中心采用胸腔镜膈膨升微创手术作为首选的方法。微创手术因其并发症少、恢复快、伤口外观好等优点而广受欢迎。

术后处理应注意保暖、吸氧、拍背、超声雾化、经常变换体位，目的是防止肺部并发症发生。

吸引口腔分泌物，一般经腹部途径还可以置鼻胃管减压 2~3 天。同其他手术一样补液，纠正水、电解质紊乱及酸碱平衡。但本手术术后另一重点是病侧肺常有先天性膨胀不全，手术后不应强求肺立即复张，应需注意。

术后随访患儿一般均可正常发育，临床症状消失，身高体重也在正常范围内，肺功能正常。X 线片检查显示横膈位置类似正常横膈位置，而在非手术治疗组保持无改变。

（王 俊）

第十节 先天性心脏病分类和手术治疗原则

先天性心脏病的发生率约 6‰~8‰，我国每年有新增先天性心脏病患儿 15 万左右，如未经治疗，约有 1/3 的复杂危重患儿将在生后数周或数月内夭折。近年来，随着小儿麻醉、体外循环和心脏内外科技术的迅速发展，多数复杂危重先天性心脏病都可以得到矫治，少部分小年龄复杂患儿可通过分期手术，使患儿存活，改善生活质量，等待二期根治。

1938 年，美国 Gross 医师进行的国际上第一例动脉导管未闭结扎术开创了现代人类正式开展心脏外科的先河，人类第一台体外循环心内直视手术由美国医师 Lillehei 于 1954 年完成。中国先天性心脏病外科手术在起步上与国际水平比较相对稍迟。1944年10月，吴英恺教授在国内首先开展了动脉导管未闭结扎术；1958年6月，苏鸿熙教授应用体外循环完成了中国首例室间隔缺损直视修补手术；1974年，丁文祥教授研制成功小儿人工心肺机，全面开展了婴幼儿心内直视手术，为我国婴幼儿心脏外科发展起到良好开端。

一、先天性心脏病的分类和命名

先天性心脏病种类繁多，其分类方法不尽相同。多数学者根据患儿表现将先天性心脏病划分为发绀型或非发绀型两大类。这一分类简单实用，将患儿的症状特征作为了分类名称的组成部分。发绀型先天性心脏病主要是由于心内右向左分流肺血减少或动、静脉血在心内混合所致；非发绀型先天性心脏病则主要是心内左向右分流，肺血增多和左心系统的梗阻性病变。另外，还有人根据左、右两侧及大血管间有无分流分为3类，即：①左向右分流型(非发绀型)：为临床最常见的类型。正常情况下，由于体循环的压力高于肺循环，血液从左向右分流而不出现青紫。常见的有室间隔缺损、房间隔缺损、动脉导管未闭等。②右向左分流型(发绀型)：各种原因，如右心室流出道狭窄，致使右心压力高于并超过左心，血流经常从右向左分流；或大动脉起源异常，使大量氧含量低的静脉血流入体循环，出现持续性青紫。常见有法洛四联症、大血管错位等。③无分流型(非发绀型)：是指左、右心或动静脉之间无异常通道或分流，常见有肺动脉狭窄、主动脉缩窄、右位心等。这两种分类方法简单实用，但仍有其缺陷，因为患儿的症状并非一成不变，且症状描述仅可代表患儿在某一时段的情况，而不是心脏畸形本身，在疾病的自然病程中临床表现和心内或心外分流的方向会发生变化，同时肺血管阻力也会引起或参与这种变化。

为此，世界上著名的病理学家提出了按先天性心脏病的解剖节段分类和命名的方法。所有先天性心脏病都可以根据心脏的节段解剖、病变分类和病变描述这三级系统作分类定义。心脏的节段解剖阐述了心脏各部位间的位置和连接关系以及其产生机制。然后根据其主要病变对所有心脏畸形进行分类，最后按照国际先天性心脏病外科命名学和数据库计划制定的分级命名学系统对每个病变作进一步描述，建立更专业学科的统一命名。

二、先天性心脏病的手术治疗原则

(一) 根治手术

随着心脏手术技术的发展，绝大多数先天性心脏病患儿都可以做根治手术，根治手术大体可分为：

1. 心内纠治术　大多先天性心脏病患儿均采用心内纠治术，如房间隔缺损、室间隔缺损心内修补术，法洛四联症、右心室双出口根治术，房室间隔缺损矫治术，肺静脉异位引流纠治术，大动脉错位动脉调转术等。

2. 心外纠治术　这类手术主要适用于各种心外畸形，最常见是动脉导管未闭结扎术、主动脉缩窄矫治术以及血管环畸形和部分患儿的冠状动脉瘘纠治术等。

3. 生理性纠治术　有些复杂先天性心脏病患儿无法做双心室纠治术，如单心室合并肺动脉狭窄、三尖瓣闭锁、房室瓣骑跨无法将心内缺损纠治，只能选择做单心室纠治术，又称作Fontan手术，或称全腔静脉-肺动脉吻合术(total cavopulmonary connection，TCPC)。这类手术的基本方法是将上、下腔静脉直接与肺动脉连接，完全旷置了右心室（或左心室），提高动脉血氧饱和度，改善心功能，达到生理性纠治目的。手术方法有心内隧道、心外管道、肺动脉下拉直接吻合等。

（二）介入和镶嵌手术

这是近二十年来发展较快的治疗先天性心脏病的新型技术。介入治疗主要采用心导管技术或外科微创小切口技术，结合一些特殊的装置来治疗一些相对简单的先天性心脏病，如使用球囊导管扩张肺动脉狭窄，应用弹簧圈封堵动脉导管未闭，使用封堵伞来关闭房间隔缺损和室间隔缺损。镶嵌治疗则采用外科手术技术和介入治疗相结合的方法，治疗一些更为复杂的先天性心脏病，如室间隔完整型肺动脉闭锁、法洛四联症合并粗大侧支血管或手术后远端肺动脉狭窄等。微创介入和镶嵌治疗具有创伤小、避免缩短体外循环等明显优势，但应用时必须严格掌握手术指征，避免可能伴随的并发症，如血管损伤、心脏传导阻滞、瓣膜损伤等。

（三）姑息性手术

姑息性手术又称"减状手术"，顾名思义该手术主要是减轻患儿症状而没有对主要心脏畸形作纠正手术。主要手术包括：

1. 增加肺血流量的手术

（1）体肺动脉分流术：主要用于肺血管发育差、临床表现发绀严重的患儿。最常应用的是改良锁骨下动脉 - 肺动脉分流术（Blalock-Taussig，B-T 分流术）。

（2）右心室流出道疏通术：该方法在体外循环辅助下，用自身材料、其他生物材料或人工材料作为补片扩大右心室流出道及肺动脉血管，增加搏动性前向血流，改善患儿发绀状况和促进肺血管发育。

（3）上腔静脉 - 肺动脉吻合术：又称 Glenn 手术，该手术适用于小年龄三尖瓣闭锁、单心室伴肺动脉狭窄或其他更为复杂的不能做双心室纠治的心脏畸形。

2. 减少肺血流量的手术　目前主要是肺动脉环缩术。该手术是新生儿或小婴儿大的左向右分流合并肺血流增多的先天性心脏病初期姑息术。但随着新生儿和小婴儿心脏外科技术发展，许多心内畸形可直接一期完全纠治。所以目前该手术仅用于少数特殊病种：①肺血流增多的单心室，需保护肺血管床，不至于肺动脉压力升高而影响做 Glenn 或 Fontan 手术；②对大年龄的大动脉错位患儿，术前做左心室锻炼，为根治手术创造条件。

3. 增加体肺循环血流混合手术　该类手术包括房间隔切开扩大术、动脉导管内支架置入术等。如房间隔切开扩大术主要应用在新生儿复杂危重先天性心脏病，如室间隔完整型大动脉错位或左心发育不良综合征患儿，可通过球囊导管或直视下房间隔切开扩大，达到足够有效的心房内交通以提高患儿血氧饱和度等。

4. 复合姑息手术　有些复杂先天性心脏病单靠一种姑息手术不能缓解患儿症状，需要一种以上的姑息手术，使患儿减轻症状，生长发育，等待时机做二期根治手术。如室间隔完整型肺动脉闭锁患儿，采用右心室流出道扩大疏通术，但右心室发育差，术后肺血流不够大多需同时行 B-T 分流术改善低氧血症。

（莫绪明）

第十一节 体外循环

所谓"体外循环(extracorporeal circulation)",从广义上讲是指利用人工设备来维持心和/或肺或其他脏器的生理循环,包括心肺转流、体外生命支持(即体外膜肺氧合)、心室辅助、人工肝、人工肾等。狭义上多指心肺转流(cardiopulmonary bypass),即利用人工心肺将机体的静脉血引流到体外,经氧气和二氧化碳交换后再输回体内,替代患儿部分或全部心肺功能的过程。主要用于心脏和大血管手术。

(一) 体外循环的设备

体外循环的设备,主要包括人工心肺机、氧合器及其他辅助装置。

1. 人工心肺机　由4~6个滚压泵组成,其中主泵是代替心脏搏动功能,通过挤压泵槽内泵管,将体外经过氧合的血输入体内。其余数泵则担负心脏停搏液灌注、超滤、左心减压及术野血液吸引等各项功能。除滚压泵,也常用离心泵代替心脏功能。离心泵原理是利用物体同心圆运转时向外产生的离心力来吸引和搏出血液。离心泵必须在高速运转下才能达到搏出的工作效应,低速运转有可能产生血液倒流,因此,有一定的应用局限性。通过计算机处理,当今心肺机的操控可达到个性化、程序化、智能化。微型体外循环(minimal extracorporeal circulation,MECC)是一种与常规体外循环不同的密闭式体外循环,它由离心泵、无储血瓶膜肺以及肝素涂层管道集成,具有微型化、生物相容性好、肝素用量低、预充少的特点,目前已在少数国家的特定手术中开展应用。

2. 氧合器　通常由储血瓶与氧合装置两部分组成。储血瓶接受静脉回流血、心内和左心吸引血,行使去泡、过滤的职能;氧合装置进行氧和二氧化碳气体交换。目前常用的氧合器类型为:①鼓泡式氧合器:其气体交换依赖于气泡的表面积与血液的直接接触,氧合交换面积有限,使用时间短,易发生气泡栓塞和血液破坏,已基本淘汰。②膜式氧合器(又称膜肺):通过中空纤维膜完成气体交换,气体与血液不直接接触,工作效率高,对血液破坏少,有涂层材料的膜肺生物相容性更好,利于长时间循环支持。经过几代膜肺的更新,目前市上使用的产品设计日趋完善,预充量越来越小,氧合效率越来越高,基本保证至少长达6小时的气体交换功能,可以满足临床绝大多数的心血管手术。

3. 其他装备　如变温装置、血液回收系统、管道、插管、滤器及与之相应的微机信息处理系统、安全监测系统,包括血细胞比容、动静脉血氧饱和度连续监测、血平面报警、气泡报警、压力报警、温度报警等都是体外循环设备体系中非常重要的组成部分。尤其监测系统是保障转流安全必不可少的组成部分,也是体外循环质控的刚性配置。

(二) 体外循环基本技术

体外循环转流方法依据年龄、疾病种类和手术方式而定。一般有:

1. 全转流　患儿完全依赖心肺机的支持,暂停心肺脏的工作。待手术基本完成后再恢复自主心跳和呼吸再转为部分转流。适合心内畸形及大血管复杂手术的矫治。

2. 部分转流　也叫并行循环,可单独或与全转流联合使用。保持患儿自主心跳,体外循环和患儿自身循环并行存在。适合一些相对简单、时间短的手术,如肺动脉狭窄纠治及姑息性手术,如血管之间的搭桥吻合,实施降温、复温及辅助心功能直到符合脱机要求等。另外,对某些特殊部位肿瘤的切除也可采用部分转流方法来降低术中的麻醉及外科风险。

3. 深低温停循环 一些特定的手术由于难度大,心内插管影响视野,往往需要把患儿温度降低到一个相对低且安全的范围后,通常肛温 18~20℃配合放血技术后暂停转流,拔除所有插管,在有限的时间(通常 30~45 分钟不等)内完成矫治操作。此方法过去多用于婴幼儿手术,现在成人大血管(主动脉夹层动脉瘤)手术也有选择停循环的灌注模式。

4. 超滤技术 在体外循环管路上连接超滤器,实现转流中或转流结束后持续或间断超滤。有助于改善全身水肿,短时间内浓缩血液,提高血细胞比容,减少血液稀释对机体的影响。改良超滤是 20 世纪 90 年代发端于伦敦儿童医院,1996 年后开始在中国普及的一种特别适合婴幼儿的超滤模式。有助于改善全身水肿,改善心肺功能。

5. 温度的选择 主要有常温(>35℃)、浅低温(>30℃)、中低温(>25℃)、中深低温(<25℃)、深低温(<18℃)。根据手术时间长短进行选择。温度的变化是通过对环境温度、氧合器内血液温度的调节达到改变患儿体温,目的是减少机体代谢,保护脏器功能。

6. 流量的选择 为保证机体的基本代谢需求,在体外循环过程中要尽可能提供足够的灌注流量。婴幼儿代谢较成人高,对流量的要求高[100~150ml/(kg·min)],一般情况下,体重越轻,单位灌注流量越大。此外,流量大小取决于温度、血液稀释度、手术方式及心肺辅助的需求并通过观察静脉氧饱和度、乳酸水平及脑氧饱和度可以判断灌注效果。

7. 抗凝与拮抗 体外循环时血液与人工材料表面广泛接触、肺血管与心脏内的血液停滞,会激活凝血系统。因此,需要抗凝以防止血栓形成。肝素是常用的抗凝药,对凝血过程的每一个环节均有抑制作用,尤其通过与抗凝血酶Ⅲ结合使凝血酶灭活,也抑制血小板聚集与释放。监测方法为测定活化凝血时间(activated clotting time,ACT),ACT 生理值为 60~140 秒,体外循环期间需维持 480 秒以上。停体外循环后用鱼精蛋白按 1.5∶1 比例拮抗肝素。鱼精蛋白呈强碱性,是鲑鱼精子的衍生物,能与酸性的肝素以离子键紧密结合成复合物,使 ACT 接近转流前的生理值。

8. 体外循环与炎症反应 由于非生理的体外转流、温度变化、大量异体血应用及手术创伤等因素使体内血液成分被激活,引起一系列级联反应,对机体造成伤害。使用某些药物(如激素、乌司他丁)和生物相容性好的材料可以在一定程度上减轻这种反应。

体外循环技术的完善是心脏外科发展的保障(图 16-4)。目前除了配合心脏直视手术外,心室辅助、体外膜肺氧合支持都是该领域工作的拓展和提升。对各种原因引发的心肺功能障碍的抢救,体外循环展示了其特有的功效。但体外循环又是一把双刃剑,它对机体的损伤(如全身炎性反应、出凝血紊乱、意外等)会引发不同程度的术后患儿脏器功能的障碍或衰竭。熟练掌握体外循环技术且做好围手术期重要脏器保护,才能充分发挥其优势,减少术后并发症发生。

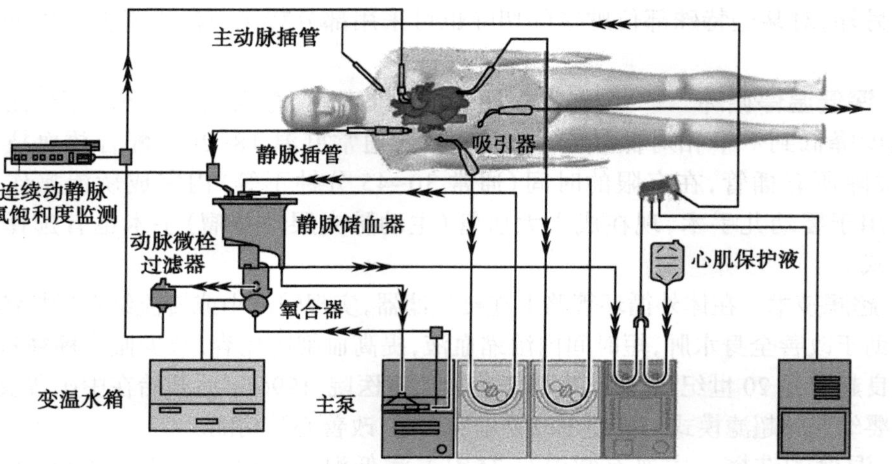

图 16-4 体外循环基本运行连接

（舒 强）

第十二节 动脉导管未闭

动脉导管未闭（patent ductus arteriosus，PDA）是一种常见的先天性心脏病，其发病率占先天性心脏病总发病率的 10%~21%。具有早产儿及低体重儿发病率高、女性较男性多见等特点。正常情况下，胎儿生后 24 小时内动脉导管平滑肌收缩使其功能性关闭，72 小时内完成解剖性关闭。如果出生后导管持续开放 >72 小时，则称为动脉导管未闭。1938 年，Gross 完成首例 PDA 开胸结扎术，1944 年吴英恺教授成功完成中国首例 PDA 外科治疗。

【病理解剖】

动脉导管起源于左侧第六原始主动脉弓并连接近端左肺动脉到降主动脉，位于左锁骨下动脉远端。镜面右位主动脉时，动脉导管肺动脉端可能位于肺动脉分叉偏右肺动脉处。动脉导管主动脉端较粗，一般呈斜向走行，在主动脉端呈锐角，在肺动脉端呈钝角，动脉导管长度为 5~10mm。在肺动脉端，左喉返神经在心包折叠处绕行动脉导管，而在降主动脉侧，往往有乳糜导管经过。动脉导管内壁为螺旋状排列的平滑肌，内膜厚并含有大量黏蛋白物质。动脉血氧分压升高、局部和循环中前列腺素 E 浓度下降，这两者是引起动脉导管闭合的最重要原因，两者作用相反。早产儿易患 PDA，胎龄 <28 周早产儿 PDA 的发生率高于 75%，出生体重 <1 500g 的早产儿 PDA 发生率高达 50%~70%。

需要指出的是，动脉导管未闭可作为某些重症发绀型先天性心脏病的代偿机制而存在，此时，治疗当慎重，保持动脉导管开放是挽救患儿生命的重要前提。

动脉导管未闭可分为五型：管型、漏斗型、窗型、哑铃型及动脉瘤型。其中管型最为常见。粗大型 PDA 将血液分流进入肺循环，导致体循环灌注不足。PDA 的生理后果取决于分流的大小和心脏、肺、其他器官对分流的耐受性。

【病理生理】

由于胎儿血液循环的特点，胎儿时期动脉导管的存在是正常生理必需的。胎儿期动脉导管的血流是右向左的。PDA 患儿症状出现时间及轻重主要与动脉导管直径粗细有关。细者分流量小，几乎不会引起血流动力学的改变，可终生无明显症状。粗大者导致过多血液经导管从主动脉分流入肺动脉，使得肺动脉除接受右心室血流外还要接受主动脉分流的血量，从而肺血流明显增加，致左心房、左心室压力及负荷增加，进而肥厚扩大。长期的肺循环阻力增加，可使肺小动脉管壁增厚，肺动脉高压逐渐由功能性转变为器质性。当肺循环阻力增加等于或高于体循环阻力，即形成右向左为主的分流时，此即 Eisenmenger 综合征，由此患儿逐渐失去外科治疗的机会。

动脉导管未闭常见合并心脏畸形的有：室间隔缺损、主动脉缩窄、肺动脉狭窄或闭锁、法洛四联症、大动脉错位等。除室间隔缺损外，动脉导管在这些合并畸形中有重要代偿作用。

【临床表现】

1. 症状和体征　与导管粗细、分流量、肺血管阻力大小有关。轻者可无明显症状，仅听诊时闻及杂音。导管粗大者分流量大，可反复出现呼吸道感染、气急、乏力、多汗、心悸、发育障碍，甚至左心室衰竭。有少数患儿因扩大的肺动脉压迫喉返神经而引起声音嘶哑。典型的心脏杂音为胸骨左缘第 2 肋间闻及粗糙响亮连续性机器样杂音，P_2 亢进，并可扪及收缩期震颤。婴儿期因肺动脉压力较高，主、肺动脉压力差在舒张期不显著，因而往往仅听到收缩期杂音。杂音可向左锁骨下、颈部和背部传导。当主 - 肺动脉间分流量大，可导致二尖瓣相对狭窄，此时心尖部闻及舒张期中期隆隆样杂音。此外，由于动脉舒张压降低，脉压增宽（≥ 40mmHg），可出现周围血管体征。少数患儿可出现感染性心内膜炎，表现为发热、胸痛、心悸、贫血等。当严重肺动脉高压者出现艾森门格综合征时，可出现差异性发绀，即下半身发绀和杵状指，动脉导管原左向右分流转变成右向左分流，患儿下半身的血供混有来自肺动脉的静脉血，致使患儿下半身血氧饱和度低下，出现发绀。

2. 辅助检查

(1) 胸部 X 线：典型患儿表现为左心室、左心房增大，肺动脉段突出，肺门血管影增粗，肺纹理增多、增粗。出现肺动脉高压时，右心室增大，主动脉弓增大，这一特征与室间隔缺损和房间隔缺损不同，有鉴别意义。

(2) 心电图：典型表现为左心室肥大或左、右心室均肥大，部分可合并左心房肥大。

(3) 超声心动图：多普勒彩色血流显像可以直接看到动脉导管未闭的存在，显示动脉导管的直径、形态、血液分流的方向和分流量的多少。左心房和左心室内径增宽，主动脉内径增宽。

(4) CT 或心血管造影：心血管造影为有创检查，对儿童特别是早产儿伤害大，一般情况不用。现多选择心脏大血管 CT，仅少许患儿有严重肺动脉高压表现或怀疑合并其他复杂畸形时，才需做右心导管检查或主动脉逆行造影。

【治疗】

PDA 治疗方法包括：保守治疗、药物治疗、介入治疗、外科手术治疗。

1. 外科手术治疗　外科手术治疗效果可靠，死亡率 <1%。

(1) 适应证与禁忌证：诊断明确均可手术治疗，不受年龄限制。反复发生呼吸道感染、难以控制的心衰患儿，包括应用吲哚美辛无效或禁忌的早产儿，均应即刻手术。及早治愈可防止心衰及感染性心内膜炎的发生。如一旦发生心内膜炎，则应正规抗感染治疗，6~8 周疗程后再考虑手术。但当感染无法控制，且出现明显心衰时，可考虑急诊手术。合并肺动脉高压时应及早手术。但若出现艾森门格综合征，已有右向左分流为主且内科治疗无改善、出现差异性发绀时则为手术禁忌。当合并肺血减少的复杂先天性心脏病，如伴有法洛四联症、主动脉弓中断、肺动脉瓣闭锁及三尖瓣闭锁等，在根治术前不能单独先闭合导管。

(2) 麻醉方法：采用全身麻醉、气管内插管和静脉复合麻醉。

(3) 手术方法：

1) 非体外循环手术：右侧卧位，取腋下直切口、斜形、弧形或倒“S”形切口，经左四肋间入路，沿降主动脉表面纵行剪开纵隔胸膜，充分游离导管，将肺动脉侧纵隔胸膜悬吊以保护喉返神经。术中可控制性降压。重症患儿可试阻断导管了解血压变化，无变化可继续手术。

A. 单纯结扎法：分别于主动脉侧和肺动脉侧双重结扎未闭的动脉导管。年轻者可再加用 4-0 聚丙烯线缝合结扎。年龄大者可在导管外环衬涤纶片或 Goretex 片再结扎，以避免导管壁的切割损伤、出血。动作要求稳妥，用力适中。

B. 结扎加贯穿缝扎法：结扎导管两端后，用 5-0 聚丙烯线贯穿缝扎导管中段。

C. 切断缝合法：此法风险较大，需特别注意出血情况，一般多用于合并其他畸形（如血管环、主动脉缩窄）时才使用。

D. 胸前微创切口介入封堵术：全麻食管超声监测下，取左前外侧第 2~3 肋间 1cm 左右切口，切开心包，于右心室流出道或肺动脉处缝合荷包，穿刺，采用输送导管送入蘑菇状封堵器。

2) 体外循环下手术：适用于粗大的动脉导管未闭伴重度肺动脉高压、合并其他心内畸形或导管内膜炎有心内赘生物者。常规建立体外循环，并行循环下，分离游离出 PDA，予以结扎或缝扎。也可心脏停搏，切开主肺动脉，立即经动脉导管插入球囊导管入降主动脉并完全阻塞动脉导管，然后增加灌注，继续降温。当鼻咽温达 20~25℃时，体外循环低流量（每分钟 5~10ml/kg）或停循环下，于主肺动脉内动脉导管后缘进针，褥式带垫缝合 3~4 针，经肺动脉前壁穿出，另加以垫片打结。

(4) 术后并发症：①喉返神经损伤：声嘶、呛咳，如为术中牵拉过度引起，术后 1~2 个月可恢复；如术中被误切断，短期恢复较为困难。②高血压：多见。保持安静，口服降压药或静脉滴注硝普钠，视血压调节用量。远期可逐渐恢复。③乳糜胸：多采取保守疗法，持续引流，营养支持，低脂饮食，一般最长 1 个月左右可愈合。④术后导管再通。⑤假性动脉瘤形成：多因感染引起，高热、咳嗽、杂音出现。

2. 介入治疗

(1) 适应证及禁忌证：目前临床公认 PDA 介入治疗绝对适应证：患儿体重 ≥ 4kg；年龄 >6 个月；具有心脏超负荷的临床症状和体征；没有合并需外科手术的其他心脏畸形；外科手术后有残余分流者。PDA 介入治疗禁忌证：临床已确诊感染性心内膜炎，经心脏彩超检测证实存在心脏瓣膜和动脉导管内有赘生物；已存在严重肺动脉高压出现右向左分流，肺总动脉阻力 >14Wood 单位；合并需外科手术矫治的心内畸形；依赖 PDA 存活者；合并其他不宜手术和介入治疗疾病者。

(2) 蘑菇伞堵塞术：该类封堵器呈蘑菇状，由单盘和腰两部分组成，自膨性好，压不变形。此方法操作简便，成功率及安全性均高，如伞不合适可收回，封闭完全，适应证广。已经为目前主要介入方法。缺点是需要在 X 线导引下进行，有潜在的损害。

(3) 弹簧圈堵塞术：其原理为利用弹簧圈及其毛绒纤维阻塞形成血栓，阻断异常血流。经皮穿刺股动静脉，选择弹簧圈送入（弹簧圈直径 > 动脉导管最窄处直径 2 倍）。此法一旦释放，位置或弹簧圈大小不合适则难以收回。该法目前已基本不再采用。

(4) 介入术后并发症：包括急性心包填塞、介入术后残余分流、封堵器脱落、溶血、左肺动脉及主动脉狭窄、主动脉夹层、动脉瘤及感染性心内膜炎等。

3. 药物治疗　常用药物包括：吲哚美辛、布洛芬等，通过抑制环氧化酶而降低循环中前列腺素水平，促进动脉导管闭合。但若患儿合并有坏死性小肠结肠炎、凝血功能障碍、败血症、氮质血症等，则不应该使用非甾体抗炎药。

4. 胸腔镜技术　1993 年，Laborde 首先将胸腔镜技术应用于动脉导管未闭，此技术尤其适用于儿童、婴幼儿。胸腔镜手术的禁忌证主要包括：①动脉导管为窗型；②动脉导管钙化或动脉瘤样变；③体重 <1.5kg 的早产儿；④合并细菌性心内膜炎者。术中要点：切开后纵隔胸膜，游离导管，用钛夹夹闭。钛夹要较导管壁长，贴近主动脉侧用两枚钛夹夹闭。因其导管弹性好，操作孔离导管距离近，便于止血、显露和闭合。但导管直径 >9mm 时不宜用钛夹，因导管闭合后，切面长度会超出钛夹长度（1cm），致导管闭合不全。

5. 机器人手术　高长青教授在 2007 年完成中国第一例不开胸机器人心脏手术。对照研究结果显示，单纯 PDA 的临床疗效上胸腔镜微创治疗组与机器人治疗组两种治疗方式没有显著差异。但是机器人手术仍然存在较大的优势，如：适合进行精细操作，患儿创伤小，术后恢复快，术后近远期手术效果好。

（莫绪明）

第十三节　继发孔型房间隔缺损

继发孔型房间隔缺损（atrial septal defect，ASD）是最常见的心脏畸形之一，占所有先天性心脏病的 7%~10%。在胚胎发育过程中，原始心房间隔在发生、吸收和融合过程中出现异常，使左、右心房之间在出生后仍遗留有交通，称房间隔缺损。如原发隔被吸收过多，或继发房间隔发育障碍，则上下两边缘不能融合形成继发孔型房间隔缺损。

【胚胎学】

胚胎第 4~6 周，原始心房开始分隔，从心房顶部中线长出原发隔，下行与心内膜垫尚未连接时，其间的空隙称原发孔，右心房血液经此流入左心房。随着原发隔增长，原发孔变小，最后与心内膜垫融合。同时在原发隔上部出现吸收和成孔现象，一些小孔融合成大孔，称继发孔。此时，在原发隔右侧顶部又生出一个新的隔膜称继发隔，其向心内膜垫方向生长，逐渐覆盖继发孔，在其下缘仍留有一小孔，称卵圆孔。卵圆孔左侧被原发隔覆盖，称卵圆孔瓣。由此形成的残窝称圆孔窝。于胚胎第 8 周，心房间隔发育完成。

【病理解剖】

主要分四种类型：

1. 中央型（卵圆窝型）　最常见占 70%~80%，缺损位于房间隔中部，相当于卵圆窝的部位，多有完整的边缘，缺损绝大多数为单发，个别病例可表现为筛孔型，冠状窦开口位于缺损的前下方。

2. 下腔静脉型 仅次于中央型，缺损较大，缺损下方没有完整的房间隔边缘，而是和下腔静脉入口相延续，左心房后壁构成了缺损的后下缘，当伴有较大的下腔静脉瓣（欧式瓣）时，术中易将此瓣误作缺损下缘缝合，导致下腔静脉血液直接回流入左心房。

3. 上腔静脉型（静脉窦型） 缺损位于上腔静脉与右心房连接处，卵圆窝在正常位置，常伴有部分性右上肺静脉回流异常。

4. 混合型缺损 巨大，两种或两种以上畸形同时存在，常兼有上腔静脉型或下腔静脉型的特征。

【病理生理】

正常左右心房之间存在正的压力差（3~5mmHg），因此继发孔型房间隔缺损的血流动力学改变是在心房水平存在左向右分流，分流量的大小首先与缺损的大小密切相关，另外与两侧心房压力差、两侧心室充盈阻力的大小有关。新生儿和婴儿的右心房、右心室壁较厚，顺应性也相对较差，两侧心室充盈阻力相似，通过房间隔缺损的分流量很少，故房间隔缺损患儿出生 2 年内较少出现临床症状。随着年龄增长，肺血管阻力降低，右心室顺应性改变，左向右分流量增大。右心室同时接受上下腔静脉及左心房流入右心房的血液，其负荷增加，同时肺循环血量增加，可达体循环的 2~3 倍。肺动脉压和右心室压可正常或稍高，肺动脉阻力可增加。部分患儿由于长期大分流，导致肺小动脉管腔狭窄，出现显著的肺动脉高压及右心衰。如果右心压力超过左心，变为右向左分流，引起发绀，即艾森门格综合征（Eisenmenger syndrome）。

【临床表现】

1. 症状 2 岁以下患儿极少有不适表现，常在体检时才被发现有心脏杂音。当分流量较大时才会出现症状，包括易于疲倦、气急、经常呼吸道感染、生长发育稍差。年龄较大的患儿，常因房性心律失常而出现心悸。

2. 体征 缺损较大者可见心尖搏动增强，胸骨左缘 2~3 肋间可闻及柔和收缩期杂音，多为 2~3/6 级，吸气时增强，该杂音是因为大量血流进入扩张的肺动脉所产生，此杂音在婴儿时期很轻，故较少考虑房间隔缺损存在，肺动脉瓣区第二心音亢进，呈固定分裂。部分缺损较大的患儿，在心尖与胸骨之间可闻及舒张中期杂音，是由于三尖瓣相对狭窄引起。肺动脉瓣区若有 Steel 杂音者，常为肺动脉扩张显著，伴有功能性肺动脉瓣关闭不全；若有收缩期喀喇音（click）者，常伴有肺动脉高压。

3. X 线检查 心脏增大和肺血增多程度与分流量大小相一致，轻者 X 线表现大致正常或变化轻微。中度以上可见右心房、右心室增大，肺动脉段突出，主动脉结缩小。肺血增多时，除肺动脉扩张外，其周围分支也增粗，透视下可见肺动脉段及肺门动脉搏动增强，称“肺门舞蹈征”。

4. 超声心动图 二维超声心动图可清楚显示右心房、右心室内径增大，肺动脉内径增宽，房间隔部分回声脱落，并能直接测量缺损大小。彩色多普勒可进一步观察和测量分流方向、速度和分流量。

5. 心电图 电轴右偏，右心室肥大，不完全性或完全性右束支传导阻滞。部分可有 PR 延长，若发现电轴左偏及 / 或左心室肥大，应注意排除原发孔型房间隔缺损。年龄较大的患儿，可出现房性心律失常，如房颤、房扑及房速等。

6. CT 或心导管检查 绝大多数患儿已不需要，但如果有肺动脉高压表现或怀疑合并其他畸形时，需要进一步行 CT、右心导管检查或造影。

【自然转归】

继发孔型房间隔缺损自然闭合多在 1 岁以内，1 岁以后可能性很小。单一继发孔型房间隔缺损绝大多数在儿童时期无症状，一般只有在肺 / 体循环之比 >1.5∶1 时才有症状。中年以后（40 岁左右）则可有呼吸困难、活动能力明显下降以及各种房性心律失常。

【治疗】

1. 手术适应证　1 岁以内患儿分流量小，无症状，有自行闭合的可能，一般不主张手术治疗；1 岁以上者只要明确诊断可手术治疗；最佳手术年龄为 3~5 岁。如房间隔缺损巨大，血流动力学改变明显，患儿可表现为生长发育迟缓及频繁呼吸道感染，辅助检查结果提示右心室增大和肺动脉高压，应在婴儿期即进行手术治疗。房间隔缺损患儿唯一的手术禁忌证就是不可逆性肺动脉高压，当静息时肺血管力升高到 8~12U/m^2，使用肺血管扩张剂也不能下降至 7U/m^2 以下，即为手术禁忌证。

2. 手术方法

（1）体外循环下房间隔缺损修补：胸部正中切口纵劈胸骨入路建立体外循环的方法仍为常规方法，应用最多且安全，易处理合并畸形。右胸腋下切口因其切口隐蔽、美观，在临床上采用逐渐普及，但若合并肺动脉瓣狭窄或动脉导管未闭，暴露也较正中困难，手术风险增加。房间隔缺损多应用补片修补，如房间隔缺损较小，也可直接缝合。

1）上腔静脉型：上腔静脉插管可采用直角弯管，尽量靠近上腔静脉上端插入，或者直接上腔静脉插管，充分暴露房间隔缺损，伴有右上肺静脉异常引流者，需补片修补将肺静脉隔入左心房，补片大小合适，避免肺静脉和上腔静脉回流受阻，必要时用心包补片加宽上腔静脉与右心房连接处。

2）下腔静脉型：下腔静脉型房间隔缺损的特点是左心房后壁构成缺损的下缘，故修补缺损时需将补片与左心房后壁缝合，需注意辨别欧式瓣，如果将此瓣误作缺损下缘缝合，会将下腔静脉隔入左心房，术后会出现低氧血症表现。

3）冠状静脉窦型：该缺损较为罕见，也称为部分性无顶冠状窦，常常伴有永存左上腔静脉。缺损位于冠状静脉窦与左心房的间隔，造成左右心房间的血流相通。手术需采用补片修补，由于冠状静脉窦型房间隔缺损邻近房室结，须细致浅层缝合。

知识拓展

微创封堵术的并发症

无论采用经股静脉途径，还是经肋间途径，房间隔缺损微创封堵术的最重要的并发症为封堵器的移位甚至脱落，因此一旦脱落需行体外循环下手术取出封堵器并修补房间隔缺损。其次并发症为封堵器血栓形成并脱落，房间隔缺损微创封堵术后 6 个月需口服阿司匹林（3~5mg/kg）预防血栓形成。

（2）微创伞片封堵治疗：微创伞片封堵治疗已经被广泛地用于继发孔中央型房间隔缺损。根据引导方式和切口不同可分为 X 线引导下经皮房间隔缺损封堵术，超声引导下经皮封堵术，超声引导下经肋间切口封堵术。但是封堵治疗只适用于中央型房间隔缺损，不能治疗合并部分型肺静脉异位连接、静脉窦型、下腔型和无顶冠状窦型房间隔缺损。

3. 术后并发症

(1)心律失常:术后心律失常多由于手术时心房刺激和创伤所致,可以恢复,但术中一定要辨认清楚房室结,避免直接损伤导致术后房室结功能失常或心房异位节律。

(2)栓塞:术后有发生体循环和肺循环栓塞的危险,其中脑血管意外是严重并发症,多由残留空气从心脏排出造成。术中注意当修补缺损至最后一针时,膨肺使左心房充分排气后,抽紧缝线打结。

(舒 强)

第十四节 室间隔缺损

室间隔缺损(ventricular septal defect,VSD)是指左右心室之间存在异常交通,引起心室内左向右分流,产生血流动力学紊乱。VSD有先天性和后天性两种。先天性者系胚胎期原始室间隔发育不全而形成,是最常见的一种先天性心脏畸形。大多数是单一畸形,约占先天性心脏病的20%;也可为复合心脏畸形的一个组成部分,如见于法洛四联症、完全性房室通道、大动脉转位等。后天性VSD可由外伤或急性心肌梗死所致。

【胚胎学】

先天性心脏病是遗传及环境因素共同作用的结果。在胚胎发育第4~8周,分别自心室尖部由下而上、心球嵴处自上而下形成肌性间隔,并由来自房室瓣处心内膜垫的膜部间隔与前两者相互融合,形成完整的心室间隔,将左右心室腔完全隔开,如果在此发育过程中出现异常,即会造成相应部位的心室间隔缺损。一般系单个缺损,偶见多发者。

【病理分型】

先天性室间隔缺损可发生于室间隔的任何部位,从临床实用角度,一般将室间隔缺损分为三型,即:膜部缺损、漏斗部缺损和肌部缺损。

1. 膜周部缺损 为最多见的一种类型,一般可见有:

(1)单纯膜部缺损:局限于膜部间隔的小缺损,四周为纤维组织及三尖瓣的腱索和小梁,有的附着腱索密集成片形成膜部间隔瘤。

(2)嵴下型:也可称为膜周部缺损,位于室上嵴下方,缺损常较大,其右后下缘常有一部分残留的膜样间隔组织存在,紧邻传导束。

(3)隔瓣后型:也称为房室通道型或窦部缺损,其特点是缺损面积一般较大,其右后缘为三尖瓣隔瓣及部分瓣环。

2. 漏斗部缺损

(1)干下型:也称肺动脉瓣下型,此型亚洲人多见。缺损上缘直接与肺动脉瓣及主动脉右冠瓣相连,而无肌组织。有的病例主动脉瓣叶可垂入缺损中极易产生主动脉瓣关闭不全。

(2)嵴内型:位于室上嵴结构之内,四周为完整的肌肉组织。

3. 肌部缺损 位于肌部室间隔的光滑部或小梁化部,位置低,整个缺损边缘四周有完整的肌肉组织。

【病理生理】

室间隔缺损的病理生理影响，主要是由于左右心室相沟通，引起血液分流，以及由此产生的一系列继发性变化。分流量的多少和分流方向取决于缺损口径的大小和左右心室之间的压力阶差，而后者又取决于右心室的顺应性和肺循环阻力情况。

在肺循环阻力和体循环阻力正常的情况下，左心室收缩期压力明显高于右心室，每当心室收缩期，血液通过缺损形成左至右分流。婴儿出生后头几周内，由于肺小动脉仍保持某种程度的胚胎期状态，肺血管阻力仍较高，因此左向右分流量较少，此后分流量逐渐增多。由于肺血流量增多，肺静脉和左心房的压力亦随之升高，致使肺间质内的液体增多，肺组织的顺应性降低，肺功能受损，且易导致呼吸系统感染。心室水平的左向右分流，使左、右心室负荷均增加。肺小动脉由于血流量增加，逐步由痉挛等功能性改变，向管壁中层肌肉肥厚、内膜增厚、管壁纤维化和管腔变细等器质性改变方面发展，使肺动脉阻力日益增高，最终产生肺动脉高压。

随着上述病理生理演变，左向右分流量由逐步减少发展成双向分流，以致最终形成右向左的反（逆）向分流，后者使体循环动脉血氧含量降低，出现口唇及指、趾端发绀，体力活动时尤甚，即艾森门格综合征（Eisenmenger syndrome）。

【临床表现】

缺损口径较小、分流量较少者，一般无明显症状。缺损较大、分流量较多者，可有发育障碍，哭闹或活动后心悸、气急，反复出现肺部感染，多汗，拒乳等喂养困难，严重时可出现呼吸窘迫和左心衰竭等症状。当产生轻度～中度肺动脉高压、左至右分流量相应减少时，肺部感染等情况可减轻，但心悸、气急和活动受限等症状仍存在，或更加明显。重度肺动脉高压、产生双向或反向（右至左）分流时，出现发绀，体力活动和肺部感染时发绀加重。最终发生右心衰竭。

体检时，缺损口径较大者，一般发育较差，较瘦小，心前区搏动增强，叩诊时心浊音界扩大。心脏听诊：在胸骨左缘第3、4肋间（依缺损所处位置的高低而异）可闻及Ⅲ～Ⅳ级全收缩期吹风样杂音，同一部位可扪及震颤。肺动脉压升高者，在肺动脉瓣区可听到第2音亢进。

晚期病例，可见唇、指发绀，严重时可有杵状指/趾，以及肝大、下肢水肿等右心衰竭表现。

【辅助检查】

1. 心电图检查　小口径的缺损心电图可正常。较大的缺损，初期阶段示左心室高电压、左心室肥大；逐步出现左、右心室合并肥大；最终主要是右心室肥大，并可出现不完全性束支传导阻滞和心肌劳损等表现。

2. 胸部X线检查　小口径缺损、左向右分流量较少者，常无明显的心、肺和大血管影像改变。口径较大的缺损，则示左心室和右心室扩大，肺动脉段膨隆，肺门和肺内血管影增粗，主动脉影相对较小。

3. 超声心动图检查　可发现室间隔缺损处回声中断和心室、心房和肺动脉主干扩大情况。高位较大缺损合并主动脉瓣关闭不全者，可见舒张期瓣膜脱垂情况。彩色多普勒检查可见经缺损处血液分流情况和并发主动脉瓣脱垂者舒张期血液倒流情况。超声检查尚有助于发现临床漏诊的并发畸形，如左心室流出道狭窄、动脉导管未闭等。

4. 右心导管检查　主要针对术前有重度肺动脉高压患儿，测肺血管阻力，有助于手术时机的选择和手术适应证及禁忌证的判定。

【诊断】

一般依据病史、心脏杂音、心电图、胸部X线检查、超声心动图和彩色多普勒显像，即可做出判断，心导管检查和心血管造影仅在必要时作为辅加诊断措施。除了解诊断室间隔缺损本身之外，同等重要的是了解是否有并发畸形，特别有无主动脉瓣脱垂、左心室流出道狭窄和动脉导管未闭、肺动脉狭窄、主动脉缩窄等，以免因漏诊造成不良后果。

【治疗】

1. 术前处理 积极控制肺炎、心衰。肺动脉高压患儿，给予强心、利尿、扩血管、降肺动脉压力等治疗，待心肺功能好转后手术，必要时可限期手术。新生儿及小婴儿症状经内科控制不佳时，必要时亚急诊手术。目前治疗方法有外科手术及介入封堵术。

2. 手术适应证

(1)膜部限制型室间隔缺损：左向右分流量小，可以随访观察，一般不主张过早手术。在随访过程中不能自然闭合可在学龄前期手术。

(2)非限制型室间隔缺损：大量左向右分流伴心脏明显增大，反复肺炎、心衰，内科治疗无效者，宜婴儿早期行急诊室间隔缺损修补术，可防止心肌损害和不可逆性的肺血管病变产生。

(3)非限制型室间隔缺损伴有动脉导管未闭或主动脉缩窄：持续性充血性心衰、反复呼吸道感染、肺动脉高压及生长发育不良者，一旦确诊，应及早一期根治。

理论与实践

常见的室间隔缺损术前治疗药物

1. 利尿剂

氢氯噻嗪及螺内酯：两者为较弱的利尿剂，一般联合使用，避免造成电解质紊乱。呋塞米：主要通过抑制肾小管髓袢厚壁段对NaCl的主动重吸收，达到增加水、钠、氯、钾、钙、镁、磷等的排泄的目的。利尿作用强，需与补钾药物联合使用。

2. 强心剂

地高辛：增强心肌收缩力，改善泵功能，减慢心率，抑制心肌传导系统，使心搏出量、输出量增加，改善肺循环及体循环。使扩大的心脏缩小，但不能改善心肌舒张功能。存在中毒可能，使用期间需监测药物浓度，注意心率及K^+浓度。

3. 扩血管药物

开博通：主要作用于肾素-血管紧张素-醛固酮系统(RAA系统)。抑制RAA系统的血管紧张素转换酶(ACE)，阻止血管紧张素Ⅰ转换成血管紧张素Ⅱ，并能抑制醛固酮分泌，减少水钠潴留。能明显降低外周血管阻力，肺毛细血管楔压及肺血管阻力，增加心排血量及运动耐受时间。

4. 降肺动脉压力药物

西地那非：非特异性降肺动脉压力药物，存在其他许多药理作用。

波生坦及安立生坦：特异性降肺动脉压力药物，副作用少，但存在肝毒性。

(4)肺动脉瓣下型室间隔缺损：自愈倾向低，且易主动脉瓣右窦脱垂形成关闭不全，此种患儿，宜在1岁内及时手术治疗。

3. 手术禁忌证

(1)静止和轻度活动后出现发绀，或已有杵状指(clubbing digits)(趾)。

(2)缺损部位的收缩期杂音不明显或已消失，代之以因肺动脉高压产生的P_2亢进或肺动脉瓣关闭不全的舒张期杂音(Graham-Steell杂音)。

(3)动脉血氧饱和度明显降低(<90%)；或静止时为正常临界水平，稍加活动即明显下降。

(4)超声多普勒检查，示心室水平呈以右向左为主的双向分流或右至左(逆向)分流。

(5)右心导管检查，示右心室压力与左心室持平或反而高出；肺总阻力>10Wood单位；肺循环与体循环血流量比值<1∶2；或肺循环阻力与体循环阻力比值>0.75。婴幼儿手术指征应适当放宽。

4. 手术方法

(1)肺动脉环缩术：为姑息手术，目前很少采用该方法，绝大部分都行一期室间隔缺损修补术。

(2)室间隔缺损修补术：一般采用气管插管、静脉复合麻醉，中度低温体外循环心脏停搏下行直视修补术。

1)胸部切口：除常规胸部正中切口外，目前有胸骨下段小切口、右胸外侧小切口等微创切口。

2)心脏切口：

A. 经右心室切口：经右心房、肺动脉切口，室间隔缺损暴露不佳者，可行右心室切口。为尽可能减少切口对右心室功能的影响，切口宜做在右心室流出道前壁。注意保护冠状血管，避免右心室功能受损。

B. 经右心房切口：从右心房通过三尖瓣进行较低位置的室间隔缺损修补，是最常用的切口。适用于单纯膜部、隔瓣后和膜周部缺损。

C. 经肺动脉切口：适用于肺动脉瓣下室间隔缺损修补。

D. 经左心室切口：肌部缺损，尤其是多发、筛板状缺损，右心室切口显露不佳者可做左心室切口，清楚显露缺损。由于左心室腔压力大，易发生术后切口处出血，应慎用。

E. 主动脉根部切口：主要适用于做主动脉瓣脱垂悬吊成形术或主动脉窦瘤修补等，也可通过主动脉瓣口行缺损修补。

3)修补缺损：补片修补。如果缺损较大，直径在0.8cm左右，应该用补片修补，补片可选用人工心脏补片或自体心包补片。膜高位及干下型室间隔缺损，即使小于0.5cm，也应使用补片进行修补。

4)检测残余分流：在室间隔缺损修补完毕后暂停左心房引流，请麻醉师膨肺，观察修补部位有无残留缺损，如发现缺损部位仍有血液涌出，说明尚有残留缺损，即应在溢血部位加作褥式或“8”字缝合，直至不再有溢血为止。

(3)食管超声引导下小切口室间隔缺损封堵术。

1)适应证：①通常≥3月龄；②有血流动力学异常的单纯膜周VSD，1岁以内者VSD直径4~8mm；③有血流动力学异常的单纯肌部VSD，直径>3mm和多发肌部VSD；④干下型

VSD 不合并明显主动脉瓣脱垂者，1 岁以内者 VSD 直径 <6mm；⑤外科手术后残余分流；⑥心肌梗死或外伤后室间隔穿孔。

2）禁忌证：①对位不良型 VSD；②隔瓣后房室通道型 VSD；③合并明显主动脉瓣脱垂、伴主动脉瓣中度以上反流者；④感染性心内膜炎，心腔内有赘生物；⑤合并需要同期 CPB 外科手术纠正的其他心血管畸形，但并不包括合并 VSD 的复杂畸形需要利用该技术缩短 CPB 和阻断时间等的情形。

3）食管超声检查：全身麻醉气管插管后，经口腔插入食管超声探头，进行连续多切面扫查，判断室间隔缺损的部位、大小、与主动脉及三尖瓣的距离、是否合并其他畸形等。根据适应证经行判断封堵术是否适用，若不适用，则可直接转为体外循环下室间隔缺损修补术。

4）手术流程：采用胸骨下段、剑突下、左腋下或者左侧肋间小切口，具体切口类型视 VSD 部位决定，伞片型号为 VSD 直径 +1。常规暴露心脏后，在食管超声引导下，选右心室表面震颤最明显处为穿刺点，右心室壁荷包，荷包内穿刺，引导钢丝自右心室通过 VSD 送入左心室腔。退出穿刺针，沿引导钢丝将输送鞘管下段通过 VSD 送入左心室腔。退出钢丝，将装载封堵器的鞘管上段与下段对接，推送封堵器自鞘管中先释放左心室面伞盘，回拉使左伞面紧贴室间隔，继续回撤鞘管退入右心室腔，释放封堵器腰部和右心室面伞盘。立即仔细检测分流情况、有无瓣膜及腱索活动障碍等。轻轻进行推拉试验，如果无移位，无残余分流和瓣膜反流，心律正常，即可释放封堵器。撤出输送装置，荷包打结。常规止血关胸。

5）术后抗凝：术后常规给予小剂量阿司匹林（3~5mg/kg）口服抗凝，时间为 6 个月。

（舒　强）

第十五节　法洛四联症

法洛四联症（tetralogy of Fallot，TOF）是发绀型先天性心脏病中最常见的一种，占所有先天性心脏病手术的 12% 左右，占发绀型先天性心脏病手术的 80%。该名因 1888 年法国人 Arthur Louis Etienne Fallot 使用“四联症”这个词来指代他在大多数“青紫型”患儿标本中所见到的四种解剖特征的集合状态“室间隔缺损、主动脉骑跨、肺动脉狭窄和右心室肥厚”而得名。

【胚胎学】

法洛四联症的胚胎学基础是圆锥动脉干发育异常。因圆锥动脉干旋转不完全而产生右心室流出道狭窄，导致主动脉骑跨在室间隔之上，同左右心室均相通。室间隔缺损是由于漏斗隔的连接部位相对于隔缘肉柱肢向前向头端对位不良并异位所造成的。所造成的心室之间的开孔直接位于骑跨的主动脉瓣口的下方。

【病理解剖】

法洛四联症的病理解剖如图 16-5 所示。在法洛四联症的四个病理改变中，肺动脉狭窄及室间隔缺损是最主要的病变。

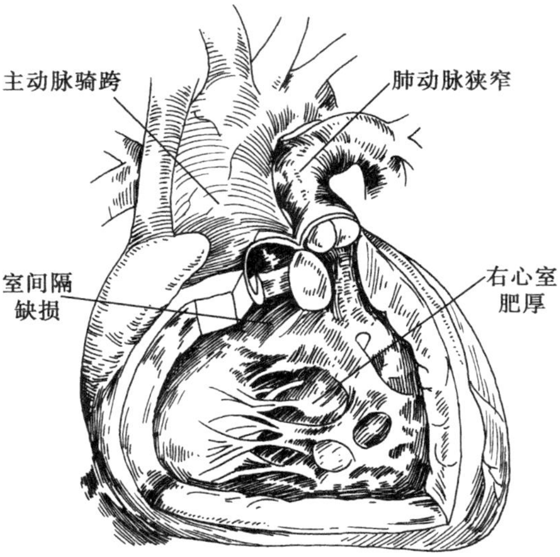

图 16-5 法洛四联症病理解剖

（一）肺动脉狭窄

1. 肺动脉瓣下狭窄 漏斗部狭窄在法洛四联症中几乎都有不同程度的存在。正常的右心室漏斗部左前方为右心室游离壁，右后方为圆锥（漏斗部）间隔，而法洛四联症圆锥间隔向前向上向左移动，与游离壁相靠近，使漏斗腔变窄，产生右心室流出道狭窄。由于右心室压力升高，圆锥间隔及游离前壁肌肉逐渐肥厚，使流出道狭窄进行性加重。漏斗部狭窄有多种形态，最常见的是管状狭窄，其次为漏斗状狭窄，即流出道下部狭窄较明显而上部狭窄较轻，在狭窄部与肺动脉瓣之间形成一个腔又称为"第三心室"；其他还有以漏斗部入口处局限性狭窄为主或严重似细长管状狭窄或右心室内异常肌束将右心室分成高压、低压两个心室腔的改变。

2. 瓣膜及瓣环狭窄 约 90% 的法洛四联症有肺动脉狭窄，可为单纯的瓣环或瓣膜狭窄，但更多的是同时有瓣膜和瓣环的狭窄，多见两瓣畸形，也可见单瓣畸形。

3. 肺动脉总干和 / 或分支狭窄 法洛四联症的肺动脉总干几乎都较主动脉小，重者可仅为主动脉直径的 1/2 或 1/3 或更小。一般情况下，婴儿期肺动脉总干内径若 <0.7cm，儿童期 <1.3cm 即为明显狭窄。法洛四联症可伴有左、右肺动脉狭窄。正常情况下，左肺动脉通常直接延续自肺动脉总干，而右肺动脉以直角起自总干。在法洛四联症中，由于圆锥间隔移位，右心室流出道的血流方向改变，指向右肺动脉，使左肺动脉血流减少易产生狭窄。狭窄可在左右肺动脉的任何部位，经常可见左和 / 或右肺动脉起始部狭窄、局限性多发狭窄或弥漫性狭窄等。除周围肺动脉狭窄外，也经常伴有一侧肺动脉闭锁或缺如，以左肺动脉最常见，通常为部分或全部纵隔内肺动脉闭锁或缺如，而肺内部动脉仍然存在，其血供来自动脉导管、支气管动脉或体循环侧支血管，此时右肺动脉常代偿性扩张。

（二）室间隔缺损

室间隔缺损是由于移位的漏斗部间隔与肌部间隔不能相连所致，故常称为连接不良型室间隔缺损，均为非限制性的大室间隔缺损，其大小与主动脉开口大小相似。大致可分为三型。

1. 膜周型　缺损的上缘为漏斗部间隔，下缘达到三尖瓣瓣环。此型室间隔缺损最多，且希氏束和右束支沿缺损的下缘行进，因此，手术时传导束较易受损。

2. 漏斗部肌部型　缺损的上缘为漏斗部间隔，下缘未达到三尖瓣瓣环，有一条肌束将缺损与三尖瓣分开，传导束不再沿缺损下缘走行。

3. 肺动脉瓣下型　缺损上缘直达肺动脉瓣，下缘常有肌束使缺损与三尖瓣环分开，希氏束在缺损后下方。

此外，法洛四联症除主要的连接不良型室间隔缺损外，还可伴有多发的室间隔缺损，大多位于肌部，其发生率约占全部法洛四联症的 2%~3%。

（三）主动脉骑跨

主动脉骑跨是由于主动脉根部右移，顺时针转位及漏斗间隔移位所造成，使主动脉起源于两心室，骑跨在室间隔之上。但无论主动脉骑跨程度如何，主动脉与二尖瓣之间仍为纤维连接，这与右心室双出口不同。

（四）右心室肥厚

右心室肥厚继发于右心室压力负荷增高，与肺动脉狭窄及心室水平分流有关。而且右心室漏斗部肌肉肥厚进行性改变，可进一步加重右心室流出道梗阻，使右心室顺应性降低，不利于肺动脉发育。流出道狭窄及肺动脉梗阻越重，则肺部血流越少，发绀和组织缺氧就越严重。肺动脉远端发育不良者常有严重发绀，导致红细胞代偿性增多，血液黏度增加，易发生血栓、脑脓肿等并发症。

【临床表现】

1. 发绀　发绀是本病最突出的症状，查体见患儿口唇明显发绀，严重者面部及耳郭都有发绀。多在婴儿期即出生后 6 个月逐渐出现。在出生后早期几个月中可能因为存在动脉导管未闭或漏斗部肌性狭窄较轻而发绀不明显，或仅在哭闹时出现。

2. 心脏杂音　胸骨左缘第三和第四肋间有收缩期喷射样杂音，少数患儿没有杂音常提示梗阻严重或合并肺动脉闭锁。肺动脉瓣区第二心音单一。合并粗大的未闭动脉导管或体肺动脉侧支者有时可在相应部位听到双期连续性杂音。

3. 蹲踞　儿童常有蹲踞现象，表现为行走一段路后下蹲，双下肢屈曲，双膝贴胸。蹲踞可使含氧较低的回心血液减少，同时股动脉因蹲踞而弯曲，导致下肢动脉血流阻力增高，而躯干上部血流增加，使心脏和中枢神经系统缺氧状况改善。

4. 杵状指　发绀持续 6 个月以上，由于长期缺氧，指、趾端毛细血管扩张与增生，局部软组织及骨组织增生、肥大，即出现杵状指 / 趾，呈鼓槌状。

5. 缺氧发作　重症患儿可有缺氧发作，表现为面色苍白、四肢无力、阵发性晕厥，甚至有抽搐等症状，多在清晨、排便、哭闹或活动后出现。肢体屈曲体位可缓解。

【辅助诊断】

1. 实验室检查　法洛四联症患儿动脉血氧饱和度可降至 70% 以下。通常有红细胞增多症，血红蛋白可升至 200g/L 以上。但合并营养不良的法洛四联症患儿血红蛋白可能并不升高，多见于婴幼儿。

2. 心电图检查　心电图表现为电轴右偏，右心房扩大，右心室肥厚。

3. X线检查　X线胸片典型的法洛四联症心脏形态呈“靴状心”，即心尖上翘圆钝，心脏扩大以右心房、右心室为主。肺血减少，肺血管纤细，有时可见网状的侧支血管影。心腰凹陷越深和肺部纹理越细，常提示肺动脉干及其分支发育较差。

4. 超声检查　超声心动图检查具有无创、方便、准确等优势，是确诊法洛四联症的首选方法。可直接观察到右心室流出道狭窄部位和严重程度，室间隔缺损的类型和大小，主动脉骑跨程度，并可测算左心室容积和功能以及合并畸形。

5. CT和MRI检查　目前是诊断法洛四联症最主要的方法之一。能对主动脉和左右肺动脉直径进行准确的测量，并可直观地观察肺动脉的形态及其与主动脉的关系，同时对室间隔缺损的大小、部位和右心室流出道狭窄的部位和程度得出准确的诊断。

6. 心导管和右心造影检查　是诊断法洛四联症的重要技术。通过测压可了解右心室流出道狭窄部位、程度，血气分析可计算出心内分流部位和分流量。选择性心室造影可以显示室间隔缺损类型、大小、肺动脉发育情况、主动脉骑跨程度、冠状动脉畸形和肺部侧支循环血管等。但因有创性，作为单纯诊断应用逐渐减少。目前大多用在镶嵌治疗，即先用导管将侧支血管封堵，再外科手术治疗。

【手术治疗】

TOF没有进行长期药物治疗的方法，且最终治疗还是手术矫治，但是有少数患儿需要药物辅助治疗，其中最重要的是在极度发绀的TOF新生儿中使用前列腺素E_1（PGE_1）来维持动脉导管的开放。PGE_1的使用主要限于出生后第1周内，在此时间段后出现症状的婴儿，给予PGE_1造成动脉导管开放的可能性低，出生后2周后罕有成功。PGE_1 最显著的副作用是窒息，通常用药后，许多患儿必须进行气管内插管和机械通气。

1. 手术指征　外科手术纠治法洛四联症解剖畸形没有争议，但在选择手术的最佳年龄、对有症状的婴幼儿及新生儿是行一期纠治还是行分流手术后再行根治术以及法洛四联症伴肺动脉闭锁或多发体肺侧支血管的处理上仍有不同意见。目前认为，没有症状的患儿，手术最佳时间为生后6~12个月；有症状的婴幼儿及新生儿可不考虑年龄及时手术，并行一期纠治；法洛四联症伴肺动脉闭锁者，手术最佳时间为生后1~2岁；法洛四联症伴多发体肺侧支血管者，手术最佳时间为生后6个月~2岁。

2. 手术方法　决定根治手术与否，主要取决于左、右肺动脉发育、左心室发育情况和冠状动脉情况。左、右肺动脉发育情况的评估目前常用McGoon比值，即左、右肺动脉发出第一分支前血管的直径之和除以降主动脉横膈水平直径；该值>1.2~1.3时，作根治术较为安全。另一参考指标为肺动脉指数（pulmonary arterial index，PAI，又称Nakata指数），测量左、右肺动脉的截面积之和除以体表面积，其正常值为≥ $330mm^2/m^2$。肺动脉指数≥ $150mm^2/m^2$，可考虑一期根治术，如<$150mm^2/m^2$，根治术应慎重。肺动脉指数为$120mm^2/m^2$，提示两侧肺动脉发育不良。左心室发育情况可用左心室舒张末期容量指数（左心室舒张末期容量ml/体表面积m^2）衡量，<$30ml/m^2$为左心室发育不良，选择手术一期矫治是要慎重考虑。冠状动脉畸形对于手术方案的选择也有影响，单支冠状动脉（左前降支异常起源于右冠状动脉或右冠状动脉异常起源于左前降支等）可能存在冠状动脉分支跨过右心室流出道，手术时容易损伤，可影响手术结果。

(1)姑息手术:法洛四联症姑息术有锁骨下动脉与肺动脉吻合术(Blalock-Taussig 术)、升主动脉与右肺动脉吻合术(Waterston 术)、降主动脉与左肺动脉吻合术(Potts-Smith 术)、闭式漏斗部切除术和肺动脉瓣切开术(Brock 术)和右心室流出道跨瓣环补片扩大术。目前常用的有两种,一为改良 Blalock-Taussig 术,即用人工管道连接右锁骨下动脉与右肺动脉或升主动脉与右肺动脉,主要适用于新生儿、婴幼儿法洛四联症伴肺动脉发育条件较差或冠状动脉畸形,待患儿 1~3 岁再作二期矫治术。另一种为右心室流出道补片扩大术,在体外循环下作右心室流出道跨瓣环补片扩大术,而不关闭室间隔缺损,主要用于左、右肺动脉发育不良的四联症患儿。由于围手术期处理难度大,该方法目前使用也在减少。

(2)根治手术:一般采用胸部正中切口,体外循环大多采用中度低温。若术中侧支血管丰富、回心血流太多,则可采用深低温低流量转流或必要时可停循环,确保视野暴露清晰。如仅有瓣膜狭窄,则作瓣交界切开扩大;如有瓣环和肺总动脉狭窄,则应延长切口过瓣环至分叉;如有一侧肺动脉开口或起始部狭窄,则切口应延长至该侧肺动脉。切除梗阻的壁束、隔束及右心室前壁肥厚肌肉及右心室腔内异常肉柱。通常用经 0.6% 戊二醛固定后的自身心包补片修补室间隔缺损,再作右心室流出道补片扩大术。如无瓣环或肺动脉狭窄,则补片扩大仅限右心室流出道;如有瓣环或肺动脉干狭窄,则需作跨瓣环右心室流出道补片扩大术。如患儿有冠状动脉异常、肺动脉发育不良、肺动脉闭锁或一侧肺动脉缺如等畸形,则需作右心室至肺动脉带瓣管道重建术。对合并肺动脉瓣缺如并有压迫气道表现者,需尽早、尽快手术治疗,以防止支气管软化及其他肺部并发症。对因侧支血管扭曲而心导管无法封堵的大侧支血管,外科手术需尽量结扎。对有体肺大侧支血管的法洛四联症合并肺动脉闭锁者,需采用单元化治疗,将侧支血管汇集,并用带瓣管道连接右心室流出道,根据肺段灌注情况,决定是否行一期根治手术。

【预后】

法洛四联症纠治效果较为满意。目前手术死亡率低于 3%。常见并发症为低心排综合征、残余右心室流出道梗阻、残余室间隔缺损、心律失常和肺动脉瓣关闭不全等。本病预后与肺动脉狭窄的严重程度、并发症以及手术的早晚有关。法洛四联症若不手术,自然生存率平均 10 年左右,约 70% 可存活 6 个月,50% 至 2 岁,40% 至 5 岁,20% 至 10 岁。早期出现严重发绀、气促者,死亡常发生于低氧血症。轻型及中型者预后较好,一般平均寿命约 15 年,偶见最长也可达 60 岁以上。不少患儿最终死于脑血管意外、脑脓肿等并发症。但经过手术治疗能存活的病例中,90% 以上患儿症状消失,心功能恢复良好,智力和体力与正常人相仿,且其生活质量与寿命可望与正常人一样。部分患儿术后由于长期肺动脉反流,将影响右心室功能和运动能力,特别是当同时合并有残余室间隔缺损、流出道狭窄和外周肺动脉狭窄等存在时,这种影响更为明显,并且有发生严重室性心律失常及猝死可能。近年来,带瓣肺动脉管道重建技术已经被逐渐重视,这对保护右心功能、提高远期生存质量十分重要。

(莫绪明)

第十六节 室间隔完整型肺动脉闭锁

室间隔完整型肺动脉闭锁(pulmonary artery atresia with intact ventricular septum,PA-IVS)是少见的发绀型先天性心脏病之一,约占先天性心脏畸形的1%。室间隔完整型肺动脉闭锁病变包括肺动脉瓣交界融合呈隔膜状闭锁,瓣环有不同程度的狭窄,肺动脉总干呈轻度或中度狭小,三尖瓣和右心室发育不良,室间隔完整,伴有继发孔房间隔缺损或卵圆孔开放,动脉导管未闭是患儿生存的必要条件,心脏大血管连接正常。该病由Hunter首先对病理进行了具体描述。1893年,Peacock首次命名为室间隔完整的肺动脉闭锁。1961年,Benton、Davignon及Ziegler分别为本病患者成功施行了体-肺动脉分流术。1971年,Bowman为患者同时施行了体-肺动脉分流术和右心室流出道成形术。由于本病患者体静脉只有通过合并的房间隔缺损,才能到达左心系统,因而产生大量右向左分流。婴儿出生后即出现发绀、低氧血症、代谢性酸中毒。据统计,本症未经治疗的患儿50%于出生后2周内,85%于6个月内死亡,只有极少数主动脉和肺动脉间存在较粗大的异常交通的患儿能存活到20岁。

【病理解剖】

肺动脉瓣为病理损伤最常累及的部位。肺动脉瓣膜增厚,相互融合,形成无孔隔膜,隔膜上可见瓣膜交界的痕迹,即为膜性闭锁。大多数病例,主肺动脉以及左右肺动脉发育多数正常,主肺动脉发育差的病例占本病的10%;右肺动脉发育差(0~3mm)占6%;左肺动脉发育不良(0~3mm)占18%。肺动脉瓣环发育通常较差。有极少数病例无肺动脉瓣,肺动脉近端为一锥样盲端,远端可见分支形成左、右肺动脉。少数病例,只有右心室流出道漏斗部闭锁,肺动脉瓣则发育低下,但尚未闭锁。几乎全部病例的肺血流均来自未闭的动脉导管,不同患儿之间导管口径变异较大,多数患儿导管口径较细,因而造成肺血显著减少。

本病的右心室发育变异很大。Van Praagh等调查发现,右心室明显发育不良者占50%;右心室中度发育不良者占26%;右心室发育正常者仅占10%。在右心室发育不良的病例中,右心室腔非常小,室壁增厚,心内膜呈白色、增厚,表现为心内膜弹力增生。Bull和Deleval根据右心室腔的流入部、小梁部和漏斗部的不同发育情况,将本病分为三型:Ⅰ型:右心室的三个部分,即流入道(或称窦部)、小梁部和流出道均存在,但心肌肥厚,右心室腔小(占53%);Ⅱ型:右心室小梁部被过度发育肥厚的心肌所闭塞,导致小梁部缺如(占19%);Ⅲ型:只有流入道,其余两部分因心肌增殖而其腔室消失(占28%)。发育不良的右心室内膜常有弹力纤维增生(fibroelastosis),使极度肥厚的心室壁顺应性降低。因此有的作者将此称为右心室发育不全综合征。

三尖瓣均有程度不同的发育异常。少数患儿三尖瓣大小接近正常,但大多数患儿三尖瓣环发育小,瓣叶增厚、融合,腱索的数量和附着都有较大变异,10%~15%的患儿三尖瓣呈Ebstein畸形样改变。三尖瓣发育较大者几乎均有关闭不全,故其右心室压为轻中度升高,右心室壁肥厚轻,心腔较大;三尖瓣发育较小者,多无关闭不全,其右心室压升高和右心室壁肥厚均为重度,右心室腔狭小。由于本病患儿三尖瓣发育程度和右心室发育程度呈高度相关,而三尖瓣环的直径易于经B型超声心动图测量，因此有的学者将其作为衡量右心室发育情况的可靠指标。

本病患儿右心房普遍增大。少数患儿右心室发育较好，易合并三尖瓣关闭不全，右心房可呈瘤样扩张。房间隔缺损（绝大多数为卵圆孔型缺损）是本病患儿必然存在的畸形。多数患儿缺损宽大，不至于造成血流梗阻；少数患儿缺损狭小，可造成体循环静脉淤血。

该病患儿右心室心肌窦状间隙（myocardial sinusoids）增多，有的间隙呈盲端，60%~71%的患儿右心室心肌窦状间隙与冠状动脉之间存在异常的交通。有的患儿右心室压明显升高，窦状间隙呈高度扩张，右心室和冠状动脉之间的分流量异常大。由于继发性内膜和中层增厚，使约半数有窦状间隙患儿的冠状动脉有严重狭窄。当狭窄位于窦状间隙 - 冠状动脉交通的近侧时，远侧的血流则为来自右心室的静脉血。窦状间隙 - 冠状动脉的分流量与有心室收缩压的升高成正比。一旦手术使右心室压下降，则有可能使冠状动脉“静脉血”供应进一步减少，极易造成术后心肌缺血坏死。

【病理生理】

基于该病患儿的病理解剖特点，心房间交通和未闭动脉导管是患儿生存必需的合并畸形。房间交通是否通畅，动脉导管是否够粗，决定了患儿的临床症状轻重。一方面，患儿体静脉血必须经心房间交通进入左心房，从而形成右向左的大量分流，既增加左心房左心室容量负荷，引起左心房、左心室和二尖瓣扩大；又降低体动脉血氧饱和度，造成发绀。另一方面，由于肺循环血流的唯一来源是未闭动脉导管，故患儿发绀的程度取决于动脉导管的口径。极少数患儿导管粗大，发绀较轻，但左心室容量负荷增加显著。大多数患儿动脉导管口径较细，肺血减少，发绀严重。若出生后导管早期闭合，则患儿可因严重缺氧而致死。

该病的另一个特点是患儿右心室收缩压异常升高和心肌窦状间隙的存在，使静脉血占右心室经交通支与冠状动脉之间形成右向左的分流。由于右心室压高于主动脉压，加上部分患儿冠状动脉近侧因内膜和中层增厚而出现严重狭窄，因此，左心室心肌主要甚至完全依靠右心室血流的供应。右心室压一旦降低（如施行肺动脉瓣切开或右心室流出道扩大成形术），则会危及部分左心室心肌的血流灌注，甚至可引起心肌缺血坏死。另外，患儿右心室高压还可使室间隔凸向左侧，引起功能性主动脉瓣下狭窄。

【临床表现】

1. **症状** 多数患儿出生后数天出现面颊、口唇、指端青紫，吃奶停顿，多汗，短时间气促、发绀加剧，呼吸困难，进行性低氧血症，代谢性酸中毒。发绀的程度取决于动脉导管分流到肺动脉血流量的多少，若伴大的动脉导管发绀程度、代谢性酸中毒可较轻。

2. **体征** 发绀面容，吸气性三凹，四肢末梢灌注较差。大多在胸骨左缘可闻及三尖瓣反流的全收缩期杂音，或闻及动脉导管的以收缩期为主的连续性杂音，且第一、第二心音单一，心脏杂音变化较多。

3. **多排螺旋CT心血管重建** 具有无可比拟的诊断价值，可直观显示右心室流出道闭锁，右心室发育不良，未闭动脉导管走形、大小，右心室大小，是否合并右心室冠状动脉瘘及其他心脏大血管畸形。

4. **超声心动图** 二维多普勒超声心动图可显示右心室流出道缺如或狭小，为特征性表现。并能显示肺动脉瓣闭锁、右心室和三尖瓣的发育情况，右心室壁肥厚和右心腔小、三尖瓣的反流、房间隔缺损的大小及肺动脉干和其分支的发育程度，测量动脉导管的大小能对其缺氧程度和预后作出判断。

5. 心导管检查 心导管可经右心房较容易地进入左心房，并很容易进入左心室；当右心室发育极差时，导管很难进入右心室；对少数右心室有一定发育的患儿，虽可经右心房进入右心室，但不能从右心室进入肺动脉。压力监测在右心房内可记录到高大的“a”波，“V”波并不明显；左心房的“a”波与“V”波相等；右心房压高于左心房压。无三尖瓣反流者右心室收缩压明显高于左心室（或桡动脉）收缩压。左心室压一般为正常。血氧监测显示左心系统血氧饱和度很低。由于心导管检查术是有创检查，对新生儿特别是早产儿有一定的危险，目前，已不作为术前诊断的首选检查。

6. 心血管造影检查 在行心导管检查的同时，行选择性心脏造影，可提供右心室大小和肺动脉的发育情况等对于手术治疗非常重要的资料。右心室造影可显示三尖瓣有无 Ebstein 畸形样改变及其反流程度；右心室的大小、形态等发育情况；右心室流出道的形态，流出道发育不全者多显示为盲端；肺动脉瓣环发育极差，没有造影剂进入肺动脉；并可显示右心室窦状间隙 - 冠状动脉交通的存在情况。如果同时经股动脉插管，行动脉导管逆行肺动脉造影，则可提供肺动脉闭锁的位置、主肺动脉及其分支的发育情况；通过升主动脉与冠状动脉造影结合，可发现冠状动脉狭窄的情况及左心室心肌对右心室供血的依赖程度。

【诊断与鉴别诊断】

根据病史、体征，结合超声心动图、心电图、X 线胸片、CT 和 / 或 MRI 可作出诊断。心导管检查是评估冠状动脉解剖和确定是否存在右心室心肌窦状隙交通冠脉畸形的唯一可靠手段。选择性心血管造影应包括右心室造影，可清楚显示右心室腔大小、三尖瓣反流以及右心室漏斗部盲端。逆行主动脉插管于动脉导管开口部位的造影可满意显示肺动脉干盲端及左、右肺动脉状况，从而测量漏斗部至肺动脉盲端间的分隔距离。

本病应与发绀型先天性心脏病如法洛四联症、三尖瓣闭锁、三尖瓣下移畸形等鉴别诊断。一般经仔细的心导管和心脏造影均能作出鉴别诊断。

【治疗】

PA-IVS 起病凶险，自然病死率极高。该病患儿出生后主要依赖 PDA 而存活，一旦 PDA 闭合，很快导致患儿死亡，所以一经发现应尽早治疗。目前尚无适合所有病例并获得一致认同的治疗策略。室间隔完整型肺动脉闭锁发病情况少见，个体化的治疗经验相对有限。理想的治疗方案是根据个体病例的形态学和生理学基础而定。

1. 术前准备 在新生儿期一经诊断为室间隔完整型肺动脉闭锁，应尽快建立静脉通路输注前列腺素 E_1，保持动脉导管开放，改善缺氧，纠正代谢性酸中毒。如有灌注不足现象，须正性肌力药物维持。对缺氧严重的重症新生儿应予以机械通气、药物镇静及肌松药。

2. 手术原则 保证肺动脉血流的适宜供应，改善低氧血症和纠正代谢性酸中毒以维持生存；同时做右心室减压术，促使右心室发育。同样也为部分患儿以后的二次根治术创造条件。分期的姑息手术在室间隔完整型肺动脉闭锁的治疗中占有一定的地位。

3. 手术方法

(1)一期根治术：主要适合于Ⅰ型 PA-IVS：右心室发育良好，流入道、心尖小梁部、流出道三部分均存在，流出道良好的发育；右心室腔及三尖瓣直径大小约为正常对照的 2/3 以上；三尖瓣 Z 值在 –2~0。

1）体外循环下肺动脉瓣切开术和 / 或右心室流出道补片扩大术：肺动脉瓣环发育良好者，可在体外循环下直视切开肺动脉瓣；肺动脉瓣环发育不良者，体外循环下直视切开肺动脉瓣环，并用带瓣补片扩大右心室流出道。同时修补房间隔缺损，结扎动脉导管未闭。或开胸直视下行肺动脉瓣球囊扩张。

2）经胸肺动脉瓣球囊扩张术：采用正中开胸，右心室流出道无血管区缝合荷包，在食管超声引导下穿刺通过右心室流出道后穿过肺动脉瓣进入肺动脉，通过导引管置入球囊，对肺动脉瓣进行球囊扩张成型。一般选择直径 10~12mm 的球囊，缝合扩张 3 次左右。右心室发育稍差者，加体 - 肺分流。该技术避免了新生儿期的体外循环，减少了神经系统并发症，手术创伤小，缩短了监护室滞留时间，且该术式不使用造影剂，对导管、球囊的使用不受血管和体重的限制，操作距离短，可避免血管穿孔及乳头肌、腱索损伤，安全性较高。

(2)分期根治术：对不具备上述室间隔完整型肺动脉闭锁一期根治治疗的患儿则采用分期手术，结合个体化的原则。分期手术的原则是经姑息手术后如果右心室发育良好，则二次手术采取双心室修补术；若姑息手术后右心室发育仍较差，仅能做生理纠正术或改良 Fontan 术或 1½ 心室修补。

1）一期姑息手术：当患儿动脉导管功能性关闭或细小时，缺氧加重，并出现代谢性酸中毒，必须尽早行姑息手术。其目的是减低右心室高压，减轻心肌肥厚，提高心肌的顺应性，提供充足的肺血灌注，促进右心室和肺血管的发育，为二期根治作准备。一期姑息手术主要有经胸肺动脉瓣球囊扩张术、改良 B-T 分流、动脉导管内支架置入、介入肺动脉瓣成形术、体外或非体外循环下肺动脉瓣切开术 ± 右心室流出道补片扩大术等。

A. 经胸肺动脉瓣球囊扩张术：方法同上。

B. 改良体 - 肺分流术（Blalock-Taussing shunt）：改良 B-T 分流适合于右心室及三尖瓣发育中 - 重度发育不良，动脉导管细小或趋向闭合的患儿，如患儿合并右心室冠状动脉瘘甚至右心室依赖性冠状动脉循环，只能行改良 B-T。通常为急诊手术，采用胸骨正中切口，手术相对容易操作，但术后并发症多，远期效果不佳。近年来，除了合并右心室依赖性冠状动脉循环，改良 B-T 分流往往和经胸肺动脉瓣球囊扩张术合并使用。

C. 动脉导管内支架置入：对于 PDA 依赖性先天性心脏病，动脉导管保持开放是患儿存活的基础，因而 Alwi 等从 1992 年开始尝试采用冠状动脉支架，经皮动脉导管内置入支架保持动脉导管的开放，替代 B-T 分流，改善患儿预后。经皮放置动脉导管内支架的优势有：①避免开胸手术；②延续了患儿出生后的血流状态，不引起肺血管扭曲、变形；③可以按需要的尺寸膨胀支架或更换支架；④不再使用前列腺素 E_1。如果小婴儿此阶段动脉导管供血能够满足肺血需求，未产生严重低氧血症，且右心室发育尚可，则可随访至 1 周岁左右直接行二期根治手术。

D. 介入肺动脉瓣成形：1991 年，Qureshi 等首次使用介入导管瓣膜穿孔术 + 球囊扩张术姑息治疗 PA-IVS，尽管最初的 2 例患儿均死亡，然而随着众多学者的不断努力及介入器械和输送技术的改进，术前诊断、术后监护技术的提高，手术成功率已有一定程度的提高。其方法有多种，包括导引钢丝瓣膜穿孔术 ± 球囊扩张术；激光瓣膜穿孔术 ± 球囊扩张术；射频瓣膜穿孔术 ± 球囊扩张术。

E. 体外或非体外循环下肺动脉瓣切开术 ± 右心室流出道补片扩大术：适合右心室中度发育不良型；右心室腔及三尖瓣大小约为正常对照的 1/3~2/3，右心室三部分存在，均发育不良；右心室流出道发育程度允许行肺动脉瓣膜成形术；三尖瓣 Z 值在 −4~−2。肺动脉瓣成形术后可同期结扎动脉导管或使其自然闭合。

2）二期根治术：

A. 双心室修补：姑息术后密切随访，二维超声心动图观察右心室发育和三尖瓣环大小，如发育已明显改善则行心导管造影检查证实。早期姑息手术后 6 个月～4 年，右心室发育不良已转为轻～中度，心房水平右向左分流变为轻度或双向分流；三尖瓣反流从重度转向轻度。手术包括介入关闭继发孔房间隔缺损，或体外循环下一并解除右心室流出道梗阻。

B. 1½ 心室修补术：一期姑息术后或未行姑息术的婴儿随访至婴儿后期，右心室间隔流入部、小梁部和流出部均存在，心室腔仍小，三尖瓣反流中度以上。可行切开闭锁的肺动脉瓣和右心室流出道扩大补片疏通，动脉导管结扎，上腔静脉与右肺动脉行双向腔肺分流术，心房内保留小房间隔缺损。术后早期，右心室压力较大，肥厚的心肌顺应性不足，限制性的 ASD 允许右向左分流，逐渐增加右心室容量及前向血流，有利于右心室发育及改善发绀。随访待右心室发育功能改善时，行介入房间隔缺损封堵治疗。双向腔肺分流使占体静脉 1/3 的血液直接进入肺动脉，既满足了肺动脉血流量，又减轻右心室压力。临床随访发现，即使是姑息手术时右心室、三尖瓣发育不良，未行右心室减压的患儿，经二期 1½ 心室修补术后右心室也可得到良好的发育，能完全满足肺循环需要。

C. 双向腔肺分流及改良 Fontan 术：姑息术后右心室仍发育不良或合并依赖右心室的冠状动脉循环、三尖瓣下移畸形的患儿。患儿由于右心室补片扩大减压或三尖瓣成形术后依赖右心室的冠状动脉灌注不足，产生严重后果，新生儿期只能行体肺分流术。如开胸后右心室冠状动脉瘘可见分布在心脏表面，近端无狭窄，正常的冠状动脉循环完整，可结扎冠状动脉 - 右心室端。如果右心室依赖性冠状动脉循环无法分辨，则只能行单心室矫治术，3~6 月龄时行格林术，2~4 岁时行 Fontan 术，同时扩大房间隔，含氧高的氧合血经房间隔缺损进入右心室，供应冠状动脉。

（莫绪明）

第十七节　完全性肺静脉异位引流

完全性肺静脉异位引流（total abnormal pulmonary venous drainage，TAPVD）或完全性肺静脉异位连接（total abnormal pulmonary venous connection，TAPVC）为较少见的发绀型先心病，约占先天性心脏病发病率的 1.5%~3%。男女之比约为 2∶1。部分以单独畸形存在，也可并发复杂畸形。由于肺静脉血回流易受阻，往往并发肺动脉高压。如不采取手术治疗，75% 患儿在 1 岁内死亡。

【病理解剖】

根据Darling 1957年提出的分类法,按肺静脉引流位置分为4型:①心上型:约占45%,左、右肺静脉在左心房后汇合经垂直静脉引流至无名静脉再回流入右上腔静脉。罕见垂直静脉在右肺门发出,经主动脉后上行,由左肺动脉和动脉导管之间穿出,在此处易受压造成肺静脉回流梗阻。②心内型:约占25%,全部肺静脉直接引流入右心房或经肺静脉总干引流至冠状静脉窦,在肺静脉总干和冠状静脉窦之间可能发生梗阻。③心下型:约占25%,经沿食管前方下行的垂直静脉穿过膈肌食管裂孔与门静脉、静脉导管或下腔静脉连接,回流血液经过高阻力肝血管床到达右心房,或垂直静脉下行途中受压,均可引起肺静脉梗阻。④混合型:占5%,肺静脉同时连接到以上不同部位。

【胚胎学】

在胚胎发育控制过程中,肺静脉没有和肺静脉原基链接,而与内脏静脉(如右前、左前主要静脉,脐卵黄静脉)连接,导致一部分或全部肺静脉开口在右心房,或通过腔静脉系统,再注入右心房。

【病理生理】

知识拓展

弯刀综合征

弯刀综合征(scimitar syndrome)是肺静脉异位引流的一种。右侧肺部的大部分或全部肺静脉,形成右共同肺静脉,经右侧肺门前方或后方,从心包右侧下降,在右心房与下腔静脉交界处,呈弯刀状向左侧行进,引流入下腔静脉,其入口多数位于肝静脉入下腔静脉开口处的偏上方,称为弯刀综合征。其主要包括以下三种畸形:右肺发育不全,全部或部分肺静脉回流到右心房和/或下腔静脉,体动脉供血。

完全性肺静脉异位引流的病理变化与房间隔缺损交通口的分流量大小有关。若心房间缺损小(<5mm),为限制性房间隔缺损,右心房内的混合血较难进入左心房,使体循环血量减少;而右心房的血液经右心室入肺循环血流量明显增多,因此较早的出现肺充血、肺动脉高压,严重者出现肝大、颈静脉怒张等右心衰竭症状;如心房内缺损较大,混合静脉血大量进入左心房,早期出现发绀,但右心室和肺循环血量相对较少,肺动脉高压和右心衰竭的症状出现较迟。

【临床表现】

临床症状取决于肺静脉有无梗阻、心房间通道大小和并存的其他心脏畸形。心房间通道小者出生后早期即出现肺动脉高压和右心衰竭,症状发展快,病情严重。肺静脉无梗阻且心房间通道大者,肺动脉高压较迟出现,发绀不明显,病情发展较缓。

【诊断】

早期出现气促、喂养困难、青紫的婴儿,心脏杂音无特异性,需结合辅助检查尽早明确诊断。

1. 胸部X线检查　肺血增多,肺动脉段突出,右心房、右心室增大,心上型者上纵隔阴影增宽。心影呈"8"字形或雪人形;心内型和心下型者类似房间隔缺损或并有肺动脉高压的X线特征。

2. 心电图 电轴右偏,不完全右束支传导阻滞,右心室肥厚,右心房增大。

3. 超声心动图 超声心动图及彩色多普勒检查为本病重要的确诊手段,可显示上腔静脉明显增宽,右心房、右心室内径增大,室间隔呈反向运动,肺静脉与左心房不连接。左心房后方探到液性暗区为确诊本病的重要依据,此液性暗区即是汇总静脉。彩色多普勒检查可发现血流自右心房经房间隔缺损向左心房分流。

4. 多层螺旋CT 能显示异位引流的肺静脉数目、形态、行程、回流位置及判断肺静脉有无狭窄,同时显示了并发畸形,可指导手术方案的制订。

5. MRI 与CT一样能够通过多层面重组来观察各支肺静脉的形态、走行以及有无狭窄。

6. 心导管可进入异位引流的肺静脉。选择性肺动脉造影时可显示肺静脉畸形引流的途径、部位及有无肺静脉回流梗阻。

【治疗】

完全性肺静脉异位引流解剖畸形没有自愈可能,且易早期发生肺动脉高压,一旦有肺静脉回流梗阻,则预后较差,患儿未经治疗大多在婴儿期死亡。

1. 手术适应证 ①凡有肺静脉回流梗阻和伴有肺动脉高压,发现急性充血性心力衰竭,一经诊断,即使新生儿,也应立即手术。心下型肺静脉梗阻最常见,往往伴有重度肺动脉高压,手术死亡率较高。②对没有肺静脉回流梗阻和肺动脉高压者,可先采用非手术治疗,包括应用强心、利尿、血管扩张药,改善心功能、防止肺部感染,1岁内择期手术。

2. 手术方法

(1)心上型完全性肺静脉异位引流:采用左心房顶部方法,左心房顶部沿着汇总静脉长轴做平行切口,从左心耳根部直至房间隔,对应左心房切口的汇总静脉做同样大小的切口,使之吻合。左侧心包外分离结扎垂直静脉。

(2)心内型完全性肺静脉异位引流:将房间隔缺损至冠状静脉窦之间的房隔组织切除,并切除冠状静脉窦与左心房部分间隔,然后用心包重建房间隔修复心内膜,将冠状静脉窦开口隔入左心房侧。术后为防止血栓形成需使用阿司匹林抗凝。

(3)心下型完全性肺静脉异位引流:根据肺静脉共汇-垂直静脉与左心房、右心房的关系,可行左心房与肺静脉共汇吻合或房室沟与垂直静脉吻合。

理论与实践

完全性肺静脉异位引流术后的危险因素

术前肺部感染、解剖分型、主动脉阻断时间、体重分级为影响完全性肺静脉异位引流近期手术效果的危险因素。术前肺部感染,体重过低将大大增加术后的死亡率。术中主动脉阻断时间长,心肌缺血、缺氧时间延长,缺血-再灌注损伤加重,将最终导致术后低心排出血率增加,进而导致患儿死亡率增加。心下型术后死亡率远远高于心上型、心内型及混合型。其原因可能与心下型的解剖及病理特点有关,心下型由于肺静脉通道较长导致肺静脉阻力较高，均存在不同程度的肺静脉梗阻，肺动脉高压重，出现症状早，往往需急诊手术治疗；共同静脉干位置较深，游离难度大，手术时需将心脏抬起，手术暴露困难，增加了手术的难度和风险；肺静脉共汇呈垂直状，肺静脉切口与左心房切口容易不匹配，导致吻合口扭曲引起术后吻合口狭窄。这些因素都增加了心下型 TAPVC 的术后危险性。

（舒　强）

第十八节　大动脉转位

完全性大动脉转位（complete transposition of great arteries，CTGA）是新生儿期严重的发绀型先天性心脏病，约占先天性心脏病总数的 7%~10%。在发绀型先天性心脏病中其发病率仅次于法洛四联症。

通常划分为三大类型：① TGA 合并室间隔完整（TGA/IVS），约占 50%；② TGA 合并室间隔缺损（TGA/VSD），约占 25%；③ TGA 合并室间隔缺损和肺动脉瓣狭窄，约占 25%。大动脉转位患儿一般都伴有动脉导管未闭，卵圆孔未闭或继发孔房间隔缺损，其他合并心脏畸形包括主动脉缩窄和主动脉弓中断，左心室流出道梗阻，冠状动脉起源及走行异常等。

【胚胎学】

有关 TGA 胚胎学假说很多，包括：①直线动脉干圆锥隔假说：认为该疾病由主动脉和肺动脉的分隔发生异常所引起；②异常纤维骨架假说：即肺动脉 - 二尖瓣纤维连续取代了正常的主动脉 - 二尖瓣纤维连续；③异常胚胎血流动力学假说：疾病由梗阻性的不正常血流特征所引起；④动脉干反向发育理论：即半月瓣下方的区域发生反向发育。这个假设和著名病理学家 Van Praagh 的分析是类似的，Van Praagh 推测在正常 D 袢时，主动脉下圆锥持续存在并发育，而肺动脉圆锥被吸收，并最终与二尖瓣产生纤维连续性。所以，主动脉位于肺动脉瓣前方，使得两个半月瓣分别与远端大血管呈对线排列并连接，从而没有出现正常心脏发育过程中的旋转和解旋。这就造成了完全性大动脉转位的发生。

【病理解剖】

完全型大动脉转位的定义是心房与心室连接顺序一致，而心室与大动脉连接顺序不一致，即主动脉从前方起源于右心室，肺动脉从后方起源于左心室，体肺两大循环完全分隔互不连接，生存依赖于体肺循环间交通，否则患儿出生后无法存活。其最明显的解剖特征之一是主动脉圆锥或漏斗部上移，远离心脏的其他三组瓣叶。肺动脉瓣与二尖瓣之间存在纤维连接，这种连接方式如同大动脉位置关系正常时主动脉瓣与二尖瓣之间的纤维连接。主动脉下圆锥的存在使主动脉瓣位置比肺动脉瓣高。大动脉的位置变异较大，最多见为主动脉和肺动脉呈前后位，即主动脉在前，肺动脉在正中后方，其次为主动脉在右前，肺动脉在左后，较少见大动脉侧位。

【临床表现】

完全型大动脉转位伴室间隔完整者症状出现较早，若房间隔缺损较小，心房内血液混合不够，生后即可有严重发绀、呼吸急促。动脉导管一旦趋于闭合，临床将表现出严重的低氧血症和酸中毒，若合并大的室间隔缺损，又伴有动脉导管未闭，血液混合较好，则发绀及酸中毒不太显著，症状出现较前者迟，出生后数天或数周后有呼吸困难、发绀表现但易发生充血性心衰。完全性大动脉转位伴室间隔缺损及左心室流出道梗阻者，症状出现较前者更迟，有发绀但不严重，多无心衰，肺血减少，临床表现与法洛四联症相似。体检有发绀面容，呼吸急促，心脏体检显示心前区略有抬高，听诊可闻及收缩期的柔和杂音，但伴有大室间隔缺损者，杂音较响。

【检查诊断】

患儿有出生后缺氧、发绀病史，需怀疑本病可能，明确诊断主要依赖超声心动图，必要时心导管和选择性心血管造影。

1. 心电图　多数患儿心律呈窦性，随着年龄增大而渐渐出现右心室肥厚，电轴右偏；如伴室间隔缺损，则有双心室增大表现。

2. 出生时的胸部X线检查　结果基本正常，除了合并有大的室间隔缺损的患儿会有心脏扩大，两肺纹理增多。在稍大一些婴儿中，通常存在中度心脏扩大，呈直立蛋形，上纵隔阴影缩小。

3. 超声心动图　具有诊断性价值。可明确主动脉、肺动脉主干与心室的连接、瓣膜的大小、左右冠状动脉的位置和起源及心内房、室间隔缺损的位置和大小。还能显示心室收缩能力、室壁活动及左心室壁厚度、左心室容量和大小，可以做术前手术适应证评估。心脏超声还可用于产前筛查，完全性大动脉转位产前诊断明确对患儿的围手术期稳定性及手术结果的改善存在很大相关性。

4. 心导管和选择性心血管造影　进一步明确诊断，显示室间隔缺损位置和大小，有无流出道狭窄，两大动脉位置关系及外周肺小动脉和主动脉弓降部的发育情况，特别是有无冠状动脉起源和走向异常。但这些数据都可以通过CT和MR检查获得，所以目前这项技术在完全性大动脉转位诊断中应用很少。

知识拓展

快速二期Switch手术

所谓快速二期Swtich手术是指先进行肺动脉环锁锻炼左心室功能，同期行体肺动脉分流术保证充足的肺血流，避免严重的低氧血症。术后应用超声心动图检测左心室室壁厚度、射血分数、左心室心肌质量评估左心室的功能。Switch术前需满足以下条件：①左心室厚度达到符合患儿年龄的正常值；②左心室和右心室的压力比值>70%；③左心室心肌质量达到符合患儿年龄的正常值。

【手术治疗】

1. 手术指征　完全性大动脉转位患儿一旦确诊需尽早手术，尤其是合并室间隔完整的完全性大动脉转位患儿，目前推荐在2周内完成手术，最迟不建议超过四周。对合并室间隔缺损的完全性大动脉转位患儿也建议 1~3 个月完成手术，最迟不超过 3 个月。这类患儿 3 个月后更易发生器质性肺动脉高压。

2. 术前准备　完全性大动脉转位患儿的术前准备十分重要，直接影响手术效果和死亡率。术前准备包括：①新生儿出生后切忌吸入高浓度氧气，以免动脉导管早期关闭；②对于已出现低氧血症的患儿静脉应用前列腺素 E_1 [5ng/(kg·min)]，保持动脉导管开放；③纠正代谢性酸中毒；④严重缺氧者，气管插管，呼吸机机械辅助呼吸；⑤应用正性肌力性药物改善心功能和利尿剂减轻心脏负荷。保持内环境平衡，为手术创造最佳条件。

3. 手术方法　完全性大动脉转位外科治疗分为生理性血流转位和解剖学血流转位两大类。生理性血流转位术是指心房水平的血流转换，包括 Senning 术及 Mustard 术两种，目前临床上较少采用。解剖学血流转位术是指两大动脉水平的血流转位，包括 Switch 术、Rastelli 术、REV 术、Nikaidoh 术。

1) Switch 术：大动脉转换术。1975 年 Jatene 发表成功报道。此法是目前治疗新生儿和小婴儿完全性大动脉转位最理想的矫治方法。适合于左心室发育良好者，且无左心室流出道梗阻及肺动脉瓣狭窄、无严重的梗阻性肺血管疾病。术中将主动脉、肺动脉切下后换位（Lecompte 调转），并将冠状动脉分别取下移植到新主动脉上，达到解剖上的矫治。完全性大动脉转位合并室间隔完整的患儿，Switch 手术在出生后 2 周内最合适，一般不超过 1 个月。

如果错过最佳手术时间。由于肺血管阻力下降，导致左心室压力降低，心室退化，如直接行 Switch 术，左心室将无法承担体循环后负荷。需行肺动脉环缩术增加左心室阻力，锻炼左心室功能，二期再行 Switch 手术。年龄 >4 周龄的患儿左心室与右心室压力比 <0.6，是二期 Switch 手术的适应证。

当有室间隔缺损足够大时，左心室压力能维持在体循环压力的 2/3 以上，左心室能在较长时期内适应一期大动脉转换术，但手术年龄一般不超过 3 个月，否则可能出现肺血管阻塞性病变。

2) Rastelli 术：适合完全性大动脉转位伴室间隔缺损和左心室流出道梗阻的患儿。在心内建立室间隔缺损至主动脉的内隧道，使左心室血流经室间隔缺损至主动脉，右心室至肺动脉通过心外管道连接。

3) REV 术：1980 年 Lecompte 确立了一种不使用人造管道来重建右心室流出道的方法，称之为 REV 术。该术式最主要的特点是不采用心外管道，减少后续管道更换的问题，将肺总动脉和升主动脉交叉换位（Lecompte 调转）后，将肺动脉的后壁与右心室切口的上缘吻合，形成新右心室流出道的后壁，前壁用心包补片扩大。

4) Nikaidoh 术：该术式把主动脉连同瓣环以及自体冠状动脉一起取下，作为一个整体移植到原来肺动脉瓣环所在位置。采用补片连续缝合关闭室间隔缺损和主动脉下方的空间；最后把肺总动脉后壁和右心室切口上缘直接缝合，前壁用心包补片扩大。中国阜外心血管医院胡胜寿于 2004 年对 Nikaidoh 术进行了改良，将自体肺动脉瓣完整地取下来，剖开后前壁进行加宽，保留后壁的生长潜能，同时对冠脉再植技术进行改良，取得了良好的疗效，称之为双根部调转术（DRT 术）。

【预后】

自从采用大动脉 Switch 术后，完全性大动脉转位治疗效果明显改善，国外报道手术死亡率在 2%~5%，我国手术死亡率在 5%~10%。远期并发症主要有：肺动脉瓣上狭窄，主动脉瓣上狭窄和主动脉瓣关闭不全。这大多与心包补片收缩，吻合口张力过高或缝合线连续缝合造成荷包口样收拢效应有关。随着手术经验积累和技术改进，死亡率已明显下降。其次是冠状动脉供血不足引起心功能不全，这种情况大多发生在手术后早期。这与冠状动脉解剖异常和冠脉移植技术选择有较大关系。

（舒 强）

第十七章　腹部疾病

学习目标

1. **掌握**　常见腹部疾病的诊断。
2. **熟悉**　腹壁缺损鉴别诊断和处理（腹裂、脐膨出）。
3. **了解**　少见腹部疾病的诊断。

第一节　腹壁疾病

一、脐疝

脐疝（umbilical hernia）是因脐部筋膜缺损，脐环呈开放状态，缺损处有正常的皮肤覆盖的脐部发育缺陷，与遗传因素有一定关系，是婴儿常见疾病。其发病率在白人婴儿中约为 5%~10%，在非洲裔黑人中约为 25%~50%，在我国的儿童外科门诊中也是常见病种之一。脐疝在男女性别间无明显差异，未成熟儿中显著增加，尤其在体重低于 1 500g 的婴儿中可达 75%。脐疝在某些特殊疾病中发病率增高，如贝 - 维综合征（Beckwith-Wiedemann syndrome）、唐氏综合征（Down syndrome）等。脐疝的自愈率很高，随着年龄的增长脐环逐渐关闭，极少延至学龄期。大多数脐疝可自行消失在 19 世纪后期就已被认识到。使用外部压迫的方法也很早就被推荐。

【病因】

脐疝发生的原因除与遗传因素有关外，还与脐部的解剖特点有关。在胎儿期，脐环下半部通过脐动脉和脐尿管，脐环上部通过脐静脉汇总至脐带。脐环在孕期中的大部分时间是开放的，但随着孕龄的增加逐渐缩小。婴儿出生后，这些管道随即闭塞而变成纤维索，与脐带脱落后的瘢痕性皮肤相愈合，当筋膜缺损或薄弱时则形成一薄弱区成为脐疝。脐疝的形成还与腹壁肌肉的发育有关，在婴儿时期，两侧腹直肌及前后鞘在脐部尚未合拢，这使脐疝更容易产生。各种使腹腔压力增高的原因，如咳嗽（百日咳、支气管肺炎）、腹泻、过多哭闹等，皆能促使腹腔内容物经未愈合的脐环外突。1 岁以下婴儿，脐疝直径大都在 1~2cm 以内，直径较小的脐疝更容易自行闭合。个别年长儿童由于疝的长期外突，疝囊和皮肤均有扩张，直径可达 3~4cm。疝囊(hernia sac)为突出的腹膜憩室,其外仅有皮肤覆盖。突出的内脏多为大网膜或小肠,囊壁与其内容之间一般无粘连。

【临床表现】

脐部可回纳性肿块是脐疝的主要症状,肿块呈半球形或圆形。当患儿安静或卧位时,肿块可消失,在哭闹、直立、咳嗽或运动时因腹腔内压力增高,脐部肿块就突出,肿块大小因脐环缺损大小和腹腔内压力大小而不同。肿块愈大,疝突出的皮肤愈紧张,有时因覆盖皮肤薄弱呈透明状。以指端压迫突出部、脐疝很容易回纳入腹腔,有时可以听到气过水声,指端可深入脐孔内,可以清楚地触及脐环边缘,并可估计其直径大小。小儿咳嗽或哭闹时,指端感到明显冲击。

脐疝的并发症很少,也很少发生嵌顿(<1%),这与腹股沟疝迥然不同。

【诊断与鉴别诊断】

根据脐部带有完整皮肤的可复性肿块的症状和查体触及脐部缺损的脐环即可明确诊断。

儿童脐疝需与脐带疝相鉴别,脐带疝同样存在脐部筋膜缺损,但疝入内容物经未闭的脐带疝出腹壁,表面仅覆盖羊膜,实际上是一种小型的脐膨出。

【治疗】

婴儿脐疝绝大多数可自愈,随着年龄增长,腹肌逐渐增强,脐环逐渐缩小而闭合。脐疝的自愈多数发生在 1~2 岁内,但个别的至 3~4 岁仍有自愈可能。脐疝的治疗常规是 2 岁以下可保守观察,不作处理;2 岁以上,如脐环大小没有改变,可考虑手术。如观察过程中发生罕见的脐疝嵌顿绞窄、肠穿孔、疝囊皮肤破裂、内脏脱出等并发症时是急诊手术的绝对指征。如观察期间,脐环没有缩小、症状持续存在或有脐环缺损增大者,结合家族史和父母意愿可作为手术的相对指征。脐疝局部压迫是临床常见的保守方法之一,但是否有助于脐疝的自愈,结论并不确切。且新生儿期以腹式呼吸为主,腹部压迫包扎可影响患儿正常的腹式呼吸。

手术脐疝修补术:经脐部皮纹作弧形切口,逐层分离皮肤、皮下组织及两侧筋膜上的脂肪组织,显露疝囊,环绕疝囊进行游离,横断疝囊,切除皮下疝囊。可靠缝合疝环两侧筋膜边缘。为保证可靠修补缺损并避免缝针累及腹腔内组织,缝线可先全部正确预置后再一起打结。缝合皮下组织,皮肤用可吸收线作皮内缝合。脐部可用小纱球压迫后用敷贴覆盖。脐部多余皮肤可保留原处,随着生长发育,脐部外观可自行改善。脐疝修补手术简单,疗效良好,而且保留了脐的正常外貌。切除脐部多余皮肤的脐部重建术已不提倡。

虽然脐疝修补术后并发症较少,但仍有局部感染、脐疝复发、内脏损伤的可能。切口感染可能是脐疝复发的诱因。而脐部筋膜修补时操作保持在视野中,内脏损伤应可避免。

在腹股沟疝合并脐疝的婴儿,通常不处理脐疝,因为它有自行消退的可能。

二、卵黄管发育异常

胚胎发育过程异常,卵黄管(vitelline duct)不同程度的残留时,可以形成各种畸形,引起多种外科病症。大多在小儿时期出现症状,常需外科治疗。

【胚胎学】

胚胎发育早期,原肠与卵黄囊是相通的,以后通道渐渐变狭窄,被称为卵黄管或脐肠管,它连通中肠与卵黄囊。发育正常时,胚胎第 5~6 周后卵黄管逐渐萎缩、闭塞、纤维化,形成纤维索带，出生时在脐带中可找到少量残留组织，以后很快退化而完全消失。发育异常时，卵黄管可全部或部分存留，形成各种类型的卵黄管异常。

【病理分类】

1. 脐茸(脐息肉) 脐部黏膜残留。

2. 脐窦 卵黄管脐端残留较短的未闭盲管。

3. 卵黄管瘘(脐肠瘘，omphaloenteric fistula) 卵黄管全部未闭合。

4. 卵黄管囊肿(omphalomesenteric duct cyst) 卵黄管两端闭合，仅中间部分仍保持原有的内腔，其黏膜分泌物聚集而形成囊肿。

5. 梅克尔憩室 卵黄管的肠端未闭合，在末端回肠壁上留有憩室(此疾病在第十七章第五节中描述)。

6. 脐肠索带(umbilical cord) 卵黄管及其血管纤维化索带的残留。

【临床表现与处理】

1. 脐茸 脐茸或称脐息肉(umbilical polyp)是由残留于脐部的肠黏膜所构成，外形呈红色息肉样组织，常分泌少量黏液或血性浆液。治疗可用电灼破坏黏膜，若无效，可行残留黏膜切除、局部缝合。

2. 脐窦(omphalomesenteric duct sinus) 系卵黄管在脐部残留一段较短的管道，位于腹膜外，外表为一小圆形黏膜凸起，窦道内黏膜分泌黏液，常使周围皮肤糜烂，经久不愈。可用探针探得窦道，经外口注入造影剂，侧位片可显示窦道径路，仅长数毫米或数厘米，呈一盲管，与小肠和膀胱均不相通。脐窦感染时应作抗感染治疗，脓肿形成时行切开引流。感染控制后再作手术切除。手术时从外口插入探针，经脐下弧形切口，环绕探针在腹膜外剥除管道，将其完整切除。

3. 卵黄管囊肿 最少见，卵黄管中间部分未闭合，保持原来卵黄管之内腔，黏膜分泌液积聚不能排出，继而形成的囊肿称卵黄管囊肿(omphalomesenteric duct cyst)，两端分别有索带连接脐部与回肠。其临床症状是腹部脐下方囊性肿块，一般无自觉症状，界限清楚，大小不等，可以活动；亦可发生粘连和压迫肠袢而产生肠梗阻，往往在手术时才明确诊断。治疗时将囊肿及其两端索带一并切除。

4. 先天性脐肠索带 索带位于脐部与远端回肠，或梅克尔憩室，或肠系膜根部，或肝门之间。可能是由闭塞的卵黄管或卵黄动脉或静脉未退化的纤维组织构成。一般不引起症状，当肠袢围绕索带发生旋转或索带压迫肠袢引起肠梗阻时才出现症状。常在剖腹手术时作出正确诊断。治疗为手术切除索带，解除梗阻。如在其他手术中发现脐肠索带也应予以切除。

三、先天性腹裂

腹裂(gastroschisis)是新生婴儿由于脐旁部分腹壁全层缺损而致肠管脱出体外的畸形，通常位于脐的右侧，缺损直径 <4cm。欧美国家的发生率约为存活新生儿的(2~4.9)/万，男性占多数。我国20世纪末曾有报告新生儿腹裂的发生率为2.56/万，无性别差异。偶有家族性报道。孕妇年龄小和/或孕妇吸烟史是胎儿发生腹裂的高危因素。未成熟儿的发生率提高和未成熟儿的总体生存率的提高可能与腹裂的发生率有关。

【胚胎学与病理】

腹裂形成的原因尚有争议，可能与体腔和腹壁发育障碍有关。在胚胎早期，随着胎儿肠管延长,体腔发育不良可导致腹腔空间不足,扩张的肠管可经右侧脐旁腹壁因右脐静脉吸收自然消退形成的相对薄弱区突出体腔。突出肠管没有囊膜覆盖,直接暴露于腹腔外,肠管短、壁厚,中肠未旋转和固定。在胚胎早期生理性脐疝之前,肠管已通过腹壁缺损进入羊膜腔。有人认为腹裂是合并腹壁部分缺损的“中胚层形成障碍”(mesoderm formation disorder),但几乎所有活产腹裂婴儿都具有结构正常的腹壁肌层。也有人认为腹裂的腹壁肌层缺损不是发育性的,而是获得性的,是局部血流中断的结果,但也同样无法解释腹裂患儿的临床现象。有研究提示腹裂的发生可能与吸烟有关,尤其是孕妇同时使用其他血管收缩剂。也有认为服用避孕药、阿司匹林及毒品可能与腹裂的发生有关。虽然在少数腹裂患儿的父母中发现有相似的疾病,也有在动物模型中发现与腹裂发生相关的缺失基因的报告,但尚未发现与人类腹裂相关的突变基因。

腹裂在病理方面有如下几个特点:

1. 突出体腔外的是原肠,从胃到乙状结肠,没有别的脏器。

2. 突出的胃肠道没有羊膜囊和腹膜包被,没有囊膜限制的结果是导致肠管发育得比较粗大和肥厚,使整个肠管较短。

3. 脐和脐带均正常,腹壁裂口在脐的附近侧面,绝大多数在右侧,裂孔呈纵向,只有2~3cm长。

【临床表现】

新生儿出生后即见肠管经脐旁腹壁缺损处突出体外,没有囊膜覆盖。不同于脐膨出,腹裂患儿的腹壁缺损几乎多位于脐带右侧腹壁,缺损较小,通常 <4cm,一般仅 2~3cm。脐带完整,缺损与脐带之间偶有皮桥存在,缺损周围腹壁和肌层正常。突出体外的脏器以小肠、结肠多见,严重者胃、全部小肠结肠甚至直肠一起突出体外。肝脏多位于腹腔内,偶尔有女性子宫、卵巢或男性睾丸、膀胱等一起经缺损突出腹腔外。患儿出生时,多数突出肠管表现正常,但出生 20 分钟后,突出肠管逐渐出现水肿增厚并覆盖一层纤维素样渗出膜,肠管间相互粘连。如出生后没有及时正确地处理,肠管外露时间过长可因体液丢失而导致水电解质平衡失调,体温不升,可有感染(败血症)、粘连性肠梗阻、胃肠道穿孔和坏死等并发症的出现。

腹裂患儿的母亲多数年龄较轻,患儿常见为未成熟儿或足月新生儿表现为小于胎龄儿。

腹裂患儿的伴发畸形明显少于脐膨出,且常与中肠有关,如肠狭窄(bowel stenosis)、肠旋转不良(intestinal malrotation)、梅克尔憩室(Merkel diverticulum)等。许多患儿肠管长度短于正常新生儿的肠管,个别甚至非常短。

【诊断与鉴别诊断】

近年来,由于产前诊断技术的进步和普及,使先天性腹裂已能在产前得到诊断。产前 B 超和磁共振检查可发现胎儿腹壁外有肠管样组织突出,突出肿物无包膜,胎儿的肠管在羊水中漂浮。有报道 B 超发现腹裂的敏感度达 83%。产前超声检查也可以发现相关畸形,对预后的评估有所帮助。

患有腹裂胎儿的孕妇羊水和血清中甲胎蛋白(α-fetoprotein,AFP)和乙酰胆碱酯酶(acetylcholinesterase,AChE)可明显升高。

出生后患儿根据腹裂的典型临床表现:肠管经脐右侧腹壁缺损突出体外,无囊膜覆盖即可获得诊断。与脐膨出相比,腹裂腹壁缺损较小,通常 <4cm。中肠、偶尔还有生殖腺从缺损中疝出。

需与腹裂鉴别的除脐膨出外，还有脐带疝、泄殖腔外翻（cloacal exstrophy）等，见表17-1。

表17-1 腹裂与其他先天性腹壁缺损间的比较

缺损	位置	囊膜	内容物	发生频率	相关畸形	预后
脐膨出	脐部	有	肝脏、肠、脾、生殖腺	常见	染色体、心脏	好（与相伴畸形有关）
泄殖腔外翻	脐下	有	肠	罕见	膀胱外翻、无肛、尿道上裂	一般
脐带疝	脐	有	肠	不常见	不常见	好
腹裂	脐右侧	无	肠	常见	肠狭窄	好

腹裂需与囊膜破裂的脐膨出进行鉴别，其特点为：①脐带之外的腹壁缺损；②脐和脐带的位置和形态均正常；③脱出的内脏无囊膜覆盖；④脐带根部与腹壁缺损之间可有皮肤存在；⑤腹壁缺损绝大多数在右侧；⑥脱出体腔外的脏器，常为小肠与结肠，对非刚出生的患儿可见肠管粗大、肥厚、短缩，相互粘着，有薄层的胶冻样物覆盖。

腹裂伴发其他畸形相对少见，最多为肠旋转不良和肠闭锁。宫内胎儿发生肠扭转、肠套叠或者由于腹壁缺损较小使突出肠管受卡压致部分肠段血供障碍是造成肠闭锁的可能原因。5%的患儿可伴有肠穿孔。腹裂患儿未见染色体畸形报道，偶有家族病史。

【治疗】

随着产前诊断的普及，腹裂的胎内诊断理论上可达到100%；所以，对于产前获得诊断的孕妇，应作好充分的准备。孕妇应选择在附近有新生儿外科专科医师的产房分娩，保证患儿产后及时得到正确的新生儿外科处理，目前并不积极主张选择剖宫产。

1. **分娩后产房内处理** 大多数患儿在胎内突出腹壁的肠管并未受损，所以出生后立即给予保温保湿，防止污染非常重要，有利于后续处理。较为简单的方法是将出生后婴儿立即从胸部以下整体放入无菌透明塑料袋，并交由新生儿外科医师进行处理。如无无菌袋，可用无菌橡胶手套或生理盐水纱布覆盖肠管，在纱布外包裹凡士林纱布，并简单包裹后立即转入新生儿外科。因患儿常为未成熟儿，需注意全身发育情况和心肺功能，必要时给予呼吸支持。

2. **术前处理** 包括持续保暖保湿、禁食、胃肠减压，并行灌肠排除结肠内容物；留置导尿管观察每小时尿量；静脉补液，注意补充肠管不显性失水，纠正水电解质平衡失调，并注意丢失蛋白的补充；静脉应用广谱抗生素预防感染；同时进行必要的常规血生化检查和严密监测生命体征。当患儿充分补充晶体、胶体，酸中毒得到纠正，尿量>1ml/(kg·h)，心率、血压、呼吸平稳状态下，可针对突出体外的肠管作进一步处理。

3. **外露肠管及腹壁缺损的外科处理** 原则为尽早处理，外露肠管的多少、腹腔发育程度如何是决定缺损一期修补或延期、分期手术的关键。

（1）一期肠管回纳法：在有条件的医院，无论自然分娩还是剖宫产，患儿在产房简单处理后立即转入相邻手术室交由新生儿外科医师处理，经上述简单处理和评估后，对有望将肠管一期回纳关闭缺损的患儿，立即进行插管麻醉。常规消毒铺巾后，手术医师将脐带提起，把肠管分段经腹壁缺损回纳腹腔，多数病例，由于肠管尚未充气扩张，较为容易回纳。在回纳过程中需仔细探察肠管有无肠闭锁或肠穿孔。胃管和肛管的放置有利于减轻胃胀气和帮助胎粪排出以增加腹腔容量。完全回纳肠管后，在腹膜水平分离结扎脐血管和脐尿管，关闭腹壁缺损并作脐部皮肤成形术，大多数患儿术后具有接近正常外观的脐部。

肠管回纳过程中需密切观察腹腔压力情况，除直接观察肠管色泽、腹壁压力及呼吸情况外，可通过膀胱测压反映腹腔压力。如果膀胱压力 $<30cmH_2O$，一期复位手术比较安全。如强行关腹造成腹腔压力过高，可引起回纳肠管血供障碍、呼吸障碍、肾缺血等并发症，肠穿孔的风险增高，肠功能的恢复也会受到影响，严重者可直接导致死亡。

近年来有报道可采取无缝合、非麻醉下一期肠管回纳后用脐带覆盖缺损，外用胶膜固定进行治疗。既可减少手术对患儿的打击，也可减少手术费用；并有肠道功能恢复快、更具美观的优势。

(2) 分期修补法：约 40%~50% 的腹裂患儿无法进行一期肠管回纳缺损修补。尤其是腹腔发育小，大量肠管外露或出生后肠管外露时间较长，肠管水肿肥厚扩张者，如果强行回纳关闭缺损会由于腹腔压力过高而产生一系列问题：①横膈抬升，引起呼吸功能障碍；②下腔静脉压力过高，引起回心血量下降、右心功能衰竭；③肠系膜血管受压，肠壁灌注减少，肠壁缺血坏死。

分期修补是在插管麻醉下将清洗消毒后的疝出肠管放入用各种无菌生物材料制成的储袋（silo 袋），袋口边缘与腹壁缺损边缘全层缝合，silo 袋顶端结扎悬吊于暖箱顶部，使 silo 袋呈圆柱状垂直于腹壁。利用重力和轻度压力使腹腔逐渐增大，肠管逐渐回纳。可于 silo 袋上部空虚部结扎，逐渐缩小 silo 袋内体积并使袋内保持一定压力加快肠管回纳。通常在 5 天左右可完全回纳疝出的肠管。随后拆除 silo 袋，直接间断缝合各层腹壁组织完成修补并作脐部皮肤成形。在过去几十年中，曾有各种合成材料被制成 silo 袋。至今，应用最广并被广泛认可的是医用硅胶制成的 silo 袋，硅胶材料具有质软、透明、刺激小的优点，可通过袋壁直接观察肠管色泽及袋内液体，判断有无缺血、坏死、穿孔和感染。有报道使用袋口装有弹簧圈的免缝 silo 袋使 silo 技术应用更为简单，并可在新生儿监护病房暖床边非麻醉下完成操作。

4. 术后处理　术后均需密切观察呼吸循环各项指标、腹部张力、静脉回流等情况，应留置鼻胃管持续减压，留置导尿并记录每小时尿量。为减轻腹压增高对呼吸的影响可给予辅助机械通气并使用肌松剂和镇静药。如关腹后出现通气功能障碍、回心血量减少、心排血量减少和少尿，应立即拆除腹壁缝线，开放腹壁，减缓腹腔压力，用人工补片临时关闭腹壁或继续应用 silo 袋，延期关腹。

术后并发症的发生常与未成熟儿、伴发畸形和关闭腹壁后腹腔压力过大有关。

腹裂患儿术后肠道功能恢复需时较长，不能经口摄食，需要较长时间静脉营养。

【预后】

目前腹裂的存活率已 >90%。多数患儿长期随访预后良好，发育正常，肠管的长度也可恢复接近正常。感染、长期肠功能不能恢复导致的营养不良是造成死亡的主要原因。

四、脐膨出

脐膨出（omphalocele）是一种先天性腹壁发育不全的畸形，部分腹腔脏器通过脐带基部的脐环缺损突向体外，表面盖有一层透明囊膜。脐膨出发病率国外报告为（1~2.5）/5 000（活产婴儿），我国曾有报告发生率为 1.5/万，其中农村高于城市。脐膨出常可伴发其他器官畸形。

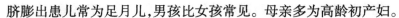

脐膨出患儿常为足月儿,男孩比女孩常见。母亲多为高龄初产妇。

【病因与病理】

由于胚胎早期肠管发育快于腹腔发育,腹腔容积尚小,不能容纳所有肠管,因此中肠突出于腹腔在脐带腔内发育延长,形成暂时性脐疝。待至第10周后,腹腔迅速增大,中肠退回腹腔,并旋转和固定。胚胎体腔的闭合,是由头侧皱襞、尾侧皱襞和两侧皱襞共4个皱襞,从周围向腹侧中央折叠而成,并汇合形成未来的脐环。如果在上述发育阶段,胚胎受到某种因素的影响,使体腔关闭过程停顿,就可产生内脏突出腹壁的脐膨出。该畸变总是发生在胚胎早期,并因此可能影响到其他器官系统的发育,所以脐膨出的患儿常合并有其他畸形。当4个皱襞中某个皱襞的发育受到限制,就产生不同部位的发育缺陷。依此可分为三种类型:

1. 脐上部型　由于头侧皱襞发育不全,除有脐膨出外,常伴有胸骨下部缺损(胸骨裂)、膈疝、心脏畸形、心包部分缺损等畸形。

2. 脐部型　即普通型。由于两侧皱襞发育不全所致,依据腹壁缺损和膨出囊膜的大小差异,临床上可有两种分型:

(1)脐膨出:最常见。10%的脐膨出为巨大型,腹壁缺损较大,肝脏突出于腹腔外,较少有合并畸形,常被称为巨型或胚胎型脐膨出,亦可称为通常型或腹壁形成不全型。

(2)脐带疝:腹壁缺损较小,仅有小段肠管通过脐环疝入脐带基部,可伴有卵黄管残留、梅克尔憩室、肠旋转不良等畸形,常被称为小型或胎儿型脐膨出,亦可称为肠管还纳不全型。

3. 脐下部型　由于尾侧皱襞发育不全,除有脐膨出外,常伴膀胱外翻(bladder exstrophy)、肛门直肠畸形(anorectal malformation)、小肠膀胱裂(vesicointestinal fissure)、椎管内脂肪瘤(spinal lipomas)、脊髓脊膜膨出(myelomeningocele)等畸形。

膨出内脏的表面有一层囊膜包裹,该囊膜由羊膜与相当于壁腹膜的内膜组成,在两层膜之间含有一片胚胎性胶样组织。囊膜略呈白色、菲薄、透明、无血管结构。脐带附着于膨出囊膜的中部或下半部,脐血管穿过囊膜进入腹腔,腹壁皮肤终止于脐膨出基部的周缘,略呈堤样隆起。脐膨出均存在肠旋转不良,其他肠道畸形少见,心脏畸形和染色体畸形则明显增多,各种合并畸形的发生率在60%~80%。

偶有报道同一个家族里,甚至是在双胞胎中同时有脐膨出发生,尚没发现与腹壁缺损有关的特异性基因,脐膨出也似乎与一种常染色体畸形有关,尤其是13、18或21-三体。

【临床表现】

在新生儿的腹部中央可见膨出的囊状肿物,因腹壁缺损的大小而表现大小不一,表面有一层半透明的囊膜覆盖,透过囊膜可见囊内的腹腔脏器。在囊顶上部可见脐带附着,腹壁皮肤常停留在膨出囊膜的基底部或少许超过基底部。随着时间推移,囊膜逐渐混浊,变成黄白色脆弱组织。可因囊膜破裂使突出的内脏直接暴露于体外,也可在宫内或分娩过程中破裂,出生时可见肠管突出于腹壁之外,但通常并无肠梗阻或呼吸窘迫等症状。膨出脏器为胃、小肠、结肠,也常见肝脏膨出(35%)。对于在出生时囊膜已破裂的病例,应与腹裂相鉴别,腹裂患儿腹壁缺损较小且位于脐带右侧,脐及脐带位置均正常,无残余的囊膜组织。

脐膨出常常存在其他的伴发畸形,发生率可达80%。常见的有心脏大血管畸形、染色体异常、唐氏综合征、胃食管反流、巨大儿、隐睾症、肌肉骨骼系统和神经管畸形等。

【诊断】

产前B超可早期发现脐膨出,并可通过是否存在囊膜与腹裂区别。B超下胎儿前腹壁呈肿瘤样突出，突出肿物有包膜的可诊断为脐膨出，肝脏通常可突入大的囊内。胎儿磁共振可进一步于产前明确诊断。国外有报道产前超声发现脐膨出的敏感度为 75%。

与腹裂患儿比较，脐膨出常合并各种畸形，每个脐膨出患儿几乎多存在肠旋转不良，但其他肠道畸形少见，而心脏畸形和染色体畸形较腹裂患儿明显增多。一经诊断明确，应行产前染色体、心动超声和其他脏器检查。患儿出生后亦需常规心动超声检查和染色体检查。临床常根据腹壁缺损的大小，以 5cm 为界分为巨型脐膨出和小型脐膨出。巨型脐膨出囊内容物可包含胃、小肠、结肠、肝脏、脾脏等几乎所有腹腔脏器，尤其是肝脏突出腹腔外是巨型脐膨出的重要标志。巨型脐膨出大多有多种伴发畸形可能。

因所有异位心脏均预后不良，当 B 超证实心脏在胸腔外时，终止妊娠可能是合理的选择。

检测胎儿羊水和母亲血清甲胎蛋白(AFP)浓度有助于产前诊断胎儿腹壁缺损，几乎所有不伴有脊髓脊膜膨出的腹壁缺损胎儿的羊水和母亲血清中 AFP 都升高。有报告妊娠期 AFP 在 20% 的脐膨出病例中升高。通过羊水可检测胎儿染色体是否正常，常见合并的染色体异常包括 13、18、21- 三体综合征。

对产前获得诊断的胎儿，孕期需要密切随访，如囊膜破裂，可不等足月诱导生产。如肝脏膨出，应考虑剖宫产，避免肝脏损伤和出血。脐膨出患儿较容易发生早产和胎儿生长受限。

出生后根据脐膨出典型的临床表现很容易获得诊断。脐带疝病例有时可被忽略而未被认出，在结扎脐带时可误将肠管一并结扎在内，导致肠瘘或肠梗阻，在临床上应予注意。胸腹部 X 线摄片时，注意是否合并膈疝、肠闭锁等畸形存在。

与脐膨出相关的一些综合征：贝 - 维综合征(EMG 综合征)：脐膨出伴有巨舌症、半身肢体肥大和低血糖(高胰岛素血症)。有时三者可以缺一，但伴有某些畸形如小头、耳垂线状锯齿、面部红痣、肾母细胞瘤等。此综合征生后早期常有低血糖症，应予注意。

Cantrell 五联症(pentalogy of Cantrell)：包括腹壁缺损、异位脊索、胸骨裂、膈疝和心脏畸形。

【治疗】

由于有囊膜包裹，脐膨出患儿体液丢失、热量丧失和体温低下的情况较腹裂患儿为少。但仍应尽早处理，以增加一期关闭的机会。如产前已获得诊断，产时最好有新生儿外科医师介入，以及时评估和作必要的处理。

1. 一般处理　出生后为了避免囊膜破裂和污染，局部应立即用无菌温湿生理盐水敷料及塑料薄膜覆盖加以保护，减少热量及水分的散失，周围皮肤严加消毒。及时置胃管，减少胃肠内积气，并进行通便，清除结肠内胎粪。从出生开始注意患儿保暖，维持体温非常重要，必要时给予吸氧和机械通气。最好通过上肢进行静脉输液，给予维生素 K_1 并预防性应用抗生素。由于常伴发心脏缺陷，应做心功能评估和超声心动图检查。

2. 非手术治疗　对经评估后不可能一期手术关闭缺损的患儿或少数心功能不稳定(左心功能衰竭、主动脉发育不良)、未成熟儿伴肺透明膜病变、持续肺动脉高压等难以耐受手术的患儿，或合并严重畸形，或囊膜污染可能发生感染者采用保守治疗。通常在每天消毒囊膜包扎一周左右，如腹腔明显增大，疝出脏器在安静下可回纳时行手术关闭腹壁缺损。

传统的处理方法是每天用消毒液涂抹囊膜 1~2 次以消毒杀菌、凝固蛋白。目前常用的消毒液有 70% 酒精、0.5% 硝酸银、碘伏溶液、硫柳汞酊、SD 银溶液。因有汞中毒的风险，应避免使用红汞。可暴露囊膜使囊膜表面形成干痂，痂下生长肉芽组织，上皮逐渐向中央生长，与此同时腹腔也逐渐扩大，脏器回纳，最终皮肤覆盖整个囊膜形成一腹壁疝。这一过程通常需要 2~3 个月。1~2 年后再修补腹壁缺损。由于此方法耗时较长，并有继发感染的风险，且最终仍需手术，因此在有条件的儿科医院已较少使用。

3. 手术治疗 如果患儿无严重心肺功能不良，能够耐受手术治疗，可行手术修补。手术方法的选择，按腹壁缺损大小、疝出腹壁脏器的多少，评估能否一期回纳修补后作出判断。

(1)一期修补法：是最理想的方法，适用于腹壁缺损比较小的脐膨出，特别是脐带疝。手术时将囊膜清除，结扎脐部血管，将膨出内容物回纳后分层缝合腹壁缺损。关闭腹壁时不能因腹压过高而影响呼吸、循环或肠道受压梗阻。回纳肝脏时注意避免肝静脉扭转而影响门脉回流和避免损伤肝脏包膜。术后还需应用呼吸机支持 24~48 小时进行辅助呼吸。

(2)二期修补法：适用于巨型脐膨出，尤其是有肝脏脱出者，此类病例进行一期手术时，脏器还纳困难，如若强行操作势必发生腹腔高压、下腔静脉受压、横膈抬高，而导致呼吸与循环障碍及腹腔脏器缺血缺氧。手术要点是保留囊膜，解剖游离两侧皮肤，并作减张切口，然后将皮肤在囊膜上方覆盖缝合，造成腹壁疝。第二期手术可在 3 个月 ~1 岁时施行。

(3)分期修补法：适用于巨大脐膨出以及囊膜破裂而肠管脱出者，但仅限于早期病例，要求创面清洁。方法是利用人工补片或无菌 silo 袋，将其边缘缝合于两侧腹直肌内缘上或缺损边缘，将人工补片缝合成袋形，使疝出的脏器进入袋内或直接缝合的 silo 袋内，袋顶适当悬挂，外用抗生素溶液的敷料包裹，以后每隔数天将袋顶收紧缩小，使内脏分次逐步回纳腹腔，一般约需 1~2 周，待全部回纳，取出人工补片或 silo 袋，分层缝合腹壁。应用人工补片的缺点是异物容易引起感染，且一旦感染应用抗生素也难以见效，必须去除人工补片或 silo 袋而导致手术失败。

4. 术后处理 同腹裂术后处理。

5. 术后并发症 并发症常与未成熟儿和腹壁关闭后腹压过高有关，前者如体温过低导致硬肿症、呼吸衰竭、高胆红素血症、低血糖症、高血糖症、低钙血症等。后者可致呼吸窘迫、回心血量减少、心排血量减少和少尿。一旦发生，应立即打开腹壁筋膜缝线，为腹腔减压，腹壁仅缝合皮肤或用人工补片关闭腹壁。在新生儿，尿量是最好的监测腹压的指标。

【预后】

脐膨出是一种严重的先天畸形，病死率较高，其预后取决于是否合并严重畸形，如心脏疾患、染色体异常、未成熟儿等。近年由于呼吸管理与营养支持的加强，治疗效果已见改善，脐膨出的存活率达 70%~95%。

（吴晔明）

第二节 鞘状突畸形

鞘状突（processus vaginalis）是腹膜在腹股沟内环处向外的一个袋状突出。鞘状突未闭系小儿外科最常见的畸形，包括腹股沟疝和鞘膜积液。胚胎期鞘状突沿睾丸引带随睾丸下降进入阴囊，正常发育在出生前后鞘状突逐渐萎缩闭塞，而包围睾丸部分的腹膜鞘突不闭塞形成睾丸固有鞘膜腔，但与腹膜腔不再相通。如果鞘状突在发育过程中发生闭塞停顿、延迟或不完全，使鞘突管仍保持开放或部分开放，则是形成腹股沟疝和鞘膜积液的病理基础（图 17-1）。女性子宫圆韧带同源于胚胎期的男性睾丸引带，鞘状突（Nück 管）则伴随子宫圆韧带穿过腹股沟管进入大阴唇，如果未闭塞与腹腔相通，同样也形成女孩的腹股沟疝和鞘膜积液（圆韧带囊肿）。

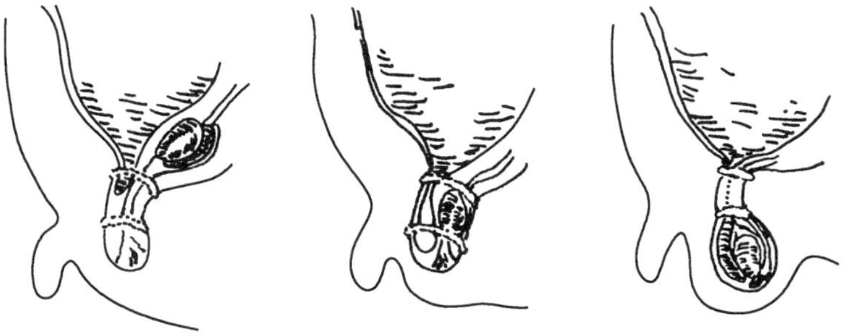

图 17-1　腹膜鞘状突下降闭塞过程
A. 腹膜鞘突开始下降；B. 睾丸随腹膜鞘突下降；
C. 睾丸下降至阴囊后鞘突中间部分闭塞

一、腹股沟疝

【病因】

腹股沟疝（inguinal hernia）在小儿发病几乎都是斜疝，鞘状突未闭是其发病因素，但开放的鞘状突并不都发生腹股沟疝。若同时有腹壁肌肉发育薄弱或持续性腹内压增高如哭闹、便秘、慢性咳嗽、排尿困难等，可使腹腔内器官或组织挤入鞘状突才形成疝。此外，婴儿腹股沟管很短，而且近乎垂直从内环通向外环，腹压增加时没有斜行腹股沟管的缓冲制约作用，压力直接指向皮下也是其促发因素。幼儿期后，腹股沟管长度增加，腹股沟管和内环的关闭制约机制作用逐渐增强，2 岁以后发生疝的概率就会有所下降。

小儿腹股沟疝的发病率较高，据文献报道为 0.8%~4.4%，男性占大多数，发病部位以右侧多见，占 60%，左侧 25%，双侧 15%。

【病理】

腹股沟疝的特点是疝囊后壁与精索紧贴。由于鞘突闭塞的情况不同以及疝囊与睾丸固有鞘膜腔的关系不同，小儿腹股沟疝可分为两种病理类型(图 17-2)。一种是整个鞘突管未闭，固有鞘膜腔即为疝囊的主要部分，疝囊内可以看到大部分鞘膜包裹的睾丸称睾丸疝；另一种是鞘突管近睾丸部分闭塞而精索部分未闭，疝囊止于精索部而与固有鞘膜之间并不相通，疝囊内看不到睾丸，称精索疝。右侧睾丸下降较左侧晚，鞘突闭塞时间亦较迟，故右侧腹股沟疝多于左侧。

进入疝囊的腹腔脏器最多见的是小肠，盲肠和阑尾有时也可进入疝囊。女孩疝囊内可有卵巢、输卵管。若鞘状突未闭合，但未表现临床症状者称隐性疝。随着年龄增长，日后隐性疝会出现临床症状，称异时疝（metachronous hernia）。当盲肠、乙状结肠、膀胱或卵巢下滑并成为疝囊壁的一部分时称滑动疝（sliding hernia），特别是在女孩，子宫及附件成为疝

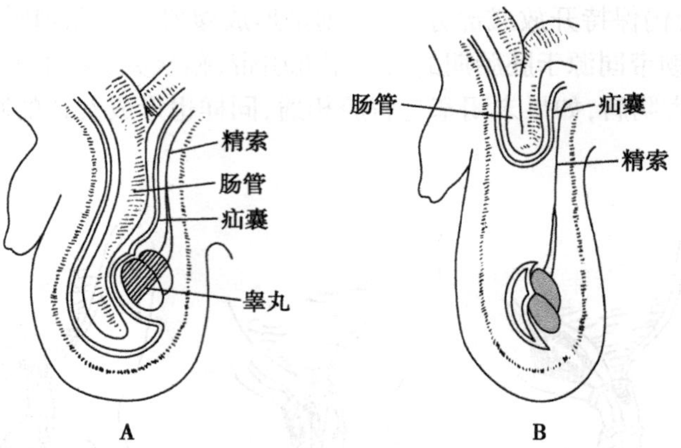

图 17-2 腹股沟疝的类型
A. 睾丸疝;B. 精索疝

囊壁的一部分较为常见。若腹腔脏器疝入后不能自行复位而停留在疝囊内则形成嵌顿疝(incarcerated hernia),这是小儿腹股沟疝最常见的并发症;若未能及时处理,可发生绞窄性肠梗阻造成严重后果。初发的疝或小婴儿的疝囊颈较细,外环较狭小,进入疝囊内的脏器则容易发生嵌顿;但因小儿腹壁发育差,疝囊颈部组织薄弱而富有弹性,腹股沟管较短,嵌顿疝时发生疝内容物坏死的机会相对较少,多数可通过手法复位而还纳。然而,婴幼儿特别是新生儿嵌顿疝,由于精索长时间受压,可并发睾丸缺血坏死,女性则多为卵巢,可致卵巢缺血坏死。

【临床表现】

腹股沟可复性肿块是本病主要临床表现。初期腹股沟区出现光滑、整齐、富有弹性的可回纳性肿物,多在出生后第一次剧烈啼哭时被出现,也可发生在生后几个月或更晚时间,但大多数出现在婴儿期。当小儿哭闹、站立或用力时,肿物即出现或增大,小的突起位于外环及阴囊起始部,大的降至阴囊内,甚至将阴囊胀得很大呈梨形。肿物质软,有弹性,似有柄蒂连通到腹腔内,边界不清。平卧时肿物逐渐缩小至完全消失。用手轻压肿物,还可协助肿物还纳入腹腔,还纳过程中有时可听见咕噜声。疝块复位后手指压置于外环,可触及外环口增大、松弛。咳嗽或哭闹时手指放入外环,可察觉冲动感。不少病例就诊时无肿物出现,增加腹压后仍不见有疝,应仔细触诊比较两侧腹股沟区,手指在腹股沟韧带上方来回滑动可摸到增粗的精索,并有两层丝绸互相摩擦的感觉;即便是双侧疝,很难比较精索粗细时,若发现"丝绸摩擦感"对诊断也有帮助。没有并发症的腹股沟疝除有坠胀外,一般不觉痛苦,生长发育也和正常小儿无差别。

患儿在腹股沟疝发生嵌顿时哭闹不安,腹股沟或阴囊部出现疼痛性包块。若疝入物为肠管可表现恶心呕吐,肠梗阻逐渐加重可明显腹胀、停止排气排便;如排出血便,同时有腹膜炎和中毒症状,阴囊充血发红,则提示可能发生肠坏死。

【诊断与鉴别诊断】

腹股沟区或阴囊部有可复性肿物,就诊时检查到典型的隆起肿物,腹股沟疝即可确诊。暂无肿物的婴儿可使其哭闹或对腹部加压,儿童可令其咳嗽、屏气、鼓腹或奔跳以后再检查,一般都能明确诊断。一侧有疝的患儿,应常规询问和检查对侧有无类似情况。如就诊时不能确定腹股沟区有无肿物出现，B 超可帮助诊断。嵌顿疝存在低位肠梗阻，立位腹平片可显示肠管扩张并气液平面，如在腹股沟区或阴囊发现充气肠管或液平，对诊断嵌顿疝很有意义。

需要鉴别的疾病：

1. **鞘膜积液**　肿块呈位于腹股沟管或阴囊内，边界清楚，无蒂与腹腔相连，与疝的上极边界不清有别。有囊性感，透光试验阳性。有些鞘膜积液用手挤压后缓慢变小，但不会完全消失。少数病例既有疝，又有鞘膜积液，其近端为疝囊，其远端为鞘膜积液。

2. **睾丸下降不全**　睾丸位于腹股沟内，患侧阴囊不发育或发育较差，且触不到睾丸。个别睾丸下降不全可合并疝，则兼有疝的体征。由于腹股沟疝可同时合并隐睾，会牵涉到手术后医源性隐睾的问题，因此，在检查后书写病史记录时一定要写明阴囊内是否触及睾丸。

3. **睾丸肿瘤**　表现阴囊内肿物与腹股沟疝相似，肿物为实质性，逐渐增大，平卧或休息后不会消失，不能还纳入腹腔，有沉重感。B 超和 CT 检查有助于确诊。

4. **睾丸扭转**　表现腹股沟或阴囊部疼痛性包块，需要与嵌顿疝进行鉴别。嵌顿疝常伴有肠梗阻症状，在疼痛性包块下方可扪及无触痛的睾丸。也可通过 B 超检查予以鉴别。女孩的腹股沟疝亦可发生嵌顿，常为卵巢或输卵管，因没有肠梗阻症状容易被忽视。

【治疗】

1. 治疗原则

(1) 手法复位：大多腹股沟疝呈可复性，仰卧休息或睡眠时可自行复位。若出现嵌顿可尝试手法复位。一般先给予适量镇静剂或安眠药，使小儿安静入睡，取头低脚高仰卧位，多可自行复位；不能自行复位者，可用一手按摩疝环，另一手轻柔挤压疝囊予以复位。复位时可清楚地感觉到肿块滑入腹腔而消失。试行手法复位时切忌暴力，也不可为追求成功率反复挤压肿块而增加疝内容物的损伤。复位后应密切观察，如有血便、腹胀、腹肌紧张或气腹，提示肠管破裂或坏死肠管复位，应立即手术。

嵌顿疝有下列情况应禁忌手法复位：①嵌顿时间已超过 12 小时；②女孩嵌顿内容物为卵巢或输卵管，大多不易复位；③新生儿无法估计疝嵌顿时间；④全身情况差，或已有便血等绞窄征象者。

(2) 手术指征：鞘状突的闭塞过程在出生后还可能继续进行，部分小儿腹股沟疝仍有自愈的可能，但在 6 个月以后闭塞的机会很少，因此，一般选择在出生 6 个月以后进行手术治疗；但对反复发生嵌顿者，为避免疝内容物绞窄坏死，可不受年龄限制，甚至包括早产儿也应及时手术。

2. **手术方法**　腹股沟疝可通过开放或腹腔镜手术修补。腹腔镜手术可经腹腔内入路或经腹膜外入路实施。单纯疝囊高位结扎术是其标准治疗方法，经典手术是通过下腹横纹小切口开放进入腹股沟管，解剖精索血管和输精管、剥离横断疝囊完成高位缝扎。随着微创外科的发展，腹腔镜技术以其不解剖精索结构、可确定对侧隐性疝并能同时结扎两侧内环的优势而得到快速发展，其趋势在从三孔向单孔腹腔镜技术转变。经过不断发展，在不损伤输精管和生殖血管的前提下对内环进行完整无张力的腹膜外结扎，同时避免结扎过多腹壁组织成为当今腹腔镜技术治疗小儿腹股沟疝并降低复发率的重要原则。

(1) 开放腹股沟疝修补术：单纯疝囊高位结扎术为其传统的手术方法，仅高位结扎疝囊颈即可。一般婴幼儿多选在下腹横纹的横行切口，较大儿童可沿腹股沟取斜切口，可不切开腹外斜肌腱膜，显露外环后分开提睾肌，于精索内前方找到疝囊，在外环处剥离疝囊横断后，将近端疝囊与精索结构分离至可见腹膜外脂肪，于内环疝囊颈处贯穿缝扎，近侧残端即向上回缩至腹内斜肌下面。学龄期儿童和少数巨大疝可加强腹股沟管前壁，即将腹外斜肌腱膜内侧叶缝合在腹股沟韧带上，再将外侧叶重叠在内侧叶上。女性疝的手术基本操作与男孩相同，圆韧带常与疝囊紧密黏附，可不予分离，在内环处连同疝囊一起结扎。对于滑动疝，如输卵管构成疝囊后壁的一部分，则沿输卵管远端及两侧剪开疝囊后壁至疝囊颈部，将输卵管回纳入腹腔后，再缝合剪开之疝囊后壁，然后在内环将疝囊缝扎。盲肠作为疝囊后壁的一部分时，同样亦是将盲肠两侧的疝囊壁剪开，游离盲肠使之回纳入腹腔后，再缝合剪开的疝囊壁两叶，然后将疝囊颈作荷包缝扎。

(2)腹腔镜腹股沟疝修补术：腹腔镜技术诊治腹股沟疝虽然优势明显，但最初的三孔腹内缝扎在美观、操作性及复发率等手术效果上有其不足之处，目前倾向于经皮进行腹膜外内环结扎术。

1)三孔内环缝扎术：三孔技术使用抓钳辅助提起并抚平位于精索结构上的腹膜皱襞使镜下缝合结扎更具操控性，而且在手术出现危险时可以及时进行处理，但手术操作相对复杂，对镜下操作技术要求较高。先于脐中心切开放置套管建立 CO_2 气腹，确定疝环形态及大小，在两侧腹分别穿置套管建立操作通道，沿内环横断腹膜，经腹壁穿入或经套管导入不可吸收带针缝合线，对腹膜开口可采取 Z 字缝合、荷包缝合或连续缝合关闭内环，双钳操作打结完成腹内结扎。

2)经皮腹膜外内环结扎术：为减少传统腹腔镜手术多个切口的创伤并改善美观，可通过脐窝隐蔽单部位借助各种疝缝合器具经皮穿刺体外操作完成腹膜外结扎内环，不但减少一个手术戳孔，而且腹膜外结扎较经腹腔内缝扎更简便。将带线的疝针自内环体表投影进针，抓钳辅助下在腹膜外潜行分离疝环内侧半周，将带线针刺入腹腔并将结扎线一端牵出留在腹腔内，退出此针再经同一皮肤进针点刺入不带线的钩针，沿疝环外半周潜行分离，自同一后腹膜穿刺点刺入腹腔，然后用钩针钩出留置于腹内的结扎线至腹腔外，线结埋于皮下。

3)单孔腹腔镜经皮腹膜外水分离内环结扎术：采用双钩注水疝针在腹膜外间隙分离结扎内环。双钩疝针穿刺部分为双套管针(见文末彩图 17-3)，长 12~15cm，外鞘套管直径 1.6mm，尖端钝圆便于钝性分离腹膜与精索和输精管，内置注射针可推出前端针尖侧设计两个凹槽，前方沟槽开口向前用于钩挂结扎线送入腹腔留置腹内，间隔 5mm 后方的沟槽开口向后便于钩挂腹内预留结扎线；后端手持部分鞘内装有弹簧，方便术者推出针芯前端钩挂结扎线后自动弹回嵌入挂牢；尾端呈蝶形中空可连接注射器注水。手术时将结扎线一端钩挂在疝针前凹槽上导入腹内预置，再用后沟槽钩出预置线结扎内环，操作过程中借助注水分离使后腹膜漂起与输精管和精索血管分离，便于结扎线沿内环口腹膜外间隙潜行。对于复发疝或巨大疝存在腹股沟区缺损较大的患儿，结扎内环关闭后，可将同侧脐内侧皱襞与疝环后外侧腹膜结扎加强疝修补。

二、鞘膜积液

【病因】

小儿鞘膜积液(hydrocele)是由于鞘状突的闭塞不完全，使鞘突管仍然保持开放或部分开放，由于鞘突管径细小，肠管不能通过，只允许腹腔液体经鞘状突管流入并积聚在鞘膜腔内，形成鞘膜积液。

【病理与分类】

未闭的鞘状突管径细小，位于精索血管的内前方，根据未闭鞘状突管所在的部位，鞘膜积液可分为两种类型（图17-4）：①精索鞘膜积液：鞘状突管在睾丸上极部已闭塞，仅精索部鞘状突管与腹腔相通，腹腔液体流注止于睾丸以上；②睾丸鞘膜积液：鞘状突管全程未闭，腹腔液体经精索鞘状突管流注睾丸鞘膜腔。

【临床表现】

鞘膜积液一般无全身症状，只出现局部肿块，大小不一，增长较慢，不引起疼痛。肿块较大者可有坠胀感。鞘膜积液在白天行走活动后常显得充盈膨胀，张力较高；早晨起床时可略显萎瘪。新生儿的鞘膜积液可发生在单侧或双侧。如在发育过程中鞘状突管自行闭塞，则鞘膜积液亦随之逐渐消失。

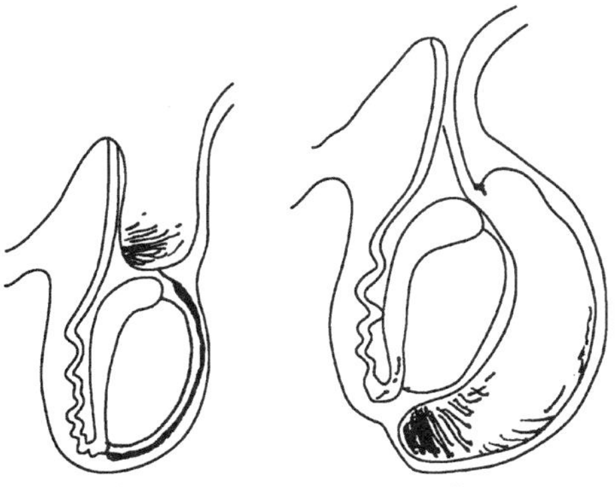

图17-4 鞘膜积液
A. 精索鞘膜积液；B. 睾丸鞘膜积液

【诊断与鉴别诊断】

鞘膜积液的阴囊或腹股沟部有囊性肿块，边界清楚，无明显柄蒂进入腹腔，肿块透光试验阳性，即可诊断。部分病例肿物经反复挤压后可明显缩小，或者可以提供明显的夜间较大、晨时较小的病史，可诊断为交通性鞘膜积液。如肿物只限于精索部位，其体积一般较小，呈卵圆形，于肿块之下方可清楚地扪及睾丸，牵拉睾丸，肿块可随之移动，此为精索鞘膜积液。睾丸鞘膜积液的肿块位于阴囊底部，呈椭圆形或圆柱形，张力较高时摸不到睾丸。病史和查体对鉴别鞘膜积液与疝很重要，B超可以明确阴囊腹股沟区肿物性质及其与睾丸的关系，为鉴别诊断提供帮助。注意不要行穿刺抽吸囊内积液明确诊断，除继发出血和感染可能外，有时嵌顿疝因肠管内积气也可呈透光试验阳性。

【治疗】

鞘膜积液的手术主要根据年龄而定，1岁以内婴儿尚有自行消退的机会，多主张进行观察；有些学者甚至观察时间更长，因大部分未闭的鞘状突在生后1~2岁才闭合。2岁后的鞘膜积液因持续积液增大可能会影响睾丸血供和可能引发疝的潜在危险而应手术治疗。

手术操作与腹股沟疝手术相同。开放手术也在外环处切口入路，于精索内前方找到未闭的鞘突管，向近端游高鞘突管至内环口，予以结扎切断。以往沿用治疗成人鞘膜积液的术式如鞘膜翻转缝合或鞘膜切除，对绝大多数小儿鞘膜积液确无必要；但对少数术中未能找到明确鞘突管者，可以打开远端囊腔、翻转鞘膜缝合。腹腔镜鞘膜积液手术也类似腹股沟疝内环结扎术，可采用经腹内缝扎或腹膜外套扎未闭鞘状突，但注意一定要完全结扎、不要遗漏腹膜间隙以免复发，同时用静脉穿刺套管针经阴囊皮肤穿刺囊腔以排除积液，术后肿块即见消失或缩小，更受患儿家长欢迎。本法损伤小，渗血少，术后不遗留阴囊水肿或血肿，效果满意。

鞘膜积液手术相关注意事项与并发症防治同腹股沟疝手术，但术后出现并发症很少。

在鞘膜积液手术过程中一个潜在的风险是输精管损伤，需要显微外科修复。腹腔镜手术中内脏损伤非常罕见并能够经开腹或腹腔镜手术处理。如术后复发，可再腹腔镜手术。

（李索林）

第三节 腹 膜 炎

一、原发性腹膜炎

原发性腹膜炎(primary peritonitis)又称为特发性或自发性腹膜炎，指腹腔内无原发病灶，腹腔外致病菌通过血运、淋巴管、肠壁或者女性生殖道侵入腹腔引发的腹膜腔感染，与常见的胃肠道穿孔或阑尾炎等导致的继发性腹膜炎不同。常由于婴幼儿抵抗力低下、女童输卵管末端开放，以及儿童脑室腹腔分流管和腹膜透析管均置入腹腔内等原因导致，因此小儿原发性腹膜炎较成人多见，女性患儿约为男孩的3倍。

【发病机制】

许多原发性腹膜炎患儿常有免疫功能障碍，如患肾病综合征、肝功能不全、肾上腺性腺综合征、囊性纤维病、慢性肾衰竭行腹膜透析、脾切除术后、长期激素治疗等病史。

依伴发疾病不同，从腹腔内分离出的病原菌也不同，最常见的致病菌是革兰氏阳性的肺炎链球菌，在肾病综合征中主要为革兰氏阴性菌，如大肠埃希氏菌、肺炎克雷伯菌等。

细菌进入腹腔的途径如下：

1. **血行播散** 多数病例起源于菌血症，即细菌经血运到达腹腔。致病菌如肺炎链球菌，可从呼吸道或泌尿系的感染灶，通过血行播散至腹膜腔。研究发现，部分原发性腹膜炎病例血培养和腹腔脓液培养出相同菌种，部分病例发病前有上呼吸道感染或急性扁桃体炎病史。

2. **上行性感染** 因为女童输卵管末端开放，当患外阴、阴道炎时，细菌可能通过子宫、输卵管播散至腹腔。这可能是女孩较男孩发病率高的原因。临床上对女童原发性腹膜炎手术探查时，常发现两侧输卵管伞明显充血、水肿，提示输卵管有炎症改变可能。

3. **经淋巴道感染** 少数原发性腹膜炎患儿有肺炎或胸膜炎病史，提示来源于胸部感染的细菌可能经淋巴管传播到腹腔。

4. **直接播散或透壁性传播** 由于肠黏膜屏障的存在，正常儿童的肠腔内细菌不能通过肠壁进入腹腔。但如果患儿有肝硬化并发腹水、肾病、猩红热或营养不良等机体抵抗力低下时，肠黏膜屏障遭到破坏，肠腔内细菌即有可能经肠壁移行到腹腔，引起腹膜炎。

【病理生理】

当原发性腹膜发生后，腹膜充血、水肿，产生渗出液。肠壁各层均有明显炎症改变，常见肠系膜淋巴结肿大。渗出液的性质与病原菌种类和病程相关，细菌和凝固的纤维蛋白使渗出液变为浑浊，继而呈脓性。链球菌可产生透明质酸酶，故渗出液稀薄，可带血色，无臭味；肺炎球菌感染后，因含纤维素多，脓液常稠厚，呈草绿色，无臭味；葡萄球菌含凝固酶，脓液黏稠，色黄白，无臭味；大肠埃希氏菌因为分解糖能力强，产酸、产气，脓液稠厚，呈草绿色，与厌氧菌混合感染时，有典型的粪臭味。

原发性腹膜炎经治疗后，脓液吸收、纤维蛋白沉积于脏器浆膜表面，形成不同程度的肠粘连，大多粘连无症状，但是部分患儿肠管粘连扭曲或成角，可发生机械性肠梗阻。由于渗出液刺激以及肠壁水肿，出现肠蠕动减缓，肠管扩张和肠麻痹。由于大量渗出液使细胞外液减少引起全身脱水、电解质紊乱，致使循环障碍，加之大量细菌和毒素吸收，可产生全身炎症反应综合征，甚至脓毒血症。

【临床表现】

原发性腹膜炎起病急骤，一般无明显前驱症状，有的病例可有上呼吸道感染或有肝炎、肾病综合征、系统性红斑狼疮等病史。

(一) 症状

原发性腹膜炎以高热、腹痛、呕吐、腹胀为主要症状。

1. 急性病容　患儿面色苍白、发绀，多有严重脱水及中毒症状，有时神志模糊，对外界反应迟钝，脉搏增快而细弱。晚期病例一般情况差，呈半昏迷状态，有谵语、面容憔悴，呼吸困难，口唇有疱疹，皮肤干燥，呈严重脱水状。但早期用抗生素治疗的病例，症状较轻，一般情况较好。

2. 腹痛、呕吐　小儿腹痛为突然发生，常较剧烈，患儿哭吵不安，持续性腹痛，阵发性加剧。腹痛遍及全腹或位于脐周。继而频繁呕吐，吐出食物残渣及胆汁。部分病例可因肠壁或盆腔受刺激而出现里急后重或尿频，有时甚至有黏液血便。

3. 发热　患儿于腹痛的同时出现高热、寒战，体温可高达 39℃以上，有时诱发惊厥。

(二) 腹部体征

大龄患儿可有腹膨隆、全腹压痛及肌紧张，但婴幼儿腹肌紧张常不明显。肠鸣音早期可能正常，以后消失。直肠指检在直肠膀胱陷凹或直肠子宫陷凹有触痛，一般无肿块，少数病例在腹腔或盆腔形成局限性脓肿。

【诊断与鉴别诊断】

小儿突发剧烈腹痛、呕吐，伴有高热和神志改变，查体出现腹胀、全腹压痛及肌紧张，血常规白细胞往往在 $(20\sim40)\times10^9/L$，中性粒细胞可增高到 90% 以上者，C 反应蛋白升高应考虑原发性腹膜炎。

胸腹部平片、超声和 CT 等辅助检查有助于鉴别腹腔内原发和继发性腹膜炎。对于超声发现有腹水的患儿，可以行腹水常规检查，原发性腹膜炎腹水常为渗出性、草黄色、外观混浊，李凡他反应阳性，但比重多 <1.018，腹水细菌培养的阳性率在用抗生素前为 82.7%，用抗生素后下降。当发现腹水白细胞 $>500\times10^6/L$，中性粒细胞 $>50\%$ 或 $>250\times10^6/L$，需考虑原发性腹膜炎的可能性。如腹水 $pH<7.35$ 和乳酸水平增高，亦需要除外原发性腹膜炎。如果细菌染色提示一种以上细菌的存在时，要除外空腔脏器穿孔的可能性。

原发性腹膜炎常需要与下列疾病鉴别：

1. 阑尾穿孔等继发性腹膜炎　阑尾炎的发病没有原发性腹膜炎急骤，体温、脉搏、神志的变化比较轻微，呕吐次数比较少。阑尾炎患儿右下腹部疼痛和肌紧张最典型，常有“转移性右下腹痛”病史。而原发性腹膜炎则一开始就呈广泛性腹胀、肌紧张和压痛。阑尾炎的白细胞数多较原发性腹膜炎低。超声和 CT 检查常可以发现阑尾增粗，粪石表现。

2. 肺炎　部分肺炎患儿有腹部压痛、呕吐、高热及中毒症状。但肺炎患儿多有呼吸急促、咳嗽、鼻翼扇动等呼吸道症状，胸部X线摄片可发现肺部渗出，仔细检查腹部，可发现无腹肌紧张和明显压痛。

3. **急性出血性坏死性肠炎** 有高热、腹痛、中毒及休克，与原发性腹膜炎相似，但多有腹泻、血便史，大便呈洗肉水样或果酱样，具有特殊腥臭味，白细胞增加不显著，腹部轻度压痛，轻度肌紧张，发生肠坏死穿孔后有明显的局限性或者弥漫性的压痛，满腹肌紧张。腹部平片示肠壁积气征、门静脉积气等。

4. **中毒性菌痢** 常骤然发病，有高热、恶心、呕吐、阵发性腹痛（哭闹）伴腹泻，严重者有昏睡、谵妄、惊厥等中枢神经症状，全腹可有压痛。但此病好发在夏季，腹泻次数较多，粪便带黏液及脓血，腹部虽有压痛而无肌紧张。粪便培养利于鉴别。

【治疗】

原发性腹膜炎病情较轻者，应以非手术疗法为主。如经保守治疗后病情加重或不能排除继发性腹膜炎者需手术探查。

非手术疗法包括：①抗休克及纠正水电解质紊乱；②根据病情选用大剂量有效抗生素控制感染，一般使用三代头孢菌素治疗非复杂性腹膜炎，联合使用糖肽类和三代头孢菌素治疗复杂感染，然后根据细菌培养结果调整药物的类型与剂量；③给予充分营养，以改善一般情况，同时给予多种维生素；④放置胃管持续胃肠减压，以减轻腹胀。还可综合运用中西医结合疗法或腹部理疗以加快炎症吸收。

应用非手术疗法治疗24小时内病情未见好转或反而加重，中毒症状较重、腹腔渗液较多的病例，以及不能排除继发性腹膜炎者，均应及早手术治疗。手术分为开放手术及腹腔镜手术两种方法。开放手术通常采用右上腹横切口或右侧腹直肌切口，进入腹腔内，先吸取脓汁，如无臭味则可疑为原发性腹膜炎。应常规检查阑尾及回盲部是否正常，同时探查输卵管、卵巢。确定诊断后，吸净脓汁。根据病情适当选用腹腔冲洗、腹腔抗生素灌洗及放置腹腔引流管等措施。术后常规应用大剂量、敏感抗生素。腹腔镜手术创伤小，可以全面探查包括肝脏膈面、膈肌下方及盆腔在内的全部腹腔，损伤小，恢复快。但腹胀严重者不宜行腹腔镜探查。

二、胎粪性腹膜炎

胎粪性腹膜炎（meconium peritonitis）是胎儿期发生肠道穿孔，胎粪进入腹腔后引起的无菌性化学性腹膜炎，出生后短期内出现腹膜炎和/或肠梗阻症状的疾病，是新生儿及婴儿常见的急腹症之一，发病率为1/30 000。个别病例迟至出生后数月或更晚出现症状，因为常出现于未成熟儿，既往病死率高达11%~50%以上，目前对该疾病的诊疗水平显著提高，围手术期死亡率已大大下降。

【病因】

在胚胎期胎粪出现后，由于各种原因造成肠管穿孔，胎粪外溢，进入腹腔引起无菌性、异物及化学性炎症，从而造成胎粪性腹膜炎。肠穿孔的原因可能是肠管阻塞或肌层发育缺陷，如肠闭锁、肠狭窄、肠套叠、肠扭转、内疝等；也可能是肠壁局部血运障碍，如胎儿坏死性小肠结肠炎、肠系膜血管梗死以及继发性肠穿孔（胎儿阑尾炎、憩室炎、肠重复畸形或溃疡穿孔）等。

胎儿时期肠管穿孔、胎粪溢入腹腔后依穿孔时间不同而出现相应表现，其病理改变也有所不同。

胎龄 4~5 个月后穿孔，胎粪溢入腹腔引起无菌性炎性反应、大量纤维素渗出，造成腹腔内广泛粘连，可将穿孔堵塞封闭。腹腔渗液及坏死组织可大部分被吸收，但黏稠的胎粪堆积在穿孔的周围与腹腔炎性渗出液混合，在胰液作用下形成钙化斑块。患儿出生后可无任何症状，但随时有可能出现粘连性肠梗阻。如果肠穿孔未封闭或在长期溢漏后才封住，则可有膜状组织包裹，形成假性囊肿。

如果分娩前出现穿孔，出生时肠管穿孔一直未愈合，出生后患儿吞咽空气或开始喂奶，出现气腹，继而由于细菌侵入引起弥漫性化脓性腹膜炎，也可出现局限性液气腹或腹腔脓肿。

【临床表现】

根据胎粪性腹膜炎的病理类型而出现不同的临床表现。部分患儿可能无症状，在行腹部 X 线平片检查发现钙化影或其他原因剖腹探查时偶然发现。有临床症状者可根据其临床表现不同而分为腹膜炎型和肠梗阻型两种类型。

1. **腹膜炎型** 多是由于穿孔未闭合，出生后肠道细菌进入腹腔引发化脓性感染。患儿多为未成熟儿，常于生后 3~5 天发病，一般状态欠佳，主要症状为呕吐、腹胀和便秘。呕吐多发生在第一次喂奶以后，多频繁，呕吐物含胆汁或陈旧性血液。腹胀于出生后出现并逐渐加重。查体可见患儿反应低下，腹壁发亮，色泽青紫，静脉怒张，有明显水肿。偶可触及坚硬的钙化块，叩诊多呈鼓音，移动性浊音阳性，肠鸣音多减弱或消失。患儿生后可有少量胎粪排出或无胎粪排出。

根据是否形成假性囊肿又可分为局限性气腹型和弥漫性气腹型两种类型：

(1) 局限性气腹型：出生时肠穿孔尚未愈合，但溢入腹腔的胎粪在穿孔肠袢的周围形成一个纤维性包裹性的假性囊肿，内含有气体和液体，并很快发展为局限性腹腔脓肿。X 线片可见一个液平面，膈下无游离气体。钙化斑块可散在分布于假性囊壁上或腹腔其他部位。临床表现为腹部局限性膨隆，局部压痛和腹壁红肿，但尚能进奶和排便，也可出现肠梗阻或败血症症状。

(2) 弥漫性气腹型：出生时肠穿孔仍存在，未被粘连所包裹，迅速发生细菌性腹膜炎、脓毒症等，可迅速死亡。表现为出生后即频繁呕吐，腹部极度膨隆，严重时影响呼吸而出现呼吸困难、发绀等症状。查体见：腹壁静脉怒张，腹壁水肿和发红，甚至阴囊或阴唇水肿，体温下降，皮肤出现花纹，呈中毒性休克表现。X 线直立位腹部平片示横膈抬高及膈下游离气体，肝脏下移，肠道仅见少量气体，巨大气液平面横贯全腹。钙化斑块可在腹腔任何部位甚至达阴囊。

2. **肠梗阻型** 在出生前穿孔已经闭合的病例中，腹腔内遗留广泛的肠粘连，继而引起粘连性肠梗阻。出生后可随时出现呕吐、腹胀和便秘等肠梗阻症状。可为完全性、不完全性或绞窄性肠梗阻，梗阻可以是高位的，亦可以是低位的，一般以回肠末端梗阻较多见。发病年龄多在新生儿时期，亦可于婴幼儿时期发病。因为时间越久粘连逐渐吸收，发生肠梗阻的机会日渐减少，故随年龄增长而逐渐减少。在儿童期常见的粘连性肠梗阻，如无其他原因造成粘连性肠梗阻时，其中部分病例可能是胎粪性腹膜炎所致。

【诊断与鉴别诊断】

1. **产前诊断** 随着影像检查技术的提高，胎粪性腹膜炎的产前诊断准确率逐渐提高。

胎粪性腹膜炎产前超声有以下征象:腹腔内钙化斑块、羊水过多、腹水、散在及孤立的回声区和肠蠕动增加、肠管扩张、腹腔内假性囊肿。产前 MRI 检查可以发现胎粪性假性囊肿在 T_2W_1 呈高信号,其内胎粪在 T_1W_1 可呈高信号,胎儿肠管肿胀,羊水腹水增多,并可以发现钙化斑,能够提高诊断率。

2. 出生后诊断 患儿生后有腹膜炎或肠梗阻症状,X 线腹部平片上有特征性的钙化阴影即可确诊。因此对于产前检查怀疑胎粪性腹膜炎的患儿需要在进食前行 X 线腹部平片、增强 CT 扫描等检查。婴幼儿或儿童则可表现为机械性完全或不完全性肠梗阻。

(1)腹腔穿刺:对腹膜炎型胎粪性腹膜炎,腹部高度膨隆、呼吸困难、伴有发绀,可考虑腹腔穿刺。根据腹腔渗出液的性状对诊断有参考价值且可改善呼吸,减轻患儿的中毒症状。

(2)X 线检查:腹腔内钙化斑为本病特征性表现,其余还有液气腹或包裹性液气腹的改变,钙化影常呈团块状,黏附于腹壁某部。由于肠管广泛粘连成团如鸡卵大小或稍大一些的团块,钙化影可呈较宽的大环状或散在的小斑块状。少数为细条状或小点状,包裹性液气腹周围镶以较宽的大环状影,有的表现为肠梗阻伴局限性团块状钙化,多分布在右中下腹部及下腹部。

(3)增强 CT 检查:可以准确发现 X 线检查阴性的肠穿孔,即使少量的腹腔游离气体也可以发现。

(4)超声检查:腹腔内可以发现的线形或者片状强回声,提示钙化、腹水、肠管扩张、腹腔内假性囊肿等。

3. 鉴别诊断 需与新生儿胃壁肌层缺损、新生儿坏死性小肠结肠炎相鉴别。

(1)新生儿胃壁肌层缺损:与新生儿胃酸偏高,胃内压增高及先天性胃壁发育缺陷有关。穿孔多位于胃前壁大弯侧,患儿于生后 2~3 天内发病,出现典型的新生儿腹膜炎的症状及体征,病情迅速恶化,与腹膜炎型胎粪性腹膜炎极相似,X 线摄片可见大量液气腹,但胃泡影多消失。

(2)新生儿急性坏死性小肠结肠炎:本病多见于未成熟儿,生后 7~10 天发病,主要症状有高热、呕吐、腹膜炎的临床表现,但腹部 X 线检查无钙化斑,可与胎粪性腹膜炎相鉴别。

【治疗】

治疗原则根据病理类型决定治疗方法,如临床表现为不完全性肠梗阻,原则上应尽可能采用非手术疗法,如临床表现为腹膜炎或完全性肠梗阻,及早手术治疗。

1. 腹膜炎型 腹膜炎型应及时手术。一般经过短期的准备,包括保温、补液、纠正水电解质平衡失调,高度腹胀者应吸氧、胃肠减压。必要时可行腹腔穿刺并置管,常可抽到稠厚的绿色液体和多量气体,以解除腹胀而改善呼吸循环,但腹腔穿刺应予输入一定量液体后进行,并应缓慢抽吸以防因腹压迅速下降而加重病情。手术方法应依据局部病理和全身的具体情况而异,伴有肠闭锁、肠狭窄或有肠坏死者根据全身情况可进行肠切除肠吻合术,亦可于穿孔部位造瘘,可以选择 Bishop 造瘘或者 Santulli 造瘘,如穿孔处未找到,可行单纯腹腔引流术。如系局限性气腹型,则以腹腔引流为主。

2. 肠梗阻型 对不全性肠梗阻,先采用非手术疗法,包括禁食、胃肠减压、补液、纠正水电解质失衡以及口服中药粘连松解汤或口服液状石蜡等,使部分患儿解除梗阻而治愈。但采用非手术疗法的时间不宜过长,并应在治疗过程中密切观察病情,梗阻症状不见缓解或反而加重者,应及时手术治疗。临床表现为完全性肠梗阻或绞窄性肠梗阻,应及时手术,手术中应注意以下几点:①本病腹腔内广泛粘连,应以单纯分离松解梗阻部位的粘连束带,解除梗阻为原则,不应过多地分离粘连的肠管,以免粘连分离过于广泛,渗血多,导致患儿休克,术后也会再次粘连;②钙化斑下面即肠穿孔的部位,剥离时易造成肠穿孔,一般不作钙化斑剥离或切除,如不切除钙化斑梗阻不能解除时,应连同附着的肠管一并切除。

术后应注意:①加强呼吸管理,及时纠正低氧血症,应在新生儿重症监护室予以缜密观察和管理,及时清除呼吸道分泌物,保持呼吸道通畅;②低温是诱发肺炎及硬肿症的主要因素,室温要保持在25~28℃,湿度在60%~65%;③选用有效的抗生素,联合应用;④营养支持,因肠管广泛粘连,术后不能过早进食,应给以全静脉营养(total parenteral nutrition,TPN),必要时给予成分输血及白蛋白等。

三、乳糜腹

乳糜腹(chyloperitoneum)是由于腹腔内淋巴系统的淋巴液溢出,导致富含淋巴细胞、甘油三酯和乳糜微粒的液体在腹腔内积聚。此病较少见,多发于小儿,特别是1岁以内的婴儿。

【病因】

乳糜腹可分为先天性、后天性和特发性。

先天性乳糜腹是腹腔淋巴管先天异常所致,即胸导管、肠系膜淋巴总干或乳糜池处发育不全、缺如、狭窄等导致肠淋巴管内压增高、扩张及破裂,或有先天性裂隙。

后天性乳糜腹的原因有:外伤损伤淋巴干管导致乳糜腹的发生;腹腔内的感染,特别是肠系膜淋巴结结核或结核性腹膜炎可继发乳糜腹;肿瘤或纤维束带压迫可使淋巴管阻塞,远侧淋巴管淤滞、扩张、破裂,形成乳糜腹。

另有1/3左右的病例无明确原因。

【病理】

当乳糜液漏出进入腹腔后引起无菌性化学性腹膜炎改变,腹膜及肠系膜充血、水肿、肥厚,肠壁浆膜下布满白色细小弯曲的乳糜管条纹,肠管苍白。组织学检查可发现腹膜增厚,纤维组织增生,被覆一层炎性渗出物,血管扩张、充血、出血,并有散在慢性炎症细胞浸润,肉芽组织形成,呈慢性增生性腹膜炎改变。

【临床表现】

本病可为急性腹膜炎型和慢性腹膜炎型。

急性腹膜炎型较少见,于大量进食,特别是脂肪餐后4~6小时发病,为乳糜液突然进入腹腔,导致急性化学性腹膜炎。表现为急性腹痛,最初腹痛范围广泛,位置不定,有时为绞痛,并逐渐加剧。伴有恶心、呕吐,腹部膨胀,全腹压痛或局限性压痛,常伴右下腹或左下腹局限性压痛和肌紧张。早期肠鸣音亢进,晚期减弱,易误诊为急性阑尾炎或溃疡病穿孔。

慢性腹膜炎型,乳糜液缓慢漏入腹腔,对腹膜刺激较轻,炎症反应也较轻,无明显腹膜刺激症状。表现为腹部逐渐膨隆,体重下降或不增,低蛋白血症及营养不良,严重者可影响呼吸、循环功能。腹部检查见腹胀、腹壁静脉怒张,叩诊有移动性浊音。有的可见阴囊积液,或阴囊及下肢水肿。

【诊断】

腹腔穿刺抽出乳糜样腹水是最简单可靠的诊断方法。腹水为乳白色,无菌,分类以淋巴细胞为主。根据以上特点可与假性乳糜腹水及漏出性腹水相鉴别。既往X线淋巴管闪烁造影术可直接观察淋巴系统的通畅情况和形态的变化,有助于淋巴管疾病的判断,但为有创操作,难度高,注射造影剂剂量大,并发症较多。目前锝 ^{99m}Tc- 右旋糖酐(dextran,DX)腹部淋巴管造影不仅可观察淋巴管、淋巴结的大小形态,而且可清楚地显示淋巴回流状况、有无梗阻、梗阻部位以及淋巴液外漏的部位,有利于治疗方案的选择。同时延迟显像可进一步印证淋巴液的外漏,但是需要儿童配合。腹部 CT 扫描可观察到胸导管形态及其附近有无占位病变及肿大的淋巴结。腹部磁共振可初步判断腹水的性质,可以行淋巴管成像,有助于判断漏出部位和阻塞程度。

【治疗】

确诊后应尽早治疗,若治疗不及时常因并发细菌感染或低蛋白血症而死亡。治疗方法有保守治疗和手术治疗。

保守治疗包括饮食疗法或静脉高营养和穿刺抽液。一般先采用禁食和胃肠外营养疗法,禁食后腹腔淋巴流量减少,有利于破裂的淋巴管修复愈合,疗程 2~4 周;随后采用特殊饮食疗法,用低脂肪、中链脂肪酸、高蛋白、多维生素饮食,尽量减少长链脂肪酸的摄入。如果腹胀影响呼吸,同时应行腹腔穿刺抽液疗法以缓解呼吸困难,每次穿刺应尽量抽出乳糜液。根据乳糜液渗出的快慢,一般 1~2 周抽液一次,有的病例腹水逐渐减少而治愈。

手术疗法适用于有明显的原发病者,以及经保守治疗 4~6 周无效或病情加重者。手术的目的是解除病因、缝合结扎漏孔或行分流手术。如果乳糜腹因炎症、肿瘤或纤维束带压迫淋巴总干引起,应手术切除肿瘤、松解束带解除压迫。部分病例术中可见腹后壁肠系膜根部附近有裂孔,应将裂孔结扎,并放置引流。为了容易找到裂孔,可于术中自肠系膜根部注入 Evan 蓝作淋巴管指示剂,有助于寻找淋巴管裂口。也可于术前 2~5 小时进脂肪饮食,可有助于寻找裂孔。对术中找不到病因和裂孔者,可行分流手术。分流手术的种类很多,最常用的为:腹腔大隐静脉分流术、腹腔静脉分流术、淋巴结静脉分流术等。另外,对找不到病因和裂孔者,也可仅作腹腔引流,术后继续采用保守治疗,也可能治愈。

(冯杰雄)

第四节　胃部疾病

一、胃扭转

胃扭转(gastric volvulus)为各种原因引起胃的一部分围绕另一部分的异常旋转,出现胃内梗阻症状称为胃扭转。急性胃扭转指扭转 360° 以上,可以发生梗阻及坏死,是一个非常罕见的可危及生命的疾病。临床上常见的是慢性胃扭转,多见于 2 个月以下的小婴儿,年龄越小,发病率越高。

【病因与病理】

1. 慢性胃扭转(原发性胃扭转)　正常胃在食管裂孔和幽门十二指肠连接部两处相对固定并有四条韧带附着而稳固。这四条韧带是胃肝韧带、胃脾韧带、胃结肠韧带和胃膈韧带。这些韧带先天性缺乏、松弛或过长,加上胃运动功能的异常,如饱餐后的胃重量增加容易导致胃有限度的扭转。常见病例的 2/3 因胃的支持韧带松弛所致。

2. 急性胃扭转(继发性胃扭转)　由于胃的固定位置失常造成,如先天性食管裂孔疝、先天性膈膨升和先天性膈疝等,是典型的食管周或后外侧的固定缺损。婴儿中此类型可高达 80%。急性胃扭转多是膈肌缺损的继发性合并症。

另外,腹腔内粘连或束带、膈神经麻痹、胸膜粘连和左肺切除可导致胃扭转。

另一类找不到原因的胃扭转称为特发性胃扭转,其可能与进奶后取仰卧位有关,也有人报道行 Nissen 胃底折叠术后也可致胃扭转。

从解剖学角度可将胃扭转分为器官轴型、系膜轴型和混合型三种类型。

器官轴型胃扭转是沿贲门和幽门纵轴线旋转,多发于存在膈肌异常的患儿。由于胃小弯较短,而贲门和幽门又相对固定,使胃大弯较易沿器官轴向上扭转,多是从前方向上扭转。

系膜轴型胃扭转是从胃大、小弯中点连线为轴从右向左或从左向右扭转,多发生于膈肌正常的患儿,常常是从右向左旋转。

混合型胃扭转兼有上述两型特点,在慢性胃扭转的患儿中较多见。

小儿以器官轴型最常见,混合型最少见。

另外,按扭转程度可分为完全性和不完全性胃扭转,完全性是指扭转达到或超过 180°,而不完全性是指扭转 <180°。根据病程的快慢可将胃扭转分为急性胃扭转和慢性胃扭转。

【临床表现】

呕吐是最主要的症状,吐后仍有较强求食欲。急性胃扭转发病急,进展快,有些患儿很快出现绞窄性肠梗阻表现,出现胃肠道出血、胃穿孔,甚至休克,有较高的死亡率。慢性胃扭转表现常常不典型,可出现嗳气、恶心、呕吐、上腹不适、胀痛等慢性胃病症状。

胃扭转症状取决于胃梗阻和旋转的程度。急性发作 70% 儿科患者表现为急性胃扩张,鼻胃管通过困难,呃逆,也有上腹痛、胸痛等症状。

【诊断与鉴别诊断】

腹部 X 线摄片通常可以诊断,X 线钡餐造影是最有特异性的检查方法。根据扭转类型不同可有不同的 X 线征象,如胃大、小弯位置交换,胃内双液平面,多数右液平面高于左液平面,球体倒挂等。胃镜检查也是诊断胃扭转较可靠的方法。

对于持续性呕吐患儿,应行 X 线腹部摄片及 X 线钡餐检查;对于持续性干呕,伴上腹胀痛,胃管不能插入胃内的患儿应首先考虑急性胃扭转。

【治疗】

应按不同发病年龄和不同疾病采用不同的处理方法。

1. 新生儿胃扭转　多属于慢性不完全性胃扭转,采用体位疗法,喂奶前尽量防止患儿哭吵,以免吞入空气,喂奶时将患儿上半身抬高并向右侧卧位,喂奶后不要搬动,保持原位,拍背数次,将胃内积气排出。新生儿胃扭转有自愈的可能,一般在 4~6 个月症状可逐渐消失,胃扭转自行复位。

2. 较大儿童的慢性胃扭转　可采用稠厚饮食,配合体位疗法和体外按摩,胃扭转可自行复位。如果保守治疗失败,有报道采用胃镜进行复位,也可采用腹腔镜复位,并进行胃前壁腹壁缝合固定。

3. 急性胃扭转　一般应急诊手术,防止胃壁坏死、穿孔,这是降低死亡率的关键。手术原则是整复扭转的胃,并查清病因予以矫治,如未能找到病因或不能用手术纠正的病理情况,则可行胃固定术。

【预后】

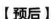

慢性胃扭转预后较好，经过体位和饮食疗法绝大部分可治愈。急性胃扭转预后决定于诊断时间，诊断越及时预后越好，主要死因是诊断不及时导致胃壁坏死穿孔。

二、先天性肥厚性幽门狭窄

先天性肥厚性幽门狭窄（congenital hypertrophic pyloric stenosis）是最常见的外科疾病，发病有地区和种族差异，白种人发病更常见，非洲、亚洲相对较低。我国大约 1 000~3 000 名新生儿中有 1 例。占消化道畸形的第三位，男性患儿居多，约（4~5）：1，多为足月儿，未成熟儿较少见。

【病因与病理】

引起患儿肥厚性幽门狭窄的病因至今仍然不清，曾有很多学说，归纳起来大概有以下几种：

1. 幽门肥厚层神经丛和神经节细胞改变　包括细胞形态、成熟程度及分布异常。有人认为肌间神经丛发育不全是肥厚性幽门狭窄的基本原因，但也有相反意见。

2. 消化道激素紊乱　免疫组织化学研究提示，在幽门环肌层中脑啡肽、P 物质及血管活性肠多肽（vasoactive intestinal polypeptide，VIP）等肽能神经纤维明显减少甚或缺如，同时还发现患儿的血清胃泌素含量明显增高。这些消化道激素紊乱可能是造成幽门肌松弛障碍并呈持续痉挛的重要因素，而幽门肥厚则为幽门持续痉挛所形成的继发性改变。

3. 遗传因素　本病具有家族聚集性，目前认为是一种多基因遗传，这些遗传基因在某些环境因素作用下，发生突变而出现幽门狭窄征象。

此外，本病发生有季节性高峰，以春秋两季多见，推测可能与病毒感染有关。

主要病理改变为幽门环肌纤维异常增生、肥厚，纵行肌纤维数量无明显增多，仅轻度增厚，整个幽门呈橄榄状肿块，质坚硬，表面光滑。由于血管受压，色泽略呈苍白。幽门长度 2~3.5cm，直径 1~1.5cm，肌层厚 0.4~0.7cm（正常幽门肌层厚度为 0.1~0.3cm）。肥厚组织的界限在胃窦部不太明显，逐渐向胃端变薄。但在十二指肠起始部肥厚的肌层突然终止，并且稍凸向十二指肠腔内，像子宫颈突入阴道内一样，形成所谓小穹窿。在幽门切面上，可见肥厚的肌层将幽门管黏膜压缩，形成较深的皱褶，使管腔缩小。

【临床表现】

1. 呕吐　为早期的主要症状，虽然出生时幽门狭窄已存在，但由于肌层肥厚的个体差异，婴儿食量、内容及黏膜水肿程度不同，所以每个患儿出现呕吐时间不一样。大多数在出生后 2~3 周发生，但也有极少数在生后 3~4 天或迟到 3~4 个月出现呕吐症状。

呕吐是典型有规律进行性加重，即从开始溢奶到喷射性呕吐，从开始每天几次到喂养后每次都呕吐。呕吐物为奶汁或乳凝块并含酸味不含胆汁，少数病例可呈现咖啡色，此系反复呕吐或刺激性胃窦引起黏膜毛细血管损伤所致。

患儿呕吐后有很强的求食欲，呕吐后因饥饿而时刻出现觅食反射，能用力吸吮，但喂奶后又出现呕吐。呕吐初期，因大量胃酸及钾离子丧失，可引起碱中毒，呼吸变浅而慢，随病情进度，脱水严重，酸性代谢产物潴留，此时可形成代谢性酸中毒而碱中毒症状不明显。

长期呕吐，可出现营养不良、消瘦，皮肤松弛有皱纹，皮下脂肪少。由于摄入量不足、脱水，患儿排尿量明显减少，粪便干燥呈弹丸状，称为饥饿性粪便。

2. 黄疸 不常见，发生率为 2%~8%，以间接胆红素升高为主，其原因不清楚，有人认为与胃扩张使腹压增高、门静脉和腔静脉受到压迫、血流量减少、肝动脉血液代偿增加、未经处理的间接胆红素重回血液循环有关。也有人认为可能是由于反复呕吐、热量摄入不足导致肝脏的葡萄糖醛转移酶活性低下所致。一旦手术解除幽门梗阻后，黄疸迅速在 3~5 天内消退。

3. 腹部体征 体检时可见上腹部较膨隆，而下腹部则平坦柔软，约 95% 的患儿上腹部可见胃蠕动波，起自左肋下向右上腹移动后消失，一般在喂奶时或饮食后易看到。右上腹肋缘下腹直肌外缘处可触及橄榄样幽门肿块，约 1~2cm 大小，在呕吐后胃排空时或腹肌松弛时则检出率更高，可达 90%。

【诊断与鉴别诊断】

根据患儿典型呕吐病史，即生后 2~3 周出现呕吐，进行性加强，呈喷射状，呕吐物不含胆汁，仅是奶及奶块，即应疑为先天性肥厚性幽门狭窄；上腹部可见胃蠕动波并能及橄榄样肿块，即可诊断。若不能扪及肿块，则须进行 B 超检查。B 超现已成为首选的辅助诊断方法。主要测量幽门肌层的厚度、幽门直径和幽门管长度。诊断标准为幽门肌肥厚≥ 4mm，幽门管直径≥ 15mm，幽门管长度≥ 18mm；狭窄指数（SI）≥ 50%，SI=［（肌层厚度 ×2）÷ 幽门直径］×100%。一般通过病史采集和 B 超检查可确诊，目前已很少用 X 线钡餐检查。

临床表现不典型的病例需与下列疾病鉴别。

1. 幽门痉挛 多在出生后即发病，为不规则间歇性呕吐，不呈进行性加重。呕吐量也不如肥厚性幽门狭窄的多。上腹部触不到幽门肿块，如用阿托品和氯丙嗪等解痉镇静剂后呕吐很快消失。B 超检查无幽门肌层肥厚。

2. 胃食管反流 正常新生儿由于食管下括约肌神经肌肉发育未完善可发生生理性胃食管反流，表现为不规则的溢奶，待食管下括约肌抗反流机制成熟后，多在 6~9 周内自愈。治疗包括喂以较稠厚的奶品，喂食后将孩子置于半竖坐位。

3. 胃扭转 多为器官轴型扭转，即胃体沿着贲门、幽门线由右转到左方。生后数周内出现吃奶后呕吐，不含胆汁，移动患儿时呕吐更明显，腹部无阳性体征。X 线检查显示胃大弯位于小弯之上、双胃泡和双液平面。治疗采用体位喂养法，在喂奶时取半竖坐位，使奶汁流入胃体及幽门窦部，让气体留在胃底部而易排出。喂奶后轻拍背部，同时保持原位 30~60 分钟，1~2 个月后症状即逐渐消失。

4. 喂养不当 由于喂奶过多、过快，或人工喂养时由于奶瓶倾斜将瓶内气体吸入胃内，或喂奶后放置婴儿头部过低，均可使婴儿发生呕吐。调整喂养方法就能很快使呕吐停止。

5. 先天性幽门闭锁、先天性幽门膜状狭窄 是极为罕见的消化道畸形，其特点是出生后喂水或喂奶后即出现喷射性呕吐，呕吐物为奶及奶块，不含胆汁，无胎便或有少量胎便排出。上腹部饱满，进食后可见胃型及蠕动波，但触不到橄榄形包块。X 线平片见胃扩张和宽大液平，诊断容易但要想到本病。

6. 食管裂孔疝 呕吐与先天性肥厚性幽门狭窄相似。鉴别主要依靠上消化道造影检查。本病主要表现为食管与胃连接部位异常或贲门、胃底疝入纵隔，腹段食管缩短。

【治疗】

诊断确定后，应积极作术前准备，尽早施行手术治疗。幽门环肌切开术为标准的手术，其操作简便，效果佳，术后胃肠功能恢复快。目前腹腔镜幽门环肌切开术已被广泛接受和采纳,效果相当,优点是从美容角度考虑,愈合后瘢痕隐蔽。

现提倡术后6小时后即可给水喂养,如无呕吐可给奶喂养,术后早期积极喂养有利恢复,减少住院时间。

三、先天性胃壁肌层缺损

先天性胃壁肌层缺损(congenital defects of gastric musculature)较少见,是新生儿自发性胃穿孔最常见病因。本病死亡率高,Herbur于1943年首次描述本病。

【病因与病理】

确切病因尚不清楚,目前主要有两种观点:

1. **胃壁肌层发育缺陷** 胚胎早期在胃壁肌层发育形成过程中,来自中胚叶的环肌最早发生,始于食管下端,渐向胃底及胃大弯部伸展,至胚胎第9周时出现斜肌,最后形成纵肌。在此过程中,如有发育障碍或血管异常即可形成胃壁肌层缺损。

2. **胃壁局部缺血** 在围产期呼吸障碍,低体温和低氧血症时,婴儿体内可出现代偿性血液重新分布,保证重要器官大脑、心脏的供血供氧,使胃肠道血供显著减少,胃缺血后发生坏死。

胃内压增高是促使穿孔的主要因素。新生儿的黏膜下层组织脆弱,弹力纤维欠发达,极易出现胃扩张。当发生窒息和呼吸障碍采用呼吸支持应用面罩加压,或鼻管供氧、出生后吞咽大量空气、呕吐、胃内容物排空延迟、哺乳吸吮等,均可使胃内压上升,肌层缺损处的胃壁血供不足发生缺血坏死穿孔。

胃壁肌层缺损部位几乎都在胃底部及胃大弯处的胃前壁,以贲门部居多,胃后壁极少见。缺损的范围大小悬殊,不局限于穿孔部位,穿孔直径大小相差很大。穿孔边缘组织不规则,呈青紫色或黑色,与正常胃壁交界处肌层中断,无炎症反应。

【临床表现】

患儿胃壁肌层缺损在穿孔发生前无明显前驱症状,少数病例可有呕吐和拒食。穿孔一般在生后一周内发生,多见于3~5天。穿孔发生后,大量气体进入腹腔使横膈抬高,患儿出现气急、呼吸困难及发绀。同时,由于毒素吸收,一般情况迅速恶化,出现面色苍白、体温不升、四肢花纹等中毒性休克体征。腹部体征可见腹部高度膨隆,腹式呼吸迅速消失,腹壁皮肤发亮、水肿、发红,浅表静脉怒张,腹肌紧张,叩诊肝浊音界消失,有移动性浊音。

【诊断与鉴别诊断】

根据症状、体征和放射学检查可以诊断。腹部立位X线平片特点:①膈下大量气体将内脏局限于腹中部形似鞍囊;② 90%的病例胃泡影消失;③其他表现包括皮下气肿、阴囊积气、腹水,或减压的胃管不局限在胃内。

本病诊断并不困难,但需要与下列疾病鉴别。

1. **新生儿自然气腹** 本病多见于早产伴有肺部疾病患儿,腹部X线出现气腹。但患儿临床一般情况较好,无休克体征,腹部胀气轻,腹软压痛不明显。腹部穿刺不能吸出液体。X线平片可见膈下游离气体,但量较少,腹部可见正常的胃泡影。偶尔见到纵隔积气,说明是气体从纵隔进入腹腔的结果。

2. **胎粪性腹膜炎** 患儿临床表现与胃壁肌层缺损胃穿孔相似,但其特点为出生时肠穿孔既已存在,未被粘连包裹,迅速发生细菌性腹膜炎。患儿出生后即频繁呕吐,腹部极度膨隆,严重时影响呼吸而出现呼吸困难、发绀等症状。腹部 X 线平片除可见膈下游离气体外,可显示有钙化斑块。

【治疗】

对于出现呼吸窘迫的患儿需要气管插管,呼吸机辅助呼吸。小心插入胃管并低压吸引,输液和输血保持血流动力学稳定和充足的尿量,及时纠正酸中毒,维持电解质平衡,应用广谱抗生素。一旦患儿病情稳定,应立即行剖腹探查术。如果腹胀严重影响呼吸,腹腔穿刺吸引减压可以抢救生命。

手术采用上腹部横切口入腹,切口要足够大,以充分暴露腹腔。探查穿孔部位及有无其他胃肠道畸形。无论巨大或微小的缺损胃壁,原则上均应作修补缝合术。术毕须用大量温盐水冲洗腹腔,按 200~300ml/kg 液体量冲洗,冲洗后放置腹腔引流。术后应积极防治中毒性休克继续发展,防止肾衰竭和 DIC 发生。

【预后】

本病进展快,死亡率高,存活率取决于就诊时间、发病至手术时间,术后效果与手术时机掌握和术前全身状态有关。

(郑 珊)

第五节 小肠结肠疾病

一、先天性肠旋转不良

先天性肠旋转不良(congenital malrotation of intestine)是一组胚胎发育过程中肠管旋转和固定的解剖异常,指胚胎期肠管在以肠系膜上动脉为轴心的旋转过程中进行的不完全或固定异常,使肠管解剖位置发生变异和肠系膜附着不全,可引起上消化道梗阻和肠扭转肠坏死等表现,是十二指肠梗阻中的重要类型。发病率约为 5 000 个活产儿中 1 个,男性多于女性。55% 的肠旋转不良在生后第一周出现症状,90% 在生后 1 岁内出现症状。少数病例可延至婴儿或较大儿童。

【胚胎学】

在正常解剖情况下,胃、十二指肠、空肠起始部和肠系膜上动脉具有明确的解剖关系,即胃位于肠系膜上动脉的前方,十二指肠第二段位于此动脉的右侧,十二指肠第三段位于此动脉的下方,而十二指肠第四段即十二指肠空肠连接部位于此动脉的左侧。因此,胎儿期十二指肠空肠袢围绕肠系膜上动脉旋转,经历了从上到右侧 90°,向下到底横行 90°,最终到达肠系膜上动脉的左侧 90°,共计 270°,到达正常解剖位置。同时,胎儿期回盲部的起始部位位于肠系膜上动脉的下方,在逆时针旋转过程中经历了旋转至肠系膜上动脉的左侧、上方和最终位于右侧,共计 270° 到达正常解剖位置。

胚胎学研究中发现,在胚胎第 6~10 周,消化管生长的速度超过腹腔容积扩大的速度,因此中肠不足以容纳在腹腔内而被挤到脐带根部,形成生理性脐疝(图 17-5)。此时肠管通过脐环向羊膜囊内突出,其肠管长度纵向快速生长。到了妊娠第 10 周时腹腔生长速度加快,容积增加足够容纳所有肠管，因此中肠通过脐环作逆时针旋转逐渐回复到腹腔内。在十二指肠空肠袢生长发育过程中始终伴随着肠管的进一步旋转和固定以达到正常的解剖位置。十二指肠空肠袢首先逆时针旋转 270° 回纳入腹腔，从右向左在肠系膜上动脉的后方转至左侧，形成十二指肠悬韧带，固定于肠系膜上动脉的左侧，而盲肠和升结肠最后逆时针旋转 270° 进入腹腔，固定于右下腹，位于肠系膜上动脉的右侧。至此，自位于左上腹肠系膜上动脉左侧的十二指肠空肠交界处的屈氏韧带至右下腹的回盲部，小肠系膜形成了自左上腹至右下腹的附着于后腹壁的宽广的系膜固定。正常中肠旋转完成后，升结肠系膜与右侧腹壁固定，降结肠系膜与左侧腹壁固定，完成肠管发育的全部过程。

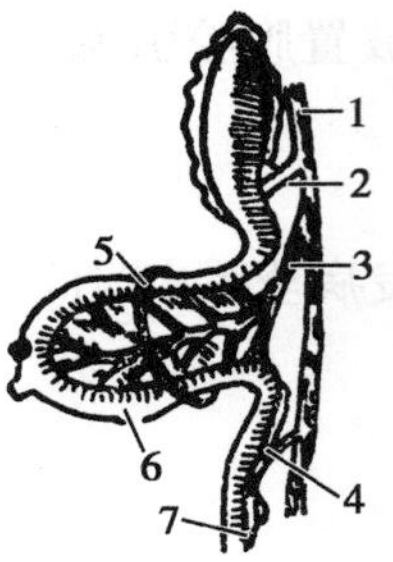

(1)中肠生长较速，腹腔小，不能容纳全部中肠，故中肠大部经脐孔移居脐带底部

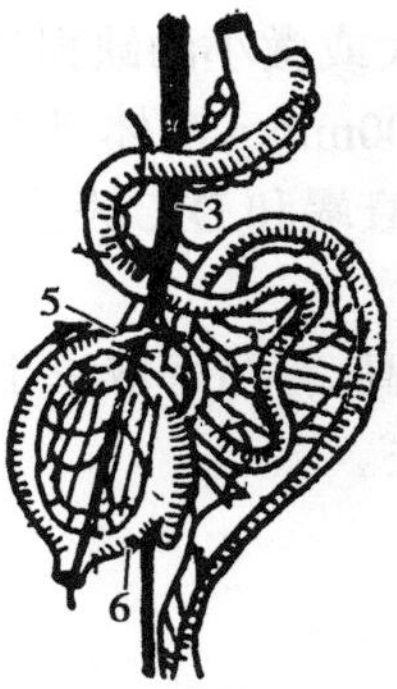

(2)腹腔已发育增大，故中肠渐次回纳腹腔内，盲肠起初在腹部左下方

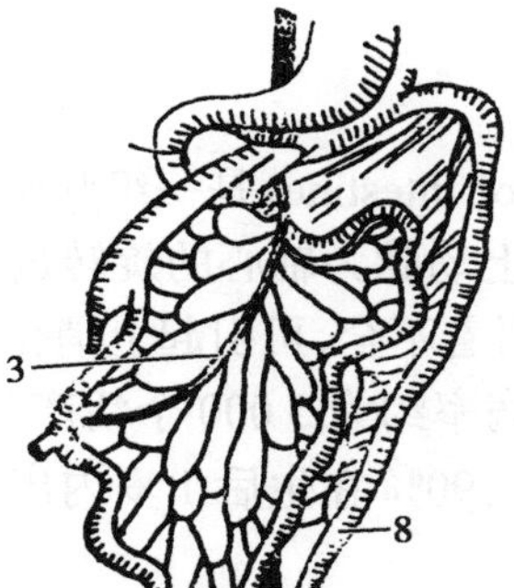

(3)中肠全部回纳至腹腔内

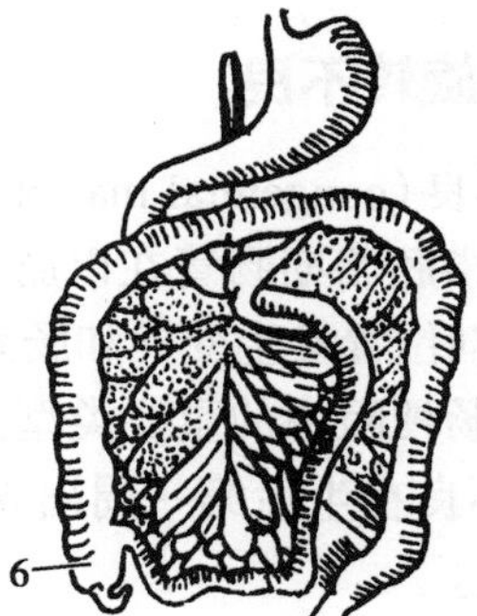

(4)中肠沿反时针方向旋转，至盲肠达右下腹为止。此时升结肠与降结肠与后腹壁附着，小肠系膜亦由上腹斜向右下腹与后腹壁附着

图 17-5 正常中肠胚胎发育与旋转（第 5~10 周）

1. 主动脉；2. 腹腔动脉；3. 肠系膜上动脉；4. 肠系膜下动脉；5. 脐孔；6. 盲肠；7. 后肠；8. 降结肠

先天性肠旋转不良的发生，与胚胎时期中肠的发育有关。在中肠旋转和系膜固定的过程中，如果在任何一个环节发生变化或停顿，均可产生肠旋转异常，从而产生各种类型的病理变化，包括肠旋转不良、肠完全不旋转、中肠不全旋转、内脏转位和其他一些少见的解剖位

置异常。

【病理】

胚胎肠管在旋转过程中的某个阶段如果发生停顿，即可产生以下各种病理情况。

1. 肠旋转不良、十二指肠被压迫 由于中肠从脐部回纳入腹腔后旋转终止，盲肠和升结肠位于幽门部或上腹部胃的下方，而非正常地在右下腹部。从盲肠和升结肠发出的腹膜系带（Ladd 膜）跨越十二指肠第二段前方，并附着于腹壁右后外侧，十二指肠被此 Ladd 膜压迫而发生不完全性十二指肠梗阻（图 17-6）。有些病例盲肠旋转时，正好停留在十二指肠降部的前面，而被腹膜壁层固定，也造成该部十二指肠受压形成梗阻。

2. 肠扭转 在肠旋转不良时，整个小肠系膜未能正常地从左上腹到右下腹宽广地附着于后腹壁，仅在肠系膜上动脉根部附近有很狭窄的附着。在这种情况下，小肠易环绕肠系膜根部发生扭转。有时盲肠与升结肠非常游离，也可与小肠一起发生扭转，即形成中肠扭转，扭转大多为顺时针方向。扭转的结果是肠道在十二指肠空肠连接处和右结肠某处曲折成角而产生梗阻，扭转时间过长或扭转特别紧窄情况下，可造成肠系膜上动脉闭塞，使整个中肠发生梗死性缺血性坏死。

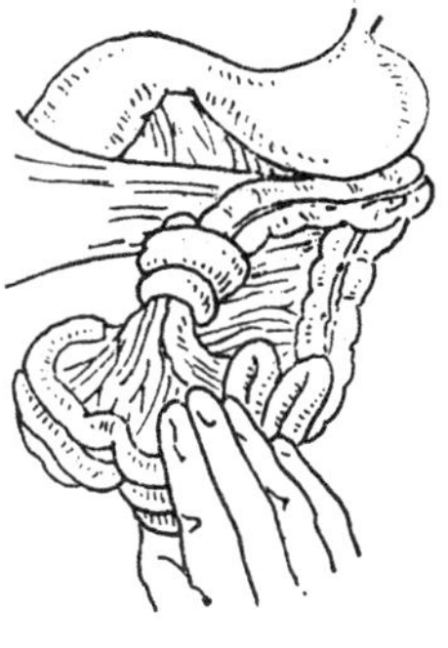

图 17-6 先天性肠旋转不良主要病理改变
盲肠位于右上腹部或中上腹部，盲肠有腹膜系带（Ladd 膜）附着于右腹后壁压迫十二指肠第二段引起梗阻；整个小肠游离，系膜窄，易于发生肠扭转

3. 空肠上段膜状组织压迫 有些病例的十二指肠袢停留在肠系膜上动脉的前方而不进行旋转。在这种情况下，空肠起始段多被腹膜系带所牵缠，有许多膜状组织粘连压迫，并使它屈曲成角或变窄而形成不完全近端空肠梗阻。

在肠旋转不良病例中，以上三种病理改变为最常见：一般均有十二指肠第二段被 Ladd 膜压迫而发生不同程度的十二指肠不全性梗阻，约 2/3 病例同时存在不同程度的肠扭转，也有约 1/3 病例同时合并空肠起始段屈曲和膜状组织牵缠压迫。

除此之外，尚有少数病例可见以下病理改变：①十二指肠空肠未旋转、盲肠结肠袢旋转正常：中肠从脐带退回腹腔后，不发生任何程度旋转，小肠位于腹部右侧，盲肠、阑尾位于左下腹部；②十二指肠空肠袢反旋转、盲肠结肠袢旋转正常：盲肠和 / 或十二指肠位置正常，升结肠和结肠肝曲发出的腹膜带压迫十二指肠引起十二指肠不全性梗阻；③十二指肠空肠袢和盲肠结肠袢均反旋转，简称中肠反向旋转：中肠从脐带退回腹腔后，中肠进行顺时针旋转而非逆时针，此时十二指肠及盲结肠左右位置颠倒，肠系膜上动脉位于横结肠前并压迫造成横结肠不全性梗阻；④其他：尚有高位盲肠、活动性盲肠、腹膜后盲肠及十二指肠旁窝等发育异常，它们与肠旋转不良有关，但临床很少发病。

肠旋转不良可以作为一种孤立的畸形存在，也可合并或引发其他发育畸形。先天性膈疝和腹壁缺损（腹裂和脐膨出）常常合伴有肠旋转不良的存在。近 50% 的十二指肠闭锁和 1/3 的空回肠闭锁有肠旋转不良，这些畸形的发生可能与肠旋转不良有关。另外，8%~12% 的肠旋转不良合并十二指肠腔内隔膜或狭窄。有报道部分肠旋转不良可合并有肥厚性幽门狭窄、胆囊和肝外胆道等畸形的存在。内脏异位综合征，先天性心脏病、多脾或无脾症等，也常可并发肠旋转不良。

【临床表现】

肠旋转不良有四种不同形式的临床表现，包括急性发作的中肠扭转、亚急性的十二指肠不全梗阻、慢性和反复发作的腹痛或呕吐。部分患者可长期无症状，仅在进行其他疾病检查时无意中发现。依症状发作的时期可将肠旋转不良分为以下两类表现。

1. 新生儿肠旋转不良　绝大多数患儿出生后24小时内均有胎粪排出，量与色泽亦正常。起初数次喂奶经过亦多良好，一般是在第3~5天间开始出现呕吐。呕吐为本病最突出的症状，其特点是含有大量胆汁，呕吐物呈碧绿色或黄色，每天3~6次不等，部分病例呕吐呈喷射状。由于十二指肠被膜状组织压迫所发生的梗阻为不完全性或间歇性，小儿发病后症状可暂时好转，但以后呕吐很快复发，婴儿多有体重不增或下降。同时发生肠扭转者则为完全性肠梗阻，呕吐特别严重，且有完全性便秘现象。肠旋转不良患儿发生便血是一个极其严重的症状，这是因为肠扭转后发生肠坏死，肠壁渗血而从肠道排出。

新生儿肠旋转不良腹部阳性体征不多。因为梗阻多为不完全性，位于十二指肠第二、三段，故只有胃和十二指肠近端的充气和扩张，加上婴儿呕吐频繁，故上腹膨胀并不严重。个别病例偶然可以见到上腹部从左到右的胃蠕动波；肛门指诊多有黄色大便。少数病例在肠扭转晚期，在两端闭塞而孤立的肠腔内因有细菌生长，产生大量气体，结果整个肠腔均充气扩大，因而呈现弥漫性腹胀、压痛和腹肌紧张，并出现休克症状。如肠管发生扭转坏死及穿孔则腹壁红肿发亮并可出现坏死瘀斑，迅速进入感染中毒性休克期，死亡率极高。

2. 婴儿及儿童肠旋转不良　有些婴儿在出生后曾有过呕吐史，但其程度不严重，不久自行停止。但经过几周或几个月后，婴儿又发生含胆汁的呕吐，如此症状可长期间歇性反复发作。部分患儿表现出间歇性反复发作的中上腹部疼痛，发作时可有恶心和呕吐，同时有不同程度的营养不良和生长发育障碍。少数患儿或平时一直无症状，可突然因肠扭转产生急性腹痛和剧烈呕吐而来急诊。上述这些不典型的症状可以根据肠旋转不良的不同的病理变化来加以解释，盲肠和升结肠的腹膜系带较宽，压迫力量不大，肠系膜附着不全可使小肠发生扭转，扭转度不高如45°或90°，则可能随着肠的蠕动和体位改变而自动复位。故在扭转发作时出现肠梗阻，自动复位后即消失，如不能复位或扭转加重，则发生急性肠梗阻而需紧急手术治疗。

【诊断】

新生儿肠旋转不良的诊断并不十分困难，手术前诊断正确率达90%左右。凡是新生儿有高位肠梗阻的症状，呕吐物含大量胆汁，曾有正常胎粪排出者，应考虑本病，并作X线检查和腹部超声检查加以证实。对婴儿和儿童病例的诊断比较困难，如有间歇性反复呕吐和腹痛，有高位肠梗阻症状表现者也要想到本病，X线检查对确诊至为重要。

1. 腹部直立位平片　新生儿在第1周内发生肠旋转不良肠梗阻，十二指肠内容物不能下行，因此X线片显示胃和十二指肠第一段扩张，左上腹和右上腹略低处各有一个液平面，此即为“双泡征”(图17-7)，但右部的液平面较狭，不及十二指肠闭锁病例液平面宽广。因十二指肠第二段梗阻，空肠和回肠变得萎瘪，仅有少量气体，甚至完全无气体，因此X线平片显示下腹部只有少数气泡或仅显示一片空白。

2. 上消化道造影检查是诊断肠旋转不良和肠扭转的金标准，观察十二指肠空肠连接部的位置是此项检查的关键。典型表现为十二指肠框所呈现的C型结构消失，而表现为位于腹部右侧的十二指肠呈螺旋状丝带样下降(图 17-8),进入空肠;部分肠旋转不良病例可显示空肠起始部位于脊柱右侧,肠管走向异常;如果中肠扭转,可见空肠近端呈尾状扭转的“鼠尾征”。对慢性发作病例,发作间歇期钡餐造影检查十二指肠、空肠通过可正常,但发作时可见十二指肠或空肠钡剂通过淤滞,此对明确诊断尤为重要。

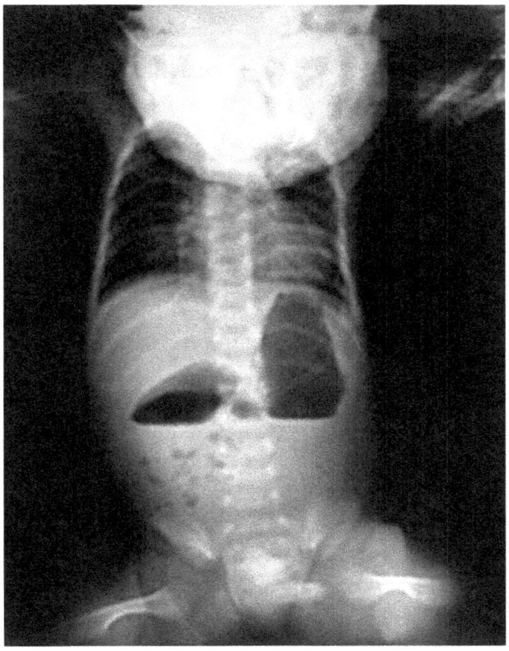

图 17-7　肠旋转不良腹部直立位平片表现

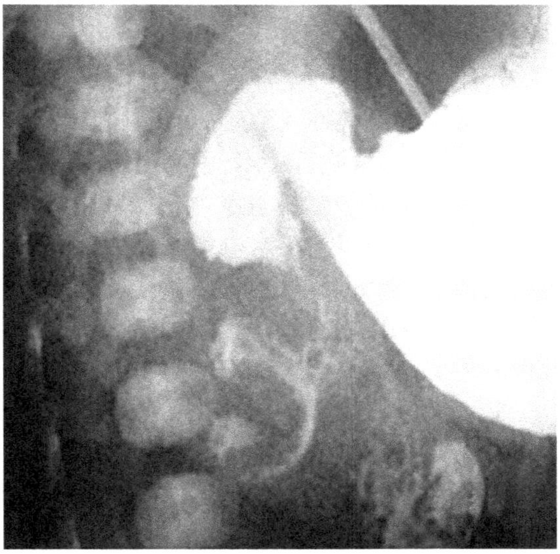

图 17-8　肠旋转不良钡餐造影检查
典型表现为十二指肠框所呈现的 C 型结构消失,而表现为位于腹部右侧的十二指肠呈螺旋状丝带样下降通过

3. 钡剂灌肠造影检查　是传统的放射学诊断方法,可以明确显示盲肠的位置。当上消化道造影检查对于诊断存在疑问时,可以做灌肠造影确定盲肠位置。如显示盲肠位置异常,如位于上腹部或左侧腹部,对诊断具有重要意义,避免诊断不充分导致不必要的手术。但有时盲肠位置正常,也不能完全排除肠旋转不良的诊断。

4. 腹部超声检查和增强 CT 扫描　检查肠系膜上静脉(SMV)和肠系膜上动脉(SMA)的相互位置是超声波诊断肠旋转不良的重要方法。正常情况下 SMV 位于 SMA 的右侧,当 SMV 与 SMA 的关系逆转(SMV 位于 SMA 的左侧),应怀疑肠旋转不良。同样,腹部增强 CT 扫描和肠系膜上动静脉重建或多普勒超声检查以明确肠系膜上动静脉的相互解剖位置对诊断很有帮助。检查结果可发现扭转的小肠系膜呈螺旋状排列,也称漩涡征,或肠系膜上动脉位于肠系膜上静脉的右侧,有助于诊断的确立。在发生肠绞窄时可提示肠管血流异常,应紧急进行手术。需小心 SMV 与 SMA 的位置关系存在正常变异,两者关系正常并不能完全除外肠旋转不良。

新生儿肠旋转不良的鉴别诊断:主要是与先天性十二指肠闭锁、狭窄和环状胰腺等相鉴别，这些畸形的临床症状都非常酷似，呕吐均带胆汁。在X线直立位平片上可见到两个高位液平面即“双泡征”，下腹部无气体者，可能为十二指肠闭锁，而下腹部有少量气体者则可能是十二指肠狭窄或环状胰腺或肠旋转不良，结合上消化道造影检查和钡剂灌肠造影对确诊本病更有价值。必须指出肠旋转不良可以与上述几种发育畸形同时存在，临床上需全面考虑。

较大婴儿和儿童的肠旋转不良应与其他原因引起的十二指肠不完全性或间歇性梗阻相鉴别，如环状胰腺、十二指肠隔膜、肠系膜上动脉压迫综合征等。钡餐和钡剂灌肠X线检查可提供很大帮助，必要时超声检查和增强CT检查亦有助于作出诊断。若不能完全确诊，也应尽早剖腹探查。

【治疗】

新生儿病例应在入院后24小时内观察和了解呕吐情况，作X线检查和进行必要的手术前准备，然后尽早施行手术，中肠扭转造成的绞窄性肠梗阻者应尽快完成术前准备后立即手术。手术前准备包括检查水电解质和酸碱平衡状况、血常规和凝血状态检查、交叉配血等。适当的静脉补液以纠正水电解质和酸碱平衡，给予抗生素和维生素K，并按常规插入鼻胃管行胃肠减压，吸出聚积的气体和液体，以利于腹腔手术的操作。

手术可采用右上腹横切口或旁正中切口。腹膜切开后仔细观察病理情况，大多数新生儿两种主要病变都存在。

1. 肠扭转的处理 首先见到的是色泽发紫和瘪陷无气、细小如鸡肠的小肠团块。应迅速将整个小肠托出腹腔之外，此时即可看到肠系膜根部扭结。肠扭转多是顺时针方向的，所以应循逆时针方向转动整个肠团，一般扭转360°，有时扭转2~3个360°。有时只有单纯小肠扭转，有时部分病例游离的盲肠及升结肠也扭曲于肠系膜根部，整个中肠发生扭转。要循逆时针方向整复到整个肠系膜根部完全平坦为止。此时可见小肠色泽转为红润，肠腔内充气。肠系膜局部温生理盐水热敷和局部封闭治疗有助于缓解肠系膜血管痉挛，扩张肠系膜血管，有助于改善缺血肠管的血液供应。

2. 松解压迫十二指肠的Ladd膜 肠扭转复位后，可见盲肠和升结肠位于上腹部，并有一层薄膜将它连接到右侧后腹壁，跨越于十二指肠第二段之前，这层膜状组织为腹膜带(也称Ladd带)。用剪刀或电刀切开这张菲薄无血管的腹膜带，将覆盖在十二指肠上的膜状组织尽可能剥离，并将盲肠和升结肠放置到腹腔左侧。不要试图将盲肠和升结肠拉到右侧正常的解剖位置，避免盲肠和升结肠对十二指肠和空肠的压迫。由于肠系膜仍属游离，故仍然有可能肠扭转复发，但临床上复发者罕见。

3. 松解空肠上段的膜状组织 检查十二指肠空肠连接处附近及空肠第一段有无膜状组织粘连致肠管扭曲和狭窄，用剪刀或电刀锐性将其完全切开分离，并将空肠起始段推移到脊柱右侧，将十二指肠拉直，使空肠与十二指肠几乎成直线相连。同时彻底松解屈氏韧带及近端空肠与系膜根部以及肠袢间的异常粘连，使十二指肠与回盲部彻底分离，肠系膜展开。手术时应注意探查有无并发十二指肠膜式狭窄及环状胰腺等相关合并畸形，发现后要做相应处理。

4. 坏死肠管的处理 复位后肠管色泽无改变有肠坏死者，应将完全坏死无生机的肠管切除，正常肠管端端吻合。对肠管是否坏死不能确定时，将生机可疑的肠管放回腹腔，暂行肠外置术，术后积极抢救，改善全身情况，24~48小时后可再次手术探查。此时坏死肠管与正常肠管分界清晰,患儿一般情况转好,可切除完全坏死肠管,行肠吻合术。

5. 腹腔镜手术　近来不断有腹腔镜技术治疗先天性肠旋转不良取得较好疗效的报告,但是由于手术操作困难中转开腹手术率较高,手术后症状复发的比例也较传统开腹手术为高。因此对于新生儿及并发肠扭转者是否应用腹腔镜存在争议。

手术同时可常规将阑尾切除,以免今后急性阑尾炎诊断困难。采用以上手术方法处理,症状多于术后全部消除,疗效良好。

手术后处理:由于手术操作范围广泛,术后肠功能恢复可能较为缓慢,术后应持续胃肠减压,严密观察肠蠕动的恢复。液体疗法维持 3~4 天,维持水电解质和酸碱平衡,可加用肠外营养支持,并可适当加用抗生素。要注意保温,一般 3~4 天可以开始逐渐经口喂养。肠旋转不良一般术后恢复良好,手术治愈率 90% 以上,术后呕吐、腹痛症状消失,营养状况改善。

【术后并发症】

1. 短肠综合征　短肠综合征是肠旋转不良合并肠坏死后肠管切除过多所致。相当一部分患儿需要肠道外营养支持,但其费用高、肝肾损害明显、生活质量相对较低。残肠延长术及扩大术均有助于改善生存状态,小肠移植亦可尝试,但目前技术仍未成熟、效果尚不确切。

2. 肠扭转复发　术后由于肠系膜根部相对游离且与后腹膜附着性差、活动度较大,加之术中松解不彻底,系膜展开不完全,有可能术后再次发生肠管扭转。肠旋转不良早期诊断、及时手术,可以防止和减少肠扭转造成肠坏死的发生。患儿经手术治疗,呕吐症状术后消除,愈后良好,生长发育基本和健康同龄儿相同。

二、先天性肠闭锁和肠狭窄

先天性肠闭锁(congenital intestinal atresia)和肠狭窄(intestinal stenosis)指从十二指肠到直肠间发生的肠道先天性闭塞和变窄,是新生儿外科中一种较常见的消化道畸形。发生率约 1/(4 000~5 000),以空肠、回肠为多见,十二指肠次之,结肠少见。男女发病率接近,未成熟儿的发病率较高。以前该病死亡率较高,但近年来,随着麻醉和手术技术的改进,术后营养支持和监护水平的提高,存活率已显著提高。

【病因】

先天性肠闭锁和肠狭窄的发病原因尚不清楚。目前有多种学说解释其发生:

1. 肠管空泡化学说　胚胎第 5 周时,十二指肠和空肠上段已形成一个贯通的管腔,后来原肠管腔内上皮细胞过度增生致使管腔阻塞,形成一个暂时性肠管实变期。此后,在实变的管腔内出现很多空泡,并逐渐扩大,至第 12 周时空泡互相融合,肠腔恢复贯通,形成正常的肠管。在胚胎第 2~3 个月期间如肠管发育停止空泡形成受阻,或停留在充实期,或空泡未完全融合,肠管重新腔化发生障碍,即形成肠闭锁或狭窄。如管腔贯通不全即形成狭窄;有时管腔内遗留一层隔膜,隔膜中心有一小孔,即形成隔膜样闭锁等。

2. 血管学说　空肠中下段及回肠在胚胎发育过程中,并无上述暂时性肠管实变期存在。闭锁形成的原因是由于胎儿肠道局部血液循环发生障碍,一段胎肠发生坏死、吸收、断裂或缺如,结果导致肠管闭锁。脐环收缩过快、索带压迫、肠系膜血管畸形或缺如、胎儿期的肠扭转及肠套叠,是血管学说中肠闭锁形成的可能原因。

3. 炎症学说　临床上肠闭锁患儿常有腹腔粘连,胎粪性腹膜炎常合并肠闭锁,闭锁肠的两断端可见肉芽和瘢痕组织，提示肠管炎症、肠穿孔腹膜炎也可能导致肠闭锁。胎儿坏死性小肠炎、胎儿阑尾炎穿孔、肠坏死胎粪性腹膜炎可能是这部分小肠闭锁的原因。

【病理】

肠道的任何部位都可以发生闭锁和肠狭窄，肠闭锁最多见于回肠，其次是空肠和十二指肠，结肠闭锁较少见。而肠狭窄则以十二指肠最多，回肠较少。另有 10%~15% 的病例为多发性闭锁。

1. 肠狭窄　最多见于十二指肠和空肠上段，常呈隔膜状，脱垂在肠腔内，形态如“风帽”状，中央有 2~3mm 直径的小孔，壶腹部括约肌开口常位于隔膜的后内侧。回肠与结肠也可见局限性环状狭窄。肠狭窄的远端肠腔内有空气存在。

2. 肠闭锁　可分为四型（图 17-9）：

（1）闭锁Ⅰ型：肠管外形连续性未中断，仅在肠腔内有一个或偶尔多个隔膜使肠腔完全闭锁。

（2）闭锁Ⅱ型：闭锁两侧均为盲端，其间有一条纤维索带连接，其毗邻的肠系膜完整。

（3）闭锁Ⅲ型：闭锁两侧盲端完全分离，无纤维索带相连。此类型肠闭锁分为Ⅲa 型和Ⅲb 型，毗邻的肠系膜有一“V”形缺损为Ⅲa 型。Ⅲb 型者两盲端系膜缺损广阔，致使闭锁远端小肠如刀削下的苹果皮样呈螺旋状排列（apple-peel 闭锁）。此型闭锁肠系膜上动脉发育不全，回结肠动脉是远端小肠唯一的供血血管，小肠系膜缺如，小肠全长有明显的短缩。

（4）闭锁Ⅳ型：为多发性闭锁，可以是上述三种肠闭锁类型组合存在。各闭锁肠段间有索带相连，呈多节段表现，酷似一串香肠，亦有远侧肠段内多处闭锁而外观完全正常者。有时有的闭锁肠系膜有“V”形缺损。

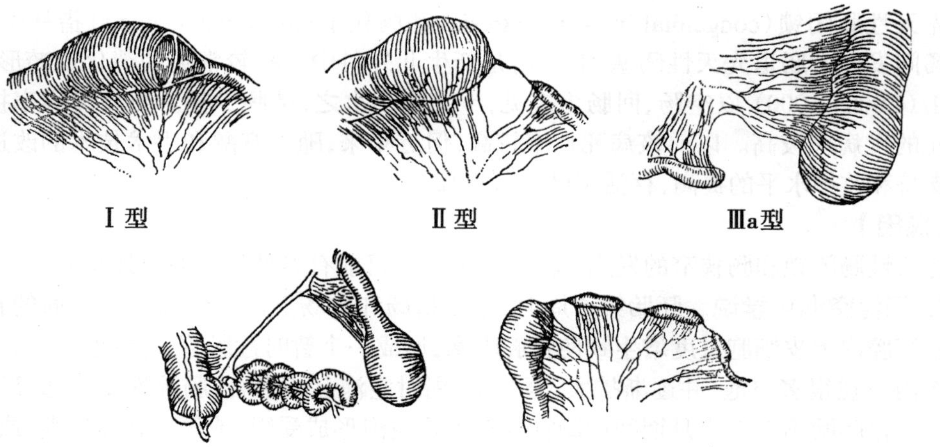

图 17-9　先天性肠闭锁类型

必须指出，肠狭窄虽然发生于十二指肠、空肠上段较多，但十二指肠闭锁的发生率也很高，多在十二指肠第二段，其病理形态与闭锁Ⅱ型、Ⅲ型相似。

肠闭锁近侧肠管因长期梗阻而发生扩张，直径可达 3~5cm，肠壁肥厚，血运不良，蠕动功能差，有些极度扩张的盲袋可发生穿孔。闭锁远侧肠管异常细小，其直径不到 0.4~0.6cm，肠管完全萎陷，呈带状，肠腔内无气体，仅有少量黏液。近年研究提示闭锁近端膨大的肠管存在神经肌肉发育异常。有些病例同时伴有胎粪性腹膜炎，即除上述病理改变之外，尚有广泛的肠粘连和钙化的胎粪。另外，部分闭锁还伴有其他先天性畸形，如其他消化道畸形、先天性心脏病和唐氏综合征等，特别是在十二指肠闭锁或狭窄时更为常见。

结肠闭锁的发生率为 1/(15 000~20 000)，占肠闭锁 <5%。病因与病理基本上与小肠闭锁相同。多见于升结肠及乙状结肠。

【临床表现】

本病主要为典型的新生儿肠梗阻表现。孕妇妊娠早期可能有病毒感染、阴道流血等现象，半数以上有羊水过多史。婴儿出生后数小时即发生频繁呕吐、腹胀、胎粪排出异常等，而症状出现的早晚和轻重取决于闭锁的部位和程度。在生后最初几小时，患儿全身情况尚好，以后由于呕吐频繁，可出现脱水、吸入性肺炎，全身情况会迅速恶化。如同时有肠穿孔腹膜炎，腹胀更加明显，腹壁水肿发红，同时有呼吸困难、发绀和中毒症状。

1. 十二指肠闭锁和狭窄　闭锁者表现为完全性十二指肠梗阻。母亲妊娠时有羊水过多史，超声检查胎儿上腹部发现“双泡征”是较为普遍的表现。反复呕吐为最突出的症状，患儿常在生后几小时或初次喂奶后即出现呕吐，其特点是含有大量胆汁；有时呈喷射状，少数十二指肠闭锁发生在胆总管位于十二指肠的开口以上，则呕吐物中无胆汁。由于闭锁位置高，腹胀常不明显，一般为腹部瘪陷，偶尔在上腹部可见胃型。出生后无正常胎粪排出是十二指肠闭锁的重要表现。正常新生儿生后 24 小时内排出墨绿色胎粪，48 小时内总量为 100~200g。十二指肠闭锁的患儿出生后多无胎粪排出。有时仅排出少量的灰白色或青灰色黏液样物，为闭锁远端肠管的分泌物和脱落的细胞。

十二指肠狭窄患儿表现为不完全性十二指肠梗阻，根据狭窄处开口大小，表现稍有不同。开口细小者同十二指肠闭锁；开口宽者母亲妊娠时羊水过多史可不明显，生后常有胎粪排出，胆汁性呕吐出现较迟，有时生后 2~3 天多次喂奶后出现，有时甚至一周后才发生，腹胀亦不明显。

2. 小肠闭锁和狭窄　小肠闭锁表现为完全性小肠梗阻，母亲妊娠时常有羊水过多史，在空肠近端闭锁的患儿中较为多见。主要症状为呕吐、腹胀和便秘。呕吐多于第一次喂奶后或生后第一天出现。肠闭锁位置越高，则呕吐出现越早，末端回肠闭锁生后 2~3 天才出现。呕吐出现后呈进行性加重，吐出量较多。高位肠闭锁的患儿呕吐物为奶块，多含有胆汁，低位肠闭锁呕吐物可呈粪便样并带臭味。腹胀是肠闭锁的常见特征，其程度与闭锁的位置和就诊时间有关，闭锁的位置越低、就诊时间越晚，腹胀程度就越重；反之则较轻。高位闭锁的腹胀仅限于上腹部，多不严重，在大量呕吐之后或胃管抽出胃内容后，腹胀可消失或明显减轻。低位闭锁的病例，全腹呈一致性膨胀，进行性加重，大量呕吐或抽出胃内容后，腹胀仍无明显改变，往往可见到扩张的肠袢。出生后无胎粪排出。如腹壁水肿发红，则为肠穿孔腹膜炎征象。全身情况可因呕吐频繁很快出现脱水、酸中毒、电解质紊乱及中毒症状，体温不升，并常伴吸入性肺炎，呼吸急促。

肠狭窄临床症状视狭窄的程度而有所不同。少数有显著狭窄的病例，出生后即有完全性肠梗阻的表现，与肠闭锁很难区别。多数为不完全性肠梗阻，可以吃奶，但反复多次呕吐，呕吐物为奶块及胆汁。出生后有胎粪排出，以后也可有大便。腹胀程度视狭窄部位而定，高位狭窄腹胀限于上腹部，低位狭窄则全腹膨胀。少部分患儿表现为慢性不完全性肠梗阻，有时要到生后几个月时才来就诊和确诊。

3. 结肠闭锁和狭窄　结肠闭锁以右半结肠多见，主要表现为低位完全性肠梗阻。由于羊水能在小肠内吸收，故常无羊水过多史。喂奶后逐渐出现腹胀，胆汁性呕吐，有时吐粪汁。无胎粪排出。腹部可见肠型和蠕动波，肛门检查外观正常，但由于闭锁远端结肠和直肠细小，常难插入手指或长段导管。钡剂灌肠可提示闭锁部位，有助确定诊断。

结肠狭窄症状与狭窄程度有关。狭窄严重者表现类似于结肠闭锁。狭窄程度轻者一般在出生后数周内逐渐出现低位不全性肠梗阻症状。呕吐为间歇性，进食后腹胀加重、呕吐出现，禁食时可无呕吐、腹胀亦减轻。可见肠型、蠕动波，肠鸣音亢进。患儿多有消瘦、营养不良和贫血。

【诊断与鉴别诊断】

母孕期常有羊水过多史，胎儿期超声检查发现双泡征或部分肠腔扩张，出现持续性呕吐、进行性腹胀、无正常胎粪排出，即应怀疑肠闭锁。低位肠闭锁母孕期可无羊水明显增多表现。需与肠闭锁相鉴别的消化道畸形通常需考虑以下这些疾病，如伴有或不伴有中肠扭转的肠旋转不良、胎粪性腹膜炎、肠重复畸形、腹内疝、继发于重症感染的新生儿麻痹性肠梗阻和全结肠型无神经节细胞症等。根据呕吐出现早晚、呕吐物性质、腹胀轻重初步可确定闭锁的位置高低。进一步检查以明确闭锁部位及有关疾病的鉴别诊断。

1. 肛门检查　生后无胎粪排出者，直肠指检、生理盐水或开塞露灌肠仍无正常胎粪排出，则可除外由于胎粪黏稠所引起的胎粪性便秘和先天性巨结肠。直肠指检困难者，可经肛门插入导管，可明确是否有直肠闭锁或作进一步造影检查。

2. 腹部X线平片　对诊断肠闭锁和肠狭窄定位有很大价值。十二指肠闭锁和狭窄的病例，立位片可显示典型的双气泡征。这是由于扩张的胃和十二指肠第一段内的液平面所形成。如梗阻在十二指肠远端，有时可见三气泡征。小肠低位闭锁或结肠闭锁显示较多的扩张肠袢和多数液平面。有时可见一个大的液平面，为最远的肠袢极度扩张所致。侧位片示结肠及直肠内无气体。

3. X线钡剂造影　对肠闭锁患儿进行钡灌肠检查有时是必要的，根据全结肠显影排除结肠闭锁的诊断，还可以除外先天性巨结肠或肠旋转不良。部分十二指肠和近端空肠狭窄的病例需行钡餐检查，才能明确诊断。

4. 超声检查　十二指肠和近端空肠闭锁胎儿产前超声检查可见羊水过多，同时可探及胃和十二指肠近端扩张，显示出双泡征的影像学特点，对产后诊断有提示作用。胎儿磁共振检查更有助于外科医师全面了解胃及肠管扩张的具体情况，有助于更为准确地判断肠管闭锁的部位。回肠及其远端肠闭锁在胎儿超声检查上羊水增多现象可以不明显，但可以见到腹腔内较广范围的肠腔扩张表现。生后超声检查可提示肠管扩张的区域和腹腔积液情况，同时可排除腹部肿块。

【治疗】

肠闭锁和肠狭窄一经明确诊断，即需要手术治疗，手术是唯一能挽救生命的方法。肠闭锁手术方法很多，不同部位闭锁的治疗方法亦不尽相同。近年来，随着完全肠道外营养的广泛应用，治愈率较过去有明显提高。术前准备是保证手术成功必不可少的条件，病情越重，术前准备越显得重要。患儿出生后放置在温暖的环境中，经鼻放置合适管径的胃管进行胃肠减压，有助于减轻腹胀，避免呕吐引起吸入性呼吸道感染。同时观察胃内容物的颜色并计量，开放静脉，做术前准备和各项实验室检查如水电解质和酸碱平衡、血常规、配血试验，记录尿量。如果需要延迟手术，则需行液体复苏，给予适当补液治疗，注意出入量的计算和平衡，注意胃肠减压等丢失液体的补充和电解质的补充，纠正酸碱平衡。同时与麻醉师和手术室密切联系，沟通病情，为手术做全面准备。手术切口可选择脐上偏右侧横行切口，并可根据手术中需要向两侧延长。

1. 十二指肠闭锁和狭窄的治疗　十二指肠闭锁或狭窄的病例，可采用十二指肠前壁或前外侧壁纵形切口跨过病变位置，切除隔膜后肠壁切口横形缝合术；或作十二指肠与十二指肠侧侧菱形吻合术。前者方法简单，效果也不错，但有损伤十二指肠乳头的风险；后者是目前常用的方法，无十二指肠乳头损伤之虞，效果良好。如果十二指肠闭锁近端肠管非常扩张且肠壁增厚的话，可以行裁剪手术使近端肠管直径缩小与远端肠管相近，再行端端吻合手术，有助于术后肠管蠕动的尽快恢复。如果十二指肠闭锁两端相距较远的话，十二指肠空肠侧侧吻合也是可以施行的手术方法。

此外，术中打开十二指肠后，自远端肠管放置胃管并注入适量生理盐水观察远端小肠情况，以排除是否合并远端小肠同时存在多发性肠闭锁情况。

2. 小肠闭锁的治疗　空肠上段隔膜样闭锁或狭窄可采用隔膜切除肠管成形术。小肠闭锁以切除近侧膨大的盲端，行肠管端端吻合术最为理想。手术中应尽量切除近侧膨大的盲端，或进行楔状成形，使闭锁肠管近远端口径接近，利于端端吻合，并一段程度上避免遗留神经肌肉发育异常的肠壁，影响术后肠功能恢复。同时用注射器向闭锁远端萎陷的肠管内注入气体或生理盐水，使远端肠管膨大、扩张，直至直肠充盈，从而排除远端肠管可能存在的多发性闭锁。远侧盲端须切除 1~2cm，并自系膜对侧缘呈 45° 斜形切除，以增大其口径，必要时还可适当剪开系膜对侧的肠壁，使两断端的口径一致。吻合时应用无损伤针做一层间断缝合，不可向内翻入过多，以免发生吻合口狭窄。手术时进行闭锁远端肠管组织活检，以排除肠神经发育异常。部分病例亦可选择近、远端作端侧吻合及远端造瘘术(Bishop-Koop 法)或近、远端作端侧吻合及近端造瘘术（Santulli 法），后者可使近侧肠管充分减压。病变部位在回肠远端，合并肠穿孔、胎粪性腹膜炎和其他严重畸形者，可作双腔造瘘术（Mikulicz 法）。肠狭窄患儿应将狭窄肠管切除后作肠吻合术。有报告在腹腔镜辅助下进行先天性肠闭锁手术，取得较好疗效。

3. 结肠闭锁的治疗　结肠闭锁确诊后应立即手术，以免结肠的闭袢梗阻造成结肠张力过高而穿孔。一般需先行闭锁近端结肠造瘘术，3~6 个月后再做回肠 - 结肠端侧吻合或结肠 - 结肠端端吻合术。由于存在黏稠的胎粪、大量的细菌和肥厚扩张的肠壁，使结肠闭锁一期吻合术后易于发生梗阻和吻合口瘘。但亦有作者根据临床体会，推荐脾曲近端结肠闭锁采用一期肠吻合术，而脾曲远端结肠闭锁则先行暂时性结肠造瘘术。直肠及远端乙状结肠闭锁的二期手术方法可选用直肠内结肠拖出吻合术（Swenson 术）或直肠后结肠拖出吻合术（Duhamel 术）。

肠闭锁和肠狭窄术后应将患儿置于保温箱内，保持恒定的温度和湿度。小肠和结肠一期吻合术者，术后肠功能一般需要 7~10 天才能恢复正常，故应保持胃肠减压通畅，给予胃肠外营养支持。应用抗生素，以防切口感染。肠管切除过多、剩余小肠过短和肠瘘的患儿，术后应考虑施行全面的肠康复治疗计划，采用完全肠道外营养疗法，并适时转入部分肠内营养，以期最终达到完全肠内营养的目标。

三、梅克尔憩室

梅克尔憩室(Meckel diverticulum)又称先天性回肠末端憩室,是由于卵黄管退化不全,其肠端未闭合引起,末端回肠的肠系膜附着缘对侧有憩室样突起。本病是消化道最常见的先天性畸形,据解剖学统计在正常人群中的发生率约为2%~4%,男性多于女性2倍。大多数人无任何症状,仅4%~6%病例可发生各种并发症,如炎症、坏死穿孔、肠梗阻和出血等。可在任何年龄出现临床症状,其中48%~60%发生于2岁以内,男性出现并发症者多于女性3~4倍。常伴发其他先天性畸形,如先天性巨结肠、唐氏综合征、脐膨出、食管闭锁、十二指肠闭锁、肠旋转不良和先天性心脏病等。

【病因与病理】

梅克尔憩室是一个真性憩室,含有肠管的所有层次。多位于距离回盲瓣100cm左右的回肠末端,在肠系膜对侧缘,有自身的血供,多数呈圆锥形,少数为圆柱形,口径1~2cm,憩室腔较回肠狭窄,长度在1~10cm。盲端游离于腹腔内,顶部偶有残余索带与脐部或肠系膜相连,该索带是引起内疝导致肠梗阻的主要原因(图17-10)。组织结构与回肠相同,唯肌层较薄。约50%的憩室内有迷生组织,如胃黏膜(80%)、胰腺组织(5%)、空肠黏膜、十二指肠黏膜、结肠黏膜等。胃黏膜一般分布相当广泛,可占大部分憩室黏膜,有时呈散在小岛性分布,但靠近憩室顶端最易找到。胰腺组织常位于顶尖处,呈黄白色颗粒状,易于识别。憩室可因迷生组织分泌消化液,损伤黏膜而引起溃疡、出血及穿孔;可因粪块、异物、寄生虫而发生急性炎症、坏死及穿孔;亦可因憩室扭转、套叠、疝入、压迫、粘连而引起各种急性肠梗阻。

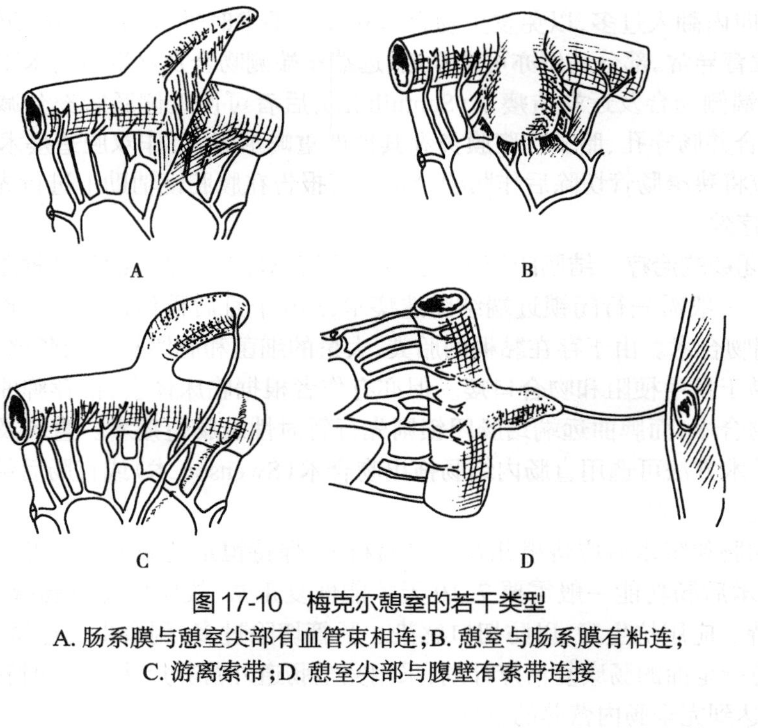

图17-10 梅克尔憩室的若干类型

A. 肠系膜与憩室尖部有血管束相连;B. 憩室与肠系膜有粘连;

C. 游离索带;D. 憩室尖部与腹壁有索带连接

【临床表现】

大多数梅克尔憩室可一生无症状，仅 4%~6% 的憩室可出现临床症状。憩室内迷生组织的存在和憩室的形态特点是引起梅克尔憩室出现并发症、产生临床症状的重要因素。

1. 出血 迷生的胃黏膜分泌盐酸及胃蛋白酶腐蚀憩室黏膜产生溃疡，溃疡多位于憩室的基底部或邻近的回肠黏膜，偶可发生大出血。出血病例约占 20%~30%，多见于 2 岁以内婴儿，主要表现患儿突然出现无痛性便血，有时大量出血一次可达数百毫升，色泽暗红或鲜红，在短期内发生出血性休克，面色苍白、脉搏细速、严重贫血。腹部检查无阳性体征。出血无固定规律，常会自行停止，或反复间歇出血。出血时可以不合并呕吐、腹痛等症状。

2. 肠梗阻 约占 25%~40%，因肠套叠、肠扭转、腹内疝等引起梗阻。以憩室本身的扭转、粘连所引起的肠梗阻最为常见，其次是憩室为起套点形成的回结型肠套叠，梅克尔憩室引起的肠套叠，非手术复位困难，非典型年龄出现的肠套叠，梅克尔憩室占 5%~10%。其临床表现与一般的肠套叠、绞窄性肠梗阻或粘连性肠梗阻相同。起病比较急骤，症状严重，常为绞窄性，可发生肠坏死而引起腹膜炎。

3. 憩室炎 占 14%~34%。有些憩室较窄，形似盲袋，当憩室引流不畅或有异物滞留时，可发生炎性病变。临床症状主要为脐周或右下腹痛，常伴有恶心、呕吐。腹部检查可发现右下腹或脐下有压痛和腹肌紧张，症状和体征与急性阑尾炎相似，临床诊断往往难以鉴别，常误诊为阑尾炎穿孔而手术。

4. 憩室穿孔 占 25%~50%。憩室的炎症和溃疡均会导致憩室穿孔，大多骤然发生，临床表现为剧烈腹痛、呕吐和发热，腹部检查有明显的腹膜刺激征。少数病例膈下有游离气体。

5. 其他 可引起憩室疝或 Litter 疝，憩室嵌顿于腹股沟管疝囊内，引起不完全性肠梗阻症状，或仅在腹股沟部触及压痛性圆锥形条状肿块。一些少见情况包括梅克尔憩室内异物、寄生虫感染、赘生物等。

【诊断与鉴别诊断】

梅克尔憩室并发症的临床表现并无特殊性，与急性阑尾炎、阑尾穿孔、其他病因引起的肠梗阻、下消化道出血等难以鉴别。当患儿出现这些临床表现时，首先检查脐部有无脐茸、脐窦等卵黄管发育异常，以提示卵黄管畸形可能。

钡餐检查很难发现憩室。^{99m}Tc 放射性核素扫描诊断梅克尔憩室，已被证明为可靠的方法，准确率可达 70%~80%。^{99m}Tc 对胃黏膜壁层细胞具有亲和力，并能被摄取。因此，当憩室壁层含有胃黏膜面积 >0.5cm × 0.5cm 的病例，腹部扫描可显示放射性浓集区。如检查前服用甲基咪胍，可使胃黏膜摄取增加，从而提高阳性率，检查前静脉注射五肽胃泌素和组胺 H2 拮抗剂亦可提高诊断率。假阳性可见于十二指肠溃疡、小肠梗阻、肠重复畸形、尿道梗阻、腹主动脉瘤、淋巴瘤、肾盂积水、肠息肉、小肠套叠、小肠动脉瘤或血管瘤等。假阴性见于异位黏膜坏死、异位黏膜面积过小、仅含有胰腺组织、黏膜出血较多或肠道高分泌状态等。^{99m}Tc 标记红细胞腹部扫描检查，能够检测消化道出血的部位，从而推测其出血原因，提示手术指征，有一定的临床实用价值。目前也可应用电子胶囊肠镜直接发现憩室。如果术前诊断为急性阑尾炎，但术中发现阑尾正常者应检查回肠末端，探寻有无憩室存在。

【治疗】

凡有梅克尔憩室并发症的病例，都应进行手术，将憩室切除。表现为腹膜炎或肠梗阻的病例，按腹膜炎或肠梗阻进行术前准备和急诊探查。表现为多次消化道出血的 2 岁以内病例，应积极补充血容量后进行手术。手术对憩室基底部较窄的病例可行楔形切除，对基底较宽的憩室，因基底部含有异位黏膜，手术以肠切除肠吻合为妥，如仅楔形切除可造成异位黏膜残留。

近年来采用小儿腹腔镜手术切除梅克尔憩室，取得了微创、美观的良好疗效，特别针对小儿不明原因的小肠出血，具有很好的探查和治疗作用。有时有些患儿高度怀疑梅克尔憩室引起的临床症状，但各项检查阴性，使临床诊断与治疗进入尴尬境地。此时，腹腔镜用于诊断与治疗体现出其优越性。腹腔镜手术主要是将憩室找到后经脐孔从腹腔内提出，在腹腔外行肠切除肠吻合后，再将肠管回纳腹腔。

对于临床上无症状梅克尔憩室的处理目前仍有很大争议。在其他疾病进行手术时发现无症状的憩室，一种观点是认为憩室很少发生并发症，反对将偶然发现的梅克尔憩室行切除术，因为其增加了吻合口瘘和肠梗阻的风险性；另一种观点认为无症状梅克尔憩室因为存在异位黏膜，在将来还是有可能出现临床症状而需要再次手术，所以，应当在梅克尔憩室被第一次发现时，无论有无临床症状，均手术切除。对这些梅克尔憩室的处理，目前较为广泛接受的观点是对有明显病理依据的梅克尔憩室必须被切除。

四、肠套叠

肠套叠（intussusception）是指某段肠管及其相应的肠系膜套入邻近肠腔内引起的肠梗阻，是婴儿期最常见的急腹症之一。

（一）急性肠套叠

【发病率】

急性肠套叠是婴儿期一种特有疾病，1 岁以内多见，占 60%~65%，尤其以 4~10 个月婴儿更为多见，2 岁以后随年龄增长发病逐年减少，5 岁以后发病更少。男女之比为(2~3)∶1。肠套叠一年四季均有发病，以春末夏初发病率最高，可能与上呼吸道感染及腹腔淋巴结病毒感染有关。夏、冬季次之，秋季较少见。我国小儿急性肠套叠的发病率较欧美为高。

【病因】

肠套叠分为原发性和继发性，原发性肠套叠的病因目前尚不清楚，可能与下列因素有关：

1. **饮食改变** 生后 4~10 个月，正是添加辅食及增加乳量的时期，也是肠套叠发病高峰期。由于婴儿肠道不能立即适应所改变食物的刺激，引起肠道功能紊乱，引起肠套叠。

2. **回盲部解剖因素** 婴儿期回盲部游动性大，回盲瓣过度肥厚，小肠系膜相对较长，新生儿回肠盲肠直径比值为 1∶1.43，而成人为 1∶2.5，提示回肠和盲肠发育的速度不同。90%婴儿回盲瓣长度 >1cm，呈唇样凸入盲肠，加上该区淋巴组织丰富，受炎症或食物刺激后易引起充血、水肿、肥厚，肠蠕动易将回盲瓣向前推移，并牵拉肠管形成套叠。

3. **病毒感染** 国内有报道肠套叠与肠道内腺病毒、轮状病毒感染有关。

4. **肠痉挛及自主神经失调** 由于各种食物、炎症、腹泻、细菌或寄生虫毒素等刺激肠道产生痉挛，使肠蠕动功能节律紊乱或逆蠕动而引起肠套叠。也有人提出交感神经发育迟缓，自主神经系统活动失调可引起肠套叠。

5. **遗传因素** 近年来报道肠套叠有家族发病史。

继发性肠套叠多为器质性病变导致，以梅克尔憩室和肠息肉最为多见，其次有腹型紫癜、肠重复畸形和淋巴瘤等。

【病理与分型】

肠套叠在纵断面上一般分为三层：外层为肠套叠鞘部或外筒，套入部为内筒和中筒，复套可有五层。肠套叠套入最远处为头部或顶端，肠管从外面套入处为颈部。外筒与中筒各以黏膜面相接触，中筒与内筒各以浆膜面相接触(图 17-11)。肠套叠多为顺行性套叠，与肠蠕动方向相一致，肠套叠发生后，套入部随着肠蠕动不断推进，该段肠管及其肠系膜也一并套入鞘内，颈部紧束使之不能自动退出。逆行套叠极少见。由于鞘层肠管持续痉挛，致使套入部肠管发生循环障碍，初期静脉回流受阻，组织充血水肿，静脉扩张，黏膜细胞分泌大量黏液，进入肠腔内，与血液及粪质混合呈果酱样胶冻状排出。进一步发展，导致肠壁水肿、静脉回流障碍加重，使动脉受累，供血不足，最终发生肠壁坏死。中层及鞘部转折处最易坏死，内层发生坏死较晚，外层很少发生坏死。

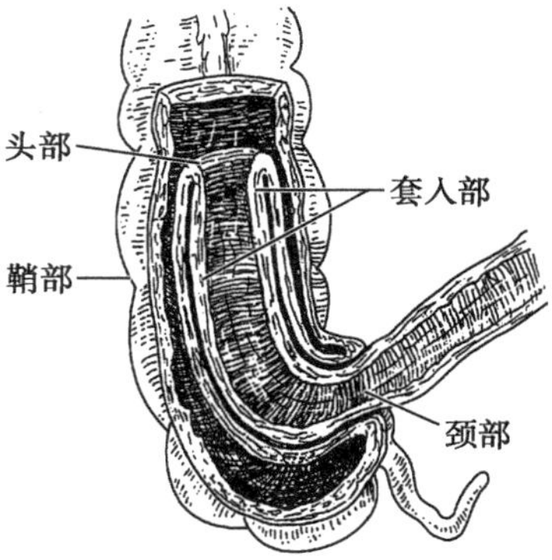

图 17-11 肠套叠的构成

根据套入部最近端和鞘部最远端肠段部位将肠套叠分为以下类型：①小肠型(包括空空型、回回型和空回型)；②回盲型：以回盲瓣为出发点；③回结型：以回肠末端为出发点，阑尾不套入鞘内，此型最常见，约占 70%~80%；④结肠型；⑤复杂型：常见为回回结型，约占肠套叠的 10%~15%；⑥多发型：在肠管不同区域内有分开的 2 个、3 个或更多的肠套叠(图 17-12)。

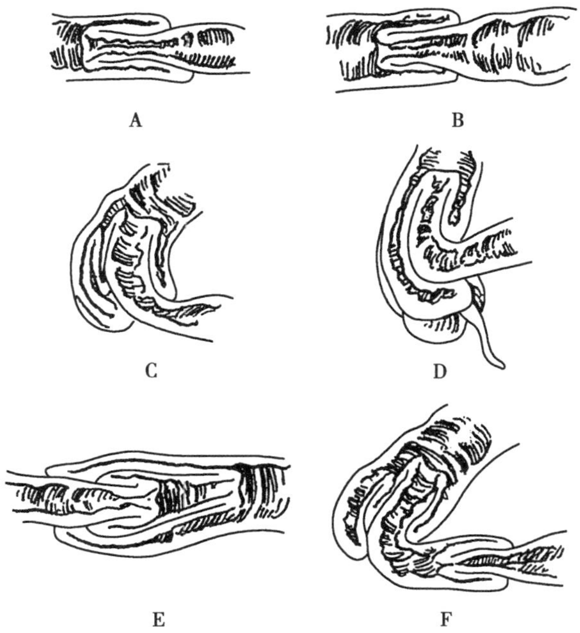

图 17-12 肠套叠的类型

A. 小肠型；B. 结肠型；C. 回盲型；D. 回结型；E. 复杂型；F. 多发型

【临床表现】

小儿肠套叠分为婴儿肠套叠(2 岁以内者)和儿童肠套叠,临床以前者多见。

1. **婴儿肠套叠** 多为原发性肠套叠,临床特点如下:

(1)阵发性哭闹不安:常见健康肥胖的婴儿,突然出现阵发性有规律的哭闹,持续时间约 10~20 分钟,伴有手足乱动、面色苍白、拒食、异常痛苦表现,然后有 5~10 分钟或更长时间的暂时安静,如此反复发作。此种阵发性哭闹与肠蠕动间期相一致,由于肠蠕动将套入肠段向前推进,肠系膜被牵拉,肠套叠鞘部产生强烈收缩而引起剧烈腹痛,当蠕动波过后,患儿即转为安静。肠套叠晚期合并肠坏死和腹膜炎后,患儿表现为萎靡不振,反应低下。一部分体质较弱,或并发肠炎、痢疾等疾病的肠套叠患儿,哭闹不明显,而表现为烦躁不安。

(2)呕吐:呕吐物初为奶汁、乳块或其他食物,以后转为黄绿色胆汁样物,1~2 天后转为带臭味的肠内容物提示病情严重。

(3)腹部包块:在 2 次哭闹的间歇期触诊,可在右上腹肝下触及腊肠样、弹力性硬、稍活动并有轻压痛的包块,右下腹一般有空虚感,肿块可沿结肠移动,有时在横结肠或左侧中下腹可触及马蹄形肿块,严重者在肛门指诊时,可在直肠内触到子宫颈样肿物,即为套叠头部。个别病例可见套入部由肛门脱出。临床统计约 80% 病例可触及腹部包块,晚期腹胀重或腹肌紧张时,不易触及包块。小肠型肠套叠上述症状不典型。

(4)果酱样血便:多在发病后 6~12 小时排血便,早者发病后 3~4 小时即可出现,家长往往以血便为首要症状就诊,为稀薄黏液或胶冻样果酱色血便,数小时后可重复排出。血便原因是肠套叠时,肠系膜被嵌入在肠壁间,发生血液循环障碍而引起黏膜渗血、水肿与肠黏液混合在一起而形成暗紫色胶冻样液体。

(5)肛门指诊:有重要临床价值,有些就诊较早患儿,虽无血便排出,但通过肛门指诊可发现直肠内有黏液血便,对诊断肠套叠极有价值。

(6)全身状况:依就诊早晚而异,早期除面色苍白、烦躁不安外,营养状况良好。晚期患儿可有脱水、离子紊乱、精神萎靡不振、嗜睡和反应迟钝等。发生肠坏死时,有腹膜炎表现,可出现中毒性休克症状。

2. **儿童肠套叠** 与婴儿肠套叠相比较,儿童肠套叠的临床症状不典型。起病较婴儿肠套叠稍缓慢,多表现为不完全性肠梗阻,肠坏死发生时间相对比较晚。患儿也有阵发性腹痛,但发作间歇期较婴儿为长,呕吐较少见。据统计儿童肠套叠发生便血者只有 40% 左右,而且便血往往在套叠后几天才出现,或者仅在肛门指诊时指套上有少许血迹。儿童查体合作时,腹部查体多能触及腊肠型包块。很少有严重脱水和休克表现。

【诊断】

当患儿具备阵发性哭闹不安、呕吐、果酱样血便及腹部触到腊肠样包块症状时,即可确定诊断。临床上患儿就诊时,同时具有上述四个症状的病例不足 25%,多数患儿来院就诊时缺乏肠套叠的典型表现,或只有其中 1~2 个症状,此时查体应仔细检查腹部是否可触及肿块,右下腹是否有空虚感,肛门指诊观察指套上是否有果酱样黏液便,以便进一步确诊。建议常规做腹部超声等辅助检查,协助诊断。

【辅助检查】

1. **腹部超声** 为首选检查方法,具有无创、简单易行、诊断迅速、准确率高和避免 X 线辐射等优点,可以通过肠套叠的特征性影像协助临床确定诊断,并可通过监测水压灌肠复位肠套叠的全过程完成治疗(详见治疗部分)。在肠套叠横断面上显示为"同心圆"或"靶环"征，纵切面上呈"套筒"征(图17-13)。

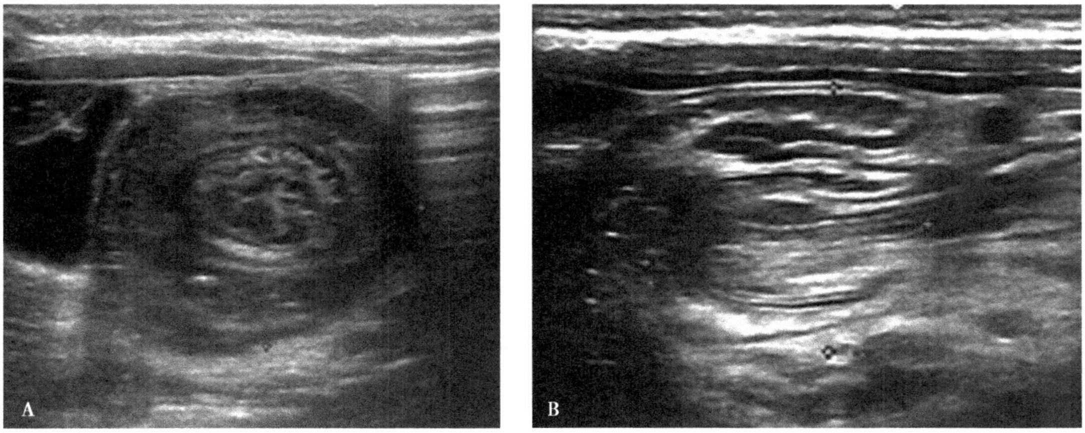

图17-13 肠套叠超声影像
A."同心圆"或"靶环"征；B."套筒"征

2. 空气灌肠 在空气灌肠前先作腹部正侧位全面透视检查，观察肠内充气及分布情况。注气后可见在套叠顶端有致密软组织肿块呈半圆形，向结肠内突出，气栓前端形成明显杯口影，有时可见部分气体进入鞘部形成不同程度钳状阴影。诊断的同时也在进行肠套叠灌肠复位治疗。

3. 腹部CT 可以显示套叠肠管"同心圆"或"靶环"状影，典型病例可以见到肠系膜套入远端肠管管腔内；另外对临床怀疑继发性肠套叠患儿有一定参考价值。但因为有X线辐射这一缺点，在患儿中应用受限。

4. 钡剂灌肠 对部分确诊困难的慢性肠套叠和复发性肠套叠有一定诊断价值，出现下列影像可以诊断肠套叠：①杯口状阴影；②钳状阴影；③平行螺旋状阴影，现已较少应用。

【鉴别诊断】

小儿肠套叠临床症状和体征不典型时，注意与下列疾病鉴别。

1. 细菌性痢疾 多见于夏季，常有不洁饮食史；早期即可出现高热，体温达39℃或更高；黏液脓血便伴里急后重，便常规见到大量脓细胞，如细菌培养阳性，即可确诊；腹部触不到腊肠样包块；超声见不到肠套叠的典型影像。但菌痢腹泻时，因肠蠕动紊乱，偶尔可引起肠套叠。

2. 急性坏死性小肠炎 以腹泻为主，大便呈洗肉水样或红色果酱样，有特殊腥臭气味；高热，呕吐频繁，明显腹胀，严重者呕吐咖啡样物；全身情况较肠套叠恶化得快，有严重脱水、皮肤花纹和昏迷等休克症状。

3. 过敏性紫癜 腹型紫癜患儿有阵发性腹痛、呕吐、腹泻和血便(呈暗红色)症状，有时因肠管水肿出血而增厚，可在右下腹触及肿块。部分患儿有双下肢出血性皮疹、膝关节和踝关节肿痛等，部分病例可有血尿。有报道25%腹型紫癜可伴发肠套叠，此时应作B超或空气灌肠检查协助诊断。

4. 梅克尔憩室出血　梅克尔憩室溃疡出血常突然发生。便血量往往很多，严重者可出现休克；出血时并无腹痛或仅有轻微腹痛。但梅克尔憩室也可继发肠套叠，与原发性肠套叠症状相似，腹部超声有助于鉴别。

5. 蛔虫性肠梗阻　多见于幼儿及儿童，阵发性腹疼，可有吐、便蛔虫史；腹部包块多在脐周，呈条索状或面粉团样，压之可变形；发病前多有驱虫不当史；腹部超声可显示肠腔内蛔虫影像。

6. 直肠脱垂　少数晚期肠套叠，其套入部可由肛门脱出，注意与直肠脱垂鉴别，后者脱垂肠黏膜一直延续到肛周皮肤，多发生在用力排便和增加腹压时，无急腹症症状。

【治疗】

小儿急性肠套叠的治疗分非手术疗法和手术疗法两种。钡灌肠复位是最早使用的复位肠套叠的非手术疗法，目前国内已很少应用。目前常用的非手术疗法包括X线监视下空气灌肠复位和B超监视下水压灌肠复位，两种复位方法的适应证和禁忌证基本一致。

1. 非手术疗法

(1)适应证与禁忌证：

1)适应证：病程不超过48小时，全身情况良好，无明显脱水及电解质紊乱，无明显腹胀和腹膜炎表现者，均可采用灌肠复位治疗，复位压力一般控制在60~100mmHg，3个月以下婴儿肠套叠和诊断性灌肠压力一般不超过80mmHg。

2)禁忌证：①病程超过2天以上，全身情况显著不良者，如严重脱水、精神萎靡、高热或休克等症状者；②高度腹胀，腹部有明显压痛、肌紧张，疑有腹膜炎时；③小肠型肠套叠；④3个月以下婴儿肠套叠。

(2)X线监视下空气灌肠复位肠套叠：采用自动控制压力的结肠注气机，肛门插入Foley管，肛门注入气体后即见肠套叠套头部呈“杯口状”缺损影像，随压力增加逐渐向盲肠退缩，直至完全消失。此时可闻及气过水声，腹部中央突然膨隆，可见网状或圆形充气回肠，说明肠套叠已复位。空气灌肠复位率可达95%以上。

(3)B超监视下水压灌肠复位肠套叠：腹部B超观察到肠套叠影像后，可在实时监视下水压灌肠复位，随着注水量增加和肠腔内压力升高，可见肠套叠“同心圆”或“靶环”状块影逐渐向回盲部退缩，形如“半岛征”，随着复位的进展，“半岛”由大变小，最后通过回盲瓣突然消失。在此瞬间，结肠内液体急速通过回盲瓣充盈回肠，截面呈蜂窝状改变，水肿的回盲瓣呈“蟹爪样”运动，同时注水阻力消失，压力下降，证明肠套叠已复位。

灌肠证实肠套叠已完全复位后，还要做如下观察：①拔出气囊肛管后排出大量带有臭味的黏液血便和黄色粪水；②患儿很快入睡，无阵发性哭闹及呕吐；③腹部平软，已触不到原有肿块；④口服活性炭0.5~1g，6~8小时后由肛门排出黑色炭末。

B超监视下水压灌肠复位和X线监视下空气灌肠复位治疗肠套叠同样安全有效，而且可以完全避免患儿和医护人员受到X线辐射，其应用逐渐得到普及。B超监视下水压灌肠复位的成功率可达90%以上，结肠穿孔率<0.1%。

(4)灌肠复位并发症及处理：严重并发症为结肠穿孔：①空气灌肠结肠穿孔时，透视下出现腹腔“闪光”现象，即空气突然充满整个腹腔，立位见膈下游离气体。拔出肛管无气体自肛门排出。患儿呼吸困难，心跳加快，面色苍白，病情突然恶化。应立即用消毒针在剑突和脐中间刺入排出腹腔内气体。②B超下水压灌肠复位过程中，结肠内充盈液体突然消失，腹腔内出现较多液体，肠管呈漂浮状，此时应考虑有结肠穿孔，立即拔出肛管，迅速排出肠腔内盐水，腹穿抽出腹水。③对上述两种灌肠复位所致结肠穿孔，均需迅速作好术前准备。

2. 手术疗法

(1)手术适应证：①非手术疗法禁忌证的病例；②非手术疗法复位失败；③小肠型肠套叠；④继发性肠套叠。

(2)肠套叠手术复位术(图 17-14)：手术前应纠正脱水和离子紊乱，禁食水、胃肠减压，必要时采用退热、吸氧、备血等措施。麻醉多采用全麻气管插管。

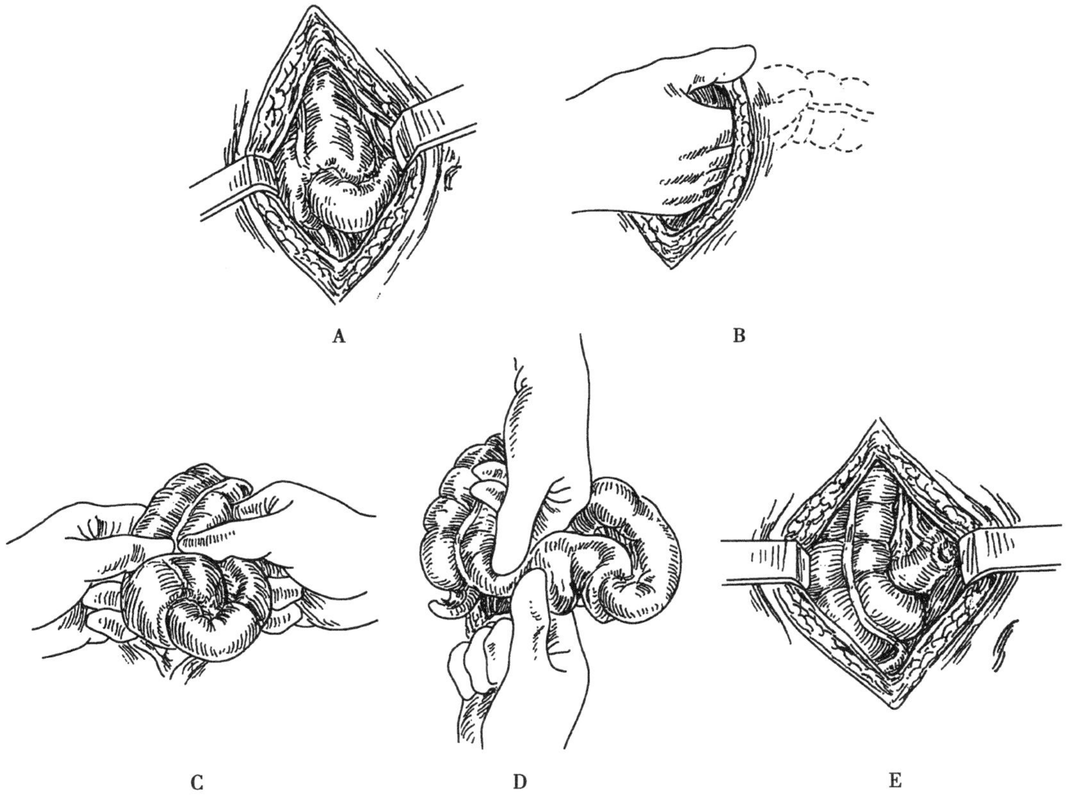

图 17-14　肠套叠手术复位

A. 开腹后，见回肠套入结肠；B. 手指伸入腹腔内，将套入部向后推压；C. 肠套叠整复到升结肠时，即将整个肿块牵出切口外，并开始于其远端挤压；D. 两手拇、示指交替性挤压；E. 肠套叠完全脱套，注意回肠末端肠套叠起点处之凹窝

较小婴儿可采用上腹部横切口，较大患儿采用右侧经腹直肌切口。开腹后显露肠套叠包块，检查有无肠坏死。如无肠坏死，用压挤法沿结肠框进行肠套叠整复，术者用两手拇、示指握住套叠远端即套头部，向近端轻柔推挤，耐心缓慢地进行挤压复位。当复位到达回盲部时，复位阻力增大，鞘部张力增高，切忌在近端拖拽套入部，以免发生肠破裂。如复位困难时，可用温盐水纱布热敷后，再作复位。肠套叠复位后要仔细检查肠管有无坏死，肠壁有无破裂，肠管本身有无器质性病变，阑尾是否有充血水肿及坏死，如无上述征象，还纳肠管入腹腔，按层缝合腹壁。对不能复位及肠坏死的病例，应行坏死肠段切除吻合术。对于继发性肠套叠，

应行病理性诱发点切除肠吻合术。

(3)腹腔镜下肠套叠复位术:腹腔镜下复位肠套叠可避免腹部较大切口,损伤较小,但需要严格掌握适应证。术中按照开腹手术探查步骤和复位要求实施,尤其注意复位时避免强行牵拉套叠的肠管。如果腹腔镜下复位困难或肠管已发生坏死,可中转开腹,将 Trocar 切口开大,提出腹腔外复位或行肠切除吻合术。

(二) 慢性肠套叠

慢性肠套叠是指病程延续在两周以上至几个月之久的病例。一般多发于年长儿及成人。慢性肠套叠多为肠道存在器质性病变而引起的继发性肠套叠,国内发生率占小儿肠套叠的0.8%。肠管器质病变常见有肠息肉、梅克尔憩室、消化道重复畸形、紫癜血肿、肿瘤及结核等。肠蛔虫病和肠炎也可因蛔虫毒素或感染而诱发慢性肠套叠。

【病理】

年长儿发生回结肠型肠套叠时,回肠套入结肠内,由于结肠肠腔较大,因而回肠肠腔仍可保持部分通畅,尽管肠壁有水肿,在相当长的时间内无严重的血液循环障碍,很少有肠坏死。个别慢性肠套叠可以自动复位,但以后可反复发生套叠。

【临床表现】

发作期有腹痛,为隐痛或间歇性绞痛。少数病例在绞痛时伴呕吐。患儿在患病期间仍能进食及正常排便,少数病例仅有少量黏液血便。一般无腹胀,在结肠框部位可触到腊肠型肿块,当腹部绞痛发作时,常感到肿块变硬。不同时间检查,肿块位置可能不同。

【诊断】

临床上不易早期诊断。当患儿有阵发性腹痛和黏液血便时,应注意本病,可行B超检查,如见到典型肠套叠影像,即可确定诊断。怀疑有器质性病变者,可行 CT、放射性核素消化道扫描(ECT)等。

【治疗】

慢性肠套叠往往有器质性病变,确诊后均应手术治疗。有器质性病变者,常需行肠切除吻合术。无器质性病变者,手术整复即可。

五、粘连性肠梗阻

粘连性肠梗阻(adhesive ileus)是由于肠粘连或腹腔粘连索带引起的急性或慢性肠梗阻。近年来,由于麻醉水平的提高和手术操作技术的改进,粘连性肠梗阻在所有小儿肠梗阻中所占的比例有所降低,但此症在临床上仍较常见。

【病因】

造成肠粘连及腹腔内粘连的原因有多方面,可分为先天性和后天性两大类,临床上以手术后所致的粘连性肠梗阻最多见。

1. 先天性肠粘连　胎儿期发生肠穿孔、肠坏死或炎症,可以导致胎儿期腹膜炎,出生后可发生腹膜粘连,即胎粪性腹膜炎。

2. 后天性肠粘连　①腹膜手术损伤或创伤:腹腔内手术或创伤时,腹膜受到各种机械性和化学性刺激,导致炎性反应,形成粘连;②腹腔感染:手术时细菌污染、腹腔内弥漫性细菌性腹膜炎或局限性器官炎症,均可导致腹腔粘连;③异物存留:各种缝线、引流物及坏死组织遗留,都可诱发粘连;④腹腔内出血与血肿:腹腔创面渗血或脏器破裂出血时,引起腹腔积血，血液吸收及机化过程形成粘连。

一般肠粘连并无症状，但当肠管受到诱发梗阻因素的刺激，如寒冷、饮食不当或暴饮暴食及某些药物等，产生不正常的强烈蠕动，可突然发生肠梗阻。

【病理】

腹膜受到上述炎症或损伤刺激后，机体存在愈合和修复的过程，使得粘连有一个发生和发展过程，部分粘连吸收，而有些则长期残留，最终形成粘连性肠梗阻。

1. 肠粘连的自然史　腹膜受到任何刺激引起损伤后，最初表现为浆液性渗出、纤维蛋白及纤维素沉着，临床上可见在肠管浆膜上有薄厚不一的膜状物，如在 2~3 天内再次手术，粘连易于钝性分离。此后，在纤维蛋白性粘连的基础上，胶原纤维生成，形成纤维素性粘连，粘连较紧密且有血管网形成，此时为受损后 7~10 天，粘连分离较困难，极易渗血。由于肠蠕动牵拉使两肠管间的粘连逐渐吸收，形成膜状粘连，一般为腹膜受损后 2~3 周左右。1 个月后，肠管间膜状粘连进一步牵拉和吸收，形成粘连膜的缺损空洞，使残余之粘连膜成为粘连带。粘连进一步吸收变窄、变厚，呈索条状的索带粘连。粘连索带逐渐断开、粘连完全吸收需 6~12 个月。

2. 肠梗阻的形成　肠梗阻多发生于粘连吸收过程中，特别是在索带粘连期，当肠壁炎症水肿、肠内容物增多、肠蠕动增加或体位剧烈变动时，较易形成肠管的内疝、成角、受压、扭转等，而发生梗阻。索带粘连性肠梗阻常合并肠绞窄，而广泛性粘连性肠梗阻因肠管不能活动则不易发生绞窄。

【临床表现】

粘连性肠梗阻多发生在小肠，结肠少见，表现为机械性梗阻。患儿多有腹腔感染、创伤和手术的病史，以往可能有类似发作史。根据粘连性肠梗阻的临床症状、体征及 X 线表现可分为三种类型。

1. 急性机械性肠梗阻　以此类型多见，可分为完全性或不全性肠梗阻。

(1) 完全性肠梗阻：表现为阵发性腹痛或哭吵不安，伴恶心呕吐，初为食物或黄绿色液，如病情进展，则为粪汁样物。同时有进行性加重的腹胀，肛门排便排气停止，或经灌肠仅排出少量陈旧粪便。查体可见腹部胀满，腹部可触及肠型，听诊可闻及肠鸣音亢进。全身表现脱水、两眼凹陷、皮肤干燥失去弹性、无发热或低热，血常规白细胞一般不增高。直立位腹部 X 线片可见小肠呈数量不等的液气平面，呈阶梯状，梗阻远端无气体影。

(2) 不全性肠梗阻：临床表现类似于完全性，但症状较轻，可有少量排便排气，直立位腹部 X 线平片可见小肠液气平面外，远端肠管或结肠有气体影。不全性肠梗阻可经观察治疗后好转，也可转变为完全性肠梗阻。

2. 慢性小肠梗阻　有间歇反复的阵发性腹痛，不剧烈。多有消化功能紊乱，如不太严重的呕吐、胃纳不佳、消化不良等症状，可有少量排便，患儿一般较消瘦。查体腹部饱满、有时可见肠型及蠕动波、无发热、白细胞计数可不升高；急性发作时也可表现为急性机械性梗阻的征象。急性发作时腹部 X 线表现与急性肠梗阻相同。慢性不全性肠梗阻常需钡餐造影确诊，见梗阻近段肠管扩张、蠕动强烈，而远端肠管缩窄。

3. 急性绞窄性肠梗阻　此类肠梗阻多发生于索带粘连所致的压迫、内疝、扭转等。

知识拓展

急性绞窄性肠梗阻

临床症状为阵发性剧烈腹痛或阵发性哭闹，持续性呕吐、呕吐物为粪汁或血性液，不排便或不排气，局限性腹胀，腹部可见肠型，肠鸣音亢进或消失，有中毒表现。发病初期即可出现明显脱水、烦躁、口渴、面色苍白、口周发绀、脉搏加快、血压正常或增高等休克前期表现。疾病进展快速，当患儿呼吸困难、脉搏微弱或触不到、面色灰白、皮肤发绀出现花纹时，则进入休克期。此时全腹压痛、肌紧张，有时可摸到境界不清、有张力的弧形肿物，为绞窄肠袢。多伴有发热、白细胞增高。但因休克前期征象可能掩盖了腹痛、腹部压痛及肌紧张的表现，易造成漏诊，应予警惕。

X线表现与完全机械性肠梗阻相同，直立位平片可见下腹部不透光的腹水征，有时可见到咖啡豆状肠袢影、假肿瘤影，局部肠间隙增宽。腹腔穿刺可抽得血性腹水，镜检多可见脓球及红细胞，此对发病12小时以上的中毒性休克患儿，有可疑肠坏死者，更有诊断价值。

【诊断】

根据上述病史、症状、体征及X线表现，粘连性肠梗阻诊断可以确立，关键是要区别梗阻是单纯性还是绞窄性、完全性还是不全性，对确定治疗方案有重要指导作用。有下列表现者，应考虑绞窄性肠梗阻的可能：①急骤发作的持续性剧痛，或阵发性腹痛间仍有持续性疼痛，伴有频繁呕吐；②病情发展迅速，早期出现休克；③明显的腹膜刺激征，体温升高；④腹胀不对称，有局限性隆起或痛性肿块；或腹胀进行性加重；⑤呕吐物、胃肠减压液、肛门排出物为血性，或腹腔穿刺抽到血性液体；⑥X线腹部平片见大而固定的孤立肠袢，或假肿瘤影；⑦血中性白细胞、C反应蛋白（CRP）、降钙素原（PCT）等炎症指标明显升高。

【治疗】

由于手术后肠粘连的预防目前尚无确切有效的方法，因此对粘连性肠梗阻须尽力采取非手术治疗，特别是对术后早期炎性粘连性肠梗阻，或广泛粘连所致的不全性肠梗阻一般选用非手术治疗，无效时才考虑手术治疗。

1. 非手术疗法

(1)禁食、胃肠减压：禁食和胃肠减压是治疗各种肠梗阻的重要方法。一般是经鼻孔插入胃管，持续抽吸胃肠内容物，可减轻患者因膨胀性腹痛而带来的痛苦，有助于近端肠管因较长时间的膨胀而造成的肠壁血运障碍的恢复，有助于梗阻的缓解。

(2)输液和营养支持：纠正水和电解质失衡，维持酸碱平衡，给予热量及蛋白质需要量，必要时补充血或血浆。

(3)抗生素应用：肠梗阻可引起肠道细菌大量繁殖及毒素吸收，导致菌群移位，使病情加重，应给予抗生素治疗。一般选用针对肠道菌群的广谱抗生素。

(4)中药：对术后早期炎性粘连性肠梗阻、广泛粘连所致的不全性肠梗阻，可应用抗粘连及抗炎中草药方剂如大承气汤等，有时可以促使肠梗阻的缓解。

2. 手术治疗　粘连性肠梗阻手术治疗指征为：①绞窄性肠梗阻或腹穿有血性腹水者，应紧急剖腹手术；②急性完全性机械性肠梗阻24小时治疗观察无好转者；③急性不全性机械性肠梗阻非手术疗法 3~4 天无缓解趋势者；④慢性小肠梗阻反复发作，钡餐检查近端肠管有慢性扩张、肥厚，且影响小儿发育者。

粘连性肠梗阻手术治疗的目的是解除梗阻，减少中毒反应，挽救患儿生命，而不是广泛分离粘连，否则会给患儿不必要的手术打击和组织创伤，也达不到手术治疗目的。

治疗方法包括粘连索带或小片粘连施行分离或切断；广泛粘连者，找到扩张的近端肠管和缩窄的远端肠管交界点进行分离，以解除梗阻为目的，而不作广泛粘连分离；如一组肠袢紧密粘连成团引起梗阻，又不能分离，可将此肠粘连团切除，一期肠吻合术；如粘连团既不能分离，又无法切除，则可作梗阻近远端肠管侧侧吻合的短路手术，但应注意旷置的近端肠管不宜过长，以免引起盲袢综合征；如广泛粘连而屡次引起肠梗阻者，可采用小肠插管内固定肠管排列术（Baker 手术）。

对绞窄性肠梗阻，应分秒必争尽快手术，必要时边抢救、边手术，以最快速度解除肠管或系膜压迫，去除病灶；如肠管已坏死则作肠切除肠吻合。对慢性小肠梗阻病例，使用腹腔镜手术分离粘连，可减少肠管创伤、防止进一步粘连发生，但术中应注意避免肠管损伤。

腹腔镜肠粘连松解术因具有创伤小、腹腔干扰少、胃肠道功能恢复快等优点，可有效减少再粘连的发生，逐渐成为临床上治疗粘连性肠梗阻的一种重要方法。但腹腔镜手术由于难以有效进行肠道减压，肠管扩张影响操作视野，不能触摸肠壁，分离广泛致密的粘连时操作难度大，也有一定的局限性。

【预防】

目前尚无有效预防与永久去除腹腔和肠粘连的方法。预防肠粘连主要包括术中细致操作，减少腹膜损伤；积极防治腹腔感染、避免异物残留腹腔；促进术后肠蠕动，缩短肠麻痹时间；肠粘连术中可酌情使用抗粘连胶、切口下使用抗粘连膜预防再发粘连。有肠粘连肠梗阻病史者应注意勿着凉、避免暴饮暴食，以防诱发肠梗阻发作。

六、腹内疝

腹内疝是腹腔内器官（主要是胃肠道）从正常位置通过一个有发育缺陷的、病理性的或者正常的孔隙进入到不正常的位置，而引起以空腔脏器梗阻为主要表现的一类疾病。腹内疝通常以疝环位置命名，如十二指肠旁疝、盲肠周围疝、小网膜孔疝、乙状结肠间疝、盆腔疝、肠系膜裂孔疝、大网膜裂孔疝等。前 5 种疝位于腹膜后间隙，后 2 种位于腹膜腔内。

腹内疝在小儿较少见，是引起肠梗阻的少见疾病之一，约占全部肠梗阻的 0.5%~3%，其中以肠系膜裂孔疝及十二指肠旁疝所占比例较大。除先天性疾病引发的腹内疝，还有后天性手术，包括肠造瘘、结肠术后肠系膜裂口未封闭、胆总管扩张症行 Rou-en-Y 胆肠吻合术后，均可能引起腹内疝。

（一）肠系膜裂孔疝

【病因与病理】

先天性肠系膜裂孔疝（mesenteric hernia）病因不明，可能为胎儿期肠旋转完成后，脏腹膜和后腹膜的壁腹膜融合不全导致，亦可能由于胚胎期肠系膜因某种原因发生缺血坏死而形成裂孔，有时与肠闭锁、肠狭窄及肠旋转不良共同存在。

肠系膜裂孔疝部位以小肠系膜多见，尤其回肠系膜，也可发生于横结肠及乙状结肠系膜。裂孔呈圆形或椭圆形，大小不等，边缘光滑。裂孔越小，疝入的肠管越容易嵌顿，出现绞窄坏死或肠扭转。

【临床表现】

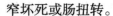

有肠系膜裂孔患儿平时可无任何症状。当肠管疝入裂孔后可突然出现肠梗阻症状，常有饱餐后剧烈活动病史，表现为急性、完全性、绞窄性肠梗阻的症状及体征。剧烈腹痛、呕吐胆汁样物、停止排便排气，出现血便较早。本病以发病急、进展快、中毒症状重为特点，短时间可表现出重度脱水、酸中毒和休克。但早期腹部体征常不明显。

【诊断】

肠系膜裂孔疝未发病时，临床上无特征性症状和体征，诊断困难，饱餐后剧烈活动可以诱发该病。既往曾经报告6例先天性肠系膜裂孔疝，术前无一例确诊，其中4例发病超过24小时者出现肠坏死，延误手术有死亡风险。因此，凡临床上出现不明原因的剧烈腹痛、呕吐，病情进展快，中毒症状明显，而腹部体征又不明显时，应考虑到肠系膜裂孔疝的可能。当有腹腔镜胆总管扩张症手术史的患儿，尤其需要警惕。

腹部平片提示肠腔内大量积气积液，如出现下列征象则提示绞窄性肠梗阻：假肿瘤征、马蹄征、咖啡豆征，空、回肠换位征，香蕉串征、小肠内多液量征等。肠系膜上动脉造影可见肠系膜血管通过疝环的异常走向。增强CT扫描见螺旋形的小肠聚集于腹腔呈香蕉串征，可显示腹腔内疝的部位，血管重建见肠系膜血管异常聚集、牵拉、扭转，系膜血管移位等。超声可沿着扩张肠管连续探查，寻找梗阻点，见扩张肠管压迫萎瘪肠管，无低回声条索影，即可辅助诊断。

【治疗】

肠系膜裂孔疝需急诊手术治疗，可以采用腹腔镜探查。无肠管坏死时，仅需将肠管复位，如裂孔较小，复位有困难，可适当扩大裂孔，注意保护系膜血管，复位后闭合裂孔。如出现肠坏死，需行肠切除吻合术。同时要探查肠管有无其他器质性病变。

（二）十二指肠旁疝

【病因与病理】

十二指肠旁疝（paraduodenal hernia）与中肠发育障碍有关。胚胎发育过程中，中肠在结肠完成旋转之后还纳入腹腔，位于横结肠下方。如果肠旋转过程异常，使体腔外的中肠回缩入腹腔的时间在肠旋转过程之前，则已回入腹腔的中肠袢在结肠逆时针旋转时被包围在盲肠、升结肠系膜后，形成右十二指肠旁疝。如果结肠旋转由右向左呈顺时针旋转，则小肠袢被包围在降结肠系膜之后，形成左十二指肠旁疝。

左十二指肠旁疝较右侧多见，疝囊前方为降结肠系膜，后方有腰大肌、左肾及输尿管。降结肠可被推向疝囊的右侧，或位其前方，疝囊口在右侧，其前缘腹膜内有肠系膜下动静脉通过。右十二指肠旁疝的疝囊位于右侧结肠系膜之后，疝囊口开向左侧，其前缘有肠系膜上动静脉及回结肠动脉通过。

【临床表现】

十二指肠旁疝的临床表现取决于小肠疝入的多少及疝囊口部的大小。患儿可无症状或仅有轻度腹痛、呕吐，常可自行缓解，但反复发作。梗阻明显时，腹痛及呕吐剧烈。腹部体征多不明显，无明显腹胀。查体可发现发生旁疝的腹部一侧有限局性触痛，亦可触及固定性囊性包块。

X线平片可见小肠影像位于腹部一侧。胃肠透视可见小肠影像位于腹之一侧，不随体位改动而变化。钡灌肠可见结肠和小肠位置发生改变。

【诊断】

十二指肠旁疝的诊断除根据其反复发作的高位肠梗阻症状及体征外，确诊主要靠X线检查。小肠被局限固定于左侧或右侧腹部，其附近的结肠位置改变是诊断最主要根据。

【治疗】

需手术治疗，将小肠复位于腹腔内。在疝囊颈部如由于紧张复位有困难时，需将其扩大。但必须注意勿损伤其下方的血管。复位后将疝囊颈部闭合。亦可采用腹腔镜进行手术。

【预后】

十二指肠旁疝手术治疗的病例很少，尚无详细的预后报道。但由于病理改变不太复杂，手术较简单，预后应良好。

七、阑尾炎

阑尾炎(appendicitis)为小儿常见急腹症，随着年龄增长而发病率逐渐增高，6~12岁达到高峰。5岁以下的发病率相对减少，3岁以下特别是1岁以内的阑尾炎很少见，但误诊率高，穿孔率可达40%。

【病理解剖】

阑尾是位于盲肠后下端的细长管状器官，于胚胎第8周出现。小儿阑尾长4~8cm，直径0.3~0.5cm。阑尾的位置随着盲肠的位置变化而变化，绝大多数位于右下腹部(图17-15)。个别患儿盲肠游离，或伴肠旋转不良使盲肠位置发生变异，阑尾可移位到肝下或中腹。

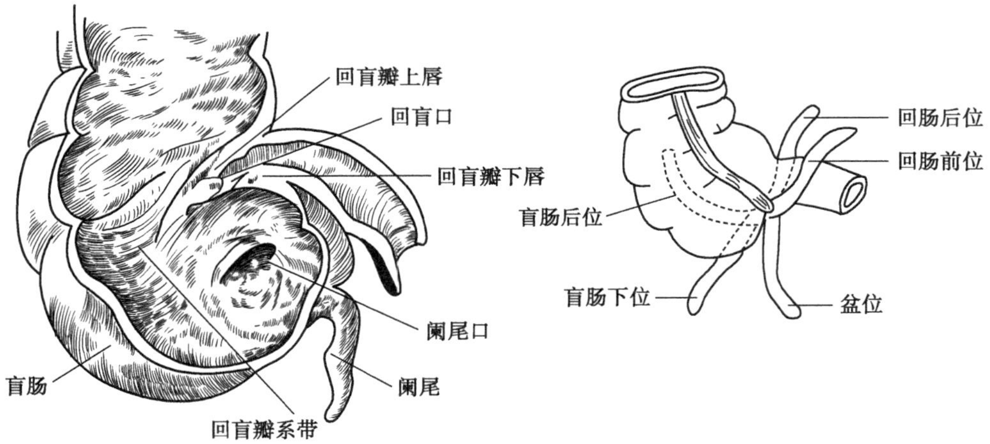

图17-15 阑尾位置和解剖关系

阑尾动脉为回结肠动脉终末分支，与其他盲肠血管无交通支，血管纤细，遇有血液循环障碍容易产生血栓，引起阑尾坏死。偶有阑尾穿孔的感染经回结肠静脉和肠系膜静脉扩散到门静脉系统，引起门静脉炎或肝脓肿者。

婴幼儿期阑尾腔呈漏斗状，基底较宽，阑尾腔不易梗阻和感染，可能是婴幼儿阑尾炎发生较少的原因之一；儿童阑尾渐呈管状，粪石堵塞不易排出。阑尾壁较成人薄，并有丰富的淋巴滤泡，发生炎症容易穿孔。婴幼儿大网膜短而薄，阑尾发炎后，不易包裹局限，而扩散到整个腹腔,形成全腹膜炎。

(一)急性阑尾炎

【病因】

主要为阑尾腔堵塞和病原菌感染。小儿阑尾管腔窄小、易扭曲,进入阑尾腔内的粪石、蛔虫卵或食入的豆粒、果实及其他不易消化的食物等,引起阑尾管腔堵塞,一旦有细菌侵入阑尾壁,生长繁殖,引发阑尾炎症。分泌液滞留阑尾腔,使阑尾腔内压力升高,引起阑尾壁的血运障碍,造成阑尾壁的缺血、坏死。由于儿童阑尾壁内的淋巴组织丰富,身体其他部位的病原菌可通过肠管和肠系膜血液、淋巴系统到达阑尾引起炎症。

阑尾炎大多为混合性感染,60%的脓汁标本可培养出需氧菌和厌氧菌。

胃肠道功能紊乱时,可使阑尾壁肌肉和血管发生反射性痉挛,造成阑尾梗阻和血液循环障碍,使阑尾黏膜受损引起炎症。

此外,患上呼吸道感染、麻疹及急性扁桃腺炎的患儿,病原菌可能经血行感染引发阑尾炎症。

【病理分型】

根据阑尾炎症发生发展病理过程,将急性阑尾炎分为四种病理类型。

1. 单纯性阑尾炎　为阑尾炎症初期,炎症局限在黏膜和黏膜下层,阑尾轻度充血、水肿,表面少量纤维素渗出物;镜下见阑尾黏膜充血、水肿,黏膜下层中性粒细胞及嗜酸性粒细胞浸润。

2. 化脓性阑尾炎　约占儿童阑尾炎50%以上。病变累及阑尾全层,肌层大量炎性细胞浸润,呈蜂窝织炎改变;阑尾明显肿胀,浆膜附有纤维素或脓苔。阑尾腔积脓,张力不断增加,严重时脓性破溃、溶解,发生穿孔,并形成阑尾周围脓肿,或扩散引起腹膜炎。

3. 坏疽性阑尾炎　阑尾炎症继续扩散,细菌大量繁殖,阑尾腔内粪石梗阻,阑尾壁血管栓塞,血液循环障碍,导致缺血,阑尾发生节段性或全段坏死;阑尾外观臃肿污秽,呈暗紫色,常合并穿孔,并发弥漫性腹膜炎,甚至感染性休克。

4. 阑尾周围脓肿　急性阑尾炎坏疽穿孔,进程如果较为缓慢,大网膜和小肠可将阑尾及包裹形成粘连,最终造成阑尾周围脓肿。

【临床表现】

临床表现依小儿年龄和阑尾炎病理改变不同而异,一般年龄越小,临床表现越不典型,病程进展越快。

1. 腹痛　为最常见、最早出现的症状,多从脐部开始,由轻到重,数小时后渐转移至右下腹部,多为持续性钝痛。阑尾腔有阻塞时为阵发性腹痛。发生穿孔形成弥漫性腹膜炎时,为持续性腹痛,阵发性加剧。大多患儿喜右侧屈髋卧位,以减少腹壁的张力,缓解疼痛。

右下腹麦氏点固定压痛是急性阑尾炎的典型体征,部分小儿盲肠的移动性较大,阑尾位置不固定,故压痛点可在右中腹、脐部附近、下腹中部等,但位置相对固定。发生局限性腹膜炎时,右下腹有压痛、肌紧张和反跳痛,当扩展到全腹时,往往提示阑尾已化脓穿孔造成弥漫性腹膜炎。当阑尾形成包裹性脓肿时,右下腹可扪及浸润性包块,伴局限性腹膜炎表现。肛门指诊直肠右前方黏膜水肿、肥厚,盆腔脓肿形成时有触痛及波动感。

对于阑尾位置变异的患儿,以下检查有助于协助诊断:①结肠充气试验(Rovsing征):用手从左下腹推压降结肠移向横结肠,因气体压力传至盲肠,产生疼痛为阳性。②腰大肌刺激征和举腿试验：腰大肌刺激征即令患儿左侧卧位，右髋关节过伸，腰大肌受到刺激疼痛；举腿试验是让患儿平卧，医师用手指按压患儿右腰压痛部位，然后让患儿伸直膝关节或高举右腿，疼痛加剧。盲肠后位阑尾炎时两者均可阳性。

2. **恶心、呕吐** 较成人多见。呕吐常发生在腹痛后数小时，部分患儿可先出现恶心呕吐。早期呕吐多是反射性，呕吐内容多为食物，较晚期患儿呕吐系腹膜炎肠麻痹所致，呕吐物为黄绿色胆汁、胃肠液等。

3. **发热** 体温在38℃左右，大多为先腹痛后发热，随着病情加重而逐渐升高。脉搏加快与体温成正比，晚期出现中毒症状，脉搏快而微弱，严重者体温可不升。

4. **其他** 如阑尾炎侵及盆腔，刺激乙状结肠促使排便次数增加。刺激右侧输尿管可引起尿急、尿频，甚至血尿。头痛、口渴，水和电解质紊乱一般不严重，但腹膜炎时，可使脱水和酸中毒等症状加重，年龄越小越明显。

【辅助检查】

1. **实验室检查** 单纯性阑尾炎的白细胞总数和中性粒细胞增多，白细胞总数可升高到$(10\sim12)\times10^9/L$；化脓性阑尾炎白细胞计数可更高；有脓肿形成或弥漫性腹膜炎时甚至在$20\times10^9/L$以上，中性粒细胞占85%~95%。血清C反应蛋白明显增高。但也有个别阑尾炎患儿白细胞上升不明显。

尿、便常规检查一般无特殊改变，如阑尾位于输尿管附近时，或阑尾周围脓肿形成时，尿内可有少量红细胞，病情较重时大便内可有少量脓球。

2. **腹腔穿刺** 对疑难病例应做腹腔穿刺以协助诊断；对阑尾周围脓肿贴近腹壁者，可试行穿刺，或在超声引导下穿刺引流。

3. **B超检查** 阑尾发炎后肿胀显影，有报告阑尾直径超过≥6mm，可确诊阑尾炎。超声还可显腹腔内渗出液的多少、阑尾周围脓肿的大小部位，对异位阑尾炎也能协助诊断。

4. **CT和MRI检查** 急性阑尾炎CT表现为阑尾壁增厚，阑尾腔不规则、狭窄或者闭塞、腔内粪石、异物或者寄生虫，阑尾周围炎症渗出，增厚的管壁见积气或者腔内积气等，阑尾直径多≥6mm。磁共振也可以显示阑尾管壁增厚，管腔内充满液体，阑尾周围有渗出液和腹水。

【诊断】

根据典型腹痛病史和右下腹固定压痛，急性阑尾炎诊断一般不困难。但年龄较小的患儿难以准确诉说腹痛的病史，又因为惧怕检查，查体不够合作，影响医师判断腹部压痛、肌紧张的部位和范围。因此，查体时动作一定要轻柔，随时注意患儿的面部表情。触诊时对比检查两侧腹部，观察触诊不同部位时的患儿反应，往往腹部的压痛与腹壁的肌紧张相一致，有时要经过反复多次的检查方能确定。

检查时应从腹部无痛部位，一般从左下腹开始，由浅到深，由轻到重，最后到右下腹，腹部的扪诊也应由浅入深地进行。浅层扪诊注意腹部皮肤敏感区，中层触诊时了解腹部压痛点以及是否存在反跳痛及肌紧张等腹膜刺激征，深层检查可判断局部有无炎性包块和脓肿形成。盆腔阑尾炎腹部压痛不明显，但可有尿频、腹泻和排尿痛，甚至血尿。盲肠后位阑尾炎右下腹部压痛不明显，疼痛局限在侧腹部，阑尾炎症刺激腰大肌引起疼痛，患儿多呈仰卧屈曲，内旋左侧髋关节。当发生腹膜炎有肠麻痹时，腹部肠鸣音减弱或消失。

肛门指诊：在直肠右前方因炎性浸润有触痛和增厚感，盆腔形成脓肿可触及炎性包块。

血液检查：白细胞升高比成人明显，有腹膜炎时白细胞可在 $20 \times 10^9/L$ 以上，以中性粒细胞升高为主。

X 线和 B 超等影像学检查：以腹胀为主者可行 X 线检查，有助于鉴别肠梗阻、胃肠穿孔、坏死性肠炎等。怀疑阑尾脓肿形成时，腹部超声有诊断意义。女孩急性阑尾炎，应常规行盆腔超声检查，以除外卵巢肿瘤扭转。CT 和磁共振亦可以诊断，提高诊断准确率。

【鉴别诊断】

1. **急性肠系膜淋巴结炎** 多与上呼吸道感染同时存在，病程发展缓慢，胃肠道症状不明显；腹痛以脐周为主，右下腹无固定压痛；B 超检查可见肠系膜淋巴结肿大。

2. **急性胃肠炎** 不洁饮食史，发热，以呕吐和腹泻为主；腹痛部位不固定，肠鸣音活跃；便常规可见白细胞和脓性细胞。

3. **右髂窝脓肿** 脓肿一般位于腹股沟管内侧，较阑尾脓肿位置偏低，略向外侧；患儿髋部呈被动屈曲，Thomas 征阳性；局部穿刺可见脓汁。

4. **梅克尔憩室炎** 当憩室发炎导致出血或穿孔时以及粘连形成肠梗阻，腹痛性质与急性阑尾炎相似，SPECT 检查异位胃黏膜显像阳性，超声和增强 CT 检查可以辅助诊断。术中探查阑尾病变与临床表现不符，应常规检查距回盲瓣 100cm 以内的回肠末端是否存在梅克尔憩室。

5. **腹型过敏性紫癜** 早期出现腹痛，但不固定，皮肤有散在出血疹，伴下肢关节肿胀，可伴有便血。

6. **右侧肺炎或胸膜炎** 呼吸道感染症状如发热、咳嗽、咳痰和呼吸急迫；右下腹可出现轻度压痛，但腹肌紧张不明显，胸部检查可有相应体征。做胸部 X 线检查和胸部 CT 可确定诊断。

7. **肠痉挛** 多见于学龄期儿童，疼痛以脐周为主，无固定压痛点，可反复发作，每次约 10~20 分钟，疼痛多自行缓解，一般不需特殊治疗。

8. **卵巢囊肿蒂扭转** 右侧卵巢囊肿蒂扭转可引起右下腹疼痛，因囊肿有淤血、坏死产生血性渗液，刺激腹膜出现压痛、反跳痛及肌紧张，症状与阑尾炎相似，但白细胞总数不如阑尾炎时增高明显。膝胸位可以轻度缓解疼痛。做腹部直肠双合诊可触及球形包块，右下腹穿刺可抽出血性液体。盆腔超声检查可明确诊断。

9. **原发性腹膜炎** 女孩多见，高热，体温可升至 40℃左右；持续性腹痛伴呕吐，全腹压痛、反跳痛及肌紧张，右下腹无固定压痛点；白细胞升高，常在 $20 \times 10^9/L$ 以上；腹腔穿刺可得到稀薄脓汁，涂片以革兰氏阳性球菌为主。

10. **急性坏死性肠炎** 起病急骤，高热、腹胀、呕吐，全身感染中毒症状明显；腹部检查全腹胀，压痛不固定，无肌紧张；持续腹痛伴洗肉水样便，有腥臭味。

【治疗】

鉴于小儿阑尾炎的病因和小儿急腹症的病理解剖特点，不论何种类型阑尾炎，原则上应早期手术治疗。

有下列情况可试行非手术治疗：病程超过 3 天甚至更长，右下腹已有炎性包块，有阑尾脓肿形成者。

1. 非手术疗法

(1) 抗生素：小儿阑尾炎 60% 以上为需氧菌与厌氧菌混合感染，首选药物为广谱抗生素加抗厌氧菌药物，遵循联合、足量、有效的原则，以抑制需氧菌及厌氧菌的生长。同时应禁食输液，纠正脱水和电解质紊乱。

(2)局部疗法：如果局部已有脓肿形成，可用清热解毒中药外敷，并配合物理疗法。

在非手术治疗过程中，密切观察病情的发展，如体温持续升高，感染中毒症状日趋严重，局部炎性包块不断扩大或软化，腹膜炎体征明显，须迅速手术。

2. 手术治疗

(1)术前准备：尽快手术，术前 0.5~2 小时应给予有效抗生素，术前已经进食患儿，留置胃管。阑尾穿孔、全腹膜炎伴有较重的中毒症状者，手术同时补液纠正脱水和电解质紊乱，并根据情况追加抗生素。

(2)麻醉：婴幼儿可采用全身麻醉，年长儿可用基础麻醉加局部麻醉或连续硬脊膜外腔阻滞麻醉。

(3)阑尾切除术：首选右下腹部麦氏切口，适用于诊断明确，无严重并发症的患儿，在脐与髂前上棘连线的中外 1/3 的交点上，与腹外斜肌方向平行。对诊断尚不确定或阑尾已穿孔形成全腹膜炎时，可采用右侧经腹直肌探查切口。盲肠若无粘连宜移出腹壁，然后沿结肠带寻找阑尾，阑尾系膜应缜密缝扎，防止滑脱后出血。阑尾切除后的残端，一般埋藏在荷包缝合中，不使在腹腔暴露。盲肠有水肿、充血或炎性浸润时浆膜脆弱，缝合荷包易引起撕裂，不宜勉强牵拉损伤肠壁，否则术后容易并发肠瘘，不如用阑尾系膜覆盖残端。

如阑尾位于盲肠后位，或者粘连较重分离困难及黏膜过短时，可先离断阑尾根部施行逆行切除阑尾。

放置腹腔引流指征：①阑尾穿孔后腹腔有大量脓性渗出液，特别是脓液稠厚带有粪臭味；②阑尾脓肿切开后阑尾根部炎症严重，阑尾不能切除或根部无法得到良好处理，术后可能产生残端溃破发生肠瘘者；③阑尾与周围组织紧密粘连，分离时广泛渗血可能引起血肿者。

(4)阑尾周围脓肿切开引流术：根据脓肿位置，切开入路分为腹膜外和腹膜内两种，原则上以肿块隆起明显部位切开；作单纯切开引流，脓肿周围组织不作广泛分离，以免损伤正常肠壁；待阑尾脓肿治愈后 3~6 个月，再行阑尾切除术。也可以在超声定位下，经腹壁或者直肠做穿刺引流。

(5)腹腔镜下行阑尾切除术：近年来腹腔镜阑尾切除术获得开展，应用前景广泛。

1)经脐单部位腹腔镜阑尾切除：由于小儿盲肠移动度较大，可采用经脐单孔腹腔镜阑尾切除，手术后不遗留切口，符合微创、美容。首先环脐部作 2 个切口，插入 Trocar，造成人工气腹后，插入腹腔镜，探查腹腔，经操作通道插入阑尾抓钳，牵起阑尾尖端，提到脐孔下，拔出腹腔镜同时，将阑尾经脐部创口提到腹腔外，常规切除阑尾。但该手术缺点是阑尾经脐部创口提出腹腔外时，易污染局部切口，对于化脓穿孔和过于肿大的阑尾提出时也有一定困难。所以也可以环脐做 3 个小切口，分别置入 3 个 Trocar 进行操作，可以处理所有类型阑尾炎。或者专用单孔腹腔镜 Trocar，可以同时经该 Trocar 同时置入腹腔镜和操作件。

2)常规腹腔镜阑尾切除术：脐部操作同上，制造气腹后，在左右下腹或左中下腹各做 2 个小切口放置 5mm 或 3mm Trocar，用阑尾抓钳牵起阑尾，使用下述方法处理阑尾系膜动脉，离断阑尾系膜：置入钛夹钳，在阑尾系膜上放置钛夹后用电凝剪刀切断，分离达阑尾系膜根部置钛夹或置线结扎后远端 0.3cm 剪断，残端电凝；超声刀直接沿阑尾边缘断离阑尾系膜和阑尾动脉后，于根部结扎或者套扎阑尾后在结扎远端 0.3cm 处离断阑尾。阑尾可以从 10cm 的 Trocar 内取出，或者使用标本袋经 5mm Trocar 取出。

腹腔镜技术对诊断不明的急腹症和异位阑尾炎意义更大，可以探查整个腹腔，有助于发现阑尾炎以外的病变。

(6) 术中注意事项：①寻找阑尾：沿着结肠带找到回盲肠的交界处，阑尾即在其外下方。盲肠后位阑尾炎，有时与周围粘连紧密，可沿着阑尾的方向行钝性分离，以免损伤盲肠壁造成粪瘘。②为防止阑尾破裂或腹腔及切口感染，对阑尾位置较深或粘连较重者切口一定要够大，充分暴露术野。③结扎阑尾系膜时一定要确实、可靠，阑尾动脉行双重或贯穿缝合结扎。④术中如阑尾正常，腹膜也无炎性改变，应想到其他病变可能，如局限性肠炎、梅克尔憩室炎，需探查距回盲部 100~150cm 范围内的回肠。⑤如果腹腔镜手术中发现为阑尾周围脓肿，寻找和分离阑尾时出血较多，解剖不清，可以将引流管置入脓肿腔内，待二期再行手术，切勿盲目分离。

【术后处理】

1. 根据现代加速康复外科（ERAS）的理念，急性单纯性阑尾炎术前不上胃管，术后早期拔除尿管，于术后 6~12 小时可以进水，第二天进半流食，并鼓励患儿早期下床活动。

2. 复杂阑尾炎患儿（坏疽穿孔型，阑尾周围脓肿等），麻醉清醒后即可采取半卧位，使腹腔内残留的脓液积聚于盆腔内。给予静脉输液及电解质，周身给予抗生素治疗。病情好转要鼓励患儿离床活动，防止肺部并发症的发生。肠蠕动恢复后可进流质饮食，2~3 天后进半流质饮食。每天更换敷料时应观察腹腔内引流液的性质、量和气味，引流管根据病情术后 3~5 天内拔除。

【术后并发症及预防】

1. **术后出血** 常见腹壁切口出血或血肿，由于止血不彻底，分离腹壁肌肉撕裂血管后未结扎或止血不完善；腹腔内出血多为阑尾系膜血管处理不当或结扎线脱落出血，需再次手术止血。预防措施包括术中止血彻底，结扎血管可靠。

2. **切口感染** 切口局部红肿及少量渗液，有压痛或波动，术后体温不退或又上升。应早期拆除部分缝线，敞开引流。术前预防性应用抗生素使手术时血液及组织内药物有效浓度达一定水平，有利于预防切口感染。

3. **腹腔内残余脓肿** 是阑尾穿孔及腹膜炎者的严重并发症，常发生在盆腔、膈下及肠间或肝下区，以盆腔、肠间隙、肝下脓肿较为多见，膈下脓肿较少。

(1) 盆腔脓肿：炎症刺激直肠引起里急后重，有黏冻及脓液便排出，有时伴尿频及排尿困难，发热，白细胞升高。直肠指诊直肠前壁黏膜水肿，灼热，有隆起物伴触痛，可行直肠前壁穿刺及引流术。

(2) 膈下脓肿：患儿出现感染中毒症状，右侧胸腹部呼吸运动减弱，有局部水肿。肝脏增大，肝脏浊音界扩大，有叩痛，右肺底部呼吸音减弱或消失，X 线检查可见膈肌升高，运动受限，膈下有致密阴影或有液平。超声检查可见液平面。抗生素治疗无效时应做切开引流。

(3) 肠间脓肿：可发生在任何部位。患儿有腹胀及中毒症状，体温不退，腹部可有触痛和肿块，有局限性腹痛，出现局限性水肿及发热，白细胞继续升高。可敷用金黄散和抗生素治疗，无效时切开引流。

4. 阑尾残株炎 阑尾残端保留过长（>1cm），术后可发生残端炎症，症状类似于阑尾炎，需要再次手术切除。

5. 阑尾残株瘘 阑尾残端结扎线脱落或回盲部水肿脆弱、残端包埋处黏膜破损导致，症状类似于阑尾周围脓肿。

（二）慢性阑尾炎

慢性阑尾炎多发生在7~12岁的年长儿，被认为是急性阑尾炎消退后遗留下来的病变，发病率约占阑尾炎患儿的1.28%。

【病因病理】

急性阑尾炎经非手术治疗后或自行愈合后，阑尾的急性炎症虽然已消退，但可能遗留一些病变，如阑尾壁的纤维组织增生形成瘢痕，阑尾管腔部分狭窄与闭合，阑尾周围粘连形成等。这些改变可以妨碍炎症完全消失，使急性炎症转为慢性；或者是轻度的急性炎症多次复发；也可能由于瘢痕组织使阑尾运动功能发生紊乱，或压迫阑尾壁而远端黏膜仍有分泌功能，黏膜可以积存于阑尾腔内逐渐使管腔扩大，形成阑尾黏膜囊肿。

除上述情况外，阑尾腔内粪石、异物、寄生虫或虫卵；阑尾过长，导致排空功能障碍等原因；阑尾的先天性粘连、淋巴组织增生等，都可以因管腔狭窄、机械刺激或慢性炎症而引起慢性阑尾炎症状的反复发作。

阑尾壁有纤维化改变，管腔呈部分或完全梗阻，黏膜可见陈旧性溃疡及瘢痕，并有慢性炎性细胞浸润。

【临床表现】

1. 右下腹痛 慢性腹痛，经常出现，位置固定，是由阑尾病变直接所致，常因剧烈活动、过久行走及饮食不佳而诱发急性发作。

2. 胃肠道功能障碍症状 部分患儿可引起上腹部不适、恶心、反酸等，轻度的腹胀和便秘或排便次数增加等症状，可能为反射性结肠运动功能紊乱引起。

3. 体征 慢性阑尾炎最重要的体征是右下腹局限性压痛，无反跳痛及肌紧张。

【诊断】

如有典型的急性阑尾炎发作的病史，以后有持续性或复发性右下腹痛，无其他阳性体征，则慢性阑尾炎的可能性很大。

影像学检查：慢性阑尾炎腹部X线平片多无特征性表现。胃肠钡剂造影对慢性阑尾炎的诊断有重要意义，其表现有：①用手直接压迫显影的阑尾有疼痛感；②阑尾显影粗细不均，外形粗糙、僵硬变形；③阑尾呈扭曲状，位置固定移动受限；④阑尾梗阻部分或全部不显影；⑤阑尾有钙化。超声和CT以及磁共振检查可以辅助诊断慢性阑尾炎。

腹腔镜检查对慢性阑尾炎的诊断有一定帮助并能同时切除阑尾。

【鉴别诊断】

需与一些引起慢性腹痛的疾病相鉴别，如肠痉挛、肠蛔虫症、肠粘连、习惯性便秘、肠结核、肠系膜淋巴结核、慢性结肠炎等。临床上必须全面检查，完全排除其他引起右下腹部疼痛的疾病，不能轻易作出慢性阑尾炎的诊断。

【治疗】

临床上有足够的依据诊断慢性阑尾炎后需手术切除阑尾。建议使用腹腔镜探查，如前述处理阑尾。如术中发现阑尾外观正常，并与临床症状不相符时，还需探查其他脏器，以明确诊断。慢性阑尾炎一般粘连较重，部分病例阑尾与结肠壁粘连融合，不易分辨，手术中操作要仔细。

八、肠蛔虫症

蛔虫是儿童期消化道常见的寄生虫，国内20世纪60~70年代是儿童期肠梗阻的主要原因之一。随着人民生活水平的不断提高，卫生保健事业的发展，蛔虫引起的外科疾病逐年减少，但在偏远山区，仍可以偶见蛔虫性肠梗阻。

【病因】

蛔虫正常情况下寄生于空肠和回肠，当寄生宿主机体内环境和肠管功能发生紊乱，如发热、呕吐、腹泻、饮食不洁、吃生冷及刺激食物过多、驱蛔虫方法不当或药剂用量不足时，蛔虫受刺激后兴奋性增高，在肠道内活动增强，并相互扭曲呈团状，严重者阻塞肠腔。同时蛔虫头部唇齿可直接损伤肠黏膜，使肠黏膜充血、水肿，其代谢毒物又刺激肠壁，使肠管产生反射性痉挛，加重肠腔梗阻。

由于蛔虫团往往积聚于肠管某一段，梗阻发生后，近端肠管剧烈蠕动可导致蛔虫性肠扭转，致使梗阻加重并产生绞窄。

【病理】

蛔虫性肠梗阻早期，部分肠内容物可沿着虫体间缝隙通过，表现为不完全性肠梗阻，故梗阻近端肠管扩张不明显。随着蛔虫体团块加大，虫体刺激，肠壁水肿和肠管痉挛，将发展为完全性肠梗阻。此时除局部肠管明显扩张外，肠管痉挛和堵塞使肠壁血液循环发生障碍，表现为肠壁点状发白，继而出现散在的片状暗紫色花斑，严重者可出现坏死和穿孔。蛔虫可经穿孔进入腹腔引起蛔虫性腹膜炎。蛔虫团所致肠扭转或肠套叠，为绞窄性肠梗阻，发生后很快出现肠管血运障碍，如不及时治疗，可致肠坏死，病变程度与扭转度数成正比。

【临床表现】

以脐周围阵发性腹痛为首发症状，伴哭闹不安。呕吐胃内容物，肠梗阻晚期呕吐黄绿色胆汁样物或粪样物，肠坏死时可呕吐咖啡样物，约2/3患儿可吐出蛔虫或有呕吐蛔虫病史。如果同时伴有血便提示肠绞窄可能。患儿可有服用驱蛔虫药史。

初期腹部检查仅表现为轻度腹胀、腹软，脐周围可触及一个或数个大小不等条索状或面粉团样稍可活动的肿块，用手指按压后往往会变形或凹陷，无明显压痛，听诊肠鸣音亢进，有气过水声。发生肠扭转和肠坏死时，腹胀常可触及较大而硬的肿块，伴明显压痛及肌紧张。并发穿孔后，腹部膨隆，移动浊音阳性，肠鸣音减弱或消失。患儿可出现便血。

全身状况：早期一般情况良好。因蛔虫毒素影响，患儿可有头痛、失眠、磨牙、兴奋性增强，甚至惊厥等表现。晚期完全梗阻时，呕吐加重，可出现脱水及电解质紊乱。发生肠扭转等绞窄性梗阻时，全身状况差，出现面色苍白、脉搏细弱、呼吸急促、四肢发凉、尿少、脱水等中毒休克状态。

【诊断】

患儿出现阵发性脐周疼痛、呕吐伴有吐蛔虫等症状。有卫生不洁史、驱蛔虫方法不当或服药剂量不足等病史。腹部检查触及条索状或面粉团状能活动肿块，压之可变形，无明显压痛者应怀疑蛔虫性肠梗阻。血常规检查白细胞总数增高达 $15\times10^9/L$ 左右，其中嗜酸性粒细胞可达10%以上。便常规镜下可找到蛔虫卵。腹部X线平片：立位可见多个液平面，同时可见到条索状或斑点状卷曲的蛔虫阴影。B型超声显示肠腔内蛔虫团块影像，可以见到小肠腔内平行高回声光带及“环靶征”，有胆道蛔虫者，胆总管或肝总管及肝管和胆囊内见虫体的光带回声图像。本病应与腹腔结核、肠套叠、阑尾周围脓肿等疾病鉴别。CT检查在阳性造影剂衬托下，蛔虫表现为肠腔内长条状或圆形相对低密度软组织影，虫体内也可有高密度造影剂，蛔虫数量较多时，表现为平行长条形或圆形影或软组织充盈缺损团块。CT和MRI常可以发现位于胆囊内或单管长条状弯曲的透亮阴影，形态类似于蛔虫。

【治疗】

蛔虫性肠梗阻早期多数为不完全性肠梗阻，宜先采用非手术疗法治疗，大部分病例可获治愈。

1. 非手术疗法　主要采用肠道解痉剂及驱虫剂治疗，缓解肠壁痉挛，有利于蛔虫疏散，驱虫药物作用于虫体，减少肠壁刺激和压迫，解除蛔虫肠梗阻。常用解痉剂有阿托品(每次0.01mg/kg)、异丙嗪(每次1mg/kg)、氯丙嗪(每次1mg/kg)。驱虫剂有甲苯咪唑、阿苯达唑、左旋咪唑、枸橼酸哌嗪。常用的枸橼酸哌嗪剂量为160mg/(kg·d)，一天最大剂量不超过3.2g，从入院后第一天开始应用，连用2~3天，每天剂量一次服下或经胃管注入，一般在服药后1~2天内症状消失，此时用3%温盐水200~300ml低压灌肠，刺激肠蠕动，促进蛔虫排出。此药主要是使蛔虫麻醉而非直接杀死，不会引起蛔虫骚动及分泌毒素，是较安全的驱虫剂。

氧气驱虫疗法也有一定疗效，因蛔虫厌氧，所以氧气能影响蛔虫的新陈代谢，当氧气进入肠管后，使蛔虫生活条件发生改变，蛔虫很快死亡，聚集在一起的蛔虫即可分散，随肠蠕动排出体外，氧对机体无不良影响。氧气驱虫应在早晨禁食时进行，经胃管注入氧气。氧气量按每岁100~150ml计算，注入速度不宜太快，总量在20~30分钟内注完，每天观察有无排蛔虫，必要时可重复2~3次应用氧气驱虫。

同时还应禁食、胃肠减压、补液纠正脱水及离子紊乱，有发热及白细胞增高者，应用抗生素，密切观察肠梗阻腹部体征及患儿表现，一般观察48~72小时。

2. 手术疗法　手术指征为：完全性肠梗阻，保守治疗不缓解，疑有肠坏死者；肠扭转；绞窄性肠梗阻。术前禁食、胃肠减压，纠正脱水及电解质紊乱等。

选择全麻下开腹探查，如发现蛔虫性肠梗阻，部位在回肠末端时，如蛔虫量不多，可将蛔虫挤入升结肠内，待其自行排出体外，如果蛔虫量多，相互扭结成团块，应切开肠腔取虫。对零散之蛔虫可不做处理，切开肠腔取虫注意尽量减少切口，防止术后肠瘘发生。肠坏死穿孔者，需切除坏死肠管，先将蛔虫集中在坏死肠段后一并切除，然后行肠吻合术，并仔细全面检查腹腔，取出进入腹腔所有蛔虫，以免发生蛔虫性肉芽肿，关腹前彻底冲洗腹腔，放置引流。

【预后】

既往蛔虫性肠梗阻的死亡率曾一度高达5.86%~14.9%，目前随着诊断和治疗的进展，治疗效果良好，几无死亡。

九、炎症性肠病

炎症性肠病(inflammatory bowel disease，IBD)包括溃疡性结肠炎(ulcerative colitis，UC)、克罗恩病(Crohn’s disease，CD)和未分型炎症性肠病。可见于任何年龄，多累及中青年人群，随着对其认识的深入，儿童的发病率近年呈上升趋势，甚至发生于6岁以内儿童，称之为极早发炎性肠病。由于炎症性肠病患儿仅表现为初发症状,病情可较成人急剧,常给诊断与治疗带来困难,为小儿消化道疾病中的难题之一。

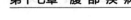

【病因与病理】

炎症性肠病为遗传易感宿主对共生或致病微生物免疫反应失调所致,其具体病因及发病机制迄今尚未完全明确,目前已证实极早发炎症性肠病是一类单基因突变疾病,现已有70多种基因缺陷与其发病相关,特别是白细胞介素(IL)-10受体(*IL-10R*)基因突变。克罗恩病由Crohn于1932年首先描述病变呈节段性、跳跃性分布,好发于回肠、结肠(包括回盲部)和肛周,病理表现为非特异性的肉芽肿性肠炎,黏膜溃疡融合,最终形成典型"鹅卵石"路面状;溃疡性结肠炎是直肠和结肠黏膜及黏膜下层的炎症性、溃疡性疾病,病变通常发生在直肠,逐渐向近侧端弥漫扩展到乙状结肠、降结肠,甚至全结肠,早期黏膜及黏膜下层血管扩张充血,间质水肿,大量单核细胞及多型核细胞浸润,以后形成大小不等的浅表溃疡,长期溃疡病变可导致癌变。

【临床表现】

克罗恩病是一种胃肠道的慢性、反复发作性、非特异性的全肠壁炎,男孩多于女孩,一般为2∶1,儿童病变局限于大肠的病例高达34.7%,常伴肛门病变、多发性瘘管肉芽肿,占75%,纤维化致肠管缩短狭窄较常见,如病变扩展到肌层和浆膜层,使肠壁肌张力消失,可导致中毒性巨结肠,甚至肠穿孔。临床表现为反复发作的右下腹或脐周围疼痛,可伴有呕吐、腹泻和便秘。

溃疡性结肠炎发病率为1∶10 000,常于9~13岁发病,男女发病率相似。临床表现类似克罗恩病,癌变虽在成人多见,但年长儿也可发生。由于肠黏膜病变广泛,吸收水及电解质功能减弱,因黏膜充血和肉芽组织形成,随时可出血。

【诊断与鉴别诊断】

炎症性肠病是一种多基因复杂疾病,对于起病年龄<6岁的极早发炎症性肠病需完善免疫球蛋白、淋巴细胞亚群分析、中性粒细胞功能检查,以明确是否为原发性免疫缺陷病。可进行患儿家系全外显子测序等遗传检测,以识别上述基因突变。极早发炎症性肠病患儿的肛周病变也比较常见,以瘘管形成、肛周脓肿为突出表现。因此对以腹泻、肛周病变起病且有阳性家族史的年幼儿童,在诊断和鉴别诊断的时候,要注意排除极早发型炎症性肠病的可能。

克罗恩病与溃疡性结肠炎均属炎症性肠病,但病理、治疗和预后均不相同,故鉴别诊断至关重要(表17-2)。内镜及活组织检查是最有效的该类病变的诊断方法。

表17-2 溃疡性结肠炎与克罗恩病的鉴别诊断

特点	溃疡性结肠炎	克罗恩病
主要病变部位	直肠、乙状结肠、降结肠	右侧结肠和末端回肠
病变侵犯范围	局限于黏膜和黏膜下层	肠壁各层
病变分布	连续性	节段性或跳跃式
病程	半数为复发型,有缓解期	少有缓解期
肠壁黏膜变化	黏膜再生力强,充血、水肿	肠壁各层肉芽性增生

续表

特点	溃疡性结肠炎	克罗恩病
溃疡形成	浅表、不规则	深、呈纵向或横向
肛管直肠感染	少有	常见
肠腔狭窄	少见，示癌变	常有，示纤维化
药物治疗效果	可缓解	差
手术治疗效果	佳	较差，术后复发率高
预后	较好	不良

【治疗】

随着对炎症性肠病病因的深入了解，基因治疗已经进入崭新的阶段，特别是对极早发炎症性肠病白细胞介素（IL）-10受体（*IL-10R*）基因突变的患儿，异基因造血干细胞移植已在临床取得很好的疗效。制药工艺的进步也使许多新型药物制剂开始应用于临床。氨基水杨酸制剂和皮质类固醇是治疗儿童的主要药物，具体方案应根据病变部位、病情严重程度和对治疗的反应来决定。非手术治疗方案中，营养支持也是重要的环节。全胃肠外营养可纠正吸收障碍，使肠道休息以利恢复。要素或半要素饮食可提供小肽、寡肽、寡糖，甚至二肽、三肽、氨基酸以及中链甘油三酯和其他脂肪酸混合物，既可促进吸收，又降低了食物的抗原性。

1. **克罗恩病手术指征** 为克罗恩病的并发症，如肠穿孔、肠梗阻、肠瘘、脓肿、大出血、毒性巨结肠和反复严重的肛周病变等，肠造瘘为首选，肠坏死穿孔肠切除术应包括邻近外观正常的10cm以内肠袢，以防复发。病情稳定但后期继发肠纤维化狭窄时，应进行肠切除手术，如病变累及直肠肛门，造成严重狭窄，有时不得不进行直肠切除，经肛门结肠拖出术。

2. **溃疡性结肠炎手术指征** 儿童溃疡性结肠炎较成人急剧、严重，常伴发育迟缓，长期服用类固醇或免疫抑制剂又易产生感染、骨质疏松和肾石病等严重后果，近半数病例最终需手术干预。手术指征主要有：出血、穿孔、中毒性巨结肠症、难治性病变和难治性生长发育迟滞。

【预后】

克罗恩病：大多手术后随访效果满意，手术死亡率1%~3%。儿童克罗恩病术后有较高的再手术率，与术后时间长短、病变部位、以往手术次数有关。虽不能根治，但患儿可在长时间内恢复相对正常的生活和社会活动。

溃疡性结肠炎：14岁以上儿童发病，10年后有3%发生癌变，20年后为23%，35年后为43%，其中5~9岁起病或全结肠病变的癌变率最高。小儿溃疡性结肠炎多为重症型，死亡率高，约为2%~4%，预后较成人差。

十、新生儿坏死性小肠结肠炎

新生儿坏死性小肠结肠炎（necrotizing enterocolitis，NEC）是新生儿期特有的一种累及回肠和/或结肠的肠道炎症坏死性疾病，在早产儿中尤为多见，是严重威胁新生儿生命的最常见疾病之一。近年来，随着早产儿救治技术的不断进步，早产儿病死率不断下降，但随之带来了NEC发病率的迅速升高。据统计，在出生体重低于1500g的早产儿中NEC发病率为 5%~10%，病死率可达 20%~30%，其中超过 30%~50% 的 NEC 患儿需要接受外科手术治疗。

（一）病因和病理

1. 年龄和成熟度　NEC 是低出生体重儿占绝大多数的疾病，主要是指早产儿，而不是小于胎龄儿，随着出生体重增加而危险性下降，达到 35~36 周胎龄时，危险明显降低。

2. 喂养　许多新生儿学专家强调，喂养是 NEC 发生的首要因素，因为 NEC 的发生与喂养之间存在明显联系，因此控制喂养的时间和容量可能预防该病。

3. 高渗性的配方乳和药剂　早产儿喂养基本乳（650mOsm/kg）或配方乳（350mOsm/kg），前者 88% 而后者 25% 发生 NEC。婴儿喂以未稀释的乳酸钙（1 700mOsm/kg）比无钙剂或用水或乳稀释的乳酸钙，有更高的发病率。据此提出高渗溶液进入胃肠道损伤肠黏膜，促成 NEC 发生。

4. 药理学因素　早产儿给予大剂量维生素 E 以减少视网膜病后遗症的发生，但 NEC 发病率增加，仅在口服高渗制剂之后，而不发生在肌内注射者。吲哚美辛可阻断前列腺素合成酶和引起血管收缩，常用于早产儿动脉导管未闭伴充血性心力衰竭。低出生体重儿给予吲哚美辛常发生 NEC 和胃肠穿孔。

5. 细胞因子　局部肠段的炎性产物细胞因子和氧化亚氮（nitrous oxide，N_2O）在 NEC 肠坏死的发病机制中，这些细胞因子同时也是导致 NEC 危重脓毒症的重要因素。

NEC 的发病机制至今仍未能阐明。普遍认为 NEC 是一个或多个因素相互作用的结果，不同的致病力作用于易感的宿主。大多对 NEC 发病机制的设想为：①早产儿为了治疗呼吸窘迫而住入 NICU，面临于致病的医院菌丛，常规给予广谱抗生素，消灭了婴儿的厌氧菌丛，从而使潜在的致病革兰氏阴性菌移位和过度繁殖；②常服用替代人乳的配方乳，不含有保护的免疫球蛋白，提供的基质利于细菌生长；③胃肠道蠕动缓慢允许致病性细菌移位和过度生长，破坏黏膜层，侵入肠壁；④由于新生儿特异的和非特异的免疫防御不足，一旦许多细菌进入身体组织，无能力杀灭；⑤黏膜损伤的细胞介质释放和激活各种细胞因子，接着发生炎症连锁反应，进一步损伤黏膜和肠壁，许多细菌及其副产品侵入破坏黏膜，进行性肠损伤的结果是全层坏死和肠穿孔。

NEC 的病理特征是局部肠壁缺血和出血性坏死，严重者肠壁全层增厚，并发肠穿孔、腹膜炎。多见于回盲部和结肠，食管、胃、十二指肠及直肠很少受侵犯。肠黏膜出血、肿胀、剥脱、坏死；黏膜下炎性细胞浸润，形成大小不等的溃疡；淋巴管扩张，淋巴滤泡增生；血管内有血栓形成，又加重肠壁的坏死，病变可长达数十厘米。肠壁水肿、增厚、扩张、有紫色的条纹或斑块，并不断进展呈现紫黑色；肠壁僵直，失去弹性；浆膜粗糙、出血，它与正常肠管有明显的分界线，有时肠坏死呈节段性，偶有肠管全部坏死，形成肠壁明显积气。坏死肠管有纤维膜覆盖，它与邻近肠管相互粘连，粘连的肿块中可能有穿孔存在。腹腔积聚大量浆液性或脓性渗液，肠壁穿孔后形成局限性或弥漫性腹膜炎。

（二）临床表现

典型的 NEC 患儿为早产，低胎龄和低出生体重更为危险，但亦有足月儿发病。时常发生在生后 10 天内，但也可发生在第 1 天、几周，甚至生后数月。轻症患者为胃纳减退、呕吐、腹胀、胃潴留，重症可发展为便血、败血症伴中毒性肠麻痹。呕吐物可呈胆汁或咖啡样物；腹泻每天 5~10 次不等，1~2 天后出现便血；腹胀进行性加剧，腹壁发红、肿胀，肠鸣音减弱，全身情况迅速恶化，体温不升，四肢厥冷，皮肤花纹状，休克，DIC，阵发性呼吸暂停，心率减慢等。NEC的这些病理性改变很重要，尤其是极小婴儿，因为他们小，或因机械通气中有嗜睡症、镇静后、监护电线、静脉输液管等因素，可能影响或阻碍临床取得充分的体格检查。部分患儿病情变化迅速，可以是暴发性的，在初次出现症状后几小时内就可导致死亡。

Bell根据NEC临床表现和放射图像标准，制定NEC的Bell分级标准，将NEC病例根据不同严重程度进行分组，不仅可用于指导治疗，也便于科学研究（表17-3）。

表17-3 坏死性小肠结肠炎Bell分级修正版

Ⅰ. 可疑病变

ⅠA：
- 轻度全身性症状（呼吸暂停、心动过缓、体温波动）
- 轻度肠道症状（腹部扩张、胃潴留、大便隐血）

ⅠB：
- 轻度全身性症状（呼吸暂停、心动过缓、体温波动）
- 轻度肠道症状（腹部扩张、胃潴留、大便隐血）
- 非特异性或正常影像学检查结果

Ⅱ. 明确病变

ⅡA：
- 轻度全身性症状（呼吸暂停、心动过缓、体温波动）
- 其他肠道症状（肠鸣音消失、腹部触痛）
- 特异性影像学检查结果（肠壁积气或门静脉积气）
- 实验室检查异常（代谢性酸中毒、血小板减少）

ⅡB：
- 中度全身性症状（呼吸暂停、心动过缓、体温波动、轻度代谢性酸中毒、轻度血小板减少）
- 其他肠道症状（肠鸣音消失、腹部触痛）

Ⅲ. 严重病变

ⅢA：
- 严重全身性症状（同ⅡB，加上血压降低和休克）
- 肠道症状（腹胀加剧、腹壁色泽改变、腹膜炎、小肠完整）
- 严重影像学检查结果（腹水明显）
- 进行性恶化的实验室检查（代谢性酸中毒、DIC）

ⅢB：
- 严重全身性症状（同ⅡB，加上血压降低和休克）
- 肠道症状（较大的腹部脓肿、腹壁颜色改变、腹膜炎、肠穿孔）
- 严重影像学检查结果（明确性腹水以及气腹）
- 进行性恶化的实验室检查（代谢性酸中毒、DIC）

（三）诊断和鉴别诊断

诊断应结合病史、临床症状及辅助检查。

1. 粪便潜血试验　大多数患儿在病变早期就出现粪便潜血试验阳性，故临床上对轻度腹胀的疑似患者，往往连查3次粪便潜血试验协助诊断。

2. 血常规　虽然白细胞计数可能在发病之初升高，但白细胞减少也常有发生，约37%的严重NEC患儿WBC低于1.5×10^9/L。血小板减少也很常见，严重的血小板减少

(<100×10^9/L)常常提示预后不良。C反应蛋白(C-reactive protein,CRP)非特异性升高,有助于和其他腹部异常如肠梗阻进行鉴别。持续性CRP升高常常提示并发症的发生,例如脓肿、肠道狭窄或者提示需要手术干预。

3. 血培养 50%的患儿可出现菌血症,部分病例血培养阳性,大多为大肠埃希氏菌。

4. B超 腹部超声检查在评估可疑NEC病例和确诊NEC方面具有较强优势。超声不仅可以提示肠壁增厚,还可看到肠腔内液体积聚,其敏感性高于腹部平片。超声也可以评估肠腔气体存在形式,是肠壁内积气,或腹腔内游离气体,或门静脉积气。

5. X线检查 腹部X线平片对诊断很有价值,一次无阳性发现可多次摄片随访。①胃肠道动力性梗阻,肠壁间隔因水肿、渗出而增宽;②肠壁气囊肿,多见于右下腹,肠壁间呈囊样、泡沫状或串珠状、环状及细条状透亮影;③门静脉积气,是肠壁积气的气体被肠壁间质内血管吸收,使门静脉出现树枝样充气影,从肝门向外围伸展,常在12小时内消失,但也可超过4天;④选择性肠袢扩张固定征象,表明该段肠袢出血、坏死等病理改变严重;⑤气腹或腹腔渗液明显增多,提示肠坏死、肠穿孔。

诊断要点:存在本病危险因素的新生儿,如未成熟儿、有围产期抢救室息史、脐部插管、休克、呼吸窘迫、贫血、喂养问题等,一旦出现相关的临床表现和X线检查改变,即可作出较肯定的诊断。对于早期病例,仅存在轻度腹胀、呕吐,X线检查只有胃肠道动力性改变,不能立即除外本病,应给予禁食,并严密随访。

(四)治疗

1. 保守治疗 一旦怀疑或确诊NEC,治疗上首先应进行肠道休息,禁食并放置鼻胃管进行胃肠减压,应用广谱抗生素。大多数患儿因脓毒症而出现低血容量症,积极液体复苏十分重要。根据病情的严重程度,患儿可能会需要呼吸机通气支持或升压药物的血流动力学支持。恰当的液体复苏可以纠正酸中毒,相应血制品输注,可以纠正凝血功能异常以及血小板减少。对于那些不需要手术干预的NEC患儿,内科治疗必须持续7天,直至停止肠道休息和抗生素治疗。虽然没有足够的证据支持特定的抗生素使用及疗程,但由于NEC菌血症的高发率,仍需要进行广谱抗生素治疗。

密切的临床观察,经常体检,每6~8小时腹部摄片以了解肠道病变的进展情况,复查血小板计数、白细胞计数,血气分析。如临床情况良好,小儿食欲恢复、腹胀消失、肠鸣音正常、X线平片和大便隐血转阴后3天可试喂养,先从水开始,量由少逐渐增加,再喂稀释奶,小量稀释的配方乳缓慢喂养。

2. NEC急性期手术

(1)手术指征:腹部X线片提示气腹,是目前公认的NEC绝对手术指征。对于未出现肠穿孔的NEC病例,在积极非手术治疗后病情继续进展恶化仍具备手术探查指征,但具体判断指标目前仍存争议。目前认为患儿出现持续性腹胀、便血进行性加重、非渗出性腹水、腹壁红斑、腹部出现可扪及的包块、低血压等临床表现均有手术探查指征。影像学资料提示存在门静脉积气、固定肠袢及严重的肠壁积气均提示NEC进展恶化亦有较强的手术指征。实验室检查发现NEC发病96小时内血培养阳性,发病24小时内出现低钠血症(<130mmol/L),持续性严重酸中毒(pH<7.25),血小板减少(血小板计数<50 000/mm^3),中性粒细胞缺乏(中性粒细胞绝对值<2 000/mm^3)及C反应蛋白升高等均提示需要手术干预。

诊断性腹腔穿刺(diagnostic abdominal para-centesis,DAP)仍然是目前临床上明确NEC

肠管坏死及判断 NEC 病情进展的重要手段之一。DAP 发现粪汁、胆汁或血性腹水均提示有手术探查指征。目前更多建议 DAP 应用在非肠穿孔 NEC 病例辅助判断手术时机。DAP 超过 0.5ml 自由流动的棕黄色液体，革兰氏染色含细菌可提示阳性结果。

(2) 手术方法：

1) 剖腹探查手术：剖腹探查的目的包括控制感染，切除坏死肠管及尽可能保留足够长度的肠管。NEC 根据病变范围可分为局灶型(病变累计单个肠段)，多病灶型(病变累计 2 个及以上肠段，但仍保留有超过 50% 的健康小肠)及广泛病变型(病变广泛累及小肠及结肠，剩余的健康肠管不足肠管总长的 25%)。手术方式的选择取决于患儿的体重、全身情况及 NEC 病变的部位及范围。

2) 腹腔引流术：该手术主要作为剖腹探查手术前的辅助治疗，应用于无法耐受剖腹探查手术的极低出生体重 NEC 肠穿孔病例(<1 000g)。通过将腹腔中的粪汁和气体引流出体外来缓解肠穿孔所引发的腹腔间隙综合征，稳定和改善患儿全身感染情况，使患儿能够耐受后续的剖腹探查手术。但近期多项研究显示单纯应用腹腔引流手术并不能改善极低出生体重儿的预后，且引发许多并发症，降低 NEC 患儿存活率。

3) 广泛病变型 NEC 的手术治疗：广泛病变型 NEC 病变坏死肠管广泛，患儿感染严重，全身状况不稳定，病死率高，处理十分棘手。对于该类型病例的处理并不追求一次性切除全部坏死肠管，而以稳定患儿的全身情况及等待可能出现的肠道功能愈合为主要目的。方法包括高位空肠造瘘术、“clip and drop”手术和“Patch，drain and wait”手术。

3. NEC 后肠狭窄并发症的手术时机　肠狭窄是 NEC 急性期后最常见的并发症之一，在 NEC 患儿中发生率为 9%~36%。肠狭窄多见于 NEC 急性期后 2~3 个月内，迟发性的也可出现于发病后 20 个月。NEC 后肠狭窄好发于末端回肠及结肠，多发性狭窄较常见。NEC 后肠狭窄患儿主要表现为反复的喂养不耐受或反复的肠道感染、血便、生长不良或迟缓、腹胀或肠梗阻，禁食后可缓解，最终确诊则有赖于钡剂灌肠或消化道碘水检查。NEC 后肠狭窄一经确诊，均需手术治疗。对于钡剂灌肠未能确诊的 NEC 病例，如反复出现上述临床表现，腹部 X 线片表现为某一固定肠袢或小肠低位肠梗阻，梗阻近端肠腔扩大较明显，需高度怀疑 NEC 后肠狭窄可能，也应选择积极的手术治疗，另外腹部 B 型超声在回肠狭窄的诊断上亦有一定帮助。

(五) 预后

预后与病情的轻重及正确的处理关系密切。有感染性休克、肠道广泛大量出血和弥漫性腹膜炎者，死亡率高达 60%。NEC 存活患儿可能出现的远期并发症包括肠狭窄和短肠综合征以及神经系统发育迟滞。

附：急性坏死性肠炎

急性坏死性肠炎(acute necrotizing enteritis)是以小肠急性广泛性、出血性、坏死性炎症为特征的消化系统急症，又称急性出血性坏死性肠炎、急性坏死性小肠结肠炎或节段性肠炎。各年龄组小儿均可得病，以 3~12 岁学龄儿童多见。本病四季均可发病，以春、夏、秋季发病率较高。病因和发病机制尚不甚明了，细菌感染和患儿机体的变态反应两种因素相结合，被认为是本病的主要可能病因，感染因素中最引人注目的是 C 型产气荚膜杆菌。病变可发生在各个肠段，主要位于小肠，多见于空肠下段和回肠上段，也可累及胃、十二指肠、结肠和食管。一般呈散在性、节段性分布，分界清楚，严重者全部小肠均可受累。肠壁各层均可受累，表现为广泛的溃疡、出血，甚至坏死。病变肠段扩张，肠壁高度炎性水肿、充血、僵硬，重者甚至见肠壁呈片状或整段坏死，组织学检查可见肠黏膜炎症，可有肠壁积气。

本病的临床表现起病急骤，可有一系列全身中毒表现和腹部症状。如突发性腹痛，多呈持续性腹痛，阵发性加剧，多位于脐周，也可位于下腹部；腹泻与便血多在发病当日或次日出现，初为水样便、黄色或棕色稀便，次数增多，继而出现便血，大便呈洗肉水或果酱样暗红色糊状，可有灰白色坏死样物质，呈奇特腥臭味；腹胀为轻度或中等度；呕吐一般不严重，多为胃内容物，可含胆汁、咖啡渣样物，甚至呕血。全身中毒症状一般有发热，偶有体温不升或体温不稳定。患儿在便血出现前即出现烦躁、哭闹或嗜睡，脸色苍白，随着病情加重，很快出现精神萎靡、软弱无力，甚至出现中毒性休克表现。

诊断要点为突发性腹痛、腹泻及血便、呕吐、腹胀，严重者出现休克及DIC。体格检查为腹部压痛，重症出现麻痹性肠梗阻等。腹部X线平片有特征性改变。同时血白细胞及中性粒细胞增高，大便潜血强阳性，一般可确立诊断。为争取早期诊断，除提高对本病的警惕外，肛门指检发现腥臭血便及大便潜血试验阳性，有助于早期发现。本病的鉴别诊断包括Crohn病、机械性小肠梗阻、急性阑尾炎、肠套叠和菌痢。

治疗以抗休克为主，关键是及早治疗，预防休克；一旦发生休克应积极纠治，包括扩充血容量，纠正酸中毒及电解质紊乱；胃肠道休息亦很重要，血便与腹胀期间应禁食，并置胃肠减压，一般须5~7天，禁食时间过长应予以静脉营养；解痉药物缓解腹痛，内科治疗期间应严密观察腹部体征、排便情况及全身变化，必要时进行复查腹部摄片和腹腔穿刺，穿刺液为血性或脓性者应立即手术，如外观为淡黄浑浊，则需镜下检查，如见大量白细胞、红细胞亦应转为手术治疗。手术的适应证为疑为肠坏死或穿孔者的腹膜炎患儿；对于顽固性中毒休克，经积极抗休克综合治疗，病情仍无明显好转，在观察治疗过程中出现腹膜炎征象者和不能除外需手术治疗的其他外科急腹症。手术可去除肠坏死病灶、排除肠内毒物以减轻中毒症状，防止中毒性休克的发生和发展。

病情轻者，多于7~14天逐渐恢复；重症病例经积极抢救，死亡率仍可达30%。本症痊愈后一般不转为慢性，但可能发生肠狭窄。

十一、肠无神经节细胞症

肠无神经节细胞症（aganglionosis）是临床表现以便秘为主要临床表现，病变肠管神经节细胞缺如的一种消化道发育畸形。虽然国内许多参考书及文章中广泛应用先天性巨结肠（congenital megacolon）的名称，但按国际上惯用及病理基础应称之为Hirschsprung病（Hirschsprung's disease，HSCR）或无神经节细胞症更为准确。

本病是消化道发育畸形中比较常见的一种，其发病率为1/5 000~1/2 000，以男性多见，平均男与女之比为4∶1。本病有家族性发生倾向，近年国外报道家族性巨结肠约为4%。

【病因】

无神经节细胞症肠壁肌间神经丛中神经节细胞缺如，是由于外胚层神经嵴细胞迁移发育过程停顿之故。1967年，日本Okamoto与Ueda实验研究证明了胚胎第6周起，神经嵴的神经母细胞即循从头端到尾端的方向移行到消化道壁内，而形成肌间神经丛的神经节细胞。这个移行过程是沿迷走神经进行的。黏膜下层的神经节细胞是由肌间的神经母细胞移行而来。整个移行过程到胚胎第 12 周时完成，因此，“无神经节细胞症”是由于在胚胎第 12 周前神经母细胞移行停顿所致，停顿越早，无神经节细胞段越长，尾端的乙状结肠、直肠最后生长神经母细胞，因此是最常见的病变部位，此即形成典型的“常见型”无神经节细胞症。至于导致发育停顿的原始病因，可能是母亲的妊娠早期，由于病毒感染或其他环境因素如代谢紊乱、中毒等，而产生运动神经元发育障碍所致。无神经节细胞症发病机制如图 17-16 所示。

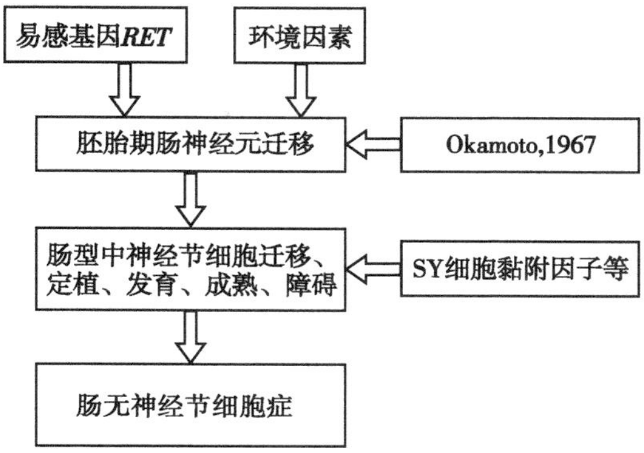

图 17-16 肠无神经节细胞症发病机制

1. 早期胚胎阶段微环境改变 近年来对病因学的深入研究，主要从胚胎发生阶段早期微环境改变及遗传学两方面。如 Kamagate（1985 年）、Ueno（1987 年）先后观察到肠内在神经起源、迁移与细胞外基质蛋白、纤维蛋白等密切相关。细胞外基质蛋白对细胞黏附与运动是一种重要的影响因素，上述这些物质在提供发育中的肠神经嵴衍生十分必要，细胞迁移途径中也与层黏蛋白（laminin）和胶原Ⅳ有关，后两者对神经细胞生长、成熟有促进作用。Shimotake（1996 年）报道了在发育肠管神经嵴细胞迁移过程中间充质细胞活力增强。Kuroda 和 Hirobe 等（1991 年、1992 年）曾证实在无神经节细胞肠段黏膜和固有层中 MHC，即主要组织相容性Ⅱ抗原明显增高，提示这种抗原异常表达引起 HD 反应免疫机制改变。Kobayashi、Puri（1995 年）提出细胞内黏附分子和 MHC-Ⅱ抗原在无神经节细胞肠段黏膜下与肌间神经丛中粗大神经干和移行段神经丛均有强力异常表现。上述这些研究提示，在无神经节细胞肠段的发生中可能是由于胚胎发育阶段早期微环境的改变影响了神经节细胞的迁移、生长发育成熟过程而导致无神经节细胞。

2. 遗传因子 无神经节细胞症存在有家族史占 3.6%~7.8%，全结肠型家族史甚至高达 15%~21%，罕见的全肠无神经节细胞症其家族史是 50%。

1990 年，Badne 分析 487 例无神经节细胞症的家族史和其遗传类型中发现，超出乙状结肠以上病变的遗传类型是与显性等位基因相容性相关且有不完全性外显率；而对无神经节细胞肠段未超越乙状结肠范围的病例，其遗传类型是多因素或伴非常低的外显率隐性基因遗传。Down 综合征发生无神经节细胞症约 4.5%~16%，这一点也提示在无神经节细胞症病因学上有遗传因素。无神经节细胞症其他合伴染色体畸形还有末端 13q 间断性缺失、2p22 部分缺失和互补易位（3：7）（p21：q22）、18- 三体镶嵌体。也有报道在巨结肠患儿中有一部分遗传综合征，如 Waardenburg 综合征、Von Recklinghausen 综合征、D 型指 / 趾过短和 Smith-Lemli-Opitz 综合征等。

同胞发生危险率取决于受累患儿的性别与无神经节细胞长度。据统计随病变长度增加其发生率也增加。乙状结肠 - 直肠段巨结肠患儿兄弟 HSCR 发生率明显高于姐妹(分别为 4%、1%)。长段型病例中受累家族中兄弟或儿子危险性分别为 24% 和 29%。

分析证实无神经节细胞症是一种遗传性疾病，其表达形式是常染色体显性、常染色体隐性和多基因形式，在某些病例是通过环境因素而致成的。常染色体显性基因引起无神经节细胞症在人类基因图上位于染色体 10q11.2，进一步定位有 3 个间隙性缺失。该区域含

有 *RET* 原位基因，后者也是近期多家报道的无神经节细胞症患者发生基因突变的部位。自1994年以后已有70多个新的 *RET* 原位基因突变的报道，然而某些染色体显性巨结肠家族中并没有衔接的 *RET* 基因，这提示在无神经节细胞症患儿中可能还有另外一些可疑基因存在。RET有4个配体，分别是GDNF、NTN、Persephin和Artemin。其中研究最多的是胶质细胞源性神经营养因子（glial cell line derived neurotrophic factor，GDNF）。有研究在HD患儿中监测到GDNF突变，也有报道无神经节细胞段GDNF蛋白表达显著降低。*GDNF* 基因的突变或基因表达缺陷都可使传递给RET的信号中断，影响肠神经系统的移行和发育。在一大组近亲家族合伴无神经节细胞症高发区中，证实在内皮素β受体基因（*EDNRB*）的突变，*EDNRB* 基因图位于染色体13上。内皮素3（END-3）与EDNRB之间相互作用对于肠神经元发育是必需的，应用动物模型可发现EDN-3或EDNRB有破裂痕迹。END-3配位子是与EDNRB相符合的。另外肠神经系统发育的内在环境因素改变也是重要原因，如细胞外基质中的层黏蛋白和Ⅳ型胶原蛋白大量积累在细胞外空间可阻止神经节细胞的移行，肠壁神经缺血、缺氧将使其变性等。

【病理解剖与病理生理】

典型大体标本可分为两部分：病变肠管近端肠段异常扩大，壁肥厚，色泽略为苍白，腔内有质地坚韧的粪石，黏膜水肿，有时有小的溃疡，称为“扩张段”。在扩大部分之远端，则比较狭窄，又称“痉挛段”，大小趋于正常，外表亦无特殊。在此两部分之间有一过渡区或移行区，往往呈漏斗形（图17-17），又可称为“移行段”。

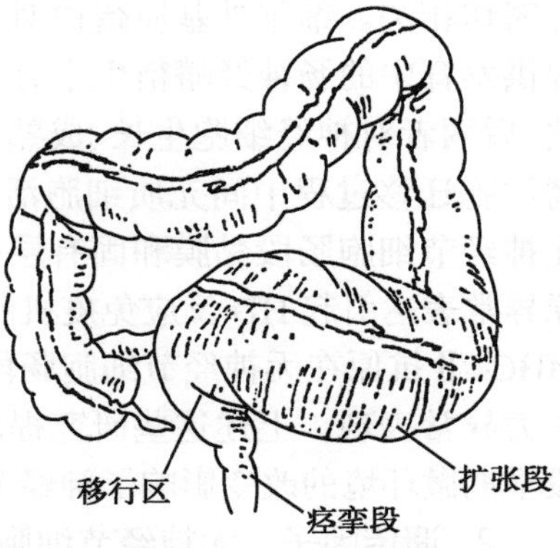

图17-17 先天性巨结肠大体病理

1. 组织学检查　在病变肠管中，位于肌层间的神经丛（Auerbach丛）和黏膜下神经丛（Meissner丛）内，神经节细胞完全缺如，这是本病的基本病变。此外，在这些神经丛内，无髓性的副交感神经纤维无论在数量上和粗细上都较正常为显著，紧密交织成束，代替了正常的神经丛。扩张肠段也可呈现肌层肥厚，黏膜卡他性炎症，有时有小溃疡，但肌间神经丛内神经节细胞存在，副交感神经纤维在数量和形态上均无变化。

2. 病变范围　在短段型病例（约83%），无神经节细胞区自肛门开始向上延展至乙状结肠远端，随着出现一般较短的移行区，在其中偶尔可见到神经节细胞；然后，就进入正常的神经组织区，相当于结肠扩张部分。相反，约20%病例病变范围较为广泛，包括降结肠、脾曲（10%），甚至大部分横结肠（约4%），这类病例称为“长段型”；尚有极少数病例，整个结肠受累，甚至包括回肠末段，完全没有神经节细胞，称为“全结肠型或全结肠-回肠无神经节细胞症”（约3%）。以上病变范围分布的百分比只是一个大略的平均数。

综上所述，一般可把无神经节细胞症的基本病理改变归纳为：病变肠管壁缺乏神经节细胞；病变肠管的自主神经系统分布紊乱、神经递质含量异常；部分病例内括约肌功能不全。

先天性肌间神经节细胞的缺如将使病变肠段失去正常蠕动，即间歇性收缩和放松的推进式运动，而发生一个总的收缩，使肠段经常处于痉挛状态，导致粪便通过障碍。

近20年，较为普遍认为非肾上腺素能抑制神经系统缺乏是发生“无神经节段”不能舒张的关键因素。一般来说，副交感神经纤维可引起胃肠道肌肉收缩增强，消化腺分泌增加；

交感纤维则引起它们活动的抑制。副交感纤维多数是兴奋性的胆碱能纤维，少数是抑制性纤维（即内在神经），后者中很多既不是胆碱能，也不是肾上腺素能，而是肽能纤维，其递质可能是血管活性肠肽、P物质、胃泌素等。这类神经纤维称为嘌呤纤维或肽能纤维，能引起肠肌舒张。而在无神经节细胞症病变肠管则肽能纤维减少或缺如，致使肠管不能正常舒张。

【临床表现】

大多数患儿在出生后1周内发生急性肠梗阻，临床表现为90%患儿有胎粪性便秘，24~48小时没有胎粪排出，或只有少量，必须灌肠或用其他方法处理才有较多胎粪排出。呕吐亦为常见的症状，可能次数不多、量少，但也可为频繁不止，并带有胆汁；腹部膨胀，大多数为中等程度，严重时可腹壁皮肤发亮，静脉怒张，往往见到肠型，有时肠蠕动显著，听诊肠鸣音存在；直肠指诊对诊断颇有助，直肠壶腹空虚无粪，指检还可激发排便反射，手指拔出后，多伴有胎粪或粪便排出，并伴有大量气体，同时腹胀亦好转。总之，无神经节细胞症在出生后期为一种不完全性、低位、急性或亚急性肠梗阻，一般在灌肠后好转，小儿也可有自动少量排便，但多在几天后又出现严重便秘。少数病例经过新生儿几天的肠梗阻期后，可有几周甚至几个月的“缓解期”，随后再度出现顽固便秘。

婴儿和儿童巨结肠病史多相当典型，新生儿期或婴儿时就有便秘、腹胀和呕吐等情况，以后婴儿大便秘结，需要灌肠、塞肛栓或服泻剂，便秘越来越顽固。体检最突出的体征为腹胀，腹部隆起以上腹部最为显著。在多数病例中，肠型隐约可见，腹部扪诊有时在左下腹可触及粪石块物，听诊肠鸣音往往亢进。直肠指检发现壶腹空虚。粪便停留在扩张的结肠内，小儿可出现全身情况消瘦、面色苍白、贫血。

各种并发症大多发生在头2个月内，以后则比较少见或程度较轻。无神经节细胞症并发症可以有肠梗阻、肠穿孔、腹膜炎、小肠结膜炎及全身抵抗力下降易感染等。尤其是小肠结肠炎是一种十分严重的并发症，死亡原因中约占60%是因小肠结肠炎所致。其不但可发生在术前，也可发生在结肠造口术后，甚至于巨结肠根治术后。

小肠结肠炎的临床表现为腹胀、腹泻、粪汁带有气体且奇臭、发热>38℃，X线检查腹部直立位平片提示小肠与结肠扩张，可伴有液平面。如作钡灌肠则可见结肠段黏膜粗糙，有锯齿状表现，甚至见到溃疡。

目前认为小肠结肠炎的发生与性别、无神经节细胞肠段长度等关系不大，远端梗阻（包括失弛缓性内括约肌的作用）和因此而产生的结肠极度扩张及肠壁循环缺陷是基本原因。也有人认为肠炎可能为病毒或细菌性，结肠扩张，肠内容物积聚、滞留而诱发细菌感染，特别是厌氧菌的感染。如图17-18所示无神经节细胞症合并小肠结肠炎发生的病理生理基础。Teitelbaum（1988年）提出无神经节细胞症合伴严重畸形特别是21-三体畸形，易导致小肠结肠炎发生，机制可能与T细胞免疫有关。

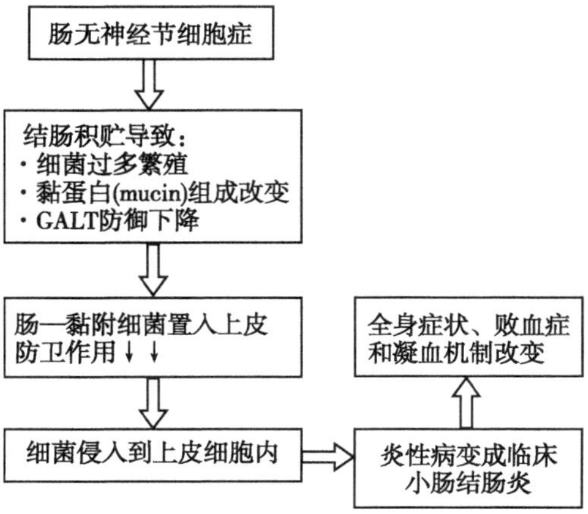

图17-18 肠无神经节细胞症合并小肠结肠炎的可能病理生理基础

无神经节细胞症可以合伴有其他一些畸形，其发生率比正常人群高，据文献报道在5%~20%，尤其在双胎病例更为明显。无神经节细胞症可合并下列一些畸形：未成熟儿与极低体重儿，3.5%~10%；唐氏综合征，3%~5%；泌尿系统畸形，3%；肛门直肠发育畸形，2.5%~3.4%；心血管畸形，1%。

【诊断】

近来常用的辅助检查有放射学检查、肛门直肠测压、直肠黏膜乙酰胆碱酯酶组织化学染色和病理活检四种。在临床上往往同时应用几种方法互相配合以互补不足。

1. 放射学检查 其除了作为诊断外，还可以了解病变肠段的长度、有否存在小肠结肠炎等并发症情况。目前报道诊断率在80%。此检查缺点是对患儿有潜在性损伤，对新生儿无神经节细胞症、结肠造瘘术患儿、特发性巨结肠诊断困难。

腹部直立位平片显示在病变肠段以上肠管扩张，内含有气体和液性粪便——“气液平面”，而在病变肠段中不含气体，则小骨盆区内无气体阴影，这就呈现一个典型的低位肠梗阻的X线直立位平片的征象。X线钡灌肠检查有以下特点：在病变段与扩张段之间有一明显移行分隔区，呈现“锥体”状；病变段神经支配异常故可见有不规则的收缩；钡剂潴留，超过24~48小时仍未排出。造影检查时，如果合伴有小肠结肠炎则近端扩张结肠肠管黏膜增粗、水肿，甚至有结节状感。

2. 肛管直肠测压法 目前公认这种方法安全简便，测压内容主要是内括约肌松弛反射与肛管各部压力。

内括约肌松弛反射又称直肠肛门抑制反射，这在控制排便机制中起到重要作用。外括约肌是横纹肌由体神经支配，而内括约肌则由平滑肌纤维在直肠下端肠壁肌层增厚构成；静止期肛管80%的压力由其维持。在正常情况下刺激直肠壁受压、扩张压力感受器，通过肠壁肌间神经丛中的神经节细胞及其节后纤维引起内括约肌松弛。这种由直肠壁压力感受器-壁间神经节细胞-内括约肌构成的低级反射，已由实验和临床所证实与脊髓中枢神经系统关系不大。在无神经节细胞症缺乏神经节细胞，此反射弧破坏，当直肠壁充盈、扩张时，不能引起内括约肌松弛。

肛门直肠测压法的诊断准确性在儿童组高达95%以上，新生儿组亦有60%~85%。

3. 直肠黏膜乙酰胆碱酯酶组织化学法 最突出的特征之一表现为在无神经节细胞肠管肌层存在无髓鞘样神经纤维增多，这些异常的神经纤维属于胆碱能神经，具有比正常情况量多，更为集中，并能伸展到黏膜下层和黏膜组织。检查时用特制的直肠黏膜吸引活检钳于直肠后壁齿线上1.5~3cm取材，组织化学法可采用1952年Gomori染色法或Karnovsky-Roots法（1964年）检测，直肠黏膜乙酰胆碱酯酶染色组织化学法是一种既定性又可半定量的方法。据文献报道其正确率约96%。

4. 直肠壁组织学检查 诊断可靠，尤为对一些诊断困难的病例仍是一种十分有效的诊断方法。可以采用直肠黏膜吸引活检或手术直肠黏膜活检，一般取材点为直肠后壁齿状线上1cm、3cm、5cm三点（也有取2cm、4cm二点），主要观察黏膜下及肌间神经丛中有否神经节细胞与神经节细胞发育程度如何。在无神经节细胞症病变肠段神经节细胞缺如是病理组织学诊断的最重要标准。

【鉴别诊断】

便秘具有双重含义：排便困难或次数减少。在成年人如用力排便占排便时间的25%以上和/或每周大便2次或更少，儿童的标准则低于成人。

凡新生儿在出生后胎粪排出的时间较晚，量较少，或经指检、灌肠才排出胎粪，并伴有腹胀和呕吐，均应怀疑有无神经节细胞症存在的可能。但确有不少疾病在新生儿期酷似无神经节细胞症，故需作鉴别。

1. **单纯性胎粪便秘或称胎粪塞综合征** 症状类同无神经节细胞症，胎粪排出延迟，便秘腹胀，但经直肠指检、开塞露刺激或盐水灌肠后则可排出多量胎粪，且从此不再发生便秘。患儿直肠壁神经节细胞正常存在。

2. **先天性肠闭锁** 尤其远端回肠闭锁，表现为典型的低位肠梗阻，直肠指检仅见少量灰绿色分泌物，盐水灌肠后并未见大量胎粪排出，钡灌肠结肠呈胎儿型结肠，但结肠袋存在。

3. **新生儿腹膜炎** 新生儿因败血症、脐部感染或其他原因引起腹膜炎，临床上也可有腹胀、呕吐、少便或腹泻；与新生儿巨结肠严重并发症小肠结肠炎相似。鉴别时需注意有否胎粪排出延迟，另外病史中有感染发展情况，务必配合一些辅助检查。

4. **新生儿坏死性小肠结肠炎** 本病多见于早产儿，出生后曾有窒息、缺氧、休克的病史，且有便血，X 线平片肠壁有气囊肿，在巨结肠则罕见。

5. **左半小结肠综合征** 发现新生儿出生后腹胀、便秘，钡灌肠见脾曲以下降结肠痉挛变细，十分类同长段型无神经节细胞症。但直肠壁组织学检查神经节细胞正常存在；经观察研究患儿如能存活，在 4 个月以后痉挛狭小的结肠增粗，便秘功能解除，并发现这些患儿伴有高血糖素异常，其母均患有糖尿病。在我国此种病例十分罕见。

6. **甲状腺功能减退症（甲减）** 为新生儿原发性或继发性甲减引起腹胀、便秘。此类患儿异常安静，少哭吵，生理性黄疸消退延迟，测定血中有关甲状腺素的生物化学指标，如血清蛋白结合碘异常。

对儿童无神经节细胞症诊断远比新生儿期容易，但在鉴别诊断中要与特发性巨结肠、继发性巨结肠及巨结肠类缘病相区别，关键在于病史与辅助诊断。特发性巨结肠 X 线钡灌肠类同短段型巨结肠征象，但如直肠肛门测压则内括约肌松弛反射正常存在。继发性巨结肠主要发生在肛门狭窄后，儿童肛门部外伤后，特别是无肛手术后肛门狭窄多见。值得一提的是肛门直肠畸形合伴无神经节细胞症病例也可发生，但毕竟属少见。巨结肠类缘病不属神经节细胞缺如，而是在质与量上变化，但临床上也以便秘为主，鉴别要点是病理检查。临床上也常遇到中枢神经系统病变，如大脑发育不良、大脑萎缩、唐氏综合征及小头畸形等常伴有便秘，也需加以鉴别。

【治疗】

无神经节细胞症的治疗一般均应以根治手术治疗为主。

在无条件行根治手术或准备作根治术之前处理，需注意纠正患儿全身营养状况、灌肠、扩肛、泻剂、开塞露等辅助应用。其中灌肠是一项既简便又经济的有效措施。可以解除积贮的粪便，减少小肠结肠炎的发生，又可作为根治术前的肠道准备。灌肠液要用等渗的温盐水，反复冲灌抽吸直到流出液不含粪汁，须每天或隔天进行，灌肠时需注意保暖，助手应按结肠解剖行径在腹部按压，帮助扩大肠段中粪便灌注出。

如果新生儿无神经节细胞症合伴小肠结肠炎，需要补充适当液体纠正脱水与电解质失衡、酸碱平衡失衡。

Thomas（1986 年）证实约 30% 无神经节细胞症合伴小肠结肠炎新生儿是与艰难梭菌（Clostridium difficile）感染及其毒素影响有关，建议在急性发作期采用万古霉素治疗。

在一部分短段型可试用强力扩肛，需在麻醉下进行，扩肛目的在于扩张短段病变区肠壁肌层，包括内括约肌。效果不佳者可作直肠肌层部分切除术（Lynn 手术）治疗。

对合伴有小肠结肠炎或全身条件较差或全结肠型的患儿应先作结肠造口术。结肠造口应在无神经节细胞肠段的近端，全结肠型应作末端回肠造口。在做造口术时应取近端造口处肠管全层病理活检，必须是有正常神经节细胞存在，否则术后会产生一些不必要的麻烦。全结肠型无神经节细胞症外科手术治疗常推荐有两种方法，一种是 Martin 术式，另一种是全结肠切除加做直肠贮袋成形术。

根治术的目的是针对无神经节细胞的肠段，现介绍采用最多、较为定型的四种手术方式。

1. Swenson 手术（拖出型直肠、乙状结肠切除术） 1948 年，Swenson 设计了拖出型直肠、乙状结肠切除术。手术要点：以普通型为例，经腹游离扩张的乙状结肠，松解降结肠脾曲，尽量向下游离直肠接近肛门，然后将结肠套叠式从肛门拖出，于齿状线上 2~3cm 横切开直肠的前半部，后半部则距齿状线约 1cm，切面呈斜形，于肛外行结肠 - 低位直肠吻合术，术毕将吻合部推回肛门直肠内（图 17-19）。

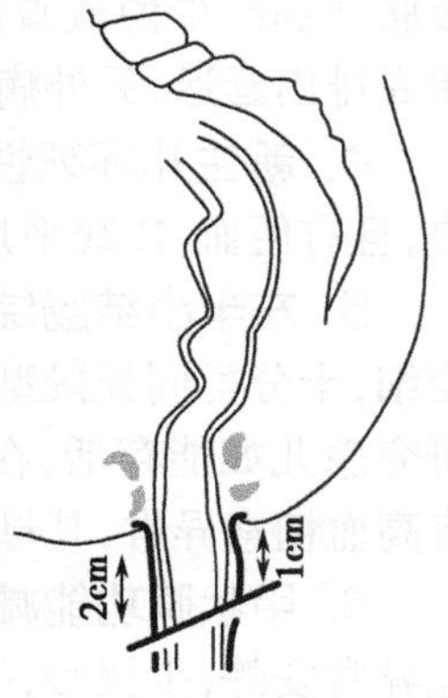

图 17-19　Swenson 手术

近 20 年的手术死亡率已降至 1.25%。认为影响预后的因素包括合伴有 Down 综合征畸形、手术年龄、吻合口漏、感染、术后肠梗阻等。

2. Duhamel 手术（结肠切除、直肠后结肠拖出术） 1956 年，Duhamel 设计了直肠后结肠拖出术（又称 Duhamel Ⅰ式）后 Grob 进行了改良（亦称 Duhamel Ⅱ式）；前者拖出结肠自直肠下段肛门后半部沿皮肤引出，后者自齿线后半部引出。

手术要点：游离切除扩大的乙状结肠，松解结肠脾曲，近侧断端结肠暂时用丝线缝合封口，以备拖出。直肠于盆腹膜反折水平横断后，远断端二层缝闭之。用手指分离直肠骶前间隙，直至肛门皮下。会阴组扩肛后，于齿线水平切开肛管后半环，经直肠后将近端结肠拖出。拖出结肠后半部与肛管齿状线切开缘作二层缝合。用两把 Kocher 钳或特制环形钳将结肠前壁和直肠后半壁高位处钳紧，钳夹的肠管坏死脱落后，直肠前半壁与结肠后半壁便彼此粘连愈合（图 17-20）。

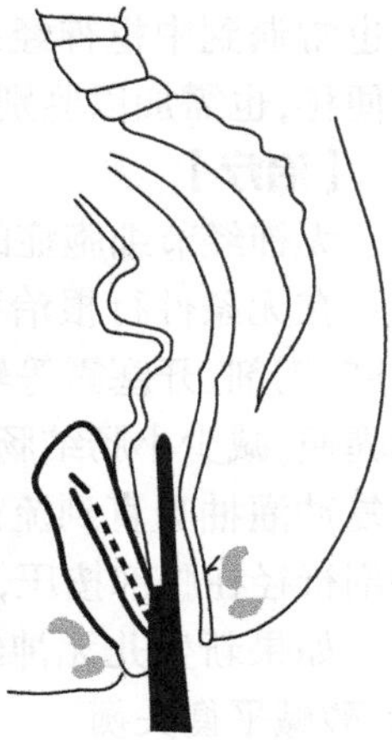

图 17-20　Duhamel 手术

手术较简单，不需盆腔的广泛解剖。因此，膀胱及生殖系神经损伤的发生率明显减少。保留了直肠前壁作为排便反射区。吻合口破裂的发生率较低。但肛门括约作用仍大部分存在，从而防止污粪。其缺点是直肠残端可能保留太长而形成盲袋、招致积粪和污裤，称之为盲袋综合征。近年来手术中吻合器的应用有效地解决了这一问题。

3. Soave 手术（直肠黏膜剥离、结肠于直肠肌鞘内拖出切除术） 腹部手术与上两种方法相同，解剖盆部直肠时，将直肠壁注射盐水，环形切开直肠肌层，黏膜则保持完整剥离，直至齿状线水平。

肛门部的上段黏膜可通过翻出肛门外去除。结肠经直肠肌鞘内拖出与肛门作一期二层缝合(图 17-21)。但若直肠黏膜剥离不干净或渗血,易致夹层感染,结肠回缩,肛门直肠固有双层肠肌,常有狭窄倾向,大多数病例需做较长时间扩肛。

4. Rehbein 手术(结肠切除、盆腔内低直肠结肠吻合术) 1958 年,Rehbein 提出病变肠段切除,盆腔内低位直肠吻合术治疗无神经节细胞症。其手术要求强力扩张肛门,剖腹后直肠两侧腹膜被缝吊上提,直肠周围的腹膜反折分离后暴露外纵肌层,向下继续分离至肛提肌水平横断直肠。游离并切除扩大肥厚结肠,于盆腔内行低位直肠结肠吻合术(图 17-22),术后需坚持扩肛数月。术后便秘复发约 12.3%。

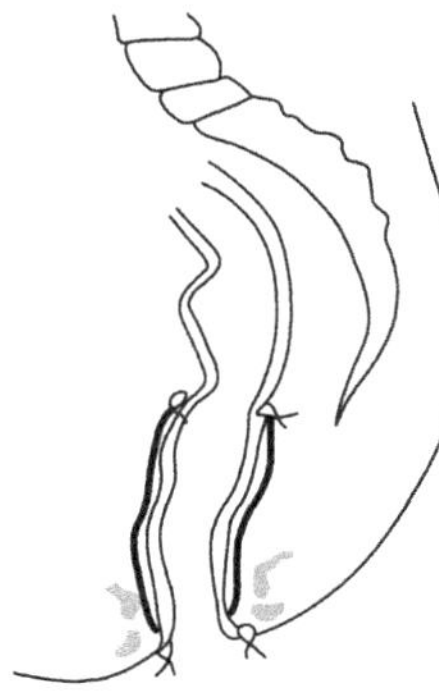

图 17-21 Soave 手术

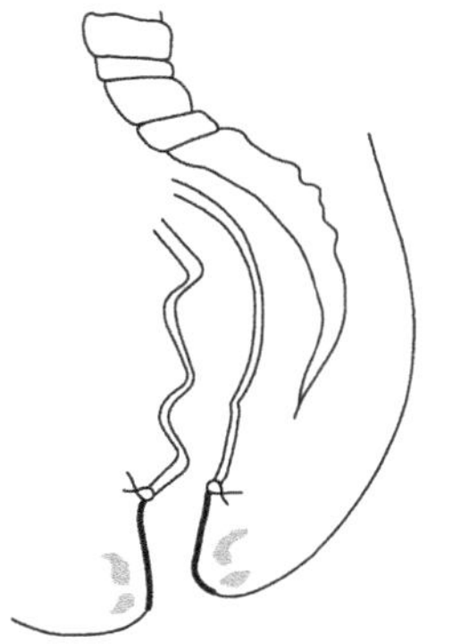

图 17-22 Rehbein 手术

近 10 年,随着国外先进技术引进,国内也逐步开展用腹腔镜无神经节细胞症根治术,其创伤小,肠粘连等并发症少,原理类同 Soave 手术。1998 年,墨西哥小儿外科医师 L.De-la Torre-Mondragon 提出治疗无神经节细胞症采用一期经肛拖出术,本术式更适宜小婴儿期患儿。其手术方式是患儿置膀胱截石位,经肛门齿状线上 0.5cm 黏膜下剥离,直至过膀胱腹膜反折处,再切开肌鞘,经肛门拖出结肠,逐一分离结肠系膜血管,在病理证实(一般为冷冻切片报道)有正常神经节细胞存在时即可切断拖出结肠,其近端与近肛缘黏膜、肌层等分层吻合。于吻合前把肌鞘后壁劈开或切除,以减少肛门出口处狭窄发生。综合多家报道也一致认为经肛门一期拖出术,术中出血量少,手术时间短,住院天数短,且住院费用低,与经腹腔镜手术和经腹经典手术相比也有显著优势。近年也有手术机器人做巨结肠根治术的报道。

附:肠神经发育异常

肠神经发育异常(intestinal neuronal malformations,INM)是因为肠神经发育异常而致肠壁神经分布失常的一种常见的先天性畸形,是引起小儿慢性便秘的常见原因。其发病率尚无精确统计报告,但其亚类之一的先天性巨结肠的发病率约为 1/5 000,而后者在肠神经畸形中仅占 50% 左右,由此可推测出肠神经畸形的发病率约为 1/2 500。

肠神经发育异常目前诊断依赖于病理,但目前病理诊断标准并不统一,肠神经元发育不良的病理形态既可以出现在正常肠管的发育过程中,也可以出现在先天性梗阻和炎症性疾病中。因此需要进一步研究这一类疾病的诊断和治疗方案。

1691 年,Frederick Ruysch 报告了第一例先天性巨结肠病例,但该畸形详细、完整的描述是由 Harald Hirschsprung 于 1886 年完成的,后来就将这一畸形命名为 Hirschsprung 病。1971 年,Meier-Ruge W 报告了与先天性巨结肠表现相似但神经节细胞存在的一组病例,从而开启了肠神经源性发育不良、神经节细胞过少症及神经节细胞未成熟症研究的先河。以前曾将肠神经源性发育不良、神经节细胞过少症及神经节细胞未成熟症归于先天性巨结肠类缘病,但现在的研究结果表明,这些畸形都是肠神经发育异常的不同结局,从而将其统称为肠神经畸形。

肠神经畸形的诊断主要依靠组织学及组织化学检查。组织化学检查中常用乙酰胆碱酯酶测定来显示副交感神经,乳酸脱氢酶可显示黏膜下丛神经细胞并能区别小神经细胞与施万细胞,而琥珀酸脱氢酶的测定则可鉴别成熟神经细胞与未成熟神经细胞。根据这些检测结果,可将肠神经畸形分为 6 大亚类,即先天性巨结肠、肠神经源性发育不育、神经节细胞减少、神经节细胞未成熟、混合型及未分类的肠神经节细胞发育不良。分类的详细情况见表 17-4。

表 17-4 肠神经畸形的分类

1. 先天性巨结肠
1.1 短段型
1.2 长段型
1.3 全结肠型
1.4 全肠道型
2. 神经节细胞减少
2.1 散发
2.2 神经节细胞减少合并神经细胞异位
2.3 神经节细胞减少合并神经细胞未成熟
3. 肠神经源性发育不良
3.1 黏膜下丛神经节发育不良合并巨神经节(B 型)
3.2 肾上腺素能神经未发育或发育不全(A 型)
3.3 神经元发育不良合并黏膜神经节增生
3.4 神经纤维瘤病及多发内分泌新生物Ⅱ的肠神经源性发育不良样病变
4. 神经节细胞未成熟
5. 混合畸形
5.1 先天性巨结肠合并 B 型肠神经源性发育不良
5.2 先天性巨结肠合并神经节细胞减少
6. 未分类的肠神经发育不良
6.1 轻度神经节发育不良(黏膜下丛局限性畸形)
6.2 黏膜下丛神经细胞发育不良(神经节细胞未成熟或神经细胞发育不良)
6.3 黏膜肌层和固有层异位的黏膜下丛神经细胞
6.4 环肌或纵肌内异位的肌丛神经细胞

(一) 肠神经节细胞减少症

肠神经节细胞减少症(hypoganglionosis)病理特征是黏膜下神经节细胞缺乏、肌层神经节细胞体积减小及数量减少、黏膜固有层和黏膜肌层乙酰胆碱酯酶活性降低或消失,以及黏膜肌层和环肌增生。严重的便秘与假性肠梗阻是其常见的临床表现。全层活检是诊断这一疾病的必要手段。切除病变肠段是治疗的较好选择。术中应通过乙酰胆碱酯酶组织化学染色来确定病变肠段的长度。

(二) 肠神经节细胞发育不良

肠神经节细胞发育不良(intestinal neuronal dysplasia,IND)是仅次于先天性巨结肠的又一常见的肠神经畸形,约占肠神经畸形的20%~40%。它又可分为A型与B型两种亚型,前者较少见,90%以上的肠神经源性发育不良都属于B型。

A型肠神经源性发育不良是肠壁交感神经先天性未发育、发育不良或未成熟。由于肾上腺素能的交感神经发育不良,不能有效抑制副交感神经的活动,无抑制的副交感神经所产生的乙酰胆碱使肌层和黏膜层血管扩张、血管通透性增大,从而产生血便、痉挛性腹泻等溃疡性结肠炎的表现。诊断主要依靠组织学检查。治疗可先行结肠造瘘,待结肠炎好转后再关闭肠造瘘。多数患儿可恢复正常并不会复发,少数关闭肠造瘘后症状仍无好转者可再行肠造瘘并行炎性肠段切除。

B型肠神经源性发育不良较为常见,其病理特征为黏膜下丛神经纤维增生并有巨神经节出现,常合并先天性巨结肠,是先天性巨结肠根治术后症状复发的重要原因。其组织病理特征为:①黏膜下和肌丛神经节细胞增生、巨神经节、异位神经节、黏膜固有层及黏膜下血管周围乙酰胆碱酯酶染色阳性的神经纤维增多;②环肌和纵肌神经中还原型烟酰胺腺嘌呤二核苷酸磷酸(reduced nicotinamide adenine dinucleotide phosphate,NADPH)黄递酶活性降低;③神经肌接头处异常;④内括约肌乙酰胆碱酯酶染色阳性的神经纤维增多、NADPH黄递酶活性降低或消失。根据以上病理特征,可判定B型肠神经源性发育不良是一种独立的疾病,而不是肠梗阻或炎性肠病的继发性病变。

1971年,Meier-Ruge提出黏膜固有层神经节增生和乙酰胆碱酯酶活性增加是该病的重要诊断依据,而近年又发现了黏膜固有层的乙酰胆碱酯酶阳性神经纤维数量增加等病理特征,所以后来就将其诊断标准修改为两个必要标准和两个附加标准。两个必要标准是黏膜下丛增生和黏膜下血管周围乙酰胆碱酯酶阳性神经纤维增多;两个附加标准是神经异位和固有层乙酰胆碱酯酶活性增加。与此同时,巨神经节也是B型肠神经发育不良的重要病理特征。有研究发现如取全层活检,异位神经丛和巨神经节是最常见的发现;如黏膜吸引活检,则固有层中乙酰胆碱酯酶活性增加是较常见的病理改变。

由于黏膜下丛缺乏本体感受器,肠蠕动反射中的容受性舒张发生紊乱,最终导致便秘的发生。如病变波及内括约肌,则肌层和肌间隔的乙酰胆碱酯酶阳性神经纤维增多,异形神经元和施万细胞增多,但肌间神经丛可能正常。所以70%~80%的B型肠神经源性发育不良者内括约肌能够松弛,肛门直肠压力也有可能不增高。

由于便秘的存在,将导致患儿发生痉挛性腹痛并影响营养物质的吸收,所以应对这些患儿进行检查并给予相应的治疗。一些保守治疗措施如缓泻剂、灌肠、开塞露塞肛等都可应用。保守治疗6个月无效或内括肌松弛反射消失者可考虑手术治疗。

（三）神经节细胞未成熟

神经节细胞未成熟（immaturity of ganglion cells）是一种多发生于未成熟儿的肠神经畸形。由于未成熟神经节细胞与成熟神经节细胞在常规组织切片上难以区别，所以应借助于一些组织化学染色技术。乳酸脱氢酶与琥珀酸脱氢酶组织化学染色有助于鉴别神经节细胞是否成熟，神经节细胞未成熟者乳酸脱氢酶活性降低或消失。未成熟神经节细胞随患儿年龄的增长可逐渐成熟，在 2 岁时可接近正常，而到 3~4 岁时其神经节细胞在形态与功能上都可恢复正常，所以在 1 岁以前不宜将这类患儿诊断为神经发育不良。在 2 岁后病变的程度还未减轻、神经节细胞体积小于正常者的 50% 时才可诊断为神经发育不良。而且后者与肠神经节细胞过少是有区别的，发育不良主要是体积减小，而神经节细胞减少主要是指神经节细胞数量的下降。

由于神经节细胞可随年龄的增长而逐渐成熟，所以在 2 岁前可进行观察及保守治疗。如 2 岁后病变仍未好转，可考虑切除病变肠段。

（四）多类型肠神经发育异常

肠神经异常可以多种并存，常见的有先天性巨结肠合并 B 型肠神经源性发育不良、B 型肠神经源性发育不良合并神经节细胞过少或神经节细胞过少合并神经异位。虽然目前有关这些联合畸形的治疗尚无一致意见，但在保守治疗无效时仍需行内括约肌切开或病变肠段切除。

十二、直肠及结肠息肉

肠息肉（polyp）是指肠黏膜的肿块状突起，是小儿肛肠外科的常见病，可发生在消化道任何部分，但以直肠和乙状结肠为最多见。我国小儿消化道息肉发病率很高，为小儿慢性小量便血的主要原因。男孩多于女孩，3~6 岁多见，故又称幼年性息肉或青少年性息肉。本病大部分单发，但也有少部分为多发性，多发者可称为息肉病。

【病因】

病因尚不清楚。一般认为肠黏膜炎性病变和慢性刺激是形成息肉的重要因素。肠黏膜由于长期炎症和机械性刺激，发生表皮、腺上皮及其下层组织的局限性增生，形成息肉。个别病例，肠息肉可能是腺瘤类良性肿物。

【病理】

小儿直肠及结肠息肉大多为错构瘤性息肉，占 95% 以上；其次是炎症性息肉，腺瘤性息肉少见。息肉为圆形或椭圆形肿物，大多为 0.5~1.0cm 以下的小息肉。息肉表面光滑或如草莓状，色泽多为鲜红，与肠黏膜相似；如有发炎或出血，则呈暗紫色。大部分息肉质软、易碎，少数则质地坚硬。息肉发生的早期，其基底部较宽，以后由于肠蠕动的作用，逐渐将息肉向远侧推动，而使其附着的肠黏膜形成细长蒂柄。有时息肉可以在其蒂部自行折断而脱落，随粪便排出而自愈。偶尔盲肠、回肠息肉可引起肠套叠。

小儿肠息肉约 90% 发生在直肠和乙状结肠，位于降结肠、横结肠和升结肠者少见。小儿直肠及结肠息肉均为良性病变，罕有发生恶变的病例。

【临床表现】

直肠和结肠息肉以便血、腹痛、肛门肿物脱出为主要表现，无痛性黏液性便血为主要症状，表现为长期间断大便表面带血和黏液，多为鲜红色。便血常发生在排便结束时，在粪便的表面有一条状血迹，呈鲜红色，不与粪便相混，量较少，少数病例便后自肛门滴数滴鲜血，由于息肉脱落引起大量出血者罕见。当息肉表面有继发感染时，除便血以外尚有少量黏液。患儿排便时一般无任何痛苦，无里急后重症状，但部分患儿因息肉及肠壁炎症可致下腹部间歇性阵发性疼痛。低位或有长蒂的息肉，排便时可将其排出肛门外，于肛门处可见一红色球状物，如不及时将息肉送回，可发生嵌顿而脱落和出血。如有条件，当即结扎切除，或及时将息肉送回直肠内。

【诊断与鉴别诊断】

小儿直肠及结肠息肉的诊断一般并不困难。对有慢性便血者，首先应想到直肠及结肠息肉，直肠指检或肛门镜检多能发现息肉。超声作为无创性检查技术，也能用作直肠及结肠息肉的诊断。乙状结肠镜或电子结肠镜检查不但可以清楚地看到息肉，而且可以在直视下经内镜将息肉摘除。

小儿直肠及结肠息肉主要应与下列疾病鉴别：如发现多发性直肠和结肠息肉，应结合家族遗传性病史、口唇周围皮肤黏膜色素沉着等鉴别家族性结肠息肉病及 Peutz-Jeghers 综合征。如以少量血便来院，则根据排便时有无肛门疼痛，检查肛门正中线前后方有无肛裂存在，或检查排便时肛周有无暗紫色块物隆起、排便后有无缩小等，同时直肠指诊有无发现息肉状肿块，确定是否诊断肛裂或痔。

【治疗】

所有直肠及结肠息肉，均应将其摘除。对单个或少数散在的息肉，应根据息肉的部位和形态采用不同的治疗方法。

对直肠远端息肉，可经肛门切除。脱出肛门外的息肉，可即刻缝扎蒂部切除息肉，或回纳息肉，麻醉后经肛门切除。骶麻后扩张肛门，用组织钳将息肉拉出，结扎及缝扎蒂部，切除息肉；或使用肛门镜套扎法，圈套器套住息肉蒂部电灼切除息肉。

对于高位直肠或结肠息肉，静脉复合麻醉下电子结肠镜检查及镜下高频电切技术联合金属钛夹的应用是儿童大肠息肉诊断与治疗安全、有效的方法，在完成全结肠检查同时，进行内镜下息肉的电凝电切治疗。如用内镜未能摘除息肉，或无此条件时，则需行剖腹切开肠壁摘除息肉，也可用腹腔镜联合电子结肠镜经腹切开肠壁摘除息肉。

小儿直肠及结肠息肉多属自限性疾病，息肉摘除后，临床症状即消失，息肉复发率为 5% 左右，且一般无恶变潜能。但如切除的息肉病理检查为腺瘤或腺瘤性息肉，则需定期结肠镜复查，或有便血应随时复查。

十三、家族性遗传性结肠息肉病

（一）家族性结肠息肉病

家族性结肠息肉病（familial polyposis coli，FPC）又称家族性腺瘤性息肉病（familial adenomatous polyposis，FAP）、家族性结肠多发性息肉病，是一种家族性显性遗传性疾病，临床特点是直肠及结肠黏膜多发性腺瘤性息肉，如果不予治疗，今后几乎 100% 会发展成为结直肠癌，多数病例在有症状时，甚至已发生息肉癌变时才得到诊断。该病为原发性病变，而不是先天性疾病，在小儿较少见，多在青春期出现症状。

【病因】

家族性结肠息肉病是一种符合孟德尔常染色体显性遗传的遗传性疾病，父母患病均可遗传到下一代，子女50%带有致病基因，男女患者具有相同遗传性，外显率接近100%。75%~80%家族性结肠息肉病有家族史，20%~25%家族性结肠息肉病无家族史，为基因突变的新患者，其后代仍延续常染色体显性遗传。研究显示，本病是因位于常染色体5q21-q22上的*APC*基因发生胚系突变引起的，现已发现有超过300多种导致家族性结肠息肉病的*APC*基因胚系突变。但近年来，也发现了一些无*APC*基因胚系突变的FPC患者，存在*MUTYH*基因的双等位基因突变，这一临床综合征被定义为*MUTYH*基因相关性息肉病（MAP）。

【病理】

结肠息肉分布广泛，从盲肠到直肠的黏膜均可布满息肉，息肉的数量很多，有时可达数百个或上千个，有时甚至在息肉之间已无正常肠黏膜；息肉大小不等，早期较小如芝麻、黄豆大小，基底宽广，日久则瘤体增大，可出现蒂柄。

组织学检查息肉为腺瘤样改变，上皮细胞高度参差不齐，胞质内黏液少，核分裂增高，增生的上皮细胞有时突破基底膜间质，接近腺癌表现。故息肉的恶变倾向很大，如不及时治疗，几乎迟早转变为癌。

【临床表现】

早期可无任何症状。病初仅为排便次数多，有黏液性腹泻或消化不良，伴腹部不适。以后症状逐渐加重，腹泻频繁，出现血便，有时出血量很多，自肛门流出，与排便无关。同时可出现腹痛、低热、大便里急后重等症状。病变累及直肠者，有时息肉自肛门脱出，引起脱肛，甚至发生息肉嵌顿。息肉多发者如脱出，则直肠黏膜表面呈菜花状。由于长期慢性出血，患儿都有不同程度贫血、皮肤黏膜苍白、乏力、消瘦和食欲减退，腹泻和便血时间越长，全身症状越严重。

少部分家族性结肠息肉病存在肠外表现，有时可能先于肠道病变出现。这些肠外表现包括先天性视网膜色素上皮肥大、十二指肠壶腹肿瘤、胃息肉等，应予注意。FPC癌变危险因素包括发病年龄、息肉大小与数量、有无FPC家族史、腺瘤组织学改变、是否有肠外表现及癌胚抗原水平等。

【诊断与鉴别诊断】

根据腹泻、黏液性便及便血等临床症状，结合家族遗传史及直肠指检发现有多发息肉存在，家族性结肠息肉病即可明确。但进一步检查仍有必要，常规的乙状结肠镜、纤维结肠镜或钡灌肠造影检查可以确定息肉发生的范围和程度，可疑病变采取组织进行病理检查，确定有无癌变。推荐的临床诊断FPC标准为：大肠内腺瘤性息肉≥100个；或腺瘤性息肉<100个，伴有家族史或先天性视网膜色素上皮肥厚。

鉴于家族性结肠息肉病恶变率极高，早期发现病例（症状出现前）是诊断的重点，以便尽早进行预防性手术治疗，对降低癌变的发生率有重要意义。方法为：①进行家系调查和对高危人群进行筛选，尤其是对有结直肠癌家族史（包括遗传性非息肉病性结直肠癌）的儿童有必要进行定期体检；②致病基因及其编码蛋白的检测：随着PCR等新技术的应用，家族性结肠息肉病致病基因的检出成为可能，对有家族遗传史儿童进行致病基因检测有利于及早发现本病患者；③定期进行肠镜检查：对上述高危儿童进行电子结肠镜检查是一项必要的监测手段。

本病须与慢性溃疡性结肠炎所致的假息肉病及其他多发性结肠息肉病相鉴别。溃疡性结肠炎的假息肉病为周期性发病，息肉可自行消失或反复出现，X线检查除肠黏膜有炎性改变外，往往有结肠瘢痕狭窄，这些改变在家族性结肠息肉病是没有的。Peutz-Jeghers 综合征亦可有家族遗传病史，结肠亦可发现息肉病变，但息肉以小肠为主，可引起小肠梗阻和肠套叠，口唇周围皮肤或黏膜有色素沉着可资区别。幼年性息肉病发病年龄较早，多为 3~6 岁，且无家族遗传史，息肉个数不如家族性结肠息肉病，切除后罕有再发。

如结直肠多发息肉合并骨瘤和软组织肿瘤，则为 Gardner 综合征；结直肠多发腺瘤合并脑肿瘤则为 Turcot 综合征。

【治疗】

家族性结肠息肉病诊断一经明确，应首选预防性肠切除手术。因为这种息肉病恶变的倾向很大，故应早期切除受累的结肠。目前常用的手术方法有：①全结肠切除、回肠直肠吻合术：术中将直肠息肉电灼切除，隔 3~6 个月定期复查；②结肠切除、直肠黏膜剥离、回肠经直肠肌鞘内拖出行回肠“J”形储袋肛管吻合术：优点是彻底切除了易病变的结肠和直肠黏膜，保留了括约肌功能及部分储存大便功能，为首选手术方式；③结肠、直肠及肛管切除，永久性回肠造瘘术：病变切除彻底，但肠造瘘给患儿生活带来了不便，仅适用于有癌变患儿。临床上已开展腹腔镜下全结直肠切除术治疗家族性结肠息肉病，相对于开腹手术，腹腔镜手术切口小，康复迅速，近期效果良好。

化学性预防是使用药物预防或延迟高危人群肿瘤恶变的疗法，常用药物包括阿司匹林、舒林酸及 COX-2 抑制剂塞来昔布（celecoxib）和罗非昔布等，但目前仍争议较大，仅限部分充分告知下的高危人群使用。

（二）Peutz-Jeghers 综合征

Peutz-Jeghers 综合征（Peutz-Jeghers syndrome，PJS）又称色素沉着 - 多发性胃肠道息肉病，有人简称黑斑息肉病。1921 年 Peutz 首先报道和 1949 年 Jeghers 再次报道该病并进行详细描述，是以皮肤、黏膜色素沉着伴胃肠道多发息肉为特征的常染色体显性遗传病，临床上少见，半数以上病例有家族史，息肉可累及消化道任何部位，手术无法根治。

【病因】

现已基本明确该病与染色体 19p13.3 上丝氨酸 / 苏氨酸激酶 11（*STK11*）基因和肝激酶 B1（*LKB1*）基因的突变有关，患者的男女后代各有 50% 具有本病的遗传基因。

【病理】

息肉可发生在胃肠道的各个部位，从食管、胃到直肠均可受累，以小肠、结直肠多见，可达 90% 以上，但胃息肉也并非少见。肠道息肉数量可达几十或上百个，散在或成片，息肉大小不等，常有蒂柄。有时可见因息肉占满肠腔和息肉集中多发而阻塞肠道造成肠梗阻，息肉常诱发慢性小肠或回结肠套叠。

Peutz-Jeghers 综合征的息肉多为错构瘤，具有从错构瘤、腺瘤到腺癌的发展过程和恶变潜能；可合并腺瘤样息肉，较易发生癌变；恶变年龄一般在 30 岁左右，少有 14 岁以下小儿恶变病例。息肉由过度增生的肠黏膜腺体组成，排列比较规则，有的腺体较宽大，腺上皮细胞较大，可见到正常杯状细胞；病理为腺瘤样息肉者，有轻度异型性增生。癌变病例由结构增生紊乱的腺管构成，呈浸润生长，可见肌层及浆膜层有癌细胞浸润。

该病患者其他系统肿瘤的发生率也显著高于正常人，病例包括乳腺癌、结直肠癌、胰腺癌、胃癌、卵巢癌等，某些胃肠道癌症可能直接起源于息肉。

【临床表现】

本病多在青少年时发现，也有在儿童期发病。其临床特征为：①大部存在家族遗传病史；②皮肤黏膜黑色素斑；③胃肠道多发性息肉。

皮肤黏膜色素斑最常分布在口唇周围和颊黏膜处，指、趾掌面亦常可见，多表现为对称性的黑色斑点。黑斑也可发生在齿龈、鼻和眼周围，少部分患儿会阴部亦可有少量斑点。色素沉着的颜色为淡褐色到黑色，可为黑线状、椭圆形或不规则形互相不融合的小斑点，一般直径 <5mm，表面无毛。有些病例黑色素斑在 2 岁左右融合成片，至青春期开始逐渐褪色；但颊黏膜黑斑，从出生至死亡终生不变，是本病的一个重要特征。一般出现黑斑至腹部症状发生的间隔时间约为 10 年。

临床上胃肠道息肉常因各种并发症就诊，以肠套叠最常见，其他有消化道梗阻、消化道出血、肠粘连肠梗阻、短肠综合征和息肉恶变等。息肉可引起慢性肠套叠，出现阵发性痉挛性腹痛，并伴有腹部肿块，多数肠套叠可以自行复位、腹痛缓解，但常会间歇性定期地反复发作。息肉增大、集中多发而占满肠腔也可造成不全性肠梗阻和慢性腹痛。可有黑便或大量血便等消化道出血症状，患儿表现贫血、无力、眩晕，甚至生长发育障碍。息肉经多次手术后可引起肠粘连肠梗阻、短肠综合征等表现。有报道显示，随着小儿成年，肠息肉生长开始缓慢，并发症亦逐渐减少，可能是本病的另一特点。

【诊断】

Peutz-Jeghers 综合征临床诊断标准为：胃肠道多发错构瘤息肉伴皮肤、黏膜色素沉着，可有或无家族史。根据这三大临床特征，诊断一般不难。

有家族史及典型黑斑的儿童或青少年，应常规进行上消化道和下消化道内镜检查，以明确是否有这些部位息肉，可同时进行镜下息肉切除术。必要时可进行电子小肠镜、胶囊内镜、小肠钡剂造影、CT 小肠造影（CTE）或磁共振小肠造影（MRE）等，检查是否存在小肠息肉及范围，为进一步治疗提供依据。对腹痛患者进行腹部超声检查有助于肠套叠诊断。

【治疗】

Peutz-Jeghers 综合征应根据息肉发生部位、多少及有无并发症而选择合适的治疗方法，包括内镜及手术治疗。

有典型皮肤黏膜黑色素斑而未见息肉者，门诊随访观察，定期进行内镜、腹部 B 超检查，以确定有无消化道息肉发生。发现息肉而无症状者，胃和结肠息肉可经胃镜、纤维结肠镜摘除，小肠息肉可疑者等有症状时再考虑手术。有报告采用气囊辅助内镜（balloon assisted enteroscopy，BAE）技术进行小肠息肉的诊断及息肉摘除，避免了外科手术。

发生急性肠套叠者，先进行空气灌肠整复，慢性肠套叠常能自行脱套；经数天的抗炎补液和肠道准备后施行剖腹手术。消化道少量出血先进行结肠镜检查，如能明确诊断则同时摘除息肉。幽门梗阻或胃部不适，则进行上消化道内镜检查和摘除息肉。粘连性肠梗阻保守治疗不能解除者、息肉堵塞肠腔导致反复腹痛及肠梗阻者，均是手术治疗的指征。难以空气灌肠复位的肠套叠或严重的胃肠道出血者，应急诊手术治疗，行肠套叠复位、摘除息肉。

肠道息肉手术时，切开肠壁，挤出、结扎和切除息肉，尽量不做肠切除术。如息肉密集、息肉较大且无蒂，肠管坏死或梗阻严重时，尽可能切除短的小肠，以避免短肠综合征的发生。结肠和直肠息肉恶变潜能较大，有毒或致癌物质在肠腔内停留时间较长，故如结肠和直肠息肉过多或有数个宽蒂息肉、直径 3cm 以上者应行全结肠切除术。

有人使用选择性 COX-2 抑制剂塞来昔布,预防和治疗息肉,可使息肉数量减少、大小缩小。

(王 俊 郑 珊 白玉作 李仲荣 冯杰雄 汪 健 蔡 威)

第六节 消化道重复畸形

消化道重复畸形(alimentary tract duplication)是指附于消化道系膜侧、具有与消化道结构相同的球状或管状空腔物的一种先天性发育畸形。整个消化道任何部位均可发生,小肠重复畸形较多,尤多见于回肠,其次发生在食管、结肠、十二指肠、胃和直肠,在临床上并不少见。文献上曾有不同名称,如肠源性囊肿、肠内囊肿、不典型梅克尔憩室等,目前已普遍采用某一部位消化道重复畸形的命名。

【病因】

消化道重复畸形可能是一种多源性发育畸形,可合并椎体畸形、短颈畸形。目前其发生原因存在多种学说。

1. **脊索与原肠分离异常学说** 多数学者认为胚胎期脊索与原肠的分离发生障碍导致消化道重复畸形。胚胎第 3 周形成脊索过程中,内外胚层间发生粘连,神经管与原肠分离发生障碍,使原肠受到索带牵拉产生憩室状突起,突起不断演变则形成不同形态的肠管状结构,即消化道重复畸形。由于粘连多发生在原肠的背侧,故重复畸形多位于肠系膜的附着缘。

2. **胚胎期肠管再腔化异常学说** 有些学者解释重复畸形是由于原肠实变后腔化再沟通发生障碍,与十二指肠闭锁和狭窄产生的原因类似。肠腔内部分空泡未与整个肠腔结合或未完全结合,形成球状或与消化道平行的长管状结构。

3. **憩室学说** 有人认为人和动物可能一样,在胚胎发育过程中,消化道各部位可出现许多憩室样外袋。正常发育时,这些憩室样外袋逐渐退化而消失,如憩室不退化就可形成与肠管相通或不相通的重复畸形。

4. **血管学说** 近年来,有人认为胚胎期肠管如发生缺血性梗死,坏死后残留的肠管残段经附近血管供应血液,就会发育形成重复畸形。

5. **尾端孪生学说** 少数全结肠、直肠长管形重复畸形往往同时合并泌尿和生殖器官重复畸形,因此认为只有胚胎尾端孪生发育畸形才能解释这种重复畸形的发生。

【病理】

从舌根到肛门的整个消化道均可发生重复畸形,但一般多见于回肠和空肠,约占所有消化道重复畸形的 50% 以上,舌根部最少见。重复畸形发生位置不同,形成的畸形形态和结构也不完全相同。

1. **大体形态** 重复畸形多呈圆形、囊状或长管状结构,常是紧密附着于消化道,很少游离于消化道之外。其壁具有正常消化道的管壁结构,并多与所依附的消化道具有共同的黏膜层、肠系膜和血供。20% 的重复肠管与正常肠管有交通口,肠内容物可以流入正常的肠腔,两者有共同的血液供应。有些重复畸形在肠系膜间独立存在,形如孤立的肠管。偶有重复畸形从十二指肠或空肠上段开始,穿过膈肌裂隙向胸腔延伸,进入后纵隔形如“食管囊肿”。

重复畸形多为单个，偶有多个畸形同时发生。

2. 组织结构　重复畸形的肠壁有完整的黏膜和平滑肌构成，平滑肌纤维进入相邻的正常肠管无明显的界限，黏膜层的结构与邻近的正常肠管多无不同。但 25%~30% 的重复畸形有迷生的胃黏膜和胰腺组织，异位的黏膜可分泌酸性胃液和含有消化酶的稀液状分泌物。这些分泌物可腐蚀肠壁产生溃疡，引起肠壁的出血和穿孔。

3. 病理类型　重复畸形按不同的形态分为两种：

(1) 囊肿型：约占 80%，呈球形、卵圆形或囊形，大小不等，巨大者可占据大部分的胸、腹腔。囊内分泌物潴留使囊壁紧张，囊内压力增高产生胀痛与压痛。囊肿可分为：①肠外囊肿型：依附在肠壁向外突出，早期不引起梗阻；②肠内囊肿型：位于黏膜下层或肌层，向肠腔突出，多见于回盲瓣附近，早期即可阻塞肠腔。

(2) 管状型：管形重复畸形位于肠系膜附着缘，与正常肠管平列走行，形成双腔管道，长度从数厘米到数十厘米不等，有时延伸到大部小肠或整个结肠。如重复畸形的远端有孔道则近端为盲端；如远端无通道，近端有交通口与正常肠管相通，则分泌物潴留在重复的肠腔内，肠腔因积液而扩大。孤立的重复畸形有单独的血管，可从肠系膜向外走向腹腔任何部位。

按照重复畸形和正常消化道的关系分为四种：

Ⅰ型：重复部分与正常部分完全分开，而且有分开的血供。

Ⅱ型：重复部分与正常部分完全分开，而且有共同的系膜血供。

Ⅲ型：重复部分与正常部分完全分开，但是有小的蒂互相连接，有共同的血供。

Ⅳ型：重复部分与正常部分垂直分开，有共同的血供。

【临床表现】

消化道重复畸形的症状可发生于任何年龄，但以婴儿期多见，少数可至成人才发病。症状因畸形所在部位、类型、大小、有无与肠道交通及有无异位黏膜的情况而有所不同，临床上常常因发生各种类型的并发症而就诊。

1. 肠梗阻　由于重复畸形中的分泌物不断增多，囊肿体积增大使肠腔受压或造成阻塞，引起肠梗阻，或因重复畸形的肿块诱发肠套叠而形成肠梗阻。患儿表现为阵发性哭吵、呕吐、腹胀和便秘，是消化道重复畸形最常见的并发症。

2. 肿块及伴发症状　临床上亦多见。重复畸形的腔内由于黏膜分泌积聚大量黏液，并逐渐增大，形成肿块。在腹腔可触及块状物，肿块为囊性、光滑、活动性较大，同时由于肿块张力高，可使患儿感觉腹部不适或慢性间歇性腹痛。在胸腔，肿块可引起胸部不适、胸痛、气促及发绀等压迫症状。

3. 消化道出血　重复畸形黏膜组织中的异位胃黏膜和胰腺组织可分泌盐酸和消化酶，使囊壁和附近肠壁黏膜破坏形成溃疡，发生出血。根据重复畸形所在位置，表现为呕血、柏油样血便、暗红色血便，严重者可导致贫血或失血性休克。

4. 肠坏死、腹膜炎　重复畸形可引起肠扭转、肠套叠，囊肿亦可压迫肠系膜血管使血管供血受阻，造成相关肠段的坏死。重复畸形也可由于炎症、继发感染、溃疡穿孔等导致腹膜炎。

5. 合并畸形　消化道重复畸形可与其他消化道畸形如肠闭锁、肠旋转不良、梅克尔憩室、肛门闭锁和脐膨出等并存，也可合并其他器官的重复如双子宫、双阴道、双尿道等，而表现相应的症状。

不同部位的重复畸形各有不同的表现：

1. 小肠重复畸形　占所有消化道重复畸形的50%左右，好发在小肠的系膜侧。60%~70%婴幼儿期就有症状，患儿常表现为哭闹不安，腹部肿块边界清楚，有一定的活动度，包块时隐时现，若重复畸形内积液进入正常肠管，肿块就会缩小或消失。肠梗阻是常发表现：重复肠内积液大量潴留后压迫附近肠管引起不全性梗阻，可有频繁呕吐；肠重复畸形可诱发肠扭转，小型肠内囊肿可引起肠套叠；巨大的重复肠管压迫肠系膜动静脉偶可造成肠管坏死及绞窄性肠梗阻。肠道出血如大便带血或消化道大量出血也常见到。

2. 胸腔消化道重复畸形　多位于后纵隔，压迫心肺和纵隔器官可引起咳嗽、发绀、呼吸困难、纵隔移位，压迫食管造成食管梗阻和吞咽障碍。衬有胃黏膜的囊肿腐蚀食管及肺组织产生炎症，纵隔炎有发热、胸痛，囊肿穿破气管后患儿有咯血或呕血。胸腔消化道重复畸形可有两种来源：①食管的重复畸形多见，可形成圆形的孤立性囊肿，依附在食管或支气管；②十二指肠和空肠的重复畸形少见，重复畸形可穿过膈肌达胸腔顶部或附于颈椎，同时可伴发椎体融合、半椎体或脊柱裂。患儿可同时合并肺发育不全、食管闭锁或心脏畸形。

3. 结肠重复畸形　畸形肠管两端均与正常肠管相通者无明显症状。盲闭的重复畸形多呈长条状肿块，患儿有大便障碍或便秘，压迫邻近肠管后引起低位肠梗阻。有时有鲜红色血便。结肠重复畸形偶可伴发泌尿生殖系或直肠、肛管的重复畸形。

4. 直肠重复畸形　早期有进行性排便困难，排便时肿块可从肛门突出，排便后回缩，肿物表面有黏膜覆盖，直肠指检在直肠后可触得囊性肿块，重复畸形有时开口在会阴部，粪便从会阴部瘘口挤出。

5. 胃重复畸形　多位于胃大弯，其次在胃后壁及胃小弯，是消化道重复畸形中唯一可发生在系膜对侧缘的类型。表现上腹部饱满，左上腹肋缘下可触得肿物，呕吐物不含胆汁，偶有呕血。新生儿期的胃重复畸形症状与先天性肥厚性幽门狭窄相似。

6. 十二指肠重复畸形　可见两种病理类型：①球状重复畸形：为位于肠壁肌层内或黏膜下的球形或椭圆形囊肿，向肠腔内突出（肠内囊肿型），少数为肠外囊肿型；②管状重复畸形：可呈与肠道并列的双腔管道型或只有近端与正常肠管相通，则远端肠腔因积液而膨大呈囊袋状的憩室型，常表现为腹痛、腹胀和呕吐，呕吐物伴黄绿色胆汁。

【诊断】

常因肠梗阻、消化道出血或腹膜炎前来就诊，易于漏诊。当患儿有反复腹痛、便血、腹部包块或原因不明的肠梗阻时应考虑消化道重复畸形。根据不同病变部位，联合多种检查手段，近年来术前诊断率有所提高。

1. 钡餐检查或钡剂灌肠　可显示肠腔有钡剂充盈缺损或肠壁有受压切迹。有时钡剂进入异常囊腔，显示其形状、部位和范围，正常肠管受压移位。

2. 超声检查　能判断重复畸形的部位、大小和性质，了解囊肿内有无分泌物充盈，以及囊肿和消化道的相互关系。有时通过仔细区分肠重复畸形和肠系膜囊肿的囊壁结构，B超偶尔可鉴别两者。高频超声对肠壁特异性较强，可提高囊肿型重复畸形的检出率。

3. CT扫描　对囊肿型，CT表现有一定特征性：紧贴消化道的类圆形囊状低密度影，囊腔张力高，边缘清晰，部分囊壁呈分层状，内层密度稍低，外层稍高，呈“晕轮征”；增强后囊壁均匀强化，“晕轮征”显示更加清楚。

4. **放射性核素 $^{99m}TcO_4^-$ 扫描** 约 25%~30% 肠重复畸形含有异位胃黏膜，放射性核素 $^{99m}TcO_4^-$ 腹部显像对异位胃黏膜的明确诊断有独到的优势。异位胃黏膜的检出敏感性为 70% 左右，同时也要注意某些炎性病变、克罗恩病、肠套叠、血运丰富的肿瘤、血管瘤等也可使示踪剂滞留而出现局部放射性摄取增高，造成假阳性显像，应根据显像是否均匀、浓聚的时间变化等加以甄别。

5. **内镜检查** 可发现受检消化道受压，或可发现重复畸形与消化道的交通而明确诊断。特别是随着双气囊小肠镜的使用，使该病的多发部位小肠不再是内镜检查的盲区。

6. **CT 和磁共振检查** CT 和磁共振检查有助于了解重复畸形的部位，尤其是尾端的直肠重复畸形，连同直肠可以为三腔结构。仅处理一个将导致遗漏病变，导致病灶残留。

【鉴别诊断】

肠系膜囊肿或大网膜囊肿的囊壁由上皮细胞构成，囊肿呈半透明状，囊壁菲薄，无肌层组织，囊内贮有淡黄色淋巴液，囊肿张力低，临床症状较少，超声和 CT 扫描可资区别。卵巢囊肿为盆腔附件区的囊性肿块，边缘光滑，境界清楚，囊壁较薄，呈圆形或卵圆形，无明显消化道症状。囊性畸胎瘤发生在腹膜后多见，常为囊实相间，囊壁常可见钙化，有时可见牙齿样高密度影，为特征性表现，影像学检查鉴别不难。与梅克尔憩室的区分在于畸形发生的部位，位于肠系膜缘者为重复畸形，而梅克尔憩室则在系膜对侧缘，但术前区分较为困难。

【治疗】

消化道重复畸形本身常因发生各种并发症而就诊，故畸形一旦诊断，即应手术治疗。手术根据部位不同，方法也有所不同，常用的手术方法有：

1. **重复畸形及肠管部分切除术** 由于重复畸形的肠壁与依附的正常肠管有共同的血液供应，切除畸形肠管时会损伤正常肠管，很难保留正常肠管，常需同时切除。

2. **单纯重复畸形切除术** 适用于孤立的囊肿型重复畸形，它与周围肠管无共同的血液供应，有单独的壁层，有的悬垂于分离的肠系膜可以单独切除。

3. **囊肿开窗内引流术** 十二指肠附近的肠重复畸形靠近胆道与胰腺，强加分离会损伤附近的重要器官，将重复畸形与相邻的十二指肠壁作部分切除，“开窗”引流能解除囊肿内压力，两者相通后肠内容物可通畅引流。但是有文献报道消化道重复畸形远期有癌变的可能，因此宜完全切除为佳。

起源于食管的胸腔消化道重复畸形，常不与食管相通，应切除囊肿和黏膜，然后缝合食管壁，注意保护迷走神经；胃重复畸形多位于大弯侧，将之完整切除的过程中避免损伤胃血供或者结肠系膜血管，必要时可以使用吻合器。十二指肠重复畸形一般难以完全切除，常采用囊肿开窗内引流术。小肠重复畸形一般采用重复畸形及肠管部分切除、一期肠吻合术，部分孤立的囊肿型重复畸形行单纯重复畸形切除术。结肠重复畸形常进行重复畸形部分肠管切除、一期吻合术，而直肠重复畸形可以长形开窗引流术或黏膜剥离术，完全切除重复病灶，但是临床上发现直肠重复畸形可呈多重重复，需要使用 MRI 和造影等方法充分评估，避免遗漏而导致复发。

近年来，腹腔镜手术在诊断及治疗肠重复畸形方面显示出明显的优势。腹腔镜可探查腹腔以明确诊断，并可直接进行腹腔镜手术切除，与开腹手术比较创伤明显减少，术后恢复更快。

（冯杰雄）

第七节 直肠肛门疾病

一、先天性肛门直肠畸形

先天性肛门直肠畸形（congenital anorectal malformations）占消化道畸形第一位，发病率在新生儿为（2~5)/10 000。男女发病率大致相等，但以男性稍多。

【胚胎学】

在胚胎第3周末，后肠末端膨大与前面的尿囊相交通，形成泄殖腔。泄殖腔的尾端被外胚层上皮细胞膜所封闭，称为泄殖腔膜，使其与体外相隔。第4周，位于泄殖腔与后肠间的中胚层皱襞形成并向尾侧生长，同时泄殖腔二侧壁内方的间充质增生形成皱襞，向腔内生长，构成尿直肠隔，将泄殖腔分为腹侧和背侧两部分，腹侧为尿生殖窦，背侧为直肠。同时泄殖腔膜也被分为腹侧和背侧两部分，腹侧为尿生殖窦膜，背侧为肛膜，从第5周开始，肛膜处形成肛凹，且逐渐加深接近直肠。第7、8周时，两个膜先后破裂。肛膜破裂后便与直肠相通，形成肛门。至胚胎第9周，肛门直肠及周围肌肉组织发育完成(图17-23)。胚胎第4个月时，会阴向前后方向迅速增长，最后使肛门后移到通常位置。

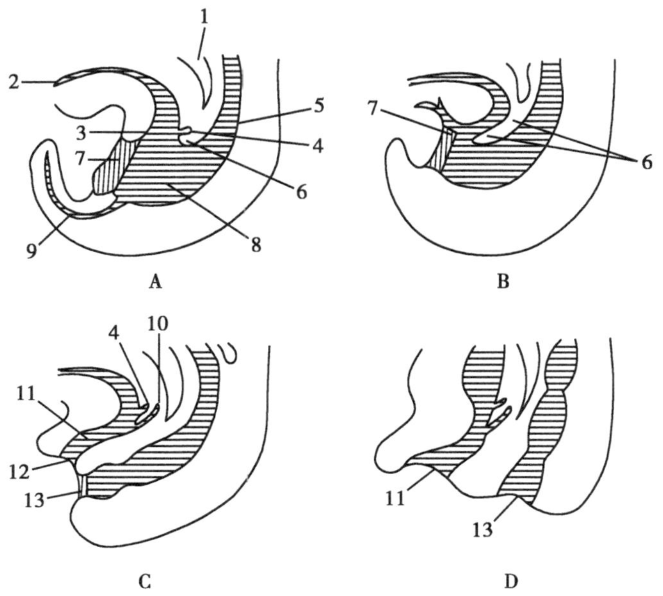

图17-23 直肠肛门正常胚胎发育

A. 7.5mm（5周）；B. 9.4mm（6周）；C. 22.8mm（7周）；D. 42mm（9周）

1. 腹腔；2. 尿囊管；3. 尿生殖窦；4. 午非管；5. 后肠；6. 尿生殖膈；7. 泄殖腔膜；8. 泄殖腔；9. 尾肠；10. 米勒管；11. 泄殖腔管；12. 尿生殖孔；13. 肛膜

肛门直肠畸形的发生是正常胚胎的发育过程发生障碍的结果。根据目前对肛门直肠畸形动物模型胚胎发育的研究结果概括为如下三点：①人类肛门直肠畸形发生在胚胎形成的早期阶段，发生越早畸形越严重，病理变化越复杂；②肛门直肠畸形发生过程中泄殖腔膜背侧部分非常短小，严重者消失；③后肠始终紧贴尿生殖窦，形成直肠尿道瘘。中国医科大学通过对乙烯硫脲（ethylenethiourea，ETU）致畸大鼠胚胎发生演变观察发现：尾沟消失、背侧泄殖腔膜和尿直肠隔发育不良是大鼠肛门直肠畸形发生的基本改变；而尿直肠隔未与泄殖腔膜融合是直肠尿道瘘或一穴肛的主要病因。

【病因】

肛门直肠畸形的病因尚不清楚。目前研究认为肛门直肠畸形是一组由环境因素和遗传因素共同作用导致的，涉及多个基因的复杂畸形。

首先，许多文献报告过家族性肛门直肠畸形病例，有些甚至是几代畸形病例。有文献报道在34个家族发病者中，与遗传有关者19组，16组为常染色体隐性或显性遗传，3组为伴性隐性遗传，其中双胎或三胎者13组，占1/3。对家族发病者的发病基因研究结果表明，肛门直肠畸形与位于第6号染色体短臂的*HLA*基因有关，认为该畸形的致病基因位于*HLA*基因附近。

其次，部分肛门直肠畸形是遗传综合征的一部分，而这些综合征是某些特定基因突变造成的，如*MNX1*基因突变导致Currarino综合征。据统计，大约仅有1/3患儿为孤立的肛门直肠畸形，其余2/3往往合并其他畸形，后者可分为：非综合征多发畸形（nonsyndromic multiple defects）、染色体异常、综合征和伴发畸形等。

再次，动物模型研究显示肛门直肠畸形具有遗传特性。有研究发现，正常家鼠的*SD*基因突变型鼠可表现为肛门直肠畸形，称为SD鼠；*SD*基因以半显性方式遗传，影响直肠、泌尿生殖系统和中轴骨骼系统的发育；用杂合子SD鼠可繁殖出肛门直肠畸形鼠仔，说明*SD*基因与鼠肛门直肠畸形有密切关系。研究显示*Wnt5a*、*Cdx*、*HoxA-13*、*HoxD-13*、*Notch-1*、*jagged-2*、*SHH*、*Gli2/3*、*BMP*、*EphB2*等基因在肛门直肠畸形胎鼠的泄殖腔和后肠发育过程中时空表达不平衡，提示这些基因表达异常可能与肛门直肠畸形的发生相关。

最后，国内外先后有人给妊娠早、中期大白鼠经胃管注入乙烯硫脲，或向腹腔注射视黄酸，或服用阿霉素等，均可使母鼠产生肛门直肠畸形鼠仔，其畸形发生率高达30%~90%，畸形类型及病理改变与人类的肛门直肠畸形相似，提示这些药物可能是使妊娠动物产生肛门直肠畸形胎仔的直接原因。

【直肠肛管解剖生理】

直肠为结肠的终端部分，上接乙状结肠，下端穿过盆底与肛管相接，在新生儿长5.2~6cm，年长儿为12~15cm，接近成人长度。直肠膨大部分称直肠壶腹。直肠黏膜远端与肛管皮肤呈锯齿状连接，称齿状线。肛管起于齿状线，止于肛门外口，其中下1/3交界处相当于肛门内外括约肌交界处，称肛门白线。肛管上皮及肛周皮肤毛囊周围，分布丰富的神经末梢和触觉感受器，具有鉴别气体、液体和固体的功能，受阴部神经支配。直肠交感神经来自胸12到腰2的脊髓神经，它能松弛直肠、收缩内括约肌，起关闭作用。副交感神经由骶2~4而来，与脊髓及中枢神经有密切的关系，能调节肠壁的运动。阴部神经支配括约肌的随意活动。

肛门内括约肌由直肠下段环肌增厚构成，环绕肛门 3/4，有直肠纵行肌和肛提肌的纤维穿过。内括约肌为平滑肌，受自主神经支配，对排便有不随意的节制功能，平时处于紧张收缩状态，保持肛管关闭。排便时内括约肌松弛肛管开放。

肛门外括约肌为随意肌，围绕肛管分成 3 个肌环，顶环由外括约肌深部及耻骨直肠肌构成，起于耻骨联合，分布在肛管上部的后方和两侧；中环是外括约肌组成，起自尾骨尖，分成两半围绕肛管两侧再向前连合；底环为外括约肌皮下部构成，起于肛门前方皮肤，围绕肛门两侧，在肛门后方连合。三环由会阴神经、肛门神经支配。外括约肌能控制排便，收缩时顶环与底环牵拉肛管后壁向下；中环将肛管向后牵拉，造成三环收缩时向不同方向牵拉，从而加强括约肌功能，形成“铰链”闭合肛门，以对抗内括约肌的松弛作用，当外括约肌松弛时粪便排出。三环中的顶、中环作用强大，切断后能引起失禁。

肛提肌为盆底重要肌肉，由三部分构成，即耻骨直肠肌、耻骨尾骨肌和髂骨尾骨肌，由骶 2~4 和肛门神经或会阴神经支配。耻骨直肠肌起至耻骨内面，向后下方斜行，经直肠肛管两侧，呈 U 形在其后方汇合，并有肌纤维与直肠纵肌形成联合纵肌。耻骨直肠肌对肛门控制起重要作用，正常时将直肠向前上方托起，形成与肛管间约 80° 左右的夹角。排便时松弛，角度开大。耻骨直肠肌与直肠外层纤维鞘共同保持直肠的直立位置。

联合纵肌由直肠纵肌向下围绕肛管，在内外括约肌间穿行，并与耻骨直肠肌纤维和盆膈上下筋膜纤维交错构成，有固定肛管和维持肛门的功能。

【排便控制生理】

1. **排便感觉** 直肠储便膨胀达到排便阈值，冲动经盆神经和腹下神经传至脊髓腰骶段初级排便中枢，上传到大脑皮质，引起便意。同时使肛门内括约肌反射性松弛，粪便到达肛管上部，感受粪便的性状，再次反馈至大脑。如暂时不能排便，大脑皮层抑制脊髓腰骶段排便中枢，使肛门内括约肌和肛提肌收缩，控制粪便排出，乙状结肠短时弛缓，直肠内粪便返回乙状结肠，便意暂时消失。如果经常抑制排便，可使排便阈值升高，导致便秘。

2. **排便动作** 如大脑皮层接收到排便信号，能够排便时，通过盆神经传出冲动，使降结肠、乙状结肠和直肠收缩，肛门内括约肌松弛，同时阴部神经支配的外括约肌弛缓，借助于关闭声门、膈肌、腹肌收缩等增加腹压动作，完成排便过程。

整个排便控制由感觉及运动神经共同完成。此外，个体的生活习惯、饮食、性格和家庭背景均会对排便控制产生一定影响。

【分型与病理】

1970 年制定的国际分类，以直肠末端与肛提肌，特别是耻骨直肠肌的关系为基础，将肛门直肠畸形分为高位、中间位和低位三型。直肠盲端终止于肛提肌之上者为高位畸形；直肠盲端位于耻骨直肠肌之中，被该肌所包绕为中间位畸形；穿过该肌者为低位畸形。该分类的主要不足是种类繁多（共 27 种），过于复杂。因此，1984 年 Stephens 等将该分类法加以简化，提出了修改后的分类法又称 Wingspread 分类法，具体分类见表 17-5。

表 17-5 肛门直肠畸形 Wingspread 分类法(1984)

女性	男性
(一) 高位	(一) 高位
1. 肛门直肠发育不全	1. 肛门直肠发育不全
(1)直肠阴道瘘	(1)直肠前列腺尿道瘘
(2)无瘘	(2)无瘘
2. 直肠闭锁	2. 直肠闭锁
(二) 中间位	(二) 中间位
1. 直肠前庭瘘	1. 直肠尿道球部瘘
2. 直肠阴道瘘	2. 肛门发育不全,无瘘
3. 肛门发育不全,无瘘	
(三) 低位	(三) 低位
1. 肛门前庭瘘	1. 肛门皮肤瘘
2. 肛门皮肤瘘	2. 肛门狭窄
3. 肛门狭窄	
(四) 泄殖腔畸形	(四) 罕见畸形
(五) 罕见畸形	

随着对肛门直肠畸形的认识和骶后正中入路肛门直肠成形术的广泛应用,原有的分类方法仍然存在类型繁杂,不利于指导外科手术术式选择的缺点。2005 年 5 月,在德国 Krinkenbeck 举行的肛门直肠畸形诊疗分型国际会议上,提出了新的分型标准,即 Krinkenbeck 分类法(表 17-6)。该分类取消了原有的高、中、低位分型,根据瘘管不同进行分类,并增加少见畸形,其目的是使其进一步实用化,为临床术式选择提供具体指导。

表 17-6 肛门直肠畸形国际诊断分型标准(Krinkenbeck,2005)

主要临床分型	罕见畸形
会阴(皮肤)瘘	球形结肠
直肠尿道瘘	直肠闭锁 / 狭窄
前列腺部瘘	直肠阴道瘘
尿道球部瘘	“H”瘘
直肠膀胱瘘	其他畸形
直肠前庭(舟状窝)瘘	
一穴肛(共同管长度 <3cm、>3cm)	
肛门闭锁(无瘘)	
肛门狭窄	

与 Wingspread 分类法相对应,上述分型中的会阴瘘、前庭瘘和肛门狭窄属于低位畸形,尿道球部瘘、肛门闭锁(无瘘)和多数直肠阴道瘘属于中位畸形,前列腺部瘘和膀胱颈部瘘为高位畸形(图 17-24)。

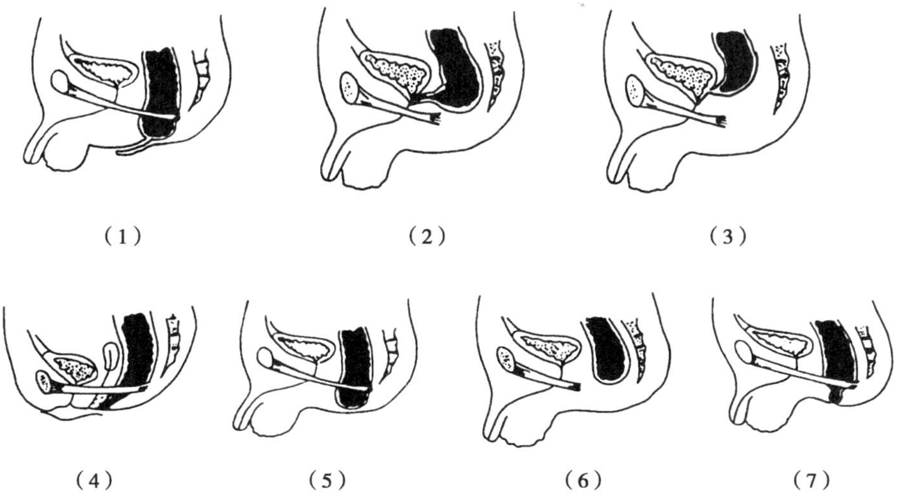

（1） （2） （3） （4） （5） （6） （7）

图 17-24 肛门直肠畸形常见类型

(1)会阴(皮肤)瘘;(2)直肠尿道瘘;(3)直肠膀胱瘘;(4)直肠前庭(舟状窝)瘘;
(5)、(6)肛门闭锁(无瘘);(7)肛门狭窄

已有的解剖研究证明,高位肛门直肠畸形缺乏内括约肌,外括约肌走行紊乱,位置异常,肌纤维内有脂肪分布,呈风帆状,分布面积增大,电镜下可见肌微丝不整齐,部分有溶解现象;Z线破坏;线粒体有空泡,嵴有断裂、扭曲或消失等改变。多数肛门直肠畸形都有内括约肌,只是发育程度不同而已,但内括约肌部位肠壁内神经节细胞数减少或缺如。

肛门直肠畸形形成的泌尿生殖系统瘘管较多,这是由于泄殖腔隔发育障碍,导致尿生殖窦和后肠相互沟通。

神经系统发育不良也是肛门直肠畸形的重要病理改变之一,解剖及组织学研究证实,中、高位畸形骶髓前角运动神经元,感觉神经元和副交感神经元数目均明显减少,发育不良;骶神经的数量和分布也有不同程度改变;盆底及肛周组织中感觉神经末梢(肌梭、环层小体、球样末梢)数量减少和发育停滞;会阴部皮肤和皮下组织中神经纤维的密度也明显减少;同时耻骨直肠肌及肛门外括约肌中的运动神经末梢和直肠末端肠壁内胆碱能、肽能、肾上腺素能神经节细胞数及神经纤维也减少。上述改变与畸形类型有关,肛门畸形位置越高,神经改变越明显。

【伴发畸形】

肛门直肠畸形往往伴发其他畸形,其发生率为28%~72%。伴发畸形最多见的为泌尿生殖系统畸形,其次为脊柱,再次为消化道、心脏以及其他各种畸形。有人将肛门直肠畸形及其伴发畸形归纳为VATER综合征(图17-25)。

泌尿系统伴发畸形中以膀胱输尿管反流、肾积水和肾缺如多见,其他的上尿路畸形包括肾发育不良、孤立游走肾、融合异位肾、马蹄肾、巨输尿管等,下尿路畸形包括神经源性膀胱、膀胱外翻、尿道狭窄、隐睾、尿道下裂等。合并泌尿系异常的发生率与肛门直肠畸形类型有关,肛门直肠畸形的位置越高,合并泌尿系畸形的可能性越大,且畸形严重。女性生殖系统畸形有阴道积水、阴道或宫颈闭锁、双角子宫、双子宫和阴道子宫缺如等。

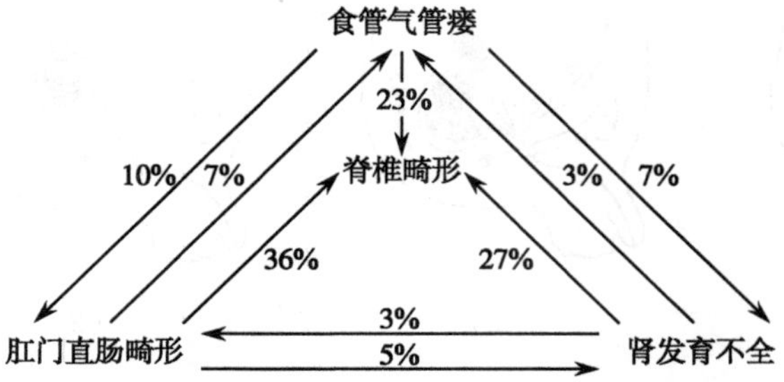

图 17-25 VATER（V：脊柱、心血管；A：肛门；T：气管；E：食管；R：肾脏及四肢畸形）综合征

脊柱畸形常见腰骶椎畸形，如半椎体、脊柱侧弯、半骶骨畸形、隐性脊柱裂和腰椎融合等，脊髓畸形常见的有脊髓栓系、脊膜膨出、脊髓空洞症等。国内一组肛门直肠畸形患儿骶椎放射影像学检查结果显示，53.6% 合并骶椎异常，畸形位置越高，腰骶椎畸形特别是多发性畸形的发生率越高。肛门直肠畸形合并骶椎畸形（尤其是半骶椎畸形）、骶前肿物称 Currarino 综合征，具有明显的家族遗传倾向。

心血管系统伴发畸形有房间隔缺损、动脉导管未闭、法洛四联症、室间隔缺损和大动脉转位等。有报道显示，约 1/3 肛门直肠畸形患儿可合并心血管畸形，但仅 10% 需要治疗。

消化道系统伴发畸形有食管瘘、肠闭锁、环状胰腺、消化道重复畸形、肠旋转不良和先天性巨结肠等。

总的来说，肛门直肠畸形患儿可伴发其他脏器畸形，甚至几种畸形同时存在。有的伴发畸形可直接影响预后，甚至危及患儿生命。因此，对肛门直肠畸形患儿应进行全面检查，以免遗漏伴发畸形。

【临床表现】

1. 一般表现 出生后 24 小时无胎粪排出或仅有少量胎粪从尿道、会阴瘘口挤出，正常肛门位置无肛门开口。患儿早期即有恶心呕吐，呕吐物初含胆汁，以后为粪样物。2~3 天后腹部膨隆，可见腹壁肠蠕动，出现低位肠梗阻症状。

2. 无瘘管畸形 肛门闭锁位置较低者，如肛门膜状闭锁在原肛门位置有薄膜覆盖，通过薄膜隐约可见胎粪存在，啼哭时隔膜向外膨出。偶有薄膜部分穿破，但破口直径仅有 2~3mm，排便仍不通畅，排便时婴儿哭闹。针刺肛门皮肤可见括约肌收缩。闭锁位置较高者，在原正常肛门位置皮肤略有凹陷，色泽较深，婴儿啼哭时局部无膨出，用手指触摸无冲击感。

3. 有瘘管畸形 如有直肠会阴瘘，则见皮肤凹陷处无肛门，但在会阴部，相当于阴囊根部附近或阴唇后联合之间有细小裂隙，有少量胎粪排出。瘘口外形细小，位于中线。遇有直肠尿道、膀胱瘘，胎粪从尿道排出。直肠尿道瘘的胎粪不与尿液混合，胎粪排出后尿液澄清；直肠膀胱瘘的尿液内混有胎粪，尿液呈绿色，有时混杂气体。直肠前庭瘘，瘘口宽大，瘘管短，生后数月内无排便困难。畸形短期可不被发现，但会阴部反复发生红肿，在改变饮食，粪便干结后，大便很难通过瘘管才被家长发现。直肠阴道瘘有粪便从阴道流出，细小的瘘管造成排便困难，腹部多可触得硬结的粪块，结肠末端有继发性巨结肠。由于粪便通过瘘口排出，缺乏括约肌的控制，粪便经常污染外阴部，伴有泌尿、生殖系统瘘管者容易引起尿道炎、膀胱炎或阴道炎，炎症能引起上行性扩散。

通过瘘道插入探针进入直肠，用手指触摸肛穴处估计距探针顶端的距离，判断直肠盲端的高度。有时直肠前庭瘘的瘘口很窄，其临床表现与开口于外阴部的各种低位畸形相似，然而通过瘘口插入探针，则探针向头侧走行而非向背侧。

【诊断】

先天性肛门直肠畸形的诊断在临床上一般并不困难，仅会阴部的视诊即可明确诊断，但重要的是准确判定直肠末端的高度，有无瘘道以及瘘道性质，还要注意有无伴发畸形等，以便更合理地采取治疗措施。

1. X线检查　1930 年，Wangensteen 和 Rice 设计了倒置位摄片法诊断肛门直肠畸形，至今仍被广泛采用。患儿生后 12 小时以上，先卧于头低位 5~10 分钟，用手轻柔按摩腹部，使气体充分进入直肠。在会阴部相当于正常肛门位置的皮肤上固定一金属标记，再提起患儿双腿倒置 1~2 分钟，X 线中心与胶片垂直，射入点为耻骨联合，在患儿吸气时曝光，做侧位和前后位摄片。盆腔气体阴影与金属标记间的距离即代表直肠末端的高度。在侧位片上，从耻骨中点向骶尾关节画一线为耻尾线（PC 线），再于坐骨嵴与耻尾线画一平行线为 I 线（图 17-26）。如直肠气体影高于耻尾线者为高位畸形，位于两线之间者为中间位畸形，低于 I 线者为低位畸形。

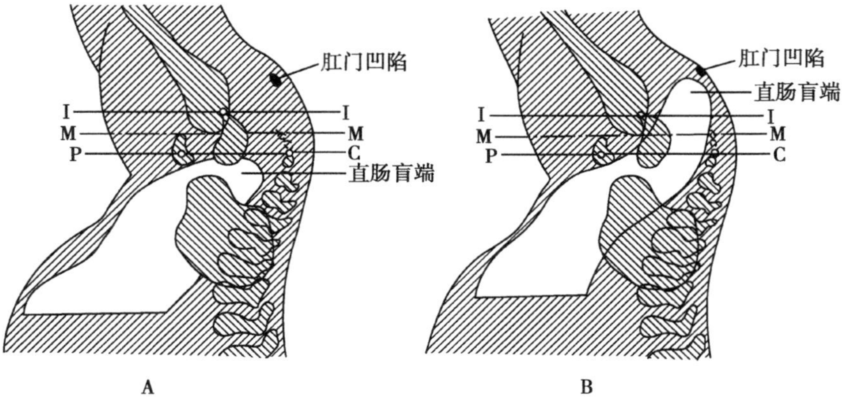

图 17-26　肛门直肠畸形倒置侧位 X 线摄片的标记线
A. 高位畸形；B. 低位畸形；PC：耻尾线；I：坐骨棘线；M：中间线（Cremin）

若在 X 线平片上同时发现膀胱内有气体或液平面，或在膀胱腔内有钙化的胎便影等改变，是诊断泌尿系瘘的简便而可靠的方法。

2. 尿道造影和瘘道造影　可见造影剂充满瘘道或进入直肠，对确定诊断有重要价值。对有外瘘的患儿，采用瘘道造影，可以确定瘘道的方向、长度和直肠末端的水平。

3. 超声检查　新生儿时期使用经耻骨上、经会阴和经尾骨下超声检查对确定肛门直肠畸形分型有很大帮助，主要基于以下三个因素：瘘管位置、直肠盲端与正常肛门距离（pouch-perineum distance，P-P 间距）以及耻骨直肠肌与直肠盲端之间的关系，而且每个因素都有不同的最优检查时机。此外，超声检查也可以评估伴发的泌尿系统和心血管畸形。

4. 盆底 MRI 检查　盆底 MRI 能很好地显示盆底肌肉发育情况，直观清晰地显示直肠盲端与肌肉系统，显示瘘管内外口及其与肛门直肠肌群的关系，从而准确地判断畸形的程度和类型，为手术术式的选择、手术的成功及减少术后并发症提供重要的信息。盆底MRI对术后排便功能评价是其主要价值之一，可以评估盆底肌肉状况、判断术后肛管直肠是否位于横纹肌复合体中央和进行MRI排便造影等。盆底MRI还可以同时发现其他伴发畸形，例如脊柱畸形和泌尿生殖系统畸形等。

5. **其他检查** 尿流动力学检查，了解有无神经源性膀胱；静脉肾盂造影和排泄性膀胱尿道造影，了解有无上尿路畸形和膀胱输尿管反流；腰骶椎X线摄片，了解有无脊柱畸形等。

【治疗】

治疗的方法是手术治疗。手术目的：①新建肛门或结肠造瘘，解除低位肠梗阻，挽救生命；②新建肛门，并获得良好的排便功能。

术前综合评估：①患儿的发育情况及其对手术的耐受能力；②直肠盲端的位置及肛周肌肉发育情况；③瘘管的开口部位；④合并畸形对身体生长发育的影响。术者对畸形应有正确的判断，对患儿耐受手术的能力有充分的估计，并需要综合考虑医院的设备条件和术者的经验。

肛门直肠畸形外科治疗应遵循以下原则：

肛门直肠畸形的手术方法根据其类型的不同而不同，手术方式的选择取决于直肠盲端的位置和有瘘无瘘等。

手术原则：①术中尽量保留耻骨直肠肌和肛门括约肌，尽可能减少对盆腔神经的损伤，避免损伤尿道、会阴体，最大限度保留原有的排便控制功能。②对早产儿、未成熟儿及有严重心脏血管畸形的中高位畸形患儿要简化手术操作，根据具体病情可选择分期手术，先做结肠造瘘。③重视肛门直肠畸形的首次手术。术式选择不当，不仅会增加再次手术的难度，而且将显著影响远期治疗效果。

1. **肛门扩张** 适用于肛门狭窄，根据狭窄肛门开口大小选用合适扩肛器扩张肛门，每天1次，每次20~30分钟，一个月后改为隔天扩肛，并逐渐增大扩肛器直径，3个月为一疗程，一般持续6个月左右。对于生后没有扩肛或肛门开口极其狭小者，应选用会阴肛门成形术。

2. **会阴肛门成形术** 适用于会阴瘘、肛门闭锁（低位无瘘）和直肠前庭瘘。一般生后1~2天内完成手术，直肠前庭瘘因瘘孔较大，在一段时间内尚能维持正常排便，可于3~6个月以后施行手术。手术前留置尿管，在正常肛穴位置做X形切口（图17-27），各长1~1.5cm，切开皮肤及皮下组织，电刺激仪器定位，从外括约肌中心插入止血钳，向上分离找到直肠盲端，并紧贴肠壁做轻柔的分离，以免损伤尿道或阴道、盆底腹膜和神经丛。游离直肠要充分，直到直肠盲端能自然地突出于皮肤切口之外为止，直肠黏膜与皮肤无张力缝合，直肠内放入肛管固定。

3. **后矢状入路肛门直肠成形术（posterior sagittal anorectoplasty，PSARP）** 1982年由de Vries和Peña提出，又称Peña术式。本术式适合于直肠尿道瘘、阴道瘘、一穴肛和较高位置无瘘的肛门闭锁。除直肠阴道瘘，因瘘孔较大，在一段时间内尚能维持排便者外，其他各型应在生后行横结肠或乙状结肠造瘘术，待3~6个月后，行骶会阴、腹骶会阴或后矢状入路肛门成形术。由于目前围手术期监护水平和手术技术的提高，也有在新生儿期即行PSARP手术的报告。

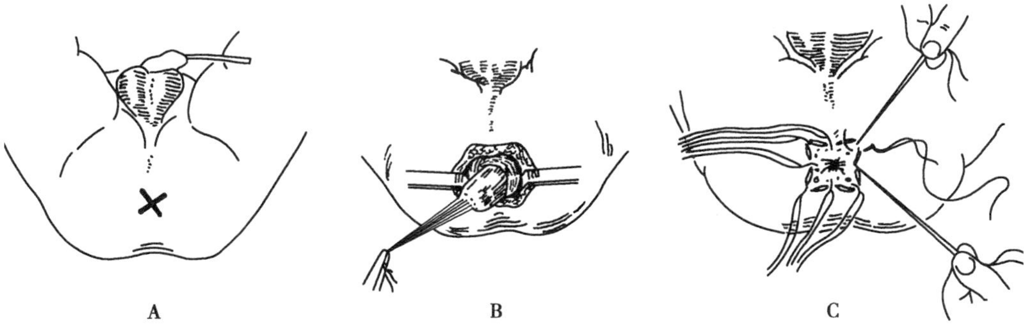

图 17-27 会阴肛门成形术

A. 会阴部十字形切口；B. 直肠盲端游离到会阴处；C. 缝合会阴部切口

后矢状切口自尾骨尖上方到肛凹处，用针形电刀切开各层组织，术中随时用电刺激，观察两侧肌肉收缩，使全部手术操作过程保持在正中线上进行。找到直肠盲端，充分游离、松解，使其能无张力地拖至肛门皮肤。对肠管粗大者应在背侧纵行剪裁，缩小至直径 1.2cm 左右缝合，应尽量保留直肠远端，以便保存发育不全的内括约肌。再将肠管间断缝合固定于两片肌肉复合体和纵行肌间并成形肛门。合并尿道瘘或阴道瘘者在距瘘 0.5cm 处横行切开直肠，缝合闭锁瘘口。对高位畸形骶部切口找不到直肠盲端或游离不充分时，应开腹游离直肠。本手术对组织的损伤程度较小，尽量使发育异常的组织器官恢复到正常解剖状态，以获得较好的排便功能(图 17-28)。Peña 术的主要优点是操作在直视下进行，并且符合生理、解剖关系，直肠末端通过耻骨直肠肌中心拖出较准确，且对括约肌组织损伤较小。

4. 腹腔镜辅助肛门成形术 腹腔镜辅助肛门成形术适用于直肠膀胱瘘、直肠前列腺部尿道瘘和部分一穴肛畸形等。该术式不仅切口小，损伤小，术后恢复快，可以经腹腔充分游离直肠，而且手术从盆底可清楚显示直肠盲端和尿道瘘管的位置，准确放置直肠于肛提肌与外括约肌中央，不需劈开横纹肌复合体，对括约肌复合体损伤小，肛门括约肌功能可得到最大限度的保存。因此近年来，腹腔镜肛门成形术越来越多地应用于临床，成为治疗肛门直肠畸形的重要手段。可根据患儿的一般状态和病情、综合考虑医院的设备条件和术者的经验，酌情选择一期或分期腹腔镜辅助肛门成形术。

腹部有瘘口者从结肠造瘘口导入肛管至直肠盲端，吸净肠内容物，注入碘伏消毒，暂时封闭造瘘口。脐窝正中切口并建立气腹，脐旁左右侧腹直肌外缘分别取 2 个戳孔。探查腹腔，确定盆腔粘连情况，观察直肠、输尿管、输精管、膀胱颈位置和形态。游离直肠远端，贴近直肠壁向远端游离至直肠变细与瘘管交界处。修补尿道瘘，高位畸形瘘管多细长，贴近瘘管壁游离至其与尿道交界处结扎或夹闭。建立肌肉隧道，高位畸形直肠盲端位于隧道上方，隧道处于闭合状态，沿尿道瘘的后方正中线分离显露左右耻骨尾骨肌中缝与尿道后方形成的三角区中心，电刺激引导确定肛穴，收缩肛穴的中心为括约肌复合体隧道下端，根据肌肉收缩范围纵行切开皮肤，将闭合的潜在隧道分开并扩张隧道，抓住直肠远端从隧道中心拖出，将直肠与会阴皮肤吻合，完成肛门成形。

5. 其他术式 20 世纪 60 年代 Stephens 研究肛门直肠畸形病理改变，认为中、高位畸形时耻骨直肠肌发育良好，而内括约肌缺如，外括约肌发育不良。为了利用耻骨直肠肌，使直肠穿过该肌，设计了骶会阴、骶腹会阴肛门成形术，目前已经被 PSARP 术式所取代。

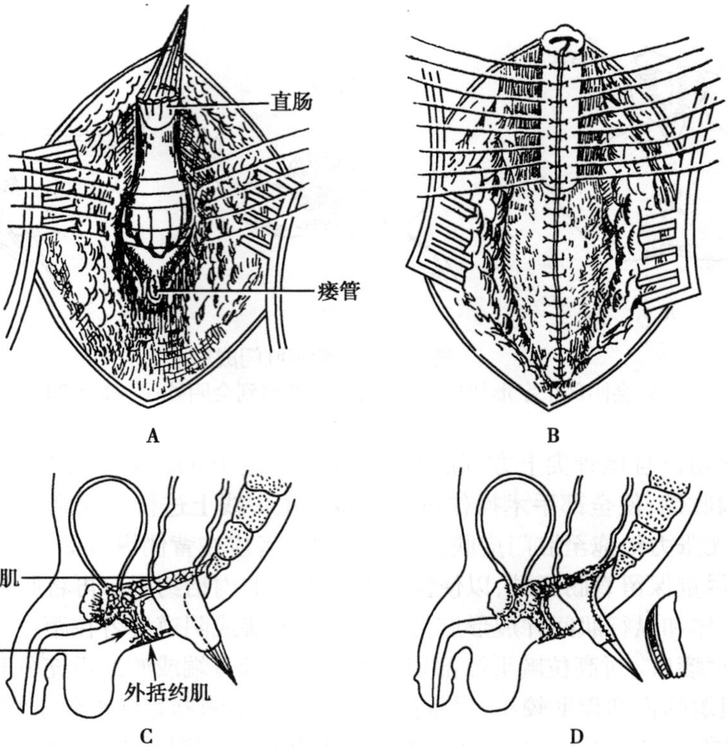

图 17-28　后矢状入路肛门直肠成形术

A. 游离直肠、肛提肌及外括约肌，预置间断缝合线；B. 成形直肠从缝线下拉至会阴，结扎缝线；C. 修整扩大的直肠壁；D. 从耻骨直肠环拖出

【手术并发症】

1. 肛门失禁　高位畸形多见，轻者腹泻时有肛周污便，重者排便不能控制。失禁原因有些属先天性发育缺陷，有骶神经及肌肉发育不良；也有手术带来的后遗症，如肛门外括约肌损伤、直肠盲端拖出会阴没有通过耻骨直肠肌环、手术损伤盆丛神经或直肠回缩瘢痕形成等。宜先采取饮食调节、灌肠、排便训练和生物反馈等保守治疗，无效采取手术治疗。如瘢痕形成，则予以切除并行肛门成形；若是肛门括约肌功能不良，可行括约肌修补术或括约肌重建术。对于耻骨直肠肌未予利用者，可再次行肛门成形术，重新将直肠穿过肌肉中心。

2. 肛门狭窄　术后感染、直肠回缩，使肛门瘢痕愈合，又未及时扩肛，大便呈线条状，严重者继发巨结肠，轻者需扩肛，重者要切开环状狭窄。故肛门成形术后，需要常规扩张肛门，一般术后 2 周开始，持续 3~6 个月，否则可因括约肌纤维化产生狭窄。

3. 直肠尿道瘘复发　主要原因有瘘管缝扎不牢、直肠回缩和术后局部感染缝线脱落等。直肠尿道瘘一旦复发，应采用手术修补，修补瘘管后应留置尿管，必要时行膀胱造瘘，使尿流通畅，保证局部在无张力下愈合。

4. 直肠黏膜脱垂　可能与会阴切口过大、肛门括约肌功能受损、直肠游离过多等有关，患儿可出现不同程度的污便或便失禁，影响排便功能，应根据情况采用直肠固定或脱垂肠管切除术。

5. 便秘 早期多因手术创伤、疼痛引起。手术后肛门狭窄和直肠、乙状结肠扩张是术后便秘的主要原因。部分便秘、粪块嵌塞可造成潴留性便失禁。文献报告可能与直肠乙状结肠扩张、动力低下有关，可采取扩肛、洗肠、调节饮食和排便训练等保守治疗。症状严重、保守治疗无效，应再次手术切除扩张的直肠和乙状结肠。

【预后】

肛门直肠畸形手术在新生儿和婴儿期完成，其治疗效果，近年来已有明显改善，病死率由过去的 25%~30% 降至 10% 左右，手术死亡率已降到 2% 左右。国内多为单中心小样本短期随访的临床回顾性研究，还未见到肛门直肠畸形患者大样本多中心的术后远期随访研究的报道。国内对 225 例肛门直肠畸形术后患儿进行随访结果显示，除伴有唐氏综合征和大脑瘫痪者外，生长发育和智力发育与同年龄正常儿一样。64.5% 的病例无任何症状，肛门功能良好，排便正常，约 1/3 的病例术后有不同程度的肛门功能障碍。肛门直肠畸形的位置越高，术后排便功能障碍的发生率越高，程度越严重，会对患儿的身心发育产生影响。

由于肛门直肠畸形的病理改变复杂，常常合并泌尿系统等其他畸形，儿童又处于排便控制系统发育逐渐完善时期，部分并发症和相关症状直到青春期乃至成人期才表现出来，如性功能障碍和心理障碍等。近期国外的文献系统地总结了 7 个国家的 455 名肛门直肠畸形术后患者随访 10 年以上的临床资料发现，肛门直肠畸形术后远期效果并不理想，依然存在许多问题：其中大便失禁的发生率在 16.7%~76.7%，慢性便秘的发生率在 22.2%~86.7%，尿失禁的发生率在 1.7%~30.5%，射精障碍的发生率在 15.6%~41.2%，勃起障碍的发生率在 5.6%~11.8%。

肛门直肠畸形的治疗，除采用手术治疗和正确的术后处理外，术后规律地长期地随访至关重要。对有排便功能障碍的患儿，常规进行肛门功能评估，积极采取有针对性的排便训练和合适的综合治疗，对出现的社会和心理问题，要取得家长、学校和社会的配合，及时采取防治措施，进行必要的心理咨询和治疗，以提高排便控制能力和远期生活质量。

二、直肠脱垂症

直肠脱垂（rectal prolapse）简称脱肛，是指肛管、直肠或结肠向外翻出而脱垂于肛门外，是婴幼儿常见病，好发于 4 岁以内，<1 岁者罕见，随年龄增长多可自愈。

【病因】

本病由直肠支撑力量薄弱引起，在小儿多数为先天性发育和后天性因素相互作用所致。

1. 先天性因素 婴幼儿盆腔组织发育尚未完善，如婴幼儿骶骨弯曲未形成，近乎平直。直肠与肛管处于一条直线上。腰椎弯曲也未形成，骨盆向下倾斜不够。因而在腹压增加时，直接作用到肛管，易发生直肠脱垂。此外，年龄越小，Douglas 腔越深，膀胱直肠陷凹或直肠子宫陷凹亦越深，固定直肠的力量越弱。婴幼儿直肠前陷凹腹膜反折过低，直肠纤维鞘与盆筋膜的融合尚未完全形成，直肠肛管周围组织疏松，当腹腔压力增加时压迫直肠前壁，形成直肠脱垂。婴幼儿乙状结肠系膜较长，活动度较大，近端结肠的活动范围亦大，有时乙状结肠下端也可脱出。小儿特别是婴幼儿，支持直肠的周围组织发育欠佳，也是容易脱肛的重要因素，如直肠动脉对直肠有重要的支持作用，但在小儿该动脉分散而细小；婴幼儿的会阴和盆内器官尚未发育成熟，会阴部组织较松弛，固定直肠的作用较弱。另外，神经管畸形如腰骶部脊髓脊膜膨出，肛门括约肌松弛，也易发生直肠脱垂。

2. 后天性因素 如慢性咳嗽、慢性痢疾、泌尿系结石等造成长期腹内压增加；长期营养不良，盆底脂肪组织减少，支持直肠的周围组织薄弱；有些小儿体质良好，但有久坐便盆的不良习惯，长时间使肛管与直肠处于一条直线；直肠肛管损伤，以及手术破坏肛门括约肌结构等，以上后天性因素均易诱发脱肛。

【病理分型】

只有直肠黏膜层脱出是不完全脱垂或部分脱垂。直肠壁各层同时脱出，即直肠从肛门套叠脱出是完全脱垂(图 17-29)。临床分型如下：

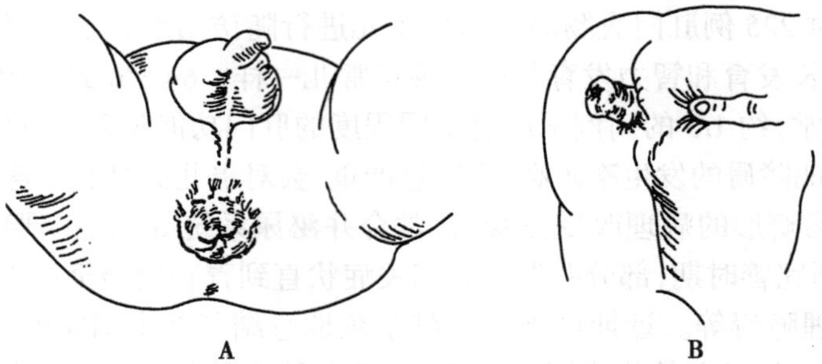

图 17-29 直肠脱垂外观
A. 黏膜脱垂；B. 完全脱垂

1. Ⅰ型 不完全性直肠脱垂：排便或腹压增加时，仅直肠黏膜脱出肛门外，系直肠下部黏膜与肌层附着松弛所致，最长达 3~4cm，为小儿常见类型。部分脱出呈半环状，全周脱出呈环状，色鲜红。由肛门正中向外形成放射状纵沟，肛管与黏膜间有反折沟，可触及两层折叠的黏膜，质软，便后脱出的黏膜自行还纳。如脱出时间久者，黏膜呈暗紫色，无光泽。反复脱垂者，黏膜水肿、肥厚、粗糙，甚而有溃疡或出血点。

2. Ⅱ型 完全性直肠脱垂：根据脱垂程度分为三度。

Ⅰ度：直肠壶腹内肠套叠，又称隐性直肠脱垂。

Ⅱ度：直肠全层脱出肛门外，呈圆锥形，略向后方弯曲，顶端凹陷。表面有环状多个黏膜皱襞，色淡红或暗红，触之较厚有弹性。

Ⅲ度：直肠、肛管全层和部分乙状结肠脱出肛门外，呈椭圆形。肛门极松弛，黏膜糜烂出血，分泌物较多。患儿肛门松弛，脱垂后需用手方能托回。

【临床表现】

早期症状为用力排便后肛门口出现红色包块，便后自行还纳。在反复发作后，每次排便均有脱出，越来越长，便后不能自动回缩，必须用手托或轻揉方能还纳。体质衰弱者在跑跳、走路、下蹲、打喷嚏或哭闹等腹压稍增加时，即有肿块脱出。由于直肠黏膜经常脱垂，受摩擦刺激，出现充血、水肿、出血、溃疡，甚至坏死，此时复位较困难。发生绞窄性直肠脱垂时，伴剧痛。直肠完全脱垂时有下腹部胀痛及肛门下坠感，尿频，有便意但排便不多，且有便未排尽的感觉。查体可见会阴部中央球状或圆锥形肿块，红色或暗红色，表面有自中央向外的放射状纵沟，触之仅为两层黏膜，质柔软，可滑动。如直肠完全脱垂，脱出肠管较长，表面有多个环状黏膜皱襞，肛门黏膜常与脱垂肠段一起脱出。如为Ⅲ度脱垂，黏膜充血水肿明显，皱襞消失，在肿块之外围有一深的环形穹窿，用手指或探针插入，也许在较高处方可触到黏膜反折，肿块还纳后肛门口松弛。脱出的肠管长久不能还纳，可发生嵌顿，肠管水肿、出血、糜烂、溃疡甚而坏死。

【诊断】

根据病史及临床表现即可确诊。临床上有时需与严重肠套叠的套入部自肛门脱出者及直肠息肉相鉴别。Ⅰ度直肠脱垂需行肛门镜和肛诊检查方可确诊。

【治疗】

1. 保守治疗　适用于Ⅰ型脱垂者。应先去除发病诱因，如咳嗽、腹泻和便秘等，有便秘者给缓泻剂，必要时灌肠。训练每天定时排便的习惯与正确的排便姿势，切忌坐便盆时间过长。Ⅱ型以上的脱垂复位时，在肠管上涂凡士林，轻揉还纳。对体质虚弱、重度营养不良及肛门松弛较重者，除了加强营养疗法外，可用黏膏固定两侧臀部，中央留孔排便，每隔 3~5 天更换 1 次，持续 3~4 周。

直肠脱垂暂不能复位又无肠坏死者，可采取温水湿敷 20~30 分钟，待水肿减轻后再试行复位。

2. 硬化疗法　多数患儿经过保守治疗均能治愈，少数未愈患儿可采取硬化治疗，该疗法主要适用于 5 岁以上严重脱垂者，或 5 岁以下经保守治疗未愈者。可选用的硬化剂较多，如含 0.5%~1% 普鲁卡因的 75% 酒精、5% 明矾甘油合剂、含 0.25%~1% 普鲁卡因的 50% 葡萄糖液、5% 石炭酸甘油、5% 鱼肝油酸钠以及 30% 盐水溶液等，其作用机制是使直肠黏膜与肌层发生粘连，或使直肠周围形成瘢痕，以增强其支持作用。

3. 手术疗法　仅适用于少数年长儿的Ⅲ度脱垂，经硬化疗法治疗无效者。可选用盆底肌加强术、肛门周围箍绕术、直肠悬吊术或直肠脱垂切除术。

三、肛门周围脓肿

肛门周围脓肿（perianal abscess）常见于小婴儿，尤其是满月前后的新生儿，绝大多数为男性，女性罕见。病原菌以金黄色葡萄球菌为主。该年龄段女婴可出现前庭部感染，为一种特殊类型的肛周感染（详见肛瘘）。

【病因】

小婴儿肛周皮肤和直肠黏膜娇嫩，局部防御能力薄弱是引起肛周脓肿的主要因素。同时该年龄阶段较常发生腹泻，易被尿便浸渍损伤。此外，一过性的雄激素分泌增高，导致肛门腺分泌增多，若腺管阻塞，易出现感染。随着小儿年龄的增长，局部防御能力增强，肛周感染发生率显著下降。肛门周围脓肿也可继发于肛裂、痔及直肠炎症等。

有报告肛门周围脓肿与免疫功能低下有密切关系，新生儿和小婴儿感染的防御机制尚未发育健全，直肠黏膜尚无浆细胞，白细胞吞噬能力及免疫球蛋白的生成均较弱。血清中的免疫球蛋白 IgG 来自母体，生后 3~4 周黏膜固有层的浆细胞才产生 IgA。某些粒细胞减少性疾病如急性白血病、再生障碍性贫血、先天性家族性粒细胞缺乏症等，可合并肛门周围脓肿，需要注意，肛周脓肿也可能是儿童炎症性肠病的肠外表现。

【病理】

小儿肛门周围脓肿常起源于肛门腺窝及肛门腺炎症。开始为肛门直肠周围组织反应性蜂窝织炎，以后炎症局限形成脓肿。脓肿多在肛门附近的皮下及直肠黏膜下。如不及时治疗，可穿入直肠周围组织，如会阴、前庭、大阴唇和阴道，形成各种类型肛瘘。

【临床表现】

肛周脓肿初始表现为肛周红肿、硬结，触摸病变部位和排便时患儿哭闹。以后中央变软，颜色暗红，出现波动，破溃后有脓汁排出。脓肿破溃或切开引流后，1/2 以上可形成肛瘘。年长儿能诉说肛门周围痛，走路或排便时加重，不愿取坐位或用一侧臀部坐，喜卧于健侧，屈腿，以减轻疼痛。

【诊断】

肛周脓肿诊断并不困难。但临床上多数就诊较晚，有的脓肿已经破溃才来就诊。应注意早期发现，以便及时治疗。

【治疗】

炎症急性浸润期采取保守疗法，用温热水肛门坐浴或用少量温盐水保留灌肠，也可经肛门给予抗炎栓剂；外敷清热解毒中药如水调散等；口服缓泻剂，使大便通畅。全身应用抗生素，预防并发感染。对新生儿及婴儿为防止尿布污染，加重感染，须加强肛门护理。

脓肿形成期，一旦局部有明显波动或穿刺有脓时，应尽早切开引流，作放射状切口，大小与脓肿一致，放置引流条并保持引流通畅。术后 48~72 小时取出引流条，换用油质纱条，直至创面长出肉芽，脓汁减少。为保持局部清洁，每天用 1∶5 000 高锰酸钾溶液坐浴。

四、肛裂

【病因】

肛裂（anal fissure）是齿状线以下全层皮肤的裂隙，多由于慢性便秘，粪块干硬，排便时肛门口过度扩张撕裂所致。先天性肛门狭窄、肛门成形术后扩张肛门方法不当亦可引起肛裂。极少数由其他疾病引起。

【病理】

肛裂表现为肛管上皮浅而短的裂隙，与肛管纵轴平行，呈线状或梭状。早期创缘整齐，有弹性，适当治疗后即可愈合。继发感染时，形成慢性溃疡，创缘不整齐、水肿、变厚、质硬，底部肉芽生长不良，纤维组织逐渐增生，成为陈旧性溃疡，形成慢性肛裂。严重者创口底部可形成瘘管。因神经暴露于裂隙内，产生疼痛引起内括约肌反射性收缩，日久形成瘢痕狭窄，致排便困难。由于小儿肛周皮肤和黏膜的弹性较强，肛门括约肌的紧张度较弱，肛裂多于慢性溃疡阶段即停止发展，多数去除病因后可吸收愈合。合并感染后，可形成“哨兵痔”，形态似外痔，但其内容不是血栓，且与肛裂共存。2 岁以下骶骨发育尚未成熟，直肠肛管近呈直线，粪块对肛管四周压力较均衡，故肛裂可发生在肛管任何方位。年长儿与成人相似，肛裂多发生于肛管后方正中，主要由于肛提肌大部分附着于肛管两侧，使肛管前后部不如两侧壁坚韧，矢状面上肛管与直肠形成夹角，后方受粪便的压迫较重，并影响肛管后方正中部位血液回流。

【临床表现】

表现为肛门疼痛，排便时加重，便血。轻者仅在排便时痛，便后缓解。严重时肛门疼痛可持续数小时。患儿常因惧怕疼痛而不敢排便，使粪便潴留，加重便秘，粪块更硬，下一次排便疼痛更为剧烈，造成恶性循环。便血为鲜血，量不多，常在排便终末出现数滴鲜血。有时只有血丝附在粪便表面，或便纸上有血迹。

【诊断】

根据临床表现，并结合肛门检查，即可确诊。患儿于截石位或膝肘位，嘱其放松肛门，轻柔扒开肛门皱褶，可清楚看到肛裂的位置和程度。

【治疗原则】

1. 保守疗法　婴幼儿肛裂以保守疗法为主，包括治疗便秘和局部处理。①调整饮食结构，多食蔬菜、水果等，使粪便软化，必要时可服液体石蜡或灌肠，养成规律排便的卫生习惯；②局部采用热敷、温水或高锰酸钾溶液坐浴，以减轻外括约肌痉挛并缓解疼痛；③清洁肛裂创面，每天 3~4 次，并外敷抗生素软膏或中药生肌膏等，促进创面愈合；④反复发生肛裂者，可用普鲁卡因和酒精封闭注射，起到阻断神经、减轻疼痛、改善血液循环作用。

2. 手术疗法　适用于慢性肛裂或急性肛裂经保守疗法无效者。在麻醉下轻柔扩张肛管，解除括约肌痉挛，注意用力适度。沿肛裂边缘皮肤和黏膜作一尖端向上的楔形切口，一并切除肛裂、痔、溃疡、乳头及溃疡基底增厚的纤维组织，形成新鲜的创面，促使其愈合，也可缝合创面，但若发生感染时，需及时拆除缝线，以利引流。术后每天换药，外用中药或坐浴，适当服缓泻剂。临床上为解除内括约肌痉挛，也可行内括约肌切开术，应在肛门后方或侧方切开括约肌，但注意可能出现污便、出血及感染等并发症，需要谨慎进行。

五、肛瘘

小儿肛瘘（anal fistula）多因新生儿期或幼婴儿期肛门周围感染，引流不畅形成脓肿，脓肿溃破后遗留瘘管。此外，尚有女婴肛门感染形成的直肠前庭瘘。

【病因】

新生儿、婴幼儿肛门周围感染形成肛周脓肿；女婴肛管前壁与前庭间组织疏松，更易受炎症侵袭，脓肿破溃后引流不畅产生窦道，形成感染性直肠前庭瘘。

目前研究认为婴儿期到幼儿早期肛门直肠黏膜局部免疫结构未成熟，直肠黏液中 IgA 低值是导致婴儿肛周感染及肛瘘的主要因素之一。也有人认为肛瘘的形成含先天性发育异常因素。有些肛腺呈囊性扩张，肛腺具分泌功能，异常肛腺继发感染。异常肛腺引起的肛瘘可能与新生儿一过性雄激素分泌过多有关。

【病理与分型】

肛瘘由内口、瘘管、支管及外口四个部分组成。按肛瘘的形状分为完全瘘、不完全瘘及不完全内瘘。按肛瘘与括约肌的关系可分为括约肌瘘、经括约肌瘘及括约肌外瘘。按原发病灶的部位则分为皮下瘘、坐骨直肠陷凹瘘及黏膜下瘘等。按瘘管有无分支，分简单瘘及复杂瘘（图 17-30）。小儿多为低位简单肛瘘，即由内外瘘口和瘘管构成，瘘管多呈直线状，仅少数病例向深部蔓延形成复杂瘘，但多为完全性瘘，内口大部分在齿状线以上的肛管和直肠。与成人相比，内口不都是起自肛门陷凹，故发现内口常较成人困难。1~2 个月婴儿的肛管细窄，瘘管的硬结常摸不清楚。婴幼儿尚有特殊型肛前瘘，女婴为直肠前庭瘘、阴道瘘或阴唇瘘。男婴为直肠会阴瘘。肛前瘘的特点是瘘管无分支，引流通畅，管内衬完整的黏膜。内口距齿状线较近，位于内括约肌环间。瘘管下方为会阴体。

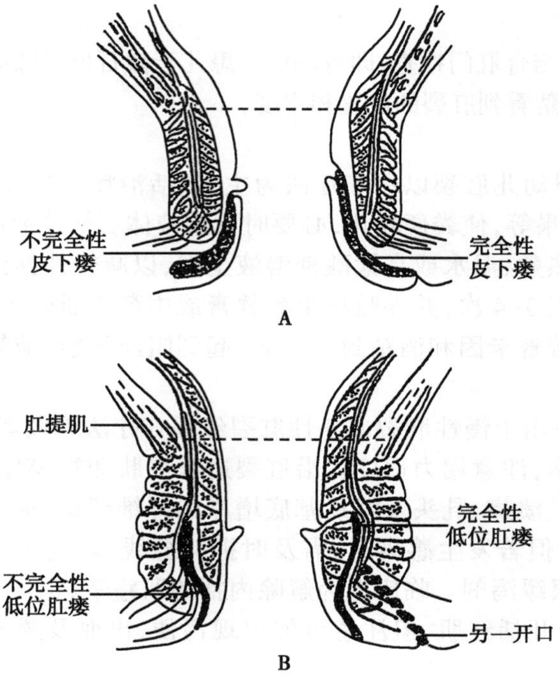

图 17-30 肛瘘的病理分型

A. 皮下肛瘘；B. 低位肛瘘

【临床表现】

绝大多数病例有肛门周围感染、破溃流脓的病史。初起脓液稠厚，有粪臭，继而脓液逐渐减少，有稀薄粪液从脓肿外口或舟状窝溃破处流出，个别也有从正常肛门排出，内口位置多在齿状线上 1~2cm。探针可贯通瘘管，有些瘘管走行弯曲，造影检查不能完全显示瘘管内口。

瘘管与膀胱相通可由肛门或瘘口流出尿。瘘管通畅时多无疼痛。如瘘管封闭合并急性感染，脓汁排出不畅或内口较大，粪液流入管内则有疼痛，排便时加重。

【诊断】

根据肛门周围脓肿等感染病史及瘘道，即可初步确立诊断。进一步需要检查瘘管的走向及内口位置，以选择合适的治疗方法。常用检查手段有：①直肠指诊：可触及小硬块，硬块的中央凹陷即为内口，多位于肛门后正中线或稍偏一侧。②肛门镜检查：常能发现内口，多位于隐窝或黏膜与皮肤交界处。③探针检查：探针探查完全瘘容易找到内口。探针经外口插入，示指在肛管内，触到探针尖处，即为内口的位置。复杂瘘的行径弯曲或瘘道太细者，不宜用探针检查，以防形成假道。④注射 5% 亚甲蓝溶液 1~5ml 入瘘管，直肠内放一块纱布，如纱布沾染蓝色，表示存在内口。但瘘管弯曲，通过括约肌各部之间，括约肌收缩时，亚甲蓝溶液不能通过内口进入直肠，故纱布未染蓝色，不能否定内口的存在。⑤瘘管造影：可确定瘘管的长度、方向、有无分支等。但管径太细者显影不清晰，亦可因括约肌收缩而妨碍造影剂进入瘘管内。

【治疗】

保守疗法仅适应于新生儿、2~3 个月的婴儿及瘘管尚未完全形成的年长儿。每天以高锰酸钾溶液坐浴 2~3 次，注意防治腹泻或便秘，合并急性炎症时，全身应用抗生素。

但慢性瘘管形成后，皮肤反复红肿，瘘口时而愈合，时而破溃流脓，应选择手术治疗。手术最好在感染控制 6 个月以后进行。小儿多为低位瘘及简单瘘，多数病例可采用瘘管切开术及瘘管切除术。

1. **瘘管切开术** 对于内口低、瘘管位于肛门外括约肌浅组以下者可采用此术式。探明瘘管的方向及深度后，插入有槽探针，沿探针槽切开内、外口间的皮肤及瘘管。切除切口边缘的部分皮肤，敞开瘘管，彻底搔刮管壁的肉芽组织后填塞油纱布。术后给缓泻剂，24~48 小时后去除油纱条，每天或隔天换药一次。排便后开始坐浴，保持引流通畅。如创口较深，表层生长太快，可扩大外部切口，以防止引流不畅。

2. **瘘管切除术** 慢性低位肛瘘合并瘢痕纤维化后，应彻底切除瘘管。向瘘管内插入探针，沿探针切开内外口间的皮肤，剔除瘘管后，由基底开始缝合，注意不留死腔。

3. **挂线疗法** 具有安全、简便、易行的优点，适用于年长儿的低位肛瘘，尤其是有支管的肛瘘，插入一橡皮圈，于皮肤切口处，用粗丝线扎紧橡皮圈。管壁逐渐坏死，成为开放的伤口。术后高锰酸钾溶液坐浴每天 2~3 次，至创面愈合。

4. **感染性直肠前庭瘘的手术** 一般需要手术治疗，主要有前会阴和经直肠入路两种手术方式，但无论何种手术入路，切忌瘘管切开和挂线手术。由于感染性直肠前庭瘘外瘘口位于前庭处，内瘘口在直肠前壁齿状线水平以上，紧邻肛门括约肌近端。而且前庭部组织薄弱，仅有肛门括约肌而缺乏其他肌肉和皮下组织。一旦行瘘管切开或挂线手术，将造成内括约肌损伤和外括约肌断裂回缩，使切口裂开难以愈合，失去正常女阴外观，并导致术后排便控制障碍，造成患儿不同程度的大便失禁，严重影响患儿远期生活质量。

(1) 直肠内修补术：在瘘管内口的黏膜处作弧形切口，切口两侧缘弯向齿状线，切口长度占肛瘘周径的 1/3~1/2，从齿状线到弧形切口间的黏膜全部剔除。向上分离直肠黏膜 2~3cm，使之无张力地下移。用细丝线间断缝合瘘管内口上、下缘的内括约肌，再平行第二层缝合内括约肌，此为手术成功之关键。闭合内口后，用潜行分离的直肠黏膜覆盖已闭合的内口，与肛管的切缘在无张力下对位缝合。

(2) 前会阴入路手术：明确瘘口后，用针形电刀单纯瘘管游离，即从瘘管外口游离至内口，不分离直肠阴道间隔。瘘管长度一般 6mm 左右，与周围组织界限清楚。游离近直肠壁时，可清楚看到白粉色的直肠壁。当瘘口较大时，内、外口几乎重叠，没有明确的管型结构，仅仅是一个环形缺损，但也需要完整剔除内、外口之间的组织，才能满意修补瘘口。缝扎瘘管时，如果瘘管直径 <3mm，可紧贴直肠壁缝扎并切除瘘管；瘘管直径 >3mm，基底部较宽广，若解扎或缝扎瘘管，其基底部形成的皱褶较多，且有一定的张力。此时，以切除瘘管后直肠壁缺损行黏膜外间断或连续缝合为妥。肠壁的黏膜下层是肠壁各层最坚韧的结构，不缝黏膜，仅缝合肌层和黏膜下层，可保证肠壁断面边缘既不内翻亦不外翻，整齐对合，相当于解剖复位，利于切口愈合。

5. **术后瘘口感染复发的处理** 因手术完整切除瘘管，再次愈合的可能性较大，1/2 的复发患者经坐浴等对症处理，可自行愈合。若不能自行愈合需再次手术时，最好与首次手术间隔 6 个月以上。

（白玉作）

第八节 肝脏与胆道疾病

一、细菌性肝脓肿

肝脏受到感染后，因未及时正确处理而形成肝脓肿（liver abscess）。常见有细菌性和阿米巴性两种，儿童期多发于5岁以下，临床表现有发热、肝区疼痛和肝大。近年来因有各类新型有效抗生素的应用，细菌性肝脓肿发生率明显降低。

【病因和病理】

在多数病例中，最常见的需氧微生物包括大肠埃希氏菌、金黄色葡萄球菌、克雷伯杆菌和肠球菌。最常见的厌氧菌是类杆菌、厌氧链球菌和梭形杆菌属。

细菌侵入肝脏的途径有以下几种：①经门静脉系统：这是细菌侵入的主要途径。消化道化脓性病变如化脓性阑尾炎、梅克尔憩室炎、菌痢等。新生儿脐炎也可通过脐静脉－门静脉途径引起肝脓肿。②经肝动脉系统：全身各部的化脓性病灶，如疖肿、骨髓炎、败血症均可经血液循环导致肝脓肿。③经胆道系统：小儿可因胆道病变而继发胆道感染、化脓性胆管炎，如感染不能控制，细菌可逆行播散，形成肝脓肿。④因肝脏外伤、肝脏肿瘤继发感染或腹腔手术后感染腹膜炎等也可出现肝脓肿。

细菌性肝脓肿的部位主要在肝脏右叶，约占总病例的80%。多发脓肿较单发脓肿多见，大脓肿往往是由许多多发性小脓肿破溃融合而成。大体观与正常的相比，肝脓肿呈黄色，被褐色的肝实质包围。肝脏通常肿大，在腔内充满脓液的部位，触之有波动。受累的肝包膜有炎症反应，肝脏经常与邻近的脏器或膈肌粘连。但小的深藏肝实质的脓肿少有这种表现。

【临床表现】

主要症状是寒战、高热、肝区疼痛和肝大。起病较急，体温常可高达39~40℃，多表现为弛张热，伴有大量出汗、恶心、呕吐、食欲缺乏和周身乏力。肝区钝痛或胀痛多属持续性，有的可伴右肩牵涉痛，右下胸及肝区叩击痛，肿大的肝有压痛；如脓肿在肝前下缘比较表浅部位时，可伴有右上腹肌紧张和局部明显触痛。严重时或并发胆道梗阻者，可出现黄疸。

【诊断和鉴别诊断】

细菌性肝脓肿常常因其临床症状无特异性而不易在早期作出诊断，应根据临床表现及B超、CT等影像学检查全面考虑。

化验检查白细胞计数增高，X线平片右叶脓肿可使右膈肌升高；肝阴影增大有时出现右侧反应性胸膜炎或胸腔积液。B型超声检查其阳性诊断率可达96%以上，为确定脓肿穿刺点或手术引流进路提供了方便，可作为首选的检查方法。穿刺脓液除做细菌涂片检查和培养外，应作药敏试验，以便选择有效抗菌药物。CT检查的阳性率也在90%以上。

肝右叶脓肿可穿破而形成膈下脓肿，也可向右胸穿破，左叶脓肿则偶可穿入心包；脓肿如向腹腔穿破，则发生急性腹膜炎。少数情况下，胆管性肝脓肿穿破血管壁，引起大量出血，从胆道排出。在临床上表现为上消化道出血。

在细菌性和阿米巴性肝脓肿早期，由于其症状、体征、放射学特征相似，而难以鉴别。其他要鉴别的疾病有：肝包虫病和先天性肝囊肿合并感染、膈下脓肿、右侧肾周围脓肿、右侧脓胸等。

1. 阿米巴性肝脓肿　见细菌性与阿米巴性肝脓肿的鉴别表（表 17-7）。

表 17-7　细菌性肝脓肿与阿米巴性肝脓肿的鉴别

	细菌性肝脓肿	阿米巴性肝脓肿
病史	继发于胆道感染或其他化脓性疾病	继发于阿米巴痢疾后
症状	病情急骤、严重，全身脓毒症症状明显，有寒战、高热	起病较缓慢，病程较长，可有高热，或不规则发热、盗汗
血液化验	白细胞计数及中性粒细胞可明显增加。血液细菌培养可阳性	白细胞计数可增加，如无继发细菌感染，血液细菌培养阴性。血清学阿米巴抗体检测阳性
粪便检查	无特殊发现	部分患者可找到阿米巴滋养体或结肠溃疡面（乙状结肠镜检）黏液或刮取涂片可找到阿米巴滋养体或包囊
脓液	多为黄白色脓液，涂片和培养可发现细菌	大多为棕褐色脓液，无臭味，镜检有时可发现细菌、找到阿米巴滋养体。若无混合感染，涂片和培养无细菌，抗阿米巴药物治疗有好转

2. 膈下脓肿　两者可同时存在，但膈下脓肿大多数发生在手术后或消化道穿孔之后，可表现明显的全身症状，高热、乏力、厌食、消瘦等。局部症状以右季肋部疼痛为明显，向右肩部放射。X 线透视可见患侧膈肌升高，随呼吸活动度受限或消失，肋膈角模糊、积液。B 超或 CT 检查对膈下脓肿的诊断及鉴别诊断有重要意义。

3. 肝包虫病　又称肝棘球蚴病，是囊状幼虫寄生在肝脏。诊断主要根据棘球蚴病的流行病区，有无密切接触史，病程缓慢，肝区呈囊性肿大，血中嗜酸性粒细胞增高。包虫囊液皮内试验（Casoni skin test）阳性，补体结合试验阳性。

【治疗】

1. 非手术治疗　脓肿尚未形成或多发性小脓肿，可非手术治疗。使用大剂量的有效抗生素和全身支持治疗，以控制炎症，促使脓肿吸收自愈。在未确定致病菌之前，可先用广谱抗生素，待细菌培养及抗生素敏感试验结果，再决定调整抗菌药物。在应用大剂量抗生素的同时，应积极补液，纠正水与电解质紊乱，给予维生素，必要时可输入丙种球蛋白，或采用静脉高营养，改善肝功能和增强机体抵抗力。

单个较大的化脓性肝脓肿可在 B 超引导下穿刺吸脓，尽可能吸尽脓液后注入抗生素至脓腔内。经皮穿刺肝脓肿置管引流可适用于直径 >5cm 单发性脓肿，如为多发性脓肿，可将较大的脓肿引流。适宜 B 超显示液性暗区明显，穿刺脓液稀薄患者。经皮穿刺脓肿置管引流应注意：对婴幼儿在穿刺前应给予镇静剂，注意定位要准确，选择脓肿最浅表部位，可避免损伤大血管和胆管。引流管内径不宜太细，以 3mm 为宜，并定时用抗生素溶液冲洗引流管，保持其通畅。引流管应固定，最好与皮肤缝合，防止脱出。拔管时间不宜过早，一般在无脓液引流后 3 天或 B 超显示脓肿 <1cm 时才能拔除。

2. 手术治疗

(1) 脓肿切开引流术：对于估计有穿破可能或已穿破的较大脓肿，在应用抗生素治疗的同时，应积极进行脓肿切开引流术。脓液黏稠，脓液呈蜂窝状，置管引流失败的患儿也应及时行脓肿切开引流。现在多采用经腹腔切开引流术。

(2) 肝叶切除术：对于慢性厚壁肝脓肿和脓肿切开引流后脓肿壁不塌陷，留有无效腔或窦道长期流脓不愈，以及肝叶多发性脓肿且该肝叶已严重破坏，失去正常功能者，可行肝叶切除术。急诊肝叶切除术，因有使炎症扩散的危险，一般不宜施行。

二、门静脉高压症

门静脉高压症（portal hypertension）是由于门静脉系统压力持续性增高所引起的一组临床综合征。主要表现为胃底食管静脉曲张伴消化道出血、腹水和脾大合并脾功能亢进。

【病因与病理】

（一）门静脉系统的解剖概要

1. 肝是享受双重血液供应（门静脉和肝动脉）的器官。门静脉主干是由肠系膜上静脉和脾静脉汇合而成，后者又收集肠系膜下静脉的血液。门静脉主干在肝门处分为左、右两支，分别进入左、右半肝，逐渐分支，其小分支和肝动脉小分支的血流汇合于肝小叶内的肝窦，然后流入肝小叶的中央静脉，再经肝静脉流入下腔静脉。门静脉无瓣膜，其压力通过流入血量和流出阻力形成。门静脉系位于两个毛细血管网之间：一端是胃、肠、脾、胰的毛细血管网，另一端是肝小叶内的肝窦（肝的毛细血管网）。门静脉和肝动脉之间关系密切，当门静脉血流增加，肝动脉血流就减少，如门静脉血流减少，肝动脉血流即增加。这种关系称为肝动脉缓冲反应，当门静脉入肝血流量发生变化时，肝动脉调节血流量以维持肝窦内血液灌注的相对稳定。

2. 门静脉系与腔静脉系之间存在有 4 个交通支（图 17-31）。

(1) 胃底、食管下段交通支：门静脉血流经胃冠状静脉、胃短静脉，通过食管胃底静脉与奇静脉、半奇静脉的分支吻合，流入上腔静脉。

(2) 直肠下段、肛管交通支：门静脉血流经肠系膜下静脉、直肠上静脉与直肠下静脉、肛管静脉吻合，流入下腔静脉。

(3) 前腹壁交通支：门静脉（左支）的血流经脐旁静脉与腹上深静脉、腹下深静脉吻合，分别流入上、下腔静脉。

(4) 腹膜后交通支：在腹膜后，有许多肠系膜上、下静脉分支与下腔静脉分支相互吻合。

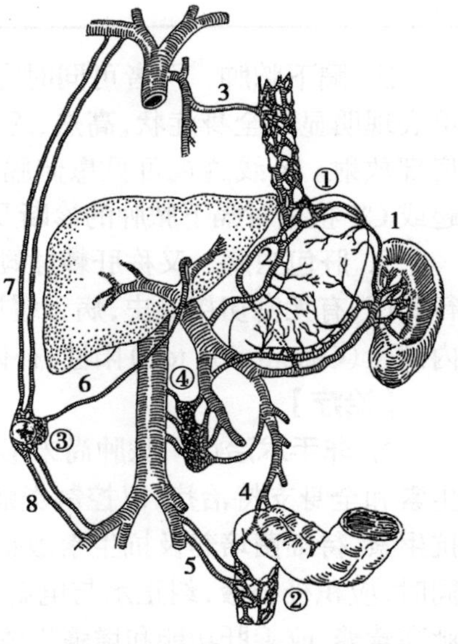

图 17-31 门静脉系与腔静脉系之间的交通支

①胃底、食管下段交通支；②直肠下段、肛管交通支；③前腹壁交通支；④腹膜后交通支；1. 胃短静脉；2. 胃冠状静脉；3. 奇静脉；4. 直肠上静脉；5. 直肠下静脉、肛管静脉；6. 脐旁静脉；7. 腹上深静脉；8. 腹下深静脉

(二)病因和病理分型

按阻力增加的部位,可将门静脉高压症分为肝前、肝内和肝后三型。儿童期胆道闭锁是肝内型主要原因之一,另一种先天性肝纤维化病,属少见肝病;儿童其他罕见肝内型还有 α_1-抗胰蛋白酶缺乏症,局灶胆管硬化,慢性活动性肝病和放疗、化疗后并发症。肝前型门静脉高压症的常见病因是肝外门静脉血栓形成(脐炎、腹腔内感染如急性阑尾炎和胰腺炎、创伤等)、先天性畸形(闭锁、狭窄或海绵样变等)和外在压迫(转移癌、胰腺炎等)。儿童门静脉栓塞往往与围产期脐炎有关。还有门静脉海绵样病变在儿童门静脉高压中常遇见,可以是先天性门静脉系统发育异常引起,也可以继发于各种原因,如新生儿脐炎、腹膜炎、严重脱水、败血症、脐静脉插管换血等造成,但仍近 1/2 患儿无明显原因,目前发现先天性门体静脉分流也是偶见原因。肝后型门静脉高压症亦称为肝上型门静脉高压症,有布 - 加(Budd-Chiari)综合征、严重右心衰和缩窄性心包炎等。布 - 加综合征因血栓形成、纤维化、腔内隔膜或肿瘤而致肝静脉或肝上的下静脉阻塞,除引起门静脉高压外,肝脏充血,肝功能受损。高凝状态、红细胞增多症、系统性红斑狼疮、服用避孕药和恶性肿瘤化疗药物也可能是其诱因。

【临床表现】

发生门静脉高压症后首先导致门静脉主干和属支迂曲、扩张,侧支循环开放、食管和胃底静脉曲张;脾脏发生脾窦扩张,纤维组织增生,继而充血性脾大,脾功能亢进,毛细血管床的滤过压增加,低蛋白血症促使腹水形成。

1. 消化道出血　由食管曲张静脉破裂所致,是门静脉高压症最常见、最严重的并发症。出血常突然发生,表现为大量呕血,有时出血较隐匿,以黑粪为首发症状。在扩张的交通支中最有临床意义的是食管下段、胃底形成的曲张静脉。

2. 脾大、脾功能亢进　门静脉血流受阻后,首先出现充血性脾大。门静脉高压症时可见脾窦扩张,脾内纤维组织增生、单核 - 吞噬细胞增生和吞噬红细胞现象。临床上除有脾大外,还有外周血细胞减少,最常见的是白细胞和血小板减少,称为脾功能亢进。患儿多出现贫血、血小板明显减少时会发生皮肤瘀斑,鼻出血、齿龈出血等出血倾向;在临床上近 1/4 门静脉高压患儿因腹部脾大就医。

3. 腹水　门静脉压力升高,使门静脉系统毛细血管床的滤过压增加,同时肝硬化引起的低蛋白血症,血浆胶体渗透压下降及淋巴液生成增加,促使液体从肝表面、肠浆膜面漏入腹腔而形成腹水。门静脉高压症时虽然静脉内血流量增加,但中心血流量却是降低的,继发刺激醛固酮分泌过多,导致钠、水潴留而加剧腹水形成。

约 20% 的门静脉高压症患者并发门静脉高压性胃病,胃黏膜微循环发生障碍,导致胃黏膜防御屏障的破坏所致。

【诊断与鉴别诊断】

根据病史和 3 个主要临床表现:脾大和脾功能亢进、呕血或黑便、腹水,一般诊断并不困难。当急性大出血时,应与胃、十二指肠溃疡大出血等鉴别,实验室检查和其他辅助检查有助于确定诊断。

1. 血常规与肝功能检查　脾功能亢进时,血细胞计数减少,以白细胞计数和血小板计数最为明显。如有出血、营养不良、溶血或骨髓抑制等则可以引起贫血。血生化检测中以肝功能检查为重要,常反映为血浆白蛋白降低而球蛋白增高,白、球蛋白比例倒置。由于许多凝血因子在肝合成,加上慢性肝病患者有原发性纤维蛋白溶解,所以凝血酶原时间可以延

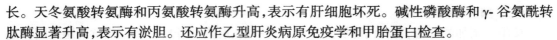

长。天冬氨酸转氨酶和丙氨酸转氨酶升高，表示有肝细胞坏死。碱性磷酸酶和γ-谷氨酰转肽酶显著升高，表示有淤胆。还应作乙型肝炎病原免疫学和甲胎蛋白检查。

2. **腹部超声检查** 可以显示腹水、肝密度及质地异常、门静脉扩张。多普勒超声是目前无创性检测门静脉系统的解剖和血流动力学的主要方法，具有检查费用低、应用广泛的优点。但准确性受操作者技术熟练程度的影响较大，观察视野易受胃肠道内气体、腹水和患者体位等因素的限制；超声图像缺乏空间解剖结构的直观性，对躯体深部侧支循环的显示精确度低。

3. **食管吞钡X线检查** 在食管钡剂充盈时，曲张的静脉使食管的轮廓呈虫蚀状改变；排空时，曲张的静脉表现为蚯蚓样或串珠状负影，但这在内镜检查时更为明显。

4. **血管造影** 可直观显示门静脉系统的空间结构和侧支循环，检查同时进行血流动力学的研究，对门静脉高压症的诊断和介入分流治疗、肝移植等手术方式的选择和手术疗效的评估均具有非常重要的意义。但该检查具损伤性，造影剂用量大，可引起过敏反应，还受到较大剂量的辐射，这些缺陷限制了血管造影在门静脉高压症的广泛应用。

5. **磁共振血管成像（magnetic resonance angiography，MRA）** 为发展迅速的血管成像新技术，具有无创性、无放射性、无过敏反应的优点。通过流空效应和相位效应，或运用动态增强技术，经过计算机处理后可构建出完整、清晰、直观的空间图像，已在肝移植、介入分流治疗的应用中受到广泛的重视。

6. **计算机体层血管成像（CT angiography，CTA）** 多层螺旋CT的门静脉显像仍是儿童门静脉高压症的常用方法之一，较MRA具有扫描速度快的优点，大多数检查可在一次屏气时间内完成，有效减少了呼吸运动伪影，尤其方便危重病例和婴幼儿的检查。通过数据处理可得到高质量的2D和3D图像。缺点是患儿需要经受一定量的X线辐射。

7. **内镜检查** 可观察食管、胃静脉的曲张程度，通过内镜还可测定食管曲张静脉压力，门静脉高压症患者发生上消化道出血时，内镜可查明出血的部位。

8. **其他检查** 经腹腔镜肝活检或经皮肝穿刺活检等有助于病因学诊断。

鉴别诊断主要有：

1. **上消化道出血** 对于消化道急性大出血的儿童，需要排除鼻出血、食管炎、胃炎、胃十二指肠溃疡、胃肠道血管畸形、异物、血液病等。

2. **脾大和脾功能亢进** 需要排除引起脾大的血液病和代谢性疾病，如先天性溶血性贫血（遗传性球形红细胞增多症、地中海贫血）、自身免疫性溶血性贫血、原发性血小板减少性紫癜、白血病、淋巴瘤等。还需要鉴别感染性脾大。

3. **腹水** 需要与结核性腹膜炎或恶性肿瘤等炎症引起的腹水鉴别。

【治疗】

外科治疗门静脉高压症，主要是针对门静脉高压症的并发症进行治疗。

对有食管胃底静脉曲张但没有出血的患者，不推荐做预防性手术，重点是内科的护肝治疗。当发生出血时，外科治疗的主要目的在于紧急制止食管胃底曲张静脉破裂所致的大出血，而决定食管胃底曲张静脉破裂出血的治疗方案，要依据门静脉高压症的病因、肝功能储备、门静脉系统主要血管的可利用情况和医师的操作技能及经验。评价肝功能储备，可预测手术的后果和非手术患者的长期预后。目前常用Child肝功能分级来评价肝功能储备（表17-8）。Child A级、B级和C级患者的手术死亡率分别为0~5%、10%~15%和超过25%。

表 17-8 Child 肝功能分级

	A	B	C
血清胆红素(μmol/L)	34.2	34.2~51.3	>51.3
血浆清蛋白(g/L)	>35	30~35	<30
腹水	无	易控制	难控制
肝性脑病	无	轻	重、昏迷
营养状态	优	良	差、消耗性

1. 非手术治疗

(1)支持疗法:包括维护血液循环、保持呼吸通畅和保护肝功能三方面,以维持患儿的稳定。保持安静,绝对卧床、尽量少搬动患儿。立即建立静脉输液通路、吸氧和生命体征的监测。保持呼吸道通畅,避免呕吐物堵塞气道。留置胃管、导尿管,禁食,补液输血防止休克。患儿生命体征稳定以后,可考虑进行胃镜检查。

(2)食管静脉曲张破裂出血的药物治疗:目的在于通过减少门静脉的血流量以达到降低门静脉压力。现常用药物为加压素(vasopressin),其可引起广泛的血管收缩,尤其对肝、脾和胃肠道血管床的小静脉、小动脉及微血管有明显的收缩作用,使门静脉的血流减少,从而降低门静脉压力。儿童的剂量和用法是,首剂 0.3U/kg,溶于葡萄糖溶液或 0.9%NaCl 溶液内,经 20 分钟静脉滴注;随之以 0.3U/(kg·h)的速度,持续静脉滴注。另一种类似合成药物特利加压素三甘氨酸 - 赖氨酸 - 加压素(terlipressin),结构和药理作用与加压素类似,但不良反应较轻。儿童的推荐用法是,首剂 0.04mg/kg。缓慢静脉注射 >1 分钟,维持量为 0.02~0.04mg/kg,每 4 小时静脉缓注 1 次,持续使用 24~36 小时,直至出血得到控制。近十年来也推荐生长抑素(somatostatin)、奥曲肽(octreotide)等药物,但儿童病例中经验较少。

(3)气囊填塞:在急性出血期用三腔气囊管压迫止血是一种迅速有效的止血方法,原理是利用充气的气囊分别压迫胃底和食管下段的曲张静脉,以达到止血目的(图 17-32)。通常用于对血管升压素或内镜治疗食管胃底静脉曲张出血无效的患者,应使用适合儿童尺寸的气囊管,慎防食管囊过长、发生阻塞喉头的危险。气囊管放置入胃内后,先在胃囊内注气,然后将气囊管向外拉,直至不能拉动为止,使胃囊压迫于胃食管交界处,此时宜用 X 线透视确定气囊位置。如出血仍不止,再将食管囊注气。

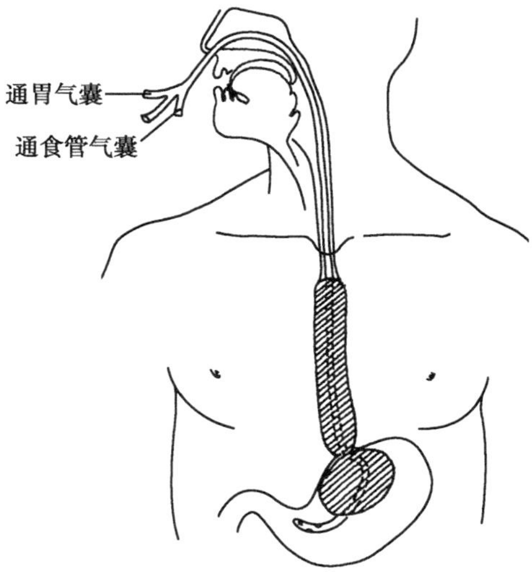

图 17-32 气囊填塞

(4)内镜治疗:经纤维内镜将硬化剂(国内多选用鱼肝油酸钠)直接注射到曲张静脉腔内,使曲张静脉闭塞,其黏膜下组织硬化,以治疗食管静脉曲张出血和预防再出血。并发症是食管溃疡、狭窄或穿孔。目前采用内镜下曲张静脉套扎疗法与硬化剂疗法、药物治疗相比,止血效果相似,但并发症减少,再出血率较低。由于 2 岁以内小儿的曲张静脉仅占常规套扎管内径的1/2,如用此装置,会扎住正常黏膜,有引起食管穿孔的可能,在婴幼儿病例中的应用受到限制。

(5)经颈静脉肝内门体分流(transjugular intrahepatic portosystemic shunt,TIPS):TIPS系影像学CT和B超监视下新的介入治疗技术。通过经皮颈静脉穿刺插管到达肝静脉,将特制穿刺针穿过肝实质进入门静脉。放置引导钢丝后反复扩张,最后在肝实质内形成隧道并置入一个可扩张的管状金属支架,由此建立人工瘘管以实现门体分流。一般在药物和内镜止血无效时选用,或作为肝移植前的过渡手段,但不适合肝外型门静脉高压症。该技术的并发症有肝内血肿、腹腔内出血、胆道出血、肝性脑病,分流支架自身还会发生狭窄、阻塞或感染。

2. 手术治疗 手术治疗目的是通过各种术式的分流和断流,以降低门静脉压力,阻断门奇静脉间的异常血流,从而达到止血目的。对肝内型门脉高压症或肝功能衰竭终末期肝移植是唯一治本的外科措施。

(1)门体静脉断流术:又称门奇静脉断流术或非分流性手术,该类手术旨在阻断门、奇静脉间的异常血流,达到预防或止住门静脉高压症引起的食管、胃底静脉曲张破裂出血,以离断贲门周围血管的疗效最为明显。断流术的合理性主要体现在:①维持门静脉的入肝血流。门体静脉断流后,门静脉压更加升高,使入肝血流有所增加,有利于肝细胞的再生和功能的改善,术后不发生肝性脑病,患者生存率、生活质量均优于分流术者。②直接针对造成大出血的胃底、贲门区的侧支血管,手术目的明确,止血确切。断流术也存在缺点:①重度门静脉高压症患者局部组织水肿增厚、静脉呈瘤样团块,造成断流手术的困难,易致损伤出血或遗漏曲张的血管,尤其是高位食管支,造成出血的复发;②术后门静脉压力更趋升高,可促使已离断的侧支循环重建,导致再度出血;③断流术后胃壁淤血更加严重,进一步加重门静脉高压性胃病。常用的断流术式有贲门周围血管离断术、贲门周围血管离断食管下端横断术。

(2)门体分流术:该类手术通过门静脉向腔静脉的血液分流,降低门静脉压力,以达到制止食管静脉曲张破裂出血的目的。分流术一般均能获得较好的早期效果,止血疗效显著,一般可达85%~100%;还可以改善胃黏膜的血液循环,减轻门静脉高压性胃病。分流术的缺点在于:①可使门静脉向肝血流减少,甚至形成离肝血流,从而导致术后肝性脑病和肝功能障碍的发生;②促使原本经肝脏灭活的某些活性物质直接进入体循环,作用于肺血管床后形成广泛动静脉瘘、肺动脉高压,导致肝肺综合征的发生;③手术本身及其并发症将大大增加日后肝移植的手术难度;④儿童的门静脉血管较细,血管吻合较困难,术后易发生血栓形成。用于治疗门静脉高压症的分流术式很多,大多数是针对一些特殊情况而设计的,可根据其对门静脉血流的影响分为3种类型:①完全性分流:即门静脉血流完全不经过肝脏而直接流入下腔静脉,典型的有门腔静脉端侧吻合术(图17-33),大口径的门腔静脉侧侧吻合亦属此列。②部分性分流:包括限制性门腔静脉分流术或利用门静脉的属支进行吻合。所谓限制性分流是按门静脉压力来计算门、腔静脉吻合口的大小,将吻合口的长径控制在0.8~1.2cm之间,亦可用人造血管环将吻合口缩窄至10mm,以限制分流血流量。肠系膜上静脉下腔静脉分流(图17-34)、近端脾肾和脾腔静脉分流术也属于部分性分流手术。③选择性分流:典型的有远端脾肾静脉分流术(图17-35),还有远端脾腔静脉分流、胃冠状静脉下腔静脉架桥术等。目前,门腔分流术等完全性分流术已逐渐被选择性分流术和限制性分流术所替代。脾肾静脉分流是目前小儿常用的术式，适应证应严格控制，即：①门静脉高压症患儿有食管静脉曲张反复出血，经非手术治疗无效；②一般情况良好，肝功能为 Child A、B 级；③年龄在 5~8 岁以上，脾静脉直径在 6~8mm 以上；④急性大出血停止，一般情况已恢复。如患儿肝功能不良，合并腹水、黄疸和低蛋白血症，存在孤立肾或左肾静脉畸形，脾脏已切除，均视为手术禁忌证。

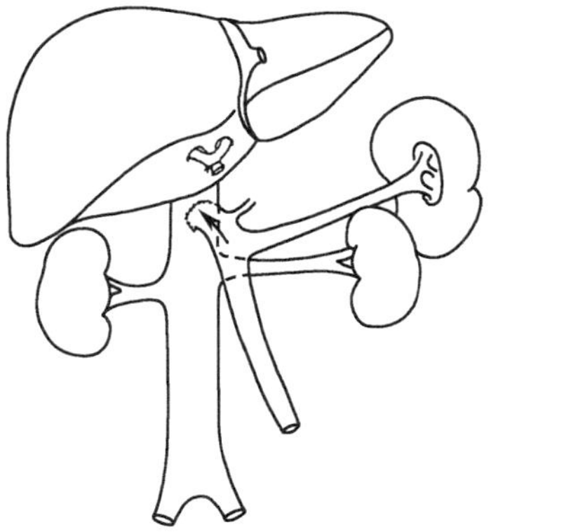

图 17-33 门 - 腔静脉端侧分流术

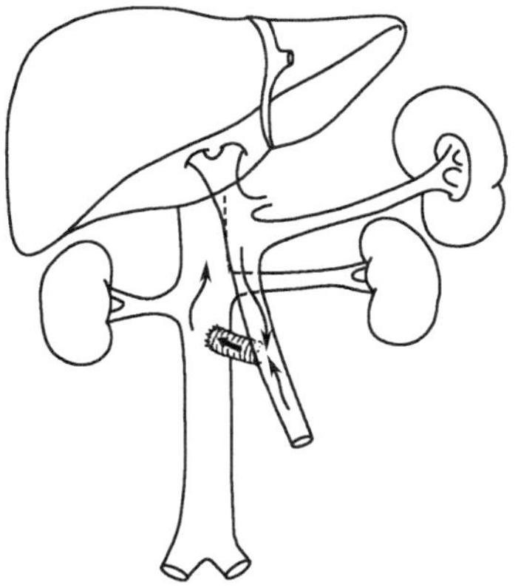

图 17-34 肠系膜上 - 下腔静脉“桥式”分流术

(3)分流加断流联合手术：联合手术中的断流术多采用贲门周围血管离断术，必须离断胃冠状静脉的高位食管支和可能存在的异位高位食管支，以达到彻底断流的目的；分流术多用脾肾分流术，亦有用肠腔静脉侧侧分流者。这些分流远离肝门或门静脉重要属支的汇合处，能维持一定的入肝血流，可减少肝性脑病发生。肠腔静脉吻合口应限制在 10~12mm，或与肠系膜上静脉直径相当。

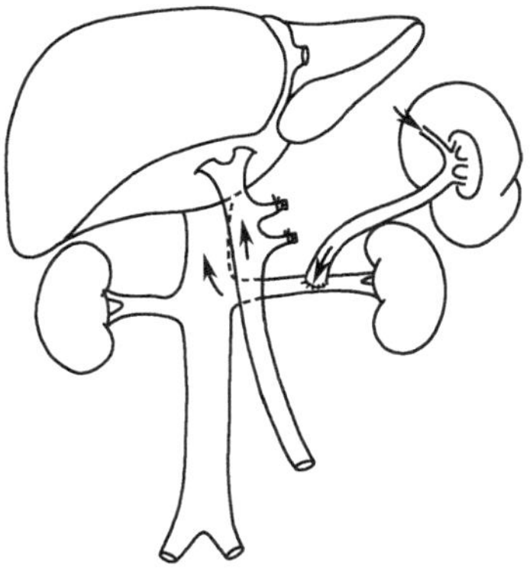

图 17-35 远端脾 - 肾静脉分流术

(4)肠系膜上静脉门静脉左支架桥吻合术(Rex 分流术)：用以治疗肝外型门静脉高压症和肝移植术后出现门静脉血栓形成并发症的患儿。该技术将自体颈静脉间置吻合于肠系膜上静脉和肝内门静脉左支，达到重建门静脉通路的目的(图 17-36)。由于该分流方式与传统分流手术有本质区别，而且，近 2/3 的门静脉血栓形成患儿其左侧肝内门静脉系统是通畅的，因此在肝外型门静脉高压症的治疗中具有较好的应用前景。

(5)肝移植：该手术属根治性手术，仅用于终末期肝脏疾病的儿童，对肝外型门静脉高压症并不适用。

附：Budd-Chiari 综合征

肝静脉和/或肝段下腔静脉阻塞引起的一组症状及体征称为 Budd-Chiari 综合征。肝静脉流出道阻塞属肝型窦后门静脉高压症，典型表现为右上腹疼痛、肝大和腹水。肝上下腔静脉阻塞属肝后型门静脉高压症，伴有下腔静脉高压时，还可出现躯干浅静脉曲张、下肢静脉曲张和下肢水肿等。其病因：肝静脉栓塞（真性红细胞增多症、抗凝血酶Ⅲ缺陷）；肝上下腔静脉和肝静脉的隔膜形成、狭窄、闭锁和肿瘤或感染性病变等侵犯或压迫肝静脉或肝段下腔静脉。

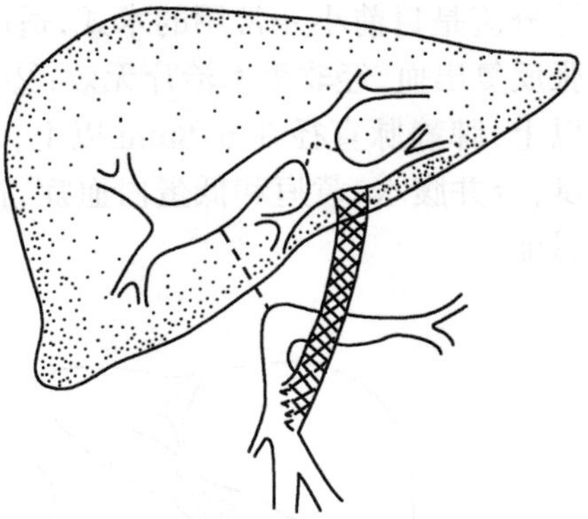

图 17-36 Rex 分流术（肠系膜上静脉门静脉左支架桥吻合术）

三、胆道闭锁

胆道闭锁（biliary atresia）并非少见疾病，发病率约为 1∶(8 000~15 000) 个存活出生婴儿，而亚洲较欧美为高。一般认为无种族差异，尚未发现明确遗传因素，男女之比为 1∶1.56。胆道闭锁是新生儿胆汁淤积最常见的原因，特点为发生于生后 3 个月内的部分或全部肝外胆道完全性纤维化梗阻。该病是目前诊治困难、预后较差的疾病之一，不经治疗的平均生存期在 1 年左右，60%~70% 的患儿需肝移植才能长期生存。

【病因与病理】

胆道闭锁的病因相当复杂，至今仍不清楚。目前的观点认为胆道闭锁是新生儿肝胆系统受胚胎期和围产期多种因素影响所致，比较公认的是由病毒（巨细胞病毒、轮状病毒）所激发，造成机体细胞免疫紊乱（以 T 细胞免疫为主），随之带来围产期胆道上皮的一系列病理改变，诸如肝脏纤维化、胆管上皮凋亡、细胞内胆汁淤积。

1. 病毒感染　英国病理学家 Landing 提出胆道闭锁、新生儿肝炎、胆总管囊肿可能是由同一损伤因素攻击肝胆系统的不同部位造成的结果。最近人们的注意力主要在 5 种病毒上（巨细胞病毒、呼肠病毒、轮状病毒、人类乳头瘤病毒和反转录病毒）。近年 Szavay PO 建立了呼肠病毒、轮状病毒经腹腔注射感染新生鼠发生胆道闭锁的动物模型，进一步提示胆道闭锁可能与某种病毒感染有关。

2. 免疫 / 自身免疫损伤　最新的研究进一步表明胆道闭锁是一类病毒诱导的自身免疫性疾病，机体在致病因素的作用下对胆道特异性抗原产生了自身免疫损伤。在这个过程中包括遗传易感性、发育异常、病毒感染或异常的免疫反应等错综复杂的相互作用。胆道闭锁可能是一个“多次打击”的病理过程，在此过程中病毒或毒性因素对胆管上皮的初始损伤作用导致胆管上皮表面新的抗原表达或抗原变异，在适宜的基因决定的免疫环境下，激活 Th1 反应，引起胆管上皮进一步损伤；由病毒抗原激活的特异性 T 细胞通过 γ- 干扰素（INF-γ）刺激巨噬细胞释放氧化亚氮、氧代谢物质和肿瘤坏死因子（TNF），通过凋亡或坏死途径导致胆道上皮损伤，由此再释放隐蔽抗原或新抗原导致免疫瀑布的持续激活，并最终导致肝外胆管的纤维化和梗阻。

3. 先天性发育不良　部分的胆道闭锁伴发内脏的位置异常（如：多脾综合征），提示这些病例的病因可能与胆道形成异常有关。

4. 其他　肝动脉异常 / 缺血可能导致胆道的狭窄或闭塞；胆汁中的毒性物质或炎症因子可能会通过损伤的胆管上皮层作用于肝外胆道，导致胆道继发性炎症硬化，这亦可能是胆道闭锁初始损伤因素之外的另一重要病因。

胆道闭锁的病理改变表现为肝门附近的胆道系统狭窄、闭锁或缺如。胆囊亦纤维化、空瘪或有少许无色或白色黏液。组织学检查示肝外胆管存在不同阶段的炎症过程,大多呈瘢痕结节样慢性炎症,形成一三角形的纤维索,纤维索位于肝门部的横断面上尚可见一些不规则的胆管结构,与肝内胆管相通,这些胆管结构即为 Kasai 手术的解剖基础。

肝内病变是进行性的,早期的肝组织内肝小叶结构欠清,但肝细胞改变不明显,仅部分见再生结节;门脉区水肿、纤维化、伴肝内胆管炎症及胆汁淤积;单核细胞包括淋巴细胞和巨噬细胞浸润集中在门脉区。所以早期胆道闭锁,肝组织病理改变主要是肝内门脉区的胆管炎症及纤维化形成;而婴儿胆汁淤积病例,肝细胞病变相对明显,较少见胆管反应,存在一定程度炎症和纤维化,但主要在肝小叶内而非肝小叶外,肝内这种病理改变对于两种疾病的鉴别诊断具有一定价值。晚期病例肝脏有显著的胆汁性硬化,肝的体积增大 1~2 倍,质地坚实,呈暗绿色,表面有结节。

胆道闭锁的合并畸形比其他先天性外科疾病的发生率为低,各家报道相差较大,在 7%~32% 之间,主要是血管系统(下腔静脉缺如,十二指肠前门静脉、异常的肝动脉)、消化道(肠旋转不良)、腹腔内脏转位等。

胆道闭锁按胆管受累而闭塞的范围可分为三个基本型。

Ⅰ型为胆总管闭锁(图 17-37A),约占 5%~10%,肝管未闭锁,胆总管部分或全部缺如。Ⅱ型为肝管闭锁(图 17-37B),此型中少数病例闭锁部位在肝管,而胆囊及胆总管可存在。Ⅲ型为肝门部闭锁(图 17-37C),此型肝门部虽然闭锁,但多数肝内胆管有发育,这类型最多 85%。

【临床表现】

1. **黄疸** 胆道闭锁的典型病例,婴儿多为足月产,在生后 1~2 周时往往被家长和医师视作正常婴儿,大多数并无异常,粪便色泽正常,黄疸一般在生后 2~3 周逐渐显露,有些病例的黄疸出现于生后最初几天,当时被认为是生理性黄疸。粪便变成棕黄、淡黄、米色,以后成为无胆汁的陶土样灰白色。但在病程较晚期时,偶可略现淡黄色,这是因胆色素在血液和其他器官内浓度增高,而少量胆色素经肠黏膜进入肠腔掺入粪便所致。尿的颜色随着黄疸的加重而变深,有如红茶,将尿布染成黄色。黄疸出现后,通常不消退,日益加深,皮肤变成金黄色甚至褐色,黏膜、巩膜亦显著发黄,至晚期甚至泪液及唾液也呈黄色。皮肤可因搔痒而有抓痕。

2. **肝脾大** 腹部异常膨隆,肝大显著,尤其肝右叶,边缘可超过脐平线达右髂窝,患儿年龄越大(4 个月或更大者),肝脏也愈大,其边缘钝,扪诊时肝质地坚硬。部分病例脾脏亦有肿大。腹壁静脉显露。极晚期病例,腹腔内可有一定量的腹水,以致叩诊有移动性浊音,说明胆汁性肝硬化已很严重。

3. **凝血功能障碍** 由于血清中凝血酶原减少的结果,有些病例已表现出血倾向、皮肤瘀斑、鼻出血、颅内出血等。

4. **营养发育** 在疾病初期,婴儿全身情况尚属良好,但有不同程度的营养不良,身长和体重不足,偶尔小儿精神倦怠,动作及反应较健康婴儿为迟钝。病程达 4~5 个月者,外表虽可能尚好,但体格发育已开始变慢,精神萎靡,疾病后期可出现各种脂溶性维生素缺乏,维生素 D 缺乏可伴发佝偻病串珠和阔大的骨骺。

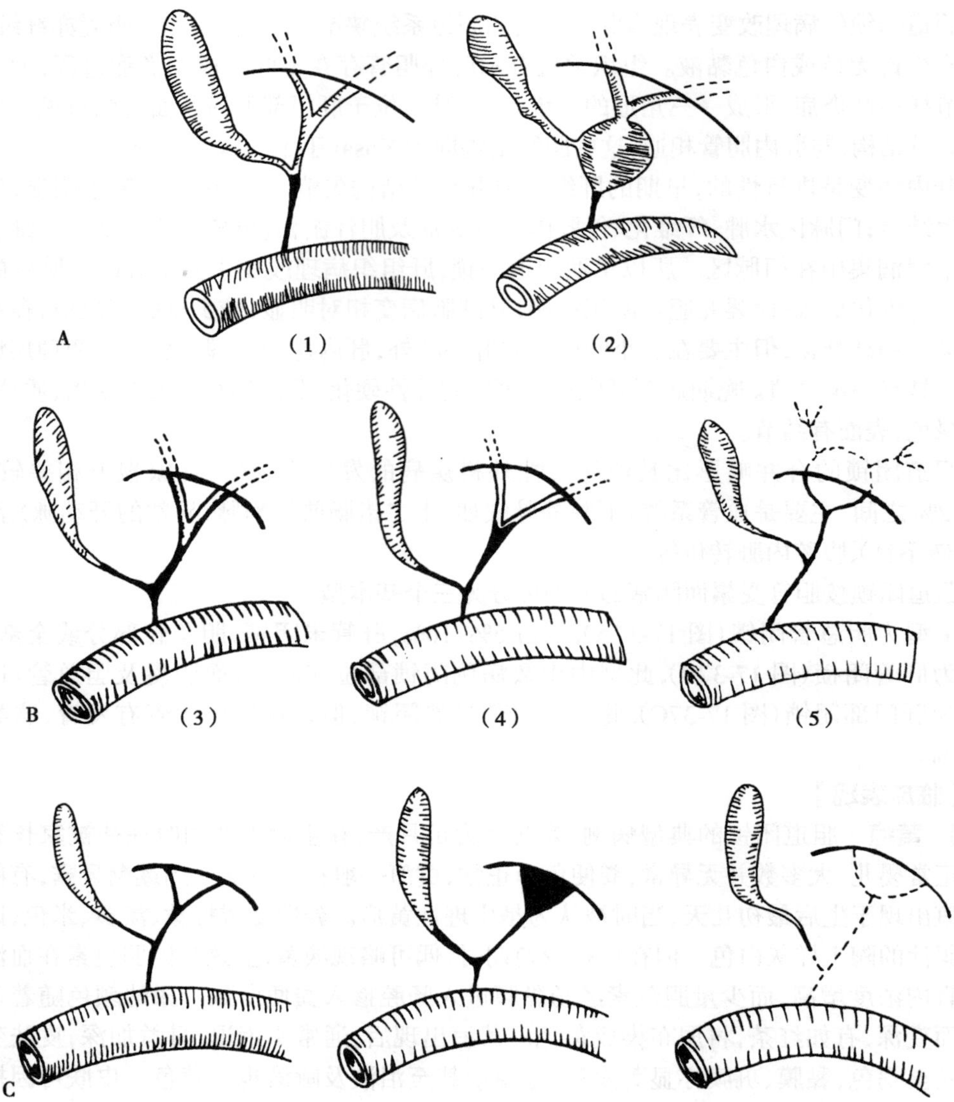

图 17-37 胆道闭锁的基本病理类型

A. 胆总管闭锁；B. 肝管闭锁；C. 肝门部闭锁

5. 其他 由于血流动力学状况的改变，部分动静脉短路和周围血管阻力降低，在心前区和肺野可听到高排心脏杂音。未治的胆道闭锁患儿大多数在 1 岁左右因肝硬化、门静脉高压，发生肝性脑病或感染而死亡。

【诊断与鉴别诊断】

(一) 诊断

新生儿生理性黄疸是自限性的。如果血清结合胆红素超过 2mg/dl，或者黄疸持续时间超过生后最初 2 周，则需要对诊断评估。对感染性、代谢性以及血液性因素的疾病诊断分析往往要花费很多时间，而以外科因素为主的梗阻性疾病的预后与病程极为相关，需要尽早结合所有相关检查结果对梗阻性黄疸的存在及病因做出判断。如果患儿出现巩膜黄染、大便颜色变淡（甚至呈陶土色）、尿色加深、肝脏增大变硬时，应警惕胆道闭锁的可能。

（二）辅助检查

1. 血液肝功能的检查　胆道闭锁患儿血清直接胆红素水平持续不变或进行性上升是诊断胆道闭锁最重要的实验室检查项目，直接胆红素占总胆红素 50% 以上；γ- 谷氨酰转肽酶显著升高；其他指标如谷丙转氨酶、谷草转肽酶及碱性磷酸酶等均没有特异性。

2. B 型超声显像　直至目前为止超声显像仍是临床常规检查项目，其对肝门处的胆总管闭锁伴有肝总管囊性扩张具有诊断价值，但多数 B 超仅提示胆囊较小或充盈不佳，胆总管 1~2mm，很难判断是否存在管腔结构，超声显像如果可探及肝门部的三角形纤维块具有诊断特异性。目前高频弹性超声测量肝脏硬度对判断肝纤维化有一定帮助。

3. 放射性核素显像　用 99m 锝标记的亚氨基二乙酸（IDA）放射性核素检查可以区分肝细胞功能障碍和胆道梗阻，经静脉注入 99m 锝制剂后，如放射性核素积聚在肝内，肠道不显影，则提示胆道完全性梗阻，胆道闭锁可能性大，但这一检查结果并不是完全肯定，对于同时也存在梗阻性病变的婴儿肝炎综合征鉴别诊断作用有限。

4. CT、ERCP 或 MRCP　对不存在肝外胆管扩张的胆道闭锁均没有价值，与超声比较，在胆道闭锁的诊断方面并不具有优势。

5. 肝脏活检　研究认为将术中肝组织活检结果与其他临床表现结合起来已经能够鉴别 85% 的病例，提示术前肝穿刺活检的鉴别诊断意义。

6. 手术探查或腹腔镜术中胆囊穿刺造影　是最终确诊的方法。

辅助检查方法很多，甚至可以进行内科保守治疗，观察胆红素波动情况，但目前认为临床上出现皮肤巩膜黄染、大便颜色变淡（甚至呈陶土色），体检发现肝大；血清胆红素进行性上升或持续不变，直接胆红素占 50% 以上；超声显示胆囊充盈不佳或放射性核素显像胆道排泄受阻，应高度怀疑胆道闭锁，上述检查应在生后第 6~8 周内完成，诊断不明确者应及时进行手术探查。对于年龄 >8 周的梗阻性黄疸患儿不应再多做诊断不肯定的辅助检查，直接探查为好。

（三）鉴别诊断

1. 新生儿肝炎　临床上胆道闭锁与新生儿肝炎极易混淆，鉴别诊断最困难，临床上比较有参考价值的鉴别依据为：①陶土色大便开始较早者和持续时期长者，应多考虑胆道闭锁；②肝大明显、质地韧硬、边缘突出清晰者，胆道闭锁的可能性较大。至于黄疸出现的时间，两者相似，无明显的鉴别价值。有助于鉴别诊断的辅助检查特异性并不高，在各种实验室检查中较有参考价值的为：①血清直接胆红素动态变化，每 4~5 天测定一次，其曲线持续上升，胆道闭锁可能性较大；②碱性磷酸酶在胆道闭锁和肝炎均有增高，如超过 40U（金氏），对胆道闭锁的诊断有意义；③血清谷氨酰胺转肽酶（γ-GT）>300U/L 亦应考虑胆道闭锁，在新生儿肝炎中罕有达到此峰值。对于胆汁排泄受阻、年龄 <8 周的肝炎综合征患儿，可以进行 7~10 天的诊断性治疗，包括使用熊去氧胆酸、甲泼尼龙和一些保肝药物等，再次复查胆红素是否有所下降，如果明显下降，可以强烈提示婴儿肝炎综合征。术中胆囊造影是最终确诊的方法。

2. 先天性胆总管囊肿　少数病例在婴儿第一个月内即发生黄疸并持续下去，有时呈淡黄色，也可呈灰白色，尿色加深。但如仔细观察，黄疸和大便颜色可有间隔好转期，右腹部有时可触及一个囊性肿块，超声检查可发现肝门部囊性肿块。但当囊肿较小、不能明显触及时，常可与Ⅰ型胆道闭锁或新生儿肝炎混淆。

3. 外界压迫所致的阻塞性黄疸　胆道附近（肝、胰）的肿瘤或门静脉旁淋巴结肿大可以压迫胆道而发生阻塞性黄疸症，但这种情况相当罕见，尤其在小婴儿中。

4. TPN 相关性胆汁淤积　新生儿、特别是早产儿长期（>2 周）进行 TPN 治疗，极易出现梗阻性黄疸，类似胆道闭锁的症状，也需要临床鉴别。有静脉营养的病史、体检肝大不明显、质地较软，实验性应用利胆药物大多可以帮助诊断。

5. 先天性胆汁酸及胆红素代谢异常　特别是进行性家族性肝内胆汁淤积症，胆红素有时有波动，血清谷氨酰胺转肽酶正常或轻度升高需考虑此类疾病。

6. Alagille 综合征、肝内胆管发育不良　Alagille 综合征是一种由于 Notch 通路异常导致的常染色体显性遗传疾病，是新生儿黄疸的重要原发病之一。临床主要表现为胆汁淤积、心脏畸形、骨骼畸形、眼部异常和特征性面容等 5 个特征，此类疾病虽然少见，有时很难鉴别。

除上述梗阻性黄疸疾患以外，其他原因的黄疸各有其临床或实验室特征，甚易排除；如新生儿溶血症、母乳性黄疸、败血症黄疸、半乳糖血症、巨细胞包涵体、弓浆虫病及先天性梅毒等，有其特殊临床表现和特殊检验方法确诊。

【治疗】

胆道闭锁是一种极为严重的疾病。如果不治疗，不可避免地会发展为肝硬化、肝衰竭甚至死亡。及时诊断、尽早手术对胆道闭锁的疗效至关重要。胆道闭锁最好于出生后 60 天内手术，超过 90 天患儿肝脏损害已不可逆转，肝硬化进展迅速，手术效果降低，对于 >120 天患儿手术效果更差，多数主张等待肝移植。

（一）手术治疗

1959 年，Kasai 根治术开创了“不可矫治型”胆道闭锁治疗的新纪元，直至目前，Kasai 根治术仍然是胆道闭锁的首选手术方法，而肝移植是对于晚期病例和 Kasai 根治术失败病例的方法。Kasai 根治术强调早期诊断和治疗，手术年龄应在 60 天左右，最好不超过 90 天。

1. 术前准备　按腹部外科的常规准备；给予维生素 K 和口服肠道准备的抗生素，并进行术前禁食和灌肠，目的在于抑制肠道细菌。

2. 手术操作　Ⅰ型胆道闭锁（肝内和肝门部胆管扩张），可做肝管空肠 R-Y 吻合。胆囊造影证实为Ⅱ型或Ⅲ型胆道闭锁，则行典型的肝门空肠 R-Y 吻合术（即 Kasai 原式），Y 臂的长度 30~40cm 左右。Kasai 根治术手术的关键是要彻底剪除肝门纤维块，此时操作最好在手术放大镜下进行，使剪除断面的侧面达门静脉入口，纵向达门静脉后壁水平，切除肝门纤维块的深度是此手术的关键性步骤，过浅可能未达到适宜的肝内小胆管，过深损伤肝实质影响手术吻合处的愈合。一般是切除肝门纤维块时肝表面上只保存很薄一层包膜；其次，对于剪除创面的止血要慎用电凝，特别是左右肝管进入肝实质处，此时压迫止血可以达到一定效果。对于肝门部有胆管的囊样扩张改变，但术中造影和探查均证实囊肿不与近端肝管和远端胆管相通，应切除囊肿进行经典的 Kasai 根治术，不应利用囊肿作肠吻合；胆总管未闭锁型胆道闭锁的手术方式亦以切除肝外胆道的传统的肝门空肠吻合术（Kasai 手术）为佳。

3. 术后处理　吸氧、输液、胃肠减压；术后第 7 天可进食；常规运用利胆药、糖皮质激素和抗生素。

胆道闭锁术后有效的药物治疗对于改善预后极为重要。因为手术本身虽然可以延长患儿的生命，却不能逆转肝脏的损伤及进行性的肝脏硬化，大约70%患儿最终需要肝移植才能长期生存。近年来认识到胆管和肝脏的免疫损伤可能与胆道闭锁的发病以及术后肝功能进行性恶化有关，使得通过药物辅助治疗改变疾病的进程成为可能。

(1)激素治疗：皮质类固醇作为辅助治疗的主要组成部分，可以明显改善术后的黄疸消退率，增加自体肝生存的年限。由于胆管炎本身的炎症性质以及相关的免疫机制异常可能与胆道闭锁的发病有关，从理论上讲，肝肠吻合术后应用药物（如类固醇）等来减少免疫介导的肝脏损伤、改善胆汁引流、减少反流性胆管炎的发生率等是有效的，目前胆道闭锁术后应用激素被广泛采用。

(2)利胆药物的长期应用：熊去氧胆酸应用最多，熊去氧胆酸显著改善必需脂肪酸的缺乏，并能降低胆红素水平，目前作为常规使用获得良好疗效，尚未有副作用报道。临床上推荐口服熊去氧胆酸10~20mg/(kg·d)，术后进食即开始，一般维持1~2年。

(3)预防性抗生素的长期应用：抗生素的应用对于术后严重的并发症——反流性胆管炎的预防和治疗是必需的，目前一般主张术后静脉应用3代头孢菌素2~4周，随后口服小剂量抗生素3~6个月，以抑制肠道菌群过度生长。

【术后并发症】

1. 胆管炎　除一般的腹部手术并发症外，胆管炎是胆道闭锁Kasai术后最常见的严重并发症，其特征为无其他部位感染的发热(>38.5℃)、进行性黄疸、无胆汁便。血清胆红素浓度上升，发生率在40%~93%。在胆管炎的众多机制中，逆行感染被广泛接受，然而明确的发病机制尚不明确。手术后胆管炎的反复发作直接影响胆流量的维持和肝纤维化的程度，因此是影响预后的重要指标。在Kasai描述的经典肝门空肠吻合术后，有许多改良术式被提出以减少并发胆管炎的可能性，但结果并不理想，直至目前，预防性抗生素、大剂量激素、熊去氧胆酸可以加速胆汁的清除，对术后胆管炎的发作有预防和治疗作用。

2. 食管静脉曲张出血　门静脉高压是胆道闭锁术后严重的并发症，发生率为34%~76%，即使术后已无黄疸的患儿也难幸免。食管静脉曲张出血发生后，宜先运用经内镜硬化剂注射治疗或内镜下曲张静脉套扎。对于脾亢、脾大，一般不赞成进行脾切除或脾切除加门腔静脉分流手术，近来提倡部分性脾动脉栓塞疗法。

3. 肺血管改变　胆道闭锁术后长期存活患儿，偶可发生肝肺综合征，表现为肺内广泛动静脉瘘形成、肝肺高压。其发生原因不详，可能与体内某些血管活性物质增加，导致肺血管床阻力变化有关。当肺动脉压明显升高后，表现出呼吸困难和持续性咳嗽，如不及时处理，可发生右心衰。放射性核素(^{99m}Tc MAA)和心脏超声检查有助诊断。该综合征最终需肝移植来治疗，但移植手术风险加大。严重病例可吸入NO、静滴前列腺素，或行肝肺联合移植。

4. 肝内胆管扩张　长期存活患儿还可发生肝内胆管扩张，部分病例可伴结石形成。临床表现为反复胆管炎发作。单个囊性扩张、无症状者可观察随访，病灶有消退可能，如肝内发生多个囊性扩张病灶，预后不良。

【预后】

胆道闭锁未经手术的平均生存为12个月，经Kasai手术后约有半数以上患儿出现反复术后感染，5年生存率也仅30%~60%。随着肝移植的开展，胆道闭锁的预后得到极大改善。根据目前国内外有关小儿肝移植的报道，胆道闭锁是最常见的适应证，小儿肝移植成功的90%以上病例为胆道闭锁。目前，对胆道闭锁肝移植的时机选择应该根据肝功能的情况，年龄越大，肝动脉越粗，术后并发症降低越明显。

1. 患儿年龄 <90 天，应先行 Kasai 手术，如患儿手术后没有或仅有短暂胆汁引流，肝门部组织学检查显示胆道口径小，数量少，这些患儿不必再行 Kasai 手术，因反复多次手术增加了以后肝移植的难度。

2. 如患儿已 >90 天且无明显慢性肝病，可先开腹解剖肝门部了解有无残留肝管，如发现有开放的残留肝管，则可做 Kasai 手术，否则待 1 岁左右行肝移植。

3. 如患儿就诊时已有明显的肝病如肝硬化及门静脉高压，则应行肝移植。即使 Kasai 手术后胆汁引流满意，黄疸逐渐减轻，也应长期进行密切随访，如出现慢性肝脏病变，则应行肝移植。

总之，Kasai 术是胆道闭锁的首选治疗，或可使患儿获得痊愈，或为肝移植赢得宝贵的时间。术后药物综合治疗对提高疗效有重要作用，而肝移植的成功明显改善了预后。但在现有条件下，加深对胆道闭锁病因学的认识，努力提高早期诊断的水平，不断改进肝门空肠吻合的技术和围手术期处理，仍是大有作为的。

四、先天性胆管扩张症

先天性胆管扩张症（congenital biliary dilatation，CBD），以胆总管囊状或梭状扩张，伴有或不伴有肝内胆管扩张为特点的胆道畸形。1792 年由 Vater 首次报道。一般认为亚洲人群发病率较欧美高，多在婴儿和儿童期发现，女性发病较男性为高。根据国内文献报道，14 岁以下儿童占 84%，成人仅占 15.49%。女性发病占 74.64%，男性 25.35%，男女比例为 1∶3。

【病因与病理】

（一）病因

本病为先天性胆道发育畸形，确切病因尚不十分清楚，病因学说很多，1969 年 Babbitt 提出本病与胰胆管合流异常有关。有文献报道本病合并胰胆管合流异常者约占 80% 以上。

1. **胰胆管合流异常**（anomalous arrangement of pancreaticobiliary duct，APBD） 正常胚胎第 8 周，胰胆管汇合部逐渐移行于十二指肠壁内，形成共同管，开口于 Vater 壶腹乳，随年龄增长，共同管长度逐渐变短。国内文献报道，婴儿共同管长度为（0.32 ± 0.02）cm。病理状态下，由于胚胎期胆总管、胰管未能正常分离，胆总管接近或超过直角汇入胰管，两者在十二指肠壁外汇合，使共同管较正常延长，距 Vater 壶腹乳头 2~3.5cm，故胰管内压力较胆总管内压力高，胰液可反流入胆总管，破坏其壁的弹性纤维，使管壁失去张力，而发生扩张（图 17-38）。近年通过手术、尸解、内镜逆行胆胰管造影和经皮肝胆道造影等，绝大多数病例证实这一解剖异常的存在。多数病例在囊肿的远端有一狭窄段胆总管，囊性扩张呈球形者显著，呈梭形者狭窄段多较短。

2. **胆管发育不良** 原始胆管在上皮细胞增殖转变为实体性时发育不平衡，使下部胆管过度增生，则在空泡化再贯通时远端出现狭窄，近端则发生扩张而形成本病。

3. **胆总管远端神经肌肉发育不良** 20 世纪 50 年代曾有人提出神经肌肉发育异常的假说。80 年代以来的病理和动物实验结果显示，扩张的胆总管囊壁内神经节细胞和神经纤维束均明显减少。推论胆总管运动减弱，远端出现功能性梗阻，胆汁排出受阻，胆总管内压升高，逐渐形成扩张。

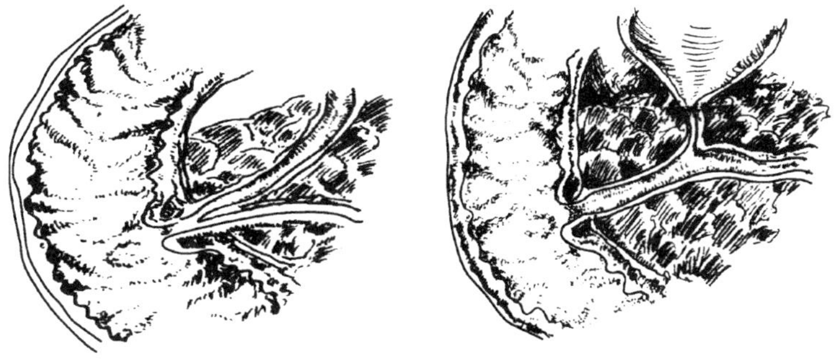

A　　　　　　　　　　B

图 17-38　正常和异常胰胆管汇流图示

A. 胰胆管正常汇合：胆总管以锐角在十二指肠壁内汇入胰管，共同开口于十二指肠乳头；B. 胰胆管异常汇合（APBD）：胆总管以接近直角在十二指肠壁外汇入胰管，共同管明显延长，胆总管远端狭窄，近端呈扩张状态

4. 病毒性感染　有文献报道巨细胞病毒感染可能引起胆道发育畸形，如胆道闭锁、胆管扩张症和胆道发育不良等。

5. 其他　胆总管远端的狭窄、闭锁、屈曲、瓣膜或炎性瘢痕等，均可使胆汁排出受阻，导致胆总管扩张。胆管扩张症的遗传因素报道很少，尚不能明确。

（二）病理

先天性胆管扩张症患儿的肝胆系统亦多有病变：由于胆汁淤积，内压增高，胆总管扩张，反复感染，使管壁增厚，纤维结缔组织增生，平滑肌稀少，弹力纤维破坏，内层黏膜上皮消失，严重者胆汁浑浊，黄绿色脓苔附着，可伴有溃疡、胆色素结石等。肝脏由于长期淤胆和反复感染，导致不同程度的肝脏纤维化和肝功受损。随着对胰胆管合流异常的认识，胆管扩张症合并急慢性胰腺炎已引起人们重视。胆囊、胆囊管可有扩张、肥厚、充血和水肿等炎性改变。

（三）分型

先天性胆管扩张症分型传统上将先天性胆管扩张症分为三型（Alonso-lej 分类，1959）：Ⅰ型胆总管囊性扩张；Ⅱ型胆总管憩室；Ⅲ型胆总管出口末端囊性脱垂型。近年又增加了第Ⅳ型和第Ⅴ型（Todami，1975），即多发性扩张型（肝外和肝内胆管扩张型）和肝内胆管扩张型（图 17-39）。

Ⅰ型胆总管囊性扩张型：为常见类型，囊肿可为球状或梭状，球状多于梭状，还有少数为圆柱状。囊肿的体积大小不一，小者如核桃、乒乓球，大者囊腔积液可达 2 000ml 或更多，一般多在 500~1 000ml。Ⅱ型胆总管憩室型：少见，仅占 2%~3%。Ⅲ型胆总管末端囊性脱垂：罕见，约占 1.4%。Ⅳ型多发性扩张型：胆管扩张症伴有肝内胆管扩张，在肝左、右叶内形成球状或圆柱状的一个或多个小囊肿。Ⅴ型单纯肝内的胆管扩张：目前，多数学者认为，第Ⅴ型实际上是一类独立的病变，即 Caroli 病。

【临床表现】

症状多出现在 3 岁左右，少数在初生几个月内发病，目前产前 B 超检查普及，较多囊性扩张病例在胎内得到诊断，随着对梭形胆管扩张的认识和检出率增加，14 岁以上病例也占有一定比例。腹痛、黄疸和腹部肿块为本病的 3 个基本症状，但并非所有患者在病史中或就诊时均具有 3 个症状,临床上往往只出现 1 个或 2 个,3 个症状同时存在者仅达 20%~30%。

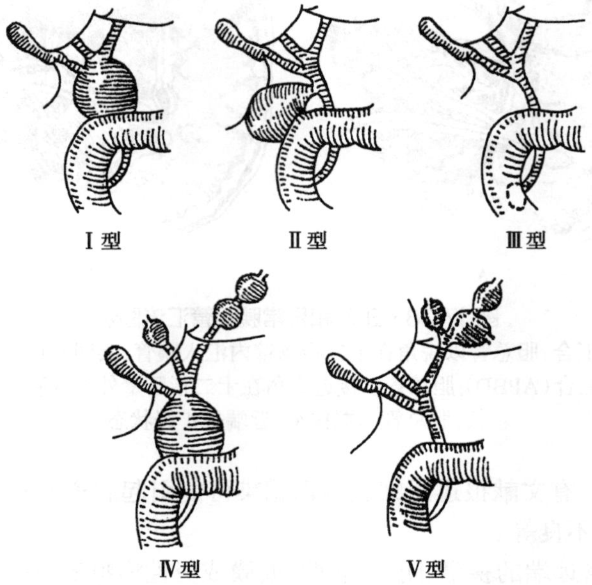

图 17-39 先天性胆管扩张症分型

1. **腹痛** 多发生于右上腹部,疼痛性质和程度不一,多数为钝痛,或仅有轻度的胀痛,严重者出现绞痛,间歇性发作,患儿常取屈膝俯卧位。剧烈绞痛多因胰液胆汁通过共同通道,相互逆流引起胆管炎、胰腺炎所致,此时常伴有发热、恶心和呕吐。有腹痛症状者占 60%~80%。腹痛突然加重并伴有腹膜刺激征时,常见合并胆总管穿孔,腹腔穿刺可抽出胆汁性腹水。

2. **黄疸** 黄疸的程度与胆总管远端梗阻程度有直接关系,轻者临床上可无黄疸,但随感染、疼痛发作后出现黄疸。间歇性黄疸为其特征之一,由于胆总管远端出口不通畅,胆汁淤积,出现胆道感染,胆道水肿进一步加重梗阻,出现黄疸。经治疗后,胆汁能顺利排流时黄疸症状减轻或消失。

3. **腹部肿块** 腹部肿块有时是患儿就诊的首要症状,年长儿腹部肿块较显著,肿块位于右上腹肋缘下,肿块光滑呈球形,有明显囊性感,巨大者可占全右腹甚至越过腹中线,下缘达脐下;梭形的和小的胆管扩张症由于位置很深,不易扪到。在感染、疼痛、黄疸发作期肿块增大,好转后肿块又可略为缩小。在幼婴有时不能触及肿块。随着超声显像技术的发展和普及,临床触不到肿块的病例不断被发现。

4. **其他** 合并急性胆系感染时,可有发热和呕吐,体温可上升到 38~39℃,系因胆管炎所致。出现黄疸时大便颜色变淡,甚至灰白色,尿色呈深褐色。病程较长或合并重度黄疸者,脂溶性维生素吸收障碍,导致肝脏凝血因子合成低下,易出现出血倾向。

5. **囊肿穿孔** 囊肿穿孔为本病严重并发症,出现剧烈腹痛、呕吐、腹壁强直、腹腔积液和胆汁性腹膜炎等表现。

【诊断与鉴别诊断】

诊断可根据本病的 3 个主要临床特征,即腹痛、黄疸和腹部肿块。但同时具备上述 3 个症状的患儿仅占少数，许多病例表现为1个或2个临床症状，应注意及时进行检查，做到早期诊断、早期治疗。

1. B超检查 为简便、无创的影像学检查，可显示肝内外胆管有无扩张以及扩张的部位、程度和胆囊壁厚度、囊内有无结石、肝脏有无纤维化、胰管是否扩张以及胰腺有无水肿等，诊断准确率达95%左右，应作为首选的辅助诊断方法；另外，B超作为孕期的主要常规检查，可以明显提高产前胆总管扩张症的诊断率。

2. 生化检查 一些患儿的血、尿、便检查呈梗阻性黄疸改变。白细胞升高常见于囊肿合并感染时。血、尿淀粉酶的升高提示胰胆管合流异常伴发胰腺炎，尤其是腹痛发作时。可合并不同程度的肝功能不良，如碱性磷酸酶、转氨酶值升高，在缓解时可恢复正常。

3. X线检查 ①腹部平片可见右上腹有占位性致密肿物阴影，囊肿较大者可明显地将胃和结肠推移；②纤维内镜下逆行性胰胆管造影（ERCP）可了解胰胆管汇合情况，是确定有无胰胆管合流异常的重要检查手段；③术中胆道造影可清楚显示肝内外胆道、胰胆管结合部的形态，为术中处理提供根据。

4. 磁共振胰胆管造影（MRCP） 利用磁共振的特殊成像技术，可清晰显示肝内外胆管、胰腺的三维图像结构，由于MRCP是非创伤性检查，因此可以部分替代ERCP作为评估胰胆管解剖异常的诊断价值。但目前对胰胆管合流部位有些病例显示不够清晰，有待不断改进。

5. CT检查 可明确胆总管扩张的程度、大小，以及有无肝内胆管扩张，特别今年开展的螺旋CT扫描和三维甚至四维图像重建，可以立体反映肝胆系统病变情况。

鉴别诊断包括以下疾病：

1. 胆道闭锁和新生儿肝炎 对出生2~3个月内出现黄疸，进行性加重、大便发白和肝大的婴儿，首先考虑到胆道闭锁或新生儿肝炎。两者与胆管扩张症的表现可以非常相似，仔细触摸肝下有无肿块，B超有助于鉴别。

2. 腹部肿瘤 右侧肾母细胞瘤和神经母细胞瘤都是恶性肿瘤，病程发展快，且无黄疸、腹痛。增强CT对鉴别腹膜后肿瘤有价值。胰腺假性囊肿多有外伤史，影像学检查可提示囊肿与胰腺的关系。此外，右侧肾盂积水、大网膜囊肿和肠系膜囊肿等，需要根据病史及临床表现具体分析，并结合辅助检查明确诊断。

3. 肝包虫病 肝包虫囊肿在肝脏部位有肿块，局部可有轻度疼痛与不适，感染时亦可出现黄疸。所不同者，包虫囊肿多见于畜牧区，病程缓慢，囊肿呈进行性增大。B超和CT等影像学检查显示为肝内占位性病变，做包虫囊液皮内试验和血清补体结合试验可确定诊断。

【治疗】

先天性胆管扩张症一经确诊，应及时手术，延迟治疗不但增加患儿的痛苦，且可因反复胆道感染、阻塞性黄疸引起化脓性胆管炎、胰腺炎、囊肿破裂穿孔和肝硬化等严重并发症，而危及生命。常用手术方法分为三大类：①扩张胆总管外引流术；②扩张胆总管与肠管吻合的内引流术；③扩张胆总管切除，肝总管 - 肠管吻合的胰胆分流、胆道重建术。现将常用术式介绍如下：

1. 扩张胆总管切除、胆道重建术 此术式是目前治疗本病首选的根治性手术。将扩张的胆总管连同胆囊全部切除，然后将肝总管与空肠做Roux-Y吻合（图17-40）。也有在囊肿切除后，离断一段空肠，间置于肝管至十二指肠之间做间置空肠吻合（图17-41）。为防止术后反流性胆管炎的发生，国内外许多学者在胆道重建时，设计了不同的防反流措施，如国内张金哲教授设计的矩形瓣(图 17-42),本术式优点有:①切除扩张的胆总管肿,去除病灶;②胰胆分流,解除胰胆液合流异常,并使胆汁引流通畅;③消除胰液反流入胆管对胆管上皮的破坏,减少癌变的机会;④术后并发症少,远期疗效较囊肿 - 肠道吻合术好。随着腹腔镜技术的发展,腹腔镜下囊肿切除、胆道重建术已成为常规手术,该手术方法具有微创、出血少、恢复快等优点,在有条件的医院广泛开展。

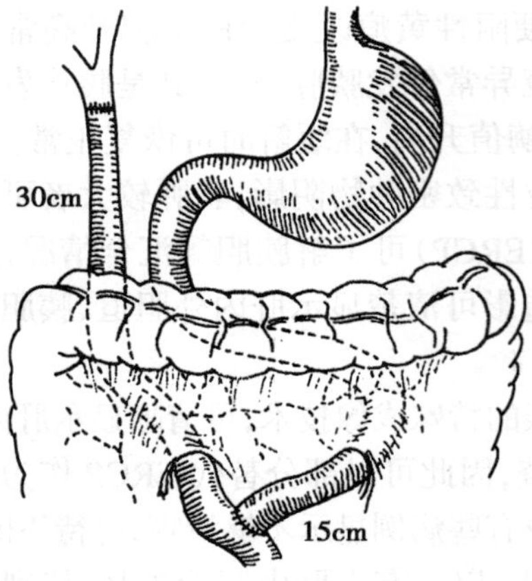

图 17-40 扩张胆总管切除,肝总管空肠 Roux-Y 吻合术

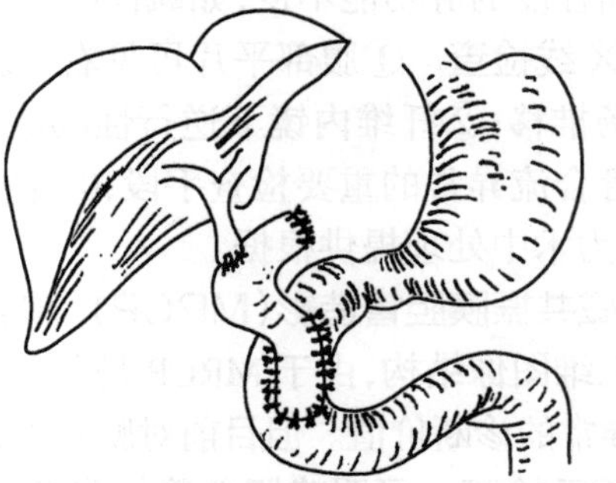

图 17-41 扩张胆总管切除,空肠间置胆道重建术

2. 胆管扩张症造口术(囊肿外引流术) 本术式能迅速降低胆管内压力,胆汁引流通畅,主要应用于囊肿穿孔、严重胆道感染等重症病例,难以耐受根治性手术,暂行造口术,待 1~3 个月病情好转后再做二期根治性手术。

【术后并发症】

近期并发症有术后出血、胆瘘、肠瘘、粘连性肠梗阻和上行性胆管炎等。晚期并发症有吻合口狭窄、肝内胆管结石、扩张和癌变以及胰腺病变等。

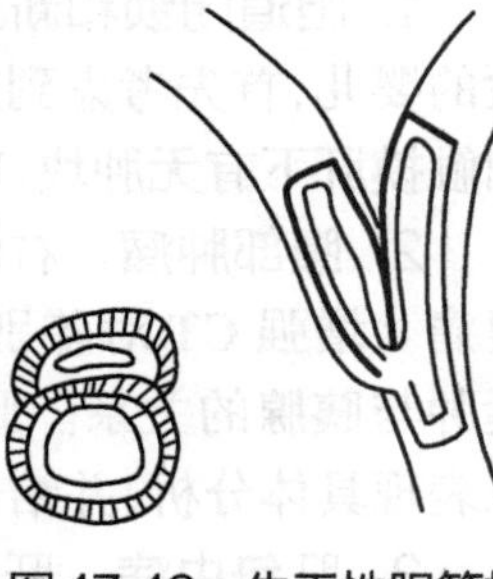

图 17-42 先天性胆管扩张症矩形瓣成形术

1. 术后出血 术后进行性失血症状,腹腔引流为血性。原因:囊肿剥离面渗血、血管结扎不确切和 / 或肝功能不良,凝血机制障碍等。防治:应在手术前保肝治疗,给予维生素 K 等。术中如果囊肿充血严重,剥离面极易渗血,不宜强行切除,可先行造口术。巨大囊肿切除后,残腔要紧密缝合止血,血管结扎要确切。如果术后渗血量大,经输血等措施仍无法控制出血者,应及时剖腹探查。

2. 胆肠吻合口瘘 一般胆瘘、肠瘘多发生在术后 4~5 天,表现为腹腔引流管有多量胆汁或胆汁性肠液流出,或切口感染裂开,有胆汁性肠液溢出。常见原因为胆肠吻合口对合不良,或吻合张力大以及局部血运不佳等。一旦发生胆肠瘘,要保持吻合口远端通畅,局部充分引流,禁食、胃肠减压,加强营养支持,多数可以保守治愈。少数需要剖腹探查,重置引流。

3. 粘连性肠梗阻 常见合并胆系感染,腹腔炎性渗出、术中胆汁污染腹腔,以及胆支肠袢遗留过长等原因。处理原则与其他粘连性肠梗阻。

4. 反流性胆管炎　常见原因为术式选择不当、吻合口狭窄、扩张胆总管切除不彻底等。应注意选择正确术式，保证吻合口通畅，术中必要时应用防反流措施，术后有效控制感染等。

5. 吻合口狭窄　表现为术后黄疸复发、肝内胆管扩张、反复胆系感染等，实验室检查为梗阻性黄疸改变。多由于扩张胆总管反复感染，囊壁肥厚，吻合口不够大或对合不良，狭窄后易发生肝内结石、肝功不良等。应注意术前有效控制感染，掌握正确的胆肠吻合技术。

6. 胰腺并发症　主要有胰石、蛋白栓、胰腺炎等。表现为术后发热、上腹痛，血、尿淀粉酶升高。应在术前行 ERCP 或 MRCP 检查，明确胰胆管的形态，术中彻底切除胰腺被膜下的胆总管远端，有胰管扩张或结石，可酌情行 Oddi 括约肌成形术。

7. 癌变　先天性胆管扩张症合并胰胆管合流异常的癌变率较高，术后癌变率随年龄增长而升高，大多发生在 35 岁以上。但也有儿童和青年癌变者。预防的关键是早期行扩张胆总管切除、胰胆分流、胆道重建术，并加强术后随访观察。

（郑　珊）

第九节　胰 腺 疾 病

一、环状胰腺

环状胰腺（annular pancreas）指胰腺组织呈环状或钳状压迫十二指肠降段的先天性畸形，发病率为 1∶6 000，是先天性十二指肠梗阻的原因之一，约占十二指肠梗阻性疾病的10%~30%。

【病因】

胰腺起源于胚胎第 4 周原始十二指肠背侧和腹侧的胰腺始基（胰芽），背侧始基在十二指肠后方向左侧生长，发育成胰腺体尾部。腹侧胰芽右叶在胚胎 6~7 周经十二指肠前方并与十二指肠一同向右后旋转，与背侧始基融合，形成胰腺头部，同时形成胰管和副胰管，左叶逐渐萎缩消失（图 17-43）。

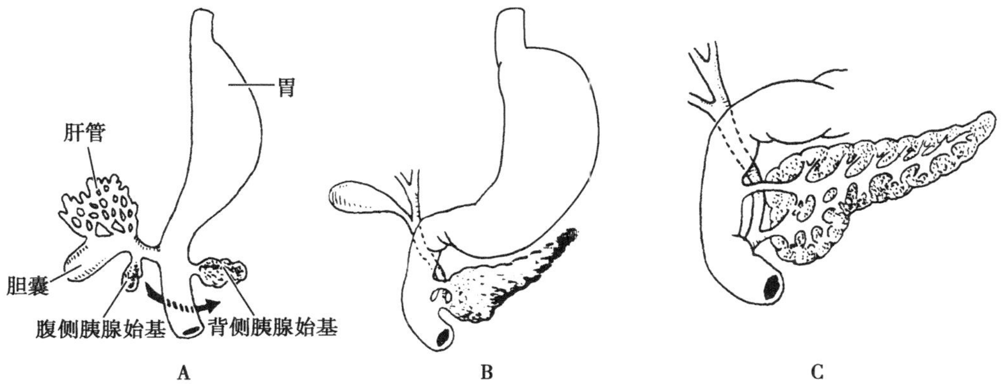

图 17-43　胰腺胚胎发育

A. 腹侧始基经十二指肠前与背侧始基融合；B. 腹及背侧始基合成胰头；C. 背及腹侧胰管形成并开口于十二指肠

若原始腹背侧胰芽发育异常及或旋转和融合过程停滞，胰腺环绕十二指肠降段形成环状胰腺，导致不同程度的十二指肠梗阻(图 17-44)。常见病因学说有：①胚胎期背侧始基头部和腹侧始基的胰腺组织增生肥大，并从十二指肠的两侧围绕肠壁融合成环形；②腹侧始基右叶尖端固定于十二指肠壁，在十二指肠向右旋转时，始基右叶被牵拽绕过十二指肠右侧面，与背侧始基融合而形成环状胰腺；③腹侧始基左叶存留，两叶始基可环绕十二指肠的前面和后面而形成环胰。

【病理】

环状胰腺是真正的胰腺组织，有胰岛和腺泡组织，呈薄片带状，宽度为 0.5~0.8cm 不等，环绕于十二指肠降部，相当于胰胆管开口的壶腹部水平或其远端。在环状胰腺内有一导管，由前面绕过十二指肠右壁之外后侧，进入主胰管或单独开口于十二指肠。环状胰腺虽然属于十二指肠外部组织，但常向十二指肠壁内生长，并与肠壁各层组织互相交织直达黏膜下层。有时候胆总管下部通过环状胰腺的后面，使其受压或弯曲成角而致阻塞。

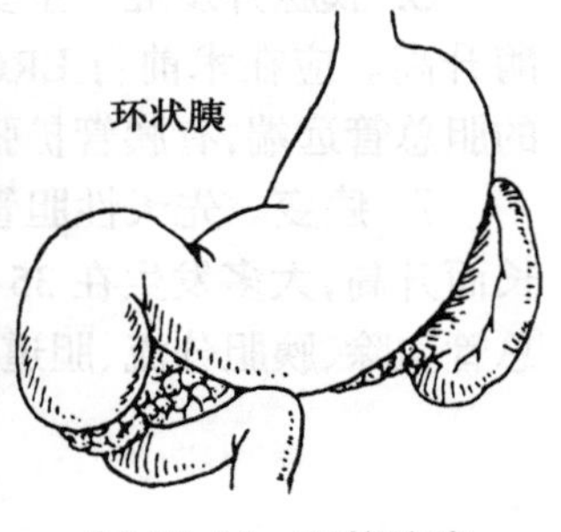

图 17-44 环状胰腺

环状胰腺常并发其他畸形，约为 30%~75%，常见为消化道畸形，如十二指肠闭锁或狭窄，肠旋转不良，可能是十二指肠发育与胰腺两个始基融合在同一胚胎时期。如果该阶段发育障碍，这些畸形将可能同时出现。其他尚有唐氏综合征、先天性心脏病、梅克尔憩室、直肠肛门畸形及食管闭锁等。

【临床表现】

1. 十二指肠梗阻　发病年龄取决于环状胰腺对十二指肠的压迫程度，压迫重者，新生儿期即可发病。压迫轻者可在婴儿或儿童期发病，甚至成年后发病。少数病例因十二指肠无明显压迫可终生无症状。患儿母亲常有羊水过多史，约半数患儿出生体重在 2 500g 以下。

2. 呕吐　严重者多在出生后 1~2 天内或第 1 次喂奶即出现呕吐，为持续性，呕吐物多含黄绿色胆汁。如环状胰腺压迫在壶腹部水平或近端，则呕吐物为胃内容物或咖啡样物。体检可见胃区饱满膨胀，有时见胃型和胃蠕动波。但部分病例因连续呕吐，扩张的胃和十二指肠内容物排空而腹胀消失。由于频繁呕吐使患儿迅速出现消瘦、脱水、电解质紊乱。部分患儿因误吸并发吸入性肺炎，出现呼吸急促、呛咳，甚至导致心衰。

十二指肠不完全性梗阻症状出现较迟，表现为间歇性呕吐，呕吐物中多呈带酸味的宿食。进食后上腹部饱满膨胀、打嗝、嗳气、胃纳不佳。有时胃区可叩击出振水音。症状表现随年龄俱增，呕吐间歇时间缩短，身体发育及营养状况均受障碍。

一般均有正常胎粪排出，少数病例胎粪排出延迟。但每次排胎粪量少而且黏稠，胎粪排净时间延长。

3. 黄疸　新生儿病例可出现黄疸。当环状胰腺压迫胆总管下端引起梗阻，使肝内胆汁淤积，胆总管扩张而发生黄疸，血清中直接胆红素上升。

4. 胃、十二指肠溃疡　环状胰腺位于壶腹部近端时，造成胃幽门及十二指肠球部不同程度梗阻，胆汁和十二指肠内碱性液量减少，削弱了对胃酸的中和作用，致胃、十二指肠黏膜受胃酸侵蚀而发生消化性溃疡及溃疡出血，这种症状多见于年长儿。

【诊断和鉴别诊断】

1. 腹部平片　可观察到典型的“双泡征”“单泡征”或“三泡征”，是十二指肠梗阻性疾病的共同表现。术前诊断十二指肠梗阻并不困难，但在新生儿病例要在短时间内区别环状胰腺还是十二指肠肠闭锁有一定难度。因为这两种畸形在X线上表现相似，而且又常同时并存，结合病史，不排胎粪或排油灰样胎便可有助于鉴别。

2. 上消化道造影　当钡剂在十二指肠降部受阻时，首先考虑为环状胰腺。环状胰腺压迫十二指肠所致十二指肠梗阻时，钡餐检查可显示十二指肠球部和幽门管扩张，降部呈现内陷，降部以下钡剂不能通过，可呈线形狭窄或节段性缩窄，钡剂排空延迟。如果十二指肠梗阻在第三部时，则以肠旋转不良、异常腹膜系带压迫的可能性最大。有人认为，新生儿病例经腹部立位片检查，确诊有十二指肠梗阻时就应采取剖腹手术，不宜再做过多的检查，以防止检查时搬动以及钡剂误吸对患儿造成损害。呕吐物不含胆汁时，应与肥厚性幽门狭窄鉴别，后者在钡餐检查时显示幽门管固定性延长，狭窄而呈浅弧线形状，幽门前区呈鸟嘴状表现。

3. 钡剂灌肠检查　可协助排除先天性肠闭锁及肠旋转不良，钡剂灌肠检查显示正常结肠时，可为环状胰腺提供诊断依据。

【治疗】

手术是治疗环状胰腺的唯一方法。

1. 术前准备　新生儿病例伴脱水者，迅速补充液体和电解质，按血液生化检查结果纠正酸碱失衡和电解质紊乱。置胃肠减压，防止误吸。合并肺部感染经静脉输给抗生素，注射维生素K和维生素C，预防术后出血。

慢性十二指肠梗阻患者，应纠正营养不良和慢性脱水。术前数天每天补给氨基酸和脂肪乳剂。低蛋白血症者输1~2次白蛋白，全身情况改善后手术。手术前两天给流质饮食，术前天晚用生理盐水洗胃。

2. 外科手术

(1) 十二指肠-十二指肠菱形侧侧吻合手术：适用于环胰较狭小的新生儿病例。其优点有操作简便，恢复十二指肠连贯性，符合肠道生理，吻合口通畅，缝合后吻合口呈菱形开放，故为多数学者所采纳(图17-45)。随着微创外科技术的进步，可以在腹腔镜下完成该手术，进一步减少手术创伤。

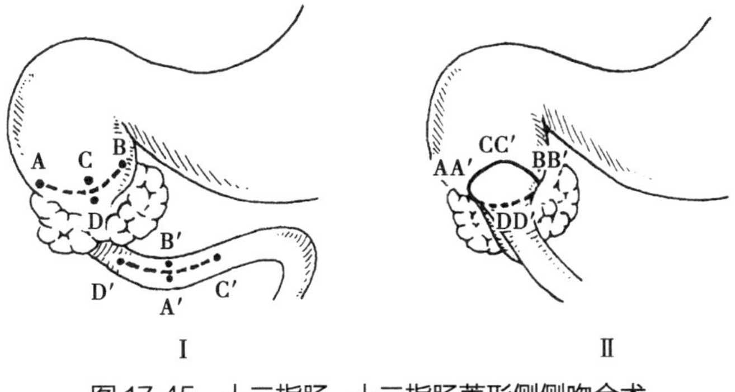

图17-45　十二指肠-十二指肠菱形侧侧吻合术

(2) 结肠后十二指肠-空肠Roux-y吻合手术：对于年龄较大或环状胰腺宽厚者，作菱形吻合术时必须分离环状胰腺的上、下缘组织，易发生出血或胰腺损伤，可做本手术。

(3)胃-空肠侧侧吻合术:此术式可导致十二指肠近端盲端综合征和空肠边缘性溃疡,现已很少使用。

3. 术后监护及处理　新生儿术后应转送至重症监护室,密切监护。置于暖箱,维持液体量80~100ml/(kg·d),同时补充胃肠减压的液体丢失。尿量一般应达到40~50ml/(kg·d),尿比重1.005~1.015。体重稳定提示补液恰当,密切监测血糖、电解质、胆红素水平以避免低血糖、酸中毒及核黄疸。

当观察到肠运动功能恢复,如胃肠减压颜色变清、量变少,闻及肠鸣音,患儿排气排便时,可去除胃管,开始喂养。一般至少需要5~12天的时间。新生儿先试喂少量开水,如无不良反应再喂奶。年长儿给适量流质饮食再逐渐增加食量,切忌操之过急。全身情况差或营养不良者,术后应给予5~7天短期静脉营养以促进吻合口愈合,也有通过术中放置空肠喂养管术后早期喂养,细心观察腹部变化,注意切口感染及吻合口并发症的发生。

【术后并发症处理】

1. 吻合口狭窄　是较常见的手术后并发症。主要原因为十二指肠吻合口切口太小,吻合时切口边缘组织内翻过多,吻合口呈直线形而非菱形等。如果手术后十二指肠梗阻症状继续存在,需再次手术。

2. 十二指肠盲端综合征　十二指肠吻合口位置过高,切口远离环状胰腺上缘,吻合后易发生十二指肠盲端综合征。患儿经常呕吐含胆汁胃内容物,影响营养物质摄取及生长发育。需行十二指肠-空肠Roux-y吻合术。

3. 吻合口瘘　多因吻合技术欠佳所致,如缝合过稀或过密,单层吻合时缝针穿过黏膜太深,缝合线结扎太紧影响吻合口血运,肠壁两切缘对合不良及吻合口有张力等均可导致吻合口瘘发生。术前严重低蛋白血症也是吻合口愈合不良原因之一。因此,充分作好术前准备,改善营养状况,严格手术操作规范等十分重要。一旦发生吻合口瘘应立即胃肠减压,必要时胃造口置管于十二指肠腔内引流,放置空肠营养管,加强营养支持疗法。

二、急性胰腺炎

小儿胰腺炎发病率在1∶50 000左右。近年来,随着生活条件改善、肥胖儿童增加和诊断技术的提高,小儿急性胰腺炎有逐年增多趋势。大多数小儿急性胰腺炎病程较短,常有自限性,症状很快缓解。但仍有少数病例(5%~10%)来势凶险,迅速发展为胰腺坏死,甚至导致多器官功能不全。

【病因】

小儿急性胰腺炎病因与成人急性胰腺炎不同,后者多与过量饮酒和胆道系统疾患相关,而小儿诱发急性胰腺炎的因素可能是多方面的(表17-9)。

病例中约1/2为特发性,外伤、感染及药物是其次的常见原因。

【病理】

急性胰腺炎的基本病理改变是胰腺的水肿、出血和坏死。

1. 水肿性胰腺炎　胰腺呈局限性或弥漫性水肿,腺体增大变硬,被膜紧张充血。显微镜下可见腺泡和间质水肿,炎性细胞浸润,伴有轻度出血及局灶性坏死。

2. 出血性和坏死性胰腺炎　胰腺发生严重的自身消化,导致胰腺出血和坏死。胰腺除有水肿外,被膜下有出血斑甚至血肿,腺体可见大量出血、坏死灶,呈深红色、黑色或黑绿色;

严重者整个胰腺变黑，失去腺体轮廓。大小网膜、肠系膜、腹膜后的脂肪组织发生溶解坏死，有皂化斑，浆膜下多处出血斑或血肿。

表 17-9 儿童胰腺炎的病因

非阻塞性
创伤性
外伤、手术、胰腺造影术后
药物性
皮质激素、促肾上腺皮质激素、雌激素包括避孕药、硫唑嘌呤、门冬酰胺酶、四环素、氯噻嗪、丙戊酸
遗传性 / 家族性
肾病、移植
代谢性疾病
氨基酸尿症、Ⅰ型和Ⅳ型高脂蛋白血症、高钙血症、卟啉病
炎症性疾病
腮腺炎、溃疡性结肠炎、单核细胞增多症、囊性纤维病
蝎毒
胶原血管病
结节性多发性动脉炎、红斑狼疮
特发性
酒精性
阻塞性
畸形
胆总管囊肿伴异常胰胆管合流、胰腺分裂
胆总管结石
先天性或获得性胆道狭窄
蛔虫症或其他寄生虫
肿瘤

【临床表现】

小儿临床表现常不典型。

1. 腹痛 腹痛是主要症状，约 95% 的病例表现为腹痛，突发性，剧痛难忍，呈持续性并有阵发性加重，位置多限于上腹部，剑突下或略偏左，也可涉及全腹。患儿可表现为进食后疼痛加重。少数腹痛较轻甚至无腹痛，偶有向腰背部放射痛。部分患儿可有暴饮暴食或过量高脂肪饮食病史。

2. 厌食、呕吐 约 60% 患儿可出现呕吐，呕吐物为胃十二指肠内容，呕吐后腹痛并不缓解。

3. 发热、黄疸 发病初期可有轻度发热，合并胆道梗阻或胰头肿大压迫胆道时，可出现轻度黄疸。出血性坏死性胰腺炎患儿很快出现休克表现或黄疸现象。

腹部体征常不如腹痛严重，多有轻度腹肌紧张和腹壁压痛，其范围与自觉腹痛区相符，多在上中腹部，但也可以偏左。上腹可稍显膨隆，肠鸣音减弱或消失。随着腹腔渗出增多，腹部逐渐膨胀，有肠麻痹者腹胀严重。

【诊断】

1. 临床症状及体征　见本节。

2. 胰酶测定　胰酶测定具有诊断急性胰腺炎重要参考价值。值得注意的是胰酶值的高低与病变轻重不一定成正比，目前临床常用包括血、尿淀粉酶和血清脂肪酶测定。

正常婴儿血中胰淀粉酶较低，至 1 岁左右达成人水平。急性胰腺炎发病 3~12 小时后，血清淀粉酶值即可升高，24~48 小时达高峰，2~5 天后恢复正常。但患唾液腺病、肝炎疾病、急性阑尾炎、肠梗阻、腹膜炎、肾衰等时，血清淀粉酶也可增高，故应结合临床表现及其他检查进行鉴别。急性胰腺炎时尿淀粉酶在发病 12~24 小时后开始上升，且下降较缓慢。但肾功能欠佳者，尿淀粉酶升高不明显或不升高，血清脂肪酶在发病 24 小时后开始升高，持续高值时间较长，可作为晚期患者的诊断方法。

3. 腹腔穿刺　对有腹膜炎体征而诊断困难者可行腹腔穿刺，穿刺液淀粉酶升高有诊断意义。

4. 影像学检查　① B 超检查：胰腺弥漫性肿大，呈弱回声，亦可见钙化，胰管扩张，肠管扩张积气积液；② CT 检查：胰腺弥漫性肿大，密度不均匀，边界模糊，胰内脂肪间隙消失，胰内胰周积液，甚至可见假性囊肿或脓肿形成；③ ERCP 或 MRCP：有助于发现胰胆管合流异常，为根除病因提供影像学依据。

【治疗】

急性胰腺炎治疗原则包括缓解疼痛，维持水电解质平衡，减少胰腺外分泌，控制休克发生，小儿急性胰腺炎大多无需手术，重要措施包括：

1. 控制饮食和胃肠减压　适用于病情较轻者，可进少量清洁的流质或半流质饮食，限制蛋白质，避免脂肪摄入。对病情危重者或频繁呕吐者，应禁食，胃肠减压，减轻腹胀。使用抑制胰腺分泌药物，以减少胰腺外分泌。

2. 营养支持　危重患者禁食期间可给胃肠外营养支持。病情稳定者，可采用经鼻空肠置管进行肠内营养。

3. 抗生素应用　对病情较重或胆源性胰腺炎使用抗生素，目的是防止肠道细菌移位感染。

4. 抗胰酶疗法　早期应用胰酶抑制剂，如胰肽酶、生长抑素等，有效抑制胰腺分泌功能。

5. 解痉止痛　对诊断明确、腹痛较重者可给予阿托品、普鲁卡因等，使 Oddi 括约肌松弛，降低胰管内压力，减少胰腺分泌，从而起止痛作用。>2 岁剧痛患者可用哌替啶与解痉剂(阿托品)合用。

6. 防止休克　早期补充水、电解质，血钙偏低者立即补给 10% 葡萄糖酸钙，血糖升高者应给予胰岛素静脉注射。

儿童急性胰腺炎经过上述治疗多数可获得缓解，外科手术不常用，一般在以下情况时才考虑手术治疗：①非手术治疗措施无效，持续高热，继发感染性腹膜炎者，可做坏死组织清除，负压引流；②胆源性胰腺炎，如伴胆道畸形，胆道梗阻者，可采用相应术式处理，以根除引起急性胰腺炎的病因；③诊断不明确，不能排除其他外科急腹症者，应尽早手术；④病情已缓解，并发巨大胰腺假性囊肿者。

三、假性胰腺囊肿

儿童假性胰腺囊肿是常见的胰腺囊肿之一，90% 继发于急慢性胰腺炎和胰腺外伤后。由于胰腺组织坏死，大量渗出液和胰液外溢，经周围纤维组织包裹而形成囊肿，而并非由胰腺长出。多数经内科保守治疗可吸收，胰腺假性囊肿的形成有一个发展过程，一般在发生胰腺炎或胰腺外伤后 2 周 ~14 个月，平均 6 周形成囊肿。

假性胰腺囊肿约 2/3 发生在胰体尾部，约 1/3 发生在胰头部，多位于胰腺前面表浅部，与周围脏器关系密切。由于囊内壁无上皮细胞覆盖，无分泌功能，仅是纤维状的假膜，故称为假性胰腺囊肿。无肌层，血供不足，质脆而韧性差，故囊肿壁易破裂。

【临床表现】

胰腺假性囊肿的临床表现与囊肿的部位和大小有关，主要以囊肿的压迫症状为主。

1. **腹痛**　80%~90% 的患者出现上腹疼痛，为持续或阵发性钝痛，并牵涉到左背部。可能是假性囊肿压迫胃肠及腹膜后神经丛所致。

2. **腹部包块**　约 95% 的患者可扪及上腹部肿块，其边缘光滑，有囊性感，活动度差，可有不同程度压痛。

3. **胃肠道症状**　由于囊肿压迫胃肠道及胰腺外分泌功能不足，常见胃肠道症状有恶心、呕吐、上腹胀饱，腹泻或大便秘结。

此外，10% 患者可伴有糖尿病，囊肿压迫胆总管可出现阻塞性黄疸，囊肿内继发感染可引起发热等感染中毒表现；囊肿破裂可引起弥漫性腹膜炎、休克。

【诊断】

对曾有急性胰腺炎或胰腺损伤史的患儿，出现上腹部包块，且伴腹痛及相应的消化道压迫症状时，诊断为假性胰腺囊肿并不困难。

X 线腹部平片可有胰腺钙化或囊壁钙化，胃肠钡餐可见不同的胃肠道受压和移位。

B 超和 CT 检查可以确定假性囊肿的部位、大小，与周围脏器的毗邻关系。

【并发症】

最常见的并发症是继发感染、囊肿破裂和出血。

1. **继发感染**　是常见并发症，患者可出现感染中毒症状。

2. **囊肿破裂**　是一种非常严重的并发症，发生率为 5%，病死率达 40%，可在囊肿明显缩小同时出现腹痛和腹膜炎征象。

3. **出血**　约 8% 患者可出现比较严重的并发症，主要是假性囊肿的囊内出血和腹腔大出血，是由于囊肿感染，腐蚀周围大血管所致。

【治疗】

胰腺假性囊肿的治疗分为非手术治疗和手术治疗两种。

1. **非手术治疗**　约 40% 假性囊肿可在 6 周内自然吸收消失，故对早期的或小的胰腺假性囊肿多采用非手术治疗，并注意观察其囊肿大小变化。

2. **手术治疗**　适应于囊肿直径 >5cm、时间超过 6 周的患儿，以及囊肿压迫消化道造成胃肠梗阻，压迫邻近血管导致门静脉高压、胃底食管下端静脉曲张出血等。如囊肿继发感染也应尽早手术行外引流术，如发生囊肿破裂需要急诊手术处理。

手术术式:

(1)囊肿切除术:切除假性囊肿最为理想,但往往由于粘连严重而难以实现,只有限于胰体尾部且粘连少的小囊肿才有可能切除,有时需行胰体尾切除,术中应注意尽量保留脾脏。

(2)囊肿外引流术:是将囊内容物直接引流至腹腔外。外引流术操作简单,但可造成大量水电解质、蛋白质和胰液的丢失,以及皮肤的腐蚀。同时胰瘘的发生率约为28%,囊肿复发率高达20%~40%。因此,除了病情危重和囊肿已有继发感染、破裂或囊壁薄且脆难以行内引流者外,一般不主张采用外引流术。

(3)内引流术是目前最常用的手术方法。囊肿内引流术应在囊肿形成后6周施行,由于囊壁菲薄,过早手术常可导致吻合口破裂。常用的内引流术有:①囊肿胃吻合术;②囊肿十二指肠吻合术;③囊肿空肠Roux-Y吻合术。

随着内镜和微创外科技术的发展,部分病例可通过超声胃镜完成囊肿-胃内引流术,或通过腹腔镜完成上述手术。

(蔡 威)

18章

第十八章　泌尿生殖系统疾病

学习目标

1. **掌握**　小儿泌尿外科常见疾病种类;肾盂输尿管连接部梗阻、膀胱外翻与尿道上裂、膀胱输尿管反流、尿道瓣膜、尿道下裂、隐睾、睾丸扭转、神经源性膀胱包茎的临床表现与治疗原则。
2. **熟悉**　泌尿生殖系统的常用检查方法;肾与输尿管发育畸形分类;梗阻性肾积水的分类;性发育异常的分类;女性外生殖器畸形与外阴疾病分类;泌尿系结石的临床表现与治疗原则。
3. **了解**　泌尿生殖系畸形的发病机制和手术方法。

第一节　概　　论

小儿泌尿外科包括范畴很广,主要涉及泌尿系统的先天畸形、肿瘤和创伤,既有复杂膀胱外翻或泄殖腔外翻的修复重建,也有常见但不易诊治的学龄儿童不自主湿裤,还有简单的包皮粘连和小阴唇粘连。有些畸形没有临床症状,无并发症可终生不被发现,亦不需处理。有些则引起严重问题,如肾损害,甚至威胁小儿生命。在评估疾病的严重程度时,由于小儿难以正确详细叙述病史和症状,所以细致的观察和从患儿父母处得到的详细病史极为重要,对婴幼儿或较小的儿童来说更是如此。成人泌尿外科常以膀胱刺激症状、血尿和排尿困难就诊,小儿尤以婴幼儿不会申述病情,常以全身症状就诊,如发热、食欲缺乏、消瘦以及生长发育迟滞等。

一、小儿泌尿外科疾病分类

根据急缓程度一般分为四种情况:

(一) 紧急

需立即就医诊治,如不给予及时处理,会错过最佳救治时机、引起不可逆损害,甚至威胁生命。包括:创伤、各种术后急性并发症、新生儿双侧重度肾积水影响呼吸及喂养或孤立肾肾积水、新生儿肉眼血尿和尿路感染、新生儿性发育异常疑诊先天性肾上腺皮质增生、膀胱或泄殖腔外翻、脊柱裂脊膜膨出或脊髓外翻、急性梗阻性肾衰竭、急性腹痛或睾丸扭转、嵌顿包茎、肾脏肿瘤破溃引起的大出血等。

(二) 急症

24 小时内就诊，尽管不危及生命，但需及时检查处理，不能延误。包括：非新生儿期肉眼血尿、尿石症、有症状疝或鞘膜积液、非新生儿期尿路感染伴发热等。

(三) 亚急症

要求数天内完成相关检查并做出正确评估，制订诊疗方案。包括：胎儿期肾积水的产后评估、后尿道瓣膜、不伴发热的泌尿系感染、生长发育障碍等。

(四) 平诊

常规诊治的平诊，有时间并容许等待。包括：无症状的疝或鞘膜积液、包茎、尿道下裂、隐睾、精索静脉曲张、膀胱输尿管反流、单纯镜下血尿、遗尿等。

二、常见症状

(一) 腹部肿物

是常见症状之一。产前经超声即可检出，其次是在出生后。新生儿、小婴儿耻骨上区肿物在男孩可能是膨胀的膀胱，应考虑到下尿路梗阻。尿路梗阻或膀胱输尿管反流致严重肾积水，上腹可触及包块，表面光滑而无压痛。肾母细胞瘤则为中等硬度的实性肿物，肿物虽多偏于患侧，但亦可超越中线。新生儿期以后，肾脏肿物中最常见的是肾积水及肿瘤。

(二) 发热、脓尿

是泌尿系感染常见症状。泌尿系感染，是泌尿系解剖结构异常尤其是尿路梗阻和膀胱输尿管反流最常见的并发症。凡是患泌尿系感染的小儿，情况稳定应尽早用无创性 B 超做初步筛查，了解肾脏、输尿管、膀胱和 / 或尿道的状况。如 B 超检查有异常，需进一步做静脉尿路造影、排尿性膀胱尿道造影或其他影像检查。在小儿发生泌尿系感染后均需进一步追查，多数可发现尿路解剖学异常或膀胱输尿管反流。

(三) 排尿困难和尿失禁（urinary incontinence）

可能与下尿路梗阻有关。排尿不畅或排尿困难由于婴幼儿不会叙述，家长又难以发现，常表现为充盈性尿失禁，以尿滴沥或发热等主诉就诊。

(四) 慢性肾衰竭

不仅引起食欲缺乏、恶心、呕吐、消化不良、贫血、高血压等，还可影响小儿生长发育，肾性佝偻病造成骨骼畸形。

(五) 血尿（hematuria）

在小儿尿常规检查中较为常见，是指多于 5 个红细胞 /HP（高倍视野）。6~15 岁小儿中镜下血尿可达 0.25%~1.6%，多为原因不明或所谓“良性血尿”，并不一定说明肾脏有明显病变。正常小儿每天可排出少量红细胞及蛋白。对镜下血尿来说，如在 2~3 周内连续 3 次尿检查中有 2 次红细胞为 5~10 个 /HP，才定为血尿考虑做进一步检查。运动可引起良性镜下血尿，故不要在运动后取尿标本。如有持续血尿，需随访有无蛋白尿或高血压出现。血尿更多见于内科情况，血尿可来自肾小球、肾间质、肾血管，也可源于尿路疾病如炎症、外伤、肿瘤、结石。

（六）高血压

多由于肾素增高引起，肾积水或肾肿瘤压迫肾实质、肾动脉狭窄、肾素瘤、瘢痕肾均可引起肾素分泌增加造成高血压。严重高血压可因抽搐、昏迷就诊。此外嗜铬细胞瘤、肾上腺皮质癌、醛固酮增多也可引起高血压。

（七）遗尿

根据小儿国际尿控协会（ICCS）定义 5 岁以上儿童晚上睡眠中发生尿失禁，每周 2 次，>3 个月的现象为遗尿。小儿白天活动正常，没有遗尿，体格检查也正常，只是夜间尿床，超声检查无尿路畸形、无残余尿，一般无需进一步检查，傍晚限制饮水量，试用去氨加压素片，也可训练条件反射如用闹钟定时唤醒小儿排尿。如果遗尿小儿合并有尿路感染史，体检中疑有肾结构异常如输尿管口异位、尿路梗阻或神经源性膀胱功能障碍，除用超声做初步筛查外，须做进一步泌尿系影像检查，如静脉尿路造影、排尿性膀胱尿道造影，必要时须做尿动力学检查及腰骶椎影像学检查。

三、体格检查

小儿泌尿外科患者体检除泌尿、生殖外科检查外，全身检查是重要的。例如引起小儿排尿困难的疾病中除先天性尿路梗阻性疾病外，其他常见者尚有神经源性膀胱、膀胱及前列腺肿瘤、骶前肿瘤以及下尿路结石等。除检查骶尾部及会阴有无异常外，直肠指诊就很重要。这项极简单的检查是发现肛门括约肌状况、膀胱结石、骶前肿块及膀胱肿瘤浸润范围的重要手段，对诊断及治疗有重要意义。当然，由于是有创性检查，需要解释清楚并取得家长的同意和患儿合作，大部分可以用超声替代。查体时要重点注意有无生长发育障碍，全身或局部水肿，排尿情况如尿量、射程和残余尿量，触痛与叩击痛的部位，腹部、盆腔或阴囊肿物，骶尾部小凹或其他神经管闭合不全的皮肤标记，肛门周围及会阴部感觉、肛门括约肌收缩及收缩张力。对排尿困难小儿除通过肛诊排除盆腔肿瘤及结石外，还应注意男童外生殖器发育及睾丸位置、女童尿道口阴道口有无肿物脱出及小阴唇粘连等。

四、尿标本检查

主要讨论尿常规及相关的化验。对于小儿高质量尿液标本很难收集，可以通过一系列不同的方法获得。对不能配合的婴幼儿，集尿袋收集标本尽管容易受到污染，但却是最简便和无创的获取方法。儿童取样的方法有四种，可信度从低到高依次为：①在会阴部放置集尿袋；②中段尿；③导尿；④耻骨上膀胱穿刺。尿培养最可靠的方法是耻骨上膀胱穿刺，获取样本时尿液没有经过尿道，样本不会被尿道或尿道周围的微生物污染，注意确保皮肤消毒即可。

脓尿定义为女童每高倍镜视野下白细胞数 >5 个，男童每高倍镜视野下白细胞数 >3 个。在感染的尿液中硝酸盐和白细胞酯酶通常呈阳性。如果尿液在膀胱中存留的时间未超过 1 小时，尽管膀胱中存在氮分裂细菌，硝酸盐向亚硝酸盐的转化可能未能完成，化学条带则可能呈阴性。如果尿培养中单一病原体菌落数达到或超过 100 000 个且有症状，可以认为有泌尿系感染存在。白细胞管型提示肾脏可能受累。

五、影像学检查

（一）超声

适宜肾、输尿管和膀胱的检查，还能够定位腹部包块。超声检查不仅要对泌尿生殖系统进行评价，而且还要对毗邻器官如肾上腺、肝脾及腹部大血管作出评价。对肾肿瘤有无肾静脉和腔静脉瘤栓、瘤栓直径及范围均有很好的敏感性与特异性。超声能够详细观察肾脏及肾髓质椎体的密度，肾实质的厚度，集合系统的结构，有无肾盏、肾盂或输尿管扩张，都是肾和输尿管病理生理学的重要指征。还可关注输尿管腔直径、膀胱壁厚度和排空前、后膀胱的容积。如果在排空前出现肾积水或输尿管扩张，那么在排空后可以再次扫描肾和输尿管，帮助确定有无梗阻。超声对肾实质包块的检查敏感，特别是直径≥1cm的肾实质包块。对于更小的肾脏包块，需要进一步检查得到CT或MRI的证实。超声检查也可用于精确测量排尿后的残余尿量。膀胱壁增厚提示可能有后尿道瓣膜或其他原因引起的膀胱出口梗阻。膀胱内小梁形成、膀胱憩室、输尿管重复畸形、输尿管膨出用超声检查都能够发现。高水平的超声医师可以探查尿道情况。

超声检查也常用于阴囊检查，例如精索静脉曲张、隐睾、鞘膜积液、腹股沟疝、睾丸肿瘤等。当怀疑睾丸扭转时，可用超声检查来评估血流。当触痛位于睾丸上极时，超声检查也可用来鉴别附睾炎和睾丸附件扭转。

（二）静脉尿路造影（intravenous urography，IVU）

虽然目前可以应用更新的影像技术，并且近年来静脉尿路造影在不少单位已被磁共振成像（MRI）及肾核素扫描所代替，但是静脉尿路造影在选择性的病例中仍具有优越性。腹部平片可以用于检查结石、脊柱畸形和异常肠道气体分布。静脉尿路造影可诊断肾脏肿物和肾盂肾炎后瘢痕。随后的观察可以按顺序评价肾皮质、肾盏、肾盂、输尿管、膀胱和尿道的解剖结构。静脉尿路造影片子的阅读需要有经验的医师指导。

（三）排尿性膀胱尿道造影（voiding cystourethrography）

排尿性膀胱尿道造影是确诊膀胱输尿管反流的金标准，还可评价膀胱充盈和排尿时膀胱出口的解剖结构与功能，了解尿道排尿时全貌，以及估测残余尿量。同时可发现膀胱小梁形成，膀胱憩室和脐尿管异常。注意检查时排空膀胱，先摄X线平片，造影剂应经导尿管缓慢注入。对于怀疑有输尿管膨出的儿童，在膀胱刚开始充盈时能得到最好的证实。所有病例都应获得排尿期影像，男童45°斜位左髋左膝屈曲90°、右髋后伸摄片可以清晰显示尿道全长，并要注意膀胱能否排空。不论是男性还是女性，排尿时的膀胱颈影像都很重要。排尿性膀胱尿道造影是膀胱输尿管反流和下尿路梗阻必不可少的检查，但禁忌用于急性泌尿系感染期。

（四）CT扫描

螺旋CT扫描重建在很多情况下代替了静脉尿路造影而成为一线检查。另外CT作为一种辅助检查对于怀疑患有局灶性节段性肾盂肾炎的儿童尤其重要。在胸腔和腹部实体瘤的诊断和分类时CT的应用也特别重要。造影剂增强CT对肾母细胞瘤和肾脏创伤的诊断有特别意义。值得提醒的是CT的放射剂量会造成一定伤害，在不影响诊断的前提下可以考虑用其他的影像学如超声或MRI替代这项有创的检查。国外对于儿童，特别是小婴儿增强CT扫描在达到诊断要求的低造影剂剂量和低射线量的双低技术可以明显减少损伤及副作用，国内已经开始这方面的尝试，需要进一步推广。

（五）MRI

磁共振尿路成像（MRU）也能够提供最好的泌尿生殖道的解剖信息，钆增强磁共振也能准确评价肾功能。与其他影像学方法相比，MRU 的优点包括无 X 线损伤，可以用于肾功能损伤的患者，以及在各个平面上较之其他显像模式有更高质量的对比度和空间分辨率。缺点是扫描时间长，小儿做此检查常需麻醉。

（六）核素扫描

用 ^{99m}Tc-DTPA（二乙烯三胺五乙酰基酸）可了解分肾功能，并作为尿路梗阻的定位检查。DMSA 还可用于肾瘢痕诊断。其优点是一定程度上可以量化评价分肾功能，缺点是成像较差。核素膀胱造影可用于检查膀胱输尿管反流。

（七）肾动脉造影

是有创检查，用于肾血管性高血压、不易分辨的肾肿瘤与肾外伤。

（八）膀胱镜及逆行肾盂造影

可检查膀胱内病变，对输尿管开口异位患儿可了解输尿管口位置，三角区发育情况，以及做输尿管插管造影，补充静脉尿路造影的不足，但小儿须在麻醉下才能进行此操作。

（九）经皮肾穿刺造影

对肾积水患儿，可经第 12 肋与竖脊肌的交叉点，或在超声引导下刺入肾盂，注入造影剂，可清楚显影。适用于肾盂输尿管连接部或输尿管膀胱交界部梗阻的定位诊断。

（十）影像尿动力检查

现代尿动力系统能精确测量膀胱储尿期和排尿期的膀胱内压，并同期获得和储存膀胱尿道影像。通过这些测量能获得膀胱顺应性及膀胱出口阻力，发现膀胱输尿管反流及估计反流对顺应性的影响。且能评估膀胱储尿期压力能否维持防止肾脏损伤的低数值以及是否排空良好。

（张潍平）

第二节　泌尿道感染

小儿泌尿道感染又称尿路感染（urinary tract infection，UTI），指细菌侵入尿路所引起的炎症，占该系疾病的 8.5%，轻可为无症状菌尿，重至急性肾盂肾炎。婴幼儿泌尿道感染是发热、肾实质瘢痕形成及功能损伤的常见原因，对肾脏的损害远重于成人。小儿泌尿道感染常继发于泌尿道畸形，但也可发生于尿路正常的健康儿童。

【流行病学】

尿路感染在门诊患者中发生率仅次于上呼吸道感染。10 岁以内儿童，约 1% 男孩及 3% 女孩最少有一次有症状的尿路感染。在 1 岁以内男婴患尿路感染的概率大于女婴，未行包皮环切术小儿的感染概率是已行者的 10 倍，约 2.7% 的男婴和 0.7% 的女婴患病。在学龄期，男童的患病率降至不足 1%，而女童则升至 1%~3%。第一次尿路感染后，1 年内女孩约 49% 复发尿路感染，而男孩约 25% 有复发。婴儿期尿路感染，女孩较男孩少见，但多次复发较为多见。

【病因与发病机制】

(一) 细菌因素

常见的致病菌为革兰氏阴性杆菌，通常为大肠埃希氏菌，占 80% 以上，具有特殊的细胞膜 O 抗原。其他少见的有奇异变形杆菌（*Proteus mirabilis*）、肺炎克雷伯菌（*Klebsiella pneumoniae*）、铜绿假单胞菌（*Pseudomonas aeruginosa*）及肠球菌。实验发现肠球菌特别难以治疗，并具有多重耐药性和对肾有特殊的亲和力。致病菌的表面结构，如菌毛、纤毛等可加强对泌尿道的损伤。纤毛参与黏附和红细胞凝集，反映了致病菌的毒力。致病菌的毒力导致肾盂肾炎或膀胱炎。具有特殊毒力造成尿路感染的细菌，其尿路毒性因素破坏泌尿道防御保护机制，这种特殊毒性在粪便菌株中找不到。

对上行尿路感染而言，细菌必须先从尿道周围区域扩展到膀胱，在尿中未被冲刷掉并且增殖，然后经输尿管到达肾脏。细菌黏附是建立感染的第一步，其次才是侵入组织，造成细胞损坏及炎症。而急性肾盂肾炎所致肾损害，与其说是细菌直接造成的，不如说是宿主清除细菌的防御机制所致更为合理。

(二) 宿主因素

宿主的易感性可有差别，并与遗传及家族因素相关。它包括解剖异常（肾盂输尿管交界部或膀胱输尿管连接部梗阻、膀胱输尿管反流、输尿管重复畸形、异位输尿管口、输尿管膨出）、母乳喂养、排尿功能不良及便秘等。急性肾盂肾炎时，宿主与入侵细菌间的相互作用，受恰当的临床诊断、合理抗菌药物应用的调节，产生不同程度的炎症反应。细菌侵入肾实质，可诱发免疫及炎症反应。炎症时溶菌酶从粒细胞进入肾小管，同期释出超氧化物产生氧自由基，不仅作用于细菌，也损害肾小管细胞。肾小管细胞坏死，炎症扩散至间质，更加重肾损害。同期血管内粒细胞积聚，局部水肿造成缺血。溶菌酶、氧自由基及缺血共同作用损害间质，最终导致肾瘢痕。有些小儿急性肾盂肾炎后遗有肾实质瘢痕，可引起高血压、蛋白尿及肾功能不全。然而也有部分有显著泌尿道感染的小儿，并未产生这些结果。

(三) 原发性膀胱输尿管反流

即没有膀胱出口梗阻的情况下尿液从膀胱反流入输尿管、肾盂及肾盏，反流可能与输尿管口外移及膀胱动力学功能不成熟有关。如有菌尿，则反流使膀胱内细菌迅速到达输尿管及肾脏。在没有症状的小儿人群中，原发性膀胱输尿管反流的发生率为 0.4%~1.8%。年龄越小，发生反流的频率越高。随时间的推移，小儿不断发育，轻度反流可自消。自消是膀胱发育成熟过程中解剖学改变还是动力学改变的结果，目前尚不完全清楚。

(四) 膀胱过度活动与膀胱输尿管反流相关

有些学者提出，不正常的膀胱动力学改变是后天性膀胱输尿管反流的一个因素。膀胱逼尿肌不稳定收缩时，引起膀胱内压上升可能造成小儿偶发或持续性的膀胱输尿管反流。采用抗胆碱药物治疗，控制膀胱的无抑制性收缩，可以提高反流消失比例。很多有反复泌尿道感染幼儿有膀胱逼尿肌不稳定收缩，这可能是引起和加重膀胱输尿管反流的重要因素。在处理膀胱输尿管反流时须考虑膀胱动力学因素。

【临床表现】

婴幼儿泌尿道感染，缺乏特异性临床表现，约有 5% 的发热与尿路感染有关。此外还有如易激惹、进食差、恶心呕吐、烦躁、喂养不佳、腹泻等不适。儿童泌尿道感染时尿路症状也不多，可有间歇性排尿不适、排尿困难、尿痛、耻骨上区疼痛或尿失禁，均很不明确。对于没有局限性体征，或只有含糊尿路症状的小儿，都应疑有尿路感染。泌尿道感染及时诊断对抗菌药物治疗及预防肾损伤极为重要。

解剖梗阻基础上的感染性肾损害的潜在危险更大，如后尿道瓣膜。小儿有泌尿道感染时，约半数可检出有膀胱输尿管反流，膀胱输尿管反流造成的泌尿道感染更多出现严重肾瘢痕。

【诊断】

婴儿泌尿道感染无特异性的表现。对疑有泌尿道感染的患儿应特别注意泌尿生殖系统的解剖异常，如肾区或耻骨上肿物及触痛；女童会阴部检查少数情况下可发现异位输尿管开口、输尿管膨出或尿道分泌物；男童患附睾炎或附睾睾丸炎时睾丸会有肿痛。腰骶部瘢痕、骶骨区域脂肪垫或隐窝等体征提示神经源性膀胱功能障碍的可能性，需要进一步检查。

其他部位感染的情况，可并发尿路感染。对于病情严重的患儿，即使有其他部位感染，也应留取尿液行标本检查。

（一）尿液分析

尿液分析通常有 4 种方法可用于诊断泌尿道感染：①每高倍镜视野下的尿沉渣中 >5 个白细胞可诊断为“脓尿”，应疑有尿路感染。如有成堆白细胞，则对诊断的意义更大。②每高倍镜视野下未染色的尿沉渣中发现细菌。③尿白细胞酯酶检测反映尿中来自白细胞分解而产生的酶，但是这一检查在婴儿中的可信度略低。④尿中亚硝酸盐检测：食入的硝酸盐会被尿中的革兰氏阴性菌分解为亚硝酸盐，因此可检测尿中的亚硝酸盐用以诊断泌尿道感染。虽然没有哪一项或几项联合检查可以取代尿培养这一金标准，但是这些检查可预示尿培养的阳性结果，在这些患者中可以进行试验性治疗。

膀胱在正常情况下是无菌的，但尿排出时，经过外阴可有杂菌污染，如前所述尿培养的取样方式是重要影响因素。因此不能只根据有无细菌生长作为诊断依据，须做菌落计数。如菌落计数 >10 万 /ml，可诊为泌尿道感染。菌落计数 1 万 ~10 万 /ml 为可疑，<1 万 /ml 提示为污染。值得注意的是膀胱穿刺尿标本培养时有细菌生长就应诊断为泌尿道感染。

（二）影像检查

影像检查包括泌尿系超声、排尿性膀胱尿道造影检查（VCUG）、肾核素检查等。男童排尿性膀胱尿道造影可检出尿道异常，如后尿道瓣膜、前尿道瓣膜、膀胱输尿管反流等。即刻的肾核素扫描可显示炎症，但最好在炎症后 1 个月再做肾核素扫描，以检出肾瘢痕。排尿性膀胱尿道造影目前仍是诊断膀胱输尿管反流的金标准。

第一次发热性尿路感染儿童即行影像学检查未达成共识。研究人员认为，“例行影像学检查可减少远期并发症”证据不足。先前，基本检查包括超声及排尿性膀胱尿道造影（VCUG）。尽管发热的尿路感染合并膀胱输尿管反流（VUR）的概率超过 30%，但预防性抗生素在防止低级别膀胱输尿管反流患儿反复尿路感染或肾瘢痕方面效果有限，这对第一次尿路感染即行 VCUG 的做法提出了质疑。但有研究者认为应该常规行 VCUG 检查。他们注意到一些高级别膀胱输尿管反流的儿童从早期诊断、早期治疗中获益，可防止肾感染、肾损害及功能丢失。

影像学表现取决于检查方法。静脉尿路造影是泌尿道主要的成像方法，大部分患儿无明显异常，其他的表现有炎症和水肿引起的肾影增大或肾影局部增大，分泌功能受损或延迟，集合系统扩张。初期正常或增大的肾脏，可能由于瘢痕形成导致晚期肾脏缩小。肾超声可表现为整个肾增大或局部低回声或高回声，提示局部炎症。局限性非液化性的炎症，可累及一个或多个肾小盏。其他的超声表现包括肾盂壁增厚、低回声、局部或弥漫高回声和输尿管扩张。CT 或高分辨超声可显示局部灌注不良。高分辨率肾超声与肾核素扫描在诊断肾盂肾炎、肾实质受损情况时灵敏度相当。

泌尿道感染的小儿，约 1/2 以上尿路解剖正常，无肾积水或膀胱输尿管反流。泌尿道感染后，10%~40% 小儿肾核素扫描检出肾瘢痕。小儿有发热的泌尿道感染，用肾核素 DMSA（technetium dimercapto saccimic acid 锝 Tc99m 二巯基丁二酸）肾静态显像来评估急性肾盂肾炎及肾实质瘢痕灵敏度较高。急性期示踪剂减少区，常是可逆性肾缺血，恢复期后，可显示紧密相连的肾实质瘢痕。约 2/3 发热的泌尿道感染小儿，做肾核素扫描时可发现有肾实质感染，这些患儿中 40% 可发生肾瘢痕。小儿急性肾盂肾炎期，即刻给予有效抗生素，大多数肾可恢复，不留瘢痕。

经大宗病例长期随诊，发现肾超声、静脉尿路造影和肾核素扫描任何一个单独的影像学检查均可能漏掉约 1/2 的进行性肾瘢痕的检出，而 3 个检查都正常的小儿，不会发生进行性肾瘢痕。3 个影像检查中如有 2 个异常，发生进行性肾损害的危险会增大 17 倍。最重要的危险问题是肾瘢痕、膀胱输尿管反流及反复尿路感染。

【治疗】

排尿功能不良和便秘的诊断及治疗是成功处理小儿泌尿道感染的重要组成部分。曾有泌尿道感染病史的小儿，做排尿性膀胱尿道造影期间须用小剂量抗生素作预防。有膀胱输尿管反流或排尿功能障碍，应持续用预防性抗生素，直至危险因素消失。

儿童泌尿系统感染治疗的原则是一旦诊断泌尿道感染就应尽量减少肾损害。对其快速诊断和合理使用抗生素是防止肾损害的关键。临床和实验的数据表明，早期抗生素治疗是防止肾纤维化和其他并发症最有效的方法。早期抗生素治疗发热性尿路感染可减少肾受侵及肾瘢痕。有人注意到在有双侧膀胱输尿管反流及肾瘢痕，并伴有症状的尿路感染的患儿中，有 96% 被延误诊断及治疗。

治疗小儿尿路感染，应从正确收集尿液做细菌定量培养开始。在急性感染期，未得到药物敏感试验结果前，常需先用抗生素治疗。迅速使用强力有效抗生素可防止肾瘢痕形成或减少其范围。口服抗生素可能有效，对危重婴幼儿尤其伴发热呕吐时，在得到尿、血培养结果前就应静脉给药。

儿童发热性尿路感染需抗生素治疗 7~14 天。一些重度感染如急性细菌性肾炎，至少需抗生素治疗 3 周。肾脓肿需抗生素治疗，如无效，需行引流。较轻的尿路感染如无发热的膀胱炎 2~4 天抗生素治疗即可。

大多数情况下可口服对致病菌敏感的窄谱抗生素。大肠埃希氏菌为最常见的致病菌（>80%）。门诊约 50% 患儿应用复方新诺明及阿莫西林，但这可能为经验用药。对许多尿路感染儿童来说呋喃妥因或第一代头孢菌素为合适的窄谱抗生素。但应考虑患儿年龄及共存疾病。呋喃妥因组织穿透性差，不应用于发热性尿路感染或肾盂肾炎。呋喃妥因说明书强调新生儿禁用，本药可增加 <3 个月婴幼儿溶血性贫血的风险，所以这年龄段禁用。急性尿路感染的经验性治疗应该依据年度修订的抗菌谱，因为致病菌流行性及耐药性会随时间改变。尽管喹诺酮类药物对大多数致病菌有效，但广泛应用引起耐药性。不应作为一线药物，

但顽固致病菌如铜绿假单胞菌可考虑应用。另外喹诺酮类药物于儿童的安全性尚在调查研究中。

流行病学资料表明，5%~10% 的泌尿道感染小儿有梗阻性尿路病变，另外 21%~57% 有膀胱输尿管反流，肾盂肾炎小儿中 25%~83% 有膀胱输尿管反流。原有尿路器质性病变或排尿功能障碍基础上的泌尿道感染，发生肾瘢痕的可能性明显增加。对泌尿道感染的患儿应重视排尿功能障碍和尿路器质性病变的诊治。这些小儿泌尿道感染控制后常需给予抗菌药物预防。由于有一定比例的小儿膀胱输尿管反流可自消，部分小儿虽有膀胱输尿管反流如无感染可不产生肾瘢痕，一般认为轻、中度反流宜采用保守治疗。近年来由于抗反流手术成功率高达 96%~98%，并缩短了住院时间，也有人主张Ⅲ度者可用手术矫治。绝大多数人同意严重反流需手术矫治。经膀胱镜输尿管口黏膜下注射 Deflux 是膀胱输尿管反流微创治疗手段，对轻中度反流一次注射反流消失率在 90% 左右，可避免长期服用预防量抗生素；对重度反流一次注射反流消失率接近 80%，可多次注射。近十年在欧美特别是欧洲应用广泛，效果良好。

理想的预防性抗生素应该对大多数致病菌有效且易服、无明显副作用、高尿液浓度、低血清浓度、对肠道菌群影响小。剂量通常为正常剂量的 1/4，睡前服用。常用的预防性抗生素包括：复方新诺明、甲氧苄啶、呋喃妥因、第一代头孢菌素。但大肠埃希氏菌对复方新诺明耐药性增加，不建议应用。磺胺类药可引起新生儿高胆红素血症及核黄疸病，所以 6 周内儿童禁用。对反复多次感染或肾实质已有不同程度损害者，疗程可延长至 1~2 年。为防止产生耐药菌株，可采用轮替用药，即每种药用 2~3 周后轮换。

近 10 年，在分子水平上积累了细菌毒性因素及尿路感染致病机制的知识，已研制出了大肠埃希氏菌疫苗，可以有效预防尿路解剖正常小儿的大肠埃希氏菌肾盂肾炎，但并不能预防所有类型的感染。

（张潍平）

第三节　肾与输尿管发育畸形

一、肾结构发育异常

（一）肾发育不全

肾发育不全（renal dysplasia）指胚胎时期生肾组织因血液供给障碍或其他原因未能充分发育，肾脏体积小于正常 50% 以下，但肾单位及肾小管的分化和发育是正常的，只是肾单位的数目减少。肾脏表面呈分叶状，保持了原始幼稚型肾状态。肾发育不全的发病率约为 1/600。双侧肾发育不全患者生后不久多因尿毒症而死亡，单侧病例中的一部分缺乏明显的临床症状。部分以头痛、肾性高血压就诊。也有因并发肾积水合并感染而就诊。诊断主要依靠超声等影像学检查。对有症状者，在对侧肾功能良好情况下，可做部分或全肾切除。双侧病变合并肾功能不全须考虑透析疗法或肾移植。

（二）多囊肾

多囊肾（polycystic kidney disease）指肾实质中有无数大小不等的囊肿，使肾体积整个增大，囊内为淡黄色浆液，有时因出血而呈深褐色或红褐色。肾囊肿共同特点为肾脏出现表面呈高低不平的覆有上皮细胞的囊性突起。

根据遗传性质、临床表现及病理等特点，可分为婴儿型及成人型。

1. 婴儿型多囊肾 为常染色体隐性遗传疾病，发病率约1/1 000，主要发生在婴儿，亦可发生在儿童和成人。孕母妊娠时羊水少、新生儿Potter面容，出生后肺发育不良，多死于呼吸功能衰竭。新生儿可出现少尿、电解质紊乱、贫血等。儿童期常见生长发育迟缓，出现恶心呕吐以及肝、脾大等非特异性症状。双肾显著增大，切面呈蜂窝状（图18-1A），外形可见明显的胎儿肾分叶状态，肾盂肾盏受压变形狭小。囊肿为扩张的集合管。发病年龄越早，肾脏病变越重，常于出生后不久死亡，只有极少数较轻类型可存活。均伴有肝脏病变，肝门静脉区结缔组织增生，常并发门静脉高压症。本病无治愈办法，只能对症处理。必要时进行肾移植或肝肾联合移植。

2. 成人型多囊肾 属常染色体显性遗传性疾病，是肾脏囊性疾病中最常见的一种，占终末期肾病的5%~10%。发病缓慢，常在40岁以后出现泌尿系症状。患者可有持续或间歇性腰痛（多为钝痛）、多尿、夜尿。实验室检查可见镜下或肉眼血尿，轻微蛋白尿，半数患者有高血压，可并发尿路感染和结石等。病变发展到晚期出现慢性尿毒症。肾小管与集合管间先天连接不良，尿液排出受阻，肾小管形成囊肿，病变为双侧性。肾表面及切面可见大小不等的囊肿（图18-1B）。确诊的早期病例应积极采取减压手术和对症治疗，控制高血压及预防尿路感染。晚期患者可做透析及肾移植。

（三）单纯性肾囊肿

单纯性肾囊肿（cystic kidney）指肾实质出现一个或数个大小不等，且与外界不相通的囊腔，多为单侧病变，直径由2~10cm不等。多见于成人，儿童少见（图18-1C）。囊内为浆液，亦可见囊内出血。囊内被覆单层扁平细胞，与肾盂肾盏不相通。肾实质可因受压变薄。较小囊肿无症状，较大囊肿可表现为腹胀不适，偶有血尿、尿路感染、高血压等，体格检查可扪及肾区包块。小囊肿无症状者不需治疗。囊肿直径在4cm以上者，可在超声引导下经皮作囊肿穿刺硬化治疗。巨大囊肿可做腹腔镜去顶减压术或开放式肾部分切除术。

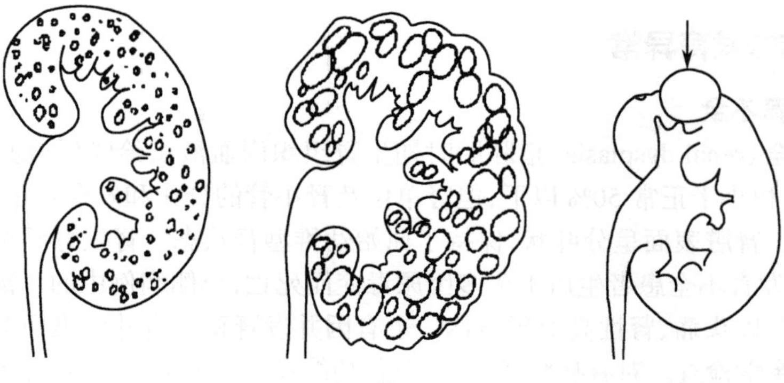

图18-1 多囊肾及单纯性肾囊肿示意图

A. 婴儿型多囊肾；B. 成人型多囊肾；C. 单纯性肾囊肿

二、肾形态、位置及旋转异常

（一）融合肾

融合肾（fused kidney）中最常见的融合肾是马蹄肾（horseshoe kidney），是两肾上极或下极由横过中线的实质性峡部或纤维性峡部连接所致（图 18-2）。发生率约为 1/400，男性较多。诊断主要依靠静脉尿路造影（intravenous urography，IVU）、超声、CT 等影像学检查。马蹄肾典型表现为肾位置偏低、靠近脊柱、肾旋转不良、肾盂肾盏重叠、肾下极向中线内收使两肾长轴呈倒八字形。无症状马蹄肾一般无需治疗，当发生肾积水、肾功能损害时可考虑手术治疗。

（二）异位肾

异位肾（renal ectopia）指肾脏定位发生异常，常位于盆腔、髂部、腹部、胸部或发生交叉。常见的 3 种类型为：①盆腔异位肾（pelvic kidney）：胚肾上升及旋转均发生障碍而致肾脏位于盆腔。因旋转不良，肾盂常位于前方。1/3 的患者伴有内外生殖器或其他系统畸形。输尿管绞痛是常见症状，易与急性阑尾炎混淆。IVU 多可诊断。②胸腔异位肾（thoracic kidney）：指肾部分或全部穿过横膈进入后纵隔，异位肾并不在游离的胸腔内，很少并发膈疝。多见于左侧，对侧肾正常。肾的形态和集合系统正常，输尿管正常进入膀胱。此病罕见，占所有异位肾的 5%。IVU 为主要诊断方法。③交叉异位肾（crossed ectopic kidney）：指一个肾越过中线到对侧而其输尿管仍从原侧进入膀胱。90% 的交叉异位肾是融合的。多无临床症状，IVU 可确诊。

（三）肾旋转异常

肾旋转异常（renal malrotation）是指胚胎发育过程中（胚胎第 4~8 周），肾上升的同时肾盂从腹侧向中线旋转 90°，当肾上升到肾窝时，其肾盏指向外侧，肾盂则指向内侧（图 18-3）。若肾在上升时未发生旋转或未按照正常规律旋转，则可发生不同类型的旋转，最多见的是旋转不全，即肾盂朝向前方；如旋转过度，则肾盂朝向后侧。尿路造影可明确诊断。

上述肾发育畸形如无并发症存在无需治疗。

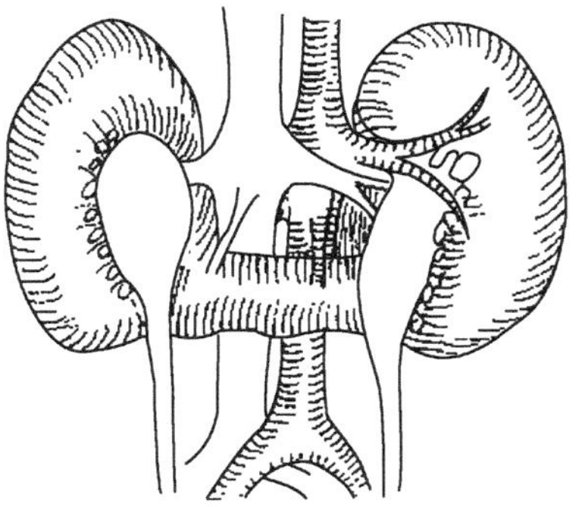

图 18-2　马蹄肾

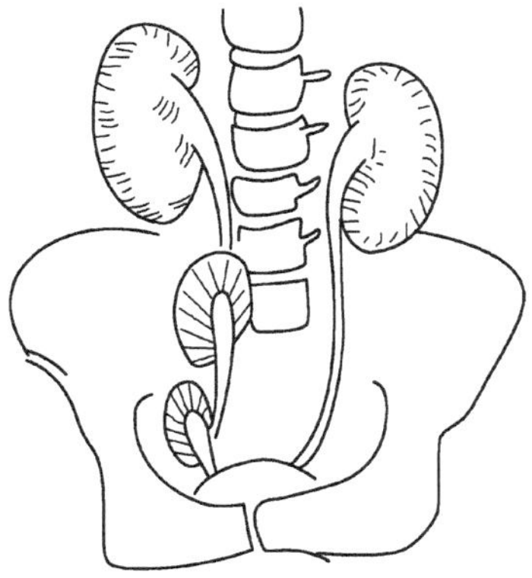

图 18-3　右肾正常旋转示意图

三、肾数目异常

（一）肾不发育及肾缺如

双侧肾缺如又称 Potter 综合征。50% 可合并心血管和消化道畸形，输尿管和膀胱可完全或部分缺如。40% 为死产，活产者存活期很难超过 48 小时。肾不发育（renal agenesis）应与未发育肾（renal aplasia）鉴别，后者是肾发育不全（renal dysplasia）的最严重形式。单侧肾不发育又称先天性单侧肾缺如或孤立肾（solitary kidney）。发病率约为 1/1 500，有家族倾向。多数单肾患者有同侧输尿管缺如或闭锁。孤立肾患者对侧肾脏可出现代偿性肥大，患者可无任何症状，多在体检中偶然发现。

（二）附加肾

附加肾（additional kidney）指体内除了两个正常肾脏外另有一个有功能的肾，是泌尿系统罕见畸形，双侧附加肾更少。附加肾又称余肾、副肾、额外肾等，临床上常与重复肾相混淆。它与正常肾完全分开或由疏松结缔组织相连，有自己的集合系统和独立的血液供应。超声、逆行肾盂造影等可对附加肾作出明确提示，IVU 可确诊。附加肾多无症状，有输尿管开口异位者可在正常排尿之外有尿失禁。症状严重者可做附加肾切除手术。

四、先天性输尿管畸形

在胚胎第 4~7 周时，中肾管下端发出输尿管芽，向上发育，形成输尿管。输尿管芽穿入后肾间叶组织并发出分支，通过两者的相互诱导产生原始肾单位。最终后肾间叶组织分化为肾单位结构，包括肾小球、近端小管、Henle 袢和远端小管；输尿管芽分化为集合系统，包括集合管、肾盏、肾盂及输尿管。如果在这个过程中出现异常，就会产生不同类型的输尿管畸形。

（一）输尿管发育不全或缺如

输尿管发育不全或缺如（ureteral hypoplasia or lack）是由于输尿管芽发育有不同程度的缺陷所致，多在尸检时发现，临床少见。双侧者多为死胎；单侧者，常伴有该侧膀胱三角区缺如，发育不全的输尿管被纤维索条所代替，其上方的肾脏常缺如或为异常的残留肾。该肾可有积水，呈囊状扩大。少数病例可触及包块，IVU 肾脏不显影；CT 及 MRI 见不到肾盂及输尿管影像。对侧肾功能正常时可作病侧肾及输尿管切除。

（二）肾及输尿管重复畸形

肾及输尿管重复畸形（duplication of kidney and ureter）是在胚胎 4 周时，中肾管下端发育出一个输尿管芽，其近端形成输尿管，其远端穿入后肾间叶组织并发出分支，通过二者的相互诱导产生原始肾单位。如输尿管远端的分支为多支，则形成双肾盂或多肾盂。如分支过早则形成不完全性双输尿管或 Y 形输尿管。如中肾管的下端发生两个输尿管芽，与正常输尿管并行发育而成为完全性双输尿管，是泌尿系最常见畸形之一。重复肾及输尿管畸形可为单侧性，亦可是双侧；女性略多于男性，比率为 1.6∶1，单侧比双侧多 6 倍。常见类型有：①不完全性双输尿管畸形，状如 Y 形，远端进入膀胱时只有一个开口。两输尿管汇合点可发生于输尿管的任何部位。②完全性双输尿管畸形其头端绝大多数伴发重复肾，但两肾常融合成一体，称为重肾，分为上肾段和下肾段两部，但其肾盂、输尿管及其血供各自分开。一般上肾段较小，时常仅有一个大肾盏，肾盂及其输尿管常并发积水和感染或发育不全和功能不良，输尿管多伴发异位开口或输尿管膨出。下肾段常有 2 个以上的大肾盏，但亦可能有相反的情况。

IVU 可确诊，必要时可经输尿管口插管造影。对于无并发症状者无需手术治疗，并发尿路感染时对症治疗。治疗无效者或有输尿管开口异位伴发正常排尿之外尿失禁者，行上肾段及其输尿管全长或大部切除。

（三）输尿管膨出

输尿管膨出（ureterocele），是由于输尿管开口狭窄及输尿管膀胱壁段肌层发育缺陷，尿液排出不畅，致输尿管末端逐渐膨大而形成膨出突入膀胱腔。女孩的发病率约为男孩的 3~4 倍，左侧稍多于右侧。3~7 岁者多见，且 80% 以上膨出来自重肾。

【病理分型与临床表现】

依据开口部位可分为两种类型。

1. **单纯型**　也称原位输尿管膨出，成人多见。一般无重复肾和重复输尿管畸形。膨出侧的输尿管口位置正常或接近正常。膨出一般不大，局限在膀胱壁的一侧。梗阻严重者膨出较大，阻塞膀胱颈部而导致尿潴留。

2. **异位型**　临床以此种类型为主，占 60%~80%。女婴多见。绝大多数伴有患侧重复肾和双输尿管。膨出所引流的输尿管属于重复肾的上肾段，而膨出的位置都在正常输尿管（引流下肾段）开口的内下方。异位输尿管膨出较单纯型膨出大，多位于膀胱基底部近膀胱颈或后尿道内，女孩用力排尿时，甚至可见部分膨出从尿道口脱垂，造成尿路梗阻。患儿安静后多可自行复位。由于对膀胱三角结构的破坏，常引起下肾段输尿管的反流。

【诊断】

肿物自尿道口脱垂是输尿管膨出诊断的重要依据，但仍需进一步检查。

1. **超声检查**　膀胱内可显示膨出的部位和大小，同时可探明重复肾的上肾段和输尿管扩张积水。

2. **静脉尿路造影检查**　异位输尿管膨出所引流的上肾段常因功能差、积水而不显影。造影剂进入膀胱后可发现膀胱内有圆形或椭圆形的造影剂充盈缺损区。

3. **膀胱造影检查**　将静脉尿路造影剂稀释 6~8 倍后，经膀胱导管缓慢注入膀胱，即可显示造影剂充盈缺损的膨出轮廓；侧位片见膨出来自膀胱壁。

4. **膀胱镜检查**　可见到膀胱底部圆形隆起的膨出。膨出的开口常位于其后下方，不易发现。

【治疗】

有症状的膨出，首选手术治疗。异位输尿管膨出所属的上肾段往往已无功能，如伴发扩张积水应予切除。

（四）输尿管异位开口

输尿管异位开口（ectopic ureteral orifice）系输尿管没有进入膀胱三角区，开口于膀胱之外。男性可开口于后尿道、输精管及精囊等部位，但仍在括约肌的近侧端，故无漏尿现象；而女性则可开口于前尿道、前庭区、阴道及子宫等部位，均在括约肌的远端，故常有点滴性尿失禁症状。女性发生率约为男性的 2~12 倍。80% 病例伴有重复肾和双输尿管畸形。异位开口的输尿管几乎都是引流重复肾的上肾段，偶有引流下肾段者；少数发生于单一的输尿管，而该侧肾脏往往发育不良。

【临床表现】

女孩的输尿管异位开口均在膀胱括约肌的远端，临床症状典型，即持续滴尿和正常次数排尿。新生儿及婴儿前后两次正常排尿间，尿布或内裤总有浸尿。如有继发感染，滴尿混浊。年长儿可诉说腰背部胀痛。

【诊断】

包括三个步骤：

1. 初步怀疑　根据典型病史，有正常分次排尿，又有持续滴尿，即应怀疑输尿管异位开口。

2. 寻找依据　检查外阴，先仔细观察尿道周围，大多见到尿道口与阴道口间有针眼状小孔，尿液呈水珠状不断从该小孔滴出。部分异位开口位于阴道内，可见有尿液不断从阴道口流出。个别开口在尿道内，尿液不断从尿道口滴出，应与神经源性膀胱尿失禁鉴别。

3. 检查方式　判断病变的侧别、输尿管异位开口的诊断较易建立，但要确定病变侧别则比较困难。

(1)静脉尿路造影检查：异位开口的输尿管所引流的重复肾上肾段，因发育不良，长期积液扩张，几乎没有完好的肾实质，因此，在静脉尿路造影检查（IVU）时往往不能显示重复肾和双输尿管。下肾段因受上肾段积水的压迫，显影的肾盂肾盏可向下向外移位。

(2)逆行造影：如发现尿道口周围有滴尿的异位开口，可用F3号导管试插并注入造影剂，如见输尿管显影，则可根据所偏向的一侧判断病变即在该侧。

(3)压迫法：分别压迫左、右侧下腹部患侧的输尿管都有扩张积水。如压迫某侧时，尿道口周围之异位开口或阴道口流出尿液量增加，则病变可能即在该侧。

(4)超声检查：当输尿管增粗时，如显示重肾及发育不良肾脏，提示异位开口来源于此侧，但对于开口部位超声难以显示。

男性因异位开口在外括约肌的近端，仍受括约肌的控制，临床症状比较隐蔽，不容易引起家长和医务人员的注意。对反复表现为附睾炎者，肛指检查有时可发现精囊扩张，有继发感染者，触痛明显。对疑有输尿管异位开口的男孩，应行IVU和B超检查。开口在后尿道者，尿道镜检查有助诊断。

【治疗】

输尿管异位开口只能手术治疗。手术包括切除重复肾的上肾段和所属的扩张输尿管。重复输尿管无增粗，无积水和无合并感染者也可进行重复输尿管膀胱再植手术治疗尿失禁。

(五) 先天性巨输尿管

先天性巨输尿管（congenital megaureter）又称为原发性巨输尿管症，系指输尿管远端没有任何器质性梗阻而输尿管明显扩张积水。一般认为小儿输尿管直径>7mm即是巨输尿管。这不同于下尿路梗阻、膀胱输尿管反流以及神经源性膀胱等所致的继发性输尿管扩张积水。

【病因】

病因尚未完全阐明。可能由于输尿管远端管壁肌细胞的肌微丝和致密体发育异常或该段的肌束与胶原纤维间比例失调。

【病理】

输尿管明显扩张、积水，管壁增厚，外观颇似肠管，其远端约数毫米长输尿管似为狭窄，而实际上，该段输尿管解剖正常，并无机械性梗阻存在。患者肾脏可有不同程度的积水、肾实质萎缩。

【临床表现】

先天性巨输尿管并无特征的临床症状。因输尿管扩张积水，可表现为腹部包块。一般位于腹中部或偏向一侧，与肾积水之包块位于该侧之腰腹部不同。感染后可发热、腹痛、血尿或脓尿。有些患儿因有消化道症状如食欲缺乏、厌食，或体重不增就诊。

【诊断和治疗】

以腹部包块就诊者，先做超声检查，可发现扩张的输尿管与肾盂相连。有血尿或尿路感染者应常规做 IVU，可以发现肾积水和明显扩张积水的输尿管。膀胱镜检查输尿管插管注入造影剂行逆行造影，可显示扩张迂曲的输尿管。先天性巨输尿管常伴有尿路感染，最终将严重损害患侧肾功能。确诊后应积极采取手术治疗。

MRI 和 CT 检查对以上畸形的诊断也有一定的价值。

（魏光辉）

第四节 先天性肾积水

先天性肾积水（congenital hydronephrosis，CHn）指胎儿期就存在的肾集合系统扩张。国际胎儿泌尿协会将其定义为胎儿 24 周之前肾脏集合系统分离超过 0.5cm，而 24 周之后和新生儿期分离超过 1cm。超声检查的普及使胎儿和新生儿肾积水病例越来越多。新生儿的肾积水的发生率约为 1%~2%。

CHn 病因复杂，有梗阻性和非梗阻性肾积水。前者病因包括肾盂输尿管连接处梗阻（ureteropelvic junction obstruction，UPJO）(44%)、输尿管膀胱交界处梗阻（ureterovesical junction obstruction，UVJO）(21%)、输尿管膨出和异位输尿管（12%）、神经源性膀胱、后尿道瓣膜（9%）、尿道闭锁和阴道子宫积液等；后者包括原发性膀胱输尿管反流（14%）和生理性肾盂肾盏扩张、Prune-Belly 综合征等。梗阻性肾积水多为输尿管不全梗阻。如何确定病理性输尿管梗阻和如何确定积水肾脏功能是否进行性损害仍缺乏简单可靠的方法。

一、输尿管肾盂连接处梗阻性肾积水

UPJO 引起的肾积水指尿液不能顺利从肾盂进入输尿管，引起肾脏集合系统进行性扩张，肾脏损害。UPJO 是新生儿肾积水最常见的原因，占 85% 以上。男性多于女性，男女之比为 2∶1。左侧多于右侧。双侧者占 10% 左右，偶可见孤立肾肾积水。

目前，对 UPJO 的定义和诊断标准仍有争议。临床很难遇到肾盂输尿管完全梗阻的病例。几乎所有 UPJO 的病例都是不全梗阻或无法发现梗阻。Koff 等将 UPJO 定义为“输尿管肾盂交界处存在限制性尿液排出的情况”。

【病因与发病机制】

UPJO 可为输尿管肾盂交界处(ureteropelvic junction，UPJ)固有的、外在的或继发性梗阻。解剖异常梗阻多是固有的和外在性的梗阻。见图 18-4。

1. 输尿管肾盂交界处固有梗阻　指 UPJ 管腔狭窄，以输尿管壁病变为特征，伴或不伴输尿管扭曲。狭窄段长度多在 0.5~2cm，少数病例可达 3~4cm，个别病例有多发狭窄段。该

段输尿管管腔狭窄，肌层肥厚或发育不良，纤维组织增生，影响了输尿管的蠕动功能，使尿液从肾盂向输尿管推进困难。

(1) UPJ 扭曲或折叠：较大儿童和青少年多见，常表现为间断性梗阻。

(2) 高位 UPJ：指正常输尿管位于肾盂最低点，肾盂输尿管呈漏斗状连接。高位 UPJ 起始端位于肾盂非最低点，输尿管与肾盂形成夹角并附着于肾盂壁使尿液引流不畅，导致肾积水。

(3) UPJ 瓣膜：是由于肾盂瓣膜在输尿管起始部形成活瓣样结构而引起梗阻，发生率较低，一般不超过 1%。正常 4 月龄以上胎儿常见输尿管起始端出现皱褶，可持续到新生儿期。多随小儿生长而消失。

(4) UPJ 息肉：息肉多呈海葵样，位于输尿管肾盂起始端。有时息肉巨大似肿瘤样突入肾盂中，使 UPJ 狭窄。

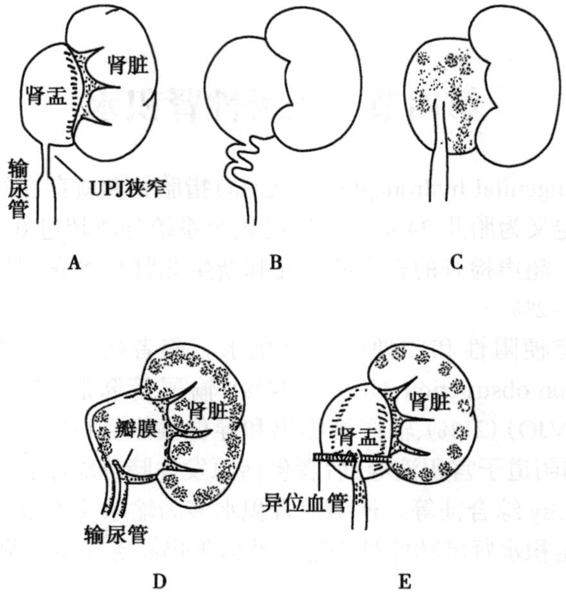

图 18-4　肾盂输尿管交界处梗阻示意图

A. 输尿管肾盂连接处狭窄示意图；B. 输尿管肾盂连接处扭曲示意图；C. 输尿管肾盂连接处高位输尿管示意图；D. 输尿管肾盂连接处瓣膜示意图；E. 输尿管肾盂连接处异位血管示意图

2. 输尿管肾盂交界处外来梗阻　一般由供应肾下极动脉过早分支或腹主动脉直接分支供应肾下极的动脉血管压迫 UPJ 所致。被压迫的输尿管常有发育异常。这类患者较少，一般不超过 3%，而且多见于较大儿童，其症状及病理改变也较轻。

3. UPJ 继发性梗阻　严重的膀胱输尿管反流（VUR）常引起输尿管扭曲，导致 UPJO，引起继发性肾积水。

【病理生理】

随年龄增长，小儿正常肾盂容量逐渐增加。5 岁以内肾盂容量以每岁 1ml 估计，年长儿可达 10ml。B 超影像中肾脏集合系统一般无分离，大量饮水的情况下，肾集合系统虽可分离

但一般仍 <0.5cm。正常情况下，肾盂最低处逐渐移行为输尿管上段，其连接处呈一漏斗状。肾盂收缩输尿管上段扩张，尿液从肾盂排入输尿管。正常肾盂压力随体位、身体不同生理状态变化而略有不同，一般波动在 1~10cmH_2O。

UPJO 妨碍了尿液顺利排入输尿管，导致肾脏的集合系统张力增加和逐渐发生扩张。梗阻程度、肾脏功能和肾集合系统的顺应性是决定肾盂内压力和尿液能否从肾盂排出的重要因素。

UPJO 轻度梗阻者，肾盂平滑肌增生、蠕动增强，尿液可以在相对较低压力下排入远端输尿管，肾积水可以进入相对稳定状态，或发展非常缓慢，肾功能不受影响。严重梗阻者，早期表现为肾盂蠕动增强，压力明显升高，肾血流（renal blood flow，RBF）和肾小球滤过率（glomerular filtration rate，GFR）增加。

增高的肾盂压力能使肾盏及肾乳头处的括约肌样功能受损，肾小管压力升高。此时，一部分尿液经过 UPJ 进入远端输尿管，另一部分尿液经撕裂的肾窦黏膜反流进入肾实质或外渗进入肾门，然后经淋巴和静脉系统吸收进入血液循环。尿液的分泌、吸收和排出达到一定“平衡”后，肾盂压力逐渐降为正常。积水逐渐增多，肾盂和肾盏逐渐扩张，压迫肾实质。靠近肾门的肾实质血管受到牵拉、断裂，可引起血尿。肾实质缺血引起肾素和血管紧张素分泌增加可以引起高血压。

积水肾脏的病理变化以缺血萎缩性变化为主，先发生肾髓质萎缩、纤维化、炎性细胞浸润、集合管扩张、尿浓缩功能和酸化能力下降；后期发生肾皮质萎缩，GFR 下降。肾内型肾积水对肾实质损害较肾外型肾积水为重。后者肾盂可突向肾周松软组织而减轻对实质的压迫。一侧肾积水的肾功能受损时，对侧健肾将发生代偿性增大，血肌酐及尿素氮一般在正常范围。双肾积水肾功能损害后则血肌酐及尿素氮增高，肾浓缩功能下降并引起多尿和电解质大量丢失，引起电解质紊乱。晚期发生肾衰竭。

总之，UPJO 是一种不完全梗阻，与输尿管完全梗阻相比，其病理生理改变是一个比较缓慢复杂的过程。肾盂压力升高是引起肾脏损害的重要因素，但是临床研究显示许多肾积水的病例肾盂压力不高，提示引起肾脏损害原因与多因素有关。

肾积水可有 3 个转归。①一过性肾积水：如胎儿期发现的轻度肾积水，有的出生后数周可以完全消失。②无肾功能进行性损害肾积水：患儿除了轻度积水外，肾脏功能无进行性损害，无临床症状。此类患者约占先天性肾积水的 1/3，需要长期随访。③肾功能进行性损害型肾积水（失代偿期）：UPJ 梗阻较为严重，肾积水进行性增加，肾功能进行性损害。

【临床表现】

早期多无特殊临床症状，梗阻严重者，可有以下几种表现：

1. 可没有任何症状，做腹部超声偶然发现。

2. **腹部肿块**　随着产前超声的普及和技术提高，以腹部肿块就诊的患者减少。原来新生儿及婴儿约 1/2 以上以无症状腹部肿块就诊。肿块光滑、无压痛、中等张力、偶有波动，部分病例有肿块大小的变化，如突然发作的腹痛伴腹部肿块，大量排尿后包块缩小是一重要的诊断依据。

3. **腰腹部间歇性疼痛**　绝大多数患儿能陈述上腹或脐周痛。大龄儿童可明确指出疼痛来自患侧腰部。间歇性发作常提示间歇性肾积水。疼痛可在大量饮水后诱发，发作时多伴恶心、呕吐。常被误诊为胃肠道疾病。疼痛是因为肾盂压力升高、肾盂扩大刺激包膜所致。

4. 血尿 肾髓质血管破裂或轻微腹部外伤或合并尿路感染、结石均可引起。发生率为10%~30%,为肉眼或镜下血尿。

5. 尿路感染 表现为尿频、尿急、排尿困难,常伴有高热、寒战和败血症等全身中毒症状。发生率低于5%。

6. 高血压 扩张的集合系统压迫肾内血管导致肾脏缺血,反射性引起肾素分泌增加,引起血压升高。

7. 多尿和多饮症状 肾脏浓缩功能下降后,可表现为低比重尿、多尿和多饮症状。

8. 肾破裂 扩张的肾盂受到外力发生破裂,表现为急腹症。

9. 尿毒症 双侧或孤立肾积水晚期可出现氮质血症,有肾功能不全表现。患儿生长缓慢、发育迟缓、喂养困难或厌食等。

【诊断与鉴别诊断】

肾积水的诊断并不难。符合上述临床表现时要考虑本病。一般需要进行下列一种或多种检查,其中超声、核素肾扫描检查(emission computed tomography,ECT)和静脉尿路造影(intravenous urography,IVU)最为常用,CT 尿路造影(CT urography,CTU)和磁共振尿路造影(magnetic resonance urography,MRU)次之,其他检查根据需要选用。常用的诊断检查介绍如下:

1. 超声检查 是诊断最常用的检查。B 超发现肾脏集合系统分离(>1cm)或肾内可见互相连通的多个液性暗区即可诊断肾脏积水。如仅发现肾盂扩大而未见输尿管扩张,膀胱形态正常,排尿后无残余尿,可考虑 UPJO。B 超除了清楚地显示肾脏大小、肾实质厚度外,还可测定肾脏血流速度和血流阻力指数。正常肾血流阻力指数随年龄增加而减小,新生儿到 12 岁儿童为 0.85~0.62,大于该值提示有 UPJO 存在。

2. ECT 检查 包括 ^{99m}Tc-DTPA 肾动态显像和 ^{99m}Tc-DMSA 肾静态显像:①肾动态显像:可了解分肾功能,利尿肾图还可根据利尿后放射性核素排泄的曲线变化区分功能性梗阻与器质性梗阻;使用呋塞米后,若无梗阻,则潴留在肾盂内的核素迅速排泄,否则,核素排泄缓慢或不排泄。②肾静态显像主要用于肾实质的显像。多用于功能不良肾或丧失功能的肾脏检查以及肾瘢痕的检查。

3. IVU 检查 表现为扩张的肾盂肾盏,造影剂突然终止于肾盂输尿管连接部,输尿管不显影。轻中度积水者多数能显示出肾盂和肾盏扩张影像。延迟摄片延缓至 60、120 分甚至 180 分或增加造影剂剂量可以提高诊断率。小儿肠内积气、肾功能严重受损时造影剂分泌困难和积水量较大造影剂被稀释造成不显影等因素均可造成诊断困难。

4. 逆行肾盂造影 仅在 IVU 显示不满意或不显影,无法确定肾积水和输尿管梗阻部位时采用。该检查需要输尿管逆行插管,有一定痛苦并可以导致尿路感染,此项检查多主张术前 48 小时之内实施。

5. 排尿性膀胱尿道造影(voiding cystourethrography,VCUG) 了解排尿时有无输尿管反流,并鉴别输尿管膨出、尿道瓣膜和尿道憩室等。对于双侧肾积水的患儿,VCUG 可作为鉴别反流引起继发性肾积水的必要手段。

6. 肾盂穿刺造影 对 IVP 不显影者可以考虑进行肾盂穿刺造影以明确梗阻部位。肾盂穿刺后可先测定肾盂压力,然后抽取尿液后注入造影剂确定梗阻部位。该检查临床应用不多。

7. 肾盂压力容积测定（Whitaker试验） 经皮作肾盂穿刺置入测压导管，同时经尿道插管记录膀胱压。肾盂插管时记录的压力为肾盂静止压力与导管阻力。然后，以10ml/min的速度向肾盂内灌注生理盐水，至平衡状态或压力陡增时为止，此时的肾盂压减去肾盂静止压及膀胱压即为肾盂灌注时的相对压力。正常值应 <15cmH_2O。此压力越高，说明上尿路梗阻越重。肾盂成形术后怀疑肾盂输尿管吻合口梗阻时，可经肾盂压力容积测定确认。该检查因需要肾盂穿刺，临床并未作为常规检查。

8. CT和MRI检查 两者均可显示肾脏大小、形态及实质的厚度，都能显示无功能性肾集合系统，但MRI无X线辐射。近年新开展的三维CTU和MRU还可以清楚显示扩张的肾盂肾盏和梗阻部位及肾功能。Gd-DTPA增强动态磁共振也在评估肾积水肾脏形态和功能方面发挥了作用。

通过一种或多种检查，对肾积水的病因、积水程度、患肾的功能等可作出明确诊断，并可与其他泌尿系畸形相鉴别。除此之外，还要了解病变是一侧还是双侧，同时评估两侧肾脏的功能。

【治疗及预后】

1. 治疗原则 轻度肾脏积水，体检时偶然发现无明显临床症状，可观察随访。有明显UPJO证据或肾脏进行性损害者应手术治疗。积水肾脏严重萎缩，丧失功能或合并严重感染，对侧肾脏正常的情况下可以考虑行积水肾脏切除手术。

2. 观察随访 胎儿期发现的肾积水，出生后一周即行B超复查，约1/3患儿出生后可能恢复正常。体检等偶然发现的轻度肾积水，无临床症状，应先随访。发现肾积水进行性增大或肾功能进行性损害，或有腹痛、感染、结石等临床并发症时应及时手术治疗。

3. 手术治疗 UPJO的手术年龄有争议，在新生儿期还是婴幼儿期手术，或者随诊观察，由于没有前瞻性大宗病例研究，说法不一，绝大部分医师认为只要肾功能不明显恶化，手术年龄可以延迟。对于孤立肾肾积水、双侧重度肾积水、影响消化或呼吸的患儿可以早做。目前大家认可的手术指征如下：

(1) 手术指征：①有症状的梗阻（肋腰痛、UTI、结石形成）；②分肾功能受损 <40%；③系列随访分肾功能下降 >10%；④利尿性肾核素显像提示机械性梗阻；⑤超声检查肾积水加重明显。以上几条每条均可作为独立手术指征。

(2) 肾切除指征：肾实质发育不良、囊性变，肾皮髓质分界不清、分肾功能在10%以下是积水肾脏切除的指征。需要注意，分肾功能在10%以下是积水肾脏切除的相对指征，肾脏是否保留要综合各种因素决定。巨大肾积水，IVP不显影，核素扫描肾功能明显下降并非肾切除的绝对指征，尤其是双侧肾积水时更应慎重，可先行肾造瘘，3个月后再复查了解肾功能情况。双侧肾积水不可轻易行肾切除，以免出现急性肾功能不全。

(3) 手术方法

1) 离断性肾盂成形术（Anderson-Hynes pyeloplasty）：是最常用的手术方法。主要步骤是手术切除UPJO和大部分扩大的肾盂，进行肾盂输尿管吻合。要求吻合口宽广、低位、呈漏斗形、缝合密闭而无张力，吻合部光滑无折叠、扭曲（图18-5）。手术成功率在95%以上。

2) 腹腔镜肾盂成形术（laparoscopic pyeloplasty）：治疗肾盂输尿管连接部梗阻性肾积水在许多医院已经成为常规手术。

3) 机器人肾盂成形术（robotic pyeloplasty）：文献报道逐年增多，是机器人在儿童应用的经典手术。和腹腔镜手术相比，机器人手术视野更清晰，图像更具立体感，机器臂操作更灵活，且可以远程操控。

(4) 术后处理：①术后应用 3~5 天抗生素防治感染。②术后 3~5 天肾陷凹引流无渗出，可拔除引流。③如果放置双 J 管，术后 1~2 个月拔除。如果放置支架管和肾造瘘，则 7~10 天拔除支架管，2 天后用亚甲蓝做通畅试验，如果通畅，则肾造瘘管夹管 24~48 小时后无发热、疼痛等不良反应，可拔除肾造瘘管。④术后定期复查尿常规和 B 超，3~6 个月后做超声或静脉肾盂造影、肾核素扫描，了解肾脏恢复情况。

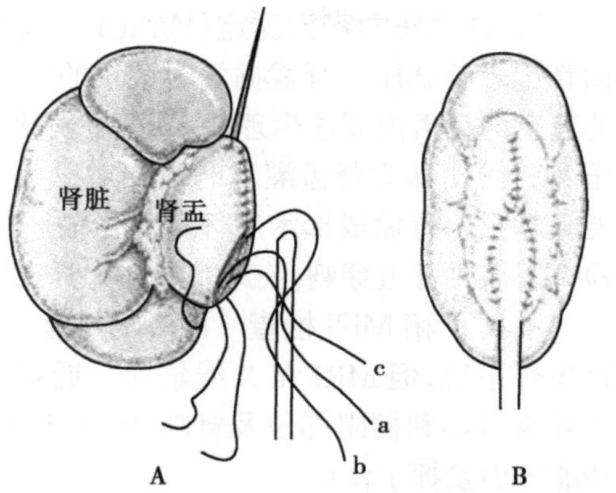

图 18-5 肾盂成形术示意图

A. 肾盂输尿管低位斜面吻合；B. 吻合完成后外观
a：最低位第一针；b、c：两侧各一针

(5) 手术预后：梗阻解除后原有的症状可消失，肾功能和肾实质的厚度可有一定恢复。除早期轻度肾积水术后形态和功能可恢复外，大多数病例已经扩张的肾盏、肾盂以及肾实质厚度不能恢复到正常状态。术后 6 个月恢复最明显，术后 1 年基本定型。

二、其他梗阻性肾积水

(一) 膀胱输尿管交界处梗阻

膀胱输尿管交界处梗阻（ureterovesical junction obstruction，UVJO）指输尿管进入膀胱壁内段梗阻，又称梗阻性巨输尿管症（obstructed megaureter），可以是原发性的，也可是继发性的。继发性 UVJO 常因膀胱壁增厚和纤维化压迫输尿管远端所致。IVU 除了显示肾积水外，输尿管明显扩张，距膀胱越近扩张越明显，于膀胱输尿管交界水平或上方突然变细。患者一般无器质性下尿路梗阻病变，没有膀胱输尿管反流和无神经性膀胱功能紊乱，临床常表现为尿路感染、血尿、腹痛或仅以发现腹部囊性肿块就诊。大部分病例需要进行利尿肾图，有条件的可以做肾盂压力测定确诊 UVJO 存在。UVJO 需要手术治疗，切除梗阻部位和裁剪输尿管，然后进行输尿管膀胱再植，手术方法最常用的是输尿管经横向推进膀胱黏膜下隧道输尿管膀胱再吻合（Cohen）。

(二) 输尿管膨出

输尿管膨出（ureterocele）又名膀胱内输尿管膨出、输尿管口囊肿、输尿管下端囊性扩张，是输尿管末端的囊性扩张，囊肿外覆膀胱黏膜，内层为输尿管黏膜，中间为肌纤维和结缔组织。囊肿常引起输尿管梗阻，逐渐形成输尿管和肾积水，出现腰和腹部胀痛。囊肿增大阻塞尿道内口或经尿道脱出，引起排尿不畅、尿流中断，甚至尿潴留。B 型超声检查，显示肾、输尿管积水，膀胱内有囊性肿物。X 线检查和尿路造影可显示患侧肾、输尿管积水，因肾功能受损而显影淡并迟缓，可伴有重复肾盂，重复输尿管征象。膀胱造影见输尿管末端呈"眼镜蛇头"状或球状阴影。膀胱镜检查一侧输尿管口有囊肿，壁光滑透明，血管清晰，囊肿有节律性充盈和萎陷，尿液从细小的输尿管口排入膀胱。输尿管膨出的治疗目的是解除梗阻、保护肾功能、预防感染并防止反流。外科手术是切实有效的治疗方法，有输尿管膨出切除手术、囊肿开窗、输尿管再植手术、重复肾和重复输尿管切除术等。

(三) 异位输尿管

异位输尿管(ureteral ectopia)指输尿管开口位于膀胱三角区以外的膀胱内或膀胱外,约80%病例患侧都是双输尿管,并常并发其他泌尿系畸形,如肾积水、肾发育异常、蹄铁形肾、异位肾等。

女性异位输尿管口可位于尿道、阴道、子宫颈及前庭,常在括约肌控制之外,故有滴尿现象。男性异位输尿管口可位于尿道(低至精阜部)、射精管、精囊、输精管及附睾,仍受外括约肌的控制,多无滴尿现象。由于管口狭窄,输尿管常有不同程度的扩张及蠕动障碍,引起相应引流的肾脏积水、萎缩,并有肾盂肾炎性瘢痕。由于异位开口的输尿管引流上半肾,常规静脉泌尿系造影中多不显影。与对侧相比,可知道显影的是下半肾(显影的肾盂、肾盏因受不显影的上半肾压迫向外下移位,上缘变平并呈发育不良状)。有些病例用大剂量静脉泌尿系造影剂及延缓造影,可隐约显示上肾盂影。

治疗方法主要是:如果重复的上肾功能好,可以做异位输尿管膀胱再植、上输尿管与下肾输尿管吻合;如果重复的上肾功能不好,切除重复肾和输尿管。诊断和治疗详见本章第三节。

(四) 神经源性膀胱

神经源性膀胱(neurogenic bladder,NB)患者晚期均表现为肾积水和肾衰竭。这是因为NB患者膀胱功能异常、残余尿增多、膀胱长期处于高压状态导致输尿管反流,或泌尿系感染、膀胱壁纤维化、小梁增生、输尿管出口梗阻所致。梗阻若在膀胱或膀胱以下部位,则发生双肾积水。两侧积水程度可不一致。如果合并感染,将加重肾实质的损害,后期常出现尿毒症。根据NB的病史和临床表现,结合MRI、膀胱排尿造影和尿动力学检查诊断NB并不困难。治疗详见本章第十三节。

(五) 后尿道瓣膜

后尿道瓣膜(posterior urethral valves,PUV)是婴儿和新生儿最常见的尿道梗阻疾病。严重者,梗阻可以引起肾积水,可在腹部触及包块,并在下腹部触及膨胀的膀胱。排尿性膀胱尿路造影是诊断后尿道瓣膜最好的方法,IVP可显示输尿管和肾积水,治疗方法是采取经尿道镜手术切开瓣膜进行治疗,下尿路梗阻解除后肾积水会部分好转。PUVS诊断治疗详见本章第六节。

三、非梗阻性肾积水

(一) 原发性膀胱输尿管反流

原发性膀胱输尿管反流(primary vesical-uretal reflux,PVUR)为一种先天性疾病,指输尿管膀胱壁内段长度过短时发生尿液由膀胱逆行反流至输尿管,严重者可达肾内,表现为肾集合系统分离或积水。临床常表现为泌尿系感染和各种排尿异常,能引起肾盂肾炎。排尿性膀胱尿路造影是诊断PVUR首选方法。严重PVUR需手术纠正,常用方法是输尿管再植抗反流手术(ureteric reimplantation for vesico-ureteric reflux)。也可用内镜在输尿管口内下方黏膜下注射生物胶治疗轻度PVUR。PVUR诊断和治疗详见本章第六节。

(二) 梨状腹综合征

梨状腹综合征(Prune-Belly syndrome)指腹壁肌肉缺损、尿路异常、双侧隐睾构成的三联症。由于腹壁肌肉缺如或发育不良,腹壁松弛,皮肤皱褶,外形像"梅脯",故有"梅干腹"之称（梅干腹综合征）。在活产新生儿中发病率约 1/40 000，多为散发，男女之比为 20∶1。患者基本上都是男婴。本病由于腹肌发育不良，常出现膀胱扩张、输尿管扩张、肾积水、反复尿路感染和肾功能损害。治疗多主张非手术治疗，用弹力绷带包扎腹部。保持尿路引流通畅，预防和治疗尿路感染，保护肾功能。

（三）生理性肾积水

生理性肾积水（physiologic dilation）指肾盂和肾盏扩张符合 CHn 的诊断标准，但是临床检查不能发现尿路梗阻的证据。现在认为这是一种先天性肾盂肾盏发育异常。CHn 鉴别诊断中应考虑这种特殊类型的肾积水。鉴别手段主要包括尿路形态检查如各种尿路造影无梗阻表现和肾功能无进行性损害。生理性肾积水诊断要点包括无尿路梗阻、无肾脏损害和无任何临床症状的肾盂肾盏扩张。该种肾积水不需治疗。

四、胎儿肾积水

胎儿肾积水指胎儿肾脏集合系统扩张，是产前超声检查发现最多的胎儿异常。目前，超声检查已经普及，几乎所有肾脏扩张 >0.1cm 的胎儿期肾积水均可在孕 18~20 周被超声检查发现，其发病率占妊娠总数的 1%~5%。

【分级】

Grignon 等将胎儿肾积水分为 5 级，Ⅰ级：肾盂扩张 <1.0cm，肾盏正常；Ⅱ级：肾盂扩张 1.0~1.5cm，肾盏正常；Ⅲ级：肾盂扩张 >1.5cm，肾盏轻度扩张；Ⅳ级：肾盂扩张 >1.5cm，肾盏中度扩张；Ⅴ级：肾盂扩张 >1.5cm，肾盏严重扩张，肾实质变薄。Arger 等将胎儿肾积水分为 3 级，其中Ⅰ、Ⅱ级与 Grignon 等所分Ⅰ、Ⅱ级相似，Ⅲ级除肾盂、肾盏明显扩张，肾实质变薄外，还包括多囊肾、肾发育不良等疾病。1993 年 SFU 将胎儿肾积水分为五级（排除膀胱输尿管反流），0 级：肾盂无分离；Ⅰ级：肾盂轻度分离；Ⅱ级：肾盂轻度扩张，一个或几个肾盏扩张；Ⅲ级：所有肾盏扩张；Ⅳ级：肾盏扩张，肾实质变薄。2008 年对 SFU 分级进行的可信性评估，建议将 SFU- Ⅳ级进一步区分为（Ⅳ-A）部分肾实质变薄和（Ⅳ-B）全部肾实质变薄。

【诊断标准】

目前普遍认为 B 超检查横切时肾盂前后径（anteroposterior renal pelvic diameter，APD）是评价胎儿肾盂积水的最重要指标，凡 <5mm 为正常；5~10mm 为可疑，需行超声随访；≥ 10mm 为肾盂扩张。Coplen 等认为，APD>15mm 说明肾积水由梗阻引起，敏感度和特异度分别为 73% 和 82%。有些学者认为，胎肾肾盂扩张程度必须与其妊娠周数一并考虑方可作肾盂积水的诊断。Toiviainen-Salo 等研究表明，以妊娠 33 周之前 APD>4mm 或妊娠 33 周之后 APD>7mm 为标准。诊断肾积水的敏感度为 100%，但假阳性率为 30.80%。当以妊娠 24 周之前 APD>4mm 或妊娠 24 周之后 APD>10mm 为标准，诊断肾积水的敏感度为 80%，假阳性率可以降到 15%。Thomas 认为，5mm<APD<10mm 的所谓“轻度肾积水”并不一定损害肾功能。

【诊断技术】

1. 超声检查　超声检查最具优势，是无射线危害、可动态观察，且操作方便，可清楚地显示肾脏结构、集合系统是否分离、测定集合系统分离直径及羊水量等。所有孕中期发现的胎儿肾积水，均需在孕晚期再次行超声检查确认肾积水有无进展。一旦发现男性胎儿膀胱扩大、双侧肾积水、羊水过少等后尿道瓣膜征象，需每 4 周复查一次超声检查，如果羊水过少持续进展，就要考虑产前干预治疗。超声检查只提供解剖结构的信息，并不能提供肾脏功能的信息。其结果常取决于检查者的技能经验、膀胱充盈状态和胎儿含水量，因此不同的检查者和患儿不同的状态均可影响其检查结果。因此推荐随访检查由同一检查者进行。

2. 磁共振尿路成像　MRU 能提供肾脏高质量的尿路细节成像，且无射线危害。MRU 冠状位、矢状位和水平位成像可提供胎儿尿路的精细解剖结构、更精确的病情评价。

【治疗】

根据大量研究显示：多数胎儿肾积水随着胎儿发育可自发消失，只有极少数进展迅速，需要产前干预治疗来缓解尿路梗阻。

【处理措施】

详见本节 UPJO 的治疗措施。

知识拓展

超声检查在肾盂输尿管连接部梗阻中的应用

超声是常用的无创性检查，应用广泛、费用低，尤其被小儿接受。超声检查不仅能发现和诊断肾积水，还能辅助明确诊断输尿管梗阻的部位。

超声可诊断肾积水，即肾窦回声（集合系统回声）分离，肾盂和肾盏不同程度扩张，内为无回声。轻度肾积水，肾脏大小及外形正常，中度肾积水肾脏可有不同程度增大。轻、中度积水时肾实质往往无明显改变；重度肾积水肾实质变薄；巨大肾积水肾实质菲薄，显示不清楚。

当发现小儿有肾积水，要明确输尿管梗阻部位，过去需要做肾穿刺造影，逆行肾盂造影、利尿性核素扫描等检查。合理利用超声检查，可以辅助明确输尿管梗阻部位。超声不易追踪正常输尿管，但很容易观察积水的输尿管，使膀胱适当充盈，在耻骨联合上方横切面探查，膀胱后方可见单侧或双侧圆形无回声，内径 >0.4cm。纵切面为长管状，长度至少可探及约 3~5cm。如肠气少，腹壁薄，可轻松地追踪输尿管全程。若超声检查输尿管不扩张，可确诊单纯肾盂输尿管连接部梗阻；若超声检查输尿管扩张，应该诊断是输尿管远端病变导致肾积水，因此大部分可替代经皮肾穿刺造影。

（张潍平）

第五节　膀胱外翻与尿道上裂

Scheuke von Grafenberg（1597 年）首先描述本病临床所见，1780 年 Chaussier 始用膀胱外翻一词。Syme（1852 年）做了首例输尿管乙状结肠移植术，但 9 个月后患者死于肾盂肾炎。Trendelenberg（1942 年）试用截骨术使耻骨靠近。Mickuliez（1897）关闭膀胱外翻时用回肠扩大膀胱。Young（1942 年）、Michon（1948 年）分别报道首例女性及男性膀胱外翻关闭术后能控制排尿。

胚胎 3 周时后肠末端和尿囊基部的扩大部分称为泄殖腔。泄殖腔末端有一层由内、外胚层组成的薄膜与羊膜腔分隔,称为泄殖腔膜。胚胎第4~7周泄殖腔被尿生殖膈分为背侧的直肠与腹侧的生殖窦。尿直肠隔与泄殖腔膜会合处形成会阴体。胚胎4~10周时泄殖腔膜内、外胚层之间的间充质向内生长,发育成下腹部的肌肉和耻骨,构成脐以下的腹壁。泄殖腔膜发育不正常将阻碍间充质组织的移行,影响下腹壁发育。泄殖腔膜破溃的位置和时间的异常决定了膀胱外翻尿道上裂系列的各种类型,如膀胱外翻、尿道上裂和泄殖腔外翻等一系列畸形。其中典型膀胱外翻占50%~60%,尿道上裂约占30%,其他约10%为泄殖腔外翻及其他畸形如膀胱上裂合并重复膀胱等。

一、膀胱外翻

【流行病学】

膀胱外翻(extrophy of bladder)是比较少见的先天性畸形,每3万~5万名出生婴儿中有一例,男性较女性多2倍。Shapiro(1984)等报道膀胱外翻和尿道上裂患者子女225人中有3例膀胱外翻,其发病率为1/17,是正常人群发病率的500倍。它包括腹壁、脐、耻骨、膀胱及生殖器畸形,如不治疗约50%于10岁左右死亡、2/3病例于20岁前死亡,死亡原因是梗阻肾积水、尿路感染及肾衰竭。膀胱外翻也常伴其他畸形,如肛门直肠畸形、脊柱裂、蹄铁形肾、腹股沟斜疝。与膀胱外翻-尿道上裂复合畸形有关的基因位点正在研究中。九号染色体5′端的*CASPR3*基因上断裂点缺失可能与疾病相关。采用全基因组表达技术研究162例膀胱外翻尿道上裂有关的候选基因,发现许多基因与细胞装配、肌肉骨骼发育、结缔组织的形态有关。膀胱外翻新生儿的*p63*基因显著异常。

【临床表现】

膀胱外翻畸形复杂,包括骨骼肌肉、泌尿系统、男女生殖系统及直肠肛门异常。临床上分为完全性和不完全性膀胱外翻两类,以前者较为多见。

1. 完全性膀胱外翻　由于下腹壁、膀胱前壁及尿道背壁缺如,分离的耻骨之间三角形筋膜缺损由外翻膀胱占据,其上极是脐,位置低于两侧髂嵴连线。腹壁上可见外翻的膀胱黏膜和喷尿的输尿管口。腹下部、会阴和大腿内侧皮肤受尿浸渍而潮红。因骨盆发育异常、耻骨联合分离,髋骨外旋、耻骨支外旋、两侧股骨外旋,患儿有摇摆步态。脐与肛门之间距离缩短,会阴短平,肛门前移紧靠尿生殖膈,可伴肛门狭窄。膀胱外翻尤其是男孩常合并腹股沟斜疝。

刚出生时外翻的膀胱黏膜基本接近正常,异位肠黏膜或岛状肠袢可位于外翻膀胱表面。长期暴露后黏膜可有鳞状上皮化生、炎性水肿、炎性息肉。膀胱容量差别很大。如膀胱过小,严重纤维化,无弹性就难于做功能性修复。出生时上尿路一般正常,也可合并蹄铁形肾、肾发育不良、巨输尿管等。输尿管下端一般从膀胱下外侧垂直进入膀胱,背侧没有肌肉支持,功能性膀胱修复后几乎都有膀胱输尿管反流。一般认为需做抗反流输尿管移植。生后膀胱黏膜如果长期外露会继发水肿、感染、纤维化,常引起膀胱输尿管连接部梗阻和下段输尿管扩张,不处理进一步可致肾衰竭。

2. 不完全性膀胱外翻　腹壁缺损较小,膀胱黏膜突出不多,少部分患者耻骨在中线正常连合。脐位置低,常于外翻膀胱黏膜上缘形成瘢痕。

这种小儿不分男女,多伴尿道上裂和外生殖器畸形。在男性表现为尿道背侧壁缺如。阴茎海绵体附着于耻骨下支,由于耻骨联合两侧阴茎海绵体分离很宽,故阴茎变短。阴茎头靠近精阜，尿道板短，阴茎严重向背侧弯曲，膀胱颈部括约肌不全。阴囊小，有时对裂，约40%病例合并隐睾。女性除有尿道上裂外，伴有阴蒂对裂、小阴唇远离，露出阴道，阴道短，阴道口多狭窄，子宫、输卵管、卵巢一般正常。

诊断时需注意伴发畸形，应做影像学检查评估上尿路情况。

【治疗】

膀胱外翻需要手术治疗。其治疗目的是：①保护肾功能；②达到尿流控制；③修复腹壁和重建有功能的外生殖器。直到目前仍然没有一种有效的外科手术方法能够使多数患儿达到完全的功能性修复，特别是排尿控制。虽然尿流改道术能够提高膀胱外翻患儿的生活质量，很多外科医师仍在努力寻找一种更理想的手术方法来治疗膀胱外翻。尽管大量的膀胱外翻手术方式被提出或实施，这些术式大致可归纳为两类：第一类是以恢复解剖结构为基础的一期或多期膀胱尿道重建手术；第二类为尿流改道手术。

1. 功能性膀胱修复　目前多数学者主张在生后72小时内做膀胱内翻缝合。手术时需注意新生儿特点，保温、减少和及时补充失血量。生后72小时内关闭膀胱优点为：①膀胱壁柔软易于复位；②尽早使膀胱黏膜不受外界刺激，避免一系列继发改变和失用性膀胱萎缩；③不必做髂骨截骨；④有助于排尿控制。生后72小时以后手术需加做髂骨截骨方能关闭骨盆环。

3~4岁时做抗反流输尿管移植、尿道延长、膀胱颈紧缩成形术。两期手术之间修复尿道上裂。也有作者主张在8~18月龄时作双侧髂骨截骨及膀胱内翻缝合。也可一期完成髂骨截骨、膀胱内翻缝合、抗反流输尿管移植、膀胱颈紧缩成形和尿道上裂修复术。一期手术显示出一些优点：能够一次性手术纠正阴茎、膀胱和膀胱颈畸形，排尿控制的效果与分期手术相近，并发症发生率也没有增加。尽管一期完成膀胱外翻修复相对于尿流改道术或是多期修复术的优点显而易见，但对功能修复机制的研究进展缓慢。

双侧髂骨截骨术后需双下肢悬吊牵引，加用宽带将骨盆向上悬吊固定，或用外固定架固定骨盆。髂骨截骨术可与膀胱内翻缝合同期或于数天前进行。双侧髂骨截骨术的优点和意义在于：①降低腹壁关闭的张力，无需移植筋膜和皮肤以弥补缺损，使得耻骨联合容易对合；②把膀胱颈和后尿道深深置入骨盆环，提高膀胱出口阻力；③通过闭合骨盆使得盆底肌肉在前端中线靠拢，提供对膀胱颈的支持和协助尿控。

有学者认为早期成功的膀胱和耻骨联合关闭对日后膀胱容量及控制排尿非常重要。如小儿恢复良好，至1~2岁时可在麻醉下测膀胱容量，如容量在60ml以上可同时修复膀胱颈及尿道上裂，如容量在40ml以下则仅修复尿道上裂，以便增加膀胱容量。至3~5岁时再修复膀胱颈。

目前常用的手术重建主要有两种：① Gearhart等提出的现代膀胱外翻分期修复手术（modern staged repair of exstrophy，MSRE）；② Grady和Mitchell报告的一期联合膀胱外翻关闭和尿道上裂修复手术（complete primary repair of exstrophy，CPRE）。此外，1995年Kelly还报告一种不进行截骨的分期根治性软组织游离方法（radical soft-tissue mobilization）进行膀胱颈和尿道重建。

膀胱颈成形时需同期做抗反流的输尿管移植，其目的在于抗反流和便于裁剪膀胱三角区组织延长尿道和重建膀胱颈，即Young-Dees-Leadbetter术式。

术后需功能锻炼或盆底肌训练，不宜短期内评价手术效果或决定再次手术。需定期复查静脉尿路造影、超声、排尿性膀胱尿道造影，了解上尿路情况及有无膀胱输尿管反流。膀胱外翻死亡原因主要是尿路梗阻和感染，术后需及时发现并矫治尿路梗阻和膀胱输尿管反流。如膀胱容量过小，可考虑用肠管扩大膀胱，肠膀胱扩大后还需考虑排空问题。Gearhart等认为尿道间接闭合压力高于5.88kPa才能获得排尿控制。排尿控制与膀胱容量、顺应性、排空能力等多因素有关。男性青春期前列腺发育，排尿控制可能会有显著改善。经膀胱功能性修复的女性患者妊娠后宜行剖宫产，以防产后尿失禁及子宫脱垂。已作尿流改道者，宜经阴道分娩，以免产生腹腔并发症。部分女性患者成年后性活动前可能需做阴道成形术。经膀胱功能性修复仍不能获得排尿控制可做可控性尿流改道，如阑尾输出道必要时加肠膀胱扩大，术后清洁间歇导尿，虽然排尿方式与正常人不同，但获得排尿控制可明显提高生活质量。

2. 尿流改道　膀胱功能性修复后仍不能控制排尿或仍有反复严重尿路感染及肾输尿管积水可考虑尿流改道手术。目前常用方法有回肠膀胱术、乙状结肠膀胱或回盲肠膀胱术。Cock（1982年）报道可控性回肠膀胱，受到广泛重视。其手术要点是将旷置肠管对系膜缘剖开并重建，形成容量大、压力低的贮尿囊。选择回肠或阑尾做流出道，并做隧道或内翻乳头增加出口阻力，使流出道内压力峰值高于贮尿囊内的压力峰值，达到可控目的，一般认为隧道的可控效果更佳。1986年报道的Mainz袋手术和1990年Wenderoth等报道的回肠新膀胱术较Cock手术简单，效果也很好。尿流改道术后同样需要定期检查静脉尿路造影、储尿囊造影、超声、血生化检查，结肠膀胱患者还需定期做内镜检查，或可尽早发现可能发生的肿瘤。

二、尿道上裂

【流行病学】

没有膀胱外翻的单纯尿道上裂（epispadias）罕见，约95 000名出生婴儿中有一例，在膀胱外翻尿道上裂系列畸形中仅占30%左右。其胚胎学基础与膀胱外翻相同。男性发病为女性的4~8倍。

【临床表现】

尿道上裂表现为尿道背壁部分或全部缺失，常与膀胱外翻并存。男性尿道上裂阴茎体较短、上翘，阴茎头呈扁平状，自尿道口至阴茎头有一浅沟，被覆黏膜，包皮悬垂于阴茎的腹侧。可分为阴茎头型、阴茎体型及完全型三种。阴茎头型尿道口位于阴茎头或冠状沟背侧，包皮悬垂于阴茎腹侧，无尿失禁；阴茎体型尿道口位于阴茎体背侧，多在近阴茎根处，包皮堆积于阴茎腹侧，部分患者有不同程度尿失禁；完全型尿道口在膀胱颈部位，呈漏斗状，有完全性尿失禁，可伴有不同程度的耻骨联合分离或膀胱外翻。注意，有的尿道上裂藏匿于包茎内，仔细触摸阴茎头，如果背侧摸到浅沟，要怀疑尿道上裂。

女性尿道上裂表现为阴蒂对裂、阴唇分开、间距增大及耻骨联合分离。可分为部分型和完全型，以完全型多见并伴尿失禁。

膀胱容量小尤其有尿失禁者，输尿管口常位于不正常三角区的外侧部，几乎垂直入膀胱，没有壁内段，因此90%有反流。

【治疗】

手术治疗目的是重建尿道，控制排尿。

1. 男性尿道上裂要求阴茎成形，外观和功能接近正常，其尿道成形术与尿道下裂相似。术式多种多样，要求充分矫正阴茎上翘畸形，正位尿道口，外观接近正常，排尿通畅。

2. 膀胱外翻尿道上裂的阴茎和尿道重建要处理好 4 个问题以保证手术的外观和功能效果：①阴茎背曲纠正；②尿道重建；③阴茎头重建；④阴茎皮肤覆盖。阴茎背曲的纠正是尿道重建的基础。在第一期的膀胱关闭时可以解决一些阴茎背曲，但关键的步骤还是在第二期阴茎和尿道重建时进行。由于前段阴茎海绵体较正常儿童短 50%，阴茎延长更多的是一种表象而不是实际的增长。第一次手术的瘢痕和阴茎悬韧带都要切除干净，并将阴茎海绵体从耻骨下支上游离下来。阴茎背曲最严重的往往是在海绵体的背内侧，可以在此处横行切开两侧的阴茎海绵体白膜，将两侧海绵体的切开缘进行吻合，既可以纠正阴茎背曲，也可以延长阴茎背侧。尿道上裂阴茎尿道成形的方法有很多。目前广泛使用且疗效显著的有以下两种：①改良的 Cantwell-Ransley 术：手术将尿道板和阴茎海绵体游离，但保留尿道板与阴茎头的连接，以保证尿道板血供；在两侧阴茎海绵体背曲最严重处横行切开，各形成一个菱形创面，通过将阴茎海绵体内旋，两侧菱形切口对边缝合并拢的方式，纠正阴茎背曲；海绵体内旋时顺势将成形尿道转移至腹侧，纠正了阴茎体解剖结构异常；通过 IPGAM 方式，将尿道开口转移至偏阴茎头腹侧的尖端正位。② Mitchell-Bägli 术：手术类似 Cantwell-Ransley 术，但是术中将尿道板、双侧阴茎海绵体三者完全游离，然后将双侧阴茎海绵体内旋并拢，阴茎头并拢成形。再将尿道板卷管后移至成形的海绵体腹侧，约 70% 的患者因尿道板长度欠缺，成形尿道无法到达阴茎头而形成尿道下裂，需要再次按照尿道下裂进行治疗。

尿失禁者可用前述 Young-Dees-Leadbetter 手术延长尿道，成形膀胱颈。Marshall-Marchetti 手术即膀胱颈悬吊增加膀胱出口阻力，对改善尿失禁可能有效。

有尿失禁的男童青春期前列腺发育后部分患儿尿失禁可改善。可控性尿流改道可使完全性尿失禁患者获得排尿控制，改善生活质量。

3. 女性尿道上裂手术治疗的目标和男孩一样：①获得尿控；②保护上尿路功能；③外阴部的外观和功能重建。尿道和外阴的成形采用耻骨前黏膜样皮肤卷管延长尿道，并利用阴阜两侧皮下脂肪重建外阴形态。

女性尿道上裂尿控重建是一大挑战，有许多方法报告，但效果尚不令人满意。手术的目的是增加尿道阻力，但没有纠正失禁的尿道、膀胱颈和外阴部的解剖异常。重建尿控的方法有经阴道的尿道和膀胱颈折叠、肌肉移位、尿道折叠、尿道烧灼、膀胱肌瓣和 Marshall-Marchetti 膀胱尿道悬吊等。

女孩尿道上裂的小膀胱问题类似膀胱外翻关闭手术后面临的情况。失禁的小膀胱无法成功进行输尿管再植和膀胱颈重建。1/3 失禁的尿道上裂其膀胱容量不到 60ml，对这些患者进行膀胱扩大，膀胱颈注射聚四氟乙烯（teflon）和膀胱颈重建都有报告。按照 Johns Hopkins 医院分期治疗的经验，先进行尿道上裂修复可以增加膀胱容量，待孩子 4~5 岁有意愿，可以配合进行尿控训练，同时膀胱容量也足够时再做膀胱颈重建应该是比较合理的选择。其女孩尿道上裂病例的膀胱容量可以超过 80ml，尿控可以达到 87.5%。到膀胱颈重建时膀胱容量可以达到 121ml，膀胱颈重建后患者很少需要进行膀胱扩大或者尿路转流。

（张潍平）

第六节　原发膀胱输尿管反流

正常的输尿管膀胱连接部只允许尿液从输尿管进入膀胱，阻止尿液倒流。因某种原因使这种活瓣样功能受损时，尿液倒流入输尿管和肾，这种现象称膀胱输尿管反流(vesicoureteral reflux，VUR)。膀胱输尿管反流可分为原发性与继发性，前者是由于输尿管膀胱连接部活瓣作用不全或膀胱壁内段输尿管长度不够；后者是继发于下尿路梗阻，如后尿道瓣膜症、神经源性膀胱、膀胱肠功能障碍等。反流常因泌尿系感染进行 X 线检查时而被发现，它的危害可能会发生肾盂肾炎性瘢痕，导致继发性高血压及慢性肾功能不全。Hodson 和 Edwards(1960 年)提出膀胱输尿管反流是慢性肾盂肾炎的起因，此后有大量关于膀胱输尿管反流与泌尿系感染和肾瘢痕之间关系的研究。

【流行病学】

原发性膀胱输尿管反流在小儿人群中的发病率缺乏严格的统计数据，新生儿可能是 1%，在有发热性泌尿系感染的小儿为 30%~45%。

原发性 VUR 的风险因种族、性别和年龄而异。在一项来自美国单一城市中心的回顾性研究报告中(共 15 504 名检查者)：白人儿童 VUR 的可能性是黑人儿童的 3 倍，黑人儿童的最大反流等级显著降低；在这个队列中，女孩的反流可能性是男孩的 2 倍；年龄小的儿童和婴儿(年龄 <2 岁)比年龄较大的儿童更容易患 VUR，可能是由于大多数受影响的儿童 VUR 会自发消退。

Baker 等提出在一组泌尿系感染小儿中，年龄越小，发生反流机会越多。该组年龄 <1 岁者 70% 有反流，4 岁组 25% 有反流，12 岁组 15% 有反流，成人中仅 5.2% 有反流。也有学者发现在男孩膀胱输尿管反流多见于婴儿期，可能与尿道较长、排尿阻力较大、膀胱压力较高有关，而女孩反流多见于儿童期。

原发性膀胱输尿管反流有遗传易感性。Skoog 等调查统计得出膀胱输尿管反流的患病率在兄弟姐妹中为 27.4%，在后代中为 35.7%。可能关联的基因位点(*AGTR2*、*HNF1B*、*PAX2*、*RET*、*ROBO2* 和 *UP<KA3*)以及遗传模式仍未明确。人类的 *PAX2* 基因突变可以显性遗传，而此基因突变与一些综合征有关，其中可能包括膀胱输尿管反流。虽然一个家族中数人有反流，但严重程度不同，估计与黏膜下输尿管隧道长度有关。

【病因与病理】

1. **输尿管膀胱连接部**　正常解剖和抗反流机制输尿管肌层是由螺旋形肌纤维构成，只有膀胱壁段的肌纤维是纵行，进入膀胱后肌纤维成扇形构成三角区肌肉的浅层，并向前延伸达精阜部的后尿道。当输尿管穿入膀胱壁时，由一纤维鞘(Waldeyer)包绕，此鞘在膀胱外固定于输尿管外膜上，下行附着在三角区的深层，输尿管位于中间，使能适应膀胱的充盈和空虚状态。穿过膀胱壁进入腔内的输尿管段，位于膀胱黏膜下，并开口于膀胱三角区。输尿管膀胱连接部的单向活瓣作用，取决于膀胱黏膜下段输尿管长度和三角区肌层保持这个长度的能力；另一方面是逼尿肌对该段输尿管后壁足够的支撑作用。当膀胱内压上升时，黏膜下段输尿管被压迫而不产生反流，这种活瓣机制是被动的。也有主动的方面，如输尿管的蠕动能力和输尿管口的关闭能力，在防止反流中也起到一部分作用。

2. 发生反流的原因 是黏膜下段输尿管纵行肌纤维有缺陷，致使输尿管口外移，黏膜下段输尿管缩短，从而失去抗反流的能力。正常无反流时，输尿管黏膜下段长度与其直径的比例为 5∶1，而有反流时不足 2∶1。Lyon 等认为输尿管口形态异常是发生反流的另一原因，有四种输尿管口形态，即火山口形、运动场形、马蹄形和高尔夫球洞形。除火山口形外，其他三型是不正常的反流性输尿管口形态。此外，输尿管口旁憩室、输尿管开口于膀胱憩室内、异位输尿管口、膀胱功能紊乱，均可影响抗反流机制造成膀胱输尿管反流。

3. 反流分级 反流分级依靠排尿性膀胱尿道造影，它所表现的输尿管扩张程度常比静脉尿路造影者严重。国际反流研究组将反流分为五度。Ⅰ度：反流仅达下段输尿管；Ⅱ度：反流至肾盂、肾盏，但无扩张；Ⅲ度：输尿管轻度扩张和纡曲，肾盂轻度扩张和穹窿轻度变钝；Ⅳ度：输尿管中度扩张和纡曲，肾盂肾盏中度扩张，但多数肾盏仍维持乳头形态；Ⅴ度：输尿管严重扩张和纡曲，肾盂肾盏严重扩张，多数肾盏乳头形态消失。

4. 反流与尿路感染和肾瘢痕 反流使部分尿液在膀胱排空后仍滞留在尿路内，为细菌从膀胱上行到肾内提供了通路，因此反流常导致泌尿系感染。可表现为急性肾盂肾炎的临床症状，也可是无症状的慢性肾盂肾炎过程。Ambrose 等（1980 年）复习病理学改变，63 个有反流的肾中 51 个（81%）组织学改变与肾盂肾炎一致。Hodson（1959 年）首先认识肾瘢痕经常发生于泌尿系感染反复发作的小儿，并观察到肾瘢痕常发生在肾上极伴杵状扩张的肾盏。有肾瘢痕的小儿中，97% 有膀胱输尿管反流，因此目前广泛用“反流性肾病”一词描述这种异常。肾损害与肾内反流有关，新生儿及婴儿的集合管相对粗大，更易发生肾内反流。肾内反流一般发生在失去其正常锥形而呈平台或凹形面的融合或单一的肾乳头。锥形的乳头称为“非反流性乳头”，平台或凹形面者称“反流性乳头”。新瘢痕的发生总是在反复发作泌尿系感染的小儿，反流越严重，发生进行性瘢痕或新瘢痕的机会越高。肾瘢痕发生可以很快，也可在长时间之后出现。患反流的小儿中，有 30%~60% 发生肾实质瘢痕，肾瘢痕的程度与反流的严重度成正比。Smellie 等将瘢痕分成四级：第 1 级仅有 1~2 个肾实质瘢痕；第 2 级较广泛、不规则的瘢痕，部分区域有正常肾组织；第 3 级全部肾实质变薄，伴广泛的肾盏变形；第 4 级：肾萎缩。

5. 反流的影响 反流对肾功能的影响，与尿路部分性梗阻对肾脏的影响相似。反流时上尿路内压增加，肾单位远端先受其害，因此肾小管功能受损早于肾小球。无菌反流影响肾小管的浓缩能力，且持续时间较长。感染对肾小管浓缩能力的影响，在感染根除后 6 周内恢复；反流损害肾浓缩能力，在反流消失后改善。肾小球功能在有肾实质损害时受影响，并与肾实质损害的程度成正比。

肾内反流合并肾脏生长障碍有不同的原因，一些可能是胚胎发生被抑制，如肾发育不全或肾发育不良同时合并反流；一些则是因反流引起的获得性生长障碍。单侧肾瘢痕可致对侧肾代偿性增大。

有肾瘢痕的反流患者，在成年后发生高血压的机会增高。高血压的发生与肾素有关，肾瘢痕越少，发生高血压的危险就越小。患双侧严重肾瘢痕的小儿随访 20 年以上，18% 有高血压，单侧病变者为 8%。肾衰竭随反流和肾瘢痕而发生，主要发生在患双侧肾瘢痕伴高血压的患者。

【临床表现】

VUR 多因患儿发生发热性泌尿系感染或产前发现肾积水就诊。常见表现为发热，重者

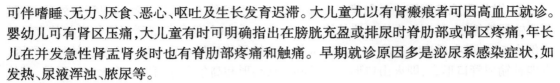

可伴嗜睡、无力、厌食、恶心、呕吐及生长发育迟滞。大儿童尤以有肾瘢痕者可因高血压就诊。婴幼儿可有肾区压痛，大儿童有时可明确指出在膀胱充盈或排尿时脊肋部或肾区疼痛，年长儿在并发急性肾盂肾炎时也有脊肋部疼痛和触痛。早期就诊原因多是泌尿系感染症状，如发热、尿液浑浊、脓尿等。

【诊断】

放射线检查：静脉尿路造影及排尿性膀胱尿道造影是诊断的重要手段。荧光屏监视下的排尿性膀胱尿道造影，是确定诊断和反流分级的精确有效的方法，称之为金标准，并可重复使用。排尿性膀胱尿道造影须在感染消失后2~3周进行。静脉尿路造影须包括清晰的肾实质期，以便测量肾实质厚度及肾生长情况，还可了解肾盂肾盏扩张情况，根据造影剂分泌情况判断肾功能状况。

超声检查也很有意义，可测厚度和判断肾生长情况。肾盏变钝、输尿管扩张可能是重度膀胱输尿管反流的表现，提示反流的征象有输尿管口宽大，膀胱充盈增加腹压或排尿情况下可观察到膀胱内的尿液通过宽大的输尿管口进入输尿管。

放射性核素膀胱造影，能准确确定有无反流，但对确定反流分级不够精确，可作为随诊观察手段。

肾核素扫描可显示肾瘢痕情况，用于随诊患儿有无新瘢痕形成，比较手术前后的肾功能，并用于评价肾小球和肾小管功能。

膀胱镜检查不作为常规检查，可在决定继续使用药物保守治疗之前，用来了解输尿管口的形态和位置、输尿管膀胱黏膜下段的长度、输尿管口旁憩室、输尿管是否开口于膀胱憩室内或输尿管口异位。

【治疗】

膀胱输尿管反流的危害是肾内反流造成肾实质感染，导致肾瘢痕形成，有效肾单位减少，最终发生肾衰竭。因此临床干预的重点是防止感染，分为保守治疗预防感染和手术抗反流。

1. 药物治疗　原发性膀胱输尿管反流，在许多小儿随生长发育可自然消失。无菌尿的反流不引起肾损害，可长期预防性应用抗菌药物治疗，防止尿路感染，避免炎症损害肾脏，也为反流自然消失获得时间。适用于Ⅰ、Ⅱ、Ⅲ度反流。

所选择的药物应当是抗菌谱广、易服用、价廉、对患儿毒性小、尿内浓度高、对体内正常菌群影响小的抗菌制剂。抗菌药物的使用以用最小剂量而预防感染为佳。感染发作时使用治疗量，感染被控制后改用预防量，预防量应为治疗量的1/3~1/2，这样较少引起副作用。预防量一般睡前服用，是因为夜间尿液在体内存留时间长更易引起感染。服药疗程一直持续到反流消失为止。

药物治疗期间，应定期随诊观察。包括身高、体重、血压、尿液分析、尿培养、血红蛋白、白细胞计数、肌酐清除率。静脉尿路造影在感染控制后18~24个月重复检查，如有感染发作，应于近期内重复检查。排尿性膀胱尿道造影在诊断后6个月重复检查，以后大约间隔12个月重复一次。随访期间检查也可改用放射性核素膀胱造影，可以减少接受射线量。目前，国际上有“自上而下”的检查理念：通过超声、核素扫描了解上尿路改变，再决定是否做排尿性膀胱尿道造影，以减少这种有创性检查应用。

2. 手术治疗　下列情况应考虑手术治疗：①不能自然消失的Ⅳ、Ⅴ度反流；②较大的输尿管口旁憩室或输尿管开口于膀胱憩室内；③异位输尿管口；④膀胱输尿管反流和梗阻同时并存；⑤异常形态的输尿管口；⑥药物治疗不能控制感染或不能防止感染复发；⑦肾小球滤过率下降；⑧显著的肾生长抑制；⑨进行性肾瘢痕形成或新瘢痕形成。

抗反流的输尿管膀胱再吻合术，或称输尿管膀胱再植术，有多种术式，分为经膀胱外、经膀胱内和膀胱内外联合操作三大类。手术目的都是延长黏膜下输尿管隧道，重建抗反流机制。最常用的手术方法是横向推进，膀胱黏膜下隧道输尿管再植手术（Cohen）。输尿管膀胱再吻合术多经开放手术完成，近年国内外已有较多将膀胱充二氧化碳气经腹腔镜完成该手术的报道，效果与开放手术相近。无论开放还是气膀胱手术黏膜下隧道长度与输尿管直径之比应大于 3∶1，易于获得抗反流效果。输尿管管径正常或轻度扩张，抗反流手术成功率可达 95%。严重输尿管扩张时，末端需做鼠尾状剪裁缩小口径，便于获得有效黏膜下隧道长度。术后须用抗生素数周，2~4 个月做排尿性膀胱尿道造影检查。

新生儿或小婴儿药物治疗感染控制不满意时可做膀胱造口，日后再做输尿管膀胱再吻合及修复膀胱。男性有包茎的患儿可以先做包皮环切手术，有益于减轻反流。

Odonnell 及 Puri（1984 年）经膀胱镜注射 Teflon 在膀胱内输尿管口黏膜下以防反流，获得一定成功，经过随访亦发现一些严重问题如脑栓塞。后来类似方法注射 Deflux（葡聚糖颗粒和 1% 的高分子透明质酸钠各半混合的悬液）获得更佳效果，抗反流成功率约 80%，并且可重复，在欧美已广泛应用。对于轻中度反流（Ⅰ、Ⅱ、Ⅲ度反流）可使反流提前消失，对重度反流也有一定效果。该方法简单易行，创伤最小，并可重复，门诊即可完成，但我国内地尚未批准销售和使用。

【反流的自然过程】

原发性膀胱输尿管反流，一般随年龄增长逐渐好转，可能是因膀胱内输尿管段和三角区肌肉的生长和成熟之故。VUR 有自愈可能，反流自然消失与小儿的年龄和反流的程度有关，4~5 岁以内，Ⅰ~Ⅱ级 VUR 自愈率 80%，Ⅲ~Ⅴ级 VUR 自愈率为 30%~50%。1 岁以内、低级别 VUR（Ⅰ~Ⅱ）、无症状筛查发现的 VUR 自愈率高。合并膀胱直肠功能障碍、膀胱功能异常的 VUR 自愈率低。在泌尿系感染被有效控制的前提下，反流自然消失率Ⅱ度为 63%、Ⅲ度为 53%、Ⅳ度为 33%。静脉尿路造影显示正常输尿管口径的小儿，85% 原发反流可自然消失。而严重反流随访 2 年，仅 26% 有部分或完全消失。有报道 <5 岁的Ⅰ、Ⅱ、Ⅲ度反流，随访 5 年的自然消失率Ⅰ度为 82%、Ⅱ度为 80%、Ⅲ度为 46%。单侧反流自然消失率是 65%，在双侧反流中输尿管无扩张者，自然消失率是 50%，有输尿管扩张的仅 9%。感染和肾瘢痕并不直接影响反流的消失，但肾瘢痕多见于严重反流的病例，反流自行消失机会减少。Ⅴ度反流不易自行消失，由于输尿管的严重扩张，常被称为反流性巨输尿管。

（张潍平）

第七节　下尿路梗阻

尿路梗阻按照梗阻的部位可分为上尿路梗阻及下尿路梗阻。输尿管膀胱开口以上的梗阻为上尿路梗阻。膀胱出口及其以下的梗阻为下尿路梗阻。后尿道瓣膜、前尿道瓣膜及憩室是小儿尿道梗阻的重要原因。此外，尿道结石、前列腺肿瘤、盆腔及会阴部其他肿瘤也可引起下尿路梗阻。其他常见的梗阻原因有狭窄,狭窄部位可在包皮口、尿道口或尿道;神经源性膀胱所致的膀胱功能障碍是膀胱出口梗阻的常见原因;此外,膀胱畸形(膀胱憩室、重复膀胱)、膀胱结石、膀胱内外肿瘤、女童重复肾上肾单位的输尿管膨出亦可造成膀胱出口梗阻。

先天性尿道梗阻是最严重的尿路畸形之一,也是少数几种新生儿期即威胁患儿生命的疾患。即使得到最合适的治疗,也常导致不可逆的膀胱功能异常和肾功能损害。尿路梗阻的发病年龄影响病理解剖变化,胎儿尿路梗阻所致的尿路扩张程度较儿童及成人严重,对发育中的肾危害更大。导致下尿路梗阻的原因如上述,本节仅述男孩下尿路梗阻最常见的先天畸形后尿道瓣膜和前尿道瓣膜及憩室,其他疾病在相应章节介绍。

一、后尿道瓣膜

后尿道瓣膜(posterior urethral valves)是男性先天性下尿路梗阻中最常见的疾病。发病率估计为 8 000~25 000 名男婴中有一例。严重者出生时并发先天性双肾发育异常或肺发育不良,小儿不能存活。

【病理分类】

Young 首先把后尿道瓣膜分为三型: Ⅰ型是一对瓣膜像大三角帆样,起自精阜,远端走向前外侧膜部尿道的近侧缘,两侧在中线汇合,仅留一孔隙。可逆行插入导尿管,但排尿时,瓣膜膨大,突入膜部尿道,甚至可达球部尿道,导致梗阻;瓣膜的组织结构为单一的膜性组织,但瓣膜基底较肥厚;病因不清楚,偶有家族史;有学者认为是尿生殖窦发育不正常,更多的学者认为是中肾管发育不正常,该类型无正常的尿道表面黏膜皱褶。Ⅱ型是指黏膜皱襞从精阜走向膀胱颈,大多不造成梗阻。Ⅲ型瓣膜位于精阜远端膜部尿道,呈环状隔膜样,中央有一孔隙,约占梗阻性后尿道瓣膜的 5%;瓣膜主要成分为黏膜;同Ⅰ型瓣膜一样,可逆行插入导尿管,但排尿时瓣膜膨出突入后尿道或球部尿道,造成梗阻;形成的原因推测为尿生殖膈分化不全所致。

Ⅰ、Ⅲ型两类瓣膜的病理构成虽不相同,但临床表现、治疗方法及预后均无明显区别,甚至尿道镜检查也难以辨别。后尿道瓣膜的病因尚不清楚,可能是多基因的,与其他中肾管发育异常的家族性异常相似。

【病理生理】

后尿道瓣膜于胚胎形成的早期就已出现,可引起泌尿系统及其他系统的发育异常及功能障碍。

1. 肺发育不良　胎儿尿是妊娠中、后期羊水的主要来源。后尿道瓣膜的胎儿因肾功能差,膀胱出口梗阻排尿少,导致羊水减少。羊水过少妨碍胎儿胸廓的正常活动及肺在子宫内的扩张,造成肺发育不良。生后患儿常有呼吸困难、发绀、呼吸窘迫综合征、气胸及纵隔气肿,出生后多死于呼吸衰竭。

2. 肾小球、肾小管异常

(1)肾滤过功能不良主要原因是肾发育不良,肾表面有许多小囊泡,肾质地变硬。导致肾小球滤过功能差的另一原因是反复泌尿系感染。由于后尿道瓣膜造成的尿潴留及输尿管反流极易导致泌尿系感染,使肾实质萎缩,肾功能低下。

(2)肾小管功能异常是由上尿路压力增高破坏肾的集合管系统,造成肾小管浓缩功能障碍、尿量增多、尿比重下降。其尿量可以是正常尿量的2~4倍。无论液体摄入量多少及有无脱水,尿液排出均增多,进一步加剧输尿管扩张,同时也增加了膀胱容量及压力。

(3)后尿道瓣膜几乎都合并不同程度的肾输尿管积水,其原因除膀胱输尿管反流外,还有因后尿道瓣膜引起的膀胱内压力增高,使上尿路尿液引流不畅。应评估膀胱是否能够完成低压储尿和完全排空两项基本功能。

3. 膀胱输尿管反流 后尿道瓣膜合并膀胱输尿管反流占50%~80%。反流原因是膀胱压力增高,使输尿管口抗反流机制失调,输尿管口周围有憩室形成也是引起反流的另一原因。有些病例是胚胎期输尿管芽位置异常而引起反流。膀胱输尿管反流更加重了肾实质、肾曲管的破坏,易发生反复泌尿系感染,造成肾瘢痕形成、远期高血压、肾衰竭等并发症。

4. 膀胱功能异常 大量资料表明尿道瓣膜切除术后,经过尿动力检查约75%有膀胱功能异常,包括膀胱低顺应性、膀胱逼尿肌过度活动及肌源性衰竭等。后尿道瓣膜切除术后的膀胱功能异常被称为"瓣膜膀胱综合征"。膀胱功能异常可因膀胱肌肉收缩不良、膀胱颈肥厚等造成排尿困难所致,也可由膀胱容量相对小、膀胱括约肌收缩功能差引起,准确的原因尚不十分清楚。但胚胎期的膀胱出口严重梗阻可继发膀胱功能障碍,而不可逆的膀胱功能障碍可能是梗阻解除后导致肾功能持续恶化的原因。

【临床表现】

由于年龄和后尿道瓣膜梗阻的程度不同,临床表现各异。

产前超声检查已经普遍,很多先天性尿路畸形可于胎儿期被检出,后尿道瓣膜被检出的机会位于肾盂输尿管连接部梗阻、巨大梗阻性输尿管之后,居第三位。在产前被检出的尿路畸形中,胎儿有后尿道瓣膜者约10%。如胎儿期未被检出,新生儿期可有排尿滴沥、费力,甚至急性尿潴留。严重肾积水或过度充盈的膀胱可触及腹部肿物。新生儿期可有尿性腹水。还可因肺发育不良引起的呼吸困难、发绀、气胸或纵隔气肿。如小儿出生后未被诊断,可有反复泌尿系感染和败血症,甚至生长发育迟滞。有很多婴儿常因表现其他症状而被延误诊断。这些婴儿在得到正确诊断前往往接受了不恰当的治疗,使病情恶化。患儿因肾功能不良可有高血压及多饮多尿。

新生儿腹水并不多见,多是继发于后尿道瓣膜。尿液多由肾实质或肾窦漏出,膀胱减压可防止腹水的积聚。如腹水量大,腹部膨胀可引起呼吸困难,需做腹腔穿刺引流减压。

学龄期儿童多因排尿异常就诊。表现为尿线细、排尿费力,也有表现尿失禁、遗尿。有的儿童系所谓"非梗阻性瓣膜",排尿症状不典型,影像学检查只见有尿道环周的充盈缺损,但无典型尿道及继发的膀胱病变,亦不一定有残余尿;尿流动力学检查可显示排尿压增高及尿流率降低,电灼瓣膜后排尿压及尿流率恢复正常,尿道形态也趋正常。

【诊断】

产前超声检查可见肾输尿管积水,一般均是双侧;膀胱膨胀且壁增厚;长而扩张的尿道前列腺部及羊水量少。这些检查所见需于小儿出生后做超声复查核实,确诊要靠排尿性膀胱尿道造影。

排尿性膀胱尿道造影是诊断后尿道瓣膜最重要的检查方法。各年龄段典型排尿性膀胱尿道造影可见瓣膜近端的前列腺部尿道伸长、扩张,膀胱颈肥厚。膀胱壁肥厚,成小梁及憩室形成。50%~80%病例合并不同程度的膀胱输尿管反流。梗阻远端尿道尿流显影极细,并非是狭窄,而是通过的尿液过少充盈不良,有些可见瓣膜影。排尿后,膀胱内多有残余尿。

静脉尿路造影可见双侧肾、输尿管积水,肾浓缩能力差时显影很淡,膀胱明显成小梁。

肾核素扫描可了解分肾功能。

膀胱尿道镜检查往往安排在手术同期进行。于后尿道可清晰看见从精阜腹侧两侧发出的瓣膜走向远端,在尿道前侧截石位12点处汇合,于膜部尿道呈声门样关闭。尿道镜进入膀胱顺利,但退出经过瓣膜时有过门槛样梗阻感,通常可见到膀胱内有小梁及憩室形成。

还应做尿流动力学检查,术前术后测定尿流率有重要的临床意义,术前与术后尿流动力学检查对比可以了解膀胱储尿期和排尿期功能有无异常及判断预后,一般来说,尿流动力学检查所能发现的功能异常远远早于影像学检查所能发现的形态学变化。

【治疗】

近年来,由于进一步了解后尿道瓣膜症的病理生理及内镜的应用等因素,使后尿道瓣膜症得到早期诊断及治疗,降低了死亡率。疗效与梗阻及肾发育异常的程度有密切关系。

1. **产前干预** 由于肺发育不良、肾衰竭是新生儿期后尿道瓣膜患者死亡的主要原因,所以需要根据相应的指征进行干预。但是产前干预有一定的危险性,Harrison认为对于胎儿期诊断的后尿道瓣膜患者,如果肾功能很好或很差均不宜进行产前治疗,前者肾脏功能有足够代偿能力至产后;后者的肾功能无恢复可能,干预无意义。产前干预的适应证是产前超声诊断后尿道瓣膜症、羊水减少、经过抽取羊水检查证明肾脏本身有能力产生足够的羊水。如果羊水减少,肺已经发育成熟,可以提前引产,产后监护。目前的资料提示,宫内干预能减少膀胱出口梗阻的新生儿死亡率,但未能证实胎儿宫内干预能够改善后尿道瓣膜患者远期效果。产前干预对肾脏的保护和膀胱功能的恢复并未达到期望的效果,尚未给后尿道瓣膜的治疗带来根本变革。

2. **后尿道瓣膜症患儿的治疗** 因年龄、症状及肾功能不同而异。主要原则是纠正水电解质失衡,控制感染,引流尿液解除下尿路梗阻。

有的患儿经尿道插入导尿管即可通畅引流和控制感染。若患儿营养状况差,感染不易控制,需做膀胱造口或膀胱造瘘引流尿液。一般情况好转后的婴幼儿及肾功能较好的儿童可用尿道内镜切开瓣膜。

瓣膜切开后应定期随访,观察膀胱能否排空,有无反复泌尿系统感染及肾功能恢复情况。术后2~3个月复查膀胱尿道造影及静脉尿路造影。小儿一般状况改善较快,但膀胱恢复要慢得多,而扩张输尿管的恢复更慢。对原有膀胱输尿管反流的患儿要观察反流是否改善或消失。当膀胱功能恢复正常,排尿压力降低以及肥厚的膀胱逼尿肌恢复时,很多病例原有膀胱输尿管反流可能会改进或消失。拟行防反流的输尿管膀胱再吻合术前应做尿流动力学检查评估膀胱功能,有膀胱功能异常会影响抗反流手术成功率,并且可能造成进一步肾损害。

胚胎期下尿路梗阻可导致不同程度的肾发育异常,也可继发膀胱功能障碍,尽管梗阻解除,仍有相当数量的患儿在数年后出现肾衰竭。经瓣膜切开后仍持续有排尿异常或尿失禁,上尿路扩张无好转的患儿,应考虑有膀胱功能异常问题。

【并发症】

1. **膀胱输尿管反流** 膀胱输尿管反流与治疗效果相关,虽然目前的治疗效果已经有明显改善,但合并双侧反流者效果仍然不佳。后尿道瓣膜症继发的膀胱输尿管反流在电灼瓣膜后有1/3减轻;1/3在给预防量抗生素的治疗下可控制感染;另1/3反流无改善,反复尿路感染。有时重度膀胱输尿管反流也有自愈的可能。一定要复查尿流动力学检查，因为膀胱功能不良导致的膀胱内压增高，残余尿量增多，也是输尿管反流不能消失的因素。改进膀胱功能后也能使部分反流好转。抗反流手术应用方法最多的是 Cohen 膀胱输尿管再吻合术。手术时机应在电灼瓣膜后 6 个月以上，待膀胱及输尿管条件改善后。

2. 膀胱功能异常　一部分患儿经瓣膜切开后仍持续有排尿异常或尿失禁，上尿路扩张无好转的患儿，应考虑膀胱功能异常问题，包括膀胱低顺应性、膀胱逼尿肌不稳定、膀胱反射亢进、无抑制性收缩增多及肌源性衰竭等。后尿道瓣膜切除术后的膀胱功能异常被称为"瓣膜膀胱综合征"。需根据尿流动力学检查结果制定相应治疗方案。对膀胱低顺应性、逼尿肌收缩不稳定可用胆碱能受体阻滞剂治疗；对膀胱肌肉收缩不良、依靠增高腹压排尿，残余尿量增多可试用肾上腺素能 α- 受体阻滞剂或清洁间歇导尿治疗。对经过以上治疗无效，膀胱顺应性差，安全容量低者，可行扩大膀胱术以改善症状。

【预后】

由于对后尿道瓣膜症的深入认识以及产前诊断、治疗技术的提高，后尿道瓣膜症患儿的死亡率已大大降低。对后尿道瓣膜症应长期随诊，有些患儿是在青春期或成年早期发生肾衰竭。最后出现终末期肾病发生率是 20%~50%。肾衰竭的原因目前认为是两方面综合造成的，一方面是胚胎期即存在的严重尿路梗阻造成肾发育异常，另一方面是生后梗阻、反流、感染和膀胱功能障碍所造成的进一步肾损害。后尿道瓣膜合并的肾发育不良造成的肾功能受损很难恢复，这类患者最终处理方法是血液透析或肾移植。

目前已知的影响预后的危险因素包括：诊断时的年龄；肾发育不良；膀胱输尿管反流；1 岁内血肌酐最低值；反复尿路感染和膀胱功能异常。

血肌酐最低值一直被认为是最简便的预测肾功能预后的方法。1 岁内血肌酐最低值预测预后比 1 个月内最低值更为准确；亦有报道治疗后 1 个月的血肌酐值可更准确地预测肾功能。血肌酐 <0.8mg/dl 提示肾功能预后良好，血肌酐 >1.2mg/dl 提示具有较高风险进展为终末期肾衰竭。

诊断时的年龄与远期肾功能预后的相关性尚未明确。有文献报道，1 岁前诊断的患儿 41% 肾功能预后差，而 1 岁后诊断的肾功能预后差的患儿仅有 15%。此外，超声检查发现肾回声增强、肾皮质囊性变和皮髓质边界不清亦提示肾功能预后差。

后尿道瓣膜肾衰竭晚期需做肾移植，同时需注意解决膀胱功能异常问题。

二、先天性前尿道瓣膜及憩室

先天性前尿道瓣膜（anterior urethral valves）是男性患儿中另一种较常见的下尿路梗阻，可伴发尿道憩室，本病较后尿道瓣膜少见。后尿道瓣膜发生率 7~10 倍于前尿道瓣膜。

【病因与病理】

前尿道瓣膜及憩室的胚胎学病因尚不明确，有可能是尿道板在胚胎期某个阶段融合不全，也可能是尿道海绵体发育不全使局部尿道缺乏支持组织，尿道黏膜因而向外突出。

前尿道瓣膜一般位于阴茎阴囊交界处的前尿道，也可位于球部尿道或其他部位。两侧瓣膜从尿道背侧向前延伸于尿道腹侧中线会合。同后尿道瓣膜一样不妨碍导尿管插入，但阻碍尿液排出，造成近端尿道扩张。严重梗阻时与后尿道瓣膜所造成的损害相同。前尿道瓣膜约 1/3 伴发尿道憩室。憩室一般位于阴茎阴囊交界部尿道内。憩室分为两种：①有颈的小憩室：不造成梗阻，可并发结石而出现症状；②广口憩室：被尿液充满时，远侧唇构成瓣膜，伸入尿道腔引起梗阻，憩室尿道近端的后唇不影响排尿。做尿道镜检查时仔细观察，前尿道瓣膜同样有不造成梗阻的后唇。

前尿道瓣膜梗阻造成的泌尿系统及全身其他系统的病理生理改变与后尿道瓣膜相同，可造成双侧肾输尿管积水，继发膀胱输尿管反流，解除尿道梗阻后也可存在继发的膀胱功能异常。远期发生慢性肾衰竭的比例较后尿道瓣膜低，原因不明。

【临床表现】

患儿有排尿困难、尿滴沥，膀胱有大量残余尿。如憩室被尿液充满时，可于阴茎阴囊交界处出现膨隆肿块，排尿后仍有滴沥，用手挤压肿块有尿排出。若并发结石可被触及。危重患者临床表现与后尿道瓣膜相同。婴幼儿常有反复泌尿系感染、败血症、电解质紊乱、肾功能不全及尿毒症，表现为发热、脓尿、腹部肿块、生长发育迟滞，由此反而忽视排尿困难症状。

【诊断】

需详细了解病史及体检。泌尿系平片观察有无结石。静脉尿路造影了解上尿路情况。重度前尿道瓣膜也常引起肾输尿管积水。静脉尿路造影及肾核素扫描可了解肾功能、分肾功能，也应进行尿流动力学检查。

排尿性膀胱尿道造影可明确诊断。造影显示阴茎阴囊交界处前尿道近端尿道扩张，伴憩室者可见尿道腹侧憩室影像。梗阻远端尿道极细，同样由充盈不良引起，并非尿道狭窄。膀胱可有小梁及假性憩室形成，可有膀胱输尿管反流。尿道镜检查能清晰地观察到瓣膜的形状、位置。

【治疗】

有电解质紊乱及泌尿系感染的患儿应及时矫正和治疗，插导尿管引流下尿路，纠正电解质紊乱，控制感染。前尿道瓣膜若一般状态差、上尿路损害严重，应先行耻骨上膀胱造瘘或造口，待改善后再处理瓣膜。对新生儿、小婴儿造成梗阻的广口憩室可先做尿道憩室造瘘，日后切除憩室，修复尿道。

单纯前尿道瓣膜可经尿道镜切开，也可开放手术瓣膜切除。前尿道瓣膜多位于阴茎阴囊交界部的前尿道，方向与后尿道瓣膜相反，在截石位 6 点处。合并有憩室的病例应采用手术切除，对憩室大、位置明确的病例可直接在憩室部位做阴茎阴囊交界部腹侧切口。

知识拓展

后尿道瓣膜产前干预措施

宫内治疗是做膀胱羊膜腔引流。膀胱出口梗阻的胎儿干预技术源于 1982 年洛杉矶加利福尼亚大学的研究，基本方法是在超声引导下置入穿刺针，置入分流器对梗阻的尿路进行分流。胎儿腔镜干预作为一种新方法已开始应用，有报道应用腔镜技术行膀胱镜检和瓣膜切除术，以维持膀胱的充盈和排空。虽然这种技术对于维持接近正常的解剖很有希望，但引流的效果还不十分肯定。正常男性新生儿在无瓣膜时膀胱压力高，在重度梗阻时压力变得更高。这种情况下，即使完全切除瓣膜，也无法使肾功能完全恢复，亦不一定能保证肾脏和肺正常发育。产前干预效果的评估至少应包括两方面内容，尽管首先是挽救生命，使患儿生后早期能生存，但长期的肾功能也很关键。因为肾衰竭出现需要数月或数年，长期随访非常重要。虽然生存率提高，但大部分患者肾功能不全，也可能有肺损伤，这些患者虽然存活，但干预是否有效尚不肯定。在对确诊后尿道瓣膜患者的研究中发现，胎儿死亡率高达43%，平均随访11年，存活的孩子中约60%患慢性肾功能不全。对安装了宫内分流器的存活患儿进行长期的随访研究发现，随访1~14年，平均5.8年，45%的患者肾功能尚可，22%有轻度损害，33%出现肾衰竭。

（张潍平）

第八节 尿道下裂

尿道下裂（hypospadias）是男性下尿路及外生殖器常见的先天性畸形，尿道口出现在正常尿道口近侧至会阴部途径上，部分病例伴发阴茎下弯。尿道下裂可以是单一的缺陷，也可以是更复杂的性发育异常的表型部分。在尿道下裂的修复重建中需要多种手术技巧，尿道下裂的外科矫正可以定义为一门需要深入研究的科学和艺术。

【流行病学】

国外报道在出生男婴中发病率为3.2/1 000，或每250~300个男孩中有一个。我国有资料显示在2 257个男婴中有7个发病(3/1 000)。近年尿道下裂发病率增高，尤其是重度尿道下裂增多，原因不甚明确，考虑可能与环境雌激素样物质增多有关。较大的小儿泌尿外科单位尿道下裂已占收治住院患者的1/3以上。

【病因】

1. **胚胎学因素** 尿道下裂系胚胎期外生殖器发育异常所致。正常的外生殖器在胚胎的第12周发育完成。人胚第6周时，尿生殖窦的腹侧出现一个突起，称为生殖结节。不久在生殖结节的两侧各发生一个生殖突。在生殖结节的尾侧正中线上有一条浅沟，称为尿道沟。尿道沟两侧隆起部分为尿生殖褶。尿道沟的底部即为尿生殖窦膜，此时仍为未分化期的外生殖器。到第7、8周以后开始向男性或女性分化。第10周时可分辨胚胎的外生殖器性别。男性外生殖器的发育是在双氢睾酮的作用下，生殖结节增长形成阴茎。尿生殖窦的下端伸入阴茎并开口于尿道沟，以后尿道沟两侧的尿生殖褶由近端逐渐向远端融合，表面留有融合线称为阴茎缝。尿道是由近端向远端闭合形成，尿道外口移到阴茎头冠状沟部。第12周时，阴茎头处形成皮肤反折，称为包皮。生殖结节内的间质分化为阴茎海绵体及尿道海绵体。在胚胎期由于内分泌的异常或其他原因致尿道沟融合不全时，即形成尿道下裂。由于尿道远端的形成处于最后阶段，所以尿道口位于阴茎体远端的尿道下裂占比例最大。

2. **基因遗传因素** 尿道下裂发病有明显的家族倾向，本病为多种基因遗传，但具体因素尚不清楚。20%~25%的临床病例中有遗传因素。尿道下裂患者的一级亲属患尿道下裂的比率为正常人群的13倍，兄弟患病的概率为9%~17%，儿子患病的概率为1%~3%

同卵双胎同患尿道下裂并不罕见，其概率为50%，报道低体重同卵双胞胎较易患尿道下裂。

3. **内分泌因素** 从胎睾产生的激素影响男性外生殖器的形成。由绒毛膜促性腺激素刺激睾丸间质细胞（leydig cells）在孕期第 8 周开始产生睾酮，到第 12 周达高峰。中肾管（Wolffian duct）的发育依赖睾酮的局部作用，而外生殖器的发育则受双氢睾酮的调节。双氢睾酮是睾酮经 5α- 还原酶的作用转化而成。若睾酮产生不足或睾酮转化成双氢睾酮的过程出现异常均可导致生殖器畸形。一般认为正常胎儿与尿道下裂患儿的血清睾酮水平相同，但是尿道口位于阴茎体近端的重度尿道下裂的血清睾酮可能存在生成障碍。男婴生殖器的异常也有可能继发于母亲孕期激素的摄入。

【临床表现】

典型的尿道下裂有 3 个特点：①异位尿道口：尿道口可异位于从正常尿道口近端至会阴部尿道的任何部位。部分尿道口有轻度狭窄，其远端有黏膜样浅沟。尿道口附近的尿道经常有尿道海绵体缺损呈膜状。若尿道口不易看到，可一手垂直拉起阴茎头背侧包皮，另一手向前提起阴茎腹侧或阴囊中隔处皮肤，可清楚观察尿道口。因尿道口位置异常患儿常须蹲位排尿，尿道口位于阴茎体近端时更明显。②阴茎下弯（ventral penile curvature）：即阴茎向腹侧弯曲，多是轻度阴茎下弯。尿道下裂合并明显阴茎下弯约占 35%。阴茎下弯可以是胎儿期的表现，随着胎儿生长，大部分阴茎下弯自然矫正。阴茎头与阴茎体纵轴的夹角 15° 以上在成年后会造成性交困难。导致阴茎下弯的原因，主要是尿道口远端尿道板纤维组织增生，还有阴茎体尿道腹侧皮下各层组织缺乏，以及阴茎海绵体不对称。③包皮的异常分布：阴茎头腹侧包皮因未能在中线融合，故呈 V 型缺损，包皮系带缺如，包皮在阴茎头背侧呈帽状堆积。

根据尿道口位置尿道下裂分为四度：Ⅰ度：尿道口位于阴茎头、冠状沟，约占 50%；Ⅱ度：位于阴茎体，约占 20%；Ⅲ度：位于阴茎阴囊交界部；Ⅳ度：位于会阴部。其中Ⅲ度及Ⅳ度属重度尿道下裂，约占 30%。按此分型，尿道口位于阴茎体远端的病例占大多数。而国内与国外资料不完全符合，重度尿道下裂与合并阴茎下弯比例较高。可能与一部分阴茎头型、冠状沟型尿道下裂病例因不影响站立排尿和结婚生育而未就诊有关。

阴茎下弯的程度与尿道口位置并不成比例，有些开口于阴茎体远端的尿道下裂却合并重度阴茎下弯。为了便于估计和评价手术效果，有人提出按照矫正下弯后尿道口退缩的位置来进行分型更加合理。

【伴发畸形】

尿道下裂最常见的伴发畸形为腹股沟斜疝及睾丸下降不全，各占约 9%。尿道下裂越严重，伴发畸形率也越高。

前列腺囊（prostatic utricle）常伴发于重度尿道下裂，一般认为在会阴型及阴茎阴囊型尿道下裂中的发生率可高达 10%~15%，更有人报道会阴型尿道下裂前列腺囊的发生率可达 57%。前列腺囊可能是副中肾管（Müllerian duct）退化不全，或尿生殖窦男性化不全的遗迹，开口于前列腺部尿道的后方。正常人的精阜中央有一小凹陷称为前列腺囊。而部分尿道下裂合并的前列腺囊拉长、向膀胱后方延伸，形成一个大的囊腔，可能继发感染及结石。感染的患儿中，以反复附睾炎最常见。该类患儿虽然手术前感染症状较少，但尿道成形术后由于尿道延长，增加了尿道阻力，术后易伴发附睾炎。排尿性膀胱尿道造影，尿道镜检查、超声及 CT 可以检出并明确前列腺囊位置大小。此外，前列腺囊也可发生在无尿道下裂人群中。自尿道插入尿管时需注意，导管可能误入前列腺囊，而未留置于膀胱内。

胚胎期上尿路形成在尿道之前，所以临床上尿道下裂单独伴发上尿路畸形并不多见。

少数的尿道下裂患者合并肛门直肠畸形、心血管畸形、胸壁畸形。重度尿道下裂病例常合并阴茎阴囊转位。也有合并阴茎扭转及小阴茎、重复尿道等。

【诊断及鉴别诊断】

尿道下裂的诊断通过查体即可明确诊断，但需要注意的是，当尿道下裂特别是重度尿道下裂合并隐睾、阴茎阴囊转位或小阴茎时要注意鉴别有无性别发育异常（disorders of sex development，DSD）。进一步检查包括：①家族史采集：父母双方健康情况，有无流产史，母亲是否曾应用雄激素等。②查体：观察患者的体形、身体发育、有无第二性征。检查生殖器时注意有无阴道，触摸双侧睾丸大小、表面及质地。③辅助检查：血液检查，包括17-羟孕酮、LH、FSH、电解质水平、TST、皮质醇、促肾上腺皮质激素等；尿液检查，包括17-酮、17-羟孕酮类固醇排泄量测定；染色体检查；绒毛膜促性腺激素刺激试验；雄激素结合功能的相关检查；腹腔镜性腺探查及活检等。

需要鉴别的性别畸形有：①肾上腺性征异常：几乎都是由先天性肾上腺皮质增生引起。外阴检查可见阴蒂增大如尿道下裂的阴茎。尿生殖窦残留，开口前方与尿道相通，后方与子宫相通。染色体核型46，XX，血游离皮质醇降低，尿17-酮、17-羟孕酮增高。②卵睾DSD：外观酷似尿道下裂合并隐睾。染色体核型半数为46，XX；30%为46，XX/46，XY嵌合体；20%为46，XY。性腺探查可见体内兼有睾丸、卵巢两种性腺成分。③46XYDSD：染色体核型为46，XY，但内外生殖器发育不正常，外生殖器外观可全似男性或女性。④混合性腺发育不全：是新生儿期外生殖器异常第二种常见的病因。最常见的染色体核型为45，XO/46，XY。表现为一侧性腺是正常睾丸，另一侧是原始的条索状性腺。60%的患者在出生时表现为男性化不全、小阴茎或伴尿道下裂，外生殖器对雄激素刺激较敏感。

【治疗】

患者因有阴茎下弯及尿道口位置异常，不能站立排尿，痛性勃起及成年后不能性交，必须手术治疗。手术应于学龄前完成，近年多数作者主张6月龄后就可手术，因1~3岁间阴茎只长大0.8cm，可减少对小儿的心理影响及家长的焦虑。Duckett认为生后3~18个月是最合适的手术年龄。已发表的手术方法多达300余种，至今尚无一种满意的、被所有医师接受的术式。有人一期手术完成，也有人分两期甚至三期手术，与患者条件和医师对术式的理解与掌握有关。最终的结果是最重要的，应在追求满意的外观的同时尽量减少手术次数，达到最好效果。应根据尿道下裂不同的病理缺陷选择有针对性的，并且术者熟练掌握的术式进行矫正。无论何种手术方法均应达到目前公认的治愈标准：①阴茎下弯矫正；②尿道口位于阴茎头正位；③阴茎外观满意，包皮分布均匀没有赘皮；④与正常人一样站立排尿并呈柱状，成年后能进行正常性生活。近年有学者要求新成形的尿道外口应与正常人一样为纵行裂隙状，获得更佳外观。

尿道下裂手术治疗可分为一期修复及分期修复两种，其主要步骤均为阴茎下弯矫正及尿道成形术（urethroplasty）。阴茎下弯矫正包括两种基本方法：①松解延长腹侧：包括阴茎皮肤脱套状松解和横断尿道板、分离阴茎腹侧纤维瘢痕组织；②紧缩背侧：即背侧白膜紧缩，背侧白膜紧缩对矫正轻微阴茎下弯简单有效。重度阴茎下弯往往联合使用上述两种方法方能矫正满意。术中用弹力带进行阴茎根部阻断，向阴茎海绵体内注射无菌生理盐水做人工勃起试验，可以检查阴茎伸直是否满意。

成形尿道材料包括有血液供应和没有血液供应的两类。有血液供应的包括尿道板、阴茎腹侧原位皮肤、尿道口基底矩形皮瓣、包皮岛状皮瓣、阴囊中缝皮肤岛状皮瓣等。阴囊皮肤因有毛发日后易形成结石现已基本放弃。没有血液供应的包括口腔颊黏膜或唇黏膜、膀胱黏膜、游离包皮等游离移植物。公认有血液供应的修复材料应为首选，游离移植物仅用于多次手术失败、阴茎局部没有修复材料的病例。

尿道成形手术中有些经验可以参考：①双极电凝比单极电凝止血组织损伤小，更安全；②合适的情况下使用血管活性药物（1:20万的肾上腺素布比卡因注射液局部注射）减少出血，无持久的组织损伤，比电灼更好；③ 2.5~3.5倍的光学放大眼镜在尿道下裂修复术中基本常规使用；④在有质量良好的硅胶气囊导尿管的情况下，对于多数尿道成形术，膀胱造瘘转流尿液与留置导尿管相比没有明显优势。

没有或仅有轻微阴茎下弯的尿道下裂可选术式包括：Snodgrass发表的尿道板背侧中线切开腹侧缝合卷管尿道成形术（tubularized incised plate urethroplasty，TIP）、保留尿道板加盖包皮岛状皮瓣尿道成形术（only island flap）、尿道口前移阴茎头成形（meatal advancement and glanuloplasty incorporated procedure，MAGPI）等，必要时可加做背侧白膜紧缩矫正轻度阴茎下弯。

明显阴茎下弯的尿道下裂可选术式包括：一期尿道成形术和分期尿道成形术。前者以横裁带蒂包皮岛状皮管尿道成形术（Duckett）为代表。由于一期手术修复学习曲线长、并发症较多，也可选择分期手术。第一期手术矫正阴茎下弯，第二期手术成形尿道。该方法一定程度上降低了手术难度，可减少术后并发症，缺点是增加手术次数和延长治疗时间。

由于尿道下裂各型差异大，修复要求高，医师需结合患者特点及自己对各种手术的理解和经验，来选择手术方法。术式选择在患者和术者两个层面均需实现个体化，无须也不可能用一种手术解决所有患者的问题。

【术后并发症及治疗】

尿道下裂术后最常见的并发症包括：尿道瘘、尿道狭窄、尿道憩室样扩张。文献报道大部分的术后并发症发生在术后2年内，但是部分患儿进入青春期后仍可能出现尿瘘、尿道狭窄及阴茎下弯等远期并发症。尿道瘘是尿道成形术后最多发的并发症，公认的发生率为15%~30%。尿道瘘发生的相关因素有尿道成形材料，局部血液供应、感染、伤口缝合张力、新尿道覆盖层次等原因。发现尿道瘘后不要急于处理，手术后6个月以上，局部皮肤瘢痕软化，血液供应重建后再修复。而且小尿道瘘尚有自愈的可能。尿道狭窄多发生在阴茎头段尿道及吻合口处。术后3个月之内的早期狭窄可试用尿道扩张治疗，若无效需手术。可选狭窄段尿道切除吻合，或狭窄段尿道切开造瘘二期再次手术尿道成形。

尿道憩室样扩张多见于包皮岛状皮瓣管状尿道成形手术的病例。其可能原因有：①继发于远端尿道狭窄；②手术成形的尿道口径过大，或成形尿道过长，扭曲造成排尿时形成局部涡流；③成形尿道没有尿道海绵体，周围组织覆盖薄弱，缺乏支持。对继发于尿道狭窄的小的憩室状扩张，在解除狭窄后，大部分可好转。大的憩室状尿道扩张应裁剪扩张的尿道壁，重新成形尿道。需要注意，较多患者憩室样扩张尿道的远近端并无狭窄。

【随访】

尿道下裂修复注重患者的长期效果，对他们应做长期随访。了解有无合并症、排尿异常、阴茎外观是否满意。远期了解患者青春期后的第二性征发育，婚后性生活及生育等情况。

（张潍平）

第九节　隐　　睾

隐睾(cryptorchidism)指睾丸未能按照正常发育过程从腰部腹膜后下降至阴囊。隐睾主要包括睾丸下降不全(undescended testis)和异位睾丸(ectopic testis)。睾丸下降不全是指睾丸位于其下降的正常途径上,但未能降至阴囊,常伴有腹膜鞘突未闭;异位睾丸指睾丸已经完成它在腹股沟管的下降过程,但未能降至阴囊,而位于腹股沟、耻骨、会阴、大腿根部等腹股沟外环以外的皮下,最常见的部位是腹股沟皮下深筋膜(pouch of Denis Browne)。隐睾是男性不育或睾丸癌变发生的重要原因,双侧隐睾的患者大多不育。

【发生率】

隐睾发生率在出生体重 <900g 早产儿为 100%,足月新生儿约为 4%,1 岁约为 1%,成年人约为 0.7%。隐睾可分单侧和双侧,双侧隐睾占 1/3,发生在右侧的占 70%。隐睾的位置可位于腹腔内(8%)、腹股沟管(72%)和阴囊上方(20%)。隐睾的发生率在生长发育中逐渐降低,表明出生后隐睾仍可继续下降。但 1 岁后,继续下降的机会明显减少。

【胚胎学】

1. **隐睾发育胚胎学**　睾丸起源于胚胎后腹膜中线旁的尿生殖嵴。*HY* 基因是形成男性性征的遗传基因,在胚胎第 5~6 周时,生殖上皮从胚胎卵黄囊壁移向生殖嵴形成原始生殖腺。到第 7 周时,如果受精胚为异配型,即 XY 型,则有 HY 的表达,诱导原始生殖腺的皮质退化,髓质发育成睾丸。第 8 周时胚胎睾丸开始分泌睾酮和米勒管抑制物质(Müllerian inhibitor substance,MIS)。睾酮由胚胎睾丸间质细胞分泌,受 HCG 调节,促使 Wolffian 管发育成附睾、精索等;MIS 由胚胎睾丸支持细胞分泌而使副中肾管退化。胚胎第 8~16 周外生殖器开始发育,这时睾丸在腹股沟内环以上发育,同时 Wolffian 管衍生的睾丸血管、输精管、附睾、射精管及阴囊逐步发育。胚胎第 7 个月时,连接睾丸下极与阴囊底部之间细胞群形成睾丸引带,引导睾丸向阴囊内下降。睾丸下降入阴囊以后,睾丸引带萎缩。

2. **睾丸下降过程**　睾丸的下降过程包括两个阶段,经腹移行阶段和经腹股沟到阴囊阶段。在第一阶段,睾丸靠肿胀的睾丸引带固定在腹股沟区,预防睾丸随着胚胎的增大而上升。在第二阶段,在睾丸引带的引导下,睾丸从腹股沟区降至阴囊。该过程在人类出生时完成。

【病因学】

隐睾的病因尚不完全清楚。目前认为隐睾的病因与内分泌、遗传和物理机械等多因素有关。

1. **内分泌失调和遗传因素**　下丘脑 - 垂体 - 睾丸轴失衡,睾丸分化异常,雄激素、抗米勒管激素、胰岛素样激素 3(insulin like hormone 3,INSL3)缺乏或不敏感均可导致隐睾。环境内分泌干扰物引起内分泌功能异常是导致隐睾的重要原因。家族性隐睾也有报道。常染色体和性染色体的异常也可引起隐睾的发生。

2. **影响睾丸下降的物理机械因素**

(1)睾丸引带的牵引作用:引带近端附着于睾丸和附睾,其末端呈带状,主要附着于阴囊底部;另有部分引带附着于耻骨结节、会阴部或股内侧部,为其相应的分支。胚胎第 7 个月时,除引带肿胀外,精索肌管也延长增粗呈曲张状。之后,肿胀的引带开始退变、收缩,睾丸即沿着引带扩张过的腹股沟管，经内环，出外环。在绝大多数情况下，出了外环的睾丸，沿着引带末端的阴囊分支而进入阴囊底部。如睾丸下降停留在腹股沟管内环、腹股沟管外环，则可发生不同程度的下降不全。如睾丸未降至阴囊底部，而沿睾丸引带末端的其他分支下降至耻骨部、会阴部或股部，则成为异位睾丸。

(2) 腹内压力有助于睾丸下降：该观点认为腹内压增高是睾丸离开腹部进入腹股沟管的原始动力。

(3) 解剖障碍：睾丸需要在鞘状突完全降入阴囊底部后而降入阴囊。隐睾并发鞘状突未闭和鞘状突终止于耻骨结节或阴囊上方者相当多见，提示鞘状突附着异常可能阻碍了睾丸的下降；此外，异常的引带残余或筋膜覆盖阴囊入口都可阻止睾丸下降。

【病理】

(一) 大体病理

隐睾睾丸常有不同程度的发育不良，体积明显小于健侧，质地松软。少数高度萎缩甚至消失，仅见精索血管残端。部分睾丸、附睾和输精管发育畸形，常见的附睾畸形见图 18-6。

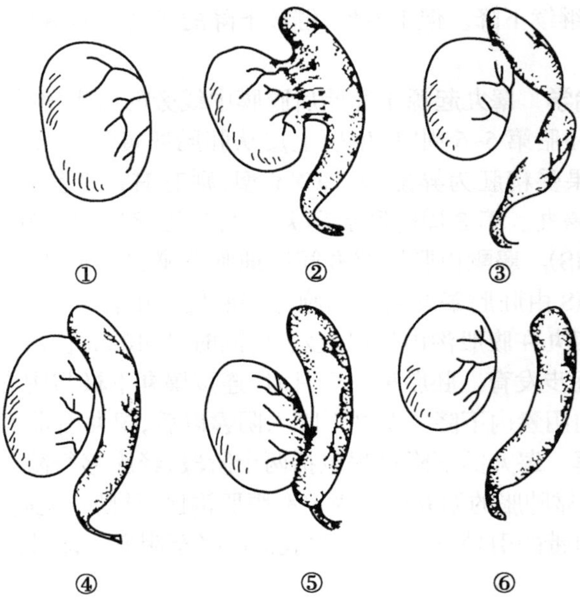

图 18-6 常见附睾畸形

①附睾缺如；②附睾头和睾丸分离，附睾体有纤维组织与睾丸连接；③附睾中部闭锁，呈纤维索状；④附睾尾部闭锁；⑤附睾尾与睾丸连接，附睾头游离；⑥附睾与睾丸完全分离

(二) 组织病理

无论光镜和电镜检查，隐睾睾丸在出生后的第二年起就有明显改变。主要表现为生殖细胞发育的障碍，间质细胞数亦有减少。组织学变化主要有曲细精管变小，精原细胞减少，生精少，小管周围胶原组织增生，间质细胞不同程度减少。电子显微镜观察的变化有：①细胞内线粒体破坏；②细胞质和内质网中缺乏核糖体；③精细胞和支持细胞中胶原纤维增加。

隐睾的病理改变随年龄增大而愈加明显。位置越高，病理损害越严重，越接近阴囊部位，病理损害就越轻微。如果是单侧隐睾，对侧正常下降至阴囊的睾丸可能也有病理性改变（交感性病变）。即使是双侧隐睾，仍有一定量的雄激素产生，可维持男性第二性征的发育，很少影响成年后的性行为。

【分类】

根据隐睾的发病原因，隐睾的位置和性质有多种分类方法。有根据体格检查时能否用手触及睾丸，将隐睾分为可触及睾丸和不可触及睾丸两类。临床常用的分类方法为：

1. **睾丸下降不全**　①腹内高位隐睾；②腹股沟隐睾；③阴囊高位隐睾。

2. **异位睾丸**　指睾丸位于阴囊以外，如耻骨上方、大腿根部、会阴部、阴茎根部及横位异位（图 18-7）。

3. **无睾畸形**　单侧或双侧无睾畸形。

4. **滑动性睾丸**　指可将睾丸推入阴囊，松手后立即退回原位。

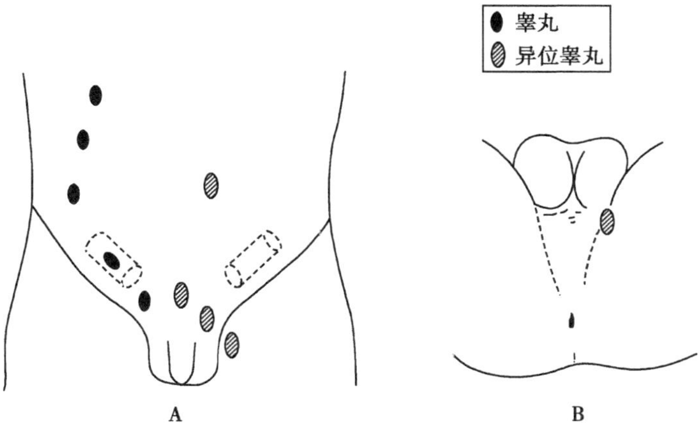

图 18-7　隐睾及异位睾丸位置示意图

A. 正面观，实心影为常见隐睾的位置，分为腹内高位、腹股沟隐睾和阴囊高位、滑动性隐睾；空心影为异位睾丸常见位置如耻骨上方、大腿股部、会阴部、阴茎根部以及横位异位等。B. 左侧异位睾丸位于股部

【临床表现】

隐睾可发生于单侧或双侧，以单侧较为多见。单侧隐睾者，右侧的发生率略高于左侧。除较大儿童偶诉有短暂胀痛或并发症外，多数隐睾患儿一般并无自觉症状。临床主要表现为患侧阴囊发育差，阴囊空虚，扪不到睾丸。有时可于腹股沟部或阴囊外会阴部扪及睾丸，一般较正常小，局部可见隆起。隐睾常伴有患侧鞘状突未闭，可表现为鞘膜积液或腹股沟斜疝。肠管疝发生嵌顿者并不少见，且容易引起肠坏死；也可压迫精索血管，使隐睾进一步萎缩，严重者导致睾丸梗死。隐睾常见并发症和伴发畸形如下：

1. **生育能力下降或不育**　阴囊的温度略低于体温，适宜正常睾丸内生殖细胞的发育。睾丸在腹腔或腹股沟内，温度与体温相同，不适宜生殖细胞的发育，因而睾丸组织结构发育也较差。双侧隐睾患者如不及时治疗常导致无精症，使多数患者不育。一侧隐睾，另一侧睾丸正常，可维持正常或接近正常的生理功能。单侧隐睾如不治疗 30% 以上患者不育。

2. 睾丸损伤 处在腹股沟管内或耻骨结节附近的睾丸，比较表浅、固定，容易受到外力的直接损伤。

3. 隐睾扭转 未降睾丸发生扭转的概率较阴囊内睾丸高 20 多倍。右侧腹内隐睾扭转，其症状与体征颇似急性阑尾炎，如阴囊内有正常睾丸，即可除外隐睾扭转。

4. 隐睾恶变 隐睾恶变成睾丸肿瘤的概率比正常睾丸高 10 多倍。隐睾恶变的发病年龄多在 30 岁之后。2 岁以前行睾丸固定术，而后发生恶变的概率比青春期后手术者低得多。

5. 隐睾伴发异常 隐睾可以是一个单发疾病，也可以伴有其他泌尿生殖系统异常或内分泌疾病和遗传疾病。伴有输精管和附睾畸形最为多见。

6. 精神损伤 睾丸位置异常在大龄儿童常引起自卑感。

【诊断】

诊断并不困难，根据临床表现和体格检查基本可以确诊。

单侧者，患侧阴囊扁平、发育差、不对称。双侧者阴囊发育更差，甚至无明显阴囊。触诊患侧阴囊空虚，无睾丸。但应注意，阴囊内未扪及睾丸者，并非都是隐睾。应注意回缩性睾丸与滑动性睾丸鉴别。睾丸可以推入阴囊内，松手后可在阴囊内停留一段时间者为回缩性睾丸，属生理现象；睾丸推入阴囊，松手后立即退回原位则为滑动性睾丸，属隐睾。回缩性睾丸不用治疗，但须定期随访至青春期，因 1/3 的回缩性睾丸可能发展为隐睾。

患者检查体位一般取平卧位，可略微弯曲膝关节，必要时可取两腿交叉的坐位，这样可以阻止提睾肌收缩。为了提高诊断准确率，房间和检查者的手要温暖，尽可能让患儿腹部肌肉放松。

经过仔细反复检查，大多数隐睾可在腹股沟区被扪及，压之有胀痛感，可与腹股沟淋巴结区别。隐睾的体积一般较对侧阴囊内睾丸为小。随着年龄增大，差别也逐渐明显。少部分隐睾在触诊时难以触及，但并不意味这些隐睾位于腹内。触不到睾丸的隐睾约 80% 在手术中于腹股沟管内或内环附近被发现。如为一侧找不到睾丸，称为单睾或单侧睾丸缺如，发生率约占隐睾手术探查的 3%~5%。若双侧隐睾经探查均未能发现睾丸，称为无睾畸形，约 20 000 位男性中有 1 例。

【辅助检查】

1. B 型超声检查 是目前临床常用隐睾定位检查方法，但对腹内隐睾检出率较低。

2. 人绒毛膜促性腺激素(hCG)刺激试验 用于临床检查摸不到睾丸、腹内高位睾丸或者睾丸缺如的鉴别诊断。方法为注射 hCG 1 500IU，隔日 1 次，共 3 次，注射前后检查血清中睾酮水平，如果注射后血清睾酮水平升高，表示有功能性睾丸组织存在。

3. 腹腔镜 已广泛用于腹内隐睾诊断和治疗。摸不到的隐睾用腹腔镜检查可有三种发现：①在腹股沟内环以上看到精索血管和输精管盲端，睾丸缺如；②正常精索进入腹股沟管内环；③腹内睾丸。

4. CT 和 MRI 近年也用于腹内隐睾的定位诊断，但价值不大。

对于未扪及的隐睾，手术是确诊的唯一手段，腹腔镜探查作为首选方式。

【治疗原则】

隐睾诊断明确后应尽早治疗，使处于不正常位置的睾丸降至正常阴囊位置。阴囊因其构造特殊，具有良好的散热作用，温度一般低于腹腔温度约 2℃，是睾丸发育最理想的部位。

睾丸下降到阴囊后除了可以增加生精能力外，还可以解除儿童及家长的心理压力和早期发现恶变的睾丸。生后6个月如睾丸仍未下降，则自行下降的机会已经极少。治疗年龄自6月龄（校正胎龄）开始，最好在12月龄前，至少在18月龄前完成。

1. **激素治疗** 生后6个月仍为隐睾者，可进行人绒毛膜促性腺激素（hCG）或促性腺激素释放激素（GnRH）治疗。激素治疗有一定副作用，如阴茎增大、睾丸胀痛等性早熟表现，如果剂量掌握不当，或较长期使用，可导致骨骺早期愈合等。激素治疗的成功率仅约20%，而且有约20%睾丸回缩复发率。隐睾位置越高，激素治疗成功率越低。总之，因激素治疗疗效不确切，且其并发症多，不推荐作为常规方案。

2. **睾丸固定术（orchidopexy）** 是隐睾的主要治疗疗法，在手术治疗的同时还可以治疗合并的鞘状突未闭。

(1) 标准手术治疗：主要步骤包括腹股沟切口，横断鞘状突并游离睾丸及精索，再将睾丸置入阴囊中并固定。术中注意在精索无张力下固定睾丸，保证睾丸血供。

(2) Fowler-Stephens手术：为切断精索血管、下移睾丸的手术。适用于部分腹腔内高位隐睾和输精管较长且弯曲在腹股沟管者。可分为Ⅰ期或分期Fowler-Stephens手术。分期手术时，首次手术采用腹腔镜下离断或在近睾丸端结扎精索血管，留待6个月后再行第二期睾丸下降固定术。

(3) 睾丸自体移植手术：少数高位腹内隐睾可切断精索血管，将精索内动脉和静脉与腹壁下深动脉和静脉吻合及置睾丸于阴囊中。

(4) 腹腔镜治疗：尤其适用于高位隐睾患者。用腹腔镜先在腹膜后沿睾丸血管解剖位置找睾丸血管，沿精索血管可找到位于腹内或者腹股沟内环处睾丸，如果沿精索血管见到血管盲端可以确定是睾丸缺如，如果盲端有结节应切除并送病理检查。

（魏光辉）

第十节 睾丸扭转

睾丸扭转（testicular torsion）指睾丸（精索）沿其纵轴扭转，使睾丸血液供应受阻而造成睾丸的缺血性病变。在所有急性阴囊疼痛和肿胀中，睾丸扭转并不少见。

【病因】

睾丸扭转的病因尚不完全清楚。有报道睾丸在阴囊内附着异常是发生扭转的原因。正常情况下，仅睾丸前部被鞘膜覆盖，其背侧部为裸部，紧贴阴囊肉膜，使睾丸在阴囊内的位置相对固定。当鞘膜同时包裹睾丸、附睾及输精管远端时，睾丸就可以在这一浆膜腔内自由转动；若遇上突然用力或振荡等情况，睾丸与精索就会发生360°以上扭转。新生儿睾丸扭转的发病机制不一定存在睾丸附着异常，因其扭转常在鞘膜外，整个睾丸和睾丸鞘膜同时发生扭转。

【病理】

睾丸扭转分两种类型：①鞘膜外型：也称精索扭转，扭转度多数在360°以上，扭转方向多是外侧向内侧扭转，即左侧为逆时针，右侧为顺时针方向扭转。②鞘膜内型：也称睾丸扭转，往往可见睾丸附着异常，附睾与睾丸紧贴，在鞘膜内发生扭转；③某些附睾与睾丸分离，其间仅有膜状相连，异常悬吊的附睾与睾丸之间也可发生扭转(图 18-8)。

睾丸扭转可导致睾丸缺血坏死。睾丸扭转后是否发生缺血坏死也与扭转程度密切相关。扭转 180°，3~4 天发生睾丸坏死；扭转 360°，12~24 小时发生睾丸坏死；如果扭转 720°，2 小时即发生睾丸梗死。

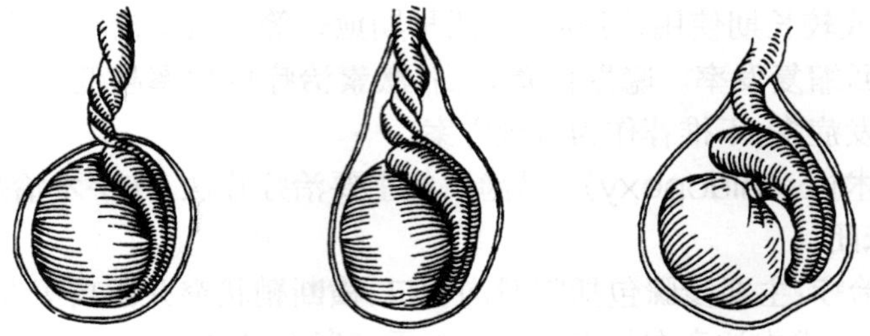
(1)　　(2)　　(3)

图 18-8 常见睾丸扭转示意图
(1) 鞘膜外型；(2) 鞘膜内型；(3) 附睾与睾丸间扭转

【临床表现与诊断】

睾丸扭转往往发病比较突然。患侧睾丸和阴囊剧烈疼痛和肿胀。扭转初起时疼痛还局限在阴囊部位，以后会向下腹和会阴部发展。少数患儿有恶心呕吐，呈反射性，多不剧烈。体检可见阴囊肿胀、高度紧张且难以触诊。提睾肌反射缺如。由于提睾肌痉挛及精索缩短，早期可见睾丸横转或上升到阴囊上部。隐睾发生扭转机会高于阴囊内睾丸，其临床表现与一般睾丸扭转不同。疼痛性肿块多在腹股沟部；腹内隐睾，疼痛表现在下腹部。如为右侧腹内隐睾发生扭转，症状和体征颇似急性阑尾炎。

如果患者出现睾丸肿胀不伴体温升高，一般无小便异常，白细胞计数和分类一般不增高，就应怀疑可能有睾丸扭转。

【鉴别诊断】

1. 睾丸炎和附睾炎　但是睾丸炎多为流行性腮腺炎、伤寒、流感等导致。附睾炎多见于青春期及有下尿路梗阻的婴幼儿。患者表现为阴囊部位突然性疼痛，附睾迅速肿胀，触疼明显，后期阴囊皮肤发红，可伴有发热等炎症表现，尿检可见白细胞或脓性细胞。

2. 睾丸附件扭转　多发生于学龄期儿童，一般表现为阴囊疼痛，皮肤轻度红肿。阴囊钝痛可放射至下腹部，偶尔在睾丸上极可见一蓝色斑点，即蓝斑征(blue bot sign)，可扪及触痛小结节为睾丸附件坏死的证据。

3. 阴囊血肿　这类患者一般有明显的外伤史。

4. 腹股沟疝嵌顿　腹股沟部出现不能复位的疼痛性肿块，同时伴有胃肠道症状。常有腹股沟疝病史。检查睾丸正常、无触疼。

5. 急性阑尾炎　右侧腹腔内隐睾扭转应与阑尾炎鉴别。

【辅助检查】

1. 多普勒超声听诊仪　如睾丸扭转，血流减少或消失。血管音相应减弱或消失，即检查结果为阳性。多普勒超声仪对睾丸扭转诊断的准确率约 80%。

2. 彩色多普勒超声检查　两侧比较检查，患侧睾丸明显肿胀，动脉血供消失。但应注意，也有报道24%的睾丸扭转患儿术前彩超提示患侧睾丸有血供。

【治疗】

尽早进行手术使扭转睾丸复位。诊断不明确时也应尽早进行阴囊探查。如能在扭转6小时内手术探查、复位和固定，睾丸获救率在90%以上；在10小时内，则为70%；超过10小时仅为20%。

手术中，应该视具体情况进行治疗。术中可见睾丸呈黑紫色，将睾丸复位松解后，观察血液循环恢复情况，30分钟以内，如果血液运行逐渐恢复，黑紫的睾丸逐渐变红，表示病变时间较短，睾丸可以保留。切除壁层鞘膜，睾丸与肉膜作双排缝合固定。如果手术中睾丸颜色没有恢复，则表示已经坏死，应该切除。因为近几年医学研究发现，坏死睾丸可以通过体内血生精小管屏障，形成抗精子抗体，容易影响另外一侧睾丸的功能。

由于睾丸解剖异常可能是对称性的，因此可以同时或者择期行对侧睾丸固定术。手术是可靠有效的治疗方法，不仅可以治疗发生扭转的睾丸，还可以预防健康一侧睾丸发病。

附：睾丸附件扭转

睾丸附件（testicular appendages）是胚胎期副中肾管或中肾管残留结构，解剖学上可分为四种类型（图18-9）：睾丸附件、附睾附件、精索附件、输精管附件，临床上统称“睾丸附件”。报道称约90%男性存在睾丸附件。睾丸附件多带蒂，在外力作用下，头部可随蒂旋转，造成睾丸附件扭转（torsion of testicular appendages）。

虽然90%以上男性存在睾丸附件，但仅极少数人发病。临床病例中又以睾丸上极附件扭转多见。睾丸附件扭转发生率居小儿阴囊急症首位，约占阴囊急症患者的60%~70%。睾丸附件扭转好发年龄为学龄期，患者中6~10岁儿童约占60%。

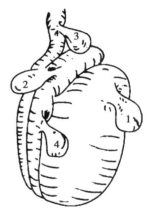

图18-9 睾丸附件解剖类型

1. 睾丸附件；2. 附睾附件；3. 精索附件；4. 输精管附件

【临床表现】

睾丸附件扭转发病机制尚不完全清楚，起病前可能有剧烈活动或阴囊外伤史，部分为睡眠中发生。睾丸附件扭转临床表现为突发阴囊疼痛，继之阴囊逐渐红肿、触痛。无明显全身症状。起病早期阴囊肿胀不重，可在睾丸上极或附睾之间扪及触痛小结节，为睾丸附件扭转的特征性表现。约21%患者透过阴囊皮肤可见暗蓝色斑点，进行透光实验可见该处变暗，有小片状阴影，即“蓝斑征”（blue-dot sign）。阴囊抬高实验中疼痛无明显加重，提睾反射一般可以引出，睾丸位置正常，精索一般不肿胀。

【诊断】

根据症状、体征睾丸附件扭转诊断并不困难，睾丸上极触痛结节以及蓝斑征是本病特征性表现。但应注意与睾丸扭转鉴别。彩色多普勒检查有助于两者鉴别。睾丸附件扭转患者彩色多普勒影像中可见睾丸轴向正常，血流正常或增加，往往可见附睾肿大及鞘膜腔积液。

【治疗】

表现为阴囊红肿的阴囊急症应行手术探查，尤其在不能除外睾丸扭转时。早期阴囊探查，不仅可提高被误诊的睾丸扭转的挽救率，而且切除坏死附件，引流鞘膜腔内炎性渗出，降低鞘膜腔内压力，对缓解症状、缩短病程有益。对于症状不典型的新生儿，更应积极探查。

手术一般做阴囊中上部横切口，暴露睾丸，发现扭转坏死附件后根部结扎，离断。若发现有不止一枚附件，可一并切除。如果超声检查睾丸附件扭转诊断明确，可以保守治疗。

（魏光辉）

第十一节 性别发育异常

性别发育异常（disorders of sex development，DSD）是指由于染色体、性腺或性别解剖结构的异常发育而出现的一种先天性的状态，是疾病谱广泛、有不同病理生理改变且临床表现各异的一组疾病，最常见于新生儿或青少年。新生儿通常表现为外生殖器异常，而青少年则表现为青春发育期异常的性发育。随着当今对 DSD 的深入研究，国际上已形成共识，即 DSD 的基本临床评估（内外生殖器及内分泌激素）、诊断建立（包括染色体、基因诊断）、患儿及家庭的心理评估、性别分配、外科手术选择（策略安排）、潜在的生育能力保护、激素的（终生）替代及长期的追踪观察等一系列工作，需要小儿内分泌科、小儿（泌尿）外科、临床心理科、遗传学科、影像学科及其他相关学科的共同参与，对 DSD 患儿进行个体化治疗需要有经验的多学科团队（multidisciplinary team，MDT）来完成。DSD 发病率目前没有确切的报道，基本是按生殖器模糊来估计，一般为 1/5 500~4 500。

【胚胎学】

性染色体（sex chromosome）（女性 XX，男性 XY）决定着性腺始基分化为卵巢或睾丸。正常情况下，胚胎 6 周时还不能区分性别，此时称为原始性腺；如有一条性染色体 Y 时，原始性腺髓质分化为睾丸，皮质退化。如有两条性染色体 X 而无性染色体 Y 时，原始性腺皮质分化为卵巢，髓质退化。从第 8 周起至第 16 周，对于有睾丸者，胚胎睾丸将分泌抗米勒激素（anti-Müllerian hormone，AMH）和睾酮两种激素，AMH 使副中肾管（最终可分化为子宫、输卵管及阴道上 2/3）退化，中肾管发育；睾酮使中肾管分化为附睾、输精管及精囊，同时在 5α-还原酶的作用下转化为双氢睾酮，刺激原始外生殖器分化为前列腺和男性外生殖器，即生殖结节增大发育为阴茎，尿生殖褶融合包绕前尿道，尾侧融合形成阴囊。女性的发育不依赖性腺及雌激素的作用。有卵巢而无睾丸者，副中肾管上段衍变为输卵管，两侧中段融合成子宫，两侧下段合并成子宫颈及阴道上段，生殖结节成为阴蒂，生殖襞发育为大、小阴唇，同时中肾管逐渐退化。

【病因】

性别发育异常的病因较为复杂，可由染色体或其所含遗传物质异常、性腺发育异常致功能不全或低下、性激素合成过程中因特定酶先天性缺陷导致激素水平低下或过高、靶器官性激素受体功能缺陷，或母体因自身或外界因素导致异常激素水平变化等因素引起。

随着对性别发生和分化的不断深入研究，目前已明确在人类性别发育过程可分为性别确定和性别分化两个连续的步骤，性别确定是指一系列基因表达而使未分化并具有双向潜能的性腺向睾丸或卵巢发展，性别分化则是一旦睾丸或卵巢形成，其分泌的激素将促使机体的性别分化，睾丸分泌的激素对于从胚胎时期开始的男性内外生殖器的发育是必需的，而女性的性发育在青春发育期前基本不依赖卵巢分泌雌激素。以往许多的性别发育异常的病例只能通过临床表象和激素水平变化来推测病因。近年来，随着分子生物技术的提高，尤其是染色体微阵列（chromosomal microarray，CMA）和下一代测序（next-generation sequencing，NGS）技术的应用及费用的逐步降低，越来越多的病因能被准确地检测出，为临床诊治提供了有利的依据。

【分类】

近年来，随着对循证医学证据收集，细胞分子遗传诊断技术的快速提高，越来越多的病因逐渐得以探明，在此背景下，2005 年国际上形成了芝加哥共识，该共识改变了以往按性腺成分将 DSD 分为男性假两性畸形（含睾丸）、女性假两性畸形（含卵巢）、真两性畸形（含卵睾）、XX 男性 /XX 性逆转和 XY 性逆转来进行分类的方式，而是按性染色体重新进行了分类和命名，分为 46XX 性别发育异常（46，XX DSD）（主要与 *SRY* 基因易位、雄激素过量有关）、46XY 性别发育异常（46，XY DSD）（主要与睾丸分化发育异常及雄激素合成、利用障碍有关）和性染色体性别发育异常（sex chromosome DSD）（主要与性染色体核型异常有关）三大类，来替代以往按性腺来分类，在这三个分类下，又进行亚分类（表 18-1）。

表 18-1　性别发育异常分类表

性染色体 DSD	46，XY DSD	46，XX DSD
1. 45，X（Turner 综合征） **2. 47，XXY（Klinefelter 综合征）** **3. 45，X/46，XY（混合性腺发育不全，卵巢睾丸 DSD）** **4. 46，XX/46，XY（嵌合体，卵巢睾丸 DSD）**	**1. 性腺（睾丸）发育异常** （1）胚胎性睾丸退化综合征 （2）性腺发育不全——完全性和部分性 （3）卵巢睾丸 DSD **2. 雄激素合成或作用异常** （1）雄激素生物合成缺陷 1）LH 受体突变 2）Smith-Lemli-Opitz 综合征 3）类固醇急性调控蛋白突变 4）胆固醇侧链断裂（CYP1） 5）3β- 羟类固醇脱氢酶Ⅱ缺陷 6）17β- 羟类固醇脱氢酶Ⅲ缺陷 7）5α- 还原酶缺陷 （2）雄激素作用缺陷 1）雄激素不敏感综合征——完全性和部分性 2）药物和环境因素的作用 **3. 其他** （1）其他综合征伴发的性腺发育不全 （2）米勒管永存综合征 （3）重度尿道下裂等	**1. 性腺（卵巢）发育异常** （1）卵巢睾丸 DSD （2）睾丸 DSD（如 SRY+ 等） （3）性腺发育不全 **2. 雄激素过量** （1）胎儿因素 1）3β- 羟类固醇脱氢酶Ⅱ缺陷 2）21- 羟化酶缺陷 3）P450 氧化还原酶缺陷（POR） 4）11β- 羟化酶缺陷 5）糖皮质激素受体突变 （2）胎儿胎盘因素 1）芳香化酶缺陷（CYP19） 2）P450 氧化还原酶缺陷（POR） （3）母体因素 1）母体雄性化肿瘤（如黄体瘤） 2）雄激素药物 **3. 其他** （1）其他综合征伴发的性腺发育不全 （2）米勒管发育不全 （3）子宫畸形 （4）阴道闭锁

【诊断】

1. 病史　临床大多数 DSD 在新生儿时即被发现，部分在青少年时期发现。对于新生儿或小婴儿，如：①明显的生殖器模糊（包括泄殖腔外翻）；②明显的女性外生殖器伴有阴蒂增大、大阴唇后融合或腹股沟 / 大阴唇肿块；③明显男性生殖器伴有双侧隐睾，或小阴茎，或单发的会阴型尿道下裂，或轻中度尿道下裂伴有隐睾；④有 DSD 家族史（有类似病况亲属），如完全性雄激素不敏感综合征；⑤生殖器外形与产前染色体检查不符合。对于年龄较大的儿童或青少年，如：①发现了以往未被认识的生殖器模糊；②女孩腹股沟疝；③青春发育期延迟或不完全；④女孩外生殖器及行为逐渐男性化；⑤原发性闭经；⑥男孩出现乳房发育；⑦男孩肉眼偶发或周期性血尿。发现上述情况需要考虑进行 DSD 的全面评估。此外，母亲孕期药物或化合物接触史也较为重要，如孕 8~16 周是否因先兆流产而大剂量应用黄体酮等药物。母亲孕期内分泌肿瘤病史也需要重视。

2. 体格检查　①要注意全身情况，包括血压值、颜面部、骨骼、神经系统等情况，不少情况下，外生殖器畸形只是某综合征的表现之一，尤其是有 2 个系统以上的畸形；②要注意外生殖器是否对称，对于模糊的外生殖器形态，不论性别分配为男或女，都建议进行外生殖器雄性化评分（表 18-2），尤其是要仔细检查双侧性腺是否在阴囊（或阴唇阴囊皱褶）内或腹股沟可触及，或完全无法触及。③外阴口能否观察到的开口是 1 个还是 2 个（尿道和阴道），男性和女性外阴外形及中间过渡形态，可以用 Prader 评分来进行描述（图 18-10）。

表 18-2　外生殖器雄性化评分（external genitalia score，EMS）

评分	阴唇阴囊融合	小阴茎	尿道口位置	右侧性腺位置	左侧性腺位置
0	否	是	近端	缺如	缺如
0.5				腹腔内	腹腔内
1			中间	腹股沟	腹股沟
1.5				阴囊或大阴唇	阴囊或大阴唇
2			远端		
3	是	否	正常		

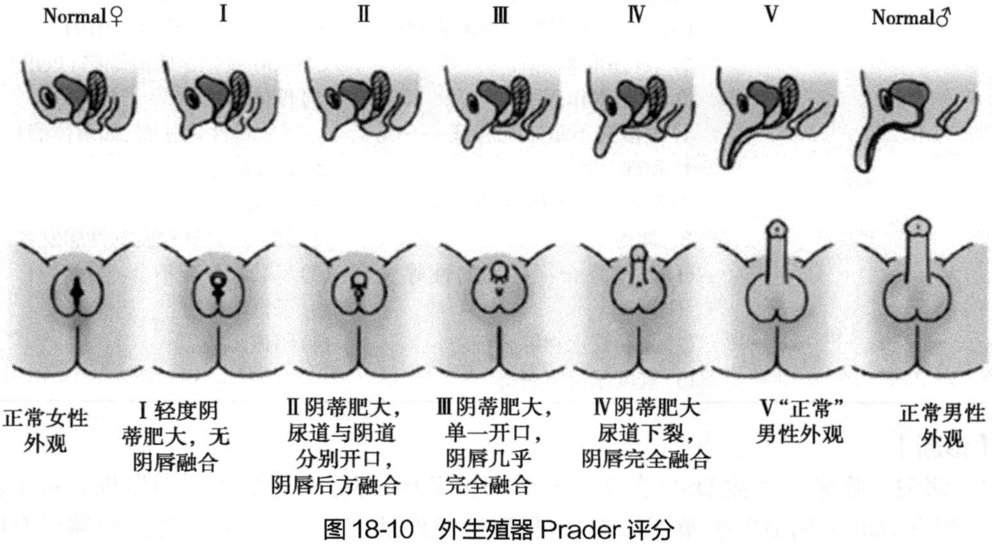

图 18-10　外生殖器 Prader 评分

3. **影像学检查** 主要用于探测盆腔内生殖器结构，同时观察双侧肾脏及肾上腺情况。超声检查可显示膀胱后发育较好的子宫，对腹股沟的性腺定位有较明确的诊断价值，高水平的超声检查对于腹腔内性腺定性有参考作用。但超声对于发育不良的子宫、性腺，有时会漏诊，尤其是小婴儿膀胱不充盈时。CT、MRI 有时能获得更进一步的信息，但不作为常规检查。

4. **染色体、*SRY* 基因检测、CMA 及 GNS 检测** 染色体核型分析是确定患儿染色体性别的金标准。*SRY* 基因是存在于 Y 染色体短臂上的（男性）性别决定基因，能较易较快通过免疫荧光原位杂交（FISH）技术被检测出。需要注意的是，*SRY* 基因不是性别决定的唯一基因，即使 *SRY* 基因检测阴性也可能存在睾丸。CMA 可以发现片段的基因缺失、重复，而 GNS 应用较普遍的是性分化发育异常套餐（Panel），一般包含 200 个以上目前已证实与性别分化发育有关的基因，也可以扩展到全外显子测序甚至全基因测序。

5. **内分泌激素生化检查** DSD 病例中，有相当部分是性激素异常或同时合并其他激素异常所致，因此，对疑似病例需要全面的内分泌检查评估，主要包括下丘脑 - 垂体 - 性腺轴、肾上腺、甲状腺等，其中以睾酮、双氢睾酮、雄烯二酮、脱氢表雄酮、抑制素 B 和 AMH 这几个激素比较重要。部分病例还需要各类激发试验来评估内分泌腺体的功能，最为常用的是 hCG 激发试验，来检测睾丸间质细胞功能。各项检查结果的判读还需要内分泌科的参与。

6. **性腺组织学检查** 当诊断不清或无法确定性腺性质（卵巢或睾丸或卵睾），需要对位于腹（盆）腔内（腹腔镜下进行）、腹股沟或阴囊内的性腺进行活检。

7. 新生儿期可采用包括盆腔超声检查、17- 羟孕酮、睾酮、促性腺激素、抗米勒管（AMH）激素等的测定，以及血清电解质、尿液分析等，一般在 48 小时内有一个初步的判定，因为部分肾上腺皮质增生症失盐型病例可能短期内因电解质紊乱而危及生命，需要及时获得诊断及治疗。

知识拓展

大脑性别异常

与胚胎时期第 8~15 周外生殖器发育主要依赖双氢睾酮不同，大脑性别的形成主要依赖睾酮，胚胎睾丸在 16~18 周，生后 6 个月内小青春期及青春发育期形成的睾酮分泌高峰对大脑性别形成至关重要，临床上常可见 46，XX 肾上腺皮质增生症（congenital adrenal hyperplasia，CAH），尤其是失盐型患儿男性化行为表现明显，成年后非异性恋较正常人群明显增多，性角色行为量表男性表现得分明显要高于正常女孩对照组，而雄激素受体功能障碍患儿常可表现为一些女性化行为，尤其是 46，XY 完全性雄激素不敏感综合征，即使体内有很高的睾酮水平，由于雄激素受体没有功能，患儿可表现为完全女性化行为。由于外生殖器的发育时间与大脑性别形成不在同一时间，因此，临床上可出现两者不一致的情况，如男性同性恋、双性恋或要求变性。因此，在 DSD 进行性别分配时，要充分考虑胚胎时期及生后小青春期（0~6 个月）高睾酮水平对大脑性别的影响，尽管大脑性别的形成还有很多环节有待进一步研究阐明。

【性别分配】

性别分配是指将未定的性别或原来初定的社会性别经过 DSD 的 MDT 评估和讨论后，

确定为男性或女性或暂时维持原先的社会性别，待青春发育期后由患儿自行决定性别归属。其基本原则是：①应避免在MDT专家评估前对新生儿疑似病例进行性别分配；②评估和长期管理应在一个有丰富经验的MDT中心进行；③所有的DSD病例都应该得到一个性别分配；④与患者及家属开放交流是必不可少的，并鼓励参与决策；⑤患者和其家庭的关切必须得到尊重和重视；⑥需要考虑的因素包括诊断、患儿胚胎时期及生后6个月内雄激素暴露情况、幼年时期的性别认同和性角色特征、内外生殖器情况、内分泌性腺功能情况、终生激素替代情况、潜在的性功能、生育能力预测和家长的意见。部分患者还要考虑文化背景及当地习俗。

【治疗】

1. 激素替代治疗 包括肾上腺皮质激素、雄激素或雌激素的替代，主要由内分泌科医师施行。治疗的目的是改善患者总体的性生理健康、完善男女性解剖的要求及长期的预后。有时性激素治疗还可以避免不必要的生殖器和性腺的手术。但性激素治疗也有许多不良反应，必须做好效益与风险的评估，充分告知家长并获得知情同意。此外还应尽量避免因生殖器或性腺手术引起的激素替代方案的重大改变。外科常因患儿阴茎短小而需要在手术前给予外源性睾酮，以促使阴茎生长。睾酮的使用方式有肌内注射、口服、外用。常用的睾酮包括睾丸激素针剂、睾酮凝胶、双氢睾酮凝胶或睾酮贴片。

2. 外科治疗 基本目标是根据性别分配的性别，将不典型的外生殖器重建为尽可能接近正常的男性或女性生殖器，包含良好功能及外观。此外，由于目前尚无法在童年时期准确判断每位DSD患儿成年后的性取向，即DSD患儿成年后可能出现要求性别重新分配(变性)，尤其是儿童时期各项评估处于中间状态的患儿，因此童年时期的手术需要尽可能留有余地，即成年后还能进行变性手术。外科手术主要包含四个方面：①生殖器结节的手术：缩小体积(阴蒂缩短成形术)或重建(尿道下裂修复、阴茎体整形)；②米勒结构(子宫、阴道)的处理：包括阴道腔与盆底的连接、阴道口扩或切除米勒管残余(子宫、输卵管、阴道)；③性腺手术：包括性腺下降(睾丸下降固定术)、切除有肿瘤发生风险或女性出现雄性化表现的性腺；④会阴部重建。

(1)对于过度雄性化的46,XX DSD(最常见于肾上腺皮质增生症)需要行女性化手术，即将外观部分或完全男性化的外生殖器整形为完全女性化外观，其基本手术步骤包括：①阴道成形术(仅对存在尿道阴道高位汇合的病例)：将尿生殖窦向下游离，将汇合的阴道与尿道分开并开口于新成型的前庭；②阴蒂缩短成形术：将肥大的阴蒂完整保留背侧神经血管束，切除海绵体后缩短成形；③会阴成形术：重建阴蒂帽、黏膜面的前庭及大小阴唇，最终形成女性外生殖器外观。国际上建议的最佳手术年龄是2~6月龄，但临床上多在2周岁前后完成。由于肾上腺皮质增生症患者的雄性化程度不同，是何种程度需要手术，还有争议。

(2)雄性化不足的46,XY DSD：常表现为隐睾及不同轻重程度的尿道下裂，但不论程度轻重，目前均有多种手术方法可以用来治疗，主要包括：①单侧或双侧睾丸下降；②阴茎弯曲矫治；③尿道重建；④阴茎阴囊转位矫治；⑤会阴部重建(肛门生殖器距离)；⑥阴茎头、尿道口、包皮重建和阴茎显露等(详见隐睾、尿道下裂相关章节)。对于单独或合并存在的小阴茎，由于可能存在激素抵抗，在首次手术前需要向家长告知可能至成年后还需要阴茎增大或其他阴茎整形手术，不要让家长抱有不切实际的期望，要告知家长患儿成年后性功能包含的内容不仅仅是阴茎伸直顶端能排尿那么简单。

(3)社会心理支持治疗:DSD 患儿及家庭常易出现因疾病引起的心理障碍,需要临床心理科或精神科医师的长期支持治疗。已有的研究发现,成年后,DSD 患者较正常人群明显缺少性欲望和冲动,人际交往也往往困难,由此引发生活治疗低下,需要长期心理支持治疗。

（张淮平）

第十二节　女性生殖器畸形与外阴疾病

一、子宫阴道积液

子宫阴道积液(hydrometrocolpos)是指子宫和阴道内潴留大量的液体,由阴道出口梗阻、胎儿宫颈腺和子宫腺体受母体雌激素的刺激所分泌的大量液体,以及青春期经血不能排出所致。

【病理】

子宫阴道积液主要由下列病理因素引起:①处女膜闭锁;②阴道隔膜;③阴道远端闭锁;④阴道隔膜伴尿生殖窦畸形;⑤尿生殖窦畸形伴肛门直肠畸形。处女膜闭锁最多见。

【临床表现和诊断】

出生后即可发现患儿下腹部肿块,有时肿块巨大,可出现呼吸窘迫;肿块可压迫尿道,表现为排尿困难。对出现腹部肿块的新生女婴,除检查腹部包块外,还应对外阴进行仔细的检查,特别是尿道口和阴道口的解剖关系。处女膜闭锁,尿道口位置正常,在阴道口有薄膜覆盖的半球形的囊型肿块膨出,此膜即未穿孔的处女膜,穿刺可以得到澄清黏性液体,即可明确诊断。

尿生殖窦畸形的外阴只有一个开口,常被认为是阴道开口,其实是阴道和尿道共同的开口,其周围无正常的处女膜环。除此之外,不能发现正常的尿道口。经外阴开口注入造影剂摄取正侧位 X 线片,可显示畸形的解剖关系。

【治疗】

处女膜未穿孔者,经会阴行处女膜切开术。阴道隔膜低位者可经会阴切除。高位者需经腹会阴手术,避免损伤尿道、膀胱和直肠。有尿生殖窦畸形的也需要经腹会阴手术,将扩大的阴道从尿生殖窦的后方拖出,建立新的阴道口。

二、尿道黏膜脱垂

尿道黏膜脱垂(prolapse of urethra)是指女孩尿道黏膜部分或者完全脱出于尿道口外,多见于 5~10 岁的女孩。

【病因病理】

病因尚不十分明确。可能是先天性尿道黏膜过多、过长,或因为雌激素不足导致尿道周围支持组织薄弱,加上长期咳嗽、便秘等使腹压剧烈增加的因素,而形成尿道黏膜脱垂。

【临床表现】

主要症状为尿道口环形红色肿物,中央有一小孔,尿液可由此射出。肿物触之易出血,合并感染时,局部可出现糜烂、溃疡,表面有脓苔、坏死等。发生嵌顿时,脱垂的尿道黏膜急骤增大、水肿、青紫，并伴有疼痛。

【诊断和鉴别诊断】

尿道口脱出的环状红色肿物中央有腔隙，导尿管自此进入膀胱，导出尿液即可确诊。临床上需与以下疾病鉴别：①尿道肉阜；②输尿管膨出；③尿道肿瘤。

【治疗】

症状轻微者应行保守治疗。采取卧床休息、温水坐浴后，手法复位。局部有感染者外用抗生素。有报道局部外用雌激素取得较好疗效，可使脱垂尿道黏膜消失或改善。对复发或症状严重者宜手术治疗。

三、泄殖腔畸形

泄殖腔畸形（cloacal deformity）为胚胎期第 4~6 周后尿囊与后肠未分隔所致，表现为直肠、阴道和膀胱均通过一个共同通道开口于会阴。畸形严重程度视泌尿道、生殖道与直肠在腔内开口位置的高低而定。三者可会合于低位，也可会合于膀胱颈部，直至膀胱三角区。常伴有阴道重复畸形，也可有明显梗阻，造成阴道积液及尿路梗阻。

【诊断和治疗】

可经该会阴部单一孔道注入造影剂后行 X 线摄片证实诊断。治疗方法根据病变程度而定。直肠在泄殖腔的开口位置低，可经会阴作肛门成形。如直肠开口在肛提肌以上，需先作结肠造瘘，二期作腹或骶、会阴肛门成形术。

四、先天性女性尿道下裂

先天性女性尿道下裂（congenital female hypospadias）罕见。病因不清，可能因为胚胎过程中尿生殖窦向下发育延伸不足，结果尿道与阴道共同形成一个腔隙，或尿道与阴道之间发育不全使尿道与阴道隔膜缺损。

【临床表现】

临床表现取决于尿道的长短及膀胱颈的功能。部分患者出生后即有尿失禁，有的是在婚后或分娩后出现尿失禁。尿道口与阴道口间距缩短，或共同开口，部分患者尿道口的狭窄，出现尿道梗阻症状、排尿困难、肾盂积水以及尿路感染。

【诊断和治疗】

仔细体格检查可确诊。治疗以手术为主。有尿失禁者，行膀胱颈或尿道成形术，无尿失禁而有尿道口狭窄者，行尿道扩张，女性尿道下裂治疗效果经常不满意；阴道发育不全者，行阴道成形术。

五、先天性女性尿道上裂

先天性女性尿道上裂（congenital female epispadias）少见，表现为尿道外口宽大、阴蒂对裂、阴唇分开，或者是耻骨联合分离，膀胱颈部肌肉发育不全，前面仅有纤维结缔组织相连。以完全型多见并伴有尿失禁。

【病因】

多认为尿道上裂为胚胎第 5~8 周时尿直肠隔向前发育使尿生殖窦移位于生殖结节的前方所致。

【分型和临床表现】

1. 部分型(不完全型)　患者仅尿道末端部分缺如,阴唇前联合稍有裂开,阴蒂分成两叶,多无症状,重者仅有压力性尿失禁。

2. 完全型(耻骨联合下型)　患者尿道大部分缺如,阴唇及前联合完全分离,阴蒂分成两叶而且距离较大,患者常有尿失禁。

3. 重型(耻骨联合后型)　患者尿道几乎完全缺如,尿道外口宽大,位置高,在耻骨联合上方,阴唇以及前联合完全分离,阴蒂分成两叶,有时小阴唇和阴蒂缺如,患者常伴有膀胱脱出或者外翻畸形。

【诊断和治疗】

诊断主要依据是尿失禁、耻骨分离,尿道和外生殖器的畸形。另外,骨盆的 X 线平片有助于诊断并可评估畸形的严重程度。无严重的尿失禁者不需手术治疗。手术治疗的目的主要是抗尿失禁和纠正女性外生殖器畸形。

六、小阴唇粘连

小阴唇粘连(adhesion of labia minora)在小女孩中相当多见,表现为两侧小阴唇在中线粘连,尿液仅从小阴唇黏着的前方和阴蒂下方之间的小孔排出。

此症多无排尿困难,个别病例表现为反复尿路感染。外阴检查看不到正常的阴道口,因此绝大多数家长认为女阴不正常而就诊。仔细检查外阴部即可作出正确的诊断。

治疗比较简单,用一探针或者蚊式钳插入小孔,向下或向上轻柔撑开,分离粘连,显露尿道和阴道口,一般不需要麻醉。治疗后的患儿应注意局部清洗,洗后在小阴唇上涂以少量油脂,以免重新黏合。约有 10% 左右的复发率,对于复发者,应检查血中雌二醇的水平,如果有偏低,局部应加入含己烯雌酚的霜剂或油膏约 2 周,促使外阴表皮增生,即可避免复发。

七、先天性阴道未发育

先天性阴道未发育(congenital vaginal agenesis)病因为副中肾管的子宫阴道原基或阴道板发育不全,多伴有子宫缺如或发育不全。约 4 000~5 000 个活产女婴中发生 1 例,多合并其他器官或系统畸形。一般于青春期因无月经而就诊,也偶可见新生儿期因腹部肿物就诊者。治疗主要根据阴道子宫及合并畸形状况决定治疗方案,一般于月经来潮前用皮肤或肠管作阴道成形。

八、阴蒂肥大

阴蒂肥大(clitoris hypertrophy)表现为不同程度阴蒂增大,通常伴有大阴唇融合。遇有阴蒂肥大患者,应首先查找原因并进行治疗,要考虑到先天性肾上腺皮质增生症(CAH)性别发育异常可能。必要时行手术治疗,常用手术方法有:①阴蒂缩短术;②阴蒂阴唇成形术。

(魏光辉)

第十三节　小儿神经源性膀胱

小儿神经源性膀胱(pediatric neuropathic bladder dysfunction,PNB)指任何神经病变或

损害引起膀胱和/或尿道括约肌功能障碍，又称神经源性下尿路功能障碍（neurogenic lower urinary tract dysfunction，NLUTD）。PNB主要是因为先天性脊柱裂或骶椎发育不良所致，以脊髓脊膜膨出最为多见，先天性脊柱裂是可以预防的，但预防并不能完全杜绝该病的发生。少数为获得性，可因脑瘫、脑膜炎、中枢和周围神经系统损伤、神经系统肿瘤和盆腔手术损害神经等引起。PNB最重要的两个并发症是上尿路损害和尿失禁。

【病理生理】

PNB按照病因可分为骶髓上病变、骶髓病变、骶髓下病变、周围自主神经病变和肌肉病变五类（表18-3）。临床上多采用EAU-Madersbacher分类法，根据尿动力学检查结果将PNB进行分类。

EAU-Madersbacher分类法将PNB分为8类：①逼尿肌和尿道括约肌均过度活动；②逼尿肌过度活动合并尿道括约肌活动低下；③逼尿肌过度活动但是尿道括约肌功能正常；④逼尿肌活动低下合并尿道括约肌过度活动；⑤逼尿肌和尿道括约肌均活动低下；⑥逼尿肌活动低下但是尿道括约肌功能正常；⑦逼尿肌正常合并尿道括约肌过度活动；⑧逼尿肌正常合并尿道括约肌活动低下。

不同的病因和不同的病变时间，PNB病理生理变化也不同，早期可出现各种膀胱功能异常的表现，轻重不一；晚期，长期的逼尿肌括约肌协同失调（detrusor-sphincter dyssynergia，DSD）和膀胱高压，膀胱肌肉肥厚和小梁形成，纤维组织增生，膀胱输尿管反流（vesicoureteral reflux，VUR），上尿路扩张和肾脏损害。无张力膀胱或括约肌去神经化的患儿膀胱压力低下，即使膀胱完全排空，也可能出现VUR。约30%的脊髓脊膜膨出新生儿出现膀胱输尿管反流。继发于PNB的反流，其后果远较原发反流者严重。反流的发生不能依靠神经系统检查或脊柱的放射学表现进行准确预测。因此，对每例患儿均应进行尿动力学检查。PNB患儿的尿失禁可因括约肌部分或者完全去神经化，膀胱高反射和膀胱顺应性降低，慢性尿潴留或者以上原因综合所致。因部分支配膀胱尿道的神经也同时支配直肠和肛门括约肌，PNB患儿除了排尿异常外也常同时存在排便异常，表现为便秘和/或大便失禁。

表18-3 PNB病因学分类及病理改变

NB分类（按神经病变部位）	骶髓上病变	骶髓病变	骶髓下病变	周围自主神经病变	肌肉病变
病理表现	逼尿肌过度活动，而感觉存在，逼尿肌和括约肌之间仍协调	逼尿肌过度活动，但逼尿肌-括约肌协同失调，感觉功能可部分或完全丧失	逼尿肌无收缩和感觉缺失	膀胱感觉不全，残余尿量增加，最后失代偿，逼尿肌完全瘫痪	逼尿肌和括约肌自身病变导致功能障碍
晚期	长期的逼尿肌-括约肌协同失调和膀胱高压，使膀胱肌肉肥厚和小梁形成，纤维组织增生，膀胱输尿管反流，上尿路扩张和肾脏损害。 继发于PNB的反流，其结局远比原发反流者严重				

【临床表现】

PBD的临床表现可仅表现为轻微的尿急、尿频等症状，也可表现为严重的排尿异常如尿失禁、尿潴留等，伴有排便异常甚至出现肾功能损害。一般与病因、神经损害程度和病变时间有关。

1. 临床症状

(1) 排尿异常：可以表现为各种排尿异常：①尿急、尿频；②尿失禁，以混合性尿失禁和急迫性尿失禁多见，但伴有尿潴留者常表现为充溢性尿失禁，常表现为白天湿裤和 / 或夜间尿床，也是大多数 PNB 患儿就诊的原因；③尿潴留表现，主要为排尿困难、费力，尿线无力。

(2) 反复泌尿系感染：排空障碍患儿膀胱排空不完全、残余尿多、尿潴留引起细菌大量滋生，为造成感染的主要因素，而且由于常需要用导尿管引流尿液，使尿路感染的机会大大增加。如同时有膀胱输尿管反流则可引起上尿路的感染。

(3) 排便异常：部分患儿可以表现为不同程度的便秘和大便失禁，其特点为便秘和大便失禁同时存在。

(4) 下肢畸形及步态异常：表现为肢体发育不对称或运动障碍。

(5) 认知障碍：对于骶髓上病变如脑瘫、脑膜炎等引起的 PNB 则多有可能引起认知方面的障碍。

2. 体征　对 PNB 的患儿应作系统体格检查，可发现以下一种或多种体征。

(1) 湿裤及肛门污粪。

(2) 耻骨上包块：排空障碍者在腹部检查时可发现因尿潴留形成的耻骨上包块，导尿后包块消失。

(3) 腰骶部包块、皮肤异常或手术瘢痕：如脊膜膨出表现为腰骶部囊性包块等。曾经行脊膜膨出修补术者可见手术瘢痕。

(4) 骶髓反射、提睾肌反射、球海绵体肌反射、肛门外括约肌张力和会阴部皮肤感觉异常：PNB 的患儿可出现骶反射和肛门外括约肌张力亢进(上运动神经元病变)、减退(部分性下运动神经元病变)或丧失(完全性下运动神经元病变)。肛门皮肤反射的检查则是通过直接搔抓肛门附近色素沉着区域的皮肤来观察肛门周围肌肉的反射性收缩。

(5) 神经病变体征：常见的提示神经病变体征包括脊柱畸形、异常步态、异常腱反射。不对称性鞋磨损提示异常步态。

(6) 下肢畸形和功能障碍：出现下肢和足部畸形、高足弓或槌状趾、双下肢不对称、单侧或双侧下肢或足萎缩，出现相应的去神经改变和顽固性溃疡。

【辅助检查】

1. 实验室检查　凡诊断为或疑有泌尿系感染者均应行血、尿常规检查，尿细菌培养和药物敏感试验等，以便确定是否并发尿路感染和指导抗生素的应用。血液生化检查有助于发现反流性肾病及肾功能损害的程度。

2. 超声检查　可用于有无肾积水、膀胱容量、残余尿量、尿道内口的开闭状态和膀胱壁厚度。因胎儿及新生儿(<4~6 个月)棘突椎板未完全骨化，脊椎裂时亦提供了超声探测窗，所以 B 超能清楚显示胎儿及新生儿脊柱区各结构，是新生儿脊髓栓系早期诊断的首选方法。其超声特征表现为脊髓终端腹侧前血管的搏动消失。

3. X 线检查　腰骶椎正位 X 线平片可发现腰骶椎裂等。IVU 可显示双侧肾脏的形态，是否存在上尿路扩张和合并的畸形，并能了解肾功能等。膀胱尿道造影观察膀胱尿道的充盈和排空情况，能清晰显示膀胱输尿管反流及反流程度。严重患儿膀胱形态呈“圣诞树”样改变。

4. **放射性核素扫描** 可用于显示肾盂输尿管迂曲扩张状态、评估肾脏功能和肾脏瘢痕，以及肾盂和输尿管排泄情况等。

5. **CT和MRI** 脊柱和头颅MRI能清晰显示中枢神经病变情况，如脊柱和脊髓损伤程度，以及脊髓发育情况包括脊髓圆锥下移位置和程度，且对合并脊柱畸形也能较好地显示，如圆锥软化灶或空洞、脊膜及脊髓脊膜膨出、椎管内脂肪瘤、脊髓纵裂、终丝或圆锥粘连等。伴有肾积水时可以进行CTU或MRU检查了解泌尿系统的形态和尿液排出情况。

6. **膀胱镜检查** 可发现后尿道瓣膜以及膀胱内各种病变，早期各种类型的神经源性膀胱内部情况大致正常，随着时间推移小梁逐渐增多，小室、憩室逐渐形成。

7. **尿流动力学检查(urodynamics study)** 可客观反映神经源性膀胱尿道功能障碍的类型和严重程度，是制订正确治疗方案的基础，能预测上尿路的损害，同时其也是评估术后疗效和长期跟踪随访的主要依据。小儿尿动力学检查内容包括：①无创尿动力检查，如尿流率测定、残余尿量超声检测；②微创尿动力检查，如经尿道膀胱测压、尿道同步测压、漏尿点压测定(DLPP)以及影像尿动力检查(video-urodynamics)等。

(1) 无创尿动力检查：排尿日记、尿流率检查和B超测定残余尿是获得排尿功能的重要方法。每天要详细记录排尿时间、排尿次数、排尿量和饮水量等，至少记录2~3天，对掌握尿液产生规律和产生的尿量很有帮助；同时反过来又能指导间歇导尿。

(2) 微创尿动力检查：因需要膀胱留置尿管故为侵入性检查。该检查可以明确神经源性膀胱分型。PNB尿动力和泌尿神经生理学检查指南见表18-4。

表18-4 尿动力和泌尿神经生理学检查指南

尿动力和泌尿神经生理学检查指南	推荐指数
尿动力检查对于评估下尿路的功能是很有必要的	A
记录膀胱排尿的详细情况也是一个可行的方法	B
在进行微创尿动力检查前一定要进行无创尿动力检查	A
影像尿动力检查对于PNB患者是微创尿动力检查的首选，如果这个方法不可行，可选用膀胱测压法	A
标准的尿动力检查需要一个生理的膀胱灌注速度(不超过20ml/min)，还要使用与体温相近的生理盐水	A
特殊的泌尿神经生理检查和刺激性的操作(比如往膀胱里灌注冰的生理盐水即冰水实验、咳嗽、穿刺抽液、肛门指诊)可视情况选择应用	C

注：由A~C推荐的强度逐级递减。

1) 充盈期膀胱压力-容积测定(cystometrogram，CMG)：此项检查是模拟生理状态下的膀胱在充盈和储尿期的压力-容积变化，并以曲线的形式记录下来，能准确记录充盈期膀胱的感觉、膀胱顺应性、逼尿肌稳定性、膀胱容量等指标，同时，也要记录膀胱充盈过程中是否伴随尿急、疼痛、漏尿、自主神经反射亢进等异常现象。正常膀胱应具有良好的顺应性，在充盈过程中只有很小的膀胱压力改变，即使在诱发条件下也不发生逼尿肌的无抑制性收缩。膀胱顺应性反映的是膀胱容量变化与逼尿肌压力变化之间的关系，其计算公式为$\triangle V/\triangle P_{det}$，单位为$ml/cmH_2O$。

充盈注意记录漏尿点压：①逼尿肌漏尿点压（detrusor leak point pressure，DLPP）：DLPP是指在无逼尿肌自主收缩及腹压增高的前提下，膀胱充盈过程中出现漏尿时的最小逼尿肌压力，可用以预测上尿路损害危险，当DLPP ≥ $40cmH_2O$时上尿路发生继发性损害的风险显著增加。灌注过程中逼尿肌压达到$40cmH_2O$时的膀胱容量称为相对安全膀胱容量。②腹压漏尿点压（abdominal leak point pressure，ALPP）：ALPP指腹压增加至出现漏尿时的膀胱腔内压力，主要反映尿道括约肌对抗腹压增加的能力，该指标在由于部分尿道括约肌去神经支配所致的压力性尿失禁患者中具有意义，对于其他PNB患儿中的临床应用价值有限。

PNB充盈期尿动力学变化特点为：①膀胱敏感度增强、降低或缺失；②出现非特异性感觉；③膀胱顺应性降低；④膀胱容量增大；⑤逼尿肌过度活跃，自发的或者由外在刺激引发的；⑥尿道闭合功能不全。

2）排尿期压力 - 流率测定（pressure flow study）：该检查反映了逼尿肌与尿道括约肌的功能及协同状况，是两者在排尿过程中的共同作用的结果，主要用来确定患儿是否存在膀胱出口梗阻（bladder outlet obstruction，BOO），特别是有无机械性或解剖性因素所致的BOO。

PNB排尿期尿动力特点为：①逼尿肌无收缩或收缩能力减弱；②膀胱出口梗阻；③逼尿肌 / 括约肌协同失调；④尿道括约肌松弛障碍。出现以上这些症状提示临床医师要进行进一步的神经检查，因为这些神经源性膀胱的临床表现是由相应的神经病变引起的。

3）膀胱尿道同步测压：又称“液桥实验”，通过检测进入近端尿道的尿液及压力变化来确定尿道功能的缺失与否，从而来判定压力性尿失禁发生的情况。

4）影像尿动力学检查(video urodynamics，VUDS)：此项检查是将充盈期膀胱测压、压力 - 流率测定等尿动力学检查与X线或B型超声等影像学检查相结合，结合的形式可以是完全同步或非同步两种。影像尿动力检查，特别是结合X线的影像尿动力检查是目前诊断逼尿肌 - 尿道外括约肌协同失调（DESD）、逼尿肌 - 膀胱颈协同失调（DBND），判断VUR和漏尿点压力等PNB患儿尿路病理生理改变最准确的方法。可以对反流程度进行分级，也可分为高压反流与低压反流。根据DLPP及VUR发生前的膀胱容积可确定安全膀胱容积。在排尿阶段，在高压 - 低流状态下，影像尿动力检查可以更精确地确定梗阻部位，可以直观地观察到排尿时括约肌的活动，尤其在EMG检查效果不佳或不能明确诊断的情况下判断DESD及DBND。

5）动态或生理尿动力检查：此项检查是患儿随身携带便携式设备，由自身产生的尿液进行灌注，测定患儿在日常活动中的膀胱压力变化，更能反映患儿生理情况下的膀胱功能。

6）特殊的泌尿神经生理学检查：它包括以下项目：盆底肌肌电图、尿道括约肌肌电图、肛门括约肌肌电图，阴部神经的传导检测，球海绵体肌的反射延迟检测，肛门反射弧检测，阴蒂或龟头的诱发反射检测，膀胱和尿道的灵敏度检测。

PNB尿动力学异常多发生在明显的神经症状之前，因而连续的尿动力学监测可帮助判断手术时机。脊髓脊膜膨出手术后6个月，应常规复查尿动力学检查以早期发现术后继发性神经损害。

8. 电刺激脊髓反射试验 此法主要试验膀胱和尿道的脊髓反射弧神经是否完整(即下运动神经元有无病变),以及自大脑皮质至阴部神经核(脊髓中枢)的神经元有无病变(上运动神经元有无病变)。

9. 冰水实验 此实验对诊断PNB很有价值,特别是它可以区分反射性和无反射性的PNB。

【诊断】

不管先天性和获得性神经源性膀胱,早期诊断和治疗都很有必要,因为这样可以减少它带来的不可逆损害。诊断依据主要包括病史、症状、体征、影像学和尿动力学检查等。询问病史时重点集中在既往史和现在的一般症状,以及排尿异常相关症状,如排便情况、神经功能等。如果患者出现下腹痛、感染、血尿、发热等具有警示意义的症状和体征,则需引起注意并进行更详细的检查。病史的咨询需要包括以下内容:①先天性的或获得性的神经异常情况;②神经症状(包括运动和感觉两个方面),并询问出现这些神经异常症状的开始出现的时间、发展经过和治疗经过;③是否出现强直状态和自主反射异常情况(若损伤出现在T_6以上会出现上述情况);④精神状态和理解能力;⑤手术史;⑥药物治疗史;⑦手和脚的功能是否异常。除了详细的病史和一般检查外,神经方面的情况应该尽可能地描述详细。所有泌尿生殖区的感觉和反射情况都要详细地记录,还要检查肛门括约肌和盆底肌的功能。

PNB诊断包括3个部分,首先应明确存在引起排尿功能障碍的神经病变,其次需要明确膀胱功能障碍特点和类型,最后应了解其上尿路损害和尿失禁严重程度。

【鉴别诊断】

神经源性膀胱表现多样,与许多疾病的临床表现有相似之处,在诊断中需与下列有非神经源性排尿异常的疾病进行鉴别。

1. 先天性尿道瓣膜和尿道狭窄 多见于小儿,有排尿困难、尿潴留,尿道镜检查或尿道造影可鉴别。尿道狭窄可为先天性或后天性,以排尿困难为主要临床表现,尿道探子检查有明显狭窄段,尿道造影可以明确诊断。

2. 原发性遗尿 尤其是伴有日间常有尿频、尿急症状的或年龄较大的原发性遗尿需要排除有无隐匿性脊柱裂或其他神经系统器质性病变。

3. 小儿膀胱过度活动症 主要表现为白天尿频、尿急伴或不伴有尿失禁。无神经核泌尿系统器质性改变。

4. 输尿管异位开口 女孩多见,主要表现为正常排尿的同时有持续性尿失禁和尿路感染。超声检查和静脉尿路造影有助于发现重复肾脏和重复输尿管。必要时进行CT和MRI检查进行确诊。

5. 非神经源性神经性膀胱(non-neurogenic neurogenic bladder,NNB) 指由不良的排尿习惯、心理或精神等非神经病变因素引起的排尿功能障碍,多伴有尿潴留、排尿困难的临床症状等表现,也叫Hinman综合征。尿动力学检查有逼尿肌和尿道括约肌的协同失调。但是检查不能发现神经性缺陷或病变,而临床症状和膀胱的形态改变却符合神经性膀胱的变化。

【治疗】

神经源性膀胱诊疗需小儿泌尿外科、神经内外科、肛肠科和康复科等多学科协作。其程序为小儿神经内外科对其神经病变进行评估治疗,转诊小儿泌尿外科进行膀胱功能评估和治疗,必要时请肛肠科和小儿康复科医护人员进行多学科随诊及后续治疗。

1. 治疗目的 儿童神经源性膀胱治疗根本目的是降低储尿期膀胱内压力、增加安全膀胱容量,减少或消除排尿期 DSD 和残余尿量,保护肾脏功能。其次是尽可能地使膀胱在低压足够容量条件下具备控尿和有效排空功能,改善排尿症状,提高生活质量。

2. 治疗原则

(1)原发病的治疗:原发神经疾病可治愈或能恢复者,首先针对原发病进行治疗,如脊髓外伤、脊膜膨出和脊髓栓系等患儿,膀胱尿道功能可能随着原发病的治愈而恢复。

(2)依据尿动力学检查对症治疗:若原发病不能治愈,则针对尿动力学分型进行对症治疗,以达到提高生活质量的目的。

(3)注意康复训练:每位患儿都应得到排尿的康复训练,这种训练性治疗常是终生性治疗。除了保护肾功能外,康复训练有助于提高患儿生活质量。

(4)强调治疗个体化:在治疗原发病的同时,结合临床症状、神经系统和影像学检查,综合小儿尿动力学检查结果,对 PNB 进行分类。依据不同类型进行针对性的治疗,并长期进行神经系统评估和尿动力学监测,准确了解患儿膀胱括约肌功能状态,才能有效防止上尿路损害。

3. 保守治疗

(1)保守治疗的原则:对于引起 PNB 的原发性疾病无法治愈的疾病,治疗 PNB 首选保守治疗,定期排空膀胱、控制体内液体出入量以及避免尿路感染是保守治疗 PNB 的基本原则。

(2)保守治疗方法:

1)药物治疗:①神经源性逼尿肌收缩乏力,可选用增加膀胱收缩力的药物,但相关药物的疗效存在争议;②膀胱出口梗阻,可以选用减少膀胱出口阻力的药物——选择性或非选择性的 α- 受体阻滞剂,它们已经被证实具有部分降低膀胱出口阻力、改善尿潴留、改善自主反射障碍的作用;③尿道括约肌收缩乏力,可以选用增加膀胱出口阻力的药物,但相关药物的疗效也存在争议;④神经源性逼尿肌过度活跃,残余尿不多者可以使用减少膀胱收缩的药物:如奥昔布宁(oxybutynin)、东莨菪碱(654-2)、丙哌维林、曲司氯胺、托特罗定等。托特罗定在年龄较小儿童慎用。给药的方式一般可以选择口服。为减少口干、便秘等副作用可以选择膀胱内药物灌洗术。

2)康复治疗(行为治疗):指通过患儿的主观意识活动或功能锻炼来改善储尿、排尿功能,从而达到恢复正常的下尿路功能或减少下尿路功能障碍对机体影响的目的。膀胱训练成功指标即为平衡膀胱,主要的方法包括盆底肌训练、膀胱训练、扳机点排尿、Crede 手法、导尿术、生物反馈治疗、电刺激治疗和功能性磁刺激、反射型排尿等。

A. 盆底肌训练:主要用以治疗压力性尿失禁,即通过反复主动收缩和松弛包括尿道括约肌在内的泌尿生殖器周围的骨盆横纹肌,收缩盆底肌达到治疗目的。

B. 膀胱训练:通过延迟排尿或定时排尿来训练膀胱。前者适用于尿频、尿急、尿失禁或有逼尿肌不稳定,膀胱尿意容量小,但膀胱实际容量正常,无明确的器质性下尿路功能障碍。后者适用于膀胱感觉功能障碍,膀胱尿意容量巨大,严重的低顺应性膀胱,尤其是伴有膀胱感觉功能受损害患儿。

C. Crede 手法:指用手按压下腹部向耻骨后下方挤压膀胱协助排尿。腹压排尿指收缩腹肌并同时憋气,使腹压升高压迫膀胱,促使排尿。Crede 手法和腹压排尿同时进行,效果更好。适用于逼尿肌无反射和无膀胱输尿管反流的 NBD 患儿。

间歇导尿(intermittent catheterization,IC)是治疗神经源性膀胱的金标准。它可以分为以下两种。无菌间歇导尿法(sterile IC),可以降低发生尿路感染或菌尿症的风险,但是无菌间歇导尿具有严格的灭菌要求,不能常规使用。清洁间歇导尿(clean intermittent catheterization,CIC)或使用防腐剂间歇导尿(aseptic IC)是一个很好的替代方案。对导尿管无菌护理宣教不足和NBD患儿本身的高感染发生率都增加了感染的风险。一般而言,一天要更换4~6次导管。自家CIC成为公认的最科学简便的排空膀胱的方法,前提是患儿尿道控尿机制正常,下尿路无梗阻,可顺利插管。根据膀胱充盈情况按照一定的时间间隔自行进行导尿。使用适合尺寸的硅胶导尿管、硅化乳胶导尿管或有水凝胶涂层的导尿管代替橡胶管,可以减少感染和尿道损伤等并发症,患儿可选用6~8号的导尿管,一般不超过10号。

生物反馈治疗(biofeedback)指将患儿不能直接感知的生物信号通过特定的仪器转化成能直接感知的信号,如视觉或听觉信号,以帮助建立相应的反应,从而达到治疗目的。

电刺激治疗(electronic stimulation)指按照电刺激方式可分为植入性电极和非植入性电极电刺激。植入性电极一般置于神经根处或皮下,优点是直接作用于靶器官。康复训练多采用非植入性电极,直接刺激外周效应器器官,操作简便,不仅可以确诊PNB,还能诱导膀胱感觉进而触发排尿,从而改善排尿症状、提高控制排尿的能力。盆底肌和尿道外括约肌电刺激除了产生加强尿控作用外,还可以调节阴部神经的传入纤维,抑制逼尿肌收缩,改善膀胱储尿期功能。功能性磁刺激(functional magnetic stimulation)是根据法拉第原理利用一定强度时变磁场刺激兴奋组织,使组织内产生感应电流。

反射型排尿法是建立在非生理性的骶髓反射的基础上,它对于尿失禁的患儿在训练膀胱反射时有一定效果,特别是对尿道外括约肌切开术后、膀胱颈口切开术后、使用α-受体阻滞剂后以及行尿道外括约肌肉毒毒素注射后的患者效果较佳。

使用外部工具排尿:对于尿失禁的患儿运用合适小便收集装置可以使其正常参加社会活动,比如可以考虑使用安全套或者棉垫以防尿液渗湿衣物。但是用此法患儿需要紧密指导跟踪,因为这两者均易引起感染。阴茎套夹因为可以使尿道产生很高的压力从而减少阴茎的血流供应,不能经常使用。

(3)不同类型PNB保守治疗的选择:

1)逼尿肌过度活动合并括约肌痉挛:可用抗胆碱能药物、CIC、生物反馈治疗、电刺激治疗和康复治疗等。

2)逼尿肌过度活动合并括约肌无收缩:可用抗胆碱能药物、盆底肌电刺激治疗和排尿控制康复训练等。

3)逼尿肌无收缩合并括约肌无收缩:可选择Crede手法或腹压排尿、CIC排空膀胱、生物反馈治疗、电刺激治疗和康复治疗等。

4)逼尿肌无收缩合并括约肌痉挛:Crede手法或腹压排尿CIC生物反馈治疗,电刺激治疗,康复治疗。

4. 微创性治疗

(1)膀胱内肉毒毒素A注射法:肉毒毒素A可以引起长时间(长达9个月)、可逆的化学去神经效果。在小样本随机空白对照试验中,肉毒毒素A治疗PNB被证明是有效的。重复注射也不会使膀胱发生耐受。但会偶尔发生全身肌无力的副作用。注射后组织学检查未发现膀胱肌肉的超微病理改变。膀胱内肉毒毒素A注射法只在欧洲某些国家而且只针对特定的患者使用,特别是瑞士。

(2)膀胱内辣椒素灌洗法:辣椒素、树脂毒素可以减弱C型神经纤维的敏感度,因此可以暂时地降低逼尿肌过度活动。但是相对于肉毒毒素A,辣椒素和树脂毒素的临床效果就不甚理想。

(3)膀胱颈口或尿道:降低膀胱出口阻力防止输尿管反流可以通过尿道括约肌切开或者括约肌注射肉毒毒素A的方法实现,但是可能会导致尿失禁,还需要使用外用器械收集尿液。尿道支架植入术不推荐使用,因为该法有许多的并发症,且植入后易发生阻塞,需要反复多次植入。对于尿失禁的患儿,为增加膀胱出口阻力而使用尿道膨胀剂和尿道塞作为长期治疗是不可取的,可以选作短期的治疗措施。

(4)神经性逼尿肌过度活动或反流:需要通过降低膀胱内压力来控制膀胱输尿管反流,若反流已经存在,可以在输尿管口周围注射填充剂或行输尿管再植术。

5. **手术治疗** 外科手术治疗主要用于初次就诊原发神经损害未进行修复的患儿和保守治疗无效的神经源性膀胱病例。其适应证是低顺应性膀胱、高逼尿肌漏尿点压、小容量膀胱以及DSD,均为上尿路扩张危险因素;压力性尿失禁或因残余尿所致的反复尿路感染等亦需手术治疗。手术的目的是改善膀胱顺应性,增加膀胱容量,降低逼尿肌漏尿点压,消除上尿路扩张危险因素,以及增加或降低膀胱出口阻力,改善下尿路症状。

(1)神经源性膀胱过度活动症:如果保守或微创治疗NDO都已失败,可以采用膀胱扩容术,比如Clam膀胱成形术、骶髓脊神经后根阻断或再配合脊神经前根刺激术(SARS)和骶髓神经调节术。对于小容量、挛缩、僵直的膀胱可以采用膀胱替代或改道术,如回肠代膀胱术。

(2)逼尿肌收缩乏力:SARS手术对于部分膀胱无收缩能力的患儿有效,而骶髓神经调节对于某些膀胱有部分收缩能力的患者有效。

(3)尿道括约肌收缩乏力:对于此类患儿,人造尿道括约肌替代术是首选的治疗方法。其他可供选择的手术方法还有膀胱颈口悬吊法和中部尿道悬吊法。但是这些手术方法只有当括约肌收缩乏力而且逼尿肌正常,以及没有明显膀胱输尿管反流的情况下才能使用。对于由神经性疾病引起的逼尿肌收缩乏力,可以采用膀胱扩容术联合逼尿肌替代手术。

6. **生活质量** 生活质量是治疗PNB患儿要考虑的一个非常重要的方面,恢复或保持患儿的生活质量是一切治疗措施的主要目的。生活质量可以采用量表法和视觉模拟评分法(VAS)的形式来评估患者的生存状态,量表是评估脊髓损伤(SCI)、多发性硬化(MS)患者一个特殊的工具。如一般状况短期健康调查表(SF-36)和I-QOL量表可以用于评估尿失禁患儿的生活质量。目前还没有一个专门的量表来评估PNB患者的生活质量。

【随访】

神经源性膀胱患儿的病情具有相当大的可变性,一直处于一个不稳定的状态,即使在相当短的一段时间病情就可能发生很大的变化,所以定期随访是很有必要的,能及时发现病情变化。要因人而异制订相应的随访计划,来保证患儿的生活质量和预后。推荐随访次数一般3岁以下患儿每年3次、学龄期儿童每年2次。每次随访常规进行尿常规和泌尿系超声检查,检测有无感染,残余尿量,有无肾积水及肾积水程度;尿动力学检查或影像尿动力学检查(膀胱造影)每年1次,评估膀胱顺应性,最大膀胱容量,有无膀胱输尿管反流、输尿管有无迂曲扩张及膀胱壁厚度等。

(魏光辉)

第十四节 包 茎

包茎(phimosis)指包皮口狭窄或包皮与阴茎头粘连,使包皮不能上翻外露阴茎头。

【分类】

包茎分为原发性及继发性两种。原发性包茎(primary phimosis)亦称生理性包茎,几乎见于每一个正常男性新生儿及婴幼儿。新生儿出生时包皮内板与阴茎头表面有轻度上皮粘连,随小儿发育包皮外口逐渐宽大,粘连逐渐吸收,包皮内板与阴茎头分离,4 岁时约 90% 的男童都可外翻包皮显露阴茎头。继发性包茎(secondary phimosis)亦称病理性包茎,多由于阴茎头或包皮感染或损伤引起,包皮口有瘢痕性挛缩形成,包皮不能向上退缩外露阴茎头,这种包茎多需要外科处理。

【临床症状】

包茎、包皮过长时,由皮脂腺分泌物和上皮碎屑构成的包皮垢,呈乳白色豆腐渣样,易在包皮下积聚,可诱发阴茎头包皮炎。急性发炎时,阴茎头及包皮红肿,可产生脓性分泌物。反复炎症可导致瘢痕增生,形成继发性包茎。包皮口狭窄可表现为排尿困难、尿线细、排尿时间延长、尿线分叉、尿终滴沥、包皮囊气球样膨起。长期尿流梗阻可引起膀胱输尿管反流、反复泌尿系感染和脱肛等并发症。

【疾病影响】

1. 影响阴茎发育 如果阴茎头长期被包皮紧紧包住,阴茎发育受到束缚,致使阴茎的长度和直径小于同龄儿童。

2. 诱发泌尿系炎症 包茎包皮间隙中容易滋生大量病菌,从而诱发阴茎头包皮炎、尿路感染,如果病菌逆行感染肾脏,也会损害肾脏功能。

3. 尿道口狭窄 急性阴茎头包皮炎,反复发作,包皮口瘢痕性挛缩形成,常伴有尿道口狭窄。部分患儿发生闭塞性干燥性龟头炎,炎症波及尿道口,也可导致尿道口狭窄。

4. 其他 长期炎症刺激与小儿遗尿及成人阴茎癌、宫颈癌的形成有一定的关系,包皮垢慢性刺激可以诱发夜间手淫,也是导致小儿睡眠不安的一个重要原因。

【诊断】

1. 包皮不能翻转,阴茎头不能外露。

2. 包皮口狭小,可小如针尖,排尿迟缓,尿线变细。排尿时包皮囊被尿液充盈,呈球状;包皮囊内常积有包皮垢,甚至形成结石。

3. 阴茎短小,阴茎头呈挛缩变硬,勃起时不适或疼痛。

4. 常发生包皮阴茎头炎,出现包皮水肿和疼痛,包皮囊内脓性分泌物外溢。

5. 长期的局部炎症刺激可引起夜尿、阴茎头及包皮的白斑病,成年后可至乳头状瘤或癌等。

6. 因包皮口狭窄、排尿困难,可引起下尿路梗阻、上尿路积水、肾功能损害、腹股沟疝、脱肛等并发症。

【治疗】

新生儿的包皮内板和阴茎头是粘连的,一般无需分开这些粘连。若无阴茎头包皮炎或泌尿系感染，可待其自行分离，对于有症状者也可先反复试行上翻包皮，露出尿道口即可。大部分小儿经此种方法治疗，随年龄增长，均可治愈。对于阴茎头包皮炎患儿，在急性期局部使用温水或药物浸泡治疗，待炎症消退后试行手法分离，局部清洁治疗无效时考虑做包皮环切术。

绝大多数原发性包茎不必手术，反复发生包皮炎、继发性包茎患者由于包皮口纤维性狭窄环，需做包皮环切术。包皮环切术的适应证为：①包皮口有纤维性狭窄环；②反复发作阴茎头包皮炎；③包茎伴有膀胱输尿管反流。

附：嵌顿性包茎

嵌顿性包茎（paraphimosis）是指对包皮口较紧者，当包皮被翻至阴茎头上方后，包皮口紧勒冠状沟部，引起包皮和阴茎头血液和淋巴液回流障碍，发生淤血、水肿和疼痛，包皮不能自然复位。包皮发生水肿后，包皮狭窄环越来越紧，以致循环障碍及水肿更加严重，形成恶性循环。

临床表现主要为水肿的包皮翻在阴茎头的冠状沟上方，在水肿的包皮上缘可见到狭窄环，阴茎头呈暗紫色肿大。时间过长，嵌顿的包皮及阴茎头可发生溃烂，甚至坏死。

嵌顿性包茎应尽早行手法复位，如手法复位困难可于包皮背侧切开再行复位，或用针头多处穿刺包皮，挤出液体减轻水肿，也有助于复位。如仍无法复位应行包皮环切术。

（魏光辉）

第十五节　泌尿系结石

泌尿系结石又称为尿路结石（尿石症），是肾结石、输尿管结石、膀胱结石、尿道结石的总称。祖国医学对尿路结石很早就有记载，自《黄帝内经》和华佗的《中藏经》开始即不断有关于“淋”的论述，认为尿中杂质积为砂石，小者成砂为“砂淋”，大者成石为“石淋”。中医学还有极丰富的防止尿石症的方剂，不少至今仍行之有效。

一般小儿泌尿系结石（pediatric urolithiasis）的发病率低于成人，在尿路结石患者中，儿童仅占 2%~3%，我国新疆南疆地区、藏区牧区、湖南部分县市发病率明显较高。小儿尿石症的高发年龄在 2~6 岁，上、下尿路结石发病高峰年龄相似，男性发病率明显高于女性。小儿尿路结石的特殊性是常与特殊的代谢疾病、不同原因引起的代谢失平衡，或先天性解剖畸形有关。如草酸、胱氨酸等代谢问题、尿路梗阻继发结石、原发性甲状旁腺功能亢进导致结石等。营养状况、生活方式、地理环境等多种因素也影响尿路结石的成分及结石的部位。我国 2008 年婴幼儿曾因食用含三聚氰胺污染的奶粉，出现了大量的三聚氰胺结石患儿。

【病因及发病机制】

尿石症的形成机制尚未完全清楚，有多种学说，肾钙化斑、过饱和结晶、结石基质、晶体抑制物质、异质促进成核学说是结石形成的基本学说。许多资料显示，尿路结石可能是多种影响因素所致。尿液中离子浓度及 pH 的改变，可使一些盐类以结晶析出和尿中的黏蛋白、多聚糖等基质沉淀聚集而形成结石。小儿各种尿路结石主要成分与成人无异。文献报道小儿结石的主要成分为草酸钙和磷酸钙。尿路结石形成与多种因素有关，既有解剖异常、尿路梗阻、尿液滞留、感染等原因,也与喂养方式和继发于代谢性疾病等有关。

1. 继发性结石 继发性结石是继发于尿路梗阻或泌尿系感染而产生的结石。儿童和青春期尿石症患者中发现 8%~32% 的患者有泌尿系解剖上的异常。尿路梗阻多是先天畸形所致,如先天性肾盂输尿管交界部梗阻性肾积水,偶可以见到继发性结石位于扩张的肾盂肾盏内,且常为多发,表面光滑。长期带膀胱造瘘管的患者经常见到膀胱内黄色蛋壳样结石,考虑与感染和异物有关。对有尿石症及泌尿系结构异常的患者进行代谢评估,发现有高草酸尿症、高钙尿症、低枸橼酸尿症的占 66%~80%。

儿童复发性尿路感染是泌尿系结石形成发展的高危因素。因为细菌产生的尿素使尿 pH 升高,促进尿液过饱和而引起磷酸铵镁(鸟粪石)和磷酸盐(磷灰石)结石。小儿尿石症中磷酸镁铵结石占 2.1%~24%,这种结石是紧密和红棕色颜色像尿酸石头,但磷酸镁铵结石有不同的化学结构和难溶性,即使在 pH 低的情况下也难溶解。磷酸镁铵结石的生长速度很快,可能在肾盂肾盏中形成鹿角形结石。

2. 高钙尿症 高钙尿症患儿有血钙正常的高钙尿症或血钙高的高钙尿症。如果高钙尿症患儿伴有高血钙,其原因可能包括过量的维生素 D 和甲状旁腺功能亢进。

高钙尿症是 34%~97% 尿石症患儿主要的代谢高危因素及代谢病因。主要分为肾性高钙尿、吸收性高钙尿和重吸收性高钙尿。正常状态下肾小球滤过的钙约 98% 被肾小管吸收,不进入集合系统。任何原因引起的血钙含量过高都可以导致高钙尿症。为避免小儿尿石症的误诊,诊断小儿高钙尿症时小儿年龄要和钙与肌酐比率值相对应。这一点对诊断小儿高钙尿症很重要,如钙与肌酐(mg∶mg)的比率为 0.5 对 6 个月的婴儿来说正常,但对 4 岁的小儿可以诊断为高钙尿症,因此收集 24 小时尿钙来判断高钙尿更加准确。某些多基因遗传病或甲状旁腺功能亢进导致高血钙与高尿钙也是尿石症患儿常见的代谢异常。

3. 遗传或代谢性疾病 遗传因素造成肾小管对胱氨酸、鸟氨酸、赖氨酸和精氨酸的再吸收障碍,大量尿中的胱氨酸析出便形成胱氨酸结石。遗传性酶代谢缺陷导致内生性草酸增多由尿中排出形成草酸钙结石。先天嘌呤氧化酶不足或其他原因导致尿酸增多易形成尿酸结石。

4. 喂养不当 喂养不当导致代谢失衡,尿中排出结石形成相关物质如尿酸、草酸、钙离子等增多是小儿尿路结石的另一可能因素。喂养三聚氰胺污染奶粉可引起泌尿系三聚氰胺结石。

【临床表现】

泌尿系结石常见的临床表现为腹痛、血尿和尿路感染。结石一般来自肾脏,排出过程中如在肾盂输尿管交界部或输尿管内造成梗阻会出现典型的肾绞痛,偶有尿频、尿急、尿痛,继之出现肉眼或镜下血尿,后者更为常见,有时活动后血尿是上尿路结石的唯一临床表现。肾盂内大结石及肾盏结石可无明显临床症状,活动后出现上腹或腰部钝痛。婴幼儿不会表述可表现为哭闹、烦躁不安、面色苍白、出冷汗。一侧急性梗阻偶可引起对侧反射性无尿,表现为无尿,甚至造成肾后性肾衰。双侧输尿管梗阻可表现为无尿,引起急性肾衰竭,在儿童多由药物性结石引起。未造成尿路梗阻的结石可无症状,仅尿常规检查有少量红细胞、白细胞或蛋白,因此多是偶然经 B 超或泌尿系 X 线检查发现。

膀胱结石多发于男孩,主要症状为尿痛、排尿困难。症状与变换体位有关,往往站立或蹲位排尿时明显,常伴疼痛及终末血尿,并发感染时膀胱刺激症状加重,并有脓尿。典型症状是排尿突然中断，疼痛放射至远端尿道及阴茎头部。小儿常用手搓拉阴茎，跑跳或改变排尿姿势后，能使疼痛缓解，继续排尿。尿道结石多见于男童，绝大多数来自肾和膀胱，有尿道狭窄、尿道憩室及异物存在时亦可致尿道结石。男童尿道结石多位于后尿道膜部尿道括约肌上方，如结石嵌顿于前尿道，可在阴茎根部或阴囊中线处触及结石。尿道结石的典型症状是排尿困难，点滴状排尿，伴尿痛，重者可发生急性尿潴留和会阴部剧痛。

三聚氰胺结石患者均为婴幼儿，均有喂养三聚氰胺污染奶粉的历史。一些患儿病情发展到情况相当严重时才就诊，例如泌尿系结石梗阻引起肾衰竭等，造成患儿出现少尿、无尿等。严重影响患儿的健康。三聚氰胺结石引起肾积水的发生率为 28%。三聚氰胺结石特点是多发性结石、双侧结石者较多，初期体积小，常表现为沙粒状结石。

【诊断】

上尿路结石可根据典型的肾绞痛（婴幼儿常表现为腹痛或不明原因哭闹）和血尿而初步诊断，X 线平片能发现 95% 以上的结石，静脉尿路造影可以评价结石所致的肾结构和功能改变，有无引起结石的尿路异常如先天性畸形等。对造影剂过敏、无尿或肾功能不全者，不能作静脉尿路造影。B 超能显示结石的特殊声影，可发现泌尿系平片不能显示的小结石和 X 线阴性结石。三聚氰胺结石早期多为 X 线阴性结石，这使常规 X 线检查对确诊三聚氰胺结石无用武之地。非增强 CT 扫描（non-contrast CT，NCCT）检查分辨率较 KUB 高，可发现 1mm 的结石，解决了 KUB 成像的组织重叠问题，不易受肠道内气体干扰，不受结石成分、肾功能和呼吸运动的影响，而且螺旋 CT 能够同时对所获得的图像进行二维或三维重建，将横切面图像转换成类似 IVU 图像，可以清楚地显示包括阴性结石在内的结石的形态和大小。但因辐射量较大，不作为常规检查，仅用于 X 线和 B 超不能诊断的结石或复杂性结石。

肾结石的症状往往不典型，病史不确切，临床常有漏诊或误诊发生。因此，对反复或持续有尿路感染或血尿的病例，应多加注意，尽可能追查，不可满足于一般症状的诊断。

膀胱结石根据典型症状可初步诊断，但需注意引起结石的病因。常用的辅助及结石的表现为：① B 超检查：能发现强光团及声影，还可同时发现膀胱憩室等；② X 线检查：膀胱区平片能显示绝大多数结石，怀疑有上尿路结石可能时，还需作泌尿系平片及排泄性尿路造影；③膀胱镜检查：能直接见到结石，并可发现膀胱病变；④直肠指检：较大的结石常可经直肠腹壁双合诊被扪及，前尿道结石可沿尿道扪及，后尿道结石经直肠指检可触及。

结石成分分析：结石成分主要包括草酸钙类、磷酸钙类、磷酸铵镁、尿酸类和胱氨酸。结石成分分析是明确结石性质的方法，也是制定结石预防措施和选用溶石疗法的重要依据，此外，它还有助于缩小结石代谢评估的范围。结石标本可经手术、碎石和自排取得。结石成分分析包括定性分析和定量分析，通常定性分析就可满足临床需要。

24 小时尿液分析：约 95% 以上的儿童结石患者均有代谢异常，常见代谢异常有高钙尿、高草酸尿、高尿酸尿、低枸橼酸尿和胱氨酸尿。因此对于所有儿童结石患者，均建议行 24 小时尿液分析检测，检测内容包括：钙、草酸、枸橼酸、尿酸、镁、磷酸、肌酐、钠、钾、尿量。

基因检测：目前明确的由基因突变引起的尿路结石病因主要包括原发性高草酸尿（分为Ⅰ型、Ⅱ型和Ⅲ型）和胱氨酸尿，此类结石复发率极高，特别是Ⅰ型原发性高草酸尿症预后较差，近半数在青春期前出现终末期肾病。对临床上高度怀疑此类疾病的患儿，建议行基因检测明确诊断。

【治疗】

尿路结石治疗目的包括缓解症状，排除结石及减少或避免结石复发。分为保守治疗和外科治疗。

（一）保守治疗

1. 排石治疗　任何外科治疗前均应想到结石自发排出的可能性。对 <6mm 的输尿管结石，在能够控制疼痛，没有尿路感染和肾功能损伤的情况下，可保守观察 2~4 周，如仍不能自行排出，则考虑进一步外科治疗。

2. 预防复发

（1）饮食建议：对所有的结石患儿，有共同的建议（表 18-5）。

表 18-5　结石患儿饮食建议

液体摄入	多饮水，尿量 >1.5L/m^2
	中性 pH 的饮料
	尿比重 <1.010
营养建议	平衡饮食
	多吃蔬菜
	正常饮食中钙的摄入[a]
	低盐饮食
	避免高蛋白饮食[b]
生活习惯	避免肥胖
	适当运动

注：a. 对高钙尿的草酸钙结石患儿，建议低钠饮食，建议钠摄入 <2~3mEq/kg，青少年则建议 <2 400mg/d，严格的限钙饮食是不必要的。

b. 虽然在成人结石患者中，已经证实低蛋白饮食可以降低结石复发率，但对于在发育阶段的儿童患者，仍然建议摄入营养协会推荐的足量的蛋白质

（2）药物治疗：对于代谢评估明确的代谢异常，分别给予对应的针对性治疗，如对高钙尿结石患儿降低尿钙，低枸橼酸尿结石患儿提高尿枸橼酸，对感染性结石患儿控制尿路感染，对尿酸和胱氨酸结石患儿碱化尿液，均可降低结石复发风险。

（二）外科治疗

主要包括体外冲击波碎石、输尿管镜碎石、经皮肾镜碎石术和开放手术，随着技术的进步，开放切开取石应用越来越少。

体外冲击波碎石（ESWL）是有效方法，婴幼儿应用较少，一般用于较大儿童，主要是需全麻、碎石机没有配套小儿使用的支架等原因。

输尿管镜和经皮肾镜碎石在成人广泛应用，随着儿童专用输尿管镜和超细经皮肾镜的推广，输尿管镜碎石和经皮肾镜碎石在儿童结石中应用越来越广泛，对于没有相应器械的地区处理复杂性结石时也可考虑腹腔镜下肾盂切开取石或输尿管切开取石或开放手术取石。

尿路结石梗阻造成肾后性肾衰，最危险者出现高血钾可致心搏骤停。首先处理肾衰，限

制液量，静脉输入葡萄糖和胰岛素，必要时血液透析或腹膜透析。膀胱镜插入双J管或输尿管导管引流可缓解肾衰，泥沙样的松散结石多可自行排出。输尿管插管失败可手术切开取石解除梗阻同时引流尿液。

三聚氰胺结石的处理：三聚氰胺结石确诊后多以内科保守治疗为主，应立刻停止服用三聚氰胺污染奶粉，大量饮水增加患儿尿量，口服碱化药物碱化尿液、应用解痉排石药物等。三聚氰胺结石出现肾衰竭患儿需要透析治疗。随访结果显示经保守治疗三聚氰胺结石多可溶解消失。三聚氰胺毒奶粉事件已经过去，但食品安全问题有待彻底解决。三聚氰胺引起的泌尿系结石对患儿生长发育和泌尿生殖系统的长期影响仍需进一步的随访观察。

（魏光辉）

第十九章　运动系统疾病

学习目标

1. **掌握**　运动系统诊断、治疗原则和方法，骨与关节化脓性感染，先天性肌性斜颈，先天性马蹄内翻足，多指、并指、巨指畸形，拇指狭窄性腱鞘炎，发育性髋关节发育不良，青少年特发性脊柱侧弯，膝内翻和膝外翻，儿童股骨头缺血性坏死，先天性脊柱侧弯。
2. **熟悉**　康复医学与骨科康复，骨与关节结核，先天性高肩胛症，先天性胫骨假关节，先天性束带，脑性瘫痪，胫骨结节骨软骨炎。
3. **了解**　脊髓灰质炎后遗症，足舟骨骨软骨炎，跟骨骨骺骨软骨炎，跖骨头骨软骨炎，青少年期椎体骺板骨软骨炎，肱骨小头骨软骨炎。

第一节　概　　论

小儿外科疾病中，运动系统疾病较常见，运动系统包括骨骼、关节、肌肉、韧带以及运动系统密切相关的神经血管组织。小儿骨科学或小儿矫形外科学(Pediatric Orthopaedics)是小儿外科学的一部分，是骨科学的一个分支，主要任务是研究、预防和诊治小儿运动系统的损伤、炎症、畸形、肿瘤以及部分代谢、遗传、内分泌等相关疾病，保持身体正常的外观和运动系统正常的功能和发育。这门学科也与小儿生长发育、小儿内科、小儿外科其他专业关系密切。

一、运动系统诊断学

(一) 询问病史

仔细收集和正确分析病史是诊断疾病关键的第一步。病史准确全面，为体格检查提供线索与方向；反之，病史不完整或不准确，可能造成误诊或漏诊。

在询问病史前，要简要地介绍自己，包括姓名、专业和职称，以便与患儿及家长建立友谊和信任。首先询问家长和孩子本次就诊的主要问题(症状或体征)及性质和持续时间，即围绕主诉问病史。具体如下：

1. 现病史　是围绕主诉，了解患儿病后的全过程，即发生、发展、演变和诊治经过。即主要是针对运动系统的症状，如畸形、跛行、局部或全身无力、疼痛、肿胀和关节活动障碍等，了解起病的原因，明确症状发生的时间、方式、严重程度和功能丧失情况，症状缓解或加重的因素，治疗情况及疗效。若有外伤史，应详细了解外伤发生的原因、时间、受力部位和经过等情况。

2. 妊娠史　妊娠最初3个月处于胚胎和器官形成的高速阶段。此时任何意外均有临床意义。例如妊娠第一个月患风疹，日后小儿可能患白内障、耳聋、先天性心脏病、脑发育不全或癫痫。母亲如患梅毒、毒血症、糖尿病，第二代发生先天性畸形的发病率很高。胎内彩超和三维彩超是否发现脊椎四肢的畸形。

3. 生产史　了解胎次产次，询问妊娠时间、分娩方式、产程、胎儿娩出的体位和产程中是否应用过麻醉药品，以及初生时体重等。询问新生婴儿的外观、皮肤颜色、生后初次啼哭和呼吸的时间，有无发绀、呼吸窘迫，出生1分钟和10分钟Apgar评分，是否接受急救等。生后吮吸功能，头面部是否对称，有无外伤迹象，肢体有无畸形。

4. 生长发育史　详细了解小儿抬头、翻身、摸、爬、坐、站、走、跑的时间是否正常。了解肢体功能的发育情况以及对周围环境的反应和注意力，入学后的学习和运动成绩等。

5. 既往史　询问既往患病及治疗情况、治疗效果；有无出血倾向，是否好发皮疹，有无过敏现象，有无药物反应及接受过何种预防免疫接种。

6. 家族史　了解家族中其他成员有无类似病症，出现和诊治情况等。

（二）运动系统检查方法

医治小儿运动系统疾病的过程是医师及其团队，对疾病的个体，通过询问病史、体格检查，做必要的辅助检查，提出诊断和鉴别诊断，明确个体所患疾病，给予治疗，继而功能康复，使个体回到疾病前的状态或相对正常的状态的过程。儿童从出生到发育成熟，是量变和质变的过程，经历了胎儿期（母体子宫内）、新生儿期（出生到28天内）、婴儿期（<1岁）、幼儿期（1~3岁）、学龄前期（4~6岁）、学龄期（7~10岁）、青春期（11~18岁）。各个时期儿童发育的状态不一样，疾病谱不一样，病史特点与体格检查的方法就不同。即使是同一种畸形或外伤，在不同时期的儿童，病史与体检的方法也迥然不同。检查中要把两侧肢体对比检查，把可疑有问题的肢体后检查，先检查对侧的肢体，这样有利于发现问题。4岁内，尤其是新生儿和婴儿，主诉是由父母提供，母妊娠史、生产时与疾病的关系更大，更加要问清楚。这个时期，体格检查孩子不能配合，甚至孩子不愿意配合，体检只能多次反复，体检需要在家长的大腿上或怀里完成，主动的关节活动只能靠观察。对学龄前的儿童，医师需要与他们建立信任，孩子才能够主动配合检查。学龄期的儿童和青少年，能够描述自己的病症，但不愿意完全暴露身体，医师要尊重和保护他们的隐私，争取理解和配合，进行体检。当然，对于病变部位，一定要暴露，才能判断畸形、肿胀程度，有无皮疹及皮肤的颜色。小儿骨科专科体格检查是针对脊柱、四肢的形态、结构和功能水平进行的检查和计量。

1. 全身性观察　身高、体重是基本的检查。对于新生儿，要检查成熟情况、皮肤巩膜黄疸、头面对称和肢体外形与活动，检查要在保暖的检查台进行。对于就诊时以不愿意走路为主诉的孩子，要了解全身有无发热，下肢有无肿胀，有无关节主动活动减少。对于幼儿，从前方、侧方和后方观察小儿站立姿势，观察走、跑、足趾和足跟走路、下蹲和起立的动作，了解其四肢和躯干的形态和完成上述活动的情况。注意脊椎的侧方，颈椎生理前突、胸椎生理后突和腰椎生理前突的弧度是否正常。骨盆是否平齐，髋、膝踝关节的动作是否相同和协调，足弓是否消失,有无膝内外翻,大腿和小腿的比例是否正常,并引导小儿从地面上拾物、坐地、起立和单腿站立等。观察体型、胖瘦、高矮和有无特殊体态很重要。比如肥胖可能造成小儿股骨头滑脱症;短颈可能会有先天性颈椎畸形。对于外伤,尤其是高能量伤,首先观察全身的生命体征,观察重要脏器,如脑、胸腹内脏的损伤,这些部位损伤会危及生命。

2. 步态　临床工作中常常面临步态异常的孩子,对于这些孩子,医师需要通过小儿骨科检查,发现步态异常的程度和可能引起的部位和原因;另一方面,对已知的下肢畸形、神经系统疾病,需要检查步态,确定疾病对步态影响的程度,寻找治疗的方法。

(1)正常步态:步态(gait)是指人体变换位置时身体重心从失去平衡到恢复平衡的前进过程。正常步行时双下肢交替呈节律性、周期性重复动作,同时还包括躯干的摆动、上肢的游动和头颈部的活动。需要神经系统、内耳、骨骼肌肉来统一协调完成。

步态周期是指从一侧足跟落地到同侧足跟再次落地的过程,其间包括两个阶段:①站立阶段又称负重期(stance phase),是指从一侧肢体足跟落地,全足落地,向前推进和加速,到同侧肢体足跟离地、足趾负重,占步态周期的60%。②游走阶段又称摆动期(swing phase),是指足离开地面,对侧下肢负重。离开地面的下肢经过开始时的加速、中期的游动到最后的减速,占步态周期的40%。起步动作还包括骨盆的旋转、抬高,髋、膝、踝的协调配合和联合运动。完成步态的主要动作有赖于肌肉收缩。向心性收缩(concentric contraction)是使肌肉起止点接近,产生运动肌力,其另一种功能是在步态中起到避震作用。离心性收缩(eccentric contraction)是使肌肉的起止点远离,其功能是使肢体产生反方向动作,如屈曲后伸直。等长收缩(isometric contraction)指肌肉起止点距离无改变,张力增加,以保持体位和紧叩关节。

(2)病理性步态:步态的临床评定,对异常步态的甄别往往有特别的诊断价值。导致病理性步态的原因有肌无力等动力源性病变、骨和关节结构性病变、支配运动的感觉和运动神经的病变,以及影响氧气和能量供给的异常,如心肺疾病等。

1)肌肉无力:肌肉无力是病理步态最常见的原因。肌肉无力的部位和程度产生不同的跛行步态。

A. 臀中肌:是髋关节的主要外展肌。正常情况下一侧下肢负重,该侧臀中肌收缩,将对侧骨盆提高以平衡躯干。若一侧臀中肌无力,该侧下肢负重时,对侧骨盆不能提升反而下降,即川德伦堡试验(Trendelenburg test)阳性(图 19-1)。行走时每当患肢处于负重期,躯干因骨盆的不稳定而向臀中肌无力侧倾斜,称之为臀中肌步态或川德伦堡步态(Trendelenburg gait)(图 19-2)。躯干向患侧倾斜,使身体重心移过股骨头,以代偿髋关节外展肌无力。在步态中作为一般规律,身体重心总是在负重期移向肌肉无力的一侧。

B. 臀大肌:是髋关节的主要后伸肌。若一侧臀大肌无力,该侧下肢负重时躯干过伸,使身体的重心向后移到髋关节后方,以防止髋关节屈曲。

C. 股四头肌:是膝关节的主要伸肌。股四头肌作用是爬楼梯和维持膝关节的稳定。若股四头肌无力,不合并膝关节屈曲畸形,因身体重心在膝关节前方,使膝关节固定于伸直位,则平地行走几乎无异常。一旦合并膝关节屈曲畸形,身体若不前倾,在负重期使身体重心移向膝关节前方,则身体将失去平衡。为此,患儿常用手压住大腿前方以克服屈膝跌倒。

D. 小腿三头肌:包括腓肠肌和比目鱼肌,是踝关节主要跖屈肌,主要作用是在负重期的最后向前推进。正常小腿三头肌的力量能够在躯干不前倾、膝关节不屈曲的情况下,提高躯干,踝关节动作自由并能使足趾负重。小腿三头肌无力时,因为无力推进,在负重期最后阶段，下肢即将离开地面时，推进时胫骨在距骨上面后移，从而呈“足跟行走”步态。

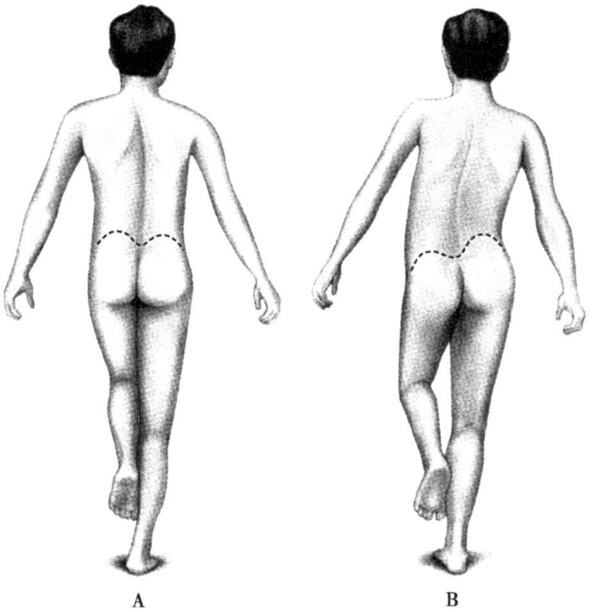

图 19-1 川德伦堡试验

A. 正常情况下一侧下肢负重，该侧臀中肌收缩，将对侧骨盆提高以平衡躯干；B. 一侧臀中肌无力，该侧下肢负重时，对侧骨盆不能提升反而下降，即川德伦堡试验阳性

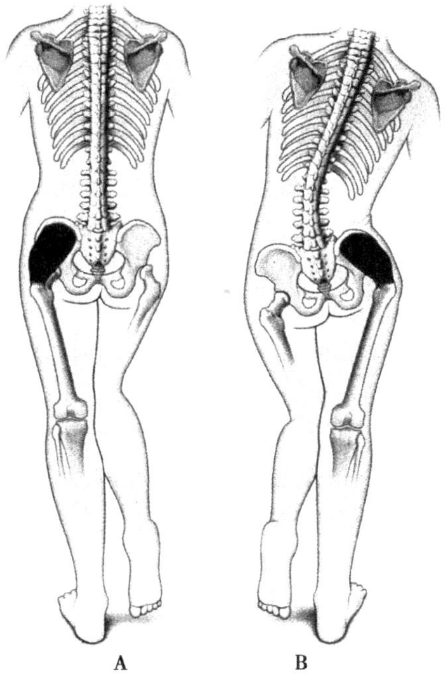

图 19-2 臀中肌步态

A. 行走时当正常患肢处于负重期，臀中肌收缩稳定骨盆，躯干不出现倾斜；B. 当患肢处于负重期，躯干因骨盆的不稳定而向臀中肌无力侧倾斜，称之为臀中肌步态或川德伦堡步态

E. 足背伸肌：主要包括胫骨前肌、趾长伸肌、第三腓骨肌、长伸肌。是踝关节主要背伸肌。在摆动期背伸踝关节，使下肢向前摆动。足背伸肌无力时，患侧下肢在摆动期不能对抗重力使足背伸。受重力和小腿三头肌的作用，患侧足呈跖曲下垂状。为使足趾离地，患儿必须过度屈髋和屈膝，外展、外旋下肢，表现为“跨越”步态。

2）骨和关节结构性畸形：主要包括三个方面。

A. 下肢短缩畸形：下肢短缩是否引起跛行，取决于短缩程度。在成人，下肢短缩不超过 2cm，可借助骨盆倾斜来调整，而不显示跛行。但在儿童由于从新生儿至青少年下肢长度差异太大，下肢短缩在多少范围内不出现跛行，尚无较准确的数据。下肢短缩除骨盆倾斜外，还可通过患侧足下垂或健侧髋关节和膝关节屈曲而代偿。下肢短缩引起的跛行，主要表现为身体重心移至患侧时，患儿躯干向患侧倾斜，步态呈现高低起伏。

B. 下肢关节强直畸形：下肢关节强直引起的病理步态取决于受累的关节和强直的位置。髋关节强直于功能位时，摆动期骨盆在腰椎的活动幅度增大；膝关节强直时，摆动期提高骨盆使患侧足离开地面；而踝关节强直时，则跛行不明显，与正常步态鉴别困难。

C. 髋关节畸形：包括髋关节脱位、短髋和髋内翻畸形，由于累及臀中肌，导致肌力减弱，出现臀中肌跛行。

3）神经系统疾患：神经系统疾患可造成各种病理性步态，有些是具有特征性的。

A. 痉挛性步态：痉挛性步态是由于肌张力过高，腱反射亢进，肌牵拉反射增强，与拮抗肌失去平衡而出现的一种病理步态。典型的痉挛性步态是剪刀样步态，主要表现为双侧髋关节过度内收、内旋，双侧膝关节相互交叉，相互摩擦，相互绕过对侧下肢向前摆动。行走时上肢往往不能正常摆动。

B. 共济失调步态：分脊髓型和小脑型两种。前者是对身体失去正确的定位，失去运动的感受及方向感而造成的；在睁眼行走时步态不显示异常，要求患儿闭眼行走时则站立不稳，不知向何处迈步而不能行走。后者是由于小脑及其连接系统协调机制障碍所致；睁眼和闭眼均出现步态失调，行走不稳，步履蹒跚。

C. 肌营养不良型步态：多见于肌肉病变。患儿站立或行走时，腰椎前凸明显增加，躯干和上肢过度摇摆，呈“企鹅步态”。

3. 局部检查　注意畸形的类型和部位；分析畸形属于骨、关节或软组织；判断畸形的严重程度；以及属于固定性畸形，或是可通过主、被动活动能够矫正的畸形。

（1）髋关节屈曲畸形：髋关节屈曲畸形可部分被骨盆向前倾斜和腰椎过度前凸所掩盖。为此可用托马斯试验（Thomas test）测出屈曲畸形的角度。患儿平卧，将健侧髋膝关节尽量屈曲，消除因代偿而加大的腰椎前凸。再让患儿伸直患侧下肢，患侧下肢不能伸直为托马斯实验阳性，大腿与检查台形成的角度为髋屈曲的角度（图 19-3）。

（2）髋外展畸形：可用欧伯试验（Ober test）测出，让患儿侧卧，健侧在下，并尽量屈髋屈膝，使腰椎伸直。检查时先将膝屈曲 90°，尽量外展髋关节，再伸直髋关节，最后内收髋关节。全部检查过程保持膝关节屈曲 90°，如大腿只能与检查台水平面平行，则说明髋关节有外展挛缩。正常情况下，大腿应能达到水平线以下（图 19-4）。

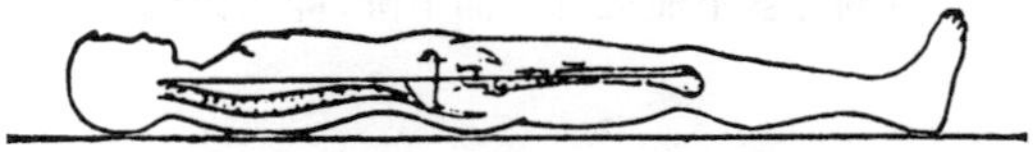
（1）

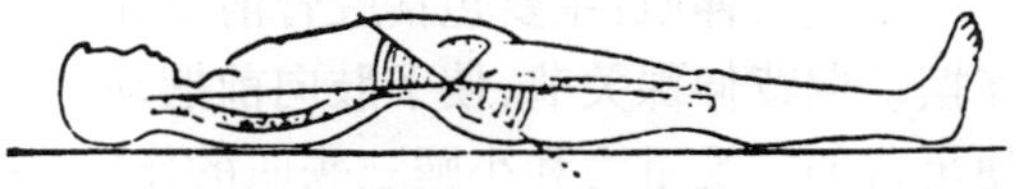
（2）

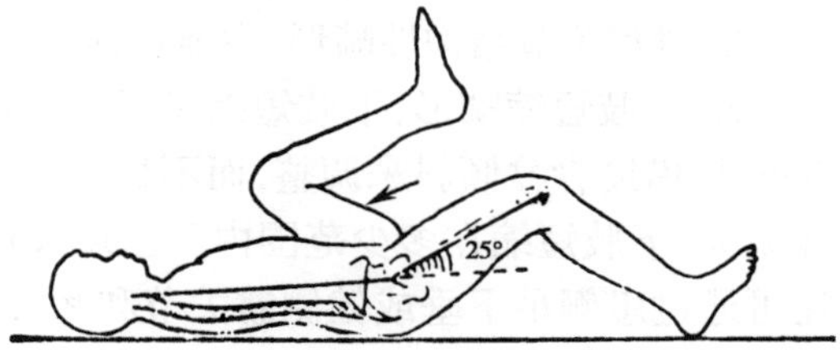

（3）

图 19-3　托马斯试验

（1）骨盆位置正常，腰椎生理前突正常；（2）髋关节屈曲，勉强伸髋，腰椎前突代偿加大；（3）检查时先令对侧髋关节高度屈曲，腰椎前突消失，髋屈曲挛缩的角度可测出

4. 测量

（1）肢体长度的测量：肢体一定要放在中立位，两侧按照相同的标准点进行测量。

上肢：肩峰至桡骨茎突的距离。

上臂：肩峰至肱骨外上髁的距离。

前臂：肱骨外上髁至桡骨茎突或尺骨鹰嘴至小头的距离。

测量下肢长度时，与体位关系很大，两侧一定要放在相同的体位。下肢真正长度是髂前上棘至内踝的距离（spina malleolar distance，SMD），表示下肢的实际长度。下肢的外表长度是脐至内踝的距离。外表长度已将骨盆倾斜因素考虑在内，故表示的是下肢的功能长度。髋关节内收挛缩畸形会造成该侧外表长度变短。相反，髋关节外展畸形时会延长外表长度（图 19-5）。大腿和小腿的长度比例失常时可分别测量比较。

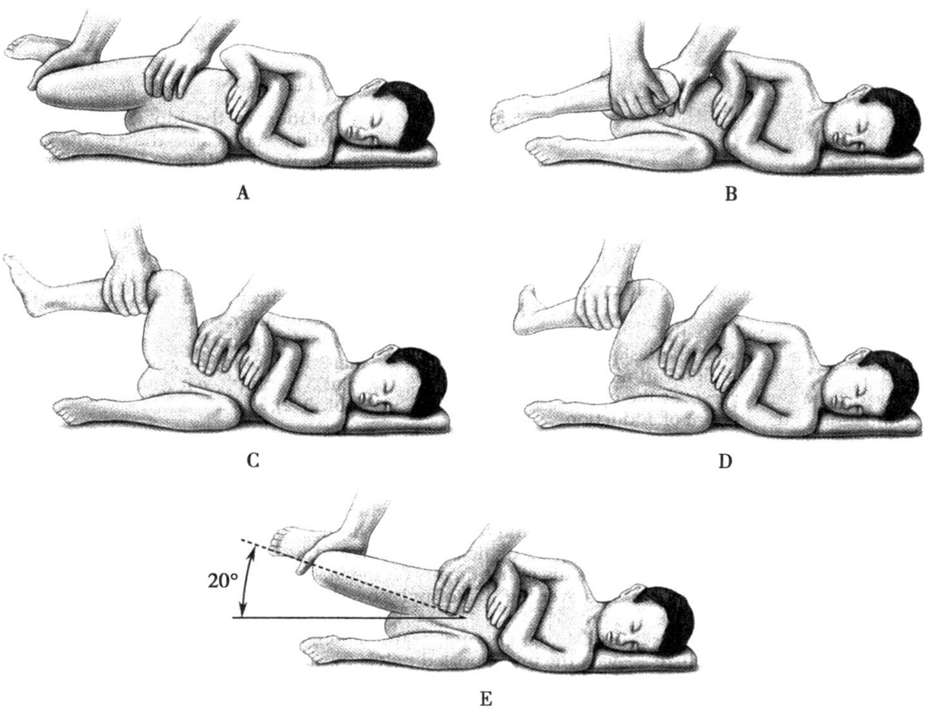

图 19-4 欧伯试验

A. 检查对侧下肢髋关节最大屈曲，使腰椎变直；B. 检查髋关节屈曲 90°；C. 外展髋关节；D. 伸展髋关节；E. 最大程度内收髋关节，呈 20° 外展挛缩畸形

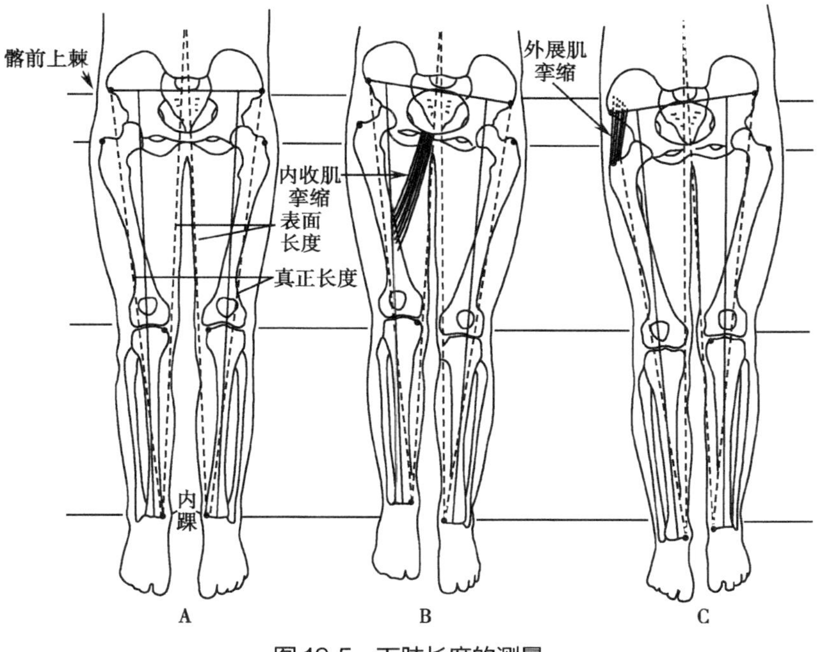

图 19-5 下肢长度的测量

A. 正常；B. 髋关节内收挛缩，该侧下肢外表长度变短；C. 髋关节外展挛缩，则该侧下肢外表长度延长

(2)肢体周径的测量：判断肌肉萎缩，可以测量两侧肢体的周径，并进行对比。小腿周径应测量其最大径。大腿周径的测量则应以一个固定点来测，如髌骨上数厘米或髂前上棘以下数厘米。

(3)成角畸形的测量：一般系指肢体远段与近段出现畸形角度。内翻是指肢体远端部分向内与躯干的中线成角，外翻指肢体远端部分离开中线的成角。如肘外翻，即肘关节以下部分远离中线的成角畸形。又如髋外翻指股骨颈干角大于正常，即股骨干离开中线。测量膝外翻时，髌骨向正前，膝关节伸直，双膝靠拢后测量两踝之间的距离。膝内翻则需两踝靠拢，测两膝之间的距离。

(4)关节活动度的测定：测量关节活动度应包括自主活动和被动活动两部分。关节活动度(range of motion，ROM)采用中立位0°法进行测量，即将关节的中立位设定为0°。伸直是指关节变直，肢体返回0°起始点的动作。屈曲是指关节活动离开0°起始点，肢体折回的动作。外展是指肢体远离身体中线的活动；内收是指肢体朝向身体中线的活动。旋前是指手掌转向身体后方或手掌向下的旋转动作；旋后是指手掌朝向身体前方或手掌向上旋转的动作。内翻是指向内侧翻转的动作，多指足的距下关节的内翻；外翻则是相反的动作。内旋是指肢体向内旋转的动作，外旋是指向外旋转的动作。

上述关节活动在新生儿阶段有不同程度的受限。髋关节和膝关节因宫内体位的原因，均有一定程度的屈曲，一般4~6个月后才能伸直到中立位。

5. 肌力检查　肌力通常分为运动肌力和静止肌力两种。运动肌力是指改变体位的力量；静止肌力是指对抗外力的力量，关节没有明显动作。肌力弱不仅表现在静止肌力和动态肌力减弱，而且还表现在疲乏、动作速度减慢或不能做精细动作等。

肌力检查采用徒手测量法(manual muscle testing，MMT)，肌力分为6级。

0级：肌力完全消失，无收缩。

1级：肌肉收缩力微弱，用力时只有颤动，而不能活动关节。

2级：肌肉收缩可以沿水平面活动关节，但不能对抗地心引力。

3级：肌肉收缩可以对抗地心引力，但不能对抗阻力。

4级：肌肉收缩可以对抗一些阻力，但较对侧正常侧弱。

5级：肌肉收缩可以对抗阻力，并与正常侧相同。

6. 神经系统检查　在运动系统检查时，检查神经系统是十分重要的。尤其在出现肌力减弱、肌张力改变、共济失调和神经肌肉功能紊乱等情况时。神经系统的检查应包括运动功能(灵活性、速度、精细和粗大动作以及肌力等)，感觉功能(温度、触觉、痛觉、本体和位置感等)，脑神经功能，自主神经功能，深、浅反射，协调动作，平衡功能、智力以及情绪等。

(三)影像学检查

1. X线成像检查(X-ray images)　X线检查是诊断小儿骨关节疾病最常用、重要手段和首选方法，不仅可以了解骨、关节和周围软组织病变的部位、范围、性质、程度，为治疗提供可靠的依据，还可观察和评价治疗效果，了解病变的进展及判断预后。此外还可以观察骨骼生长情况，以及观察某些营养及代谢性疾病对骨骼的影响。X线检查快捷易行，广泛普及，价格低廉。小儿骨与关节的疾病很多，X线表现也较复杂，同种病变可以具有不同的X线表现，不同的病变又可以有相同的X线表现。X线透视检查(fluoroscopy)是一种动态实时检查方法，C臂X线机目前广泛用于手术中，使手术更加容易、准确、安全和有效。这些技术目前已经数字化，使图像的获取与使用更为清晰和方便。由于X线对人体有辐射，放射防护对患者和医务工作者都很重要，对被检查者也需要进行非检查部位的保护，尤其是生殖器和甲状腺。

2. 电子计算机X线断层扫描(computed tomography，CT)　CT根据人体不同组织对X线的吸收与透过率的不同，所获取的数据经电子计算机处理后，显示被检查部位的层面图像，影像没有重叠，解剖关系清楚，可以发现体内任何部位的细小病变。CT在横断面、冠状面、矢状面层面图像，而且可以三维重建，可以多角度查看器官和病变的关系。CT的放射性辐射较X线片强，应该重视合理使用和在使用中对非检查部位的防护。

3. 磁共振成像(magnetic resonance imaging，MRI)　MRI是一种生物磁自旋成像技术，它是利用原子核自旋运动的特点，在外加磁场内，经射频脉冲激发后产生信号，用探测器检测并输入计算机，经过处理转换在屏幕上显示图像。它可以直接作出横断面、矢状面、冠状面和各种斜面的体层图像，不会产生CT检测中的伪影，无电离辐射，对机体没有不良影响，因此对疾病的诊断也具有特殊的价值。

4. 数字减影血管造影(digital subtraction angiography，DSA)　DSA是一种新的X线成像系统，它将普通血管造影视频图像，经过电子计算机处理后，只留下单纯血管减影图像，使血管的影像更为清晰，在进行介入手术时更为安全。

5. 放射性核素骨扫描　通过放射性核素检测骨组织的代谢异常，能在X线和CT扫描出现异常之前，显示某些骨组织病变。骨扫描的敏感性很强，局限是特异性不高，检测病变定位准确，但定性困难。可用于原发性骨肿瘤及骨肿瘤的软组织和肺转移的早期诊断、骨髓炎性病变的诊断及随访、应力性骨折、缺血性骨坏死和骨关节创伤等的鉴别诊断。但在鉴别肿瘤性和非肿瘤性疾病时存在一定困难。正电子发射断层成像(positron emission tomography，PET)是核医学影像的尖端技术，属于分子影像(molecular imaging)诊断，可以反映疾病的生物学特征，它可以显示重要生命物质在不同生命状态下的空间分布、数量及时间的变化。由于核医学具有灵敏、特异、简便、安全、用途广泛以及能早期发现病变等特点，PET为主导的核医学发展已成为医学现代化的一个重要标志。

6. 超声检查(ultrasonic testing)　超声检查是将频率高于20 000Hz(赫兹)的超声波发射到人体内，利用人体各种组织的形态与结构不同，对其反射与折射以及吸收的程度，通过仪器所反映出的波形、曲线，或影像的特征，从而诊断疾病。超声波对软组织的分辨率很高，并可穿透软骨、关节间隙及被溶解和破坏的骨组织，检查方法无创、快捷简便，还可动态观察肌肉、韧带、关节的活动变化，为临床提供重要影像诊断信息。

(四) 神经电生理检查

1. 诱发电位(evoked potential，VEP)　刺激人体感官、感觉神经或运动皮质、运动神经后，兴奋沿相应的神经通路向中枢或外周传导，在传导过程中产生的不断组合传递的电位变化，即为诱发电位，对其加以分析，即反映出不同部位的神经功能状态，为临床诊断提供参考。目前常用于小儿运动系统检查的有躯体感觉诱发电位(简称体感诱发电位)、运动诱发电位。强度-时间曲线，可反映外周神经、脊髓后索以及上下运动神经元的各种病变，诱发电位具有高度敏感性，对病变能进行定量判断。也用于脊柱手术中的监测。

2. 肌电图(electromyography，EMG)　是用肌电图仪记录神经和肌肉的生物电活动，对其波形进行测量分析，可以了解神经、神经肌接头和肌肉的功能状态，协助对下运动神经元或肌肉疾病的诊断。目前常用的有针极肌电图又称普通肌电图，神经传导速度测定包括运动神经传导速度（motor nerve conduction velocity，MCV）和感觉神经传导速度（sensory nerve conduction velocity，SCV）测定，以及重复频率试验，F 波、H 反射、牵张反射等检查，单纤维肌电图检查等。

（五）实验室检查

对运动系统疾病的诊断，目前尚无一项实验室检查具有特异性。但器官或组织的病变常可引起血液系统的变化，因此血常规检查，观察血液成分的质与量的变化，对疾病的诊断有帮助。内分泌、代谢和骨骼肌肉系统疾病常需借助血液中各种酶学检查和生化检查，作为临床诊断的重要依据。

1. 血液、尿液中骨代谢与感染指标检查

（1）骨代谢及相关指标检查，如血、尿钙和磷，碱性磷酸酶，骨钙素，甲状旁腺素，25-（OH）维生素 D/1，25-$(OH)_2$ 维生素 D，类胰岛素生长因子等。

（2）人类白细胞抗原 B27（HLA-B27）。

（3）血清蛋白电泳和免疫固定电泳。

（4）炎症反应指标，如白细胞计数和分类，血沉，C 反应蛋白（CRP），降钙素原等。

2. 细菌学检查　常见致病菌如葡萄球菌属、链球菌属、肠杆菌科、非发酵菌群和厌氧菌等。

3. 关节液检查　关节液检查的目的主要是了解关节状况，与其相对应疾病之间的联系，区分炎性渗出和非炎性渗出。

（1）常规检查：外观（体积、颜色、透明度、黏滞度）、黏蛋白凝块形成试验、pH 等。

（2）特殊检查：临床生化检查（总蛋白、葡萄糖、乳酸、尿酸、酶），血液学检查（细胞计数、细胞分类），显微镜检查，免疫化学检查（类风湿因子、抗核因子、免疫球蛋白、补体、细胞因子）。

（六）病理活体组织检查

在机体病变部位或病变可疑部位，取出一部分病变组织，进行病理切片检查，以明确诊断。此种方法准确可靠，可以及时提供诊断意见，供治疗时参考，是临床上常用的诊断方法。活组织检查有针刺活检、关节镜活检和手术切开活检术。针刺活检根据病变情况选择穿刺针，软组织可用较细的穿刺针，骨性病变要用骨穿刺活检针。对于关节内疾病，关节镜是诊断和治疗有效的方法，既微创又方便。有条件的医院在手术中还可以冷冻切片，很快就可以报告结果，为制订手术方案提供依据。还可以将取下的病变组织制成病理切片、涂片、压片，也可以进行组织培养、组织化学染色、细胞培养等，以明确诊断。

二、治疗原则和方法

（一）治疗原则

恢复骨骼、关节、肌肉和神经的功能，恢复解剖，从而保证小儿机体正常的生长和发育是小儿骨科的基本治疗原则。当非手术的方法能够达到手术治疗的效果时，尽可能采取非手术治疗；对非手术治疗无效或就诊较晚失去非手术治疗时机，没有其他方法能够替代手术治疗，则采用手术治疗。手术治疗应尽可能减少对机体的损伤，切不可损伤骨骺和骺板，以免影响骨骼的生长发育。在有条件的医院应积极开展微创外科，如膝关节半月板损伤可通过小儿关节镜予以部分或全部切除。对于小儿运动系统疾病应强调早期治疗，阻止疾病的发展和加重，防止骨关节发生畸形。治疗通常在明确诊断以后才能开始，所谓的试验性的诊断治疗要尽量少用。

（二）治疗方法

小儿矫形外科的治疗方法多种多样。选择治疗方法除根据病程的长短、病理改变的程度外，患儿的年龄常常是一个很重要的依据。同一种疾病在不同的年龄段，采取的治疗方法往往大不相同。总的来讲，治疗方法分非手术治疗和手术治疗两大类。非手术治疗通常包括心理、药物、卧床、石膏与支具、牵引、手法复位、按摩、物理治疗、体育疗法、功能训练和关节的持续被动运动（continuous passive motion，CPM）等。

对于手术治疗，首要的是明确手术指征，决定手术如何进行和何时进行，明确期望手术能够解决的问题，期望达到的目的，同时要明确手术的并发症，以及规避和面对这些并发症的应对的方法。决定和制定手术方案较具体操作更为重要。手术操作的方法是多种多样的，如松解术、修复术、切除术、置换术、重建术、矫正术、微创手术等。在进行各种操作时，心中一定要明白每个操作的目的，确保每个操作的安全与准确，达到治疗的目的。

三、康复医学与骨科康复

（一）康复医学的基本概念

康复医学起源于骨科，经过多年的发展，已经形成了一个源于临床医学，又与临床医学在治疗目的、治疗手段等方面有很大不同的独立的学科体系。临床医学通过综合应用药物、手术等手段，力求在保证孩子正常生长发育的前提下，改善或彻底治愈患儿的病理改变。康复医学则以功能为导向，综合应用医学、工程学、教育学和心理学等多方面技术和方法，力求提高患儿的功能，并使其将来能够获得自决性的生活。因此康复医学的特点是功能取向、跨科干预、社会性强，其工作原则是功能训练、全面康复、注重提高生活质量。

（二）康复医学的主要治疗方法

康复医学针对不同的功能障碍，采用增强性训练（如肌力增强）、代偿性训练（如装配假肢）、矫正性训练（如降低痉挛肢体的肌张力）等方法进行治疗。常用的治疗手段有：①预防和纠正残疾：如对瘫痪的肢体进行关节被动活动训练，以预防关节挛缩；②提高未受病理损害侵袭的系统的功能：如对截瘫儿童进行上肢渐进性抗阻训练，增加肌肉力量，并进一步通过技巧训练，使患儿最终获得独立移动身体的能力；③提高受病变影响肢体的功能，对无力的肌肉进行渐进抗阻训练以提高肌力；④应用适应性设备以提高功能，如截肢后假肢的应用；⑤改造家庭和社会环境，如家庭改造和学习环境改造，以利于截瘫患儿的生活和学习；⑥应用心理技术提高患儿表现，帮助患儿适应残疾的现实。对患儿进行教育，使其将来能够获得自决性的生活。

（三）骨科康复

作为康复医学的主要组成部分，骨科康复既遵循康复医学的基本原则、工作方式，又有其自身的特点。运动系统疾病对患儿功能的影响主要表现为运动功能的异常，康复的重点在于提高肌肉力量、改善受限的关节活动度、控制疼痛、提高运动感觉的协调性、能力，这就要求早期、积极的主动训练。但是许多骨科疾病的治疗，需要对患病部位进行固定和制动，甚至卧床休息，如骨折后的石膏固定、脊柱骨折保守治疗时的长期卧床等。长时间卧床和限制活动的有害作用已得到公认，这种有害效应可集中称之为去适应综合征（deconditioning syndrome）或失用综合征，表现为失用性肌肉萎缩无力和耐力下降、关节挛缩、心肺功能下降、制动性骨质疏松、胃肠功能紊乱、焦虑与抑郁、敌意、代谢与内分泌紊乱等一系列问题。因此为达到最好的康复效果，在保证治疗安全的前提下尽可能早期进行功能锻炼，可以遵循下列原则。

以功能为导向，采用多学科、多模式的治疗体系。针对运动系统疾病的特点，采用专门技术，重点对肌力、关节、感觉和功能障碍进行训练，包括肌肉力量、耐力、协调性的提高，关节活动度的维持和扩大，感觉再训练与疼痛管理。在此基础上，结合认知训练、有氧训练、运动感觉功能综合训练、运动再学习等手段，使患儿实际生活能力和运动能力得到提高。

在骨科医师的指导下进行骨科康复训练。儿童骨科病种繁多，治疗手段和方法各异。为保证康复的安全性、有效性，康复工作必须在骨科医师的指导下进行，手术后患儿的训练尤其如此。因为骨科医师更清楚康复训练的适应证和禁忌证。

积极运用现代人体生物力学、工程学、材料学等高科技手段，通过假肢和矫形器的使用、环境改造等措施，恢复肢体功能，全面提高患儿的生活质量。

按照循证医学原则进行科学的治疗和训练，防止并发症，最大化地提高康复治疗效果。

骨科康复常用的技术手段包括物理治疗、作业治疗、假肢和矫形器的使用、环境改造等。物理治疗是应用物理因子即力（运动和压力）、电、热、声、光等进行预防、治疗、康复的方法。其中运动疗法为主要部分，物理因子治疗作为辅助手段。作业疗法（occupational therapy，OT）是应用有目的的、经过选择的作业活动，对各种功能障碍或残疾的患儿，进行治疗和训练，使其恢复、改善和增强生活和学习能力，作为家庭一员过上有意义的生活。假肢和矫形器是针对各种功能障碍，广泛用于预防、纠正畸形或改善身体功能。环境改造包括家庭改造和社会环境改造，以利于残疾儿童活动和学习。

（唐盛平）

第二节 骨与关节化脓性感染

发生在骨组织、关节的细菌性感染性疾病，为骨和关节的化脓性感染，是小儿骨科常见疾病，估计发病率为 1/10 000~1/5 000。化脓性骨髓炎常见于 5 岁内小儿，化脓性关节炎在 10 岁内小儿，男孩较女孩多。血源性感染是常见途径，个别病例是从邻近软组织感染扩散而来，或继发于开放性骨折。

一、急性血源性骨髓炎

急性血源性骨髓炎（acute hematogenous osteomyelitis）是化脓菌导致菌血症，并经血液循环到骨组织，引起骨骼的急性化脓性感染，具有如下综合特点：①全身炎症反应，发热等中毒症状。②局部肢体部位发热、肿胀、疼痛和肢体功能异常。③白细胞、CRP 和血沉增高。④ X 线早期局部软组织肿胀，2 周后骨破坏。超声发现骨膜下积液积脓。MRI 发现骨髓 T_2 高信号。⑤抗菌药物治疗有效。早诊断、早治疗是防止骨骼畸形残疾的关键。

【病因】

急性血源性骨髓炎的致病菌以金黄色葡萄球菌为最常见，β 溶血性链球菌、肺炎球菌、革兰氏阴性杆菌以及厌氧菌等亦有可能引起急性感染。不同年龄组的患儿，致病菌不完全相同。新生儿可因乙型链球菌和大肠埃希氏菌致病，婴幼儿可因流感杆菌和假单胞菌属引起。近年来，耐甲氧西林的金黄色葡萄球菌致病的病例在增多。发病前，可发现身体其他部位感染，如皮肤感染、脓疱疹、齿龈脓肿或上呼吸道感染等。

【病理与发病机制】

急性血源性骨髓炎好发于长管状骨的干骺端，在股骨远端和胫骨近端部位就超过 1/2，也可发生于其他的扁骨。小儿长管状骨干骺端和骨骺的血供相互独立。营养动脉进入干骺端分支很细，末端折回呈一袢状，而静脉窦较宽大（图 19-6），血液注入静脉窦后，血流速度减慢迂曲，干骺端的静脉内膜有间隙，细菌经过间隙，定植于静脉外，干骺端缺乏活化的巨噬细胞，金黄色葡萄球菌的表面抗原易黏附于 I 型胶原，分泌的内毒素引起局部的免疫抑制，在这些条件下，细菌定植和增殖，引起机体反应，白细胞和巨噬细胞向细菌体迁移，吞噬病原菌，同时释放炎症介质、多种前列腺素和多种细胞因子，如前列腺素 E、白介素 8、白介素 6、白介素 1β、肿瘤坏死因子、转移因子 β，引起炎症反应，白介素 6 刺激肝细胞合成和释放急性期的炎症蛋白，如 CRP、纤维蛋白原、补体系统和血清淀粉样蛋白 A。CRP 是免疫调理素，中和病原菌，形成免疫复合物，激活补体系统，进而调节多种细胞，参与炎症反应。在这个过程中，出现全身发热和精神萎靡，局部肿胀，皮温增高。病理解剖变化是病变部位血管怒张、水肿、化脓性渗出、骨内压力增加、骨的局灶性破坏，形成脓肿，感染通过哈氏系统和伏克曼管扩散，达骨膜下，掀起骨膜，形成骨膜下脓肿（图 19-7）。如果没有得到治疗，骨膜下积脓进一步扩大，将干骺端和骨干游离，骨膜破坏后，脓液可渗入软组织。脓液沿干骺端和骨干上下蔓延，环绕骨干四周扩散，造成骨的血供障碍。因骨内压增高，病灶中的细菌可再次进入血流而形成脓毒血症。若不控制可产生迁移性脓肿，如肺、脑等重要的内脏脓肿，或多发性骨髓炎，病死率高，需要积极治疗。

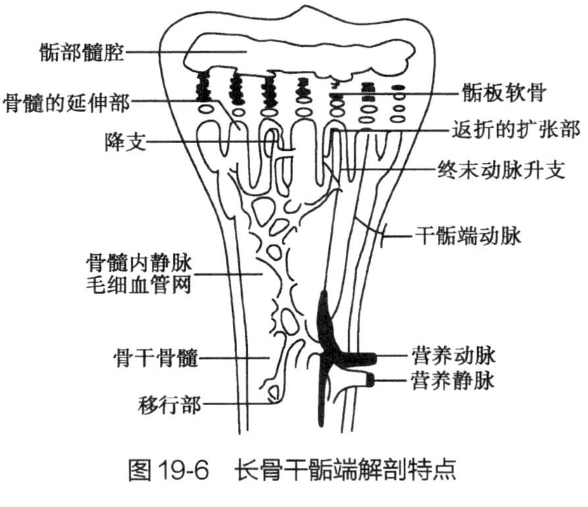

图 19-6　长骨干骺端解剖特点

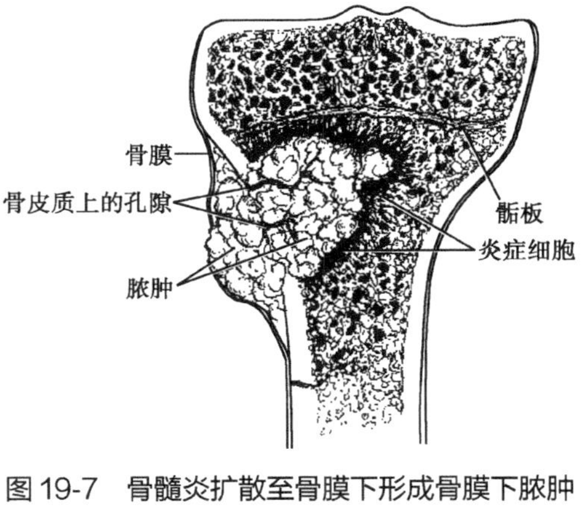

图 19-7　骨髓炎扩散至骨膜下形成骨膜下脓肿

【临床表现】

从新生儿到青少年，不同年龄阶段的小儿，急性血源骨髓炎的临床表现不同。

在新生儿期，全身症状不明显，起病后可不发热，仅仅表现烦躁、拒食和体重不增，哭声变小。首发的表现也可是肢体不活动、肢体局部肿胀、被动活动肢体出现哭闹。体格检查能够发现肢体局部肿胀，肿胀表现在整个肢体而不是局部，伴有压痛反应（哭）。

婴儿表现为突然发热伴有肢体不活动，全身情况及精神状态差，睡眠差，稍微一动就出现惊醒哭闹。肢体肿胀，压痛和活动受限也可是首发表现。由于婴儿无法有效使疼痛局限，往往拒动整个肢体表现为"假性瘫痪"。

幼儿起病初期，全身症状为急性败血症表现，如高热、寒战、呕吐和脱水。肢体病变部位出现肿胀、压痛、活动受限。如果是下肢发病，患儿拒绝负重或出现避痛性跛行。局部肿胀常常是病变部位肢体整体肿胀，而不仅仅是肢体局部的肿胀。

学龄期后的儿童发病，可有外伤病史，但非外伤后直接出现肢体活动受限和肿胀，相反，外伤后多天，情况还更加严重。会有全身症状，但程度不一，有的较重，有的轻，但都有一定程度发热。疼痛持续，夜间加重。肢体固定体位，邻近关节的肌群常有保护性痉挛，以保持患肢在比较舒适的屈曲位置。轻微活动疼痛明显加重。孩子能够清楚配合检查，在肢体的病变部位，整个四周都有压痛。

【影像学检查】

彩超可重复观察，起病当天看见骨的四周软组织肿胀，2~3 天后可见骨膜下积液，四周软组织肿胀加重。超声检查注意探查整个肢体四周，因为积液可能仅仅在重力侧，如股骨远端骨髓炎，常在股骨后侧发现积液。

X 线检查，虽然病程的 10 天后，骨破坏才在 X 线片上表现出来，但早期 X 线检查仍然有必要。早期可见骨的四周软组织肿胀，肌肉致密度增加，炎症渗出使骨骼阴影稍模糊，有如烟雾掩盖。7~12 天后出现不规则斑点状脱钙，系充血、干骺端骨小梁吸收和坏死，X 线可见骨破坏、骨溶解和骨膜抬高。2 周后 X 线片可见骨膜下有新骨形成。

骨髓炎在发病 24~48 小时即可借助骨扫描作出诊断。骨扫描显示核素吸附增加，部位与病变一致。最常用核素是 ^{99m}Tc，也可用 67Ga。应注意骨扫描局部核素集聚增加并无特异性，在很多其他非骨髓炎病变也可出现。

MRI 是早期诊断有效的方法。MRI 在 T_1 相，由于骨髓腔脂肪减少，表现为低信号；在 T_2 相，由于髓腔充血肿胀，表现为高信号。MRI 还可以发现骨内脓肿，对软组织的分辨率也高，有利于与肿瘤鉴别。

CT 能够发现骨的破坏，早期诊断帮助不大，可以用于深部位感染的检查，如脊柱骨盆。

【实验室检查】

白细胞计数增高，且中性白细胞比例增高，核左移。病情危重的病例，白细胞计数可能正常。在发热和使用抗菌药物前抽取血培养，其阳性率更高。CRP 增高和血沉加快，常用来监测感染的活动性和判断对治疗的效果。降钙素原（procalcitonin，PCT）在感染 2 小时后即可检测到，对早期临床诊断具有重要意义，在感染 12~24 小时达到高峰，半衰期短仅为 25~30 小时，在炎症消失后可迅速恢复正常。PCT 浓度的高低与炎症的严重程度密切相关。PCT 的正常值低于 0.5ng/ml，在脓毒败血症时浓度显著升高，可达 1 000ng/ml，是正常人的 2 000 倍。

【穿刺检查】

虽然各种影像检查已经广泛使用，但穿刺检查仍然不可替代，对于诊断和指导治疗仍然具有意义。临床一旦拟诊，尽早穿刺。穿刺可在超声发现骨膜下积液的部位进行，分层进针，多点进行。穿刺针进针碰到硬性的骨面，抽到的脓液即可临床诊断骨髓炎，脓液的抽出点作为手术的引流入路。脓液涂片，革兰氏染色，能够早发现和区别阴性和阳性的杆菌或球菌，既可诊断又可指导选用合理的抗菌药物治疗。穿刺液可进一步做细菌培养检查。

【诊断与鉴别诊断】

早期诊断是建立在详细询问病史和发现肢体肿胀部位的基础上，要注意几点，一是不能等待X线片出现骨破坏或新骨形成才诊断；二是增强MRI检查和骨扫描能够帮助早期诊断，故对可疑患儿要尽早检查；三是穿刺是传统、简单的方法，可及早明确诊断；四是不典型的骨髓炎需要与骨肿瘤和外伤鉴别。

【治疗】

早诊断早治疗，疗效好，诊断延误，会留下终生残疾。如新生儿股骨近端骨髓炎，病程长后，整个股骨近端破坏，股骨头完全消失，后期难以治疗。

1. **抗菌药物疗法**　临床一旦初步诊断，在抽血和脓培养送检后，立即开始抗菌药物治疗，切不可等待培养结果。在培养结果出来前，有必要采用经验性治疗。开始宜选择广谱抗菌。一旦明确致病菌后立即改用敏感抗菌药物，足量静脉给药。抗菌药物治疗时间要足够长，否则易致感染复发或形成慢性感染。一般应持续、足量静脉给药3周，感染控制，体温正常，CRP降至正常后可改为口服用药3周。

2. **全身支持疗法**　包括退热剂，纠正贫血。高蛋白饮食并补充多种维生素。

3. **手术治疗**　急性骨髓炎常需引流，手术指征：①在发病24~48小时内就诊断为骨髓炎，穿刺没有抽到脓液，彩超也没有发现骨膜下积脓，没有发现软组织积脓，仅仅行抗菌药物治疗，但治疗2~3天后，全身症状仍然重，高热，精神差，疼痛不缓解，局部仍然肿胀，治疗后实验室指标没有减低，超声下见骨膜积液，骨穿刺有脓，则手术引流。②发病超过48小时，全身症状仍然重，疼痛明显，局部肿胀，超声发现骨膜下积液，穿刺抽到脓液。③情况同②，但骨膜下未发现积脓，穿刺没有脓液，抗菌药物治疗效果不好，MRI和骨扫描诊断骨髓炎，需要手术引流。术中要防止损伤骨骺、骺板和广泛剥离骨膜。骨皮质双侧开窗减压并置引流，术后每天换引流，直到感染控制。感染控制的指标：全身情况好转，不发热时间3周，局部肿胀好转，局部皮温正常，超声未见积液，CRP正常，外周白细胞计数正常；临床治愈的指标：感染控制的指标持续3周，手术引流口愈合。

4. **局部制动**　可用牵引、石膏制动，防止病理性骨折。

二、慢性骨髓炎

慢性骨髓炎（chronic osteomyelitis）是急性血源性骨髓炎未治疗，或未能有效治疗，感染的骨组织形成了不同程度的死骨和感染性肉芽组织，外周有新骨包壳形成，在病变的部位形成窦道。

【病理】

细菌在干骺端引起炎症反应，骨破坏，扩散到骨膜下，形成骨膜下积脓，加重骨膜游离，甚至到达骨干，进一步破坏骨皮质和干骺端松质骨的血液循环。骨破坏和感染扩散以及进一步的骨坏死形成恶性循环，结果导致多节段的脓腔形成和死骨形成。死骨的密度增高，系局部血运断绝不能脱钙，而周围正常骨组织因充血脱钙致密度降低。死骨周围产生肉芽组织与正常骨组织分离。外层的骨膜反应较强烈，在死骨周围形成一层新生骨，称骨包壳（involucrum）。骨包壳由正常的骨质组成，血运较好，这对维持感染部位骨的机械强度起着重要作用。骨包壳上可能有小的通道穿过称为骨瘘，脓液可顺此进入周围的软组织。骨包壳内的无效腔，其中除死骨外还充以肉芽组织和细菌，通过窦道与外界相通，窦道长期、持续有脓液流出，这就是慢性骨髓炎的特点。

【临床特征】

有急性血源骨髓炎的病史，即全身感染中毒症状史，肢体局部的红肿热痛过程；抗菌药物和手术引流均不及时；病程已经迁延数周甚至数月。常见的部位是胫骨，其次是肱骨和股骨。体检病变肢体肿大，皮肤色泽异常，可无明显压痛，有窦道形成。

慢性骨髓炎没有明显的全身感染中毒症状，发热不明显或仅仅为低热，但全身营养状态欠佳，甚至有贫血。

【诊断】

临床急性骨髓炎的诊治过程，窦道形成，X 线片发现有死骨，病程数月，窦道脓液培养发现细菌，能够诊断此病。MRI 能帮助判断软组织的情况，以及骨坏死的程度；CT 能够明确骨缺损和死骨的范围。

【治疗】

慢性骨髓炎的治疗目的是：消灭病原菌；清除坏死组织；重建骨的解剖和功能。要达到这样治愈的目的，需要分析每个患儿的具体情况，分步实施。首先是要加强营养，改善一般状况。口服抗菌药物可选用利福平。有窦道要使其通畅引流，局部换药。当死骨外周的骨包壳已经形成，并且具有好的强度和厚度，才是手术时机，手术清除肉芽组织，清除死骨，并切除瘢痕窦道，局部引流，术后可选用有效抗生素。一旦彻底清除肉芽和死骨，创面很快就会愈合。如果骨包壳形成不完整，过早手术清除死骨，可能造成骨干的过大缺损，发生骨不连接，极大增加治疗的难度。

【并发症】

慢性骨髓炎可并发肢体发育落后或延长、病理骨折、骨缺损、软组织挛缩、上皮瘤、内脏淀粉样变以及伤口附近的鳞状上皮癌。

三、急性化脓性关节炎

急性化脓性关节炎（acute suppurative arthritis）为细菌在关节滑膜和关节液中繁殖，引起机体的急性炎症反应，是滑膜和关节腔的炎症，随疾病进展，炎症破坏关节软骨面和骨组织。本症可见于任何年龄组的小儿，但以婴幼儿最多见，男孩稍多于女孩。髋关节为好发部位，其次为膝关节和肘关节。

【病因】

金黄色葡萄球菌最为多见。肺炎球菌、流感杆菌、大肠埃希氏菌、脑膜炎球菌、沙门杆菌和布鲁杆菌偶可致病。外伤可能与发病有关。

细菌侵入关节的途径有三：①血源性感染，最常见。发病前可能已经有身体其他部位的感染病灶，如疖肿、皮擦破伤感染、上呼吸道感染或中耳炎等，细菌经血液循环侵入关节腔和滑膜中致病。②从附近病灶直接侵入，如股骨近端的急性化脓性骨髓炎。③直接污染，如关节穿刺、探查手术或外伤等。

【病理】

滑膜水肿、充血、渗液使关节肿胀，滑膜表面局灶性坏死，形成脓性渗出样的膜。巨噬细胞、多核白细胞和滑膜细胞在炎症反应过程中，产生细胞因子（如 IL-1β、IL-6、TNF-α）、免疫球蛋白和溶酶体酶（lysosomal enzyme），在病程的 3~5 天，肉眼未见软骨面破坏，但关节穿刺液中可发现软骨来源的蛋白聚糖（proteoglycan），这是关节软骨面早期破坏的证据。随病情进展，滑膜渐为肉芽组织所替代，软骨面明显缺失，裸露的骨面生长出肉芽组织，感染进一步加重，则可向骨组织蔓延。

在关节囊高度扩张的情况下很容易发生病理性脱位，如髋关节病理性脱位较早即可发生。另外，由于关节囊内压力增高，阻碍了关节的血运，如股骨头可发生缺血性坏死，有时候股骨头可完全破坏吸收。骺板受炎症破坏可后遗肢体短缩。若感染不能控制，关节还可发生纤维性或骨性融合。

关节液是从白细胞、滑膜细胞和部分细菌中释放出来的，最初稀薄而浑浊，其中白细胞可达 50 000/mm^3，糖含量降低，蛋白质增高。抽到的关节液即刻涂片，革兰氏染色可找到细菌，关节液做细菌培养可培养出病原菌。在临床实际工作中，能够发现确定细菌仅仅有 1/2 左右。

【临床特征】

临床表现与急性血源性骨髓炎相似，具有年龄特点。新生儿的全身症状多不明显，下肢不活动，被动活动哭闹常是首发表现。婴幼儿起病急，高热、烦躁、食欲缺乏、肢体疼痛，活动受限为突出的主诉，若下肢关节受累则有跛行或突然不能行走了。体格检查病变关节局部温度增高、肿胀、关节四周压痛明显、不愿意活动和被动活动疼痛明显加剧。因保护性肌肉痉挛，关节呈半屈曲状态。

【影像学检查】

超声检查可探及关节膨胀和积液。X 线片早期可见关节四周软组织肿胀，关节囊膨胀可见关节间隙增宽，如系髋关节则有股骨头向外移位甚至半脱出。晚期可见关节附近骨组织脱钙，关节间隙变窄和破坏。MRI 检查可发现关节积液和关节囊周围肿胀，表现为 T_2 高信号。

【诊断与鉴别诊断】

对于新生儿或婴儿，出现下肢活动受限，被动活动哭闹，关节肿胀，要仔细检查，发现肿胀部位，做彩超和血液系统检查，超声发现关节积液，尽早穿刺。对于幼儿突然高热、关节疼痛、肿胀、活动受限，仔细体格检查，结合实验室检查和超声检查，能够确定肿胀关节，穿刺可证实诊断。

【治疗】

治疗的目的是控制感染、缓解疼痛、防止关节软骨破坏，防止关节脱位和挛缩畸形。急性化脓性关节炎病情大多较重，应按急症处理，一旦怀疑，尽早使用广谱抗菌药物，根据临床疗效、细菌学检查结果进行调整，用药足量，用够疗程。

关节穿刺既是诊断的要求，又是能够达到治疗的目的，在第一个 24 小时就诊的孩子，足够的抗菌药物，加关节穿刺，能够达到保守治愈的目的。

手术切开引流指征是：全身症状重，高热不退；就诊超过病程 24~48 小时；关节穿刺有脓性液体；保守治疗效果不佳，仍然高热，超声随访关节积液明显。手术引流是治疗的关键，及时引流能够尽快控制感染，尽快减轻全身症状，减轻关节软骨面的破坏，达到痊愈目的。手术中要反复冲洗关节腔，手术后要确保关节腔持续引流通畅。新生儿和小婴儿的髋关节化脓性关节炎容易并发关节脱位和股骨头骨骺破坏，致残率高，应及早引流和外展牵引。感染控制后可改用 Pavlik 挽具，或支具或石膏固定髋关节 6~8 周，但仍难完全避免髋关节残疾。

下肢髋膝关节炎，行下肢牵引，能够维持关节于功能位，缓解疼痛，防止关节挛缩出现畸形。

（唐盛平）

第三节　骨与关节结核

肺组织是结核感染最常见的部位，骨骼系统结核（tuberculosis of bones and joints）约占10%~20%，骨骼系统的结核最常见的部位是脊柱，约占50%；其次是髋关节和膝关节。骨关节结核病患儿中约50%同时有肺结核。结核主要因吸入或吞入人结核分枝杆菌或牛型结核病菌，引起肺结核或消化道结核。骨骼系统结核常见的是结核菌通过淋巴和血液系统播散，也有是邻近组织器官直接播散而引起。20世纪70年代结核的发病率有了明显的下降，但自80年代后，由于人们放松了对结核病的警惕、HIV感染者增多、人口流动增加以及结核分枝杆菌耐药性出现，结核的发病数又增加了。在世界范围内，导致死亡的感染性疾病中结核病仍占首位。每年约有300万人死于结核及其并发症。在一些发展中国家，结核感染率超过人口的15%，死亡率高达人口的104/10万。

一、脊柱结核

脊柱结核（tuberculosis of the spine）占全身骨与关节结核发病率之首位，脊柱结核中绝大多数为椎体结核，下胸椎是最常见的感染部位，其次是腰椎和颈椎。多发于2~5岁小儿，发病隐匿迁延，有多种不典型的表现，如不及时治疗可并发脊柱畸形，严重者发生截瘫。

【病理】

典型的脊柱结核发病是结核分枝杆菌经终末动脉到达椎体前份的松质骨，感染破坏骨组织，当骨皮质破坏后，形成的脓液、肉芽组织沿前纵韧带扩散，颈椎结核形成的脓肿可出现在颈后三角，高位颈椎结核可产生咽后壁脓肿。下位颈椎和第11胸椎以上的脓肿只限于该部位的椎旁称为椎旁脓肿（图19-8），有时可沿胸膜扩散，甚至侵入纵隔。第11~12胸椎和腰椎结核除可产生椎旁脓肿，沿腰大肌鞘向下，经股骨小粗隆到大腿内侧。这种脊柱结核形成的脓液沿组织间隙向远隔部位流注，形成的脓肿称为流注脓肿（图19-9）。脓肿也可破溃到体表形成窦道，若与体内脏器粘连穿破，可形成内瘘。当结核性肉芽组织、坏死椎间盘、死骨、脓汁等压迫脊髓时，可以引起相应部位的神经症状，严重者产生截瘫。椎体结核病变静止后，脓肿可逐渐吸收和钙化，破坏的椎体逐渐修复，病灶内及其周围的肉芽组织机化，变成纤维组织，以后可发生纤维性强直或骨性强直。椎体破坏严重，出现塌陷，引起脊柱后凸畸形，由于椎体破坏后不生长，而椎体后侧附件继续生长，随年龄脊柱侧弯畸形会加重（图19-10）。

【临床表现】

小儿脊柱结核常常起病缓慢隐匿，常有烦躁不安，易于疲劳、食欲减退和低热。大龄儿述腰背不适，随疾病进展，述疼痛。病变部位肌肉痉挛导致脊柱出现保护性强直，运动受限。颈椎结核可出现斜颈，不能仰头向上视物，有时头部倒向母亲怀中不动；较大儿童往往双手托住下颌防止颈椎活动。胸腰椎结核病患儿不愿弯腰，任何时候下肢髋膝屈曲时，都保持胸腰直立，挺胸走路。由下肢带动整个身体作转身运动，下蹲拾物时，保持躯干直立姿势。病变部位叩痛和压痛。脓肿穿破皮肤可形成窦道，加之继发感染而经久不愈。

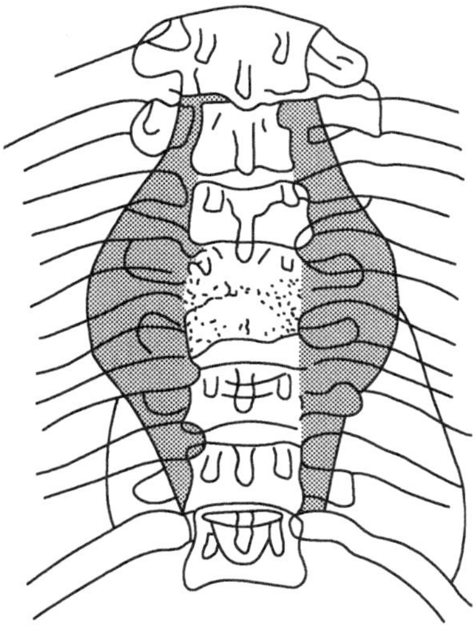

图 19-8　胸椎结核椎旁囊肿

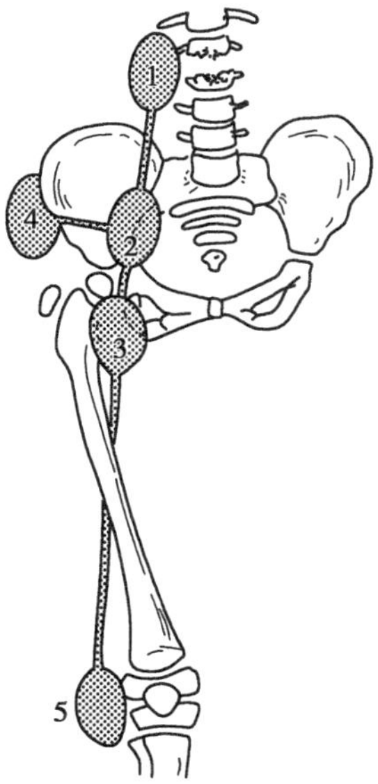

图 19-9　腰椎结核流注脓肿部位

1. 腰三角；2. 髂窝；3. 大腿内侧；4. 臀部；5. 腘窝

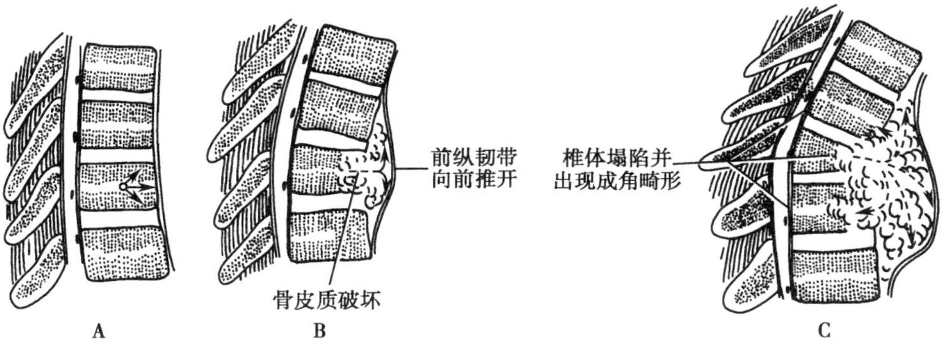

图 19-10　椎体结核发病过程

A. 椎体内结核病灶；B. 椎体前方骨皮质破坏；C. 椎体破坏后塌陷变形并出现成角畸形

胸椎结核可较早出现脊柱后凸畸形，腰椎结核则表现腰椎生理性前突减小。当椎体破坏不均衡，可向破坏重的一侧发生侧弯畸形。脊柱结核约有 10% 患儿并发截瘫，大部分发生在胸椎及颈椎。

【影像学检查】

X 线摄片检查是常用和传统的方法，能够了解病变程度。早期 X 线片表现为椎体骨小梁破坏，密度降低，进而有椎体上下缘模糊和椎间隙变窄，晚期椎间隙多消失。随病程进展，可见椎体破坏区及死骨，椎体破坏受压成楔形变，出现脊柱后凸畸形。发展到椎旁脓肿形成后，在颈椎可见颈前软组织阴影增大，气管被推向前方或偏于一侧。胸椎两侧可见到梭形的椎旁脓肿阴影。腰椎可见腰大肌旁有局限性或弥漫性膨大。彩超检查，在颈部和腰部可检查椎体旁软组织病变，确定脓肿，髂腰肌和腹股沟有无液性包块。CT 检查，发现椎体、椎间盘和附件的骨破坏程度，还可以发现周围软组织如腰大肌等部位的病变，从而能确切定位。与化脓性感染不同，结核性的脓肿，在 CT 上多能够发现钙化。此外，CT 检查可以清晰地显示硬膜外脓肿，了解脊髓受压的情况。

MRI 是早期诊断脊柱结核有用的方法，与 X 线检查比较，能够提早 4 个月，发现病变椎体内骨髓信号的异常和周围软组织的异常，了解椎间盘的病变程度，确定椎旁脓肿的大小范围，发现相邻椎体是否有早期病变。钆增强扫描，能够与脊柱化脓性感染鉴别。对脊柱结核合并截瘫者，MRI 可显示脊髓受压的平面。

【实验室检查】

患儿常有贫血，白细胞计数一般正常，血沉和CRP升高。结核菌素试验一般有诊断价值，但假阴性率可高达 20%~30%。免疫功能低下患儿，皮试结果一般不可信。T 细胞斑点试验（T-SPOT）又称为结核感染干扰素释放试验（interferon gamma release assays，IGRA）是近些年来国际上诊断结核感染的一个新方法。其原理是利用结核分枝杆菌感染者外周血单核细胞（peripheral blood mononuclear cells，PBMC）中存在结核感染特异性 T 细胞，这些 T 细胞在受到致病性结核分枝杆菌特异抗原刺激后分泌 IFN-γ 而设计的 T 细胞免疫斑点试验。从组织或脓液中查到结核抗酸杆菌是确诊的标志，PCR 也用于病原学的检查。肺部有病变的患儿痰和胃内容物培养阳性率超过 50%。

【治疗】

早发现早治疗效果好，能够防止脊柱畸形的发生，能防止脊髓受压。抗结核药物治疗通常三联用药，首选异烟肼、利福平和吡嗪酰胺。备选乙胺丁醇和链霉素。全身营养支持，尽早使用支具，防止脊柱畸形发生和加重，防止继发性脊髓损伤。

合理选用手术治疗，如果发生截瘫，要尽早手术减压，病灶清除，根据病情使用内固定。如果就诊时后凸畸形严重，抗结核药物治疗 6~8 周后，手术清除病灶并加植骨。后期并发严重的脊柱畸形，需要手术矫正畸形。

二、髋关节结核

髋关节结核（tuberculosis of the hip）占全身骨骼系统结核的第二位。好发于 10 岁以下的小儿，单侧发病者多见。

【病理】

早期病变在髋关节滑膜，即滑膜结核，表现为滑膜肿胀增厚，充血肿胀，关节间隙增大，随后骨破坏，关节软骨破坏，骨内形成脓肿，关节腔出现干酪样坏死组织。髋臼结核产生的脓液可向下穿破软骨而侵入髋关节，向后汇集在臀部，形成臀部脓肿；也可向内穿破骨盆内壁，形成盆腔内脓肿，股骨颈结核的脓液穿破股骨颈的骨膜和滑膜，进入髋关节，或沿股骨颈髓腔流注到大粗隆或大腿外侧，股骨头结核的脓液早期就穿破软骨面而侵入髋关节，晚期髋关节结核脓肿常出现在关节的前内侧，因该处关节囊较薄弱，且常与髂腰肌滑囊相通，脓肿溃破后，形成窦道，即是全髋结核。引起股骨头和髋臼关节软骨面的广泛破坏。若结核性炎症刺激骨骺板，可导致股骨头和颈的加速生长，出现股骨头增大，颈变宽。若病变破坏了骨骺板或破坏了血液供应，则股骨头变小，颈变短。破坏严重者可发生股骨上端的各种畸形。

【临床表现】

髋关节结核的患儿均有不同程度的全身结核中毒症状，如消瘦、食欲减退、午后低热、盗汗，精神萎靡，容易疲劳等。

早期出现下肢疼痛、活动受限和步态异常。下肢疼痛可不出现在髋关节，而是在膝关节或大腿前内方，但检查发现膝关节活动正常，且无肿胀压痛，而髋关节活动受限，内外旋受限更加明显，同时伴有肌肉痉挛。发病初期患肢呈外展、外旋和屈曲位，以后患髋屈曲、内收内旋。晚期病例臀部和大腿肌肉萎缩，部分患儿发生窦道。合并髋关节病理性脱位，则患肢明显短缩。小儿可有夜惊夜哭史。检查还可发现腹股沟部有明显压痛。Thomas 征常阳性。

【影像学检查】

X 线片早期仅见骨质稀疏，关节间隙增大，股骨颈骨质破坏，病程发展较快，如不及时治疗骨破坏范围进一步扩大，股骨头颈或髋臼发生变形，关节间隙变窄。晚期可形成纤维性或骨性强直，严重者可合并病理脱位。彩超发现滑膜增厚，关节积液。CT 和 MRI 比 X 线片更早显示关节肿胀、积液，滑膜水肿、增厚，还可明确骨破坏的大小、范围，以及关节软骨破坏情况等。

【治疗】

抗结核药物治疗，三联用药，用够剂量和疗程。患肢牵引可缓解疼痛和肌肉痉挛，对不合作的患儿可用石膏固定。改善整体营养。早发现，保守治疗可获得满意疗效，愈合后髋关节功能正常。

病程长，病变侵及关节软骨和骨组织，保守治疗无效的，则需手术治疗。术前必须用抗结核药物 2~4 周。术中应切除滑膜和清除骨病灶，一期闭合切口。晚期病例应争取将患髋维持于功能位，石膏固定 3 个月，去掉石膏后逐渐练习活动，以保留部分的关节功能。另外，因股骨头颈过度生长，髋关节结核可发生“巨髋症”、扁平髋和髋外翻等并发症，如影响髋关节稳定或功能，后期可能需要行股骨粗隆下截骨术予以矫正。

三、膝关节结核

膝关节结核（tuberculosis of the knee）多发生于较大儿童，占骨关节结核的第三位。膝关节周围软组织较少，部位浅表，因而容易及早诊断。

【病理】

膝关节结核常局限于滑膜，而骨结核较少见。病变继续进展可变成全关节结核，导致股骨远端与胫骨近端骨骺破坏，引起下肢发育障碍，造成肢体短缩或屈曲畸形。晚期膝关节可发生纤维性或骨性强直。脓肿破溃则形成窦道，易发生混合感染。

【临床表现】

膝关节结核以单侧为多见，起病缓慢。患儿有下肢疼痛、关节肿胀、跛行和功能障碍等症状。早期疼痛不明显，当发展为全关节结核时，可有剧烈疼痛。较早发现膝关节明显肿胀，屈伸活动受限，主要为滑膜肥厚，积液不明显时，浮髌试验可阴性。随着病程的进展，肌肉出现萎缩。晚期由于肌肉、软组织挛缩可引起膝关节屈曲、挛缩畸形与脱位。

膝关节穿刺有助于诊断，穿刺液涂片、培养，可找到结核分枝杆菌。

【影像学检查】

早期 X 线片可见骨质广泛性疏松脱钙，关节间隙增宽；晚期关节间隙变窄，关节边缘可出现破坏。彩超可发现滑膜增厚，关节积液。CT 和 MRI 可早期发现滑膜病变，晚期可显示关节软骨和软骨下松质骨破坏等病理改变。

【治疗】

滑膜结核采用下肢牵引制动休息和抗结核药物治疗效果好。经保守治疗无效，病程长，滑膜肥厚可考虑滑膜切除术，关节镜下滑膜病灶清除是微创手术方法。手术时尽量保存髌韧带、侧副韧带和十字韧带的完整。术后应用皮牵引制动，并做股四头肌训练，4~8 周可去除牵引，下地负重活动。

对全关节结核以及有局限性破坏者，可行病灶清除术。12 岁以上儿童关节破坏严重时，可考虑做关节融合术。

（唐盛平）

第四节　先天性畸形

一、先天性肌性斜颈

先天性肌性斜颈（congenital muscular torticollis，CMT）是生后约 7~14 天，一侧胸锁乳突肌（sternocleidomastoid muscle，SCM）出现包块，导致斜颈（wry neck），即头向患侧偏斜，下颌转向健侧，包块随月龄增大，3~5 个月后肿块逐渐自行缩小，出现多种转归。该病的发病率为 0.1%~0.3%，男性多过女性，右侧多过左侧。

【病因】

1. 子宫内拥挤学说　基于 CMT 患儿中 1/3 有难产史；发现 CMT 同时与 DDH 相互伴随发生，其伴发生可高达 10%，提示本病与产前宫内拥挤有关。

2. 宫内或围产期筋膜间室综合征后遗症学说　基于 MRI 发现 CMT 病变的胸锁乳突肌与前臂小腿筋膜间室综合征磁共振信号相似，尸体解剖发现胸锁乳突肌有肌鞘，出生前胎内或生产时胸锁乳突肌受到挤压、折叠，引起缺血性损伤所致。

3. SCM 胚胎发育异常学说　基于电镜发现肿块有间充质细胞、肌母细胞、肌成纤维细胞、成纤维细胞和肌细胞。肌母细胞处在不同的分化成熟中，推测 SCM 胚胎发育中出现间充质样细胞残留，出生后由于环境变化，出现增生，胸锁乳突肌出现包块，随生长发育，肿块如果以成肌为主，则肿块消失后，SCM 相对正常，孩子临床自愈；如果肿块纤维化为主，则肿块消失后，SCM 出现不同程度挛缩，临床上出现斜颈。

4. 遗传学说　该学说基于 CMT 案例报道中，发现有同胞同患个案，认为 CMT 是遗传相关性疾病。

此外还有炎症学说、血肿学说、胎儿运动学说、胎内负荷学说等。CMT 病变的 SCM 中，没有出血及炎症证据。

【病理及发病机制】

手术的大体标本在婴儿期，病变常位于 SCM 中、下 1/3 处。表现为质硬、圆形或椭圆形的肿块，大体标本像纤维瘤样，切面呈白色，未见血肿和出血；在幼儿期，病变 SCM 较对侧粗，质硬，切面白色纤维与红色肌肉相间，或完全为白色纤维组织，或是红色的肌肉组织，其韧性增加，病变可以累及 SCM 的两个头或一个头；在学龄期及以后的儿童，病变的胸锁乳突肌似肌腱条索状，质硬。HE 染色，婴儿包块间质增生，肌肉组织散在增生的间质中。幼儿期的标本，可见肌肉组织不同程度变性，纤维组织增生，肌肉横纹消失，肌纤维萎缩，但无含铁血黄素沉着。较大儿童肿块消失后，纤维细胞成熟转化为瘢痕组织，而取代肌肉组织。电镜在婴儿期的病变中，发现间充质样细胞、肌母细胞、肌成纤维细胞和成熟的肌细胞，分化成熟的和变性的肌母细胞同时存在。

基于电镜的发现提出的胚胎发育异常学说，认为肿块具有分化成熟的细胞学特点，CMT可能为先天易感因素与后天环境因素等多因素共同作用所致，既不能排除先天性因素，也存在宫内外环境因素影响，这种学说能够认识该病的临床特点、自然病史、超声的特点，但发病的确切原因及何种因素占主导地位需进一步研究，方能为深入认识该病及防治提供确切的理论依据。

【临床特征】

新生儿和婴儿期，生后约7~14天发现一侧SCM中、下1/3处有肿块隆起，质坚硬，呈圆形或椭圆形，底部不固定，可移动，无压痛。头偏向患侧，下颌转向健侧，被动检查头颈旋转和侧屈活动，有不同程度受限。一段时间后，无论治疗与否，肿块均会逐渐消失，一部分孩子SCM扪诊质软，与对侧相似，头颈活动不受限，无斜颈症状，即自愈；一部分孩子出现坚硬的条索状胸锁乳突肌，头颈斜向患侧，下颌转向对侧，头颈旋转侧屈活动明显受限（图19-11）。同时出现头面部不对称，患侧面部发育落后，斜头畸形。

以斜颈为主诉，否认颈部肿块史的患儿，检查发现头斜，面不对称，病侧SCM质硬，较对侧短，头颈旋转和侧屈活动受限。CMT还具有的临床特点是，1/3左右有难产史，少数有家族史，极少数有双侧肿块的病史。

【彩超检查】

彩超发现肿块位于SCM内，与对侧比较能够测量大小，分析回声性质。定期随访观察，可发现与对侧相似的回声，发现强回声。回声增强是肌肉纤维化明显的表现。

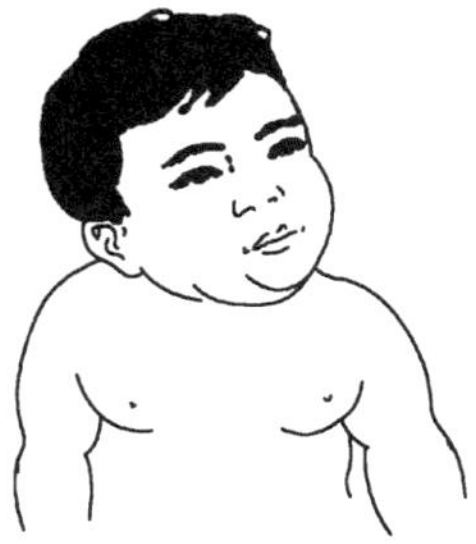

图19-11　先天性肌性斜颈

【诊断与鉴别诊断】

1. 新生儿和婴儿部肿块就诊，有斜颈，肿块于胸锁乳突肌内，质硬，头颈活动受限，彩超发现肿块在SCM内，实质性多样回声，容易诊断。

2. 婴儿期以斜颈为主诉，否认颈部肿块史，需要与婴儿姿势性斜颈（posture torticollis）鉴别诊断。姿势性斜颈发病率高，可到1%，常常发生在生后3~5个月，否认外伤史，否认颈部肿块史，家长常用一个方向抱孩子史，无明显的家族史，体格检查双侧SCM质地、粗细无异常，头颈活动不受限，彩超检查双侧SCM粗细直径无异常，回声性质无差异。婴儿姿势性斜颈另一个特点是，1岁前能够自愈。

3. 幼儿期以后，以斜颈为主诉，否认肿块史，需要与眼性斜颈鉴别诊断。眼性斜颈需要由眼科医师行眼科专科检查诊断。当鉴别诊断有困难时，定期随访，不要急于手术。

4. 先天性颈椎畸形特点是颈短，发际线低，头颈活动受限，可能伴有其他畸形，但检查双侧SCM软对称，头颈旋转活动双侧受限。X线检查发现颈椎畸形，而彩超胸锁乳突肌回声正常。

【治疗】

物理治疗适用于新生儿和婴儿期的先天性肌性斜颈，由专业物理治疗师治疗，治愈率高达90%。手术适应证：1岁以后确诊为该病，头斜明显，颈部旋转活动受限，SCM超声强回声。1~3岁手术，头斜和面部畸形更加容易恢复，效果更好，大龄患者甚而是成年人患者也可以考虑手术。常用的手术方法是胸锁乳突肌切断和部分切除，术后根据年龄进行康复，支具治疗。

二、先天性高肩胛症

先天性高肩胛(congenital elevated scapula)又称 Sprengel 畸形，是胚胎发育过程中肩胛骨未能正常下移所致，引起双肩不对称，肩关节活动受限。

【病理】

畸形较轻者只有肩胛骨轻度升高，肩胛骨比正常略小。严重者，肩胛骨不仅小，而且位置高，甚至抵至枕骨。肩胛骨上下径较短，上部向前弯曲。肩胛骨与颈椎之间有纤维束带、软骨或骨桥称作肩椎骨。可伴有肋骨畸形、缺如或融合、颈椎半椎体畸形、脊椎裂和内脏畸形等。

【临床表现】

两侧肩胛不对称，外凸，患侧小而高位，严重者出生后即发现。肩胛内上角与颈椎之间可以摸到骨性包块。肩关节外展、上举受限。发际线低，颈短。有约 1/2 孩子伴有其他畸形，如心脏、泌尿系统、肋骨畸形、脊柱畸形等。不配合检查的小儿，可观察到患侧上肢上举受限，配合的孩子肩关节上举活动受限。Cavendish 将畸形分为四级，一级是患侧肩关节轻微升高，穿简单外衣，畸形不明显；二级是穿简单外衣能够看出来肩关节升高；三级是肩关节升高 2~5cm；四级是 >5cm。

【影像学检查】

X 线检查，照片的范围包块颈部，双肩即整个脊柱骨盆，能够行走的孩子要站立位摄片。X 线片可示肩胛骨位置一侧高，颈胸椎侧位 X 线片可显示肩椎骨。手术前可进一步检查 CT，可清楚地显示肩胛骨的畸形。MRI 能发现脊髓颈椎胸椎畸形。

【治疗】

一级和二级患儿，可考虑保守治疗，理疗与功能训练。对三级和四级患儿，手术治疗。术前要确定其他部位有无畸形，手术的最佳年龄为 3~7 岁。年龄大者，术中防止臂丛神经损伤的机会。目前趋向于 Woodward 术式，手术是经棘突松解肩胛骨，切除肩椎骨，将肩胛骨复位。年龄大者，同侧锁骨要行碎骨术，达到更好复位肩胛骨的目的，同时防止臂丛神经损伤。

三、先天性马蹄内翻足

先天性马蹄内翻足(congenital talipes equinovarus/congenital clubfoot)可在胎内 28 周就发现，出生就确定的一种足的马蹄、内翻和内收的先天性畸形，也可伴其他畸形，如 DDH、多指、并指、多关节挛缩等。发病率约为 1‰，男性多见，男女之比约为 5∶1，单侧多见。

【病因】

先天性马蹄内翻足的病因尚不十分清楚，有多种学说：

1. 遗传因素　先天性马蹄内翻足发病在种族与性别上有显著差异，在家族发病中，随着患病亲属的增加，发病的概率增加。

2. 神经肌肉病变　临床观察随访，发现病侧的小腿较正常侧细，提出了神经肌肉的异常学说。但神经肌肉病变具体部位和始发点还不清楚。研究发现足和小腿后内侧肌肉中的Ⅰ型和Ⅱ型肌纤维分布异常。神经电生理研究发现大部分患儿有脊髓和周围神经损伤。

3. 致病基因　近年研究了多个基因在马蹄足的表达与变异，如 *Hox* 和 *TBX* 基因，*Hox*

基因与胚胎肌肉发生有关，*Hox* 基因可能导致先天性马蹄内翻足。*TBX* 基因与胚胎发育时空表达模式有关，是脊椎动物肢体发育的重要调控基因，其功能改变将导致肢体发育畸形。涉及该病的其他基因有 *Col1A5*、*NAT1*，*2* 和 *Pix1* 等。

4. 胚胎期骨骼发育异常和纤维组织挛缩　有学者研究表明，马蹄内翻足有软骨发育缺陷，足部跗骨骨化中心异常，患足关节囊、韧带和筋膜等软组织的挛缩。

5. 其他　如血管异常、孕早期羊膜穿刺等也可能与马蹄内翻足有关。

【病理】

先天性马蹄内翻足的病理变化与年龄相关。三维超声检查胎儿，在妊娠 16 周以前，很少发现有马蹄足的胎儿。胎儿足发育成马蹄足多在孕期的第 4~6 个月。因此，从胚胎发育层面看，马蹄为一种发育性的畸形，而不是胚胎性的畸形。这就要求我们要建立动态和发育的观点来认识该病的病理变化。足的七块跗骨与胫腓骨通过多条韧带构成多个关节，年龄越小，韧带含有越多的细胞，胶原呈波浪状，在一定的应力下很容易被拉伸，异位的骰骨、舟骨、距骨和跟骨就能够逐渐复位。了解不同年龄马蹄内翻足畸形的病理变化，才能更好理解与掌握治疗马蹄内翻足的原理与方法。

在骨性方面，马蹄内翻足畸形主要的病理变化是踝关节跖屈、跟骨内翻内偏、距骨头呈楔形、舟骨呈楔形向内移、骰骨向内侧移和前足内收畸形。畸形的严重程度则不尽一致。马蹄内翻足多伴有不同程度的胫骨内旋。随年龄增大，跗骨骨化明显，骨的畸形越明显。

软组织病变表现为跖腱膜、足和小腿内后侧的肌腱、筋膜、韧带和关节囊有不同程度的挛缩。胫前肌、胫后肌、小腿三头肌、趾长屈肌均有挛缩，而腓骨肌松弛。同时胫前肌腱、趾长伸肌均向内侧偏移；三角韧带、跟舟韧带、弹簧韧带、后侧跟腓韧带、后距腓韧带亦有挛缩。踝和距下关节的后关节囊及距舟关节囊挛缩更明显。足跖腱膜和趾短屈肌挛缩引起高弓和第一跖骨头下垂。关节、韧带和筋膜的挛缩随年龄加重。

【临床表现】

就诊的年龄不同，有不同的特点。生后一足或双足呈现马蹄内翻改变。前足表现内收、内旋，中足内侧移位、后足内翻的马蹄改变，可以伴有胫骨内旋（图 19-12）。就诊晚的患儿，表现异常步态，足背负重，足心向天，小腿细小。马蹄内翻足可单独存在，也可伴其他畸形，如 DDH、先天性多发性关节挛缩症、并指、多指等。大部分患者为散发病例。

从临床治疗效果观察，一般将先天性马蹄足分为僵硬型和松软型两类。

1. 僵硬型　严重而固定，跖面可见一条深的横形皮肤皱褶，跟骨小，跟骨因下垂而隐藏于内，跟腱细而紧，皮肤也相对紧绷，呈明显马蹄、内翻、内收畸形，多为双侧。

2. 松软型　畸形程度较轻，足小，皮肤、肌腱均不紧，可用手法矫正。

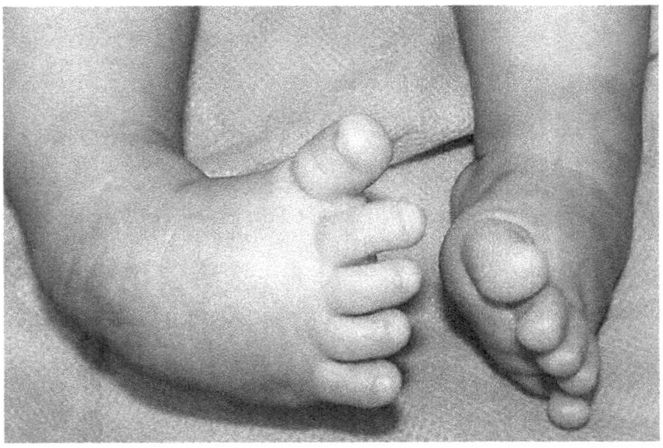
图 19-12　马蹄内翻足外观

【影像学检查】

X 线检查不是诊断的必需依据，对石膏保守治疗的患儿，年龄 1 岁内，不需要 X 线检查。对于需要行胫前肌转位，需要广泛行松解手术的患儿，X 线能够观察足部跗骨的骨化和异常关系。正位片示距跟长轴交角即距跟角减小（正常距跟长轴线交角为 30°~50°）；侧位片距跟角减小（正常为 25°~30°）甚至消失，跟骨距骨呈平行关系，舟状骨向背侧移位。通过治疗前、治疗期间和治疗后获得适当的 X 线片，可提供客观评价的指标。如果为单侧足畸形，可以正常足作对照。

MRI 检查脊髓，可以发现脊髓栓系，可鉴别畸形性马蹄足。对于就诊晚，需要行跗骨截骨治疗的患儿，CT 扫描已被推荐用于马蹄内翻足畸形术前评估方法，为大龄儿童足部截骨矫形提供依据。

【诊断与鉴别诊断】

1. **姿势性马蹄内翻足** 三维超声可在宫内发现马蹄足畸形，出生后检查马蹄内翻畸形是柔软的，即轻微外力能够改变足的畸形。其病因可能是怀孕后期宫内胎位所致，经手法矫形，畸形很快纠正。

2. **隐性脊柱裂或脊髓源性马蹄内翻足** 这类马蹄内翻足源于脊髓发育异常所致，常见的病变是脊膜膨出和脊髓栓系综合征。出生时马蹄畸形可以不明显，随年龄增大，足畸形表现得更加明显，多伴有高弓爪形趾，而内翻表现得并不严重。通过脊髓 MRI 检查可以区分。

3. **脊髓灰质炎后遗马蹄足** 这类马蹄足发病年龄大，出生时足部未见异常，在 4 岁以上，有发热史，单侧多见，有小腿三头肌和腓骨长、短肌瘫痪，无固定畸形，其他肌肉瘫痪明显，大小便无影响。目前已经少见。

4. **大脑性瘫痪马蹄足** 马蹄足生后即被发现，睡眠时消失，一经刺激就出现，畸形以踝关节马蹄为主，有一定程度的智力障碍。

5. **先天性多发性关节挛缩症** 马蹄足是双侧性的，出生发现，但同时伴有肢体其他多个关节挛缩畸形，下肢肌肉萎缩发硬，多伴有其他畸形，智力发育未见异常，诊断不易混淆。

6. **畸形性马蹄内翻足** 同样宫内和出生发现马蹄足畸形，但伴有明确的原因，如综合征（Freeman-Sheldon 综合征、胎儿酒精综合征和脊柱脊膜膨出），马蹄足畸形是全身性疾病的一部分，马蹄足僵硬严重，治疗很难。

【治疗】

治疗目的是矫正畸形，防止足部僵硬，保留其活动度和肌力，恢复足的正常负重区，改善外观，使患儿能正常负重行走。

（一）保守治疗

50 多年前，在美国衣阿华州立大学 Ponseti 教授发明治疗先天性马蹄内翻足的方法，目前被全世界普遍采用。这种技术包括石膏矫形、跟腱切断延长（必要时）和胫前肌转位（必要时）。石膏矫形的开始最佳时间在出生后 7~10 天，年龄越小矫形效果越好，年龄在 28 个月内，仍然可采用。基本过程是每周一次手法矫正，接着打上石膏，一般 5~8 周，内翻及内收畸形得到矫正，如果背屈受限，跟腱挛缩，则行经皮跟腱切断术，然后石膏固定 3 周后，每天 23 小时戴足外偏支具 3~4 个月，然后仅仅夜间支具，通常需要用到孩子 3~4 岁时。个别孩子 4~5 岁左右足内翻复发，则可能要行胫前肌转位术。Ponseti 方法治疗的马蹄足到成人后，若单侧马蹄足，与健侧比较，患足可能略短或略细，患侧小腿通常比健侧细小，下肢的长度基本差不多。多数患足仍然有一定的肌力，足关节灵活无痛。Ponseti 方法成功率超过 90%。采用 Ponseti 方法治疗的孩子，一定要跟医师随访，及时发现问题，根据疾病的变化，作出必要处理，确保畸形不复发，或复发后及时治疗。

（二）广泛松解手术治疗

适应证为就诊晚，已经负重行走后的幼儿；或经过系列手法和石膏矫形治疗后，畸形仍没有得到矫正的幼儿；或僵硬型马蹄内翻足保守治疗效果不佳者；或畸形复发者。Mckay、Carroll、Turco是三种常见的松解手术。手术方法建立在各自对该病的病理认识上，有相同也有区别。软组织松解为足内侧、后侧及外侧。

（三）截骨手术

3~10岁患儿，畸形严重，除了广泛软组织松解手术外，针对骨性畸形，可选择行跟骨截骨矫形、骰骨截骨、跟骰关节融合术和三关节融合术等。

四、先天性胫骨假关节

先天性胫骨假关节（congenital pseudarthrosis of the tibia，CPT）是一种少见的小腿畸形，出生时可发现小腿前外曲（anterolateral bowing the tibia），X线片可见胫骨的一段发育异常，随小儿发育，畸形加重，一般外力下出现骨折，治疗难以愈合，出现假关节，一侧多发，双侧罕见。腓骨可以同时受累。病因不明，约有50%的患儿同时罹患神经纤维瘤病。因治疗复杂困难、复发率高，效果不理想，是骨科领域一个十分棘手的疾病。

【病因和病理】

病因至今不完全清楚。一般认为此病的发生与神经纤维瘤病、骨纤维结构不良和局部血液循环障碍有关。病变组织的特点是胫骨病变处的髓腔不通，骨膜增厚成纤维瘤样改变，在假关节周围有广泛致密的纤维组织和增厚的骨膜。Boyd将先天性胫骨假关节分为六型。

Ⅰ型在出生时即出现胫骨向前弯曲和胫骨缺损，也可以有其他先天性畸形，这些畸形影响假关节的治疗。

Ⅱ型在出生时有胫骨向前弯曲伴沙漏样狭窄。2岁前常常发生自发骨折或轻微外伤后骨折，这就是所谓的高危胫骨，胫骨变细变圆和硬化，髓腔消失。这种类型最常见，通常合并有神经纤维瘤病，而且预后较差。生长期间通常反复发生骨折，但随着年龄增加，骨折发生频率减少，一般来说，骨骼成熟后不再发生骨折。

Ⅲ型通常于胫骨中下1/3交界处，出现骨囊性变，胫骨向前弯曲可先于骨折或于骨折后发生，治疗后再骨折比Ⅱ型少见。

Ⅳ型胫骨有硬化节段，病变胫骨没有变细，髓腔部分或完全消失。在胫骨皮质骨发生“不全”骨折或“应力”骨折后，并逐渐扩展到硬化骨。如果发生完全骨折，骨折线增宽，则变成为假关节。一般来说，这一类型预后良好，尤其在“不全”骨折发展到完全骨折之前得到治疗更为合适。

Ⅴ型伴有腓骨发育不良，可发生腓骨假关节或胫骨假关节，或两者同时发生假关节。如果病变限于腓骨，则预后良好。如果假关节累及胫骨，预后与Ⅱ型胫骨假关节相似。

Ⅵ型骨内神经纤维瘤或神经鞘瘤所致的一种罕见类型，其预后取决于骨内病变的侵袭程度和治疗方法。

【临床表现】

患儿出生时小腿可出现前外曲，随年龄逐渐明显。出生时小腿外观也可正常，以后逐渐出现胫骨前弯。轻微外伤即可发生骨折，虽经正规治疗，骨折仍不愈合，并逐渐出现向前成角畸形，与对侧比较小腿短缩，患侧足呈马蹄内翻或外翻畸形。患肢负重困难，一般肿痛较轻，合并神经纤维瘤病者，躯干和四肢皮肤伴有咖啡色斑。

【影像学检查】

X线片可见胫骨中下1/3前弯成角，纤维囊性变和假关节形成，骨端变细呈锥形，骨端硬化，髓腔闭塞，骨皮质变薄，骨萎缩，胫骨远端关节面变形，腓骨可同时有假关节改变或仅有弯曲畸形。单侧发病与双侧比较，小腿短缩，病变程度更加易于辨别。

【治疗】

治疗方法较多，治疗后常会出现骨延迟愈合、再骨折、肢体短缩等并发症。少数病例最终或一开始就选择截肢。

（一）非手术治疗

非手术治疗针对发现早，未形成假关节的患儿，治疗原则是预防假关节发生，避免形成肢体畸形。因此应长期佩戴膝、踝、足支具保护，至骨发育成熟。对于髓腔内有囊肿的胫骨假关节（Ⅲ型），建议采用预防性囊肿刮除和自体髂骨植骨，术后采用石膏固定，直到植骨愈合为止。然后用短腿支具保护直到骨骼成熟。如已发生假关节，宜手术治疗。

（二）手术治疗

手术治疗的方法较多，目前还没有一个单一的方法，能够获得一个近期和远期都满意的疗效。各种手术治疗假关节都面临成功率低，平均愈合率低于50%，平均手术次数3次以上，经过治疗骨质愈合后再骨折发生率接近50%，踝关节外翻畸形十分常见，肢体短缩几乎发生在所有的病例。最严重的并发症就是多次手术失败，而不得不选择截肢。有学者提出三次手术仍失败者，肢体短缩明显，双下肢相差超过5cm，假关节远端有严重的足畸形，肢体无负重功能者均可以考虑截肢。截肢后安装假肢可以获得良好的行走功能，对患者生活和心理都是有益的。所以在手术治疗前，应该明白治疗的难度，应向家属清楚地告知该病的严重性，以取得家属对于该病的了解、认同和配合。

手术治疗年龄和术式，要根据病变的程度和年龄来决定。对于已经形成了假关节，目前认为早期治疗，甚至1~2岁即可以手术治疗。因为手术做得愈迟，小腿发育愈差，小腿愈短，畸形愈严重，足愈小。若能在年幼时获得连接，在支具保护下负重，可使下肢发育更好。

手术目的：切除病变组织，矫正畸形，获得骨愈合，防止肢体不等长，保持和维护下肢力线正常，足踝稳定。要达到这样的目的，原则上需要将假关节周围的病变组织彻底切除，将假关节上下骨端的硬化骨切除，开通髓腔，创建正常的新鲜骨折断端；进行自体髂骨植骨或带血管蒂的腓骨移植；有效地髓内固定和可靠的外固定或外固定架固定。

目前可供选择的手术有：四合一手术，胫腓骨远近端融合一起，胫腓骨端中间植骨，近端延长。髓内针固定，假关节周围带自体骨膜髂骨植骨。环形外固定架固定，近端延长，带血管蒂的腓骨移植治疗胫骨假关节。

五、多指、并指、巨指畸形

（一）多指畸形

多指畸形（polydactyly）是最多见的先天性手畸形，胎内已经存在，出生就可发现，表现为一个或多个指，全部或部分的重复，在桡侧的多拇指发病率占总数的90%，其次是尺侧的多小指，而手中间多指少见。多指畸形可单独存在，也可伴有其他畸形，甚至是其他综合征的一部分。

【病因】

多指多为单独发病，少数为其他遗传性疾病的一部分，有种族特点，华人和白种人桡侧多指多见，黑人尺侧常见。目前认为发病与胚胎发育中 *Hox* 基因异常有关。

【分型与临床特点】

1969 年 Wassel HD 基于 X 线片将拇指多指分为七型。Ⅰ型：末节指骨分叉型（占 3%）；Ⅱ型：末节指骨复指型（占 19%）；Ⅲ型：近节指骨分叉型（占 8%）；Ⅳ型：近节指骨复指型（占 53%）；Ⅴ型：掌骨分叉型（占 12%）；Ⅵ型掌骨复指型（占 5%）；Ⅶ型三节指骨型，少见。通常桡侧或尺侧的指是多余的指，要教会家长学会观察手指的功能，单侧多指要注意与对称比较，确定其发育与功能。

【治疗】

指导家长出生即被动活动手指，随年龄增大，鼓励孩子主动活动手指。手术治疗多指，不仅是切除多余的指，更重要的是切除后，即刻要重建和修复关节、侧附韧带、骨的外形和肌腱附着点等。手术的年龄通常在 1 岁左右，对于赘生，可提早手术。具体手术时间与分型、手指外观和功能有关。对于复杂的畸形，手指功能难以观察和判断的孩子，手术时间要推迟。

（二）并指畸形

并指畸形（syndactyly）是两个或以上的手指，出生时就连在一起的畸形，是仅次于多指的手部先天性畸形。大约 1/3 有家族史，可能为常染色体显性遗传。并指畸形分为部分并指和完全型并指，如果只涉及皮肤软组织，为简单型；如果同时伴有指骨间融合，则为复杂型。中指和环指并指占 57%、中指示指占 14%、无名指小指 27%、拇指示指 3%。

【治疗】

手术年龄依据并指的部位、复杂程度来选择。对于拇指示指简单并指，可在 6 个月 ~1 岁间手术。简单示指中指或中指无名指间的并指，手术年龄为 1 岁 6 个月左右。伴有骨性融合的并指年龄大一些为宜。手术目的是分离并指，重建指蹼，防止瘢痕引起手指畸形。手术方式：指蹼皮瓣成形、采用锯齿状皮肤，交叉互补，自体全厚皮片移植，保护好手指血管神经。手术技术要求高，如果考虑不周，常会导致手术效果欠佳，发生瘢痕性屈曲挛缩，并且需要再次手术。

（三）巨指畸形

巨指畸形（macrodactyly）是一种少见的手指过度生长畸形，生后出现，发生于单个指或多个指，以中指、示指多见，常为单侧发病。亦可发生于足趾。畸形严重程度不一，生长发育停止后，过度生长停止。病因目前仍不清，一般无家族遗传史，合并其他畸形者少见。巨指的病理特点是过度生长，皮肤增厚，皮下脂肪显著增生，纤维瘤样生长，手指固有神经粗大，指骨粗大。

【治疗】

巨指畸形外观往往会造成患儿的心理障碍，巨大的手指也会造成手指的功能障碍。患儿家属要求治疗的心情迫切，但目前尚缺乏行之有效的对策，手术疗效并不理想。手术的目的是限制过度生长，整形外观，尽可能保留功能。具体手术方法包括软组织切除整形、骨骺阻滞、短缩截骨、严重者需要截指。

六、拇指狭窄性腱鞘炎

拇指狭窄性腱鞘炎（stenosing tenosynovitis）是小儿常见的拇指指间关节活动受限，屈曲畸形，又称扳机拇(trigger thumbs)。病因不清楚，多在出生后数月或 1 岁以后发现，单侧多见。

【临床表现】

家长偶然发现拇指指间关节屈曲，不能主动伸直，被动伸直会出现弹响，患儿出现哭闹，在拇指掌指关节掌侧可摸及增粗的肌腱硬结。严重者，被动活动仍然不能伸直。

【治疗】

部分患儿有自愈的可能，对于较轻的病例，可以观察数月。对于较重的、指间关节僵硬、被动不能伸直的患儿，1 岁 6 个月以后可以考虑手术治疗，1 岁 6 个月以内要除外脑瘫、先天畸形、综合征性瘫痪等。手术方法：在掌指关节掌侧横纹处做一小切口，松解腱鞘，将其纵行完全切开，屈指畸形即可消失，指间关节活动正常。

七、先天性束带

先天性束带（congenital constricting band）是一种少见的肢体畸形。出生时可见肢体完全性或不完全性束带环绕肢体，形成凹陷，远端肢体的发育和功能出现不同程度异常，由于多数患儿伴发其他畸形，畸形多发生于肢体的远端，故又名先天性束带综合征（congenital band syndroms)。病因不明，目前的观点认为是肢体外部原因，如羊膜束带形成有关，而非遗传性疾病。

【临床表现】

出生后患肢即存在环状紧缩的皮沟，多发生于小腿、足趾、前臂、手指等。同侧或对侧可同时伴有并指、指发育不良、指弯曲、短肢等。多数是单发，肢体远端多于近端。环状束带沟深浅不等，部分或全部环绕肢体，质地较正常皮肤偏硬，无弹性，嵌入的深度多数位于皮肤和皮下组织，止于深筋膜，偶尔可深入肌腱下层，压迫血管神经，直达骨膜。严重者出生时，束带的远端已经在胎内截肢。

【治疗】

轻者仅有皮肤外观改变，通常无明显临床症状，随小儿生长发育，浅环可被动扩张或消失。严重者需要手术治疗，治疗目的是解除束带压迫，改善肢体循环，促进肢体正常发育。治疗方法是切除狭窄的环形束带，连续多个 Z 字形皮瓣松解缝合，目前提倡一期手术。手术的时机与束带的部位，严重程度有关。当束带远端水肿加重，循环变差，则可急诊手术。前臂、小腿的束带可 6~12 个月大手术。

（唐盛平）

第五节　发育性髋关节发育不良

发育性髋关节发育不良（developmental dysplasia of the hip，DDH）是指发生在出生前及出生后，股骨头和髋臼在发育和 / 或解剖关系中，出现不同程度异常。随生长发育，这种异常进一步演变的一系列髋关节病症，是小儿科骨骼系统出生缺陷最常见的问题。如果能够早发现早治疗，能够获得一个几乎正常的髋关节。在出生初期，病变程度可以是轻微的髋臼发育不良，在大龄儿童是导致严重关节功能丧失的髋关节病变。一百多年前，把这组髋关节异常称为先天性髋关节脱位（congenital dislocation of the hip，CDH）。随着病因学与病理解剖研究的不断深入，逐渐认识病变的出现和演变与年龄密切相关，是髋关节发育过程中一类疾病的总称，在不同年龄阶段有不同的表现。1992 年，北美小儿矫形外科学会将先天性髋关节脱位更名为 DDH（developmental dysplasia of the hip，DDH）。随后欧洲、日本和我国的香港地区均已相继更名。20 世纪末我国的小儿骨科医师也普遍接受了这一更名。

DDH 的发病率约占存活新生儿的 0.1%~1.5‰。20 世纪 70 年代我国北京、上海、大连等六城市对 85 000 例新生婴儿的调查，DDH 的发生率在 0.91‰~8.2‰，平均为 3.9‰。

【病因】

1. 遗传与致病基因　有家族史的发病率是没有家族史的 7 倍，不同种族的发病率差别很大，这可能与遗传和种族有关。DDH 具有一些常染色体显性遗传的特点。但在一些单基因的疾病中，也有 DDH。同卵双胎同时发病的比例高达 34%，异卵双生为 3%。连锁分析和病例对照分析发现了几个相关基因，但具体致病的分子机制还不清楚。而且，临床病例多为散发的。

2. 关节松弛　如果家族中有关节松弛，发生 DDH 的可能性更高些。

3. 髋关节外周环境　本病多见于女孩，约占全部病例的 80%~90%，可能与母亲松弛激素（放松韧带，扩张产道）通过胎盘，进入胎儿体内产生松弛效应有关，它对女孩的影响远远大于男孩，这也是女孩 DDH 发病率高的原因。出生后体位方面，北方寒冷，婴儿出生后常被置于襁褓内，捆绑双下肢，使髋关节呈伸直位，这些地区的发病率较高。相反，我国南方一些少数民族，习惯背背婴儿，双髋外展，其发病率明显较低。

4. 相关因素　生活在不同国度和地区的人们有着不同的生活方式和习惯，DDH 在我国从南到北，DDH 发病率逐渐增高。

5. 合并畸形　本病常合并关节韧带松弛症、先天性马蹄内翻足、先天性肌性斜颈及其他系统的畸形。这些均与胎内因素有关。

6. 解剖学因素　维持髋关节稳定性的解剖学因素包括髋臼直径、深度和股骨头的比例，髋臼深度与圆韧带长度的比例，以及髋关节周围的肌肉、韧带和关节囊是否正常。自怀孕 16 周起，胎儿髋臼的发育明显落后于股骨头的发育，圆韧带长度生长速率远远高于髋臼深度，故婴儿出生时髋臼深度相对变浅，从而使髋关节活动度增大，有利于胎儿娩出，而不利于髋关节稳定，成为本病病因学的解剖缺陷。

7. 其他　本病的发生还与母亲分娩时胎儿的胎位、分娩方式、分娩次数等有关。臀位产发病率比正常高 5 倍。流行病学研究结果显示，内分泌因素、分娩、生活习惯和环境等，对 DDH 的发生均有直接的影响。

【生理】

在胚胎的 17 周，髋关节发育成形，髋臼由髂骨、坐骨、耻骨三骨连接形成，出生后髋臼仍然为软骨。随髋臼软骨化骨，在髋臼的中心，与三骨的交界处形成 Y 形的生长板。在髋臼的关节面形成透明软骨。髋臼周边的纤维软骨组织为盂唇。到 8 岁，软骨性的髋臼完成化骨，生长发育就基本完成。8 岁后髋臼周围的纤维软骨中，出现二次骨化中心。出生时股骨近端全为软骨，股骨头骨化中心出现在 4~7 个月，股骨头的生长板 18 岁关闭停止生长，股骨大转子骨化中心出现时间 3~4 岁，小转子 5~6 岁。股骨头与髋臼的正常位置关系是彼此正常发育的前提，当股骨头位于髋臼中，而且同心包容，股骨头和髋臼能够正常生长发育。股骨近端附着的肌肉挛缩程度，影响股骨的颈干角和前倾角。髋臼的发育是一个动态变化的过程，即胚胎期髋臼较深呈球窝状，而接近分娩时则变浅，多数出生后逐渐加深，最终充分覆盖股骨头。

【病理】

DDH病理解剖随年龄逐渐进展，不同年龄段有不同的特点。它包括骨骼和软组织两方面变化。

1. 骨骼改变

(1)髋臼：髋臼出生后进行性倾斜，臼窝逐渐扁平，甚至形成内凸，髋臼内壁增厚，髋臼过度前倾，使股骨头的覆盖减少。臼内壁增厚在X线片上表现为泪滴增宽及形态改变。随站立和行走，脱位的股骨头刺激使髂翼出现凹陷，关节囊在此处粘连形成假髋臼。

(2)股骨头：正常股骨头呈球形，脱位后股骨头骨化中心出现迟缓，发育较小，随着时间推移股骨头失去球形而不规则。

(3)股骨颈：股骨颈变短变粗。正常股骨颈前倾角5°~15°，新生儿此角高达15°~30°，到2岁时逐渐减少至15°左右。DDH时股骨头在髋臼前上方，正常肌肉收缩使股骨头向前旋转，前倾角因而增大，甚至超过60°以上。

(4)骨盆：单侧的脱位使骨盆倾斜，脊柱出现代偿性弯曲。双侧性脱位使骨盆较垂直，腰椎前凸增加，臀部后翘，行走时表现为"鸭步"。

2. 软组织改变　髋关节周围的软组织都有变化，有些在很早即存在，另外一些以后才出现。最重要的仍是盂唇、关节囊与肌腱。

(1)盂唇：盂缘是髋臼软骨边缘的纤维软骨，盂唇是盂缘受半脱位或脱位的股骨顶压后，出现了增厚，翻入髋臼内的纤维软骨，一旦形成，则阻碍股骨头复位。增厚的盂唇是盂缘的一部分，对髋臼正常生长发育是不可或缺的。手术中发现盂唇，避免损伤盂缘(图19-13)。

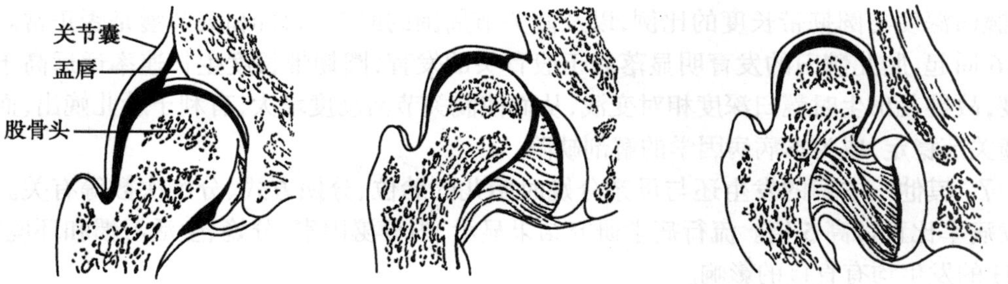

图19-13　发育性髋关节发育不良不同类型与盂唇的关系

A. 正常关节中盂唇在股骨头上方；B. 半脱位时盂唇向外翻位于股骨头与髂骨之间；C. 全脱位时盂唇翻入髋臼，股骨头向外上脱出

(2)关节囊：脱位时关节囊拉长，加上前方髂腰肌经过使之出现压迹，严重者可引起关节囊狭窄，形成葫芦状，阻碍股骨头复位。有时关节囊被牵长后与髂骨翼产生粘连，将髋臼封

闭,形成类似皮鼓状,股骨头更难以复位。

(3)韧带:髋关节脱位后圆韧带被拉长,增生肥厚,在髋臼内形成占位,阻碍股骨头进入髋臼。圆韧带有中心动脉供应股骨头中心区,但脱位后此动脉大多有栓塞。髋臼横韧带常常也增厚且内翻,使下关节囊呈沙漏样缩窄,部分分隔髋臼,阻碍股骨头中心性复位。

(4)肌肉与筋膜:随着股骨头向上移位,髋关节周围臀肌、阔筋膜张肌、内收肌群、髂腰肌等均有程度不同的挛缩,这些均应在治疗过程中加以解决。

总之,病理解剖方面的改变,随年龄而加重。如果能够使股骨头与髋臼同心复位,这些病理改变多数情况下是可以逆转的。可逆转与年龄关系密切,年龄越小,可逆转机会更大。4 岁后可逆转的机会逐年降低,超过 8 岁,则难以逆转。

【分型】

根据病变的程度、发现病变的年龄,常分为四型:

1. 新生儿髋关节不稳定(neonatal hip instability) 出生 7 天内,体格检查发现髋关节囊松弛,Balow 试验阳性,超声发现为 GRAF Ⅱ型,6 周后,体格检查与超声检查没有异常的髋关节。新生儿髋关节不稳定的发生率较高,约 0.1%~3.5%。采用髋关节外展位能够促使稳定。

2. 髋臼发育不良(hip dysplasia) 股骨头与髋臼的位置关系正常,X 线片以髋臼指数增大为特征,Shenton 线可以是连续的。

3. 髋关节半脱位(hip subluxation) 股骨头与髋臼的位置关系不正常,股骨头向髋臼的外上方移位,但未完全脱离髋臼,保留部分关节面接触,股骨头和髋臼发育较差。X 线片可见股骨头向外移位、髋臼指数增大。髋关节发育不良随孩子直立行走,可发展成髋关节半脱位,髋关节半脱位不一定是髋臼发育不良的结果,也不是髋关节脱位的必然过渡阶段,成为一独立类型。

4. 髋关节脱位(hip dislocation) 股骨头已明显脱离髋臼,多数向外、上移位,股骨头与关节面无接触。关节造影中盂唇嵌入关节中,使髋臼与股骨头隔离,股骨头无法进入髋臼。随着年龄的增大,出现很多继发性的变化,使治疗更困难。根据股骨头脱位的高低分为三度:股骨头虽向外方脱位,但位于髋臼同一水平为Ⅰ度;股骨头向外、上方脱位,相当于髋臼外上缘水平为Ⅱ度;股骨头向后外上方完全脱位,位于髂骨翼为Ⅲ度。有学者提出对于股骨头高位脱位,达骶髂关节水平的应列为Ⅳ度。

【临床表现】

由于 DDH 病变程度随年龄变化,逐渐加重,临床特征具有明显的年龄特点。在新生儿期和小婴儿期(出生后至 6 周)表现双侧大腿皮纹或双侧臀纹不对称,由于出生的新生儿下肢髋膝均屈曲,影响下肢长度检查。将小儿平卧于检查台上,屈膝、屈髋各 90°,检查者面对小儿臀部,两手握住小儿双膝同时外展,正常膝外侧面可触及台面,脱位时患侧只能达到 75°~80°,称为髋关节外展试验阳性(图 19-14)。双下肢外展试验可能为阴性,即完全屈曲膝关节,同时屈曲髋关节 90° 度,髋关节外展能够到达 80°~90°。在做外展试验时,当髋关节在屈曲内收时,施加轴向压力,若感到股骨头向后脱出,压力去除后股骨头又回复原位,则 Barlow 征阳性。这个试验证实髋关节发育不良或髋关节不稳定(图 19-15)。Ortolani 征是当髋关节外展试验到一定程度受限,出现外展阳性,此时检查者顶大转子,出现弹响,股骨头滑入髋臼，即 Ortolani 征阳性，是诊断 DDH 最可靠的体征之一（图 19-16）。

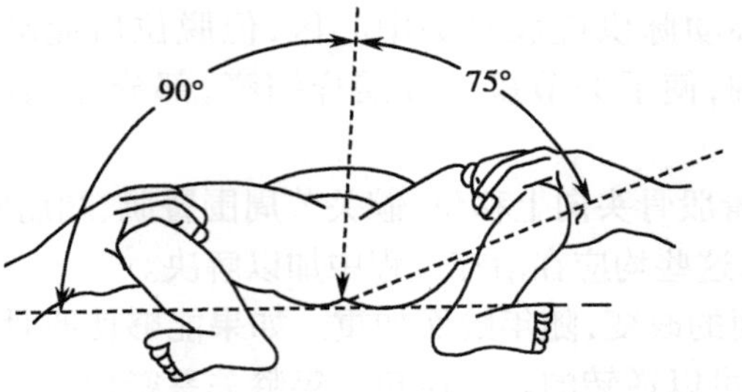

图 19-14　髋关节外展试验

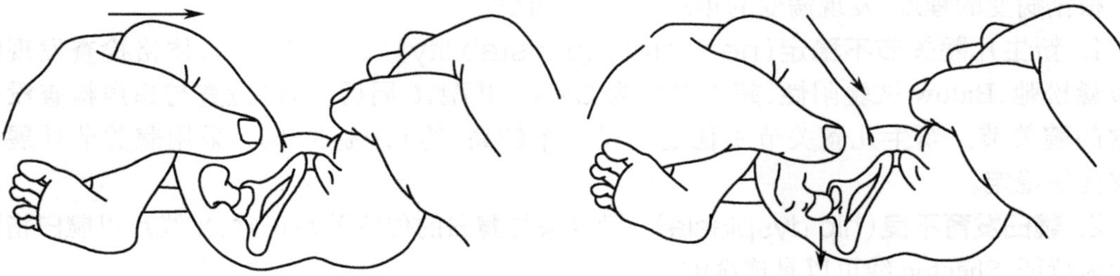

图 19-15　Barlow 试验检查法

屈髋、屈膝 90°，内收髋关节并轴向施压。髋关节脱位者，轴向施压时股骨头向后脱位；停止施压后股骨头复入关节内，即为 Barlow 试验阳性

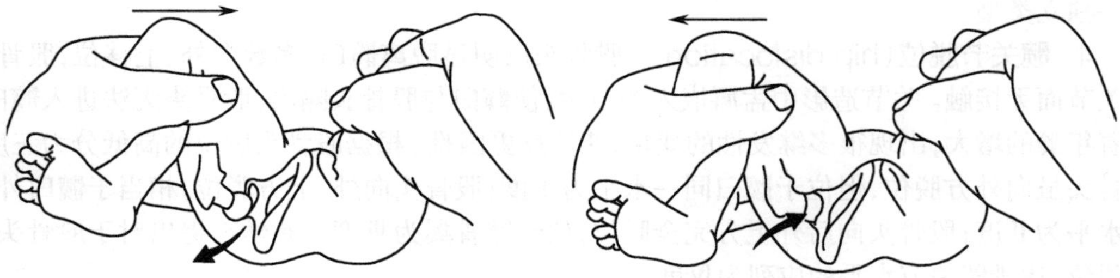

图 19-16　Ortolani 征检查法

屈髋、屈膝 90°，并轻柔地内收和外展髋关节。髋关节脱位者，内收或外展髋关节时，可以使股骨头脱出或纳入髋臼，髋关节出现弹跳即 Ortolani 试验阳性

皮纹不对称通常只作为需要进一步检查的体征，并不能明确是否存在髋关节发育不良。正常婴儿可有皮纹不对称，而髋关节脱位患儿也可有对称的皮纹。由于髋关节脱位，股动脉失去股骨头的衬托，搏动明显减弱。

髋关节脱位时，大腿与小腿不相称，臀部宽，腹股沟皱纹不对称，患侧短或消失。臀部的皮肤皱纹亦不相同，患侧升高或多一条，整个下肢短缩，呈轻度外旋位。

年龄在 7 周 ~12 个月的婴儿，下肢皮纹或臀纹不对称，单侧脱位可发现下肢不等长，脱位侧下肢短，轻度外旋位。如股骨头已脱出了髋臼，外展试验阳性。随年龄增大，如果外展下肢已不能使股骨头纳入髋臼，则检查不到阳性的 Ortolani 征。将婴儿平卧于检查台上，完全屈膝、屈髋 90°，双足水平于检查台面，检查者面对小儿，观察双侧膝部的高低，当一侧股骨头不仅向外侧脱位，而且还向上脱位，脱位侧股骨相对短缩时，脱位侧膝部的平面较正常侧低，则为 Galeazzi 征阳性或 Allis 征阳性(图 19-17)。如果双侧髋关节脱位无 Galeazzi 征阴性。Klisic 试验有助于判别，检查者将中指置于大转子处，将示指置于髂前上棘处，两点的连线应指向肚脐。如果髋关节脱位，大转子上移，该连线则指向肚脐与耻骨之间。

幼儿期及行走大龄的儿童，外八步态，步态不稳，跛行可为就诊的主诉。单侧脱位者，患侧下肢短缩，跛行出现早；双侧脱位识别较困难，但腰椎前凸加大，臀部后凸明显，步态摇摆，表现"鸭步"姿态。外展试验在脱位和半脱位的孩子明显阳性，单侧脱位的 Galeazzi 征阳性。髋关节脱位后，臀中肌肌力减弱，即患侧下肢负重时骨盆下降，身体向患侧倾斜，即 Trendelenburg 阳性。患者仰卧位，屈髋 45°，髂前上棘至坐骨结节之连线称为 Nelaton 线，正常通过大转子顶点，脱位时大粗隆在此线之上。大龄儿童有关节疼痛，行走困难。

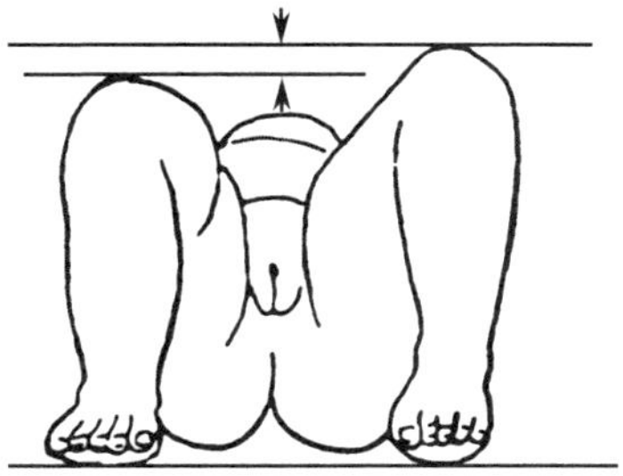

图 19-17　Galeazzi 征或 Allis 征检查法

【超声检查】

超声髋关节检查技术已经广泛开展，推动了 DDH 的早期发现和早期治疗。超声波具有显示软骨的特性，已经成为诊断新生儿和小婴儿 DDH 和评估疗效的首选方法。

1. 检查方法　Graf 静态检查股骨头与髋臼的关系，即髋臼覆盖股骨头的程度。Harcke 动态实时检查股骨头与髋臼在做 Barlow 和 Ortolani 试验时，头臼的动态关系。Graf 方法是目前使用最广泛的方法。

2. 超声检查的指征　适用于出生到 6 个月内的小儿。美国儿科学会(American Academy of Pediatrics)不建议对出生的新生儿都行超声普查。认为需要超声检查的情况是，当临床检查发现阳性体征时，当临床体格检查阴性，但有危险因素的小儿，如 DDH 家族史、臀位、羊水少、先天性肌性斜颈等，需要超声检查。对于治疗中的 DDH，超声是有用的随访工具。

3. Graf 超声诊断的标准　以髂骨声影为基线，测量骨性髋臼顶和软骨髋臼顶与髂骨基线的夹角 α 角和 β 角，分为 5 个类型(表 19-1，请参考《婴幼儿髋关节超声检查方法和原理》)。

4. 超声诊断的临床价值　Graf Ⅰ是正常髋关节，Graf Ⅲ和 Graf Ⅳ是异常的髋关节需要 Pavlik 治疗。Graf Ⅱ有四个亚型，对 Graf Ⅱa(α 角 50°~60°，β 角 55°~77°)型的 DDH，是否需要 Pavlik 治疗，目前有较多争论。

5. 超声检查在临床使用的问题　主观性较高，可能出现假阳性，需要结合临床客观分析超声结果，制定合理的治疗方法。髋关节处在动态生长发育中，超声检查发育成熟的髋关节，不等于将来是正常的髋关节。年龄超过 6 个月，不适用超声检查。

表 19-1 超声波髋关节检查简明 Graf 分类及诊断标准

分类	α角	β角	诊断标准
Ⅰ	≥ 60°	<55°	成熟髋关节
Ⅱ	43°~59°	55°-77°	髋关节发育不成熟
Ⅱa	50°~59°	50°~77°	髋关节发育不成熟(≤ 3 个月)
Ⅱb	50°~59°	50°~77°	髋关节发育不成熟(>3 个月)
Ⅱc	43°~49°	<77°	髋关节发育不成熟
Ⅱd	43°~49°	>77°	髋关节发育不良(Balow 阳性,不稳定髋)
Ⅲ	<43°	>77°	髋关节半脱位
Ⅳ	<43°	测量不出	髋关节全脱位

【X 线检查】

由于新生儿和 3 个月内的婴儿髋关节为软骨性成分多,X 线检查对髋关节不稳定和发育不良的诊断有困难。但是 X 线检查大都可以显示任何年龄段髋关节脱位和半脱位。随着儿童的年龄增加,X 线检查是 DDH 诊断和随访的主要方法。

1. 新生儿和小婴儿的 X 线表现

(1) Von-Rosen(外展内旋位)摄片法:婴儿仰卧位,双下肢外展 45°,尽力内旋摄片。正常时股骨干纵轴延长线经髋臼外缘相交于第 5 腰椎与第 1 骶椎平面之间。但脱位时该线则经髂前上棘相交于第 5 腰椎平面以上(图 19-18)。

(2) 骨盆平片测量法:在骨盆前后位 X 线片上,两侧髋臼 Y 形软骨中心连线称为 Hilgenreiner 线,简称 H 线;由髋臼外缘向 H 线做一垂线称为 Perkin 线,简称 P 线;将髋关节划分为四个象限,称为 Perkin 象限。在正常髋关节,股骨干骺端内侧缘位于 Perkin 内下象限。股骨上端距 H 线之距离为上方间隙,正常 9.5mm;股骨上端鸟嘴距坐骨支外缘距离为内侧间隙,正常 4.3mm。上方间隙 <8.5mm,内侧间隙 >5.1mm,应怀疑 DDH,若加上髋臼指数 >30°,或上方间隙 <7.5mm,内侧间隙 >6.1mm,可诊断 DDH(图 19-19)。由于新生儿期股骨近端尚未骨化,髋臼大部分为软骨,髋臼中心为透 X 线的 Y 形软骨,需要仔细阅片研判。

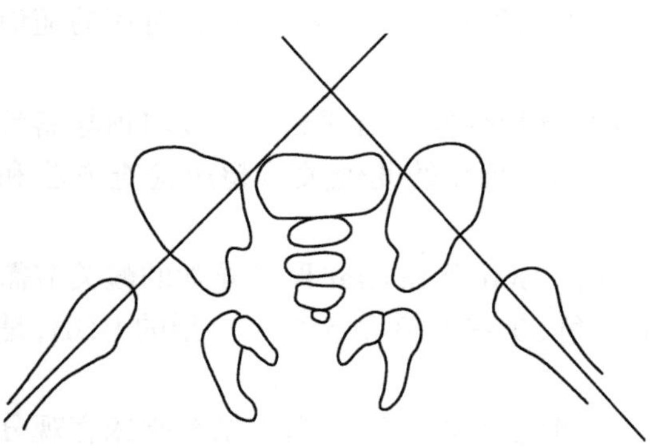

图 19-18 Von-Rosen(外展内旋位)摄片法

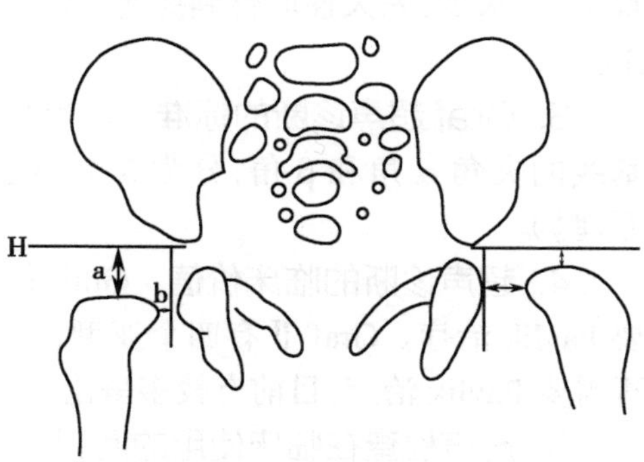

图 19-19 新生儿髋关节发育不良骨盆平片测量法

2. 婴幼儿和儿童的X线表现 随着股骨头骨化中心出现，髋关节的骨性成分增多，X线能够更好地显示髋关节，在髋关节的正位片上，观察识别髋关节。

(1) Perkin 象限：在正常髋关节，股骨头骨骺位于 Perkin 内下象限内。若在外下象限为半脱位，在外上象限为全脱位。

(2) 髋臼指数(acetabular index, AI)：从髋臼外缘向髋臼中心连线与H线相交所形成的夹角，称为髋臼指数或髋臼角。正常新生儿平均27.5°，6个月时平均23.5°，2岁时降至20°；12岁后基本恒定于15°左右。髋关节脱位时则明显增大，多数在30°以上。

(3) Shenton 线：正常闭孔上缘弧形线与股骨颈内侧弧形线相连在一个抛物线上，髋关节脱位时此线中断或消失(图19-20)。

(4) 中心边缘角(center edge angle, CE角)：髋臼外缘与股骨头中心点的连线与P线所形成的夹角，对较大儿童的髋臼发育不良或半脱位有诊断价值。正常情况下，6~13岁 >20°，≥14岁CE角 >25°。CE角为0°时，髋关节呈半脱位；髋关节全脱位时，此角翻转(图19-21)。

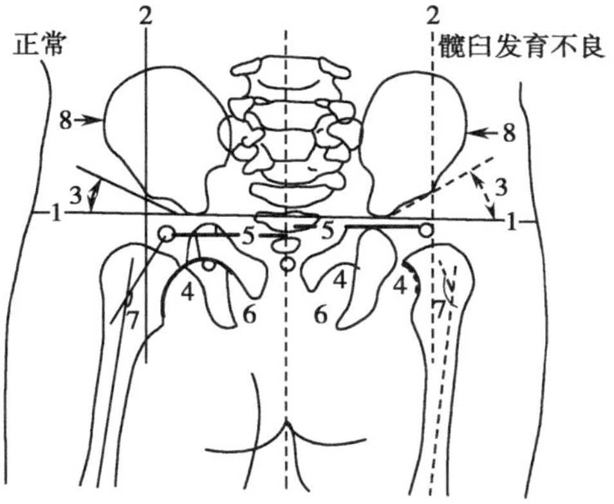

图19-20 发育性髋关节发育不良X线诊断

1. 水平Y线，即Hilgenreiner线；2. 垂直P线，即Perkin线；3. 髋臼指数；4. Shenton线；5. 股骨头骨骺与耻骨联合距离(Ponseti)；6. 坐骨、耻骨交界处延迟融合；7. 股骨颈干角；8. 髂骨发育不全

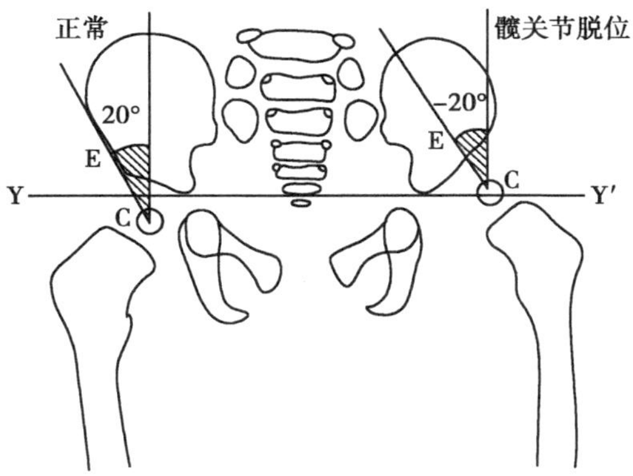

图19-21 髋关节X线平片CE角测量法

(5) 髋臼泪点像：在骨盆X线片上髋臼泪点由髋臼外侧壁、小骨盆内侧壁和下方的髋臼切迹弧线组成。正常髋关节的泪点一般在6~24个月出现。髋臼泪点分为U形和V形，前者多见于正常髋关节，后者提示髋关节发育不良，预后较差。

(6) Sharp 角：髋臼Y形软骨闭合后，判断髋臼发育的指标。两侧泪点的连线与泪点和髋臼外缘连线所形成的夹角，男 <45°，女 <48°。它不是诊断指标，主要是随访判定髋臼发育情况的指标(图19-22)。

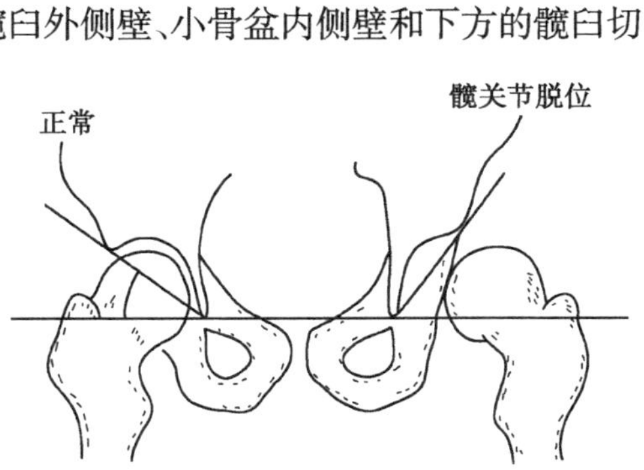

图19-22 髋关节X线平片 Sharp 角测量法

（7）臼头指数（acetabular head index，AHI）：检查髋臼对股骨头覆盖情况的指标。即股骨头内缘到髋臼外缘距离（A）比股骨头最大横径（B），计算公式为 AHI=A/B×100，其正常范围为 84~85（图 19-23）。

（8）股骨颈前倾角：股骨颈前倾角就是股骨颈轴线与股骨髁冠状面所成的夹角。CT 测量将股骨内外髁中点连线与股骨颈纵轴线重叠后的夹角即为股骨颈的前倾角。正常新生儿在 20°~30°，由于髋关节的正常应力，随年龄增大，股骨颈前倾角逐渐减小，至成人的 10°~15°。

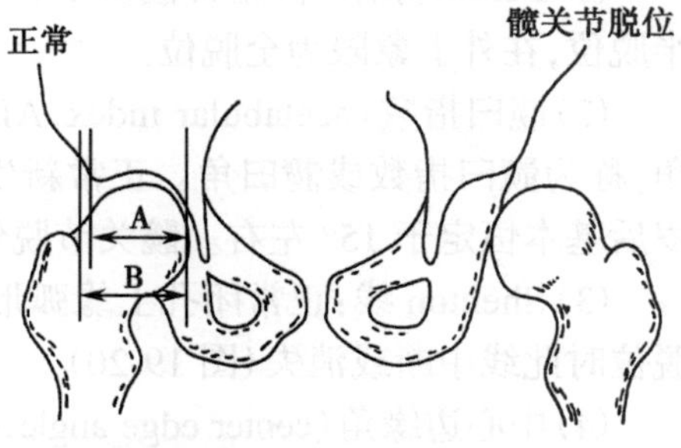

图 19-23　髋关节 X 线平片臼头指数测量

3. 关节造影　正常髋关节的盂唇游离缘呈锐利的棘状，位于股骨头上方。而关节囊伸展成圆形穹顶状。髋关节脱位时，关节囊受牵拉向外上方伸展，关节囊中部受髂腰肌腱压迫呈沙漏状。当髋关节充分复位后，盂缘在股骨头上方平展，边缘锐利；复位不充分时，盂唇圆顿或内翻，并嵌顿于头臼之间，关节内常显现圆韧带影。

【其他检查】

1. CT 检查　CT 能够在三维空间，观察髋臼和股骨头在冠状面、矢状面和横断面的变化。尤其是 3D-CT 可清晰地显示髋臼和股骨头的各种病理改变，如股骨颈前倾角、颈干角、髋臼前倾角等，并能进行手术模拟，为制订个性化治疗方案提供帮助。CT 检查放射性强于 X 线，常用于需要骨盆截骨或股骨近端截骨手术的病人。

2. 磁共振检查（MRI）　MRI 无辐射，可三维成像，能够显示 X 线片和 CT 所不能显示的关节盂唇、髋臼和股骨头的软骨形态，以及关节囊、韧带、周围肌肉等软组织。能早期发现股骨头缺血。

【诊断与筛查】

1. 在该病的诊断上，经历了被动诊断到主动发现的过程。20 世纪 80 年代前，多数孩子行走后出现跛行才确诊，失去了最佳的治疗时机。由于治疗效果与年龄关系密切，早发现引起了学界重视。对于出生到 6 周的婴儿，常规检查髋关节，包括下肢的皮纹、外展试验、Ortolani 试验、Balow 试验，发现可疑要行超声检查；常规检查阴性，但有相关危险因素，如阳性家族史、臀位、先天性肌性斜颈和先天性马蹄足等其他四肢畸形，则要行超声检查。有异常的需要到专科复诊。

2. 对于早期筛查不能确定诊断，告知家长应该将髋关节置于外展位，2~3 个月复诊。对可疑者，在 4~6 月龄行 X 线摄片检查，简单易行，诊断的准确性高。

【鉴别诊断】

1. 先天性髋内翻　症状和体征与 DDH 相似，但 X 线片股骨颈干角减小，常常 <110°，股骨颈近端、股骨头内下方有一三角形骨块，大转子高位，可确诊。

2. 病理性髋关节脱位　有新生儿期或婴儿期髋部感染史，为婴儿急性股骨近端骨髓炎或化脓性髋关节炎的后遗畸形。X 线片可见股骨头颈缺如、消失等改变，可资鉴别。CT 和 MRI 能进一步鉴别。

3. 麻痹性或痉挛性髋关节脱位　前者以脊髓灰质炎后遗症为代表，肢体部分肌肉萎缩，肌力下降；后者多为痉挛性脑性瘫痪患儿，有明显的上神经元损伤表现。

4. 畸形性髋关节脱位(teratologic dislocation of the hip)　这是另一类的髋关节脱位，在胎内就发生，出生时全脱位，髋关节活动受限，不能够复位，多伴发其他骨骼肌肉系统疾病或综合征，如多关节挛缩症、脊髓脊膜膨出、染色体异常、畸形侏儒症和腰骶的发育不全等。治疗难度大，需要早发现，更早手术治疗。

【治疗】

1. 一般原则　①早期治疗可使髋关节得到正常的发育，出生后3个月内是DDH的最佳治疗时期。②髋关节头臼发育的Harris定律是，头臼同心是髋关节发育的基本条件，即髋关节在头臼同心，屈曲外展位状态下，相互能够刺激发育，从而达到髋臼对股骨头满意的覆盖，但过度的外展会影响股骨头的血供，缺血引起股骨头坏死。髋关节人位状态，既降低了对股骨头骨骺血供的影响，又达到股骨头对髋臼的刺激，有利于髋臼的发育。③对每个新生儿和婴儿，不要使用襁褓体位，应该让髋关节有活动空间，多在屈曲外展位。④对于Graf Ⅱ型的髋关节，将髋关节屈曲外展位，观察随访，多数能够恢复正常。⑤选择具体治疗方法，应根据年龄、病变程度和前期治疗的效果等。达到这样的目的：头臼同心复位；选择不同的固定方式维持这种复位；维持一定复位的时间，促使髋臼和股骨头发育；降低和防止股骨头缺血坏死；对2岁后的患儿，针对髋臼和股骨近端的异常，选取有效安全的截骨方法。

2. 新生儿和<6个月婴儿　新生儿期首选Pavlik挽具(Pavlik Harness)治疗，指征是髋臼发育不良、半脱位以及Ortolani征阳性的全脱位和Barlow试验阳性者。使用的方法是由医师为孩子佩戴Pavlik，并且教会家长，每周随访，确保股骨头复位成功，2~3周超声检查，与临床结合评价疗效，总疗程需要3~6个月时间，孩子满4个月或治疗结束时，应拍片了解髋臼发育情况，复位后臼顶弧度出现，标志着髋臼塑形的开始，定期随访至骨骼发育成熟。Pavlik挽具治疗原理是利用肢体的自身重量达到并维持股骨头复位(图19-24)。如果是全脱位孩子，治疗2~3周，仍然没有复位，则要停止使用，重新评估髋关节，选用其他的方法。使用Pavlik仍有发生股骨头缺血坏死的可能，其他并发症还有股神经麻痹，不能同心复位而继续使用Pavlik挽具，会加重髋臼发育不良。

3. 7~18个月婴儿　双下肢皮肤牵引2周左右，在麻醉下轻柔手法复位，关节造影，确定复位的稳定性，如果内收肌紧，则行内收肌切断。复位后在安全角内采用人类体位(human position)石膏固定。安全角是指手法复位时，髋关节屈曲位极度外展复位后，逐渐内收至股骨头再脱位的角度(图19-25)。安全角有助于预防股骨头缺血坏死。石膏固定一般需要维持2~3个月，以获得髋关节的稳定，以后可以行第二个疗程石膏，也可用外展支具治疗6个月或更长时间。如果闭合复位失败，术中发现股骨头不能同心复位，关节间隙大，则要行手术开放复位。

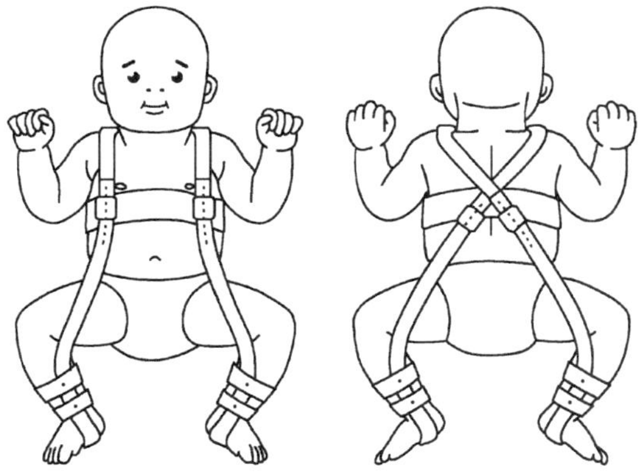

图19-24　治疗发育性髋关节发育不良的Pavlik挽具

4. 19~24个月　患侧下肢水平外展皮牵引，或行股骨远端骨牵引2周，一是经髋关节前外侧切开复位，去除妨碍复位的软组织结构，实现股骨头中心性复位；二是通过骨盆截骨矫正髋臼的畸形，Salter 髂骨截骨术和 Pemberton 髋臼成形术是目前开展最普遍的重建型骨盆截骨术。

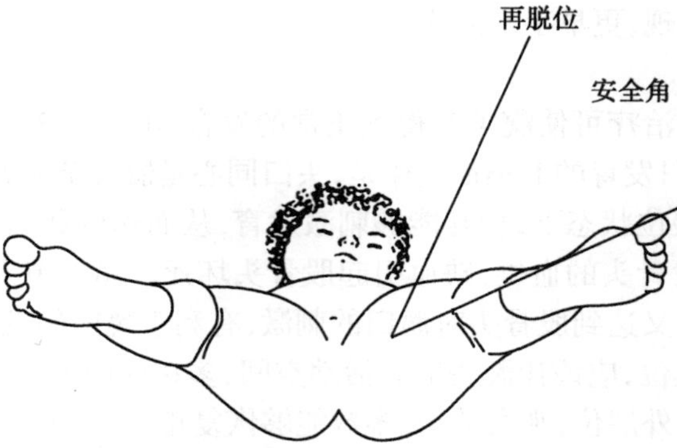

图 19-25 发育性髋关节发育不良手法复位石膏固定的安全角
髋关节脱位手法复位时，髋关节屈曲位极度外展复位后，
逐渐内收至股骨头再脱位的角度，即为安全角

(1) 切开复位术：目的是去除妨碍复位的病变组织，如挛缩的关节囊、髂腰肌、增粗的圆韧带以及髋臼内的填塞组织，如果盂唇肥大，则在盂唇的外上方做数个放射状 T 形切开，并切断髋臼横韧带，以扩大真臼，实现股骨头中心性复位。牢固缝合关节囊，增加髋关节的稳定性。

(2) Salter 骨盆截骨术：适用于 18 个月 ~6 岁髋关节脱位或半脱位已经复位者，或与切开复位手术联合实施。术前切断内收肌。术中经坐骨大切迹至髂前上、下棘之间作骨盆完全性截骨，以耻骨联合作为铰链，将髋臼向前下方和外下方旋转，以增加股骨头前侧和外上方髋臼的覆盖。Salter 髂骨截骨术可以增加股骨头 20°~25° 的外侧覆盖和 15°~20 ° 的前方覆盖，因而严重的髋臼发育不良如髋臼指数 >45° 者，以及股骨头未得到中心性复位者是该手术的禁忌证。

(3) Pemberton 髋臼成形术：也称为髋臼周围截骨术，适合于 18 个月以上、髋臼 Y 形软骨仍柔软，可作为铰链的髋臼发育不良患儿，通常女 12 岁、男 14 岁以下，也适合于髋关节脱位或半脱位已经复位的患儿。Pemberton 手术的截骨线从髂前下棘稍上方，沿髂骨内外板，内侧弧形向下，达到髂耻线，外侧向下达到髂坐线，以髋臼 Y 形软骨为铰链向前外侧旋转髋臼顶壁，以减少髋臼顶壁的倾斜度，增加髋臼对股骨头的覆盖。

5. >24 个月，年龄越大，病变程度越重，治疗难度越大，成功率越低。本组治疗常常需要切口复位，骨盆截骨，股骨短缩及去旋转截骨，来争取获得更加满意的复位和头臼的覆盖。术前仔细分析患儿的具体病变特点，制定个体化的治疗方案，才能获得更大的成功。股骨截骨去旋转有发生髋关节后脱位的危险，应特别注意，手术中需要把握去旋转的程度，并且做出正确的判断。在这组患儿中，2~5 岁的治疗效果更好，>8 岁的孩子，治疗效果也较差，选择手术需要慎重。

6. 治疗及手术并发症　主要包括股骨头缺血坏死和再脱位，其次有关节僵硬功能受限。

（唐盛平）

第六节　脊柱侧弯

脊柱侧弯（scoliosis）是脊柱垂直线在冠状位发生了侧向偏离，出现弯曲（curve），达到或超过 10°。引起侧弯的原因有神经肌肉性、先天性、综合征性和特发性。特发性脊柱侧弯（idiopathic scoliosis）是指目前原因未明的一类脊柱侧弯，其诊断需要除外其他已知病因的脊柱侧弯，可以发生在婴幼儿（<4 岁）、儿童（4~7 岁）和青少年（10~18 岁），最常见的发生在青少年。先天性脊柱侧弯是胎内脊柱发育畸形。

一、青少年特发性脊柱侧弯

发生或发现在青春期的特发性脊柱侧弯，称为青少年特发性脊柱侧弯（adolescent idiopathic scoliosis，AIS）。

【流行病学】

欧美发达国家，Cobb 角 >10° 发病率达 2%~3%，Cobb 角 >30° 仍高达 2‰~3‰。在国内调查发病率为 1.04‰~2‰，在中国香港发病率为 4‰。随 Cobb 角的增加，发病率逐渐降低。女性的发病率明显高于男性，侧弯越重，女性越多，男女之比可达 1∶(7~10)。由于 AIS 是无原因和无症状发病，如果家长发现孩子背部明显畸形才就诊，往往畸形已经较重。目前国际上提倡在中小学校进行广泛的普查，以早期发现该病，控制其发展，减少手术率，降低致残率，提高生命质量。脊柱测量仪（scoliometer）和前屈试验（bending test）是学校普查简单实用的方法。对可疑的学生再由专科进一步检查。

【病因与病理】

特发性脊柱侧弯病因不明，目前研究发现该病与结缔组织异常、基因因素、骨的生长代谢和神经系统生长有关。脊柱的病理改变与侧弯的程度、病变进展、发病后的病程有关。病变椎体以顶椎最明显。

脊柱侧弯是椎体在三维空间上的改变，在冠状面上向外，在矢状面上向前或后，在水平面上有旋转。椎体旋转总是旋向侧弯的凸侧，棘突指向凹侧。脊柱侧弯，承受不同的压力，随侧弯的严重程度而表现不同的椎体楔形改变。胸廓因侧弯出现变形。因胸椎旋转和向一侧移位使凸侧肋骨向后方隆起，产生“驼峰”畸形。伴有胸椎后凸消失，出现直背畸形者，会使胸腔容积减小，进而肺功能下降，心肺功能受损。

【临床特征】

（一）临床表现

起病隐匿。家长常常发现双肩不等高、胸廓畸形、骨盆倾斜、髋部突出或脊柱不直而就诊。有的是在摄胸部 X 线片时偶然发现。少数患儿诉背痛或易疲乏。对有症状的患儿应仔细检查有无并发其他畸形。

（二）脊柱专科检查

检查场所要注意保护隐私。

1. 患儿站立，脱衣后从前、侧、后方观察脊柱的姿势，力线，是否并发脊柱后突。目测双肩高度、肩胛骨位置和双侧腰部曲线是否对称。

2. 用铅垂线一端置第7颈椎棘突，正常下垂线应通过臀中沟。如躯干向一侧偏斜，则垂线偏离臀中沟。即躯干失去代偿。

3. 前屈试验（Adams test）与脊柱测量仪（scoliometer） 前屈试验是患者双膝伸直，双足靠拢，向前弯腰。对比两侧胸背和腰部的高度是否对称。在作前屈试验时，将脊柱测量仪置于胸腰背最突出的部位，将0标度正对脊柱中点，读出脊柱旋转的度数，<5°为阴性，5°~7°为阳性，>7°为明显阳性。检查中注意除外由于下肢不等长引起的躯干异常。通过前屈试验和脊柱测量仪（scoliometer）可以进行中学生普查，见文末彩图19-26、文末彩图19-27。文末彩图19-26显示脊柱明显向右后侧弯；前屈试验：右侧背部高耸、显示明显的“驼峰”畸形。

4. 检查侧弯弧度的柔韧性，患儿直立，再向左右两侧弯曲躯干，观察侧弯的矫正程度。

5. 注意患儿有无韧带过度松弛，肌力是否正常，皮肤有无咖啡色素斑或足部畸形。目的是检查有无神经系统并发症以及神经纤维瘤病等病因。

6. 神经系统检查 常规检查腹壁反射、膝反射、跟腱反射和四肢肌力。

7. 拍摄外观照片，留做记录对照。

（三）转归特点

对于具有生长潜能的青少年，侧弯加重的相关因素与性别、生长发育、首次发现侧弯的大小和侧弯的类型有关。女性患者的加重可能性明显高于男性，侧弯度数越大，女性患者越多。越具有生长潜能的患者，侧弯加重的机会越大。用于判断生长潜能的方法常有手腕骨龄、Risser征、女性月经初潮出现时间和Tanner指数。Risser征是骨盆正位X线片，通过评价髂骨翼的骨化来判断生长，分为5级，将髂骨翼四等分，髂骨翼的骨化点在四个区都没有出现为Risser征0级，仅仅出现于其中一个四分之一，为Risser征1级，以此类推。Risser征0和1级最具有生长潜能。女性月经一出现，则生长潜能大，一般出现月经2年后生长成熟。Tanner指数则根据女性乳房、男性喉结和外阴来评价生长。首诊时如果侧弯Cobb角>20°，则侧弯加重的可能大。另外，在侧弯的类型中，双弯的侧弯加重的可能性最大，其次是胸弯，再次是胸腰弯，腰弯加重的可能性最小。

【鉴别诊断】

应排除有神经症状的麻痹性脊柱侧弯、椎体发育畸形的先天性脊柱侧弯、神经纤维瘤病或马方综合征合并的脊柱侧弯等。

【影像学检查】

X线检查是最基本和常用的检查方法。

1. 摄片的方法 正确拍摄X线片，才能准确判断脊柱的畸形。要求拍摄时患者赤足站立位，双足与肩同宽，双侧髋膝伸直，双上肢自然下垂，下颌抬平，正位X线片规格为36cm×91cm，首次摄片要求包括下颌、双侧股骨头、胸廓和髂骨的外缘，侧位片要求包括第一颈椎、股骨头和整个躯干，再次摄片注意保护青春期女性乳腺。正位片患者面对投照板，X线束从患侧背部射入，侧位片脊柱的最凸侧靠投照板，读片者与患者同侧读片。摄片前要确定双侧下肢是否等长。对于需要手术治疗的患者，需要在仰卧位，施加外力左及右侧屈躯干下拍摄X线片，即Bending像检查，可用于评价脊柱的柔韧性。

2. X线片中常用术语与测量 顶椎（apical vertebra）是指偏离纵轴最远的椎体或椎间盘。端椎（end vertebra）是构成侧弯最头侧和最尾侧的椎体，其椎体与顶椎的倾斜度均为最大，头侧的顶椎叫上端椎(upper end vertebra),尾侧叫下端椎(lower end vertebra),沿上端椎的上终板和下端椎的下终板各画一直线,两直线的夹角或两直线垂线的交角为 Cobb 角(图 19-28)。骶骨中垂线(center sacral vertical line,CSVL)是经第一骶骨上缘中点垂直于水平地面的直线。侧位片要记录上胸段(T2-T5)、胸段(T5-T12)、胸腰段(T10-L2)、腰段(T12-S1)的角度。Nash-Moe 是测量椎体旋转的方法,通过测量正位 X 线片中椎体凸侧与凹侧椎弓根的位置变化来评估椎体旋转程度,双侧椎弓根均位于椎体正常轮廓内,且与边缘等距离者为正常即 0 级,表明椎体无旋转;两侧椎弓根均向侧弯凹侧移位,但均在椎体轮廓以内者为Ⅰ度旋转;凸侧椎弓根位于椎体中线,凹侧椎弓根消失为Ⅲ度旋转;凸侧椎弓根介于Ⅰ度和Ⅲ度之间者为Ⅱ度旋转;凸侧椎弓根越过中线,凹侧椎弓根消失为Ⅳ度旋转。

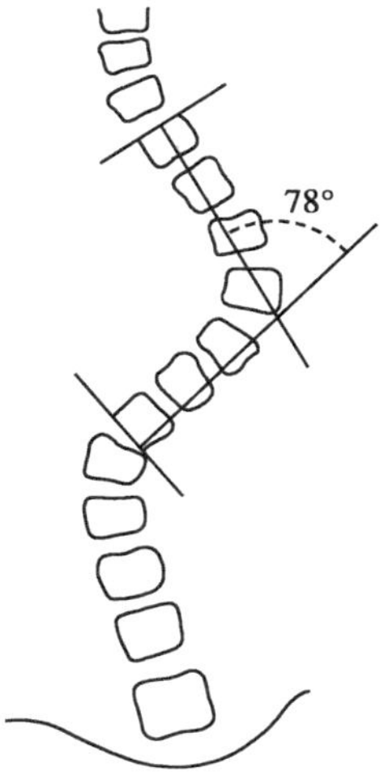

图 19-28　Cobb 角测量脊柱侧弯的弧度

Cobb 角用于衡量脊柱侧弯的严重程度,椎体旋转程度用于表示椎体的水平旋转的畸形程度,而 Risser 征用于评价患者发育的成熟程度。X 线片的测量能够判断病情,为制订手术方案的基础。

脊柱不同区域均可以发生侧弯,当顶椎位于胸 2 与胸 11~12 的椎间盘之间,为胸弯,可再分为上胸弯(proximal thoracic curve)和主胸弯(main thoracic curve);顶椎在胸 12 椎体,胸 12 与腰 1 椎间盘,或腰 1 椎体,为胸腰弯;顶椎在腰 1~2 的椎间盘与腰 4 椎体间为腰弯。脊柱侧弯中,Cobb 角最大的弯为主弯(major curve)。主弯定义为结构性弯。比主弯小的为次弯(minor curve)。在 Bengding 像,主弯外的侧弯,在外力伸直侧弯下,Cobb 角仍然≥ 25°,称为结构性弯(structural curve),<25° 为非结构性弯(non-structural curve)。CT 检查可以清晰地显示脊柱的三维畸形及椎体结构上的改变,但不是常规检查。MRI 扫描有利于显示脊柱畸形椎管内脊髓是否存在病变,对神经系统检查有异常的患者,需要 MRI 检查。

【脊柱侧弯分型】

脊柱侧弯的分型是对其病理解剖归类,在指导临床治疗中起着至关重要的作用。脊柱侧弯具有多种不同的表现类型,每一种类型具有不同的特点,对其采用手术策略不同。掌握好分型的方法,对患者正确分型,是规范化治疗的前提。目前常用的分型方法有 King 和 Lenke 分型。

(一) King 分型

1983 年由 King 提出。

Ⅰ型,双主弯:胸弯和腰弯均为结构性侧弯,僵硬性相等,弯曲均交叉过中线。一般腰弯要大于胸弯。

Ⅱ型,胸主弯:腰弯为代偿弯,腰弯的柔韧性明显大于胸弯,为假性双弯。

Ⅲ型,短胸弯:不伴有身体失代偿。

Ⅳ型,长胸弯:弯曲可达下腰椎,甚而腰 4。

Ⅴ型,双胸弯:均为结构性双弯,上胸弯为左凸,下胸弯为右凸。这种类型往往容易遗漏而误认为单胸弯。

King 分型是基于 X 线正位片,单平面的分型方法,是以胸椎弯曲的类型进行分类的,另外 King 分型没有把胸腰段侧弯、腰段侧弯、双主弯侧弯及三主弯侧弯包括在内，是一种不完善的分型方法。脊柱侧弯是三维平面的畸形，King 分型不适宜指导三维矫形技术对脊柱侧弯的治疗。

（二）Lenke 分型

1997 年由 Lenke 提出，是基于标准的正侧位脊柱 X 线片和双向 Bending 位 X 线片的分类方法，目前广泛采用。

第一步，侧弯基本分型。根据主弯的部位和次弯是否是结构性弯，将特发性脊柱侧弯分为 6 型。

Lenke1 型，胸主弯（main thoracic，MT）为主弯，上胸弯和胸腰弯是非结构性的。

Lenke 2 型，双胸弯（double thoracic，DT），胸主弯为主弯，上胸椎是结构性的弯，胸腰弯或腰弯是非结构性。

Lenke 3 型，双主弯（double major，DM），主弯为主胸弯，胸腰弯或腰弯为结构性的，上胸弯是非结构性的。

Lenke 4 型，三主弯（triple major，TM）：上胸弯、主胸弯和胸腰弯 / 腰弯均为结构性的。

Lenke 5 型，主弯位于胸腰弯 / 腰弯（thoracolumbar/lumbar，TL/L），上胸弯及主胸弯均是非结构性的。

Lenke 6 型，主弯位于胸腰弯 / 腰（thoracolumbar/lumbar TL/MT），主胸弯是结构性的，胸腰弯 / 腰弯是主弯，其角度至少比主胸弯大 5°，主胸弯是结构性的。上胸椎弯是非结构性的。

第二步，腰弯修正的确定。脊柱正位片上确定腰弯的顶椎，即腰弯中最水平偏离 CSVL 最远的椎体或椎间盘，根据 CSVL 与腰弯顶椎的位置关系，将 6 个类型进一步分为腰弯修正 A、B、C 亚型。腰弯修正 A，即 CSVL 位于腰弯顶椎左右椎弓根之间；腰弯修正 B，即 CSVL 位于腰弯顶椎凹侧椎弓根的内侧缘与凹侧椎体外侧缘之间。C，即 CSVL 未触及腰弯顶椎。位于顶椎凹侧面的内侧以外。

第三步，在侧位 X 线片上，根据胸 5~ 胸 12 的后凸情况，再分为三种亚型 N、–、+。当胸 5~12 后凸在 10°~40° 之间为 N，<10° 为 –，>40° 为 +。

特发性脊柱侧弯分型时，首先根据主弯的位置与次弯是否为结构性弯，做 Lenke 六种分型，然后根据腰椎修正及胸椎矢状面后凸，分出不同亚型。最终获得的完整分型为三种分型的组合，如 Lenke1A-、Lenke1AN、Lenke6CN 等。

Lenke 分型系统较为全面，可以较好地指导临床，是目前脊柱侧弯分型的主流，获得了脊柱外科医师的广泛应用。

【治疗】

基于发现时侧弯的严重程度、侧弯可能的转归特点与畸形对美观的影响程度与家长和患者的接受程度等，选取合理的治疗方法。

（一）观察随访

随着学校普查广泛开展，大多数 AIS 的患者为轻症者，当发现时 Cobb 角 <25°，可考虑观察随访。告知家长，良好的营养和体育运动是孩子骨骼肌形态发育的外在条件。坚持每天 1 小时运动，3~6 个月复诊。当 Cobb 角加重 5° 以上，视为侧弯在进展。对生长潜能大的，女性未来月经，Risser 征为 0/1 级，要重点观察随访，3 个月复诊。

（二）支具治疗

支具治疗是国内外学界普遍接受有效的治疗方法。具体指征，一是当 Risser 征 0 级，Tanner1 期，女孩的月经初潮未出现或出现后在 2 年内，Cobb 角 >25°；二是当 Cobb 角 <25°，Risser 征 0 期，观察 3 个月，侧弯加重 5° 以上者；三是当 Risser 征 1、2 级，Cobb 角 >30°，月经出现 2 年内。不能使用支具的情况：一是有精神异常者；二是当 Cobb 角 >45°，支具难以控制侧弯，如果发育高峰未过，可用支具，使手术的时间推迟；三是发育成熟后，通常不用支具治疗；四是胸椎严重前凸者。支具治疗目的是：控制弯曲、预防进展、延缓或避免手术。支具治疗有效率为 68%，没有应用支具治疗的患者 70% 会进展。可供选择的支具有密尔沃基支具（Milwaukee brace），固定范围包括颈、胸、腰、骶部，适用于侧弯顶椎在胸 8 以上的患者，优点是固定与矫正效果好，缺点是应用不方便，患者不愿接受；波士顿支具（Boston brace），固定范围包括胸、腰、骶部，该支具适用于侧弯顶椎胸 8 或胸 8 以下的患者，该支具穿戴方便，患者容易接受。支具穿戴时间：每天 23 小时，4~6 个月复查一次，摄片，调节支具，穿戴至生长结束（至少月经初潮后 2 年，Risser sigh 4 级）。

（三）手术治疗

特发性脊柱侧弯手术治疗的指征主要依据侧弯的严重程度和胸腰畸形程度，同时要考虑患者发育成熟情况，以及相应的侧弯类型与进展情况。对于胸椎侧弯，Cobb 角 >50°，即使发育成熟也应手术，因为畸形仍会缓慢地继续进展。对于发育未成熟，进展加重的脊柱侧弯，Cobb 角 >45°，尤其是胸椎后凸减少或消失的患者更适宜手术。手术目的是，在尽可能确保手术的安全和降低并发症的前提下，尽可能矫正畸形，从三维角度恢复躯干平衡，改善外观，控制进展，使病变节段的椎体达到永久性融合，防止复发。

【手术方法】

（一）脊柱后路矫正手术

脊柱侧弯的手术治疗经历了几个飞跃时代，首先是由 Harrington 于 1962 年报道，是脊柱侧弯治疗的一个里程碑，属于非节段固定，即在侧弯上下椎体的附件，用钩棒系统固定，这个方法是二维矫正。由于牢固性不够，所以术后需要 4~6 个月的石膏固定，给患者带来了较大的痛苦。Luque 于 1973 年建立多点节段性钢丝内固定，应用两根不锈钢棒预弯后，以多节段椎板下钢丝固定在脊柱上，矫形侧弯。其优点是多点固定，分散了矫正负荷，因此矫正与固定力量明显优于 Harrington 内固定系统，术后不需要石膏固定。不足是椎板下穿钢丝增加了神经损伤的危险性。节段性钩棒系统固定，又是一次脊柱侧弯矫正治疗的飞跃，将 Harrington 和 Luque 系统二维矫形转变成三维矫形。20 世纪 80 年代初期出现了 Cotrel-Dubousset（CD）内固定系统 / 美国德克萨斯苏格兰礼仪医院内固定系统（Texas Scottish Rite Hospital instrumentation）和 Isola 内固定系统，即在脊柱两侧安置双棒，应用多点多钩进行胸椎固定矫形，腰椎应用椎弓根螺钉固定。20 世纪 90 年代，出现了后路全节段椎弓根螺钉固定，目前国内外已经普遍使用，基本共识是椎弓根螺钉矫正力的稳定性和牢固性是最佳的。

后路手术步骤简述：

1. 术前准备　除常规术前准备外，还包括如下：

（1）根据术前标准 X 线片，包括正位、侧位和 Bending 位，分析测量各个参数与指标，如 Cobb 角和 CSVL 等等，完成 Lenke 分型，确定脊柱的柔韧程度，上下固定的椎体。测量椎体旋转度。综合评价患儿的发育程度和 Risser 征。

(2)MRI脊髓扫描，以了解脊髓是否存在病变。

(3)准备好自体血回输机。

(4)准备好SSEP和MEP的脊髓监测仪。

(5)确定植骨的方法，准备好同种异体骨、自体取骨和人工骨。

(6)准备好术中抗菌药。

(7)确定好内固定的器件。

(8)麻醉术前评价与选择，术前训练病人唤醒试验，术中气管内插管全麻，必要时控制性低血压麻醉。

2. 手术过程 根据固定节段，C臂X线定位。后侧入路，用电刀沿棘突、椎板和横突，充分剥离暴露，两侧要达到横突外缘，准确定位和选择融合阶段，切除下关节凸。置入椎弓根钉，确定棒的长度，弯棒，预弯凹侧棒，尽可能按脊柱正常生理弯曲预制矫形棒，去旋转以恢复脊柱的生理弯曲；安装凸侧棒；在需要融合的节段骨面植骨融合。术中每一步都做好SSEP和MEP监测。术毕唤醒试验确定脊髓神经功能正常。

3. 术后处理 术后监护24小时。记录血压、脉搏、呼吸、引流量等，尤其要重视神经系统的监测，除外脊髓的损伤；48或72小时后拔出引流管；根据情况术后1~2周可以离床下地。

4. 并发症 ①术中硬膜破裂，出现脑脊液瘘，准确置入椎弓根钉是关键。神经系统损伤，发生于置钉和上棒矫形时，总的来说并不多见，多在过度矫正时发生，应注意避免。②脊柱失平衡：产生的原因较多，与矫正融合节段不适有关；③术后感染：术后早期感染发生率不高。但晚期仍然有较高的感染率。与内固定器件较多，内固定件高耸，术野易留有无效腔有关；④曲轴现象：即手术后脊柱后柱骨性融合，前柱继续生长，侧位脊柱生理曲度减少。出现在具有生长潜能的病人；⑤假关节形成：脊柱手术的最终目的是矫正畸形后，要获得一个骨性融合的脊柱，确保脊柱持续稳定。假关节形成会引起断棒，畸形复发加重。术中切除融合节段的下关节突，创造好的植骨床，良好植骨是非常重要的环节；⑥胃肠功能紊乱：经治疗可以短期内缓解；⑦压疮：需注意术后翻身。

(二) 脊柱前路矫正手术

特发性脊柱侧弯的治疗，追求的目标是三维矫正畸形——即冠状、矢状和水平方向恢复正常，融合节段达到永久性融合。为达到三维恢复正常这一目标，前路手术矫形是另一个选择。前路手术的优点是三维矫正更好，代偿弯能够更好地恢复，较短的融合节段。脊柱是缩短矫正，减少了神经系统的并发症。但前路手术的不足是手术指征有限，Cobb角>60°，Bending片矫正<30°，矫正率<50%，僵硬型、高胸弯、双主弯不适宜前路矫形。由于手术常需要经胸，所以术后会增加开胸后所带来的并发症，如术后肺炎、肺不张、胸腔积液、肺功能降低等。前路手术主要适用于胸腰段脊柱侧弯和腰段脊柱侧弯的患者。

二、先天性脊柱侧弯

先天性脊柱畸形(congenital spinal deformities)包括先天性脊柱侧弯(congenital scoliosis)和先天性脊柱后凸(congenital kyphosis)，是脊椎胚胎发育异常所致，病因不清楚。在胸、腰、颈椎均可以发生。脊椎畸形的位置不同，这些不同部位的畸形以及它们融合的范围和程度共同导致了脊柱畸形，表现为侧弯、后凸和前凸畸形。先天性脊柱畸形伴其他系统畸形的概率高达 40%~50%，如神经系统畸形占 35%，包括有脊髓纵裂、脊髓栓系、脊髓空洞等；泌尿系统畸形占 20%，甚而会更高；心脏病占 10%~15%。

【病理与分型】

脊柱的畸形可发生于胸椎、腰椎、颈椎和尾椎，椎骨（vertebrae）的畸形包括椎体和椎板，以及椎体、椎板间部分融合，出现椎管畸形，可同时出现肋骨畸形。

先天性脊柱侧弯分为三型：

1. 形成障碍（failure of formation） 即半椎体型。半椎体并不是一个多余的椎体，而是一个没有形成正常的椎体，正是这个没有形成正常的半椎体导致了脊柱侧弯（图 19-29）。

2. 分节障碍（failure of segmentation 或 unsegmented bar） 图 19-30 显示胸段脊柱左侧肋骨畸形，伴胸 5~10 左侧椎体无分节，脊柱侧弯。

3. 混合型 前两者混合存在。

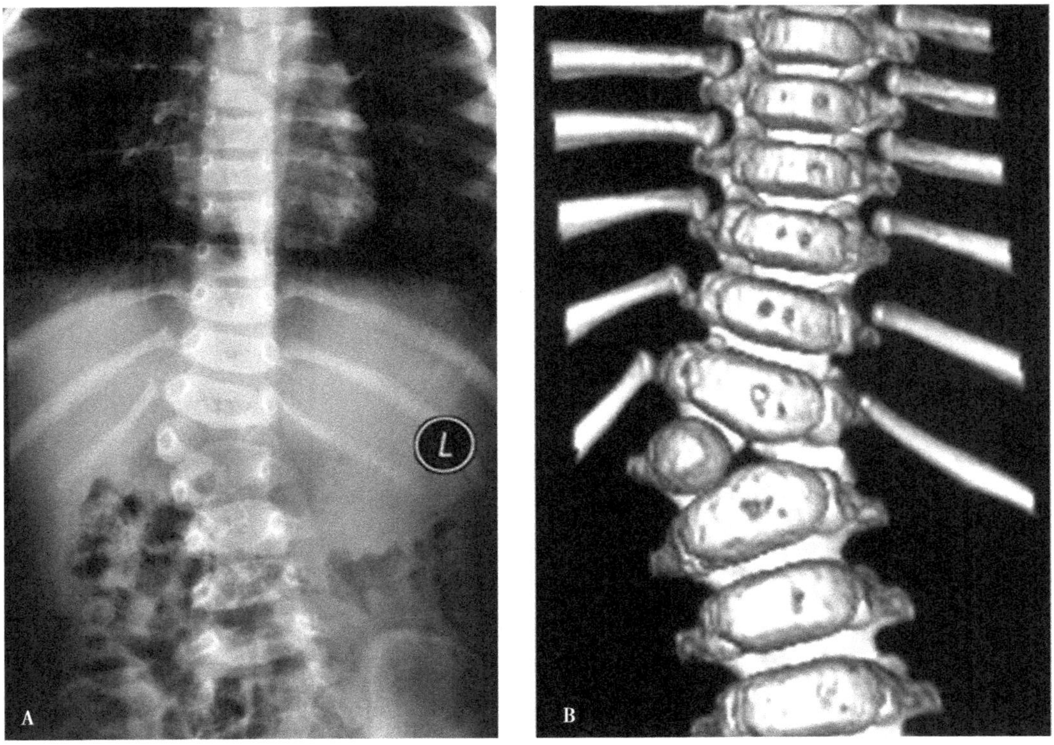

图 19-29 先天性脊柱侧弯形成障碍

A. 腰段脊柱正面像：右侧腰 1 半椎体；B. 3DCT：右侧腰 1 半椎体

【治疗】

1. 保守治疗 支具治疗效果不佳，难以控制脊柱畸形的进展，但对于脊柱畸形的代偿侧弯具有一定程度控制作用。

2. 手术治疗 手术的目的是防止畸形进行性加重，手术也可使畸形得到一定程度矫形。对于生长发育期的小儿，要选用有助于脊柱生长发育的手术技术，脊柱的融合技术要限制使用。对于大龄儿童，如果发现畸形是进行性加重，要尽早手术。手术方式的选择需要根据患儿的发育情况、畸形的部位和畸形具体特点来综合分析决定。

(1)凸侧生长阻滞术：侧弯凸侧前后骨骺融合或骺固定，适用于年龄小，最好 <5 岁，凹侧有更多的生长潜力，侧弯度数宜小。伴有后凸者不适宜此类手术。

(2)后路原位融合术：适应年龄略大，椎体没有更大的生长潜能，后路融合后，不会发生因为前路生长，出现脊柱的曲轴现象。

(3)前后路联合融合术：适用于单侧分节不良，合并对称半椎体，前路切除半椎体或凸侧生长板，进行融合，前后路进行固定。

(4)半椎体切除术：前后路同时手术或单纯后路半椎体切除手术，从根本上去除影响侧弯的因素，前路去除半椎体，后路去除半椎板，矫形内固定。目前多趋向单纯后路半椎体切除矫形，短节段椎弓根螺钉内固定术，上下各固定一个椎体。

(5)纵向撑开型人工钛肋骨技术，即 VEPTR (vertical expandable prosthetic titanium rib)扩大胸腔、侧弯矫形术：对合并肋骨畸形，胸腔小患儿，该术式对矫正脊柱畸形、增加胸腔容积、改善心肺功能均有较好效果。

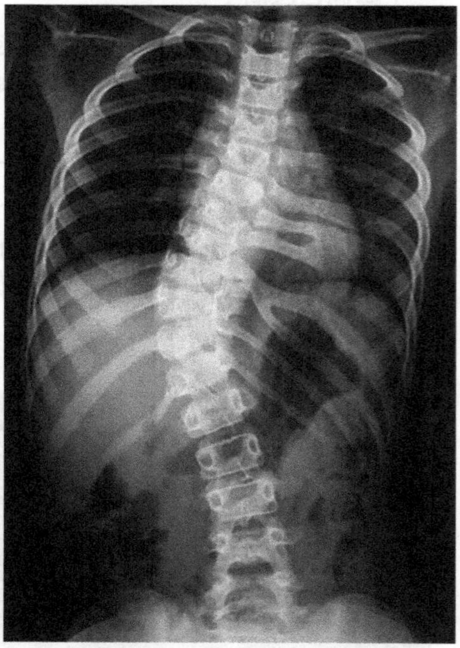

图 19-30　先天性脊柱侧弯分节障碍型

(唐盛平)

第七节　脊髓灰质炎后遗症

脊髓灰质炎(poliomyelitis)是急性病毒感染性疾病，脊髓灰质炎病毒有三型，属于肠道病毒，初期引起呼吸道和胃消化道感染，这些病毒具有嗜神经性，继而病毒侵袭脊髓前角神经细胞，出现不同程度的破坏，引起所属肌肉组织麻痹，出现脊髓灰质炎后遗症(sequela of poliomyelitis)。自脊髓灰质炎疫苗被广泛应用以来，其发病率已经显著下降，仅有零星个案。

【临床表现】

脊髓灰质炎后遗症的程度与部位，与所受损伤的脊髓前角灰质运动细胞的程度相关，其瘫痪为下运动神经元性瘫痪，即为弛缓性伴有肌肉萎缩和腱反射消失，但无椎体束病理反射。瘫痪部位并不全与脊髓节段的解剖关系相符合，两侧常不对称，而且不按周围神经解剖分布。通常只有肌肉瘫痪，感觉常常正常。在急性期出现肌肉瘫痪中，随康复治疗，部分可恢复好转。发病 1~2 年后为后遗症期，瘫痪不能恢复，是外科手术治疗的时期。临床具体表现与瘫痪的具体肌肉部位有关，可表现为：

1. 踝和足的畸形　踝和足背伸肌无力，小腿三头肌有力，可产生马蹄足。相反，小腿三头肌力弱或麻痹而足背伸肌力正常时，可发生跟行足。腓骨肌麻痹，胫前、后肌力强时可引起内翻足。

2. 膝关节畸形　股四头肌麻痹可并发膝关节屈曲。但同时阔筋膜和股二头肌有残存肌力会产生膝外翻。

3. 髋关节畸形　髋屈曲或屈曲外展挛缩畸形多为急性期造成的后果。

4. 上肢畸形　手内在肌麻痹可造成爪形指。鱼际麻痹后拇指有内收畸形。

5. 脊柱畸形　一侧椎旁肌肉麻痹，对侧肌群收缩可出现"C"字形的脊柱侧弯。

6. 生长落后　因肌肉麻痹影响肢体的生长，生长落后的程度与麻痹的轻重有关，肢体不仅短缩，而且肢体的周径和骨的粗细均落后于正常。足麻痹后较健侧短小。

【治疗】

1. 治疗前评估　应仔细检查，准确评估畸形，包括肌力、主动与被动活动度、关节挛缩程度、肢体不等长，制订治疗计划。由于脊髓灰质炎感觉和智商均不受限，多数患儿能配合治疗，有助于改善预后。

2. 康复治疗有四个目标　①被动牵拉运动预防和矫正畸形；②主动锻炼以增进肌力；③争取最好的功能；④手术结合康复训练可促进患肢恢复功能。

3. 支具治疗　支具可协助患儿走路以增进功能；还能防止无力的肌肉过度受牵拉；支具可部分代偿麻痹肌肉的作用，并能达到预防畸形或因肌力失衡而导致的异常体位。

4. 手术治疗　目的是预防和矫正畸形，恢复正常负重力线，重建肌力平衡，稳定关节和去除矫正支具。治疗顺序是：上肢从远至近，即从手到肩；下肢从近到远，即从髋部到足部。上肢手术，近端力求稳定，远端力求灵活，以改善手的功能为前提。下肢应尽可能恢复稳定，恢复步态，下肢的各个关节需在正常的解剖位置，各个关节周围上下的肌群必须具备一定的功能，维持下肢正常力线，使患儿能站立和行走。根据患儿的年龄，采用不同的手术方法，对于生长期的患儿，主要是通过肌肉、肌腱和关节筋膜等组织的手术，调整肌力平衡，矫正治疗畸形。对生长发育完成的孩子，才考虑骨性手术。

肌腱转位术是后遗症期治疗的关键技术，方法是选择正常肌力的肌肉，将其止点移到另一附着处，以代替某一麻痹的肌肉组织，恢复动力平衡。肌腱移位的基本原则：①用于移位的肌肉，须有足够的肌力，最好是五级肌力，才能达到发挥新功能的目的；②肌腱转移后，放弃原来的作用后妨碍不大；③肌腱转移到新部位要有平缓床面，防止扭曲以利于肌肉的伸缩；④肌腱改道后，原起点和新的止点之间要保持在一条直线上；⑤缝合固定肌腱新的止点，最佳的部位是骨组织，愈合后固定牢固，能够保持一定的张力，以发挥肌肉最大收缩力；⑥肌腱转移前应首先改善关节活动和矫正关节挛缩；⑦术后配合康复训练和支具治疗，促进功能恢复。

（唐盛平）

第八节　脑 性 瘫 痪

脑性瘫痪（cerebral palsy）是宫内或出生过程中发生的大脑的损伤，引起一组以肢体运动功能障碍为主的临床综合征。其特点是损伤部位在大脑，而脊髓、周围神经和肌肉解剖和功能是正常的，脑部的损伤是非进行性的，故又称静止性脑病。临床表现为多样、复杂的姿势和感觉运动障碍。近年来，随着新生儿 ICU 的建立，更多低胎龄、低体重及危重婴儿得以存活，脑瘫发病率有上升趋势。

【病因与病理】

很多因素均可引起脑瘫。产前：近亲结婚、宫内感染、药物、脑部先天性发育缺陷、放射性损害、妊娠中毒、乙醇中毒等；围产期：早产、难产、宫内缺氧、生后窒息、脑出血等；产后：核黄疸、感染高热、外伤等。多数脑瘫患儿在大脑皮层、脑干和基底节表现为局灶性或弥漫性改变，早期 MRI 检查，可以显示出脑部的异常改变，脑室周围白质软化和脑室周围出血。

【病理生理与临床】

脑性瘫痪属于上神经元疾病，临床主要表现为肌肉痉挛、腱反射亢进、病理反射阳性。有的患儿出现肌力减弱、运动控制能力差、感觉异常等。患儿出生时并无肢体畸形，但因缺乏生理运动负荷和牵拉应力的刺激，骨骼肌纵向生长严重滞后及松弛机制缺乏，导致骨骼肌的生长滞后于骨骼生长，从而出现肢体畸形、关节不稳定和退行性改变。因此，肌张力异常和运动功能障碍是脑瘫患儿的主要特征，临床表现为步态不同程度异常，四肢躯干不同程度失去平衡，严重者出现不能独立坐立。

【分型】

脑瘫的分型尚不统一，根据病理改变特点，运动障碍特征可分为痉挛型、手足徐动型、共济失调型、强直型和混合型、低张力型，其中痉挛型多见，达 65%~70%；根据脑瘫累及身体范围可分为截瘫、偏瘫、三肢瘫、四肢瘫等。目前常用的还有功能分级，是对脑性瘫痪儿童粗大运动功能测量研究的基础上，制定了粗大运动功能分级系统（gross motor function classification system，GMFCS），GMFCS Ⅰ级，能够不受限制地行走，但受限于完成更高级的运动技巧；GMFCS Ⅱ级，能够不需要使用辅助器械行走，但是在室外和社区内的行走受限；GMFCS Ⅲ级，使用辅助移动器械行走，在室外和社区内的行走受限；GMFCS Ⅳ级，自身移动受限，孩子需要被转运或者在室外和社区内使用电动移动器械行走；GMFCS Ⅴ级，即使在使用辅助技术的情况下，自身移动仍然严重受限。

【临床表现】

临床表现与患儿就诊的年龄有关，常见的主诉是运动发育和智力落后。仔细询问母亲妊娠史、分娩史和生长发育情况是关键。脑瘫患儿大多数肌张力增高，呈痉挛性瘫痪，甚至强直、腱反射亢进。上肢表现肩关节内收、内旋，肘关节屈曲，前臂旋前，拇指向手掌内收。下肢表现为髋关节屈曲、内收、内旋，膝关节屈曲，患儿常用足趾站立、行走，运动发育迟缓，严重者不能行走。可伴有智力低下、癫痫、语言障碍、流涎等。

【诊断】

妊娠史和出生史有异常情况，如宫内缺氧史、难产史和新生儿期感染史。生长发育异常。体检时发现患儿肌张力高，腱反射异常，发育落后于同龄儿，如出生 4~5 个月还不会抬头，7~8 个月不会坐，过了 18 个月还不会走等。通过观察患儿的自主活动、姿势、体位有无异常进行判断。对可行走的患儿，特别应注意患儿站立时的稳定性，行走时的步态和患儿脱鞋穿鞋的过程。

实验室检查多无异常。MRI 和脑电图检查有不同程度异常。对于病史中生长发育相对改善好转后再出现异常的孩子，需要神经内科除外其他神经系统的疾病。

【治疗】

脑瘫病情复杂多样，治疗的目的是提高和改善患儿的整体发育，随生长发育，孩子具有交流能力、接受教育的能力、四肢具有活动能力和能够行走。治疗中涉及心理教育、语言训练、康复治疗、矫形器具、肉毒毒素注射和神经肌肉手术治疗等,因此脑瘫的治疗必须是综合治疗。治疗的时机是越早越好。骨科手术不能够针对病因,合理和适当有限手术干预是治疗的一个选择,但要防止过度矫正。

(一) 非手术治疗

主要是缓解肌肉的痉挛。

1. 巴氯芬(baclofen)　是一种 γ- 氨基丁酸,在椎管脊膜囊注射,阻断兴奋性的神经传导物质的释放。巴氯酚鞘内注射适用于重度广泛痉挛的脑瘫患儿。对于上肢和下肢广泛痉挛的重症患儿,效果非常满意。但约有 20% 的患者发生鞘内置管并发症。

2. 肉毒毒素　系神经毒素,由肉毒杆菌产生,具有阻断神经肌接头处乙酰胆碱释放,注入挛缩的骨骼肌以后产生肌肉麻痹,有助于改善关节周围的肌力平衡,从而改善关节的活动范围。常用于足趾负重、剪刀步态和蹲伏步态的患儿。具有可逆性,作用时间 3~6 个月。

3. 苯酚　注射在闭孔神经内缓解髋内收肌痉挛。

(二) 手术治疗

手术治疗适用于部分痉挛性脑瘫。患儿的智力良好,智商 70% 以上,能配合术后康复训练,术前有一定的随意运动功能,术后能平衡肌肉力量和稳定关节。术前应充分了解痉挛肌和拮抗肌的肌力。手术年龄是,下肢应 >5 岁,上肢应 >7 岁,骨性手术在 12~14 岁以上,髋关节半脱位或脱位,手术要提早进行。术后能继续康复训练和支具治疗。但必须指出,手术只是纠正负重力线、平衡肌力、减轻肌肉痉挛和挛缩,手术仅仅是全部治疗中的一个环节,手术疗效难以达到正常。

1. 下肢畸形的治疗

(1) 髋关节畸形:该畸形在脑性瘫痪中仅次于踝部畸形,临床表现为髋关节屈曲、内收、内旋畸形导致的剪刀步态。手术是松解大腿内收肌和内侧屈膝肌。长期而严重的患儿宜做内收肌切断术。如存在髋关节脱位或半脱位,手术矫正应慎行,因为可能导致关节僵硬或再脱位。如伴有下肢明显内旋,应将股骨行反旋转截骨术。

(2) 膝部畸形:发生原因是屈膝肌力过强,而股四头肌力量减退。但应区分屈膝畸形是原发的,还是继发于马蹄足或屈髋畸形,对此,矫正膝屈曲畸形之前,应先纠正髋屈曲、内旋、内收和足下垂。方法是在大腿的后下方做切口,松解股二头肌腱膜,以达到延长肌腱的目的。同时延长半腱肌和半膜肌。术中不延长股薄肌,以防膝反屈畸形。术后长腿管形石膏固定 4~6 周。部分病例可以考虑股骨远端前方骺板“8”字钢板阻滞术,以矫正膝关节屈曲畸形。

(3) 足踝畸形:脑瘫患儿引起的足部畸形最常见。早期出现的马蹄足畸形,在睡眠时多消失。随后因腓肠肌出现痉挛则畸形经常存在。治疗前应区别畸形是因腓肠肌挛缩还是比目鱼肌挛缩引起,或两者同时存在。若被动屈曲患儿的膝关节时,畸形得到矫正,则说明是腓肠肌挛缩;相反,则为比目鱼肌挛缩。常用的方法是跟腱延长,石膏固定踝关节 90°。马蹄足常伴有内翻或外翻畸形。伴足内翻的可行胫后肌腱全部或部分前移;伴足外翻的需延长腓骨长、短肌,以平衡足内外翻的肌力或行肌腱转移术平衡肌力。

2. 上肢和手部畸形的治疗

(1) 肘关节屈曲挛缩:可行肱二头肌肌腱延长及筋膜多平面松解术,必要时需松解肘关节囊。术中应保护好血管、神经,避免损伤。

(2) 前臂旋前挛缩畸形:可将旋前圆肌止点连带骨膜切断转位至桡骨外侧相对应的止点

固定,并充分松解骨间膜,术后前臂旋后位石膏固定。

(3)腕关节和手指屈曲畸形:这是上肢痉挛性麻痹最常见的畸形,且常合并前臂旋前、肘关节屈曲和拇指内收畸形。可行桡侧腕屈肌和指屈肌延长术,如腕关节掌屈尺偏畸形可行尺侧腕屈肌移位术。

3. 脊神经后根切断术 选择性脊神经后根切断术是治疗痉挛性脑瘫的一种有效方法,但需要选择好切断的具体部位,因为手术可能造成肌力减弱。因此,应严格掌握手术适应证:患儿应在 5 岁以上;单纯性痉挛;术后能配合功能训练;具有独步行走和下蹲起立功能的患儿;无固定畸形。术后能改善髋、膝和踝关节的功能。部分患儿术后还需进行矫形手术。矫形手术应在选择性脊神经后根切断术后 1~2 年进行。

脑瘫患儿病情复杂多变,应根据个体的不同情况制订合适的治疗方案。同时,矫形手术的效果很大程度上取决于术后患儿的康复训练。

(唐盛平)

第九节 膝内翻和膝外翻

膝内翻(genu varum)和膝外翻(genu valgum)畸形在婴幼儿及儿童中较为常见,在婴幼儿期多数是为生理性的下肢发育异常,但也有病理情况。

【病因】

1. 生理性膝内翻出现在新生儿期,股骨胫骨成角 >10°,两侧对称出现,随年龄增加,1 岁左右明显,除下肢弯曲,无其他异常,X 线片检查并非必要,其表现是膝关节上下骨骺无异常。1 岁 6 个月 ~2 岁,内翻明显自行好转,到 4 岁左右出现外翻,即生理性膝外翻,随生长发育,6 岁后这种外翻自行好转。

2. Blount 病 即婴儿胫骨内翻(infantile tibia vara),在 1937 年,Blount 指出这种畸形的特点是,多在 2 岁后发现,胫骨内侧干骺端在紧邻骺板的下方,出现内翻成角,X 线片胫骨近端骨骺线不规则,骨骺在内侧成鸟嘴样,软骨组织形成。

3. 胫骨近端内侧纤维软骨发育不良(tibia proximal-medial fibrocartilaginous dysplasia) 常发生在行走后的婴儿,单侧发病多,在胫骨干骺端与骨干间出现内翻,X 线片发现这个部位胫骨内侧骨皮质的异常,出现硬化月牙状改变,骨干与干骺端成角内翻。

4. 维生素 D 缺乏性佝偻病(vitamin D deficiency rickets) 是由于缺乏维生素 D,引起钙磷代谢障碍和骨组织钙化异常,累及全身骨骼系统,下肢可表现为膝内翻或外翻。全身症状多汗,肌肉松弛,骨骼软,四肢长骨干骺端膨大等表现。X 线片在长骨干骺端可见不规则毛刷样杯口状影。

5. 其他的原因包括外伤、感染、骨骺发育不良和软骨病等遗传或代谢性疾病出现的骨骼生长异常。

【体格检查】

根据患儿的年龄,进行体格检查,注意双侧对比,在检查台上暴露孩子的整个下肢。让小儿站立、行走,观察下肢力线改变。可见双下肢呈 O 形腿或 X 形腿改变。仰卧位时,下肢伸直,髌骨向正前方,观察肢体长度,内踝靠拢,股骨内髁之间的距离即“膝间距”来表示膝内翻的程度；膝外翻的患儿出现摇摆步态，因碰膝而分开双足走路，患儿易疲劳。双膝关节并拢，测量两侧内踝的距离来表示膝外翻的程度。

【影像学检查】

X线片检查是诊断与鉴别诊断的有效方法。对于生理性膝内翻外翻，没有必要进行常规的X线片检查。对于单侧的、程度明显和随访进行性加重的膝内外翻，行X线片检查，通常摄片包括整个下肢，双侧对照。摄双下肢全长站立正位片，正常机械轴是髋关节的中心与踝关节的中心连线经过膝关节的中心，这一直线是为下肢的机械轴。解剖轴是股骨干或胫骨干的骨质中心线。股骨干机械轴与解剖轴正常有平均7°的夹角（图19-31）。如果膝关节中心位于机械轴内侧，为膝外翻；位于外侧为膝内翻。

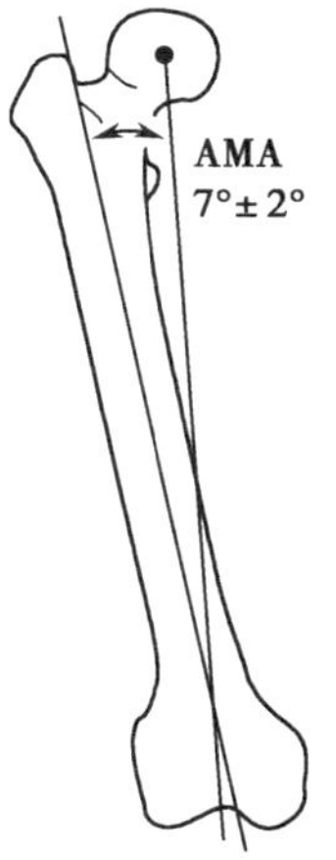

图19-31　股骨干机械轴与解剖轴正常有平均7度的夹角

【诊断与鉴别诊断】

注意全身情况，有针对性辅助检查，发现原发疾病，根据病史特点发现感染和外伤因素。结合下肢X片，能够鉴别诊断婴儿胫骨内翻、佝偻病和胫骨近端内侧纤维软骨发育不良。

1. 婴儿胫骨内翻（blount disease）　X线片胫骨内翻的部位在干骺端紧邻骺线下方，胫骨近端骨骺线不规则和增宽，内侧骨化中心不规则，骨骺倾斜，胫骨内侧干骺端成鸟嘴样外凸，软骨组织形成。

2. 佝偻病　婴儿期佝偻病累及全身骨骼系统。X线片在长骨干骺端可见膨出，钙化预备线消失呈现不规则毛刷样杯口状影，干骺端与骨骺中心间透亮区宽，骨质脱钙稀疏，骨小梁变细。查血见钙磷代谢异常。

3. 胫骨近端内侧纤维软骨发育不良（tibia proximal-medial fibrocartilaginous dysplasia）　X线片发现胫骨内侧骨皮质的异常，出现硬化月牙状改变，骨干与干骺端成角内翻，胫骨近端骨骺未见异常。

【治疗】

生理性膝内外翻，多数孩子随生长发育自愈，观察随访即可。如果首诊时膝间距或踝间距>10cm，可行下肢支具治疗。随访中如果发现膝间距和踝间距在加重，超过6cm，亦可考虑支具治疗。

对于维生素D缺乏性佝偻病，要注意全身营养，维生素D口服治疗，根据严重程度和随访过程的变化，选用支具治疗。骨骼的畸形多数随营养和维生素D治疗好转，能够自愈，下肢的膝内翻外翻严重，4岁后，可考虑手术截骨矫形。

胫骨近端内侧纤维软骨发育不良，发现后尽早手术切除局部病变的纤维软骨，术后用支具矫正内翻畸形。孩子年龄大，内翻重者，可同时截骨矫形。

对于Blount病，则要根据疾病的分型分期进行治疗，轻者用支具治疗。严重者行胫骨近端截骨矫形术。

有下列情况者需要手术治疗：单侧发病、严重膝内、外翻（膝间距、踝间距>10cm）畸形，包括佝偻病、外伤、炎症、骨骺发育不良或软骨病变等。

8字钢板固定术治疗膝内、外翻畸形：2007年Stevens提出了“8”字钢板法治疗膝内外翻。设计钢板如“8”字，1枚2孔，2枚螺钉固定于骺板远近端，固定可靠，不易移位、断裂等（见文末彩图19-32），通过骺板一侧“8”字钢板固定，可以达到导向生长（guided growth），即固定一侧骺板生长慢，对称生长快，从而改变下肢轴线，达到矫正畸形的目的。“8”字钢板治疗膝内、外翻畸形要求患儿未发育成熟，至少还有超过 12 个月以上的生长发育潜力。如果患者已经发育成熟，则不适于“8”字板治疗，而应该采用胫骨近端或股骨远端截骨矫形术。截骨矫正时，截骨部位的选择极为重要，膝外翻畸形截骨部位多数位于股骨远端；膝内翻截骨部位多数应在胫骨近端。截骨方法多采用 V 形或楔形截骨术，以恢复下肢正常的力线。

（唐盛平）

第十节 骨骺疾病

骨骺疾病亦称骨软骨炎或骨骺炎，是指骨化中心正常发育过程中受到干扰而引起的一类病变。疾病早期症状轻微或不明显，晚期影响肢体发育生长，部分可产生肢体不等长、内翻或外翻畸形，并影响关节功能。骨骺疾病多数发生于儿童和青少年时期，病程数月至数年不等，并有自限性特征。引起骨骺病变的因素很多，主要有缺血、创伤、感染、内分泌失调等。

一、儿童股骨头缺血性坏死

儿童股骨头无菌性坏死，即 Legg-Calvé-Perthes 病（Legg-Calvé-Perthes disease，LCPD），简称 Perthes 病。是由于儿童期股骨头骨骺供血异常，引起骨骺中骨和软骨坏死，继而被吸收，新骨形成，随生长发育，股骨头出现发育和形态不同程度异常。于 1910 年，同时期由美国 Arthur Legg、法国 Jacques Calvé、德国 Georg Perthes 分别报道。多见于 4~8 岁的儿童。发病率与地域有关，男女之比约 4∶1，80% 单侧发病。

【病因】

确切的病因不明，可能是多种因素共同作用，引起股骨头缺血坏死。创伤学说认为股骨头骨骺外侧血管较狭长，外伤可能引起外侧血管损伤，但临床上没有确切的外伤过程，而且儿童轻微外伤是常见现象，难有直接的外伤证据。在一些 LCPD 中有血液系统疾病，如镰状细胞病、地中海贫血、淋巴瘤和特发性血小板减少性紫癜等，有学者推测该病与凝血功能有关。用血管造影技术研究 LCPD 股骨头的血供，早期发现了股骨头关节囊上动脉障碍，后期发现了血管再生，提出了动脉受阻学说。在 LCPD 中发现了股骨头静脉压高，回流受阻，提出了静脉回流受阻学说，但引起静脉回流受阻的原因不清楚。另外，在 LCPD 中也发现了身高偏低、骨龄落后、黑人发病率低等现象，可能与种族和遗传相关。一过性滑膜炎与该病的关系也需要进一步研究。地域与被动吸烟与该病有一定的联系。

【病理】

早期关节滑膜增厚、充血和肿胀，股骨头密度增加，发现骨细胞坏死，髓腔有坏死的骨碎片，股骨头表面的关节软骨增厚，可见软骨下骨折、骨骺破裂。碎裂期见有骨坏死，同时有纤维组织增生、血管化的过程。愈合期出现新生骨替代死骨，股骨头得到塑形并与髋臼匹配恢复正常。如果股骨头坏死严重、患儿发病时年龄较大，塑形能力差，将会形成扁平髋、大转子高位、肢体短缩等畸形。

【临床表现】

早期常见症状是跛行，活动增加跛行更加明显。其次是述腹股沟、大腿内侧或膝痛。体检时髋关节轻度屈曲，外展、内旋受限，双侧比较，易发现髋关节活动功能异常，患侧大腿较对侧细，可能发现患侧肢体短 1~2cm。随着病情进展，跛行明显，股四头肌明显萎缩，病情严重时内旋和外展可丧失。患侧 Trendelenburg 征阳性。临床表现轻重不一，个体差异大，病程 24~36 个月。

【影像学表现】

1. X 线检查 X 线表现与病程相关。早期可见关节肿胀、骨质疏松、脱钙、关节间隙增宽，髋臼泪滴与股骨头之间的距离增宽尤为明显，骨骺高度变化不大，骨骺核小，股骨头未塌陷，可见股骨头软骨下线样骨折。第二期为碎裂期，可见股骨头密度加深，骨骺出现扁平，干骺端增宽，有囊性变。第三期中骨骺全部扁平、分裂成小块，股骨颈侧方有骨质吸收区域，轮廓不整齐。第四期为愈合期，在关节软骨下和股骨头中形成新骨，骨骺逐渐生长、增厚、密度减退，骨小梁逐步形成。第五期为残留期，股骨头的密度较稳定，但常出现股骨头扁平、蕈状畸形，股骨头向外侧移位，髋关节关节面不平整（图 19-33）。

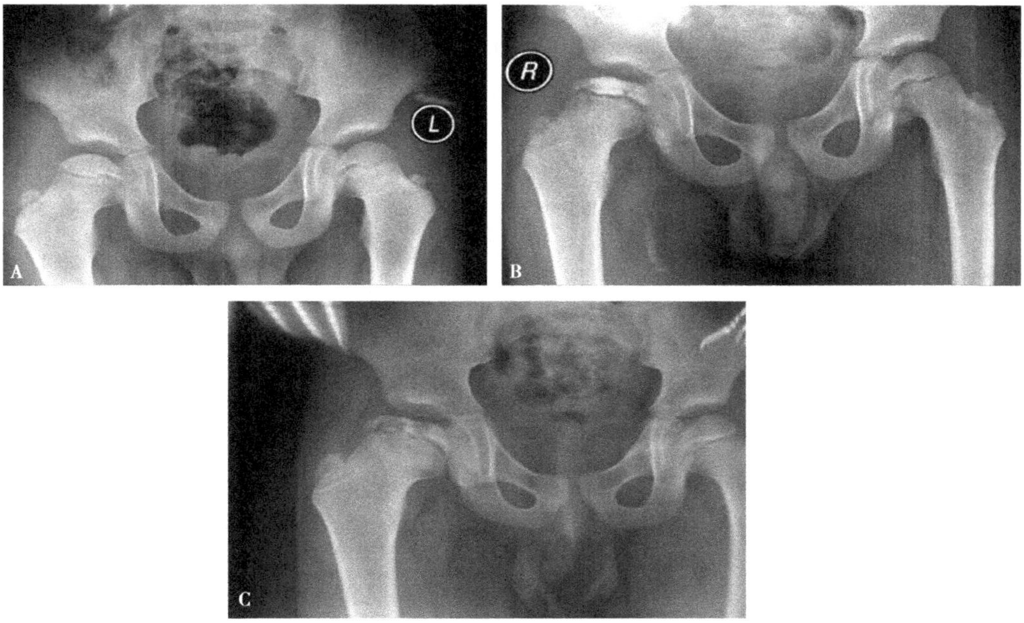

图 19-33 儿童股骨头坏死 X 片随访

A. 左侧股骨头略有变扁；B. 半年后，骨骺和密度增加，明显变扁；C. 1 年后伴有髋关节半脱位

2. 股骨头缺血性坏死 X 线分型 临床常用的分型方法有 Catterall（1971），Herring（1992）分型。

（1）Catterall 分型：Ⅰ型：股骨头前部受累，无干骺端反应。Ⅱ型：股骨头前外侧受累范围增加，骨骺的高度变化不大。Ⅲ型：骨骺广泛受累，包括外侧柱、广泛干骺端受影响。Ⅳ型：全部股骨头受累，累及干骺端。Catterall 认为发病年龄小的Ⅰ型、Ⅱ型患儿预后良好，无需治疗，仅需密切观察；Ⅲ型、Ⅳ型预后不佳，需要治疗。Catterall 提出 Perthes 病的 5 个危象：①股骨头向外半脱位；②股骨头外侧骨骺钙化；③干骺端弥散性反应（干骺端囊肿）；④水平位骺板；⑤骨骺外侧呈“V”形透亮区，即 Gage 征（Gage sign）。用于预测疾病的预后，危象的出现提示预后不良。

(2) Herring 分型：这是一种以股骨头外侧柱高度为基础的分类法。A 组，外侧柱密度变化轻微，高度没有丢失。B 组，外侧柱有透亮区出现，高度丢失，但至少保留 50%；B/C 交界组，间于 B 组与 C 组间，外侧柱变窄，但高度在 50% 上下；C 组，外侧柱出现透亮区，高度少于 50%。这种分型能够预测预后，A 组预后好，B 组一般，C 组预后差。

(3) Stulberg 分组：儿童股骨头随生长发育而变化，Stulberg 分级是当骨骼发育成熟后，基于股骨头形态和与臼的关系进行的分级。Stulberg 一组，股骨头形态完全正常；Stulberg 二组，是球型股骨头，但出现股骨颈短、髋大、髋臼斜的表现；Stulberg 三组，是椭圆形的股骨头，偏离中心圆 2mm 以上；Stulberg 四组，是扁平股骨头，程度超过 1cm；Stulberg 五组，股骨头塌陷，但髋臼变化正常。

3. 核素扫描　用核素锝扫描是早期诊断该病的方法，病变区核素吸收减少，灵敏度达 95%~98%，与 X 线相比，核素扫描提前出现改变，恢复期核素吸附增加。

4. 磁共振成像（magnetic resonance imaging，MRI）　扩散加权成像和灌注加权成像能够早期诊断该病。早期病变侧可见骨髓坏死，股骨头不规则或信号丢失，MRI 检查比核素扫描更敏感。该检查可观察到股骨头软骨内外侧的改变，能更早地了解股骨头坏死的范围、病变的程度和清楚显示血运重建的情况。MRI 检查是早期诊断股骨头缺血性坏死的重要方法（图 19-34）。

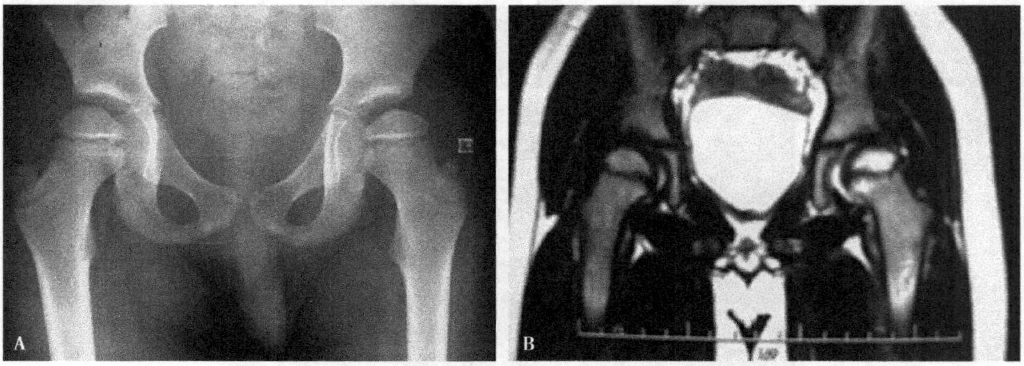

图 19-34　儿童股骨头坏死早期 MRI 表现及与 X 片对照

A. X 线片未见左侧股骨头坏死迹象，或仅表现股骨头变矮；
B. MRI 显示左侧股骨头高信号，已经显示股骨头坏死迹象

5. CT　不是常规用于该病的检查方法。CT 可确切了解股骨头和髋臼的三维成像，对于疾病的晚期，CT 能够发现疼痛和关节铰链的原因。但对本病不能作出早期诊断。

【诊断】

根据病史、体格检查和影像学检查常能作出诊断，但应与髋关节滑膜炎、急性化脓性髋关节炎、早期髋关节结核、骨骺发育不良和甲状腺功能减退相鉴别。

【治疗】

1. 治疗目的　保护股骨头的球形结构，减少头骺扁平、外移和退行性关节炎的发生。

2. 对于发病年龄 <6 岁，Catterall 分型在 Ⅰ、Ⅱ 型，Herring 分型为 A 型的患者，应采取保守治疗。应向患者父母解释该病的自然病程及可能持续时间（24~36 个月），接着常规卧床休

息或进行 3 磅重量的皮肤牵引，直到滑膜炎消退（4~14 天）；使髋关节至少外展 20°~30°，可以保持髋臼对股骨头的包容，维持髋关节一定的屈伸活动范围，利于股骨头的生物塑形。3~4 岁的儿童可以观察，不需治疗。对于年龄 >6 岁，Catterall 分型在Ⅲ、Ⅳ型，Herring 分型为 B、C 型的患者，尤其是头臼不对称、髋关节半脱位的患者宜采取包容手术治疗。手术方法有 Salter 髂骨截骨术、股骨近端内翻截骨术、三联截骨术等。无论哪一种术式，都应以术后恢复髋臼对于股骨头的包容为目的。

【预后】

Perthes 病是自限性疾病，多数患者经保守治疗可以获得良好效果，少数患者预后较差，尤其是年龄 >6 岁、骨骺受累程度重、头骺外移和头骺外 1/3 塌陷者预后较差。

二、胫骨结节骨软骨炎

胫骨结节骨软骨炎，即 Osgood-Schlatter 病（Osgood-Schlatter disease，OSD），其特点是髌腱水肿和胫骨结节过度突出。多见于 10~15 岁青少年，男性发病较女性多，单侧发病多见。

【病因】

发生的原因与胫骨结节生长发育和膝关节的过度运动有关。在生长发育期，膝关节活动过程中，髌腱牵拉胫骨结节，导致附着点无菌炎症，胫骨结节生长发育出现异常，出现过度增生和骨化。

【临床表现】

常见的主诉是胫骨结节处局限性肿胀、疼痛，剧烈运动后与下蹲时加重，休息后疼痛减轻或消失。多无明确受伤的病史。体检时发现胫骨结节不同程度突出，有压痛。

【影像学检查】

早期 X 线片见胫骨结节前方软组织肿胀。X 线侧位片可见胫骨结节突出不规则化骨，骨化点散在，有的患儿可出现高位髌骨畸形，后期骨化完成，形成骨性外凸结节。

【治疗】

胫骨结节骨软骨炎具有自限性，随生长发育成熟能够自愈。对疼痛明显者，限制活动或管型石膏固定 3~6 周，通常都可使症状缓解或消失。当疼痛持续，胫骨结节突出或胫骨结节小骨产生持续疼痛，同时伴有持续膝关节功能障碍，可以考虑手术切除胫骨结节的突起和胫骨结节下方的骨块，或进行胫骨结节骨骺穿钉固定。

三、足舟骨骨软骨炎

足舟骨骨软骨炎，即 Köhler 病（Köhler disease），病因不清楚，可能与舟骨骨化延迟和骨化中心缺血坏死有关。也可能是舟骨负重应力反应和进入舟骨内的血管在穿过骨与软骨交界处时受压，导致缺血性损害。

【临床表现】

多见于 2~7 岁的男孩。可能有外伤史。主要特点是中足内侧痛和跛行，负重多时加重，急性期局部可出现肿胀。足舟骨处有压痛，足外翻时疼痛加重，牵拉胫后肌时疼痛剧烈，行走时常以足外侧缘负重，踝关节和跖关节活动不受限。

【影像学检查】

早期舟状骨密度增加、变扁、变小，骨纹理消失，骨轮廓不规则，可见“碎裂”现象。修复期可见“碎块”消失，周围有新骨形成，1~2 年后，舟骨外形基本恢复正常。在 X 线片舟骨有异常，但无临床症状者，应该视为不规则骨化。

【治疗】

这是一种自限性病变，极少需要手术治疗。症状较轻的患儿应避免和减少负重，限制患足活动。局部有肿胀、疼痛和压痛者可采用行走支具或石膏靴固定 4~8 周。有扁平足时，拆除石膏后可采用矫正垫或矫正鞋治疗。

【预后】

本病预后良好，最快 6 个月内修复，多数病例 1~3 年痊愈，不影响足部发育，无后遗症，随病骨的修复可使足骨恢复正常形态和结构。

四、跟骨骨骺骨软骨炎

跟骨骨骺骨软骨炎（osteochondrosis of calcaneal epiphysis）即 Sever 病，跟骨骨骺炎（calcaneal apophysitis）。病因不清楚，可能与跟骨骨突因跟腱牵拉引起的缺血性坏死。也有人认为是跟骨骨骺正常的解剖变异，而非真正的疾病。

【临床表现】

本病多见于爱好运动的学龄期儿童和青少年，表现为行走时跟骨结节部位疼痛，甚而轻度跛行，跟腱附着处可出现一定程度肿胀，局部有压痛。

【影像学检查】

X 线片显示在跟腱附着处软组织肿胀，跟骨体与骺之间的间隙增宽，骨骺硬化、碎裂状改变，密度增高。双侧摄片对比有利诊断。

【治疗】

以休息、减少跑跳运动为主，局部物理治疗。亦可垫高足跟 1~2cm 以减少跟腱的拉力，疼痛严重时，有学者主张局部注射曲安奈德以缓解疼痛。个别病例需跖屈位石膏固定。该疾病预后良好，无不良后遗症。

五、跖骨头骨软骨炎

跖骨头骨软骨病（Freiberg 病）常见于第二跖骨头，也可发生在第三跖骨或第四、第五跖骨。病因不清楚，发病可能与外伤有关，急性期症状可维持 0.5~2 年，

【临床表现】

本病好发于 13~19 岁的青少年，女性多见，约占 75%，左右侧无差别，临床表现为第 2 或第 3 跖骨头增大、疼痛、肿胀和跖趾关节活动受限，跖屈位或足尖着地时疼痛加重，严重时可出现跛行。

【影像学检查】

X 线片显示跖骨头扁平，外形不规则，头部增大，密度增高，可呈杯状凹陷，和分节状“碎裂”。跖趾关节间隙增宽，晚期表现为典型的骨关节炎改变。

【治疗】

急性期应避免或减少负重，穿硬底鞋，或短腿行走石膏固定 2 周，以后改穿带有前足弓垫的矫形鞋，使负重点移至跖骨头后方，直到症状消失。跖骨头变形明显、疼痛严重者，可行跖骨头钻孔，病骨切除或游离体摘除术。本病常以保守治疗为主，预后良好。

六、青少年期椎体骺板骨软骨炎

青少年椎体骺板骨软骨炎，又称 Scheuermann 病、少年驼背，病因不清楚，可能与椎体第二骨化中心的骨软骨炎或缺血性坏死有关，引起椎体骨骺异常，出现楔形，脊柱发生后凸，病变椎体的部位可以是胸椎、胸腰椎或腰椎，同时累及 3~5 个相邻椎体。发病是多因素的，反复轻微外伤可能是腰椎后凸发病的直接原因。

发病常见于胸椎中段，表现为椎体上下面的环状骺板前部缺血坏死压扁、碎裂和不规则，椎体软骨骨化发生障碍，但椎体后缘骨生长仍正常进行，故而产生椎体前窄后宽的楔形和梯形改变，产生永久性驼背畸形。

【临床表现】

本病好发于 12~16 岁少年，男性多见。临床主要特征是腰背疼痛，劳累后加重，休息或卧床后减轻。患者背部隆起呈“驼背”或“猿背”畸形，前屈试验不明显。这种后凸畸形持续存在，不能自行矫正。

【影像学检查】

X 线片显示以顶椎为中心，病变椎体楔形或梯形改变，椎体上、下面不规则和毛糙，密度增高，有时可见椎体的内陷切迹，即 Schmorl 结节，受累部椎体前方椎间隙变窄，形成圆弧背畸形。

【治疗】

保守治疗包括合理运动，改善腹部背部肌肉的力度。支具治疗能在一定程度上改善或控制后凸加重，支具要全天 24 小时佩戴，要治疗到青春期结束，支具的类型与脊柱后凸的部位有关。当后凸影响外观，疼痛症状明显，Cobb 角 >50°，可以考虑手术矫形治疗。术前准备要充分，全面神经系统检查，脊髓 MRI 检查，判断脊髓有无受压，目前常用后路手术，椎体两侧安置椎弓根螺钉，脊柱两侧双棒固定，适当椎体附件截骨，在确保脊髓不受损伤的情况下，获得一定程度的脊柱畸形的矫形。

七、肱骨小头骨软骨炎

肱骨小头骨软骨炎(humeral capitellar osteochondritis)病因不甚清楚，与投掷运动损伤相关。

【临床表现】

本病好发于 4~10 岁的儿童，多见于 8 岁左右的男孩，以右肘常见。临床主要表现为右肘外侧疼痛，活动受限，以伸肘受限为主，肘部乏力。体检时肱骨小头局部有轻度肿胀和压痛。病程一般较短，数月后症状消失，无关节畸形等后遗症。

【影像学检查】

X 线片早期显示肱骨小头骨骺不规则，密度增高，以后出现密度减低的透亮区。上述现象可持续较长时间，有时需拍摄对侧肘部 X 线片进行对照才能作出诊断。

【治疗】

本病可自愈。急性期可行石膏固定制动直至局部疼痛消失，停止运动。恢复期应鼓励患儿自由屈伸肘关节，但不应过度，一般数月后症状可完全消失。对顽固性疼痛经保守治疗无效者可行开放性或关节镜下滑膜切除术、游离体摘除术、凹陷部位或整个病损部位钻孔术等。但部分病例不管是经过非手术治疗或行手术切除骨片治疗，会留有肘关节疼痛症状。

（唐盛平）

参 考 文 献

1. 蔡威，孙宁，魏光辉．小儿外科学．5版．北京：人民卫生出版社，2014.
2. 郑珊．实用新生儿外科学．北京：人民卫生出版社，2013：46-65.
3. 吴晔明．小儿肿瘤外科疾病诊疗规范．北京：人民卫生出版社，2018：68-78.
4. Hedrick HL.Management of prenatally diagnosed congenital diaphragmatic hernia.Semin Fetal Neonatal Med，2010，15：21-27.
5. Julie S，Moldenhauer.Ex utero intrapartum therapy.Semin Pediatr Surg，2013，22：44-49.
6. Goobie SM，Gallagher T，Gross I，et al.Shander A.Society for the Advancement of Blood Management Administrative and Clinical Standards for Patient Blood Management Programs.4th Edition（Pediatric Version）.Paediatr Anaesth，2019，29（3）：231-236.
7. Goel R，Cushing MM，Tobian AA.Pediatric Patient Blood Management Programs：Not Just Transfusing Little Adults.Transfus Med Rev，2016，30（4）：235-241.
8. Danielle SW，Todd AP，Nicholas EB.The SAGES Manual of Pediatric Minimally Invasive Surgery. Switzerland：Springer，2017：11-24.
9. Diao M，Cheng W，Tam PKH，et al.Development of pediatric minimally invasive surgery in mainland China.J Pediatr Surg，2019，54（2）：229-233.
10. Arnold G Coran，N Scott Adzick，Thomas M Krummel，et al.Pediatric Surgery.7th edition.Mosby，2012：255.
11. Courtney M，Daniel Beauchamp M，B Mark Evers，et al.Sabiston Textbook of Surgery：The Biological Basis of Modern Surgical Practice.20th Edition.Elsevier，2016：408.
12. Simon B，Ebert J，Bokhari F，et al.Management of pulmonary contusion and flail chest：an Eastern Association for the Surgery of Trauma practice management guideline.J Trauma Acute Care Surg，2012，73（5 Suppl 4）：S351-361.
13. Akangire G，Carter B.Birth Injuries in Neonates.Pediatr Rev，2016，37（11）：451-462.
14. Shah AR，Liao LF.Pediatric Burn Care：Unique Considerations in Management.Clin Plast Surg，2017，44（3）：603-610.
15. 中华医学会整形外科分会血管瘤和脉管畸形学组．血管瘤和脉管畸形诊断和治疗指南（2016版）．组织工程与重建外科杂志，2016，12（2）：63-97.
16. Francis GL，Waguespack SG，Bauer AJ，et al.Management Guidelines for Children with Thyroid Nodules and Differentiated Thyroid Cancer：The American Thyroid Association Guidelines Task Force on Pediatric Thyroid Cancer.Thyroid Official Journal of the American Thyroid Association，2015，25（7）：716.
17. Chan C M，Young J，Prager J，et al.Pediatric Thyroid Cancer.Adv Pediatr，2017，64（1）：171-190.
18. 中国抗癌协会儿童肿瘤专业委员会，中华医学会小儿外科分会肿瘤外科学组．儿童神经母细胞瘤诊疗专家共识．中华小儿外科杂志，2015，36（01）：3-7.
19. 中国抗癌协会儿童肿瘤分会，中华医学会小儿外科分会肿瘤学组．儿童神经母细胞瘤诊疗专家共识．中华小儿外科杂志，2015，36（1）：3-7.
20. Pizzo PA，Poplack DG.Principles and practice of pediatric oncology.7th ed.Wolters Kluwer，2017：772-797.
21. 中国抗癌协会小儿肿瘤专业委员会．儿童肾母细胞瘤诊断治疗建议（CCCG-WT-2016）．中华儿科杂志，2017，55（2）：90-94.

22. Iaboni DSM, Chi YY, Kim Y, et al.Outcome of Wilms tumor patients with bone metastasis enrolled on National Wilms Tumor Studies 1-5 : A report from the Children's Oncology Group.Pediatr Blood Cancer, 2019, 66(1): e27430.
23. 中国抗癌协会小儿肿瘤专业委员会，中华医学会小儿外科分会肿瘤学组 . 儿童肝母细胞瘤多学科诊疗专家共识(CCCG-HB-2016). 中华小儿外科杂志，2017，38(10): 733-739.
24. Wang S, Yang C, Zhang J, et al.First experience of high intensity focused ultrasound combined with transcatheter arterial embolization as local control for hepatoblastoma.Hepatology, 2014, 59(1): 170-177.
25. Billmire DF, Cullen JW, Rescorla FJ, et al.Surveillance after initial surgery for pediatric and adolescent girls with stage I ovarian germ cell tumors: report from the Children's Oncology Group.J Clin Oncol, 2014, 32(5): 465-470.
26. Rescorla FJ, Ross JH, Billmire DF, et al.Surveillance after initial surgery for Stage I pediatric and adolescent boys with malignant testicular germ cell tumors: Report from the Children's Oncology Group.J Pediatr Surg, 2015, 50(6): 1000-1003.
27. Galluzzi F1, Pignataro L, Gaini RM, et al.Risk of recurrence in children operated for thyroglossal duct cysts: A systematic review.J Pediatr Surg, 2013, 48(1): 222-227.
28. 马弗蒂斯，贝克 . 小儿心脏外科学 .4 版 . 刘锦纷，孙彦隽，译 . 上海：上海世界图书出版社，2014.
29. Jonas RA. 先天性心脏病的外科综合治疗 .2 版 . 刘锦纷，孙彦隽，译 . 上海：上海世界图书出版社，2015.
30. 丁文祥 . 现代小儿心脏外科学 . 济南：山东科学技术出版社，2013.
31. 中华医学会儿科学会消化学组儿童炎症性肠病协作组，陈洁，许春娣，等 . 儿童炎症性肠病诊断规范共识意见 . 中国实用儿科杂志，2010，2 : 263-265.
32. 中华医学会小儿外科学分会小儿内镜外科学组 . 小儿腹股沟疝腹腔镜手术操作指南(2017 版)上篇 . 中华疝和腹壁外科杂志(电子版)，2018，12(1): 1-5.
33. 中华医学会小儿外科学分会小儿内镜外科学组 . 小儿腹股沟疝腹腔镜手术操作指南(2017 版)下篇 . 中华疝和腹壁外科杂志(电子版)，2018，12(2): 81-85.
34. McDougal W Scott, Wein Alan J, Kavoussi Louis R.Campbell-Walsh Urology.11th Edition.Review, Philadelphia: Elsevier Saunders.2015.

中英文名词对照索引

E

F

G

H

J

K

L

M

N

O

P

Q

R

S

T

W

X

Y

Z

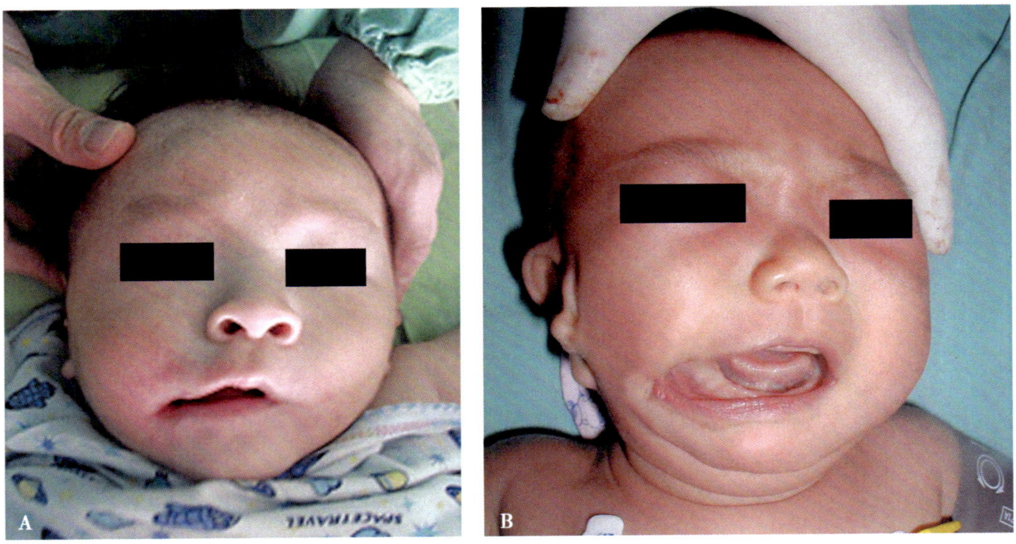

图14-2　7号面裂

A. 大口畸形裂至颊部;B. 外眦裂(第一、二鳃弓发育畸形引起的半侧面部发育差,同时有附耳和下颌骨发育差)

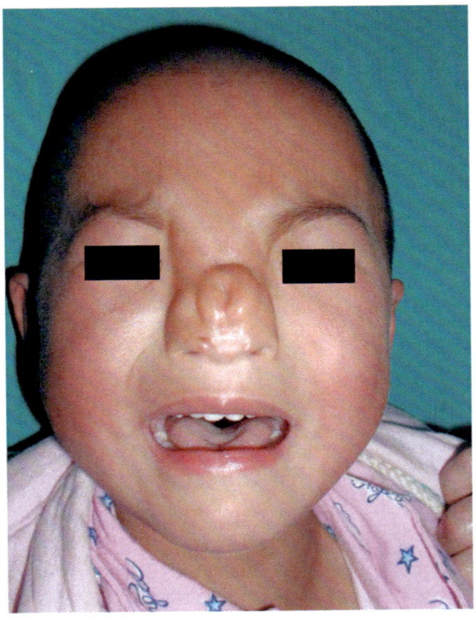

图14-4　颅面正中裂

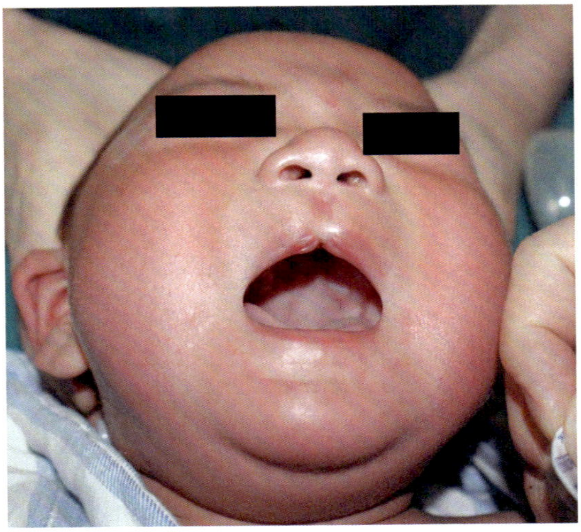

图14-5　上唇正中裂

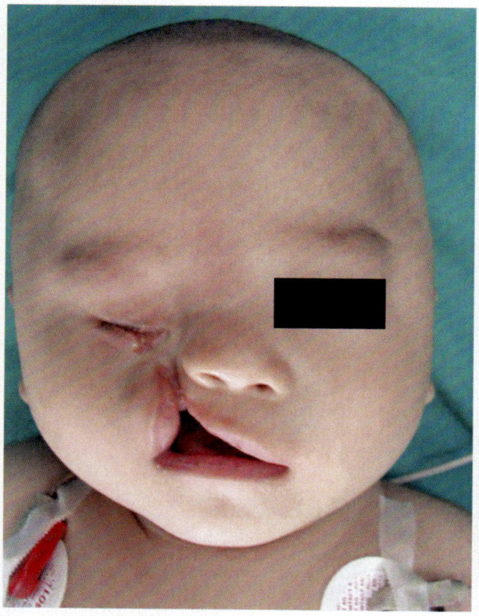

图 14-10　4 号裂临床表现

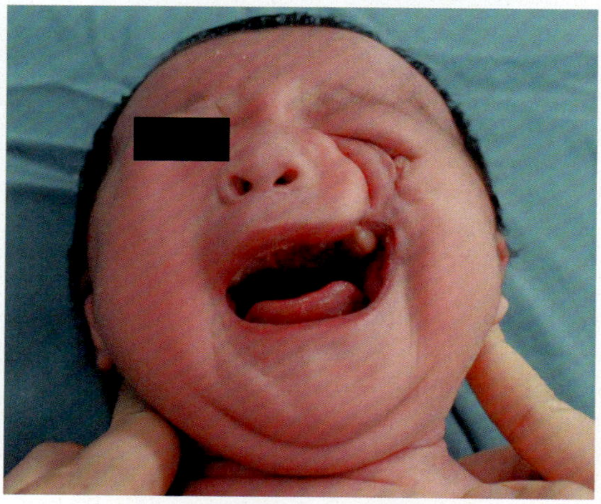

图 14-11　5 号裂临床表现

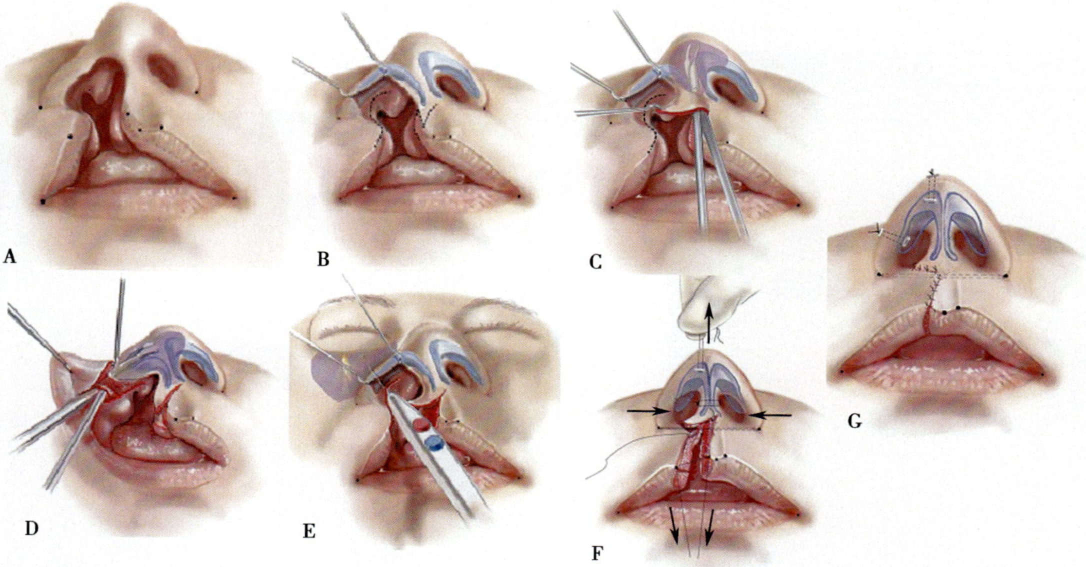

图 14-17　Salyer 法鼻唇一期修复术

A. 定点；B. 手术设计线；C. 分离鼻中隔软骨；D. 分离患侧鼻翼；E. 在骨膜上分离；F. 涤纶片悬吊；G. 悬吊后固定和手术完成的情况

(图片来源于：Kenneth E. Salyer. J Craniofac Sury, 2009, 20: 1939—1955)

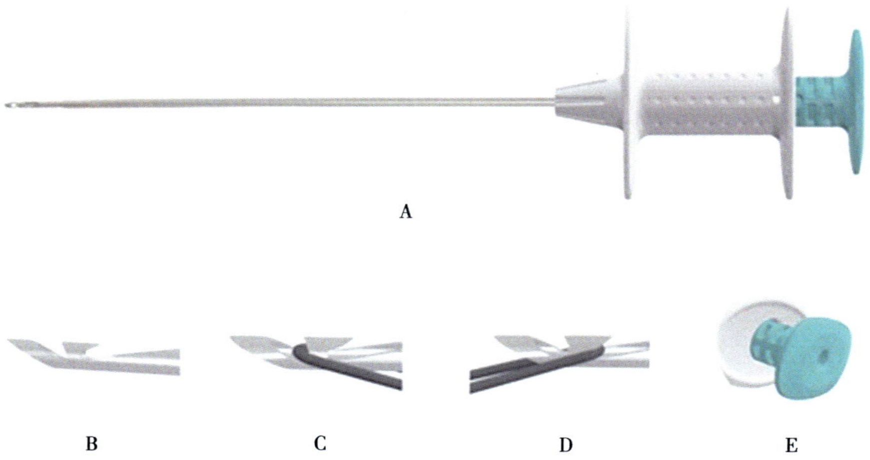

图 17-3　注水双钩疝针

A. 全面观;B. 内置针芯前端双钩设计;C. 前沟槽钩挂进线;D. 后沟槽钩挂出线;E. 尾端推柄中空连接注射器

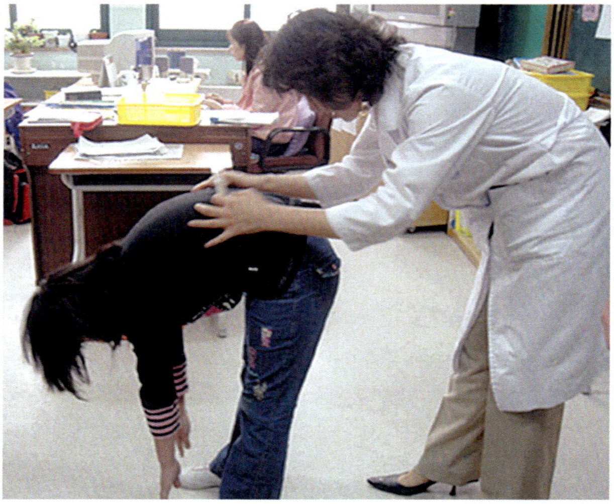

图 19-26　前屈试验

患者双膝伸直,双足靠拢,向前弯曲,双手扶膝。对比两侧胸背的高度是否对称。可用特制角度尺测量双侧的倾斜度。通过前屈试验可以进行中学生普查

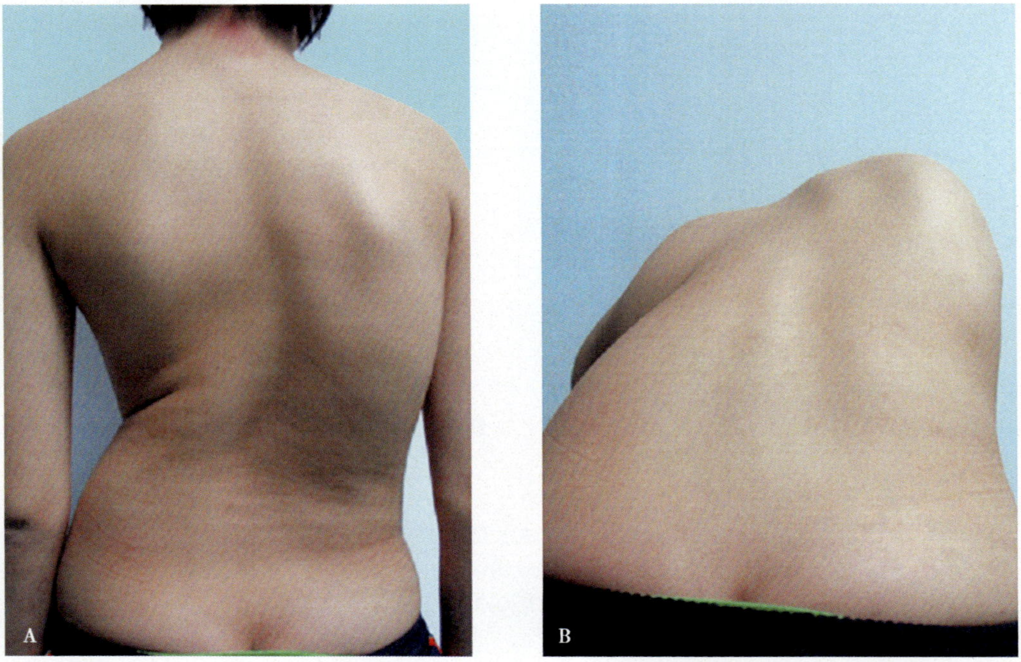

图 19-27　A. 显示脊柱明显向右后侧弯;B. 前屈试验:右侧背部高耸、显示明显的“驼峰”畸形

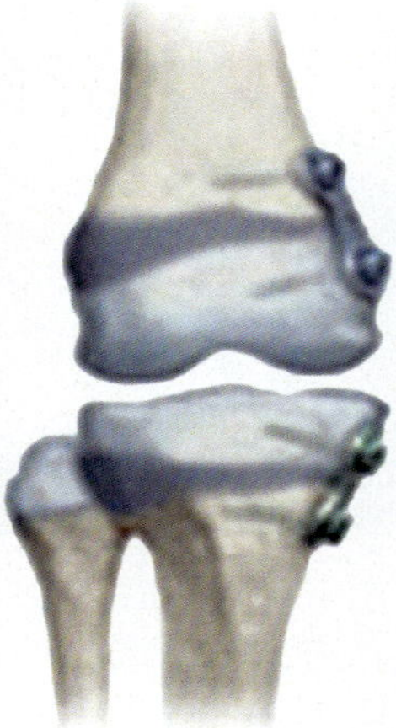

图 19-32　“8”字钢板矫正
膝外翻畸形法